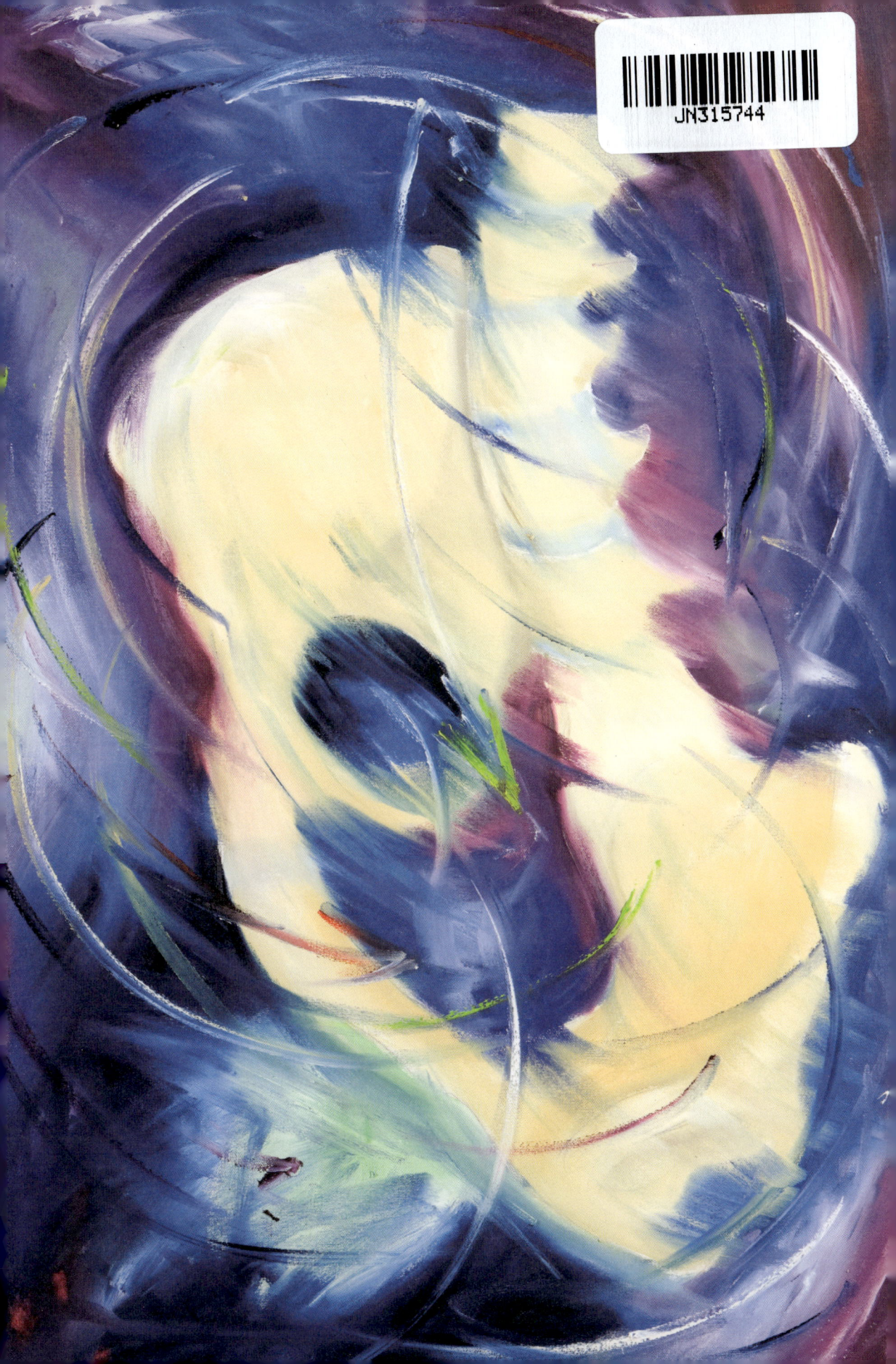

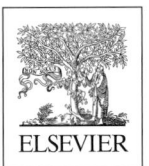

骨盤帯

原著第4版

臨床の専門的技能とリサーチの統合

The Pelvic Girdle 4th Edition
An Integration of Clinical Expertise and Research

■原著者
Diane Lee

■原著編集協力者
Linda-Joy Lee

〈監訳者〉 石井 美和子
〈監修者〉 今村 安秀

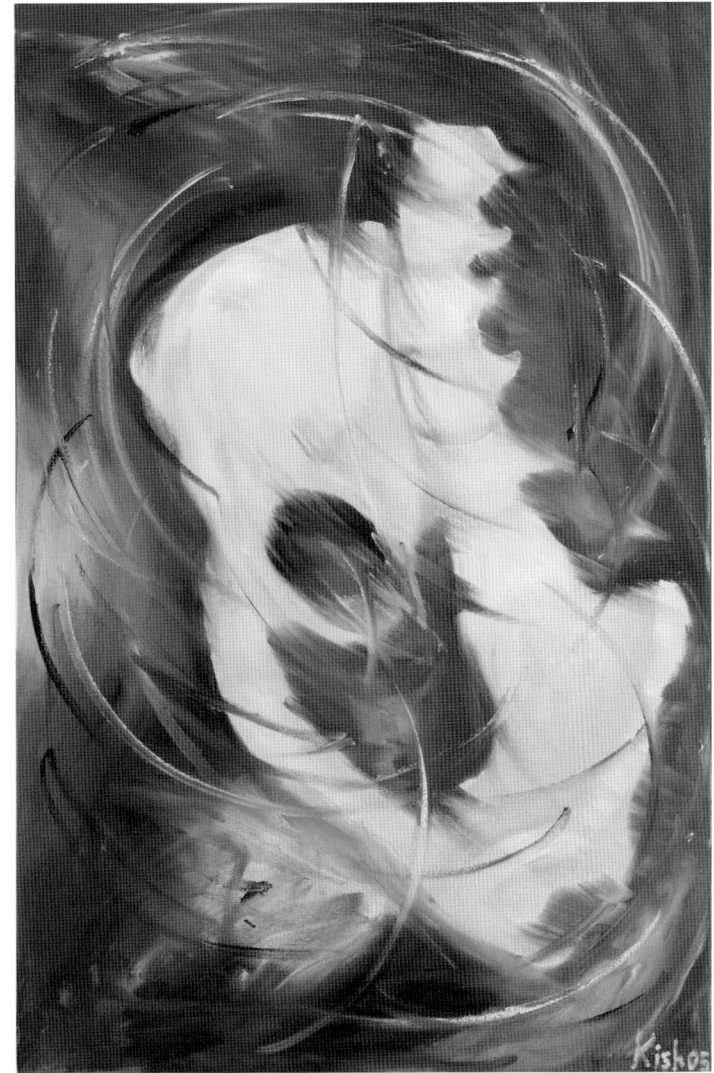

発 行
エルゼビア・ジャパン

発 売
医歯薬出版株式会社

翻訳執筆者一覧

監 訳
石井美和子　Physiolink

監 修
今村　安秀　永生病院診療部整形外科　整形外科部長

翻 訳（五十音順）
秋吉　直樹　おゆみの中央病院
石井美和子　Physiolink
猿田　奈央　Selina／Dr. KAKUKO スポーツクリニック
城内　若菜　成尾整形外科病院
多々良大輔　福岡志恩病院
谷口　英一　背骨・骨盤コンディショニング　こしラボ
永井　豊美　Physio Study Kyoto
横井　悠加　城西国際大学福祉総合学部理学療法学科
（2017年6月時点の所属を表す）

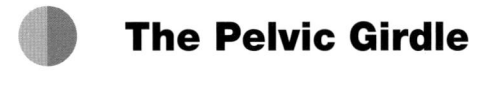

The Pelvic Girdle

この版を私の良き友人，キャロルに捧げる．心の声に耳を傾けるよう，思い出させてくれたことに感謝を込めて．
「ナマステ」――ダイアンより

「ナマステ」とは感謝と尊敬の証です．この言葉によって，私は全宇宙が宿るあなたの内なる世界を讃えます．それは愛，真実，光，そして平和に満ちた世界です．互いの内なる世界を讃え合うとき，私たちは1つなのです．

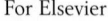

For Elsevier
Publisher: *Sarena Wolfaard*
Development Editor: *Helen Leng*
Project Manager: *Gopika Sasidharan*
Designer/Design Direction: *Stewart Larking*
Illustration Manager: *Bruce Hogarth*

The Pelvic Girdle

An Integration of Clinical Expertise and Research

FOURTH EDITION

Diane Lee BSR FCAMPT CGIMS
Diane Lee & Associates, Consultants in Physiotherapy,
Discover Physio,
White Rock, BC, Canada

Major contributor
Linda-Joy Lee PhD BSc(PT) BSc FCAMPT CGIMS MCPA
Synergy Physiotherapy,
Discover Physio,
North Vancouver, BC, Canada

Contributor
Andry Vleeming PhD PT
Clinical Anatomist and Founder, Spine and Joint Center, Rotterdam,
The Netherlands

Foreword by
Mark A Jones BSc (Psych), PT, MAppSc (Manipulative Therapy)
Program Director, Senior Lecturer, Master of Musculoskeletal and Sports Physiotherapy,
School of Health Sciences, University of South Australia

*Cover artwork – Scott Kish, BSc (KIN) (1995) specializing in human anatomy and visual information processing.
www.KishStudio.com*
Photographer – Goran Basaric
Medical illustrator – Frank Crymble

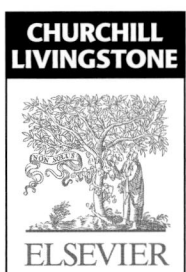

Edinburgh   London   New York   Oxford   Philadelphia   St Louis   Sydney   Toronto   2011

![ELSEVIER]

Higashi-Azabu 1-chome Bldg. 3F
1-9-15, Higashi-Azabu,
Minato-ku, Tokyo 106-0044, Japan

THE PELVIC GIRDLE: AN INTEGRATION OF CLINICAL EXPERTISE AND RESEARCH

Copyright Elsevier Ltd., 2011, 2004, 1999, 1989.

ISBN: 978-0-4430-6963-5

This translation of *The Pelvic Girdle: An Integration of Clinical Expertise and Research, Fourth Edition* by **Diane Lee, Linda-Joy Lee, Andry Vleeming and Mark A Jones**, was undertaken by Ishiyaku Publishers, Inc. and is published by arrangement with Elsevier Ltd.

本書，Diane Lee, Linda-Joy Lee, Andry Vleeming and Mark A Jones 著：*The Pelvic Girdle: An Integration of Clinical Expertise and Research, Fourth Edition* は，Elsevier Ltd. との契約によって出版されている．

骨盤帯　原著第 4 版―臨床の専門的技能とリサーチの統合 by Diane Lee, Linda-Joy Lee, Andry Vleeming and Mark A Jone.

Copyright 2013 Elsevier Japan KK. Reprinted 2017.

ISBN: 978-4-263-21413-8

All rights reserved. No part of this publication may be reproduced or transmitted in any form or by any means, electronic or mechanical, including photocopying, recording, or any information storage and retrieval system, without permission in writing from the publisher. Details on how to seek permission, further information about the Publisher's permissions policies and our arrangements with organizations such as the Copyright Clearance Center and the Copyright Licensing Agency, can be found at our website: www.elsevier.com/permissions.

This book and the individual contributions contained in it are protected under copyright by the Publisher (other than as may be noted herein).

注　意

　医学分野での知識と技術は日々進歩している．新たな研究や治験による知識の広がりに伴い，研究や治療，治療の手法について適正な変更が必要となることがある．

　医療従事者および研究者は，本書に記載されている情報，手法，化合物，実験を評価し，使用する際には自らの経験と知識のもと，自身と職務上責任を負うべき患者を含むほかの人の安全に留意すべきである．

　医薬品や製剤に関して，読者は（i）記載されている情報や用法についての最新の情報，（ii）各製剤の製造販売元が提供する最新の情報を検証し，投与量や処方，投与の手法や投与期間および禁忌事項を確認すべきである．医療従事者の経験および患者に関する知識のもとに診断，適切な投与量の決定，最善の治療を行い，かつ安全に関するあらゆる措置を講じることは医療従事者の責務である．

　本書に記載されている内容の使用，または使用に関連した人または財産に対して被害や損害が生じたとしても，法律によって許容される範囲において，出版社，著者，寄稿者，編集者，および訳者は，一切の責任を負わない．そこには製造物責任の過失の問題，あるいはいかなる使用方法，製品，使用説明書についても含まれる．

『骨盤帯 原著第4版』出版に寄せて

　人類が2足歩行を獲得してから，腰痛症は最も一般的な症状・疾患として認識されており，仙腸関節を含めた骨盤帯の関与が20世紀初頭から唱えられていました．その関連性を詳細な解剖学的見地から臨床所見までを含め解説したのが The Pelvic Girdle 2nd Edition でした．

　The Pelvic Girdle 4th Edition は前版から大幅に加筆され，各項目の重要点のまとめ，内容確認のための質問事項を挿入したレイアウトになり，自己学習が可能な教科書となったと言えます．待ちに待った，その翻訳書『骨盤帯 原著第4版 ── 臨床の専門的技能とリサーチの統合』がついに出版されることになりました．

　本書は，骨盤帯を中心に腰椎から股関節にかけての機能解剖とバイオメカニクス・疾患メカニズムと，その治療から予防までを具体的に解説してある画期的な臨床書です．同時に，身体のバランスを整えるための理論解説と，スポーツトレーニングについての指導書でもあります．豊富な図説（3D模型や解剖図）と臨床写真（MRI，超音波画像を含む）は，読者の理解を深めるための非常に役立つツールとなっています．

　本書は学生から卒後研修の医療従事者，そしてリハビリテーションに携わる医療従事者まで，幅広い読者に対応しております．その最新の知見と理論を理解することで，腰椎－骨盤帯－股関節に関連した疾患を有する患者・アスリートの治療から，トレーニングそして障害の予防まで，各個人ごとに対応できるようになることと確信します．

医療法人社団永生会 永生病院 診療部　整形外科部長
地域リハビリテーションセンター　センター長
今村　安秀

監訳者の序

　私が初めて本書著者のDiane Lee氏およびLinda-Joy Lee氏に会ったのは8年前，カナダ・バンクーバー郊外の病院で開催された講習会に参加したときであった．著者らが講師を務めるもので，講習会のテーマは「腰椎骨盤股関節複合体」であった．当時公になっていたエビデンスでバイオメカニクスを裏付けしながら，それに基づいた評価とその解釈，そこから導き出される具体的な理学療法アプローチを紹介する，シンプルでわかりやすく，かつ実践的な内容に感銘を受けた．当時日本では原書第2版の日本語訳が出版されていたが，そのときの講習会はその内容をさらに進化させたものであった．拙い英語力で海を渡ってやってきた一参加者の理解度を上げようと，ことあるごとに周りの現地受講者とともに熱心に説明や指導を追加してもらった．著者らのそんな人柄にも非常に親しみをもったことを今でも鮮明に覚えている．

　本書は原著第4版にあたる．本書は以前のものと比べて内容が大幅にブラッシュアップされており，著者らが提唱する「統合システムモデル The Integrated systems model」というコンセプトが新たに紹介されている．これは患者が「真に望むもの」に沿って，得られた情報を整理かつ筋道立てて考えるのに非常に有意義なモデルであると感じている．また，評価で不足している点，追加すべき情報をセラピスト側が気づきやすい枠組みである．実際，このコンセプトを学んだ後，情報の整理や推論の過程がさらにシンプルに，そして思考を展開しやすくなったと実感している．優秀な臨床家にとっては改めてこういったコンセプトを参照する必要はないのかもしれないが，より確実に評価および治療を押し進めるためにも，また内省のためにも，すべてのセラピストに役立つのではないかと考える．

　また本書では，コンセプトに沿って実践するために必要となる最新のバイオメカニクスの情報，またそれを実践するための評価方法やトレーニング方法が多く紹介されている．特に評価の部分では，セラピストの手の置き方や声かけの仕方等，細部にわたって詳述されているが，それは単なる参考例で絶対のものではなく，そのときの状況や環境によってユーザーであるセラピストそれぞれがアレンジすべきであろう．

　現在，不定期ではあるものの本書の著者らが来日して，日本で理学療法士向けの講習会を開催している．2012年現在，実技講習会の総受講者数は延べ200名を超えている．彼らと臨床の話をしていると，講習会で習得した知識や技術を状況に合わせて応用していたり，各自で発展させたりしている理学療法士が増えているように感じる．それが可能なのは，著者らが単にハウツーを伝授しているのではなく，その前提として必要な知識（解剖，バイオメカニクス，その他コンセプトの理解に必要な知識）を共有した上で具体的な方法を伝えているからだと考える．本書にはそれに必要な知識も網羅されている．

　なお，本書の翻訳はすべて著者らの講習会を受講したメンバーが分担し，身を以て理解した内容を日本語にするよう努めた．ただし，日本語への適切な変換が難しい場合もあり，カタカナ表記がやや多くなってしまったこと，そして訳が不十分な可能性があることをどうかお許しいただきたい．

　本書出版にあたり，多大なるご協力をいただいたエルゼビア・ジャパンの担当者と監修の永生病院　今村安秀医師に深謝したい．また，すべての翻訳分担者へ激励の言葉を贈ってくれたDiane Lee氏にも感謝を表したい．

　本書がセラピストの知識と技術の研鑽に大いに貢献するものとなることを願って……．

2012年12月
翻訳者を代表して　石井　美和子

原著の序

　本書 The Pelvic Girdle 第4版は，非常に優れた，エビデンスに基づく臨床家の本である．Diane と Linda-Joy（LJ）は本書で，腰椎骨盤股関節複合体の評価およびマネージメントに関する自身らのアプローチを裏づけるリサーチと，ケーススタディの形式で経験に基づくエビデンスの両方を提供している．臨床家はきっと，この批判的ではあるが実践的な内容を享受することだろう．内容は，研究による実証がまだ不十分であると認めつつも，解剖学，運動学，モーターコントロールの研究をしっかりと評価やマネージメントにつなげたものとなっている．また彼らは，現在発表されている研究の限界に関する問題についても強調している．この点は私個人的にも興味のあるところで，これまでの研究は，歴史的に，臨床で遭遇するたくさんの患者の問題や症状に関する認識とマネージメントにおいて，十分な集団を対象とした評価やセラピストを適切に導くための介入の詳細を捉えてこなかった（Jones ら 2006）．臨床家はいつも，エビデンスがまだ利用できる状態になく，不完全である場合でも，最良のエビデンスに基づいた最善の診療を保つという難題に直面している．治療的介入を検証する主要な研究（あるいはシステマティックレビュー）があった場合でも，十分な詳細や評価や治療の正当性（例えば，肢位や量，行程，経過を含めて精確に何を行ったか，手続き上の適性レベルを含めて誰がそれを実施したか，実験に関連する説明や指導，言葉による誘導，アドバイスを含めて治療の環境はどうだったかなど）についてはほとんど示されておらず，臨床家が自信をもって評価や治療を再現できる状態ではない．Diane と LJ は，研究や経験に基づくエビデンスを介して，骨盤帯の評価とマネージメントに関する科学と芸術の両方を読者にもたらしてくれる．

　読者は，評価，特異的な診断，クリニカルリーズニング，そして他動的および動的な治療の選択と進行に関して体系立てて学べるようになっている．しかしながら，臨床的な観点から，本書は単なる「ハウツー」本の域を超えている．腰椎骨盤股関節複合体の機能障害や痛みに起因する能力障害に関連する因子について評価およびマネージメントする方法が明確に述べられている一方で，診療に関するより広く全体的な生体心理社会的な原則の中で実に見事に成し遂げられるものであり，彼らの「統合システムモデル」と関連する「機能の統合モデル」にはそれが含まれているのは明らかである．理学療法士は，患者に，理解すること，責任を問うこと，そして自己管理を学ぶことができるように促す指導者，ファシリテーター，あるいはコーチとして描かれている．評価およびマネージメントについては，気づきや理解，肯定的な情動，学習や神経可塑性を高める治療環境の重要性を強調する社会心理的な考慮点と並んで，研究に基づいて生物医学的に解説されている．学習の神経科学は我々に，暗黙のうちに，学習された（無意識的な）信念や姿勢，動作，運動制御というものは変化が難しいかもしれないという．これらのために，患者の観点，深部筋の活性化，深部筋システムの共同収縮の促進，深部と表在筋システムの統合に関する皮質の再編（すなわち，学習）を促す明確な戦略が述べられている．戦略および「リリースする，アライメント調整する，接続する，動く」という手順が示され，また症例報告を通して，支えのある姿勢から起立した姿勢，そして意味のある機能までの学習と神経ネットワークの強化について例証されている．注目すべきはビデオクリップを使って評価や介入方法を解説およびデモンストレーションしているところである．読者が Diane と LJ がどのように診療を進めるか見られるようにしているのだから，（技術的に，教育的に，行動的に，人間性として）非常に深い感銘を受けた．

　本書の，類のない，素晴らしいところは，診断的および物語的クリニカルリーズニングの両方を展開している点である．彼らが考案した「クリニカルパズル」は，人物（感覚的経験，認知，情動を含む），そして機能とパフォーマンスに影響する様々なシステム（例えば，関節系，神経系，筋・筋膜系，内臓系）にわたる問題の両方に関する評価所見を示すのに優れている．これは，本書の流れとして非常に効果的なだ

けでなく，読者が自身の患者の評価や推論に関して批判的に内省する方法を教えてくれる．また，評価とそれに続くマネージメントが終始患者にとって意味のある活動に従ったものであることを重要視している．個々の患者の存在が唯一無二であること，そしてそれぞれに仕立てられたマネージメントが必要であることを強調すると同時に，よくある臨床パターンが効果的な治療戦略とともに提示されている．

最後に，自己内省を促すための質問形式の戦略的使用したり，キーポイントを枠内にまとめたり，役立つ情報をハイライトしたインタレストボックスや質の高い図や写真の使用，クリニカルリーズニングにかかわる症例の提示，惜しみないビデオクリップの使用（全部で240以上も！）を含めて，研究と経験に基づいた知識両面を表すために用いられた様々な手法はすべて，読者が最大限に理解し，学習するためのものである．とりわけ，臨床例を継続的に使用することは，読者により深い学習を促し，大学ベースの卒後教育と同類の，経験的学習をもたらす実践の応用を請け合ってくれるものである．

Mark A. Jones

Jones M., Grimmer K., Edwards I., et al. 2006. Challenges of applying best evidence to physiotherapy. The Internet Journal of Allied Health Sciences and Practice July, Vol 4(3).

原著者序文　第4版に寄せて

　Dianeより……
　たびたび「続編の新しいところはどこ？　新しい版を購入する価値はある？」と尋ねられる．もしあなたもこの疑問をもっているなら，答えは「もちろん！」である．『骨盤帯 The Pelvic Girdle』第4版の副題が本版の狙うところを反映している．副題は，臨床の専門的技能とリサーチの統合である．ここで，本版に大きく貢献してくれた Linda-Joy（LJ）Lee について少し触れたい．LJと私は，1999年からともに働き，旅をし，学び合ってきた．今回，私たちは同じくらい多くの仕事を成した．したがって，彼女なくしてはこの改訂版の更新は不可能であった．当時，博士課程の真っただ中であったにもかかわらず，本版の制作に当たり，私の誘いに応じてくれたことに感謝している．この余分な仕事がなければ，すでに課程を終えていたはずだと思う．彼女は臨床のエキスパートであり，尊敬すべき指導者であり，良き友である．
　それでは，本版の新しい部分はどこか．いつも通り，腰椎骨盤股関節 lumbopelvic-hip（LPH）複合体の機能と機能障害に関する研究をレビューし，臨床的にそれらを組み込んでいる．また過去の版と同じく，LPH複合体における特異的な機能障害に対する評価と治療について，多くの手技を解説し，例証している．このほとんどが新しいものか，情報を更新したものであるが，本版で追加された内容として，われわれがぜひお伝えしたいのは，統合システムモデルと，臨床的専門技能を向上するために必要となる知識やスキルの部分である．
　本書第1版の序文に，私はこう書いている．
　1980年，私は徒手的療法の世界におけるリーダーの一人，Mr. Cliff Fowlerと一緒に学ぶという機会に恵まれた．その後何年にもわたって，私は，状態ではなく人々を治療する方法，臨床的な技能に学術的な知識を統合する方法，患者各々のストーリーから学ぶ方法を示してもらった……．本書の内容は，周知された解剖学，生理学，バイオメカニクスに基づく腰椎骨盤股関節領域の評価と治療に対して，論理的なアプローチの展開を望む臨床家を手助けすることである．
　これは本書の目的としてそのまま残っている．本版には2つのパートがある．
　パート1として，腰椎骨盤股関節複合体における能力障害と痛みに関する理論的概念と研究を述べている．これが1～6章である．パート2として，7～12章に，腰椎骨盤股関節複合体における能力障害と痛みに対する統合システムモデルの臨床適用に関して述べている．
　『骨盤帯』第4版は，忙しい臨床家に，最新知見と日常の診療にすぐに良い影響を及ぼす臨床的な手段や知識を提供するよう，継続して努めた．統合システムモデルとクリニカルパズルがクリニカルリーズニングを改善し，仮説の立案と検証，それに続く効果のある模範的な治療を促すのに役立つことを願う．多忙な臨床家は，日々多岐にわたる1つあるいは複数の機能障害を有する患者に直面する．しかし，彼らのニーズに見合うだけの十分な研究エビデンスはおそらくこれからも揃わないであろう．臨床的専門技能（適切なときに，適切なことをする方法を知っていること）は，鍛錬された，内省的な診療によって養われるものであり，多くの臨床家がこの分野でエキスパートになるために，本書がその一助となれば幸いである．
　われわれは皆，臨床のエキスパートになろうと努めている．この『骨盤帯』第4版の序文を終えるに当たり，Ian Edwardsの言葉に勝るものが見つからない．*Expertise in Physical Therapy Practice*（Jensen, Gwyer, Hack & Separd編集，2007）の中のMark Jonesとの共著，第10章「クリニカルリーズニングとエキスパートの診療」から彼の言葉を引用する．
　私は，エキスパートというものが，何をするのかというだけでなく，この表現を生み出す大本である診療集団のメンバーとして，またお手本としてどういうものを指すのかということも学んできた．エキスパー

トが具体的に行う診療の類（技術的，相互作用的，指導的，協調的，予測的，倫理的なスキル）は，特定の診療集団には一括して有用なこととして同意を得られるものである．この理解では，エキスパートとは，彼らが指導・助言する相手に質と疑問の両方を喚起するものである．エキスパートの診療はまた，特別な専門技能や知識の基礎を取得することではなく（これは確かに一部ではあるけれども），ある種の臨床家やセラピストになることが求められる．このすべてにおいて，「情熱」「モチベーション」「意欲」「仕事に対する想い」など（少なくとも正式には）「教えることができない」ものが培われる．

さて，これで終わりにする．『骨盤帯』第4版を興味深く読んでいただけることを願っている

Diane Lee, White Rock, BC, Canada（2010）

LJより……

文章を書くプロセスは，明晰さ，発見，成長の素晴らしい促進剤であった．最近，ヨギティのティーバッグにこんなことが書いてあった．

'学ぶこと，読むこと．知ること，書くこと．マスターすること，指導すること'

この言葉を読み，Dianeと『骨盤帯』第4版を書いていたときのことを考えると，たくさんのメールとディスカッションをして行きつ戻りつしながら，われわれの考えや言葉，を明確かつ具体化していき，統合システムモデルを固めていったことを思い出す．ペンを持ちながら（あるいはキーボードに手を置いて），われわれが患者としていること，またわれわれが指導する能力について，より深く知ることとなった．また，われわれが仕事で共有することに対して，より大きな感謝の念をもつようになった．「共同」の定義がそれをうまく表してくれる．それは「2つあるいはさらに多くの力が組合わさり，その影響の総和が個々の影響より大きくなるように相互に作用する」というもので，非常に素晴らしいことである．

また，『骨盤帯』過去3版にわたってDianeが築き上げた唯一無二の，莫大な貢献を非常によく知っている．したがって，Dianeとこの行程を共有できたことを素晴らしく誇りに思い，この名誉に深く感謝している．

本書は変化を促すものである．われわれの患者は多くの異なった問題や症状を呈するが，彼らはすべて身体内で違う状態になる助けを求めている．また，あらゆるものがつながっているため，彼らの身体経験を変化することは人物全体を治療することになる．われわれのコースに参加した方々ならご存知だが，われわれは日々の臨床診療において，変化を促し，永続的な変化をもたらすことを強く期待している．われわれがしていることは何か，なぜすべての年代のすべての患者で変化が可能であるのか，より健康な状態へ導くために臨床家としてわれわれはどのように神経可塑性を最適化すればよいのかという問いに対し，本版では，人間の脳の優れた適応能に関する神経科学の発見がその背景にあるメカニズムをうまく説明してくれている．本書が，かつてあなたを頑なにさせていた障壁から解放され，エンドレスの可能性を考え，患者との旅路を楽しむきっかけになることを望む．そして，あなたが患者を，より良く動き，よく感じ，良くなるように導く方法を見つけられることを願っている．

Linda-Joy Lee, North Vancouver, BC, Canada（2010）

謝　辞

Diane より……

　本版の完成まで私を支えてくれた多くの方々に心から御礼申し上げます．私が最初に影響を受けた臨床のエキスパート Cliff Fowler は，現在も仕事に情熱を注いでいます．終生感謝します．Linda-Joy（LJ）とともに，執筆する時間を融通するためにいろいろなことを取り計らってくれた Carol Ingle は，本版が最高のものとなるようずっと激励してくれました．彼女に本版を捧げます．Chelsea Lee は，英語学の学士号を取得（2009）する過程で培った優れた編集スキルを使って，各章の文法の誤りや句読点の修正まで確認してくれました．そのお陰で本当に読みやすくなりました．家族の Tom，Michael，Chelsea は，家族の輪に戻るまで私を辛抱強く待っていてくれました．父の Jim Hazell にも，電話や訪問など忍耐強く待ってもらいました．同僚の理学療法士や Diane Lee & Associates のチーム全員が，私が不在の間，しっかりとクリニックを守ってくれていました．心から感謝します．戻るのが楽しみです．

Diane Lee, White Rock, BC, Canada（2010）

LJ より……

　ここに載せられないほど，たくさんの人々へ本当に感謝しています．素晴らしい臨床家であり，指導者であり，友人である Diane は，私が自分の人生でいくつものことを並行させているためにスケジュールの修正を何度迫られても，柔軟性と理解を示してくれました．事務的サポートをしてくれるチーム，Julie Block と Brenda Smit の優れた能力のお陰で執筆に集中でき，国内でほかのプロジェクトが滞りなく進むよう処理に当たってくれました．家族である父，Mija，Mark，Marine，Bill，Julie，Karen，Katie，Tina，Anna，そして友人たちは，皆，博士課程と本の執筆，クリニックの仕事，トレーニングの合間というわずかな時間に合わせて励まし，愛し，笑い，そして継続するよう精神的に支援してくれました．Synergy Physio の同僚理学療法士である Gillian，Jason，Philippa，Shawna は素晴らしいチームで，彼らのために割ける時間が限られていたにもかかわらず，私の挑戦を盛んに支援してくれました．しなやかに，そしてお互いを支え合って，私の不在の間クリニックを成長させてくれたことに感謝します．Paul Hodges 教授には，博士課程において理解と柔軟性を示していただきました．教授や UQ の教授のチームとともに計り知れないほどの学びの旅と機会を得て，私の思考や執筆は刺激され，精錬されました．そのように成長と経験を促してくださったことすべてに深謝いたします．また，私のカナダの徒手療法のルーツにも感謝します．卒後教育のシステムの創設者，インストラクター，試験官，多くの熟練した臨床家と議論し，練習を積み，そして彼らからとても多くのものを学びました．最後に，私が担当した患者さん方へ，私とストーリーと行程を共有してくださったことに厚くお礼を申し上げます．発想の源はすべてそこから得たものです．

Linda-Joy Lee, North Vancouver, BC, Canada（2010）

略　語

ABLR	下肢自動屈曲挙上	LHR	右に比べ左がより困難
AM	大内転筋	LOLS	左片脚立ち
AP	前後方	LPH	腰椎骨盤股関節複合体
ARA	肛門直腸角	MRI	磁気共鳴画像法
ASIS	上前腸骨棘	MS	胸骨柄体の
ASLR	下肢自動伸展挙上	MUI	混合性尿失禁
ATFP	骨盤筋膜腱弓	MVA	自動車事故
BB	後屈	MVC	最大随意収縮
BOS	支持基底面	NZ	ニュートラルゾーン
CNS	中枢神経系	OE	外閉鎖筋
COM	身体重心	OI	内閉鎖筋
CPR	臨床予測ルール	OLS	片脚立ち
CT	コンピューター断層撮影	P4	後方骨盤帯痛誘発
DISH	汎発性特発性コツ増殖症	PF(M)	骨盤底（筋）
DIV	ドップラー振動法	PGP	骨盤帯痛
dMF	多裂筋深層線維	PHE	腹臥位股関節伸展
DRA	腹直筋離開	PICR	回旋瞬間中心の軌跡
EIA	外腸骨動脈	PIIS	下後腸骨棘
EIV	外腸骨静脈	PIVM	他動的椎間運動
EMG	筋電図	PNF	固有受容性神経筋促通法
EO	外腹斜筋	PRPGP	妊娠に関連した骨盤帯痛
ER	外旋	PS	恥骨結合
ES	脊柱起立筋群	PSIS	上後腸骨棘
FAI	大腿寛骨臼インピンジメント	PU	恥骨結合上端と臍上端を結ぶ線の中点
FB	前屈		
FLT	力の伝達不良	R1	関節運動で抵抗を初めて感じるポイント
HALAT	高速低振幅スラスト		
HIV	ヒト免疫不全ウィルス	R2	関節可動域の最終ポイント
IAP	腹圧（腹腔内圧）	RA	大腿直筋
ILA	下外側角	RACM	リリースする，アライメント調整する，接続する，動く
IMS	筋内刺激法		
IO	内腹斜筋	RCT	無作為化試験
IPT	骨盤内捻れ	RF	大腿直筋
IPTL	左への骨盤内捻れ	RHL	左に比べて右がより困難
IPTR	右への骨盤内捻れ	ROLS	右片脚立ち
IR	内旋	ROM	関節可動域
LA	白線	RSA	レントゲンステレオ撮影像
LBP	腰痛	RTUS	リアルタイム超音波

SAW	気づきを用いたストレッチ	U	臍直上点
SI	仙腸	UI	尿失禁
SIJ	仙腸関節	UUI	切迫性尿失禁
TFL	大腿筋膜張筋	UX	臍上端と剣状突起を結ぶ線の中点
TLF	胸腰筋膜	VAS	視覚的アナログスケール
TrA	腹横筋	VL	外側広筋
TVT	経腟式尿道スリング法	vs	対

目　次

『骨盤帯 原著第 4 版』出版に寄せて vii
監訳者の序 viii
原著の序 ix
原著者序文，第 4 版に寄せて xi
謝　辞 xiii
略　語 xiv

1. 骨盤帯に関する歴史的および最新事情 1
2. 骨盤帯に関する神話と事実の進展 3
3. 腰椎骨盤股関節複合体の構造 5
4. 機能的な腰椎骨盤股関節複合体 43
5. 腰椎骨盤股関節複合体の機能障害 87
6. 妊娠・出産と併発する恐れのある問題 125
7. 臨床の実践——臨床家にとっての本質 143
8. 腰椎骨盤股関節複合体の評価，そのテクニックと手法 169
9. クリニカルリーズニング，治療計画および症例報告 249
10. 腰椎骨盤股関節複合体の障害に対する手技と手段 277
11. 深部・表在筋システムの「覚醒」と協調のためのツールとテクニック 319
12. 姿勢と運動に対する新しい戦略の練習 363

文　献 407
索　引 422

骨盤帯に関する歴史的および最新事情

Diane Lee　Andry Vleeming

　骨盤帯に関して初めて興味深い記録を残した医療界の臨床家は，Hippocratesの時代の産科医らであった．Hippocrates（460～377BC）とVesalius（1543）は健常な状態では仙腸関節には可動性はないとしたが，一方Pare（1643）は妊娠期間中明らかに可動性がみられるという説を唱えた（Weisl 1955）．この見解は，De Diemerbroeck（1689）が妊娠期以外にも仙腸関節は可動性を有すると主張するまで支持されていた．17世紀以降，仙腸関節の解剖，（もしあるのなら）その可動域，仙腸関節の腰背部痛への関連性に加えて，腰背部から下肢への力の伝達における仙腸関節の役割についてさまざまな論争がなされてきた．骨盤帯に関するトピックには，いろいろな推測や神話がたくさん存在し，仙腸関節は，坐骨神経痛を含めてさまざまな症状の原因に関与するとされてきた．事実，20世紀初頭に，Albee（1909），Goldthwait & Osgood（1905）らは坐骨神経痛について，腰仙骨神経叢が仙腸関節の前面を走行する際に直接圧迫されることが原因であると唱えた．この圧迫は「亜脱臼，弛緩，または仙腸関節の病変」により生じると考えられた（Meisenbach 1911）．これに対する治療として，仙骨の徒手整復の後，6ヵ月間の脊椎過伸展位でのギプス固定が行われた．MixterとBarr（1934）によって椎間板ヘルニアとそれによる脊椎管内における腰仙骨神経根圧迫の臨床的影響に関する報告が出された後，仙腸関節に対する関心は薄れていき，1950年代中盤には仙腸関節の障害はまれであると見なされるようになった（Cyriax 1954）．

　骨盤帯の解剖や機能に関しては，過去60年間の研究から重要な情報を得ることができる．1992年には第1回 Interdisciplinary World Congress on Low Back and Pelvic Pain（Vleemingら，1992b）が開催された．この領域に関する最新知見が発表されたものの，そのほとんどが経験上のものであった．したがって骨盤帯のバイオメカニクスの理解が深まり妥当性のあるさまざまな鑑別テストが開発されて，腰椎骨盤の疼痛および障害に最も効果的な治療方法が発見されるよう，さらなる研究が必要であることは明らかであった．

　現在までさらに5回開催され（ラ ホーヤ1995，ウィーン1998，モントリオール2001，メルボルン2004，バルセロナ2007），各大会で，腰部骨盤帯の診断と治療に役立つ科学的根拠が徐々に積み重ねられるようになった．われわれは腰部骨盤痛における骨盤帯の役割について，以前より理解が深まってはいるものの，いまだ多くの研究課題が残されている．

　本章では，読者の皆さんに骨盤帯に関する歴史的観点を知っていただき，また共同して科学と臨床的技能の融合に基づいた最新の考え方を理解し，促進しようとする研究者（Andry Vleeming）と臨床家（Diane Lee）の歩みをご紹介したいと考えている（図1.1）．われわれは本章を形式に囚われないで（むしろインタビュー形式で）記述することにした．読者の皆さんにこのインタビュー形式を楽しんでいただけることを切に願う．インタビューは本書オンライン版で参照いただける（🖱）．ワインや紅茶，コーヒーを片手に腰かけ，ひとときわれわれとお過ごしください！

1

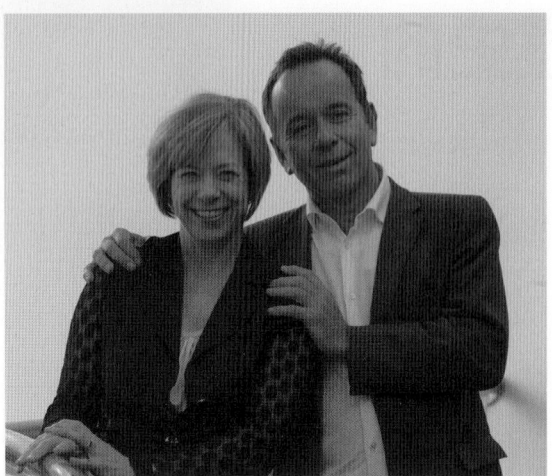

図 1.1 Diane Lee と Andry Vleeming，2009 年

骨盤帯に関する神話と事実の進展

2

Diane Lee

章の内容

神話，事実，骨盤・・・・・・・・・・・・・・・3

本章は，Vleeming A, Mooney V, Stoeckart R 編集の原著"Movement, Stability & Lumbopelvic Pain: Integration of Research and Therapy" 2nd Edition の第13章（Lee 2007a）として出版されたものである．Vleeming A と出版社の Churchill Livingstone, Elsevier に許可を得て，一部を本書用に修正し，転載した．

神話，事実，骨盤

さまざまな理由から，骨盤，特に仙腸関節は多くの臨床家と研究者にとって謎の根源となっている．骨盤の関節の可動性を特に荷重位で客観的に計測することは困難であり，多分野の臨床家たちが（私自身も含め）自動・他動の両運動において仙腸関節の動きを感じ取ることができると主張する一方で，それを証明することは難題となっている．本章の目的は，過去そして現在においても往々にして支持されているいくつかの神話について議論することと，願わくはそれらが導き出された理由と，神話が事実なのかフィクションなのかを確証するために何をすべきかという点について明らかにすることである．オンライン版を参照し，以下の質問に関連する神話と事実について学んでいただきたい．

仙腸関節は腰痛を生じるのか？
仙腸関節に疼痛を有する患者を確実に同定することができるのか？
仙腸関節は可動性を有するのか？
われわれは仙腸関節の運動を信頼性の高い方法で検知することができるのか？
骨盤内で運動制御ができていないことを確実に検出することができるか？
われわれの治療プロトコルはどれだけ効果的なのか？
将来……（この続きはオンライン版をご参照ください。www.thepelvicgirdle.com）

腰椎骨盤股関節複合体の構造

3

Diane Lee

章の内容

骨盤帯の進化・・・・・・・・・・・・・・・5
骨盤帯の比較解剖学・・・・・・・・・・・・6
骨盤帯の発生学，発達および構造・・・・・・8

骨盤帯の進化[1]

　ヒトの腰椎骨盤股関節複合体 lumbopelvic-hip（LPH）complex は，独自の直立二足歩行に進化し適応を遂げたため，ほかの動物に比べ多くの点で異なる．しかし，もともとのデザインは約5億年前に遡る．習慣的な直立二足歩行の最古の証拠は，早ければ600万年前である（Lovejoy 2007）．直立歩行が習慣的であったことを示す証拠の最古のものは，600万年くらい前のものになる．本章ではヒトの二足歩行の進化の過程を概説する．続いて，二足歩行の結果として生じたヒトの二足歩行構造と姿勢の変化について述べる．

　骨盤帯の起源は古代魚の腹部にある両側の小さな軟骨性の要素として出現した組織である（Encyclopedia Britannica 1981, Gracovetsky & Farfan 1986, Nelson & Jurmain 1985, Romer 1959, Stein & Rowe 1982, Young 1981）．鰭ヒダ説 fin fold theory では，体の回転や曲がりを防ぐために古代魚に側方ヒダができたと唱えられている．古代魚のヒダが推進力や舵取りに貢献するようにな

り，ヒダは徐々に細分化が始まった．この細分化により，側方の二対の胸鰭と腹鰭が形成された．胸鰭は，主要なプロペラとして，最大かつ最も安定する形となった．安定性は骨盤帯の必要条件ではなく，胸鰭と腹鰭の間に軸方向や左右の連結は不要であった．

　住環境が陸上へと移行するに伴い，腹鰭は運動の原動力を供給する組織へと急速に進化し，その結果，骨盤帯の安定性が増加する必要があった．結果として元の役割が逆転したかのように，胸鰭は（後に前肢に発展）舵取りの役割に追いやられた．

　骨盤帯は，恥骨結合と仙腸関節 sacroiliac joints の両方で安定性を向上させるべく進化を遂げた．もともと寛骨は，恥骨坐骨という2つの要素が組合わさった骨であった．安定化の過程で，恥骨坐骨が大きくなり，恥骨坐骨結合を介して対側と連結した．その後骨盤内の安定性は増加したが，寛骨と体軸骨格の間の安定性も必要とされた．恥骨坐骨から体軸骨格に向けて背側に向かう突起が発達し，それが最終的に腸骨になった．

　同時に，体軸骨格の肋骨原基が拡大し，肛門前にある1つ（または複数）の椎骨と融合して仙骨を形成した．原始寛骨の腸骨突起と原始仙骨の拡大した肋骨突起によって初めて仙腸関節が形成された．初期のこの関節は靭帯性の結合であった．このようにして，体軸骨格と下肢の間で直接的な連結が生じた．この段階で，現在の四肢動物としてのすべての要素が獲得された．

　仙骨を構成する椎骨の数は，動物の種類によりさまざまで，仙腸関節において必要となる安定性や可動性の度合いによって異なる．高等哺乳動物は，5つの仙椎から成るのに対し，多くの両生類と爬虫類

---

[1] 本章のこの項は，本書初版の一部として James Meadows MCPA MCSP FCAMT との共著で執筆され，以降の版では筆頭著者（Diane Lee）が加筆修正した．

は，1つまたは2つの仙椎から構成される．仙骨が極端に進化したのは鳥類で，仙骨，腰椎，下位胸椎が融合している．これにより仙骨は巨大な胸骨とともに翼を動かす筋の付着部となり必要な安定性が得られようになった．

脊椎動物の移動パターンが，ハイハイから四肢を伸ばした四足歩行へ，高等哺乳類では二足歩行になり進化を続ける中で，腸骨の役割が重要になってきた．腸骨は仙腸関節の関節面を形成すると同時に骨盤側の多くの下肢の筋の付着部となる．

骨盤帯の比較解剖学

ヒトの骨盤帯の構造は，二足歩行に必要な適応を映し出している（Basmajian & Deluca 1985, Farfan 1978, Goodall 1979, Keagy & Brumlik 1966, Nelson & Jurmain 1985, Rodman & McHenry 1980, Stein & Rowe 1982, Swindler & Wood 1982, Tuttle 1975, Williams 1995）（図3.1）．腸骨の表面積が増加したのに対し，坐骨と恥骨の長さは短くなった．仙腸関節の安定性の向上に伴い後部の筋は少々体積が減少したが，二足歩行に必要な仙腸関節の可動性は維持されている．ヒトとは対照的に，サルは実質的に2～3分節しか動かない脊柱（Lovejoy 2007）と，非常に小さい脊柱起立筋を有していた．Lovejoy（2007）は，直立歩行のためには動きやすい腰椎が不可欠であり，ヒト科の動物の初期の頃には逆に腰椎を安定させるという進化が必要であったと考えた．

仙骨

仙骨のサイズが大きくなったことにより，大殿筋の骨付着部も広がった．また仙腸関節の関節面が拡大したことで，二足歩行により増大した関節への圧力を軽減された．さらに関節面の表面自体がより不整なかたちになったことで骨盤内の安定性が高まった．

寛骨

腸骨は二足歩行に対応するために劇的な変化を遂げた．腸骨は，元々外側へ向かっていたが，現在では前方を向くようになっている．中殿筋と小殿筋は腸骨が前方を向くようになってから，その機能が変化した．サルの中殿筋と小殿筋は股関節の伸展筋であるが，ヒトでは股関節の外転筋となり（図3.2），トレンデレンブルグ歩行を防ぐ役割を果たしている．

腸骨の窪み（腸骨窩）が発達したことにより，殿筋や腸骨筋の付着部が大きくなった．これにより，中殿筋，小殿筋の前方移動に伴う伸展筋力低下を補うことができた．腸骨窩は腸骨筋の肥大を促進し，これがわれわれのまっすぐに伸びた姿勢の維持に重要な役割を果たしている．

坐骨の解剖学的変化は，ハムストリングスの機能の変化を反映している（以下参照）．これらの筋は

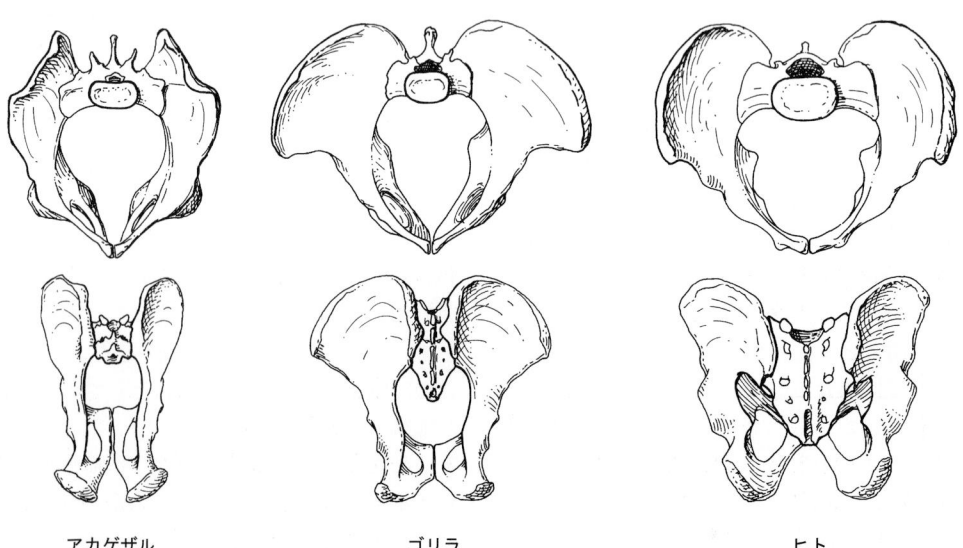

アカゲザル　　　　　　ゴリラ　　　　　　ヒト

図 3.1　骨盤帯の比較解剖学．Stein & Rowe 1982 より転載

腰椎骨盤股関節複合体の構造　CHAPTER 3

1995, 1997). 第5腰椎と仙骨岬角の角度は鋭角である. その結果, 仙骨の向きが垂直でなくても脊柱は垂直に近くなるように適応している. 尾側では腰仙角と腰椎前弯が発達した. この弯曲は胸椎後弯の発達により補償された.

ヒト以外のすべての霊長類では腰椎は後弯している. しかしながら, Goodall (1979) によるゴンベ川流域での予備調査で目撃されたように, ヒト以外の霊長類でも腰椎前弯を獲得することが可能である. この予備調査中, ポリオにより片腕の機能を失った1匹の幼いサルが発見された. この猿は類人猿特有のナックルウォークが不可能だったため, 移動手段として二足歩行を獲得していた. また二足歩行を容易にするために, 腰椎前弯が顕著に発達していた. しかし, サルの殿筋群の付着部の関係からは腰椎と大腿骨の同時伸展はできず, また骨と筋膜の構造も適応的変化を遂げていないため, 重心を支持基底面内に維持するために股関節と膝関節の屈曲を増大させなければならなかった.

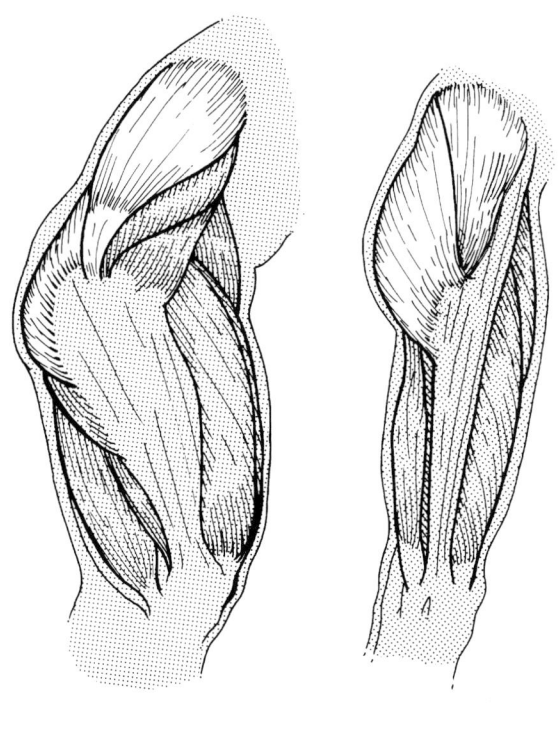

ゴリラ　　　　ヒト

図 3.2　ゴリラの中殿筋と小殿筋は股関節の伸展筋として機能するのに対して, ヒトでは外転筋の役割を果たす

股関節の伸展筋であるが, 二足歩行では持続的な収縮は必要ではない. その結果, 坐骨体と坐骨結節の長さと幅は減少し (図 3.1 参照), また効率的な二足歩行の進化とともに恥骨結合の垂直方向の幅も減少している.

寛骨臼

寛骨臼はより深さを増して, 同時に前外方を向くようになった. これにより大腿骨頸部は前方を向き, また頸体角の影響も相まって, 歩行の踵接地を踵の真下に位置させるために下肢は内転することになった. 股関節の靱帯はサルと比べて多数存在する. 一方, サルではほとんど靱帯は存在しない.

姿勢の比較

ヒトの脊柱はほかの霊長類と比べ, その姿勢が大きく異なる. ヒトの脊柱と寛骨は後方に90°回転したため, 足の上に頭が位置するようになった (図 3.3). 仙骨底はヒト以外の哺乳類と同様に水平ではないが, ただ90°回転したわけでもない (Abitbol

サルの二足歩行の姿勢は強力な殿筋群とハムストリングスに頼ったもので, これらの筋群によって股関節屈曲位での骨盤帯と体幹を安定させることができる. 両側の筋群が常に活動していなければ, 重心線が股関節の前額軸よりも前方を通過する. その結果, サルの後方の筋の付着部は広がり, 坐骨体と坐骨結節は大きくなった. 反対にヒトでは, 重力線が股関節の前額軸よりもわずかに後方を通過し, 姿勢バランス保持の必要性が減少した. Abitbol (1997) によると, 骨盤を矢状面から観察したとき仙腸関節と寛骨臼が同一垂直線上に並んでいると直立姿勢が楽に保持できる. 効率的に体重が配分され, 大腿骨上で骨盤が広がろうとする. これを防ぐために, 大腰筋のわずかな筋活動が必要になり, それによって最適な二足歩行姿勢を維持できるのである (Andersson ら 1995). ハムストリングスは持続的に収縮する必要がなくなったため, 坐骨体と坐骨結節のサイズはかなり小さくなった.

まとめ

ヒトのLPH複合体は樹上生活様式によって霊長類の骨盤帯から進化を遂げた. 現在の脊椎の弯曲は比較的最近得たものであり, 初期の類人猿やネアンデルタール人でさえ別の弯曲をしていた. 弯曲は相互依存関係にあり, ある部分の弯曲が変化するとほ

7

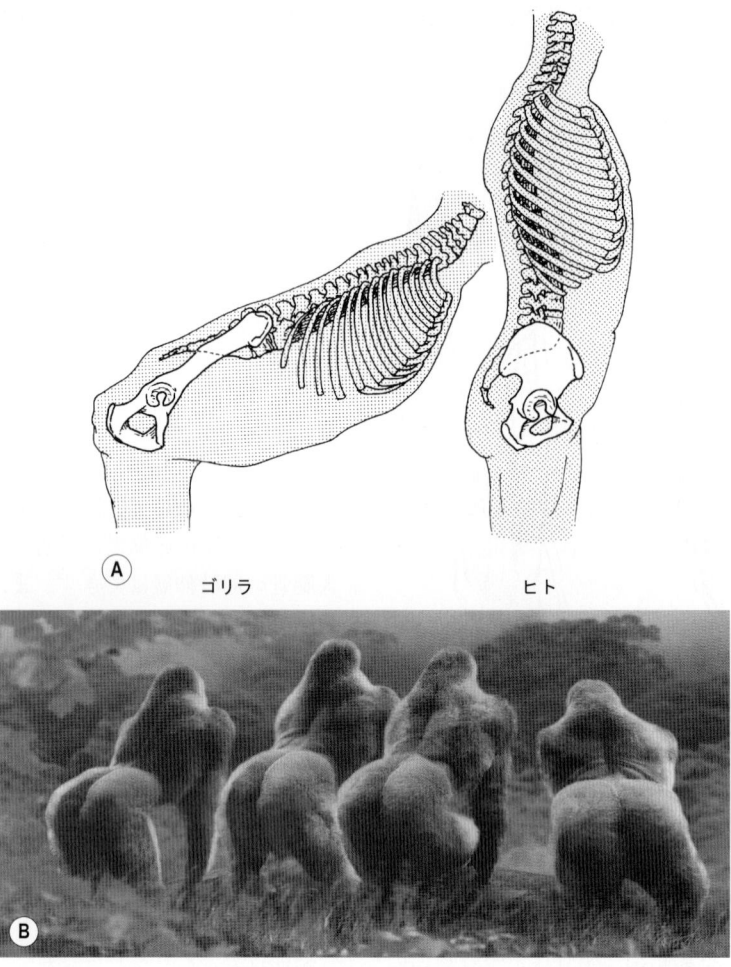

図3.3 （A）脊柱と寛骨の後方回転により腰仙椎の前弯，胸椎の後弯が発達した．（B）ゴリラの姿勢

かのすべての部分の弯曲に変化が生じる．ヒトにおける大きな構造の変化は，地上の四肢動物の中で最もエネルギー効率のよい歩行を容易にするために進化したと考えられる．

骨盤帯の発生学，発達および構造

　骨盤帯に関連する解剖学的データの最初の記録では，Bernhard Siegfried Albinus（1697〜1770）& William Hunter（1718〜1783）（Lynch 1920）らによるものである．1986年にMeckelが実証した「仙腸関節は真の滑膜性関節である」という所見を初めて指摘したのは彼らである．1854年にVon Luschkaは，初めて仙腸関節を可動関節に分類した．さらにAlbeeが，1909年に行った50体の死体解剖による解剖学的研究により，関節には滑膜が存在し，関節包によって覆われていることを実証した．彼の調査結果は1924年にBrookeによって確認された．また腸骨の表面を覆う関節軟骨に多様性が認められる（Schunke 1938）ことは1938年にSchunkeにより確認されるまで周知されていなかった．1957年にSolonenは骨盤帯の骨学と関節学の包括的な研究を実施しており，そこで得られたいくつかの知見は本章の後半で報告する．

　骨盤帯は腹部の内臓を支え，また胸郭，腰椎，下肢の動的なつながりをつくる．骨盤帯は，4つか5つの骨で構成され，そこには2つの寛骨，仙骨，1つか2つ結合した形の尾骨が含まれる．仙腸関節，仙尾結合，尾骨間結合，恥骨結合を含む4ないし5つの関節が存在し，骨関節で閉じたリング（環状）

腰椎骨盤股関節複合体の構造　CHAPTER 3

の形をしている．腰椎および股関節を含むLPH複合体には，他に7つの骨（5つの腰椎と2つの大腿骨）と，17の関節（腰部は15ヵ所，2つの股関節）がある．腰椎と股関節に関する詳細な発達と構造についてはほかの解剖学のテキストを参照してほしい．

骨盤帯の骨学

仙骨の発達

仙骨という名の由来は，「神聖な」という意味の *sacer* というラテン語が起源である（仙骨の単語の起源に関する Dr. Andry Vleeming による解説，オンライン第1章 参照）．仙骨が死後，最後に朽ちるものであることから，聖なるものであると考えられていた．Fryette (1954) は脊柱の基盤を神聖な骨と命名したことについて，古代の男根崇拝者らによるものとしている．

> 古代の男根崇拝者が，脊椎底部の骨を神聖な骨と名づけたことは小さな驚きである．仙骨は身体重心の水平面上における台座であり，骨盤のキーストーンとして脊柱の土台である．それは，われわれの偉大な能力および能力低下，ロマンスと悲劇，無上の喜びと痛みに密接に関連している．
> 　　　　　　　　　　　　　　　　　　　Fryette 1954

仙骨は5つの中胚葉由来の体節が融合してできたものである．胎生4週の間に，沿軸中胚葉 paraxial mesoderm 由来42〜44対の体節が生じる．一貫していないものの，おおよそ31番から35番の体節が仙骨に発達し，それぞれの体節は椎板 sclerotome，筋板 myotome，皮板 dermatome からなる3つの要素に分割される（図3.4）．椎板は脊索および進化途中の脊髄を囲むように増殖して腹側と背側に移動する．その後，各椎板は裂溝によって頭側と尾側に等しく区切られ，仙骨では線維軟骨性の椎間板が原基構成される．隣接する椎板が結合し，仙骨の椎体中心を形成する．椎板の背側面は椎弓（神経弓はこの一部である）を形成するが，それに対して腹側面は肋骨原基（仙骨翼）を形成する（図3.5）．この突起は上位の2から第3仙椎にだけにみられ，仙骨耳状面を形成している．

仙骨の軟骨化は骨化に先立ち，胎生6週の間に始まる (Rothman & Simeone 1975)．初期の椎体中心，椎弓の骨化は第10週から第20週にみられるが，肋骨原基の初期骨化中心がみられるのは第6ヵ月から第8ヵ月と遅い．仙骨分節 sacral segment の3つの要素（図3.5参照）である肋骨原基，椎弓，椎体中心は，2〜5歳までは硝子軟骨によって分かれているが，肋骨原基（仙骨翼）が椎弓と合流する．その後，この構成体は椎体中心と融合し，8歳で対側の椎弓とも融合する．

おのおのの仙骨分節の肋骨原基，椎弓，椎体中心は結合し，上下の分節とは外側は硝子軟骨，内側は線維軟骨で区切られたままである（図3.6A, B）(Rohen & Yokochi 1983)．骨端軟骨は仙骨外側面の全長を延ばす．仙骨分節の頭尾側における融合は思春期以降に起こり，同時に椎体中心，棘突起，横突起および肋骨原基の第二次骨化中心が生じる．隣接する仙椎が骨化するのは20歳以降である．しかしながら，椎間板の中央部は中年期を過ぎても骨化しないままである．

仙　骨

成人の仙骨は2つの腸骨の間に挟まれ，脊椎の基部に位置する大きな三角形の骨である．仙骨は5つの仙椎が融合し形成され，これは脊椎と並んで簡単に認識できる．仙骨は個体間においても同一個体に

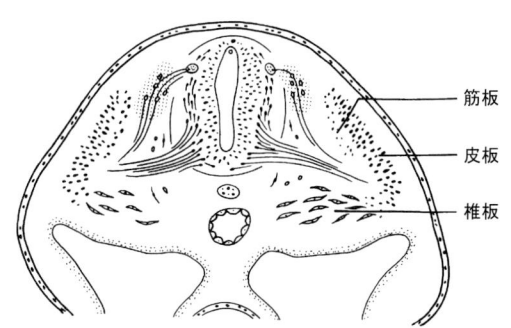

図3.4　中胚葉の体節の椎板，筋板，皮板への分化．Williams 1995 より転載

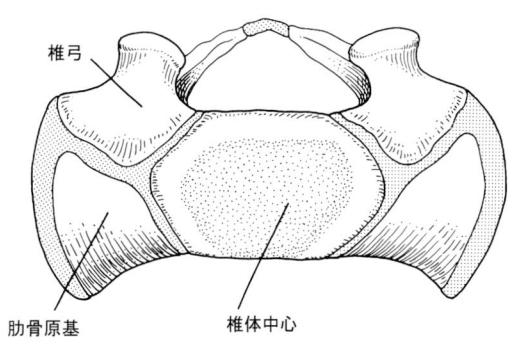

図3.5　将来仙骨になる椎板は3つの部分に分化する——椎体中心，椎弓，肋骨原基

9

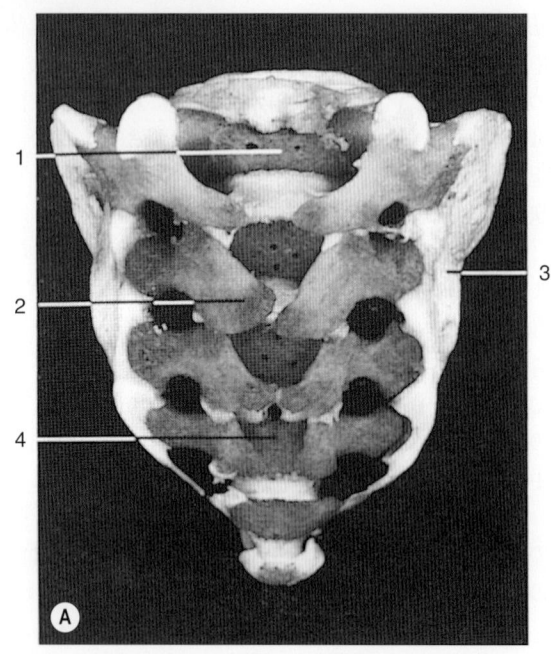
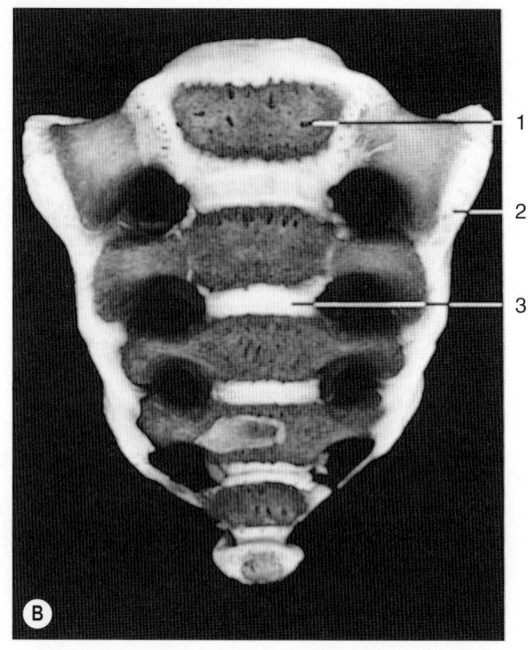

図 3.6 仙骨の骨化 (A) 後面；(1) 椎体中心, (2) 椎弓, (3) 外側骨端部, (4) 仙骨溝 (B) 前面；(1) 椎体中心, (2) 外側骨端部, (3) 椎間円板. FK Schattauer より許可を得て Rohen & Yokochi 1983 より転載

おいても，左右の側面の形状は非常に多様性がある．しかし，特定の解剖学的特徴は一致しており，ここではそのうち機能の説明と評価に不可欠なものを記載する．

第1仙椎を頭側から見ると（図 3.7），仙骨底 sacral base があり，前方に椎体（岬角 sacral promontory が前方に突出）が，後方に椎弓がある．側面では肋骨原基が第1仙椎横突起と融合して仙骨翼 ala of the sacrum を形成する（図 3.5）．仙骨翼の高さ，第1仙椎の高さは多様性が指摘されている（Grieve 1981）．第1仙椎の上関節突起の向きもまたさまざまである（以下参照）．

仙骨後面（図 3.8）は矢状面上および水平面上で凸形をしている．S1 から S4 棘突起は正中仙骨稜を形成するために正中線上で融合する．正中線骨稜の外側で，S1 から S5 の椎弓板と融合して中間仙骨稜 intermediate sacral crest を形成する．椎弓板と S5（たまに S4 も）下関節突起は正中線で融合しないままで，それらは尾側に突出し仙骨角 sacral cornua を形成し，S5 椎体後面とともに仙骨裂溝 sacral hiatus を形成する．外側仙骨稜 lateral sacral crest は S1 から S5 横突起が融合したものである．外側仙骨稜と中間仙骨稜の間には後仙骨孔

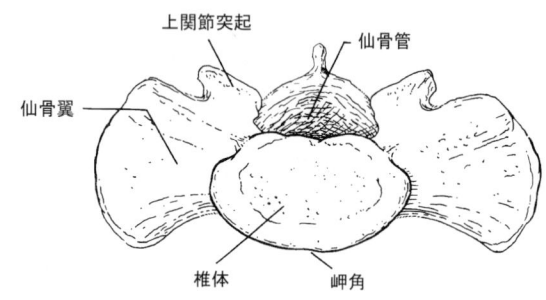

図 3.7 頭側から見た第1仙椎 (S1), 仙骨底

dorsal sacral foramina があり，各仙骨神経の背側仙骨枝を送る．S1, S2 および S3 の外側仙骨稜には深い窪みがあり，ここは骨間仙腸靭帯 interosseous sacroiliac ligament が強力に付着する（図 3.8, 3.25）．

外側仙骨稜は肋骨原基と融合して仙骨の外側面を形成する（図 3.9）．上方向では厚みがある一方，下方では前後方向の厚みが小さく，内側にカーブしながら S5 椎体に達する．この角は仙骨の下外側角 inferior lateral angle（ILA）と呼ばれる（図 3.8, 3.10）．仙骨の関節面は耳状（L字型）であり，ここには第1から第3の仙骨分節で肋骨原基が完全に含まれる．

腰椎骨盤股関節複合体の構造　CHAPTER 3

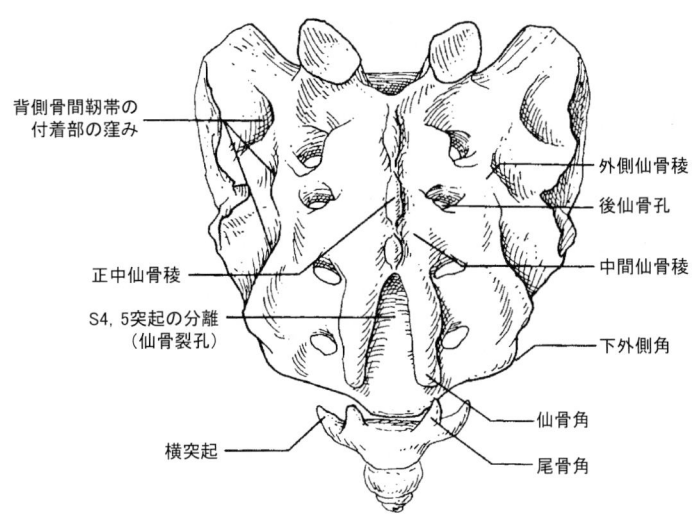
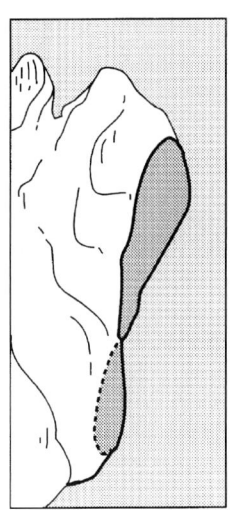

図 3.8 仙骨と尾骨の後面．枠内図：関節面を構成する面の向きはプロペラに似ている．Vleeming ら 2007 より転載

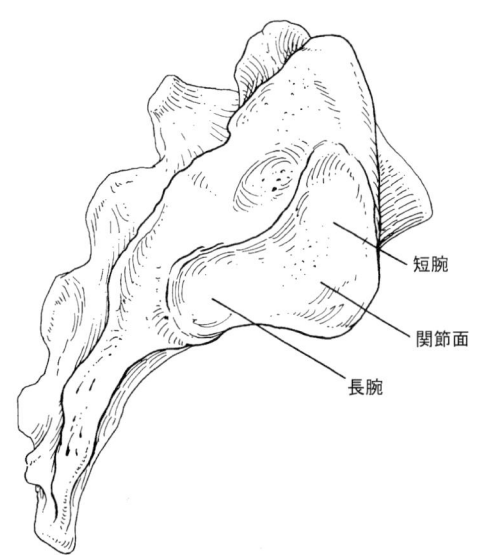

図 3.9 仙骨の側面

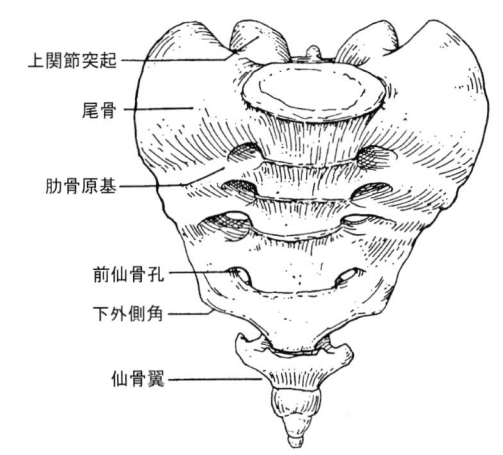

図 3.10 仙骨と尾骨の前面

　L 字型表面の短腕（図 3.9）は垂直面上にあり，第 1 仙椎に含まれる．長腕は，第 2, 3 仙椎分節の前後面上にある．関節面の形状は，それぞれの研究対象に応じて非常に多様な報告がされている（Kapandji 1970, Solonen 1957, Vleeming ら 1990a, Weisl 1954, 1955）．Solonen（1957）は，仙腸関節の関節面にある多数の窪み，隆起が不規則な形状をしていることを指摘した．Vleeming（1990a）らは，これらの「隆起や溝」が軟骨と下部の骨により両側で補完的な構造となっていることを確認し

た．隆起や溝の形状は同年代でも，世代間でもさまざまで，個体差が大きい（図 3.11）（Vleeming ら 1990b）．

　仙骨前面は，矢状面上および水平面上で凹形を呈している（図 3.10 参照）．正中線では 4 つの椎体間の隆起は椎板の溝を示すが，常に完全に融合しているわけではない．融合した椎体の外側には，4 つの前仙骨孔 ventral sacral foramina があり，仙骨神経前枝と仙骨動脈前枝が通る．椎体の正中から肋骨原基の横への突出が前仙骨孔から起こり，上下で融合し，また横突起とも融合して仙骨の外側を形成する．

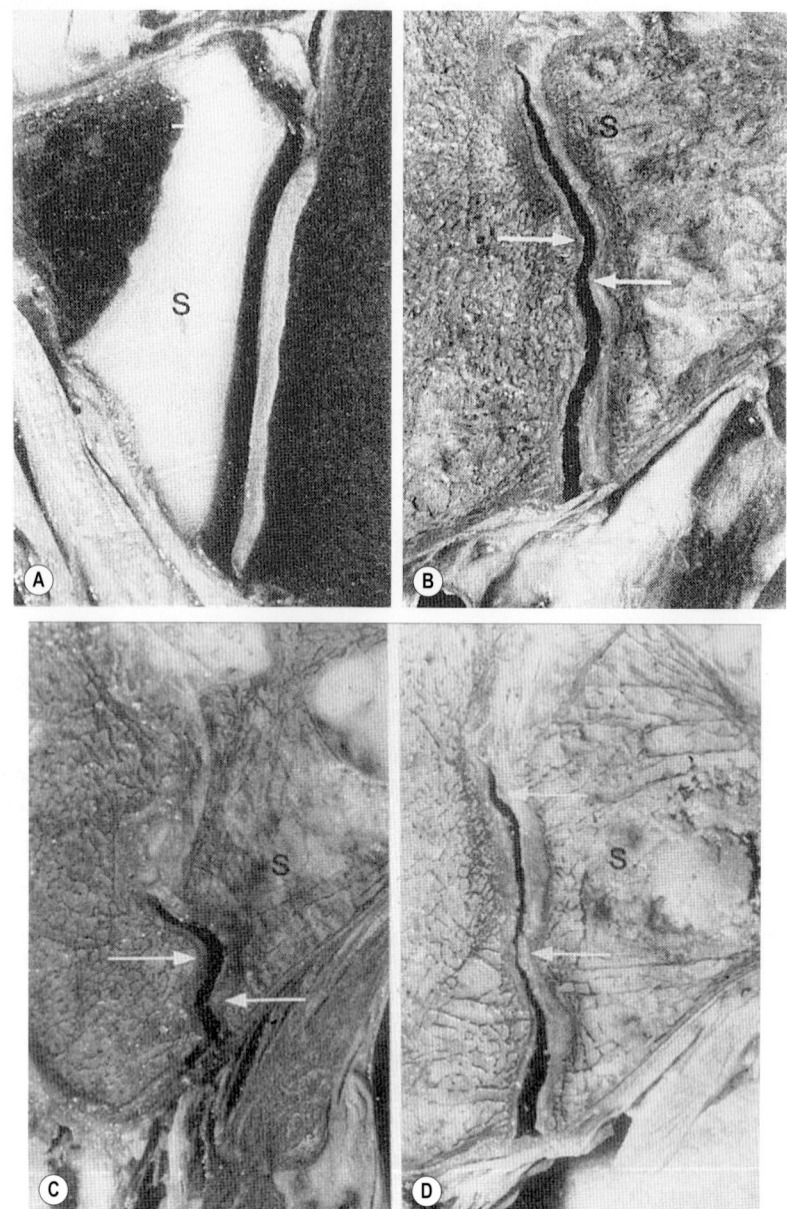

図 3.11 男性標本2人の前額面．(A) 12歳 (B) (C) (D) は60歳以上．若年者の仙腸関節は平坦であり，高齢者では溝や隆起が出現している． Spine誌より許可を得て Vleemingら 1990a より転載

　Solonen（1957）が仙骨関節面の向きに関する研究を実施し，前額面と水平面の両面について検討している．その結果の概要を表 3.1 に示す．これらの観察は周知の事実であるものの，多様性も認められた．Solonen による2つの骨盤の研究の立体図面を図 3.12A，B に示す．Vleeming ら（1995b，2007）は耳状面の3つの構成要素の向きをプロペラの羽根に類似していると記述した（図 3.8 挿入図参照）．

　Fryette（1954）は 23 個の仙骨を調査し，それらを A，B，C 3 つのタイプに分類した（図 3.13）．この分類は，仙骨関節面の前額面上の向きによるもので，調査の結果 S1 の上関節突起の向きと相関することを発見した．タイプ A の仙骨は S1 と S2 が下方へ向かって，S3 が上方へ向かって狭くなっていた．このグループの上関節突起の向きは前額面上にあった．タイプ B の仙骨は，S1 で上方に向かって

図 3.12 Solonen（1957）による2つの骨盤の立体図には，仙腸関節面の多様性が描かれている．Acta Orthopaedica Scandinavica より許可を得て Solonen ら 1957 より転載

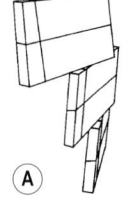 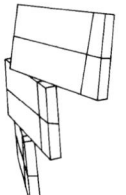 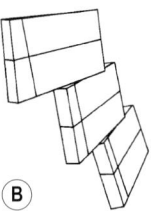 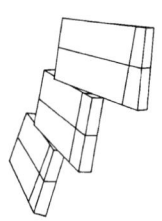

Ⓐ　　　　　　Ⓑ

表 3.1　Solonen（1957）による前額面と水平面における仙骨の関節面の向き．図 3.12 に図示されている

前額面

検体の 90% は S1 レベルで下方に向かって狭小化	図 3.12A,B
検体の 85% は S2 レベルで下方に向かって狭小化	図 3.12B
検体の 80% は S3 レベルで上方に向かって狭小化	図 3.12A

水平面

| S1 および S2 レベルで後方に向かって狭小化 |
| S3 レベルで前方に向かって狭小化 |

狭くなっていて，このグループの上関節突起の向きは矢状面上にあった．タイプCの仙骨は片側でS1が下方に狭く（タイプA），対側は S1 で上方に狭くなり（タイプB），上関節突起の向きはタイプ A 側では前額面上で，タイプ B 側では矢状面上であった．

臨床的検討：仙腸関節は前額面上と水平面上の両面で関節面の形状は非常に多様である．臨床家は仙腸関節の他動運動の評価をする際に，解剖学的な不確実性を考慮する必要がある（第8章参照）．

尾骨

尾骨（図 3.8，3.10 参照）は4つの尾椎が融合してできるが，第1尾椎は一般的に分離している．尾骨はほぼ三角形で，基部は卵円形で S5 椎体の下で関節により連結する．第1尾骨分節は2つの未発達な横突起に加え，2つの尾骨角が上方へ向き，仙骨角と関節を形成する．

寛骨の発達

寛骨はラテン語の innominatus に由来していて，「名前のない」という言葉を意味する．寛骨は胎齢第7週に3つの骨（腸骨，坐骨，および恥骨）として現れ，それは肢芽の体壁葉から間充組織の増殖に由来する．3つの第一次骨化中心は出生前に出現する．腸骨では妊娠第8週に坐骨切痕上方に，坐骨では妊娠4ヵ月で坐骨体に，恥骨では妊娠4〜5ヵ月の間に恥骨上枝に現れる．出生時に，腸骨稜，寛骨臼窩 acetabular fossa，坐骨恥骨下枝 inferior ischiopubic ramus は軟骨基質である（図 3.14）．坐骨恥骨下枝は7歳から8歳で骨化する．腸骨稜と寛骨臼窩は，思春期に第二次骨化中心が出現するが，25歳までは骨化しないままである．

寛骨

腸骨，坐骨，恥骨からなる3つの部分が融合し，成人で寛骨となる（図 3.15）．ここでは，寛骨の機能の評価に関連する解剖学的特徴について説明する．

腸骨：腸骨は扇型の構造をしており，寛骨の上部を形成し，寛骨臼の上部を形成している（図 3.15，3.16）．腸骨稜は矢状面上で凸形であり，水平面上では正弦曲線を描き，前方では内側に凹形であるのに対して，後方では内側に凸形となっている．この曲線の逆転は，L字型の関節面の短腕と同じ前額面で起こる．上前腸骨棘 anterior superior iliac spine（ASIS）と上後腸骨棘 posteriorsuperior iliac spine（PSIS）は，腸骨稜の両端である．PSIS の下方で，腸骨は不規則にカーブして下後腸骨棘 posterior inferior iliac spine（PIIS）として終わる．これは多くの場合，副仙腸関節となる場所である（Solonen 1957，Trotter 1937）．

腸骨内側面のいくつかの解剖学的ポイントは注目に値する．関節面は内側面の後上方に位置する．仙骨と同様に関節面はL字型であり，短腕は上下軸を有するのに対して長腕は前後軸を有する．隆起，陥没，溝の多様性が報告されており，それらは年齢とともに著明となる（Vleeming ら 1990b）（図 3.11 参照）．腸骨内側面の上方には非常にきめの荒い部分があり，ここには骨間仙腸靱帯が付着する．

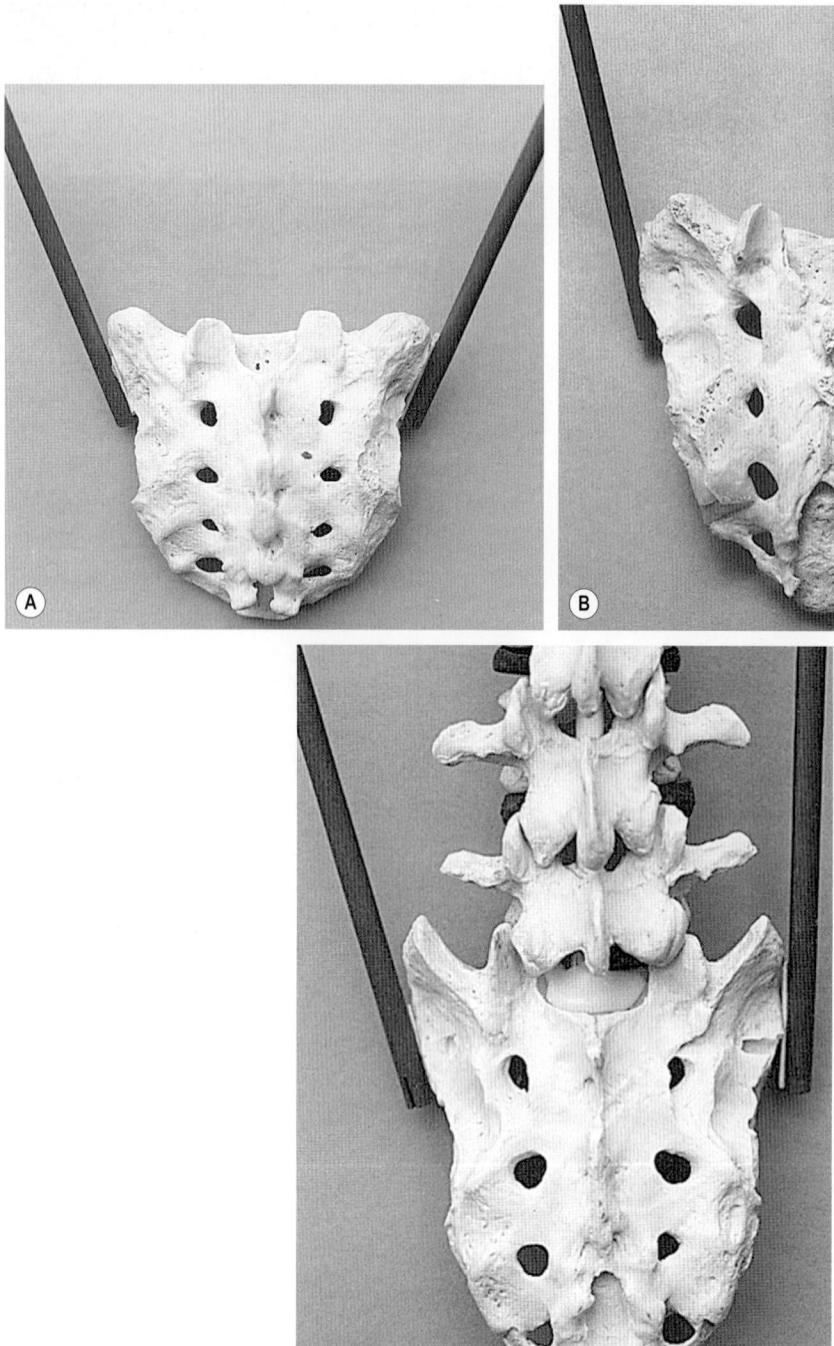

図 3.13 Fryette 1954 による仙骨の 3 つのタイプ A, B, C

CHAPTER 3　腰椎骨盤股関節複合体の構造

図 3.14　寛骨の骨化 (1) 腸骨稜，(2) 腸骨，(3) 腸骨，恥骨，坐骨を分ける軟骨，(4) 恥骨，(5) 坐骨，(6) 寛骨臼．FK Schattauer より許可を得て Rohen & Yokochi 1983 より転載

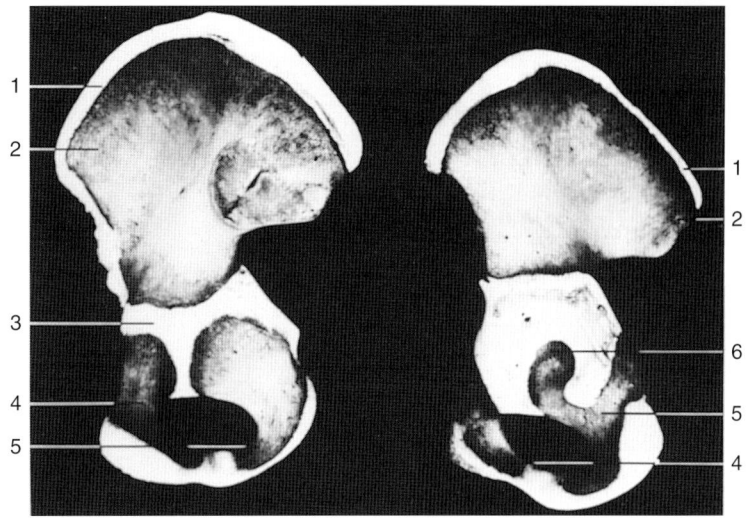

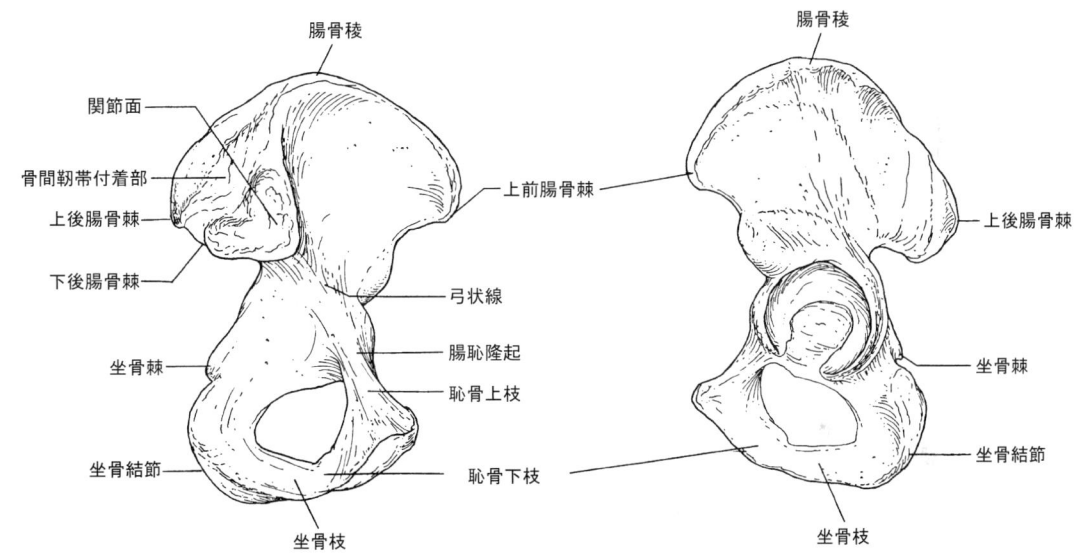

図 3.15　寛骨の内側，外側面

骨間仙腸靱帯は遺体の仙骨と寛骨を強制的に離そうとしても損傷を受けないほど強力である（Colachis ら 1963）．仙腸関節の触診をするには，その深さを理解しなければ正しく触診できない．解剖学を学ぶ際にはこの点に注意する必要がある．

　前方をみると，関節面の短腕と長腕をつなぐ角から腸骨弓状線 arcuate line of ilium があり，前下方にいくと腸骨と恥骨をつなぐ部分である腸恥隆起 iliopectineal eminence がある．仙腸関節と腸恥隆起の間のラインは脊柱から下肢へ力を伝達し，骨膜下の骨小柱で補強される（Kapandji 1974）．

　恥　骨：寛骨の下内側面は恥骨によって形成され，恥骨結合を介して対側の恥骨と連結する（図 3.16）．それは寛骨臼の前方 5 分の 1 をつくる恥骨上枝が上方で腸骨とつながる．下方では，恥骨下枝が後外方に突出し，閉鎖孔 obturator foramen の内側で坐骨に連結する．恥骨の外側面は，下肢に向かう大腿内側の多くの筋が付着する．恥骨結節 pubic tubercle は，恥骨結合中央線の外側約 1cm の恥骨稜外側にある．

　坐　骨：寛骨の下外側 3 分の 1 を坐骨が形成する．坐骨体の上部は寛骨臼の底面と股関節関節面の 5 分の 2 を形成する．坐骨体の下部から坐骨枝が前内側へ突出し，恥骨下枝と連結する．坐骨結節は粗面からなる領域で坐骨体の後下方に位置し，強力な筋

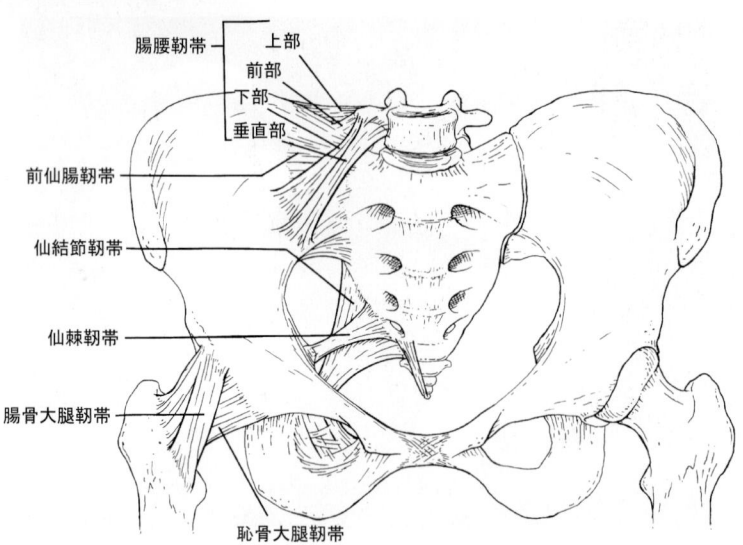

図3.16 前面からみた骨盤帯の靱帯

靱帯の付着部である．坐骨結節の上方では坐骨棘が内側に突出する．坐骨棘もまた，靱帯と筋の付着部である（図3.16, 3.28, 3.29参照）．

寛骨臼：寛骨臼は（図3.14, 3.15, 3.17参照）寛骨を構成する3つの骨が融合し形成される．それは，おおよそ半球状で，前外方および下方を向いている（約45°と前傾15°）（Andaら1986, Reikerasら1983）．月状面は寛骨臼の関節面の一部であり，一方非関節面は底面と関節臼窩を構成する．寛骨臼窩は月状面の両端にある寛骨臼切痕と連続している．寛骨臼の最適な前傾は，大腿骨頭との位置関係を正常に保つために非常に重要であると考えられており，この位置関係によって機能的課題中の大腿骨とのインピンジメントを避けることができる（Siebenrockら2003）．寛骨臼の前捻の正常範囲は15〜20°であり，10〜14°は前捻減少，21〜25°は前捻増加と判断する（Tonnis & Heinecke 1999）．

寛骨への血液供給：寛骨への栄養供給は閉鎖筋，腸腰筋の血管だけでなく，上方の殿筋の血管など腸骨枝から得られる（Williams 1995）．

大腿骨

臨床的に，大腿骨頸部の前捻角および大腿骨軸と大腿骨頸部による頸体角は非常に多様であることを心に留めておく．この角度の多様性は股関節の動きのパターンと可動域の両方に反映される（Kapandji 1970, Torryら2006）．大腿骨の前捻が加齢により減少することは知られており，股関節の静的および

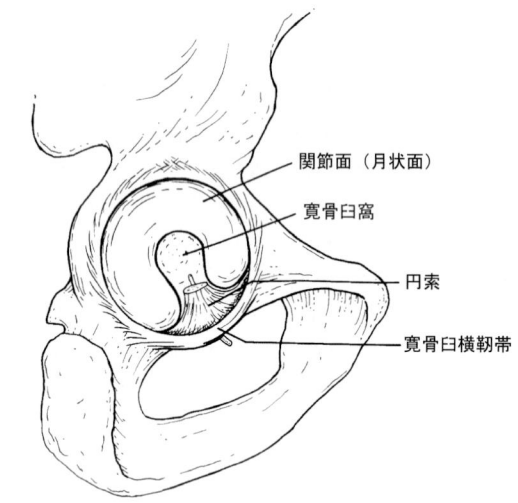

図3.17 寛骨臼

動的な機能において重要である（Fabry1997）．大腿骨頭は3分の2が球体で，臼蓋と最適な荷重をするために領域は平らになっている．解剖学的中間位では，大腿骨頭の前方部分は臼蓋に適合していない（Shindleら2006）．

骨盤帯の関節学

仙腸関節の発達

胎生期の発達：仙腸関節の発達は妊娠8週で始まる（Bellamyら1983, Schunke 1938）．ほかの滑膜関節と同様に最初に三層構造が腸骨と仙骨の肋骨

腰椎骨盤股関節複合体の構造　CHAPTER 3

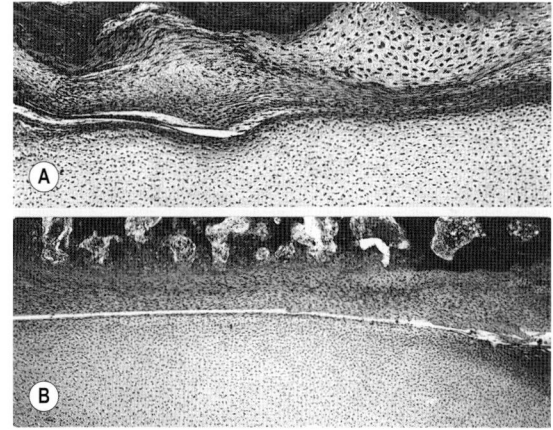

図 3.18　仙腸関節の関節腔．（A）妊娠 16 週の胎児の仙腸関節．腸骨と関節面の近接，部分的な関節腔形成，2 つの関節面の間をつなぐ線維帯の出現がみられる．（B）妊娠 34 週の胎児の仙腸関節．緩めの線維帯がややみられるものの，関節腔はほぼ完全に形成されている．少ない線維帯を除き，関節面の大部分に関節腔を形成する．JOSPT 誌より許可を得て Walker ら 1986 より転載

原基の間の間充組織に現れる．関節腔形成は 10 週で末梢と中枢に始まり，拡大した空洞は 13 週で線維性中隔に隔てられる．これらの知見は 36 体の胎児の関節腔を調査し，32 週になるまで腔は形成されなかったとする Walker ら（1984，1986）の記録とは一致しなかった（図 3.18A，B）．関節腔形成が完了し，線維帯が消滅する段階では議論の余地がある．Bellamy ら（1983）は，関節腔が妊娠 8 ヵ月で完成し線維中隔も消滅するとしている一方，Walker（1986）は，妊娠 12 週で完全な関節腔を示すほかの滑膜関節とは異なり，仙腸関節は出生時にも線維帯によって区切られたままであり，成人してもいくつかの関節と同様そのまま残存しているのではないかとの疑問を残している．Bowen & Cassidy（1981）は，この妊娠週数の 10 検体を調査し，妊娠期後半に線維性中隔が含まれないことを報告した．Schunke（1938）は，初めて線維性中隔を説明したが，線維性中隔は生後 1 年で消滅すると述べた．

　関節の滑膜は，原始関節腔縁の間充組織から発生し，薄く柔軟な関節包もこの時期にできる（Bowen & Cassidy 1981）．またすべての研究者は，肉眼的にも顕微鏡視下でも腸骨と仙骨の関節面の軟骨は異なるとしている（Bowen & Cassidy 1981，Kampen & Tillmann 1998，McLauchlan & Gardner 2002，Schunke 1938，Walker 1986）（プレート 1）．

仙骨を覆う硝子軟骨に比べ，腸骨は冴えない青色の，線維軟骨に覆われる．Kampen & Tillmann（1998）の報告では腸骨内側を覆う軟骨は成熟とともに硝子様になるものの，この違いは出生時にすでにみられる．軟骨の厚さは，仙骨の軟骨が腸骨の軟骨よりも 2～5 倍厚い（Bowen & Cassidy 1981，Kampen & Tillman 1998，MacDonald & Hunt 1951，McLauchlan & Gardner 2002，Schunke 1938，Walker 1986）．すべての対応する関節面は平らで滑らかであるとされている．Bowen & Cassidy（1981）は胎児の骨盤関節はさまざまな方向に動くと報告している．

　第 1 期（0～10 歳）：Bowen & Cassidy（1981）は，この年齢層の 7 つの骨盤を研究し，仙腸関節の関節面は主に平坦で，非常に強固な骨間仙腸靭帯によって他動運動が制限されていると報告した（プレート 2）．関節軟骨は出生前のまま残存している．

　第 2，3 期（11～30 歳）：この年齢層では調査できる検体が少ないため，少数の標本のデータに基づいている．Sashin（1930）は骨盤内の加齢に伴う変化を調査した．42 の検体を用いた彼の研究は恐らくこの年齢層を対象とした研究では最も大規模なものである．Resnick ら（1975）の研究では 2 標本，MacDonald & Hunt（1951）は 7 標本，Bowen & Cassidy（1981）も 7 標本，Walker（1986）の研究では調査標本はなかった．

　第 2 期初期では，仙腸関節は平らに見える（図 3.11A 参照）．しかしながら，第 3 期初期までに，すべての標本において仙骨溝に対応して，腸骨関節面で全長にわたって凸状の隆起が現れる（Bowen & Cassidy 1981，Vleeming ら 1990a）．腸骨の線維軟骨表面は濁り，ザラザラしていて，線維性斑で断続的に覆われている（プレート 3）．深部の関節軟骨は顕微鏡的には正常であるが，表層では線維化していくつかの裂け目や侵食が第 3 期終了までに生じる．この時期，肉眼的に明らかな変化はないが，仙骨の硝子軟骨は黄色がかった色合いになる．線維性関節包のコラーゲン含有量が増加するため，伸張性が減少する．Shibata ら（2002）の調査では，コンピューター断層撮影（CT）を用いて加齢に伴う変化（関節腔狭小化，硬化，骨棘，囊胞，および侵食）が第 3 期までに始まることが認められた．

　第 4，5 期（31～50 歳）：何人かの研究者（Bowen & Cassidy 1981，Faflia ら 1998，Schunke 1938，

17

Shibata ら 2002, Walker 1984, 1986) は，この時期に関節面にみられる変化を退行変性であると捉えている．変性は女性（第5期）よりも男性（第4期）で早期に生じる．Vleeming ら（1990a, b）は，これらの変化はほとんど無症状であるため，思春期の体重増加に対して機能的に適応するための二次的な変化であって，退行変性ではないとしている．彼らは，軟骨組織の摩擦係数が関節にもたらす影響について研究し，隆起や溝の発達が原線維からなる関節面の摩擦抵抗を増大させ，仙腸関節の安定化に寄与していることを実証した．これは二足歩行への適応を反映しているように考えている．

第4期の終盤では，腸骨の関節面は著しい線維化が生じ，不規則性が増す（プレート4）．線維性斑の形成や軟骨の辺縁の侵食が進み，腸骨側で軟骨下の骨硬化が生じる．関節腔にはパサパサした不定形の破片が含まれる．それでも第2, 3期ほどではないものの並進運動は可能である（Bowen & Cassidy 1981）．いくつかの標本では仙骨側の関節には骨辺縁を伴う骨肥大が認められた．Shibata ら（2002）は，この年齢層ではたいてい変性が認められ，共通して腸骨関節面の上部と中部の前方部分が硬化している一方，仙骨の前方部分では骨棘が認められることを発見した．女性はより高度な変性を示したが，未産婦に比べ経産婦で早く進行する傾向があった．

第6, 7期（51〜70歳）：この段階では（図 3.19, 3.20A, B），関節面は全体的に不規則となり，深部まで侵食され，場合によっては軟骨下骨が露出する．関節周囲の骨棘が拡大し，しばしば関節をつないでしまう．関節面では線維性の連結が生じるが，若い標本と比較すれば制限されてはいるものの，すべての標本である程度の可動性が保たれていた（Bowen & Cassidy 1981）．Vleeming ら（1992c）は高齢者でも仙腸関節にはわずかな可動性があり，関節の強直状態は正常ではないと考えた．Faita ら（1998）もまた，仙腸関節の強直はまれであると指摘し，Shibata ら（2002）と同じく，この年齢層ではすべての被験者の画像上の関節の変化を認めた．興味深いことに，Faflia ら（1998）は，肥満や多産の女性では，同一年代の男性群や体重が正常範囲の女性，多産ではない女性と比較して，仙腸関節が狭小化し，軟骨下骨が硬化して非対称で均一ではなくなっている率が高いことを発見した．

第8期（70歳以上）：関節内の線維性の連結が

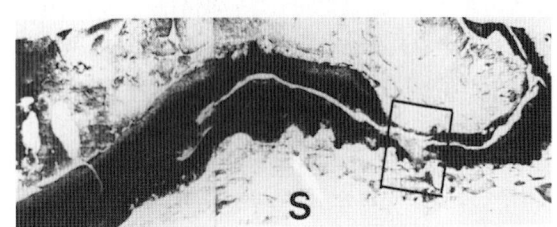

図 3.19 60歳代女性の仙腸関節．仙骨と腸骨の軟骨は部位によって深さが異なる．JOSPT より許可を得て Walker 1986 より転載

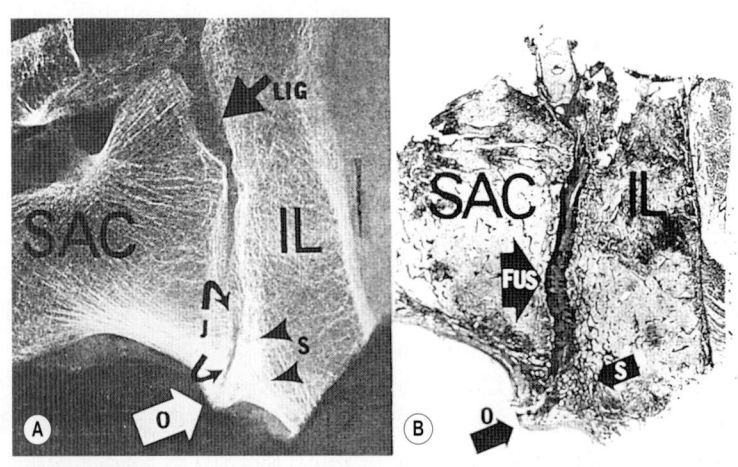

図 3.20 （A）70歳代の屍体の仙腸関節には退行過程に続く関節腔の狭小化（J），骨硬化（S），骨棘形成（O）がみられる．骨間靱帯（LIG）がある関節裂隙に注目．SAC は仙骨，IL は腸骨を示す．（B）顕微鏡写真では骨硬化部分で肥厚した骨小柱（S）線維性の関節内融合（FUS）が確認できる．J. B. Lippincott 社より許可を得て Resnick ら 1975 より転載

腰椎骨盤股関節複合体の構造　CHAPTER 3

図3.21　81歳女性の仙腸関節．関節軟骨の侵食と関節内線維性結合の連結に注意（矢印）．JOSPT誌より許可を得てWalker 1986より転載

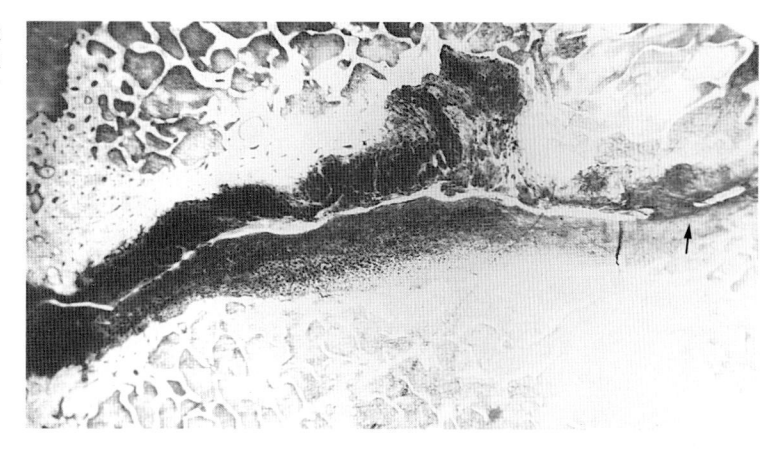

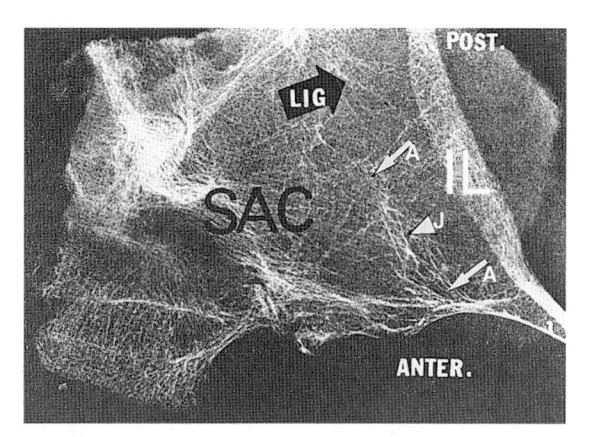

図3.22　仙腸関節の水平面上（ANTER：骨盤の前面，POST：後面）仙腸関節（J）を写すX線水平断像．脊椎炎による関節内の強直（A，矢印）．骨間靱帯（LIG）の骨化．SACは，仙骨と腸骨ILを示している．J. B. Lippincott社より許可を得てResnickら1975より転載

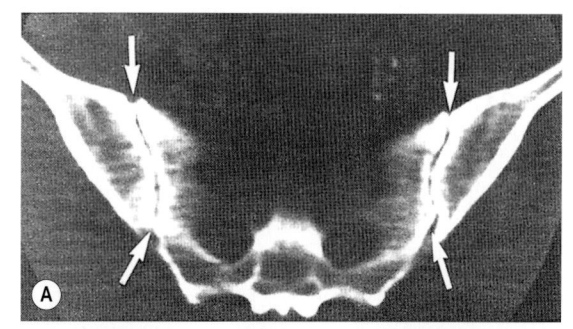

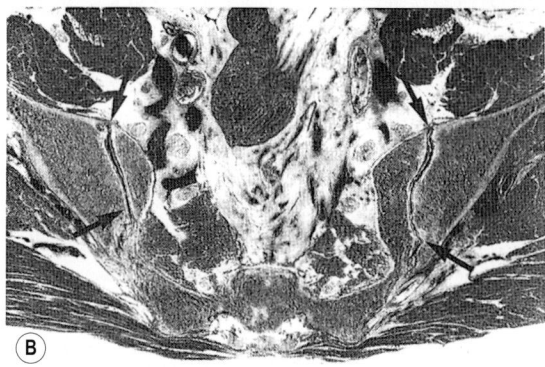

図3.23　CTスキャン．仙腸関節の（A）解剖学的切断写真（A）とCT画像の滑膜部分（矢印）（B）．Raven Press社より許可を得てLawsonら1982より転載

進み，関節周囲の骨棘がより頻繁にみられるようになる（プレート5，図3.21）．軟骨侵食と線維性斑形成は広範かつ一般的であり，関節腔内には残骸がみられる．その結果，関節腔は著しく減少する．関節内の骨性強直は滅多に報告されることはなく，それらは通常強直性脊椎炎と関連していると考えられる（図3.22）．Schunke（1938）の報告では，骨性強直がみられる標本の平均年齢はこの期よりも若く，まだ癒合していない状態であり，その原因は病的なものが考えられる．Darら（2008）は近年，22歳から93歳の男女287人の仙腸関節を撮像した（3次元CT画像）．その結果，男性の27.7％，女性の2.3％に関節外で癒合の存在を発見した．特に男性では20～39歳群で5.8％，80歳以上の年齢群で

は46.7％と癒合が年齢に依存していることを指摘した．関節外の癒合はすべて関節の上部で発見された．

成人の仙腸関節

仙腸関節（図3.23A，B，3.24，ビデオ3.1）は，滑膜関節や可動関節（Bowen & Cassidy 1981），半関節（Gerlach & Lierse 1992）や線維軟骨結合（Puhakkaら2004）に分類される．形状および関節軟骨については前述した．関節包は豊富な線維芽細

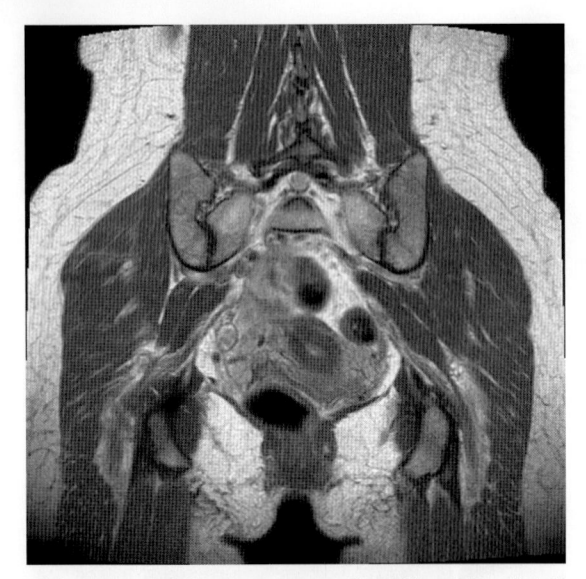

図 3.24 仙腸関節冠状面の MRI. 前額断像. 関節の前方滑膜および後部靱帯部分に注目. 前方から後方まで, ビデオ 3.1 でいくつかの前額面 MRI 前額断像を確認できる

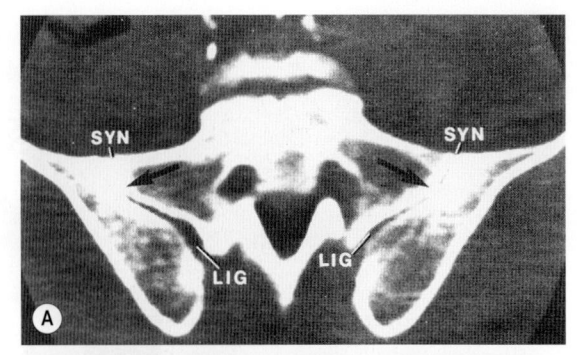

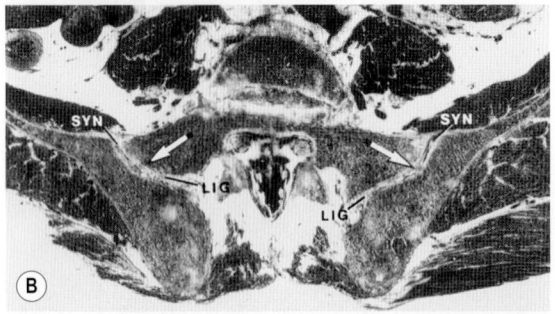

図 3.25 仙腸関節の CT スキャン. 仙腸関節の解剖学的切断写真 (A) と CT 画像 (B) 滑膜部分 (SYN) と骨間靱帯 (LIG) の厚さに注意. Raven Press 社より許可を得て Lawson ら 1982 より転載

胞, 血管, コラーゲン線維を含む外側線維層と内側滑膜層の 2 層で構成される. 関節前方は, 関節包が明らかに前仙腸靱帯と区別できるのに対し, 後方では骨間靱帯と関節包の線維が密接に交ざり合う. 下方の関節包は, 仙骨および寛骨の骨膜とそれぞれ交ざり合う. ほかの滑膜性関節同様に仙腸関節の関節包は, 関節を覆う靱帯, 筋膜で補強され, そのうちのいくつかは体内でも最強である. それらには, 前仙腸靱帯, 骨間仙腸靱帯, 長後仙腸靱帯, 仙結節靱帯, 仙棘靱帯, および腸腰靱帯が含まれる.

前仙腸靱帯 ventral sacroiliac ligament (図 3.16) は, 仙腸関節を形成する靱帯の中で最も弱く, 関節包の前部と下部程度の厚さしかない (Bowen & Cassidy 1981, Williams 1995).

仙腸関節の靱帯：骨間仙腸靱帯 interosseous sacroiliac ligament はこれらの靱帯の中で最も強く, 外側仙骨稜と腸骨粗面の間を完全に埋める (図 3.20, 3.24, 3.25A, B). その線維の走行は多方向で, 深層と表層に分けることができる. 深層は, 内側へ仙骨背外側表面の 3 つの窪みと, 外側方向へ隣接する腸骨粗面に付着する (図 3.8). この靱帯の浅層は, 薄く広がった線維で S1, S2 の外側仙骨稜と腸骨稜の内側に付着する. この構造は, 仙腸関節上部の触診をする最大の難関であり, その高密度な線維によって関節内注射が非常に難しくなる.

長後仙腸靱帯 long dorsal sacroiliac ligament (図 3.26) は, S3 と S4 で外側仙骨稜と上後腸骨棘 (PSIS), 腸骨稜の内側唇に付着する. 骨間靱帯の後方に位置し, 仙骨神経や血管の背側枝で区切られる. 長後仙腸靱帯は厚い帯として PSIS の尾側で直接触診することができる. この部位は大殿筋の筋膜で覆われている. 内側では, この靱帯の線維は胸腰筋膜の背側深層と脊柱起立筋の腱膜に付着する (Vleeming ら 1996). より深部では長後仙腸靱帯と多裂筋の連結が認められている (Willard 1997, 2007). 外側では, 長後仙腸靱帯の線維は仙結節靱帯と交ざり合う.

仙結節靱帯 sacrotuberous ligament は, 外側, 内側, 上部からなる 3 つの大きな線維帯により構成されている (図 3.27, 3.28, 3.29) (Willard 1997, 2007). 外側線維は坐骨結節と PSIS を連結し, また梨状筋にも及んでいて, そこからいくらか線維を受けている. 内側線維 (下弓状帯) は, S3, S4 および S5 の横結節 transverse tubercle と下位仙椎, 尾骨の外側縁に付着する. この線維帯はらせん状で坐骨結節外側から生じ, 仙骨尾側に至る. しかしながら, 坐骨結節内側面から生じる線維は仙骨の頭側に

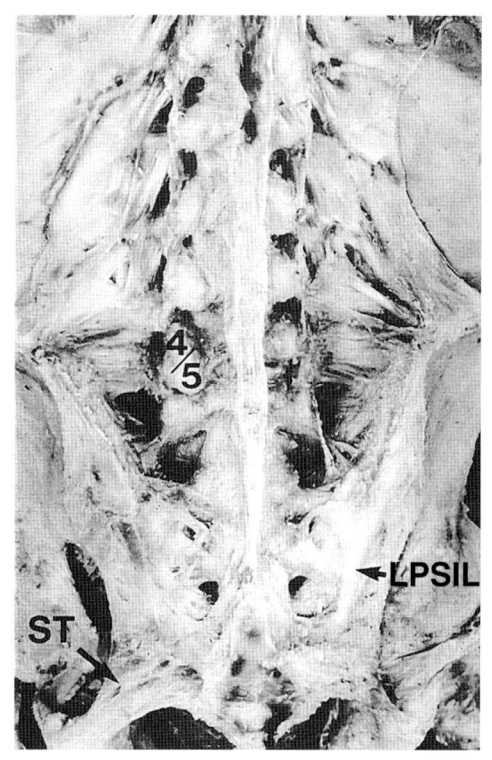

腰椎骨盤股関節複合体の構造　CHAPTER 3

図 3.26　背側からみた女性の骨盤帯．LPSIL：長後仙腸靭帯，4/5：L4 と L5 の間の椎間関節，ST：仙結節靭帯．Churchil Livingstone 社より許可を得て Willard ら 1997 より転載

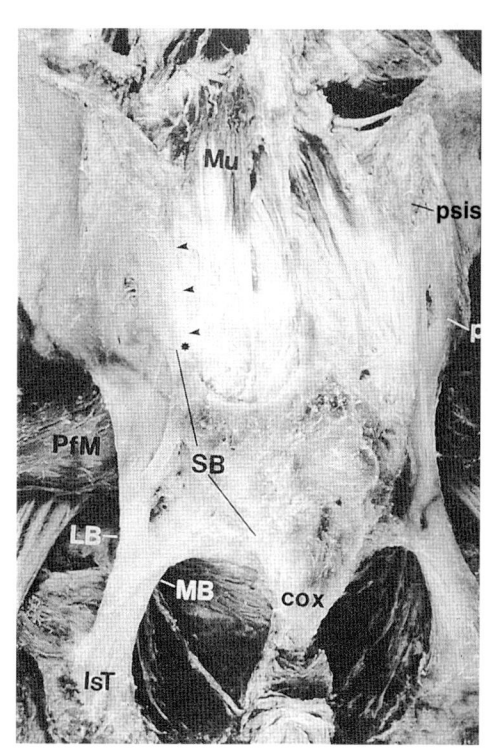

図 3.27　背側からみた男性の骨盤帯．靭帯はそのままで，多裂筋（Mu）の最深層部以外はすべて除いた状態．矢印は仙結節靭帯の外側部（LB）の下の長後仙腸靭帯．仙結節靭帯の内側線維束（MB）は坐骨結節（IsT）と尾骨（cox）を横断する．仙結節靭帯の上部（SB）は，長後仙腸靭帯の表面を走行し，尾骨と PSIS を連結する．多裂筋の腱は，上部と長後仙腸靭帯の間を通り，仙結節靭帯の基部に付着する．Churchill Livingstone 社より許可を得て Willard 1997 より転載

付着する（Vleeming ら 1996）．上方の線維帯は骨間靭帯の表層を走行し，PSIS と尾骨を結ぶ．大殿筋もまた，仙結節靭帯に付着しその収縮は仙結節靭帯の緊張を増加させる（Vleeming ら 1989a, b）．

系統発生学的に，仙結節靭帯は下等脊椎動物の大腿二頭筋の停止部である（Williams 1995）．一部のヒトでも，この靭帯は大腿二頭筋からの線維を受けることもある（図 3.28）（Vleeming ら 1989a, 1995b）．大腿二頭筋の線維が仙結節靭帯に直接付着し，坐骨結節を完全に覆うことができる．

多裂筋の深層の腱は仙結節靭帯上部の表面と交ざり合う（図 3.27）（Willard 2007）．この靭帯を皮神経が通過する（S2, S3）．その後，この神経は大殿筋の下縁を通過するため，絞扼されると殿部の内側と下部に異常感覚が生じる．

仙棘靭帯 sacrospinous ligament（図 3.16，3.29 参照）は，仙骨の下外側面より内側と尾骨に付着する．外側では，この三角形の靭帯は寛骨の坐骨棘へ付着し，近位の線維は仙腸関節の関節包と交ざり合う（Willard 2007）．それは尾骨筋の変性と密接に関係するとされる（Williams 1995）．

腸腰靭帯 iliolumbar ligament は，前部，上部，下部，垂直部（図 3.16）および後部（図 3.30）の 5 つの線維に分けて記載されている（Bogduk 1997, Pool-Goudzwaard ら 2001）．

- 前部あるいは腹側線維束は L5 椎骨横突起の前下部に全長にわたり付着する．この線維束は上部線維束とともに前方で腰方形筋と交ざり合い，腸骨稜の前縁に付着する．
- 上部線維束は L5 横突起の先端から始まる．この線維束は外側で分かれて腰方形筋を覆いながら腸骨稜に付着する．
- 後部線維束もまた，L5 椎骨横突起の先端から始まる．外側では，上部線維束の後下方で腸骨粗面に付着する．この後部線維束は胸腰筋膜の腹側深層に直接付着する．

21

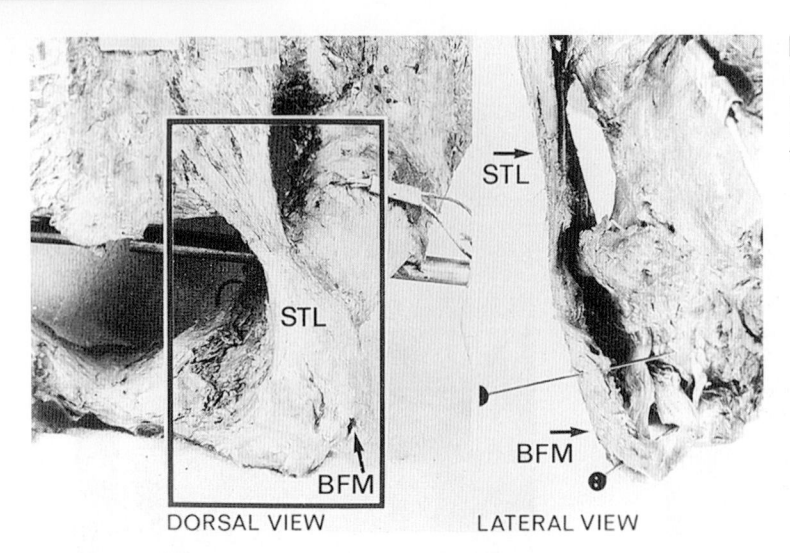

図 3.28 大腿二頭筋（BFM）は間接的（坐骨結節に付着）に仙結節靭帯（STL）の緊張を変化させるが，直接（坐骨結節を迂回して）連結しているものもある．Vleemingら1989bより許可を得て転載

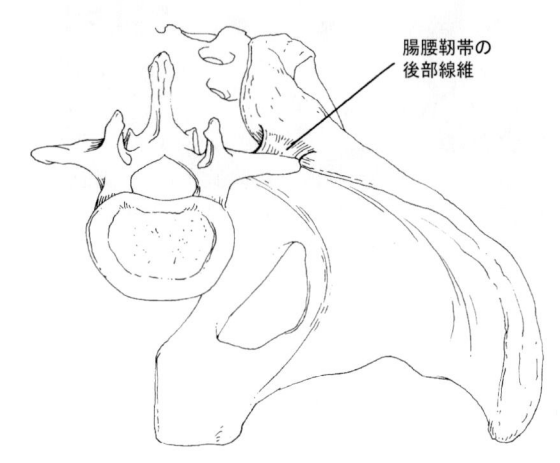

図 3.30 腸腰靭帯の後部線維の付着を示す腰仙関節の水平断面

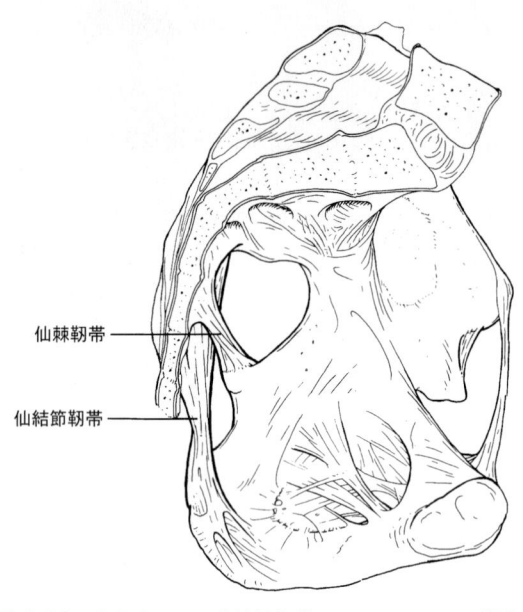

図 3.29 仙骨底にある仙結節靭帯のアンカーリング効果を示す骨盤帯の矢状断面

- 下部線維はL5椎体とL5横突起の下縁の両方から始まる．下方では，前仙腸靭帯を斜めに横断し，腸骨窩に付着する．
- 垂直線維束は，L5横突起の前下縁から始まる．これらの線維は垂直に下降して弓状線の後方に付着する．

Willard（2007）は，腸腰靭帯の個々の線維の数と形態は多様であるが，L4およびL5横突起から起こることは一貫していて，下方では仙腸靭帯に，側方では腸骨稜に付着すると報告した．以前は，10代で腰方形筋からこの靭帯に進化するとされていたが（Lukら1986），胎児でこの靭帯が発見されたことから，この説は否定された（Hanson & Sonesson 1994, Uhtoff 1993）．腸腰靭帯は腰仙椎移行部の安定化のための重要な構造であることが知られているが（Chowら1989, Leongら1987, Yamamotoら1990），Pool-Goudzwaardら（2003）はまた，腸腰靭帯の前部もしくは腹側の線維が仙腸関節の矢状面上の動きを制限する重要な役割を果たしているとも報告している．

仙腸関節の神経分布：1957年，Solonenによって肉眼による仙腸関節の神経分布について最も広範な研究が行われた．彼は9検体の18関節を調査し，そのすべてが後部でS1およびS2脊髄神経後

枝の分枝により神経支配を受けることを発見した．Bradlay（1985）は後仙腸靭帯が，外側に分かれたL5，S1，S2およびS3脊髄神経後枝から神経支配を受けると報告した．これは後に，Grob（1995）によって確認された．Willard（2007）によれば，背側仙骨神経叢（S1，S2，S3）は，多裂筋の仙骨付着部下方の仙骨溝と，仙結節靭帯表層にあり，内側と外側に分かれる．内側は多裂筋を神経支配し，一方外側は長後仙腸靭帯の非常に薄い層の下を通過する．前方については，Solonen（1957）が関節の神経支配は一貫性がないことや，必ずしも対称的ではないことを発見した．18標本を調査し，すべての関節がL5脊髄神経前枝から支配を受け，17例はL4から，11例がS1から，4例がS2から，1例がL3から，また15例が上殿神経から神経支配を受けていた．Grobら（1995）は前枝からの神経支配を確認することができなかった．Fortinら（1999）はGrobらに賛同し，仙腸関節はS1-4背側枝により神経支配を受けていると考えた．彼らは，前枝からの神経支配を報告した研究者は，両方が同じ染色技術で撮像されるため血管を神経と見誤ったのではないかと推察した．神経支配の広範な分布は，仙腸関節に機能障害のある患者に臨床的に認められるさまざまな痛みのパターンを反映している．

仙骨と仙腸関節の血液供給：仙骨への栄養動脈と静脈は，外側および正中仙骨動脈から始まる．外側仙骨動脈は，内腸骨動脈の後枝から起こり，仙骨前外側面の上方へ下降する．2つの長い動脈は，内側で正中仙骨動脈と吻合するために前中央に枝を送る．前中央の枝は，仙骨椎体に栄養血管を送る．前仙骨孔のレベルでは，脊髄神経枝は，馬尾だけでなく仙骨管内にも栄養を供給する．椎間孔枝は後仙骨孔を通過した後，内側および中間仙骨稜の後面と仙腸関節後面の筋に供給する．静脈排出路は，動脈に伴う血管を経由し，その後共通の腸骨系に排出される．

仙尾関節

仙尾関節 sacrococcygeal joint は，関節部分で滑膜関節であることが明らかにはされているものの，結合として分類されている．Maigne（1997）がこの関節を9標本調査したところ，1例は線維軟骨性椎間板，4例は滑膜関節，残りの4例は混合性（椎間板性と線維軟骨性）であった．この調査標本はすべて高齢者のものであった．仙尾関節が生涯の間に別の形態に変化するのかはまだ不明である．仙尾関節を支持している靭帯には，前仙尾靭帯，後仙尾靭帯および外側仙尾靭帯が含まれる．

前仙尾靭帯は脊柱の前縦靭帯から連続している．後仙尾靭帯は2層になっている．深層はS5椎骨と尾骨（後縦靭帯に類似する）の後面に付着するのに対し，浅層は仙骨裂孔と尾骨後面のスペースを埋め，仙骨管を完成させる．側方では骨間靭帯，または外側仙尾靭帯は仙骨と尾骨角を連結している．

尾骨間関節

尾骨間関節 intercoccygeal joint は若年層では上位2つの分節が線維軟骨性椎間板により分かれているため，結合として分類される．成長とともに関節はたいてい骨化するが，まれに滑膜が残ることもある．

恥骨結合の発達

恥骨結合 pubic symphysis は硝子軟骨の薄い層に，厚い線維軟骨性椎間板により分離される非滑膜性関節である．結合は妊娠2ヵ月の終わりまでに現れ（Gambleら 1986），出生時には軟骨の終板は厚く（9～10mm），骨格が完成される頃には薄くなる（200～400μm）．二次骨化中心は，思春期初期に現れ，青年期で十分な大きさになる．

恥骨結合

恥骨結合は線維軟骨性の円板を含み（図3.31, 3.32，ビデオ 3.2），滑膜組織も滑液もないため線維軟骨結合に分類される．これはギリシャ語では「とも

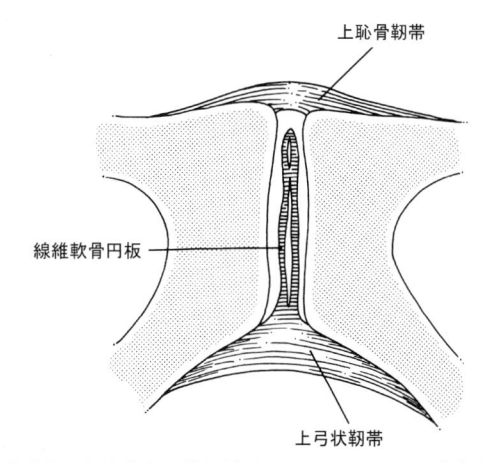

図 3.31 恥骨結合の前額断面．Kapandji 1974 より転載

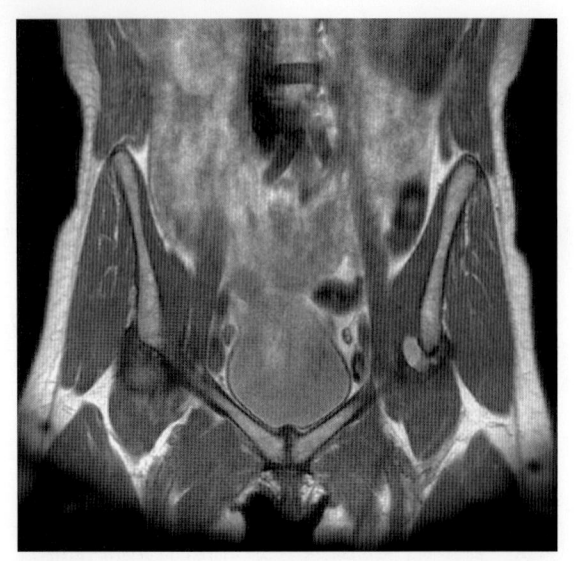

図 3.32 恥骨結合の MRI 前額断像．前方から後方へのスライス画像についてはビデオ 3.2 を参照のこと

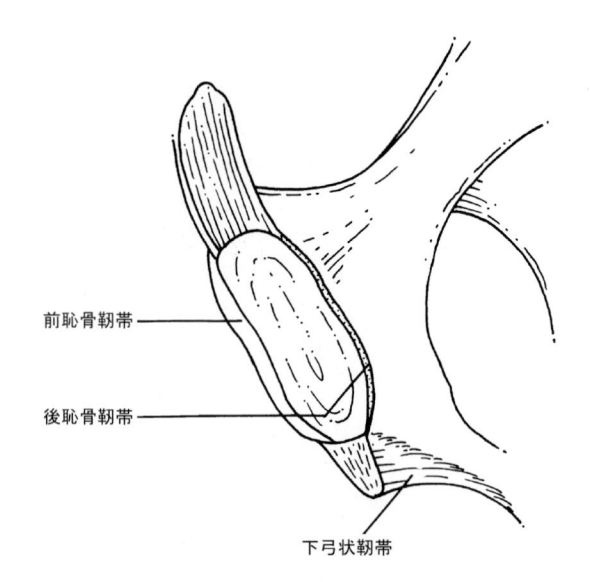

図 3.33 線維軟骨性の円板部分での矢状断面．Kapandji 1974 より転載

に成長する」を意味する（Gamble ら 1986）．骨表面は硝子軟骨の薄い層に覆われているが，それらは線維軟骨性円板で区切られている．円板の後上面はしばしば空洞がみられるものの，10 歳前にはみられない（Williams1995）．この空洞は非滑膜性の関節腔であり，年齢とともにみられる退行変性であると言える．恥骨結合を支持する靭帯には（図 3.31，3.33）上恥骨靭帯，下弓状靭帯，後恥骨靭帯，および前恥骨靭帯が含まれる．

上恥骨靭帯は恥骨結節を横切る厚い線維性の帯である．下弓状靭帯は線維軟骨性円板と交じり合い，両側の恥骨下枝に付着する．Gamble ら（1986）によると，この靭帯は恥骨結合の安定性に大きくかかわる．後恥骨靭帯は（図 3.33），膜状で，隣接する骨膜と混じり合う．一方で，恥骨結合の前方の靭帯はとても厚く，水平および斜走する線維を含む（Kapandji 1974）．それらは長内転筋および腹筋群の腱膜から延長した線維からなり，恥骨結合のところで交差する（図 3.34）．

恥骨結合の神経支配：恥骨結合は，陰部神経と陰部大腿神経からの分枝により神経支配される（Gamble ら 1986）．

恥骨結合の老化

第 4 期では滑らかな起伏が関節縁にみられ，骨は小さくなる．この変化は第 6 期まで続き，レントゲ

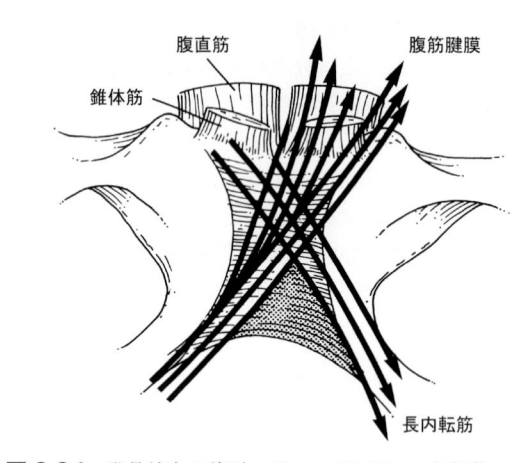

図 3.34 恥骨結合の前面．Kapandji 1974 より転載

ン画像上，恥骨結合の上方と下方に高密度の硬化線がみられ境界が明確になる．この硬化に続いて関節辺縁に骨棘が現れることもある（Gamble ら 1986）．

股関節

股関節（図 3.35A，B）は，滑膜性の臼状関節に分類される（MacConaill & Basmajian 1977）．大腿骨頭は球体の約 3 分の 2 を形成し，小窩を除いて硝子軟骨で覆われている．これは中心から離れるにつれて薄くなる．寛骨臼に関しては前述した．寛骨臼の月状面（図 3.17）は硝子軟骨で，一方非関節部分（寛骨

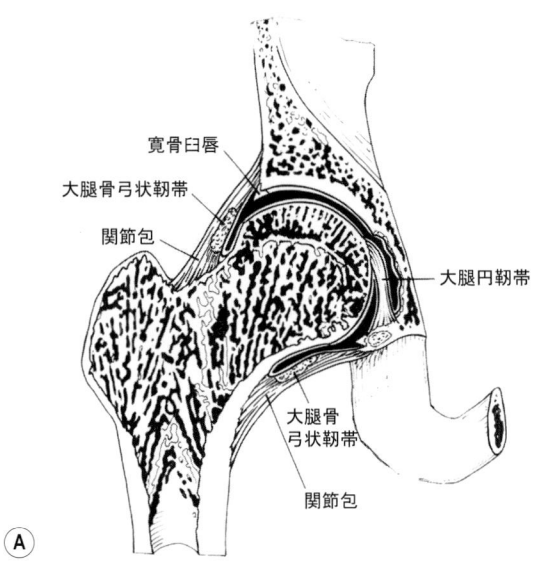

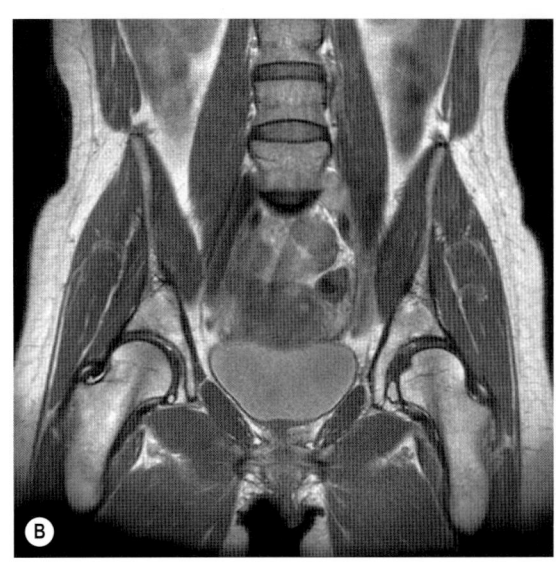

腰椎骨盤股関節複合体の構造　CHAPTER 3

図 3.35　(A) 股関節の前額断面．(B) 股関節の MRI 前額断面

臼窩）はゆるい疎性結合組織で満たされ，滑膜で覆われている．寛骨臼は断面が線維軟骨性の寛骨臼唇により深くなる．寛骨臼唇の断面は三角形で，その基底部は寛骨臼骨縁に付着する．しかし下方では，寛骨臼唇は寛骨臼切痕のところで欠損していて，寛骨臼横靭帯でつながっている．寛骨臼唇の先端は関節軟骨で覆われ，自由縁として股関節内部に存在する．関節包は寛骨臼唇周縁の基部に付着し，環状の陥没部分を形成する．寛骨臼唇の前部および上部は，痛みと圧力を感知する受容器を含み，最も神経支配に富む部分であると考えられている（Hunt ら 2007）．また寛骨臼唇は股関節の安定性だけでなく，荷重時の負荷の分散を行い，その完全性の維持に寄与すると考えられている（Hunt ら 2007）．さらにそれは，関節腔の関節液が流出するのを防止するのに役立ち，また重要な密閉機能を果たす（Shindle ら 2006）．

　股関節の関節包と靭帯：関節包は関節と大腿骨頚部の大部分を包む．内側では寛骨臼唇の基部に付着し，この付着部を超えて 5〜6cm 寛骨上へ延びる．内側の下方では寛骨臼横靭帯に付着する．外側では前方は転子間線の全域に沿って大腿骨に，後方は転子部稜を越えて大腿骨頚部へ，上方は大腿骨頚部の基部に，下方は小転子上部の大腿骨頚部に付着する．関節包の線維帯は表層では長軸方向で，深層は輪状である（Hewitt ら 2002）．靭帯は関節包と密接に交ざり合い，それは腸骨大腿靭帯，恥骨大腿靭帯，

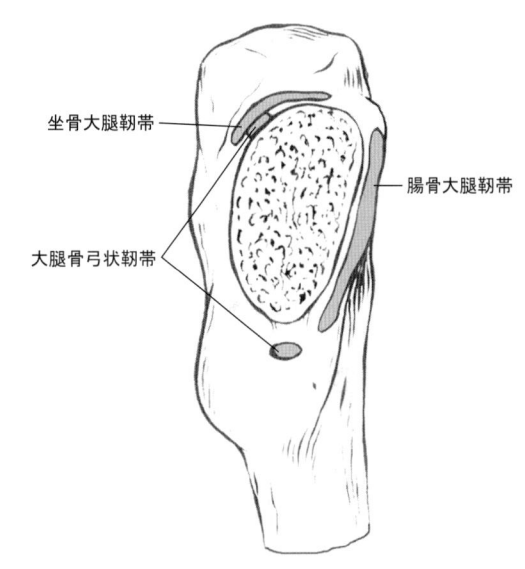

図 3.36　内側より見た大腿骨近位部．Hewitt ら 2002 より転載

坐骨大腿靭帯および大腿骨弓状靭帯が含まれる．股関節には 2 つの関節内靭帯が存在する．それは，大腿円靭帯【訳注：大腿骨頭靭帯と同じ】と寛骨臼横靭帯である．Hewitt ら（2002）は，これらの靭帯の緊張と破綻の関係について調査し，損傷時点のスティフネス値（力／変位）について報告した．

　腸骨大腿靭帯（図 3.16，3.36，3.37 参照）は非常に強く，股関節の前面を補強している．三角形で，

25

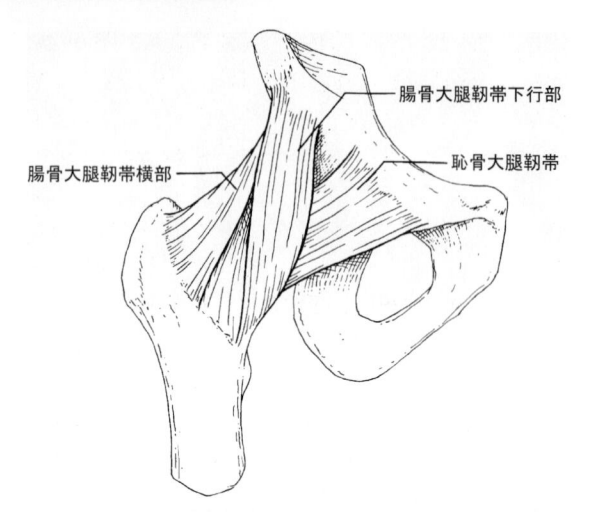

図 3.37 股関節前面の靭帯

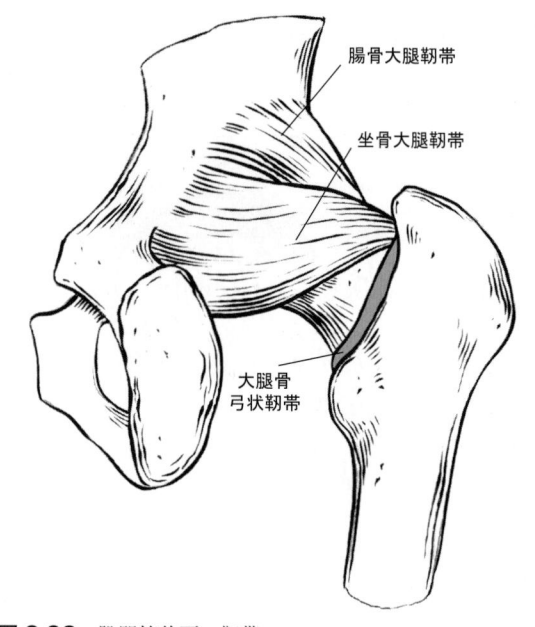

図 3.38 股関節後面の靭帯

下前腸骨棘の先端に付着する．下外側で2つの線維に分岐し，外側の腸骨転子部の線維は大腿骨転子間線の上部に付着し，内側下方に向かう線維は転子間線の下方に付着する．これら2つの線維はともに逆Y字型をしていて，中心は弱い靭帯性の組織で埋まっている．Hewittら（2002）は，腸骨大腿靭帯の2つの線維は，坐骨大腿および大腿骨弓状靭帯よりも大きな張力に抵抗することができ，変位を最小限にするとした．腸骨大腿靭帯は強い剛性を発揮し，前方移動，伸展および外旋を防ぐことができる（Shindleら 2006）．

恥骨大腿靭帯（図3.16，3.37 参照）は，内側で腸恥隆起，恥骨上枝，および閉鎖稜と閉鎖膜に付着する．外側では転子間線の前面に付着する．股関節の関節包のうち，恥骨大腿靭帯と腸骨大腿靭帯の下部線維の間にある部分は靭帯性の支持はないが，大腰筋腱が股関節を横断し動的な支持に貢献する．滑液包は腰筋の腱と関節包の間に位置し，股関節の関節腔と直接連絡することがある．Hewitt ら（2002）の研究では，この靭帯については調査をしていない．ほとんどの研究者が，恥骨大腿靭帯は外転を制限すると感じてはいるものの，股関節の靭帯は単独では機能しないということが認識されている（Torry ら 2006）．

坐骨大腿靭帯（図3.38）は，寛骨臼の坐骨縁と寛骨臼唇の内側から起こる．外側では，大腿骨頭部の後ろを越えて上前方に線維が捻じれながら腸骨大腿靭帯の深部かつ転子窩の前部に付着する．この靭帯の線維の一部は横走し，大腿骨弓状靭帯と交ざり合う（Hewittら 2002）．坐骨大腿靭帯は股関節の内旋だけでなく股関節屈曲位での内転を制限する．この靭帯は腸骨大腿靭帯よりも弱い張力で破綻が生じ，破綻するときには大きな変位がみられた（剛性の欠如）（Hewittら 2002）．

大腿骨弓状靭帯は，以前は輪帯と呼ばれ，解剖学においていくつかの変更が指摘されている（Hewittら 2002）．この線維は輪状で，深層の後方関節包のところに位置する（図3.35A，3.38 参照）．大転子から起こり，坐骨大腿靭帯後方の深部で，下方では小転子に付着する．大腿骨弓状靭帯は股関節を跨ぐことはないが，屈曲と伸展時の関節包の制限として緊張する．靭帯の緊張の研究（Hewittら 2002）では，この靭帯の剛性は最小で，最小の張力で破綻する．大腿円靭帯（図3.17，3.35A 参照）は，外側では大腿骨頭窩の前上方に付着し，内側では3つの線維束になって，寛骨臼下方の月状面の両端および寛骨臼横靭帯の上縁に付着する．

寛骨臼横靭帯は寛骨臼唇の下方とつながっていて，寛骨臼切痕を大腿骨頭に供給するための関節内血管を通す孔に変わる．靭帯の支持に加え，股関節はたくさんの筋によって動的に安定する．

股関節の神経支配：股関節は，閉鎖神経（L2, L3, L4），大腿方形筋（L2, L3, L4）の神経，および上殿神経（L5, S1）からの分枝によって支配

されている (Grieve 1986). さらに, 股関節は関節を跨ぐ筋の分枝から神経支配を受ける. 股関節は主として中胚葉のL3分節, L2からS1の分節由来であることから, さまざまなパターンの痛みを引き起こす可能性がある.

　股関節の血液供給：股関節は閉鎖動静脈, 内側・外側大腿回旋動静脈, および上・下殿動静脈から血液供給される (Crock 1980, Grieve 1981, Singleton & LeVeau 1975). 寛骨臼窩と大腿骨頭は大腿円靱帯を経由し, 閉鎖動脈と内側大腿回旋動脈の寛骨臼枝から血液供給を受ける. この形態は非常に効率が悪く, 十分な供給ができなくなると大腿骨頭の生存を維持することが難しい.

骨盤帯の筋学

　骨盤帯には35の筋があり, 仙骨または寛骨と一緒に靱帯および筋膜に直接付着し, 第4章で説明する動きのコントロールと機能に貢献する. それらの筋の解説が本書の目的ではなく, この後の考察を促進するために必要となる特定の筋や筋膜の連結について取り上げる.

腹壁の筋群

　腹横筋 Transversus abdominis (TrA)：腹横筋 (図3.39) は腹部の筋の中で, 最も深部に位置し, その解剖的構造が近年注目されている (Urquhart ら 2005, Urquhart & Hodges 2007). 腹横筋の起始は鼡径靱帯外側3分の1, 腸骨稜の内側唇前部3分の2, 胸腰筋膜の外側縫線 (外側縫線を介して腰椎へ付着) と, 下位6肋軟骨の内面である. この肋軟骨内側面では横隔膜肋骨線維付着部と噛み合ったかたちになっている. この広範囲な付着部から, 腹横筋は体幹周囲を横走し, 上部と中部の線維は腹直筋を包む膜と交じり合って, 後述する複雑な腱膜を介して正中で白線に到達する. 下部の線維は, 内腹斜筋 internal oblique (IO) の線維とともに, 鼡径靱帯と恥骨稜に付着する共同腱になる.

　Urquhart ら (2005) は, 腹横筋の上, 中および下部領域の線維方向の違いを指摘している. 上部領域の線維 (第6肋軟骨から胸郭下縁) は上内側方向に走行し, 中部領域 (胸郭下縁から, 腸骨稜の上縁を結ぶ線) は下内側方向に, 下部領域 (腸骨稜中間線から恥骨結合) は下内側方向 (中部領域よりもさらに) に走行していた. これと同じ検体を用いた研究 (Urquhart ら 2005) では, 腹横筋の領域別の筋厚は, 下部と中部に比べ上部領域が厚いことを指摘した. さらに, 筋内中隔 intramuscular septa が各領域間で認められた.

　腹横筋の解剖については多様性が指摘されている (このトピックスに関しては文献 Urquhart & Hodges 2007 を参照のこと).

- TrA と IO で融合がみられることがある
- TrA が腸骨稜から完全に, もしくは部分的に分離している
- 胸腰筋膜の外側縫線に TrA の付着がない
- TrA は上前腸骨棘の上に停止することがある
- TrA は欠損することがある

　Urquhart & Hodges (2007) によれば, これらの変異はまれである. Urquhart ら (2005) の研究では96%の標本では, TrA が腸骨稜より下位に広がることがわかった. 臨床的に, 超音波を用いて腹壁の観察をする場合に, 腸骨稜より下位で腹横筋がみられないことは非常にまれである (著者の個人的な見解). 腹横筋は T6-T12 と L1 前枝によって神経支配される (Standring 2008).

　要約すると, TrA の上部線維は厚く水平方向に向かい, また中部線維は薄く下内側方向に向かい, 下部線維は最も薄く, ほぼ下内側方向に向かう. Urquhart & Hodges (2007) は, TrA の分節ごとの形態の違いは, TrA の筋の各部位における支持

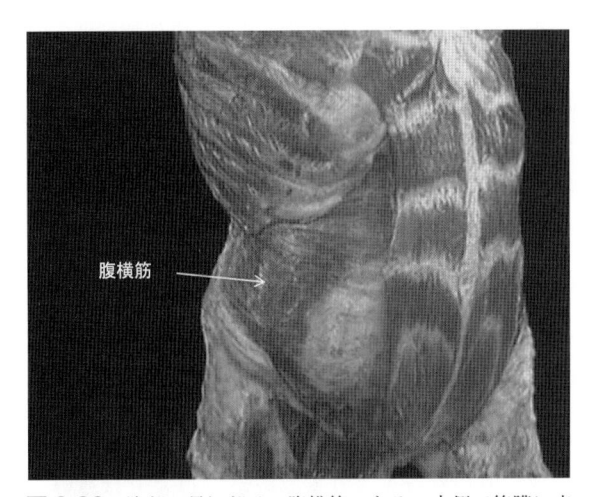

図3.39 腹部の最深部は, 腹横筋である. 内側で筋膜に広く付着している. Acland と Lippincott Williams & Wilkins 社 2004 より許可を得て転載

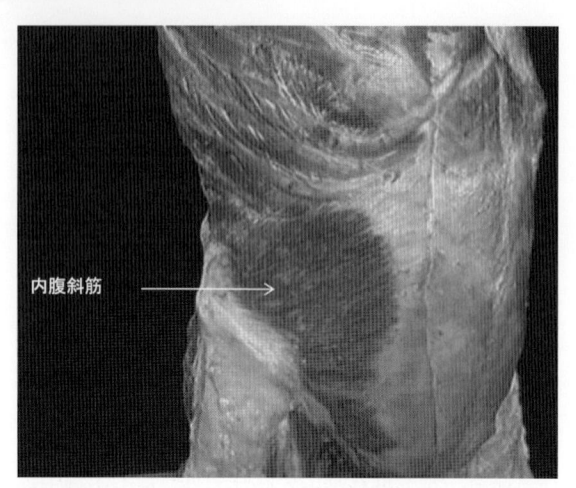

図3.40 腹壁の中間層である内腹斜筋．Acland と Lippincott Williams & Wilkins 社 2004 より許可を得て転載

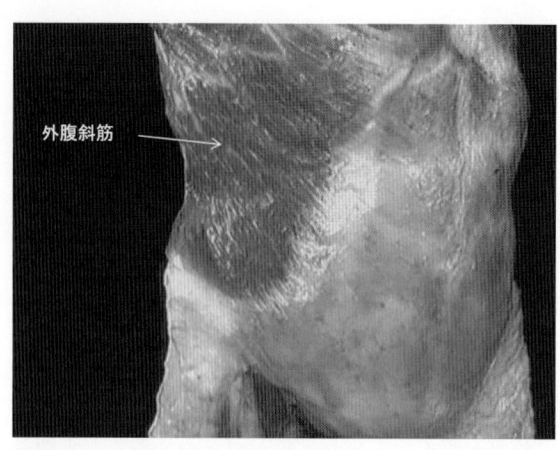

図3.41 外腹斜筋．Acland と Lippincott Williams & Wilkins 社 2004 より許可を得て転載

作用の違いを示していると述べている．彼らは，TrA 全体で活動すると腹腔内圧 intra-abdominal pressure（IAP）の上昇に寄与するかもしれないが，上部領域では胸郭の安定化に大きな役割を果たし，中部領域では胸腰筋膜を介して腰椎の安定化を促進，下部線維は骨盤の安定化に貢献している可能性があると示唆している．TrA の機能は，第4章でより詳述する．

内腹斜筋（IO）：IO（図3.40）は外腹斜筋と腹横筋の間に位置し，腸骨稜の中間線前方3分の2，鼠径靭帯の外側3分の2から起こり，胸腰筋膜 thoracolumbar fascia（TLF）の外側縫線から起こる．Barker（2005）は，IO は一貫して L3 以下の TLF に付着するとした Knox（2002）の調査結果を実証した．TrA 同様に IO もまた，上部，中部，下部線維に領域ごとの形態の違いを有する．上，中部線維が上内側に走行するのに対し，下部線維は下内側方向に走行する．上前腸骨棘（ASIS）の高さでは，IO の線維は水平方向となる（Urquhart ら 2005）．IO の線維は，腸骨稜の後面から始まった線維は外側では上方へ走行し，第11および第12肋骨先端と第10肋骨肋軟骨連結部付近に付着する．腸骨稜の中央から生じる線維は，第7から第9軟骨へ上行する．それらは，腹直筋の筋膜と腸骨稜の前方線維と交ざり合い，複合腱膜（後述）を介して正中で白線に達する．鼠径靭帯のアーチから生じる線維は，下内側方向で腹横筋腱膜と交ざり合い，恥骨稜に付着する．Urquhart ら（2005）は，TrA と同様に IO の線維の厚さは分節ごとに異なり，上部線維が下部線維より厚いことを発見した．IO もまた，TrA の下部線維よりも厚い．IO は下位6胸椎および第1腰椎の脊髄神経前枝によって神経支配されている（Standring 2008）．

外腹斜筋 external oblique（EO）：外腹斜筋（図3.41）は腹部最大の筋であり，8個の筋尖をもって下位8つの肋骨（第5〜12肋骨）の外側表面かつ下縁に起始部をもつ．この起始部では前鋸筋および広背筋の線維付着部と噛み合った様相を呈している．外腹斜筋の付着部は上部では肋骨軟骨連結，中部は肋骨体，最下部は第12肋骨の軟骨先端に付着する．下方で，後部線維はまっすぐ下降し腸骨稜の前半分の外側唇に付着する．上部と中部線維は下内側に向かい，腹直筋を包む膜と交じり合い，複合腱膜を介して正中線で白線に到達する（後述）．解剖学のテキスト（Williams 1995）で EO から胸腰筋膜（TLF）の付着が記述されていないことに対して，Knox（2002）は EO の筋鞘が TrA の背側腱膜と交じり合うことから TLF に付着することを見つけた．一方，Barker（2005）は，EO 後部線維が L3 レベル以上の TLF の外側縫線に一貫して付着することを発見した．Urquhart ら（2005）もまた，EO の分節ごとの線維の厚さに関して，中部線維が最も厚いと報告した．中部線維のみで厚さを比較するならば，EO は TrA よりも厚いが，IO よりは薄い．EO は，下位6胸神経の前枝によって支配されている（Standring 2008）．

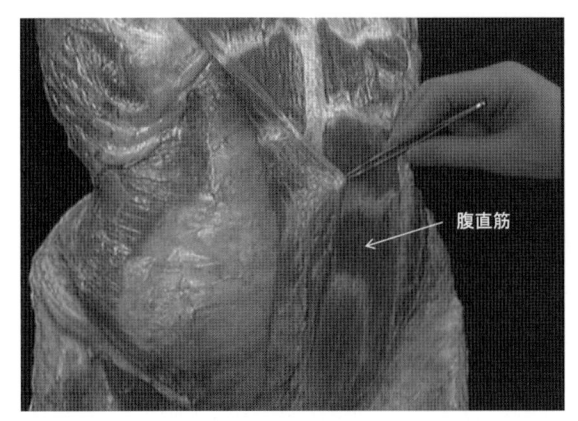

図3.42 腹直筋．内腹斜筋と外腹斜筋は除いてある．Acland と Lippincott Williams & Wilkins 社 2004 より許可を得て転載

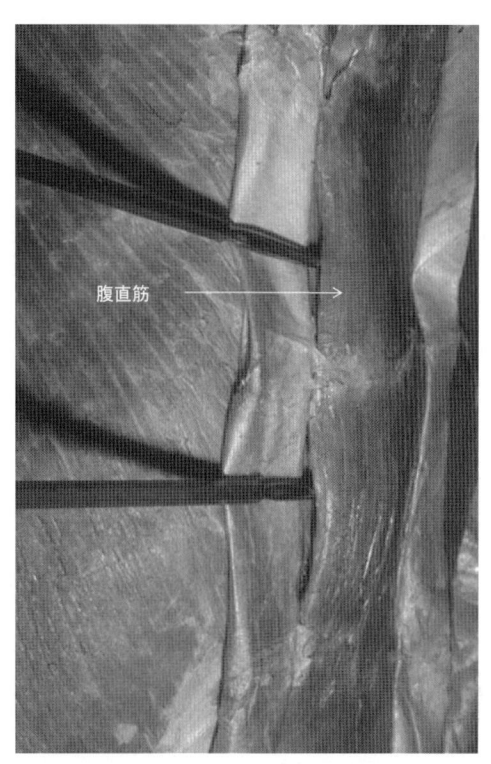

図3.43 外腹斜筋との連結部を有する腹直筋．Porterfield & DeRosa 1998 より許可を得て転載

腹直筋 Rectus abdominis（RA）：RA（図3.42，3.43）は，腹部の前部正中線のすぐ外側に位置する，細長い筋である．恥骨稜と結節だけでなく，恥骨結合の靭帯（図3.34参照）に起始部をもつ．この筋の腱膜は広がって恥骨結合の前方で互いに噛み合わさり，密な線維網をつくっている．そのため，恥骨結合の安定性に貢献する（Kapandji 1974, Williams 1995）．RA は第5から第7肋軟骨（たまに第3肋骨と同じ高さ）と剣状突起に付着する．3つの水平方向の腱帯が筋を分離していて，この腱帯は外腹斜筋からの線維を受け（図3.43）（DeRosa 2001）．RA は，EO, IO, TrA の腱膜が交差して形成される筋膜鞘の中に納まっている．腹直筋の内側の境界部分は，白線として知られる2層の腱膜につながる（後述）．第6もしくは第7以下の胸神経前枝によって神経支配される（Standring 2008）．

錐体筋 pyramidalis：この三角形の筋は RA の前下方に位置しており，腹直筋鞘により囲まれている（図3.34参照）．底部は，恥骨稜だけでなく恥骨結合にも付着し，頂点は臍と恥骨の途中で白線と交じり合う．錐体筋は T12 脊髄神経の前枝の肋骨下神経によって支配される．

白線と腹直筋鞘の腱膜

白　線 linea alba：白線および腹直筋鞘の腱膜に関する過去の記述は肉眼的観察によって得られたものであった（Askar 1977, Rizk 1980, Williams 1995）．これらの記述によると，腹部の腱膜は，正中線で白線を超えて交差し，反対側の腱膜と連結する（図3.44）ということであった．共焦点レーザー走査型顕微鏡 confocal laser scanning microscopy を用いた最近の研究で，これらの記述が正確ではないことが明らかになった．Axer ら（2000, 2001）は男女両方を対象にこの方法を用いて内側腹直筋鞘のコラーゲン線維の形態学的な形状に加え，白線についても全長にわたって（剣状突起から恥骨結合まで）調査した．その結果，個体差はややみられたものの，フィブリル配列の一般的なパターンが存在した．

基本的に，白線は，前後方向で3つ，頭尾側方向で4つの領域に分けることができる．前後方向には，斜方向に配列された筋原線維の表層腹側ゾーンがあり，水平方向の中間ゾーン，薄い斜走する筋原線維の背側ゾーンがある（図3.45）．頭尾方向では，コラーゲン線維の形態学的特徴に基づいて4つの異なる領域に分類される．まず1番目の，臍上部の領域はすでに述べた通り筋原線維構造を有する（図3.45）．2番目の，臍部領域には臍の輪状のコラーゲン筋原線維束があり，それは白線の筋原線維束と織り混ざる．3番目は移行ゾーンと呼ばれ，斜走する筋原線維が優位で横走する筋原線維の層は薄い．この領域

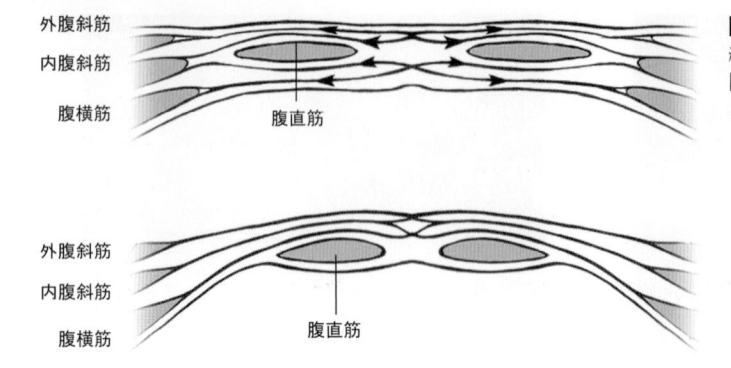

図 3.44 従来の肉眼的観察による腹直筋鞘と白線へつながる腹筋群の腱膜の形態とかかわり．上図が臍上，下図が臍下部を示す．Williams 1995 より転載

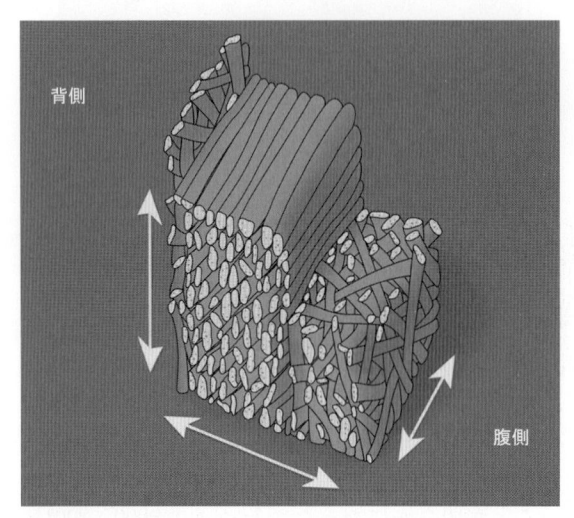

図 3.45 共焦点レーザー顕微鏡検査で観察した白線の状態．Axer ら 2001 より転載

は背側腹直筋鞘の筋原線維束が腹側腹直筋鞘に分布するようになる領域に相当する．4番目の，下弓ゾーンは最も尾側に位置し，第1層の線維配列と同じ構造になっている．

Axer ら（2001）も，筋原線維束の平均直径（厚さ）は臍上部領域が小さいことを確認した（したがって白線はより薄かった）．そして，なぜ主なヘルニアが臍下部でなく臍上部，白線上の臍部でのみみられるのか，その理由を推察している．臨床的に，RAの白線離開（第6章）は，白線の4つの領域すべてで生じうる．

白線の領域別の線維の数は男性と女性間で有意な差がみられ（Gräßel ら 2005），またコンプライアンス【訳注：変形のしやすさを示す】についても水平面，斜面のどちらか一方で男女間に有意な差が認められた．女性においては臍下部で斜走線維に比べ水平線維のほうが多く（60.4% vs 39.6%），男性では水平線維に比べ斜走線維のほうが相対的に多かった（62.5% vs 37.5%）．

男女共通して，臍下部領域において白線のコンプライアンスが長軸方向（頭尾方向）で最大，水平方向で最小の値が確認された．女性は男性よりも臍下部で，水平線維を有している（60.4% vs 37.5%）．コンプライアンスのテストでは，すべての領域における水平面のデータを比較したところ，女性の臍下部領域が最小のコンプライアンスを示した．

本研究では1人の女性被験者が未産婦であり，その被験者の水平面における線維走行分布とコンプライアンスは男性のものと類似していた．Gräßel ら（2005）は，白線は妊娠中の腹圧増加に対し線維の大きさと数で適応すると推測している．この仮説を支持する根拠はまだない．

腹直筋鞘：EO, IO, および TrA の腱膜は，左右の RA を包む鞘を形成する．『グレイ解剖学』（Williams 1995）（図 3.44）によると次の通りである．

　内腹斜筋の腱膜は腹直筋の外側縁で2つの層板に分かれ，そのうちの一方は外腹斜筋の腱膜と交わりながら腹直筋の前方を通る．もう一方は，腹横筋の腱膜と交わりながら腹直筋の後方へ向かう．そして，再びこれらは腹直筋の内側縁でつながり，白線に入る．腱膜のこの配列は，肋骨縁から臍と恥骨結合の中間位置の，筋鞘の後壁がわずかに弯曲した縁，つまり下方への陥没がみられる腹直筋鞘弓状線まで存在する．このレベルより下位では3つすべての筋の腱膜は腹直筋の前方を通る．それより下位では腹直筋の筋鞘は欠如していて，腹直筋は横筋筋膜により腹膜と分離されている．内腹斜筋と腹横筋の腱は肋骨縁と同じ高位に達するので，そのレベルより上で腹直筋鞘の後方が不十分で，筋は直接肋軟骨の上に付着し，外腹斜筋の腱に覆われるだけである．

Axer ら（2000, 2001）は，外側腹直筋鞘は調査していないものの，内側腹直筋鞘においてコラーゲン線維が興味深い配列をしていることを発見した．内側腹直筋鞘（図 3.46, 3.47）を，臍上部，移行部，下弓状部の 3 つの領域に分けて記述している．臍上部領域の内腹側腹直筋鞘の線維束に関しては，内腹側腹直筋鞘では主に，互いに交じり合い斜めに配列しているのに対し，内背側腹直筋鞘では主に水平方向に配列している．彼らは，IO の腱膜がこの領域において RA 周囲で分割するか指摘はしていない．2 番目の領域，移行部（臍下）では，背側水平線維束が腹直筋鞘の腹側へ移行し始める．この移行は突然ではなく，むしろ臍の数センチメートル上で生じる（Axer ら 2000, 2001）．下弓状部（図 3.47）では，背側の腹直筋鞘はほんのわずかに薄いコラーゲン層で，一方腹側はより厚くなっている．彼らは，弓状線は可変性の高い線維からなる正に移行地帯であると示唆している．

背 筋

多裂筋：腰仙部領域において，多裂筋の最も深層の線維 deep fiber of multifidus（椎弓に付着する線維）は椎弓板の後下面および椎間関節の関節包から始まり，2 椎間下の乳様突起に停止する（Bogduk 1997）（図 3.27, 3.48, 3.49）．多裂筋の残りの部分は棘突起の内側から始まり，椎弓線維と外側で交じり合う．下方では，多裂筋の表層の線維束は 3 椎下に停止する．L1 椎骨から生じた線維は腸骨稜内側面と L4，L5 および S1 乳頭突起に停止し，L2 棘突起から生じる線維は，L5，S1 乳様突起と寛骨の PSIS に停止する．L3 棘突起から生じる線維は，S1 関節突起，S1，S2 分節の上側面（肋骨原基）と腸骨稜に停止する．L4 棘突起から生じる線維は，外側仙骨稜および，後仙骨孔の間の骨に停止し，一方 L5 椎骨からの線維は S3 中間仙骨稜下方に付着する．骨盤内では，多裂筋は後方の胸腰筋膜の深層に大殿筋と分割する縫線 raphe のところで付着する（Willard 1997, 2007）．Willard（2007）は，この縫線は仙腸関節の関節包にしっかりと固定されていると述べている．多裂筋の腱は長後仙腸靱帯の下を通過し，仙結節靱帯と交じり合う（図 3.27 参照）．Hides ら（1995a）は，多裂筋の断面積は L2 から L5 にかけて徐々に大きくなると報告した．また，被験者間ではサイズに差がみられるものの，同一被験者内比較の結果からサイズの左右対称性を示唆している（Hides ら 2008）．

多裂筋は，脊髄神経後枝の内側枝により支配され，同じ棘突起から始まる線維束は，そのすべての

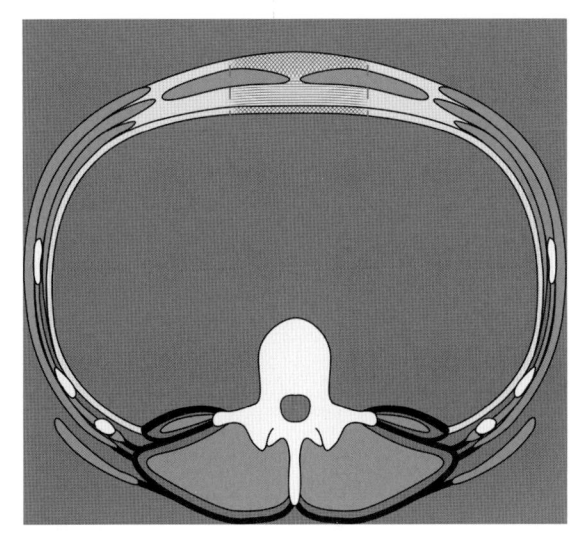

図 3.46 L2 レベルにおける内側腹直筋鞘，白線および胸腰筋膜の形態の模式図．Axer ら（2000, 2001）は腹直筋鞘の外側面とこの筋鞘に関連する筋膜のコラーゲン線維の走行については調査をしなかったため，この領域については図示されていない

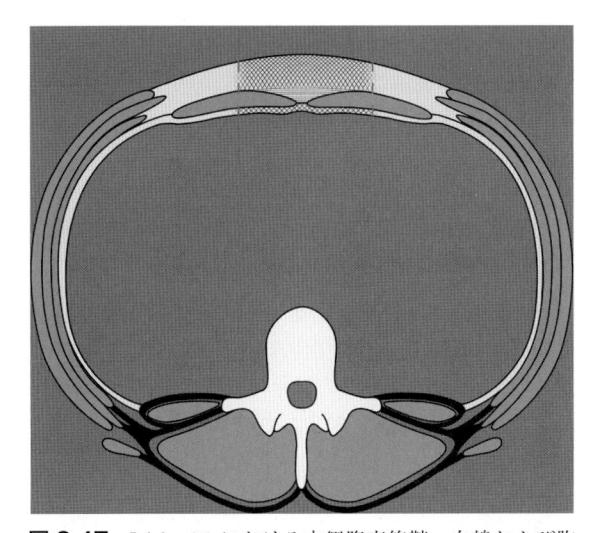

図 3.47 L4 レベルにおける内側腹直筋鞘，白線および胸腰筋膜の形態の模式図．Axer ら（2000, 2001）は腹直筋鞘の外側面とこの筋鞘に関連する筋膜のコラーゲン線維の走行については調査をしなかったため，この領域については図示されていない

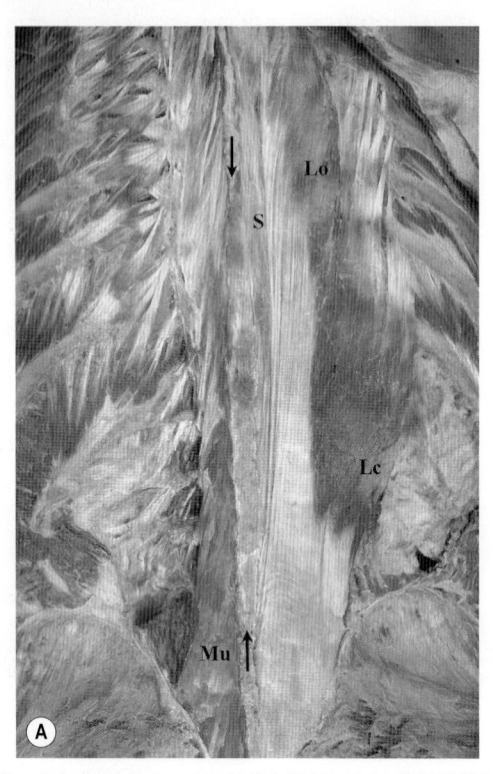

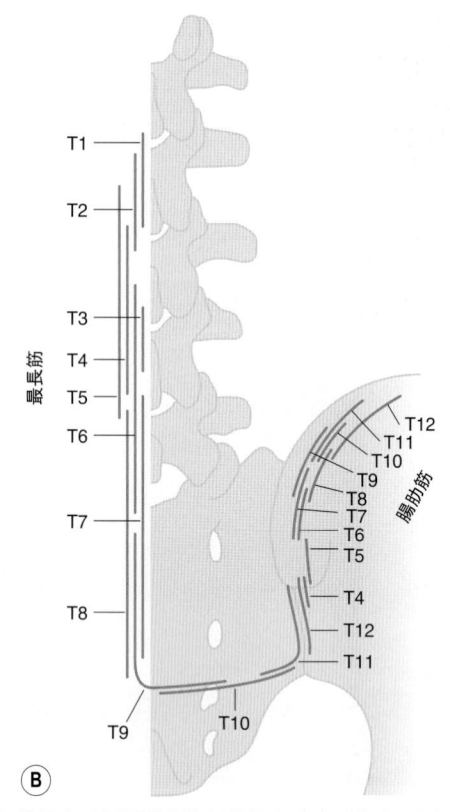

図 3.48 （A）Willard. S による見事な解剖により，胸最長筋胸部線維（Lo）腰腸肋筋胸部線維（Lc）多裂筋（Mu）表層線維をはっきりと見ることができる．Churchill Livingstone 社より許可を得て Willard 1997 より引用．（B）腸腸肋筋および胸最長筋胸部線維の個々の筋束が付着する範囲を示す．後方より観察している．最長筋と腸肋筋の付着は常に上後腸骨棘の基部で交差がみられる．付着する各筋束の椎体レベルを表示している．MacIntosh & Bogduk 1991 より一部改変

線維が付着部に関係なく，同一の神経支配を受ける（Bogduk 1983, 1997）．MacDonald ら（2006）は，多裂筋の広範な文献調査を実施し，その線維組成を調べた多数の研究を統合した．その結果，多裂筋の深層と表層線維の両方においてタイプⅡの筋線維よりもタイプⅠの割合が多いことを突き止めた．これは，深層および表層線維において注目されている機能的あるいは機能不全の状態においてみられる活動の差異には線維のタイプのみがかかわっているわけではないということを示唆している（第 4, 5 章）．

脊柱起立筋群 erector spinae（ES）：ES は「脊柱を直立させる」いくつかの別々の筋肉の総称である．とはいえ，それらは解剖学的にはひとまとめにグループ化できても，最新の研究では，1 つひとつの筋は非常に異なる機能を有することがわかっている（第 4 章）．Bogduk（1997）は以下のように ES の付着部を分けている．

- 胸最長筋腰部線維
- 胸最長筋胸部線維
- 腰腸肋筋腰部線維
- 腰腸肋筋胸部線維

胸最長筋腰部線維：胸最長筋の腰部線維は 5 つの筋束からなり，最も深層が L5 からの線維束で，L4, L3, L2, 最終的に L1 からの線維束が重なり合っている（Bogduk 1997）．内側では，これらの筋層は副突起と横突起の背面の内側端から始まる．L1 から L4 までの線維は，共通の腱を介して腰部の筋間腱膜内側面に停止する．この腱膜は下方で，L5 からの線維束のすぐ外側，PSIS の内側面に付着する．

胸最長筋胸部線維：胸最長筋の胸部線維は，胸椎の脊柱起立筋群の中で最大の部位であり，脊椎に隣接する傍脊柱筋の体積の大部分をなす．この筋は，T1 から T12 の肋骨と横突起から始まり，ES の腱膜を介して下降し，腰椎の棘突起と仙骨に停止す

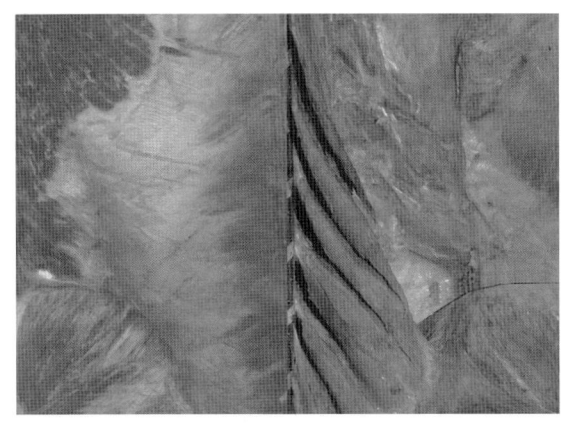

図 3.49 右：多裂筋の表層線維　左：胸腰筋膜．Gracovetsky（個人資料）より許可を得て転載

る（図 3.48A，B）．各線維束は下降し，さまざまな長さで上部胸郭から L3 に達するが，一方，下位からの線維束はすべての腰椎に停止する．図 3.48B は MacIntosh & Bogduk（1991）によるものである．腰椎と仙骨の棘突起の遠位付着部の特異性に注目してほしい．

腰腸肋筋腰部線維：腰腸肋筋の腰部線維は，L1 から L4 の横突起先端（胸最長筋腰椎部の外側）と胸腰筋膜の中間層から 4 つの筋線維束が重なり合いながら始まる．下方では PSIS の外側で腸骨稜上に停止する．

腰腸肋筋胸部線維：腰腸肋筋の胸部線維は長く，脊柱起立筋群の中で最も外側に位置する．筋線維束は，下位の第 7 肋骨から第 8 肋骨角の下縁に起始部をもつ．胸腸肋筋付着部の外側から始まり，下行して胸最長筋胸部線維とともに腸骨と仙骨に付着し，脊柱起立筋腱膜をつくる（図 3.48A，B）．これらの胸部線維束は，胸郭と骨盤の間をつなぐ腰椎には付着部をもたない．MacIntosh & Bogduk（1991）による腸骨稜と仙骨上の遠位付着部の特異性を示す図 3.48B に留意してほしい．脊柱起立筋腱膜は，胸最長筋胸椎部と腰腸肋筋腰椎部から派生する．この筋は，脊髄神経背側枝の外側枝と中間枝の神経支配を受ける．

腰方形筋：この筋は完全な長方形（または四角形）ではなく，ES と腰筋の外側深部に位置する．腰方形筋は，L5 の横突起，腸腰靱帯の上部線維および隣接する腸骨稜から始まる．最も外側の線維は，第 12 肋骨の内側半分の前下面に上行し付着する．内側線維は上内側に上行し，L5 腰椎横突起上の前面に付着する．Bogduk（1997）は，各腰椎横突起から始まって，上外側に上行し第 12 肋骨に付着する斜めに走行する線維もあると述べた．これらの線維は，腸骨稜から上内側に上行するものと交じり合う．腰方形筋は，第 12 胸椎から第 4 腰神経の前枝の支配神経を受ける．

胸腰筋膜

　胸腰筋膜 thoracolumbar fascia は，体幹と下肢の間でどのように力が伝達されるか考える際に非常に重要な構造である（Barker ら 2004，Barker 2005，Barker ら 2006，Barker & Briggs 1999，2007，Vleeming ら 1995a）．腹横筋，内腹斜筋，外腹斜筋，大殿筋，広背筋，ES，多裂筋および大腿二頭筋の緊張度合いに影響を及ぼす．加えて，最近の研究では，胸腰筋膜（Schleip ら 2005）を含むすべての筋膜組織における α-平滑筋アクチンの変動量（また，筋線維芽細胞として知られている平滑筋様細胞）が発見され，現在では筋膜が収縮能力をもっていることが広く認められている．筋膜はゴルジ体，パチーニ，ルフィニおよび間質性受容体を含む高度な感覚組織であり，刺激すると筋緊張を減らすことができ（ゴルジ体），固有受容および内受容のフィードバックを準備し（パチーニ小体と間質性受容体），全体的に交感神経活動を抑制し（ルフィニ小体），さらに血管拡張と血漿の排出を増強する（間質性受容体）（Schleip 2008）．Schleip は筋膜の役割を「自身および自身と環境との関係を感じ取る」能力を提供するものであると述べた．筋膜の研究によって刺激的な新しい知見が明らかにされており，筋膜が単に支持し力を伝えるだけの結合組織ではなく，むしろ大切なメッセンジャーの役割を有していて，動的な収縮作用があることを示唆している．

　胸腰筋膜を肉学的に観察すると，複雑な構造をしている（Barker 2005，Barker & Briggs 1999，2007，Bogduk 1997，Vleeming ら 1995a）（図 3.46，3.47 参照）．胸腰筋膜には前層，中間層，後層の 3 つの層がある．前層は薄く（抗張力は最小）（Barker 2005），腰方形筋の前面を覆う．内側では横突起の前面に付着し，横突間靱帯と交じり合う．また，外側縫線で中間層と結合する．

　中間層は腰方形筋の後方に存在する．内側では横突起先端と横突間靱帯に，下方では腸骨稜と腸腰靱

帯に付着する．中間層は前層よりもはるかに厚く，側方に2～3 cm伸びて後層と融合し，外側縫線を形成する．この層は，下部腰椎では腹横筋，内腹斜筋および広背筋に付着する．L3より上位でも中間層は腹横筋，広背筋および外腹斜筋に付着するが，内腹斜筋には付着しない（Barkerら2004）．

胸腰筋膜の後層は2つの層からなり，T12以下で徐々に融合する（Barker & Briggs 2007）．2つの後層が融合した層の厚さは中間層と同程度で，腰椎棘突起の外側に約7 cm伸びている．

後層の浅葉は，主として広背筋の腱膜から派生し（図3.50），尾内側方向に走行する斜めの線維を含む．正中線では，L4より頭側の棘上靭帯と腰椎棘突起に付着する．Willard（1997, 2007）によると，黄色靭帯の後縁は胸腰筋膜に強くつながる棘上靭帯になる（図3.51, 3.52）．これらの付着を介して，胸腰筋膜の緊張は黄色靭帯に伝わる．またWillard（1997, 2007）によると，腰椎のアライメントを補助する．浅葉はまた，L3より上位の外腹斜筋（Barker 2005）と僧帽筋下部からいくつかの線維を受ける（Vleemingら1995a）．L4より尾側では，正中線上で非常に緩く結合するが，実際は正中線で交差し反対側の腸骨稜および仙骨に到達する．仙骨上で，浅葉は大殿筋の筋膜と交じる．これらの線維は正中仙

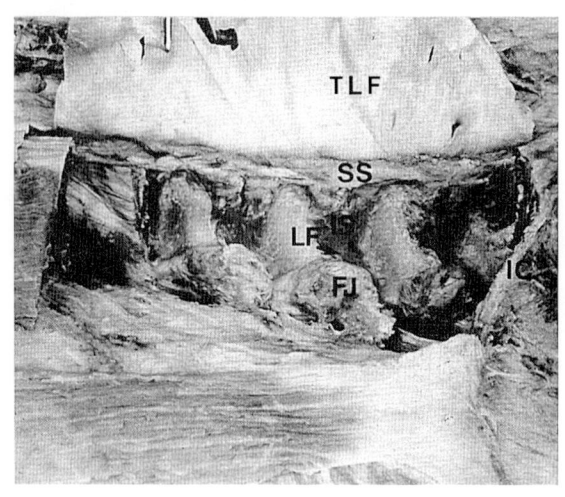

図3.51 腰椎の後外側像．胸腰筋膜（TLF）は，棘上靭帯（SS），棘間靭帯（IS），黄色靭帯（LF）と交じり合っている．ICは腸骨稜を示す．WillardとChurchill Livingstone社1997より許可を得て転載

図3.50 胸腰筋膜（TLF）を後方よりみる．広背筋（Ld）と大殿筋（Gm）がTLF後層に付着している．僧帽筋下部線維（Tp）がわずかに付着していることにも注目してほしい．WillardとChurchill Livingstone社1997より許可を得て転載

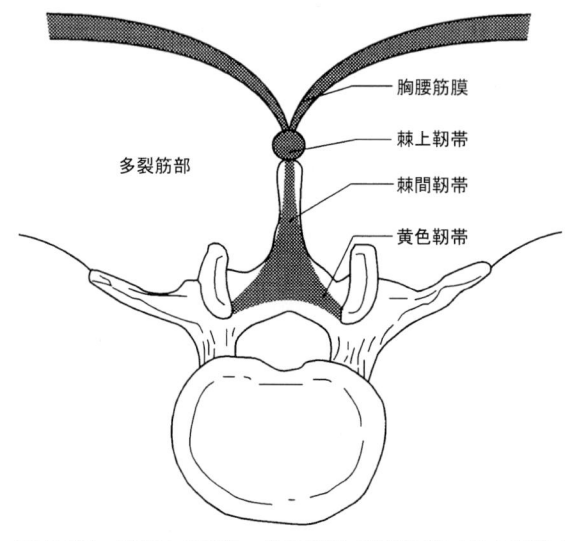

図3.52 腰部水平断像．黄色靭帯／棘間靭帯／棘上靭帯／胸腰筋膜の連結部を示している．Willard 1997より転載

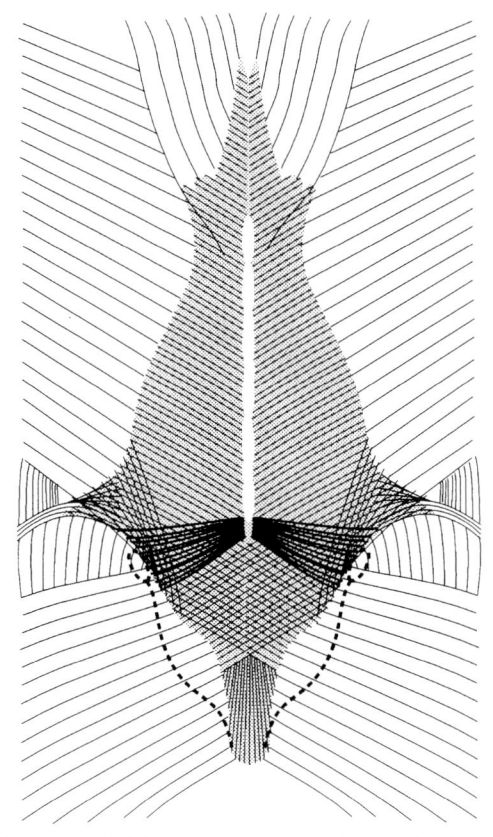

腰椎骨盤股関節複合体の構造　CHAPTER 3

図 3.53　胸腰筋膜の浅層．Vleeming ら 1997 より転載

骨稜の付着部から尾外側方向に走行する．L4 棘突起付着部から走行する例もある（図 3.53）．

後層の深葉もまた，いくつかの筋が複雑に連結する（図 3.54A，B）．この線維は尾外側方向に走行し，内側で棘間靭帯，尾側で PSIS，腸骨稜および，長後仙腸靭帯に付着する．骨盤より上方では，後層の深葉は外側縫線に付着し，胸腰筋膜の中間層と交じる．骨盤上で，いくつかの線維は ES の深筋膜（仙骨多裂筋の屋根を形成する）と仙結節靭帯と交じり合う．

骨盤底の筋および筋膜

骨盤底 pelvic floor（PF）は，真の意味での底面ではない（腹部キャニスター【訳注：臓器が詰まった腹部】の最も底にあり，そのスペースの底ではあるのだが）．底面とは通常，幅と奥行きでつくる 2 次元であるのに対し，腹部キャニスターの底面は横幅，奥行き，そして高さ（または深さ）の 3 次元構造である．おそらく骨盤隔膜とは腹部キャニスターの底部を構成する構造体を総称するのに良い包括的

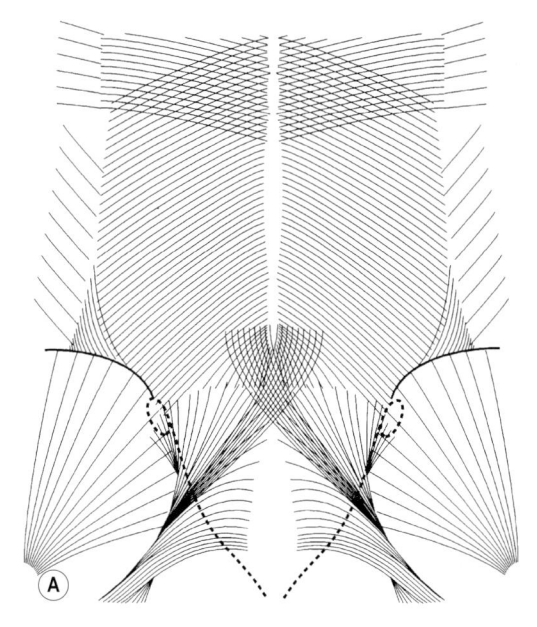

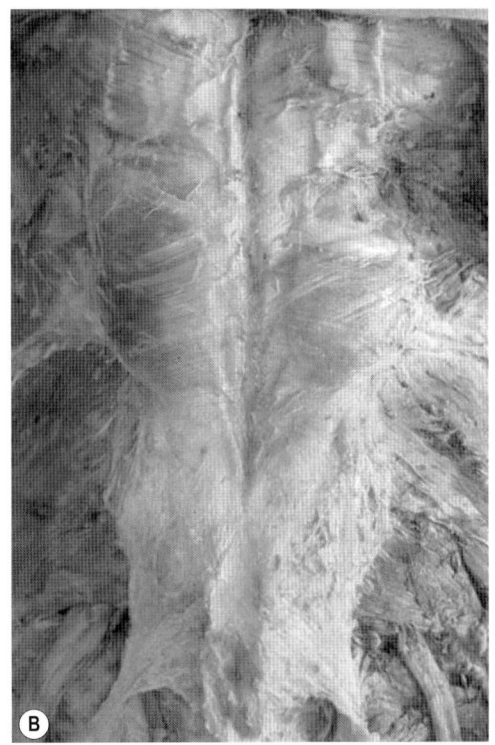

図 3.54　(A) 胸腰筋膜の深層．Vleeming ら 2007 より転載．(B) 胸腰筋膜の深層は多裂筋の屋根をつくり仙結節靭帯と混じり合う．Vleeming ら 2007 より許可を得て改変

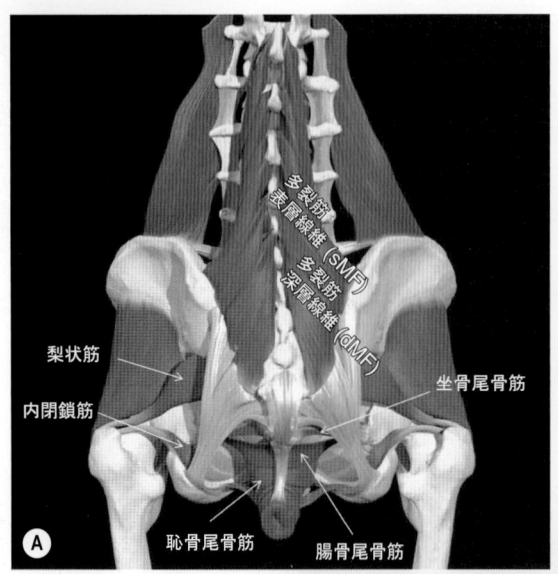

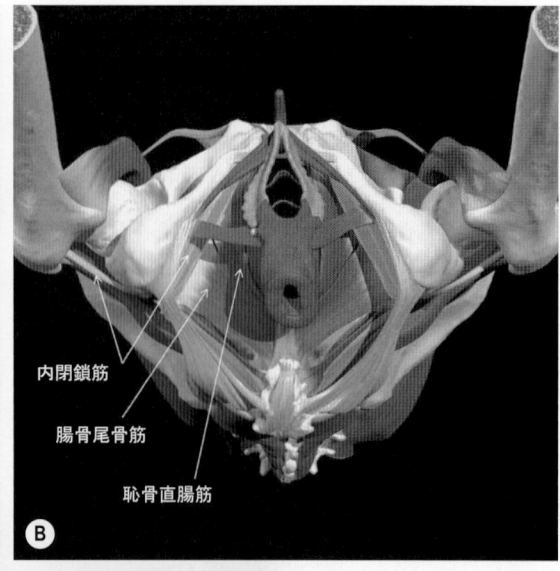

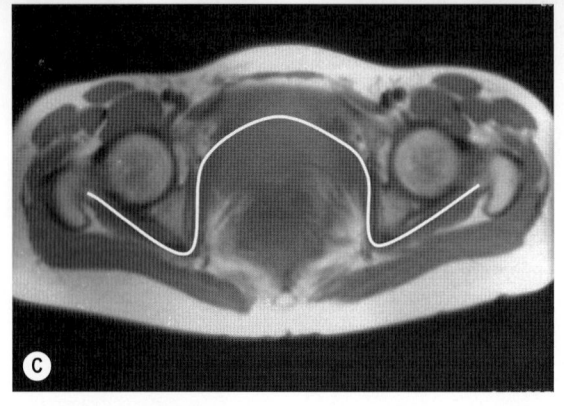

図 3.55 (A) 骨盤隔膜を後方よりみている．Primal Pictures 2003 より転載．dMF：腰仙移行部での多裂筋深層線維 sMF：L2 棘突起から腸骨稜までの多裂筋表層線維．(B) 骨盤隔膜を下方よりみている．Primal Pictures 2003 より転載．(C) 骨盤隔膜の MRI．上記 3 つすべてで，左右の内閉鎖筋の結合と，そこと肛門挙筋につながる筋膜が存在することに注目してほしい

な用語である．この 3 次元構造の骨盤隔膜は左右の大転子間に広がり（図 3.55A，B，C），いくつかの筋肉だけでなく，広範で複雑な筋膜支持システムで構成される．肛門挙筋（恥骨膀胱筋，恥骨尾骨筋，腸骨尾骨筋，および恥骨直腸筋）と内閉鎖筋は骨盤隔膜の重要な部分である．また，以下に詳細を述べる梨状筋，尾骨筋，そして腸骨筋（骨盤内の後壁を形成する筋）も重要である．さらに，統合された骨盤内の筋膜システムの詳細な説明について解説する．ほかの解剖学書や尿生殖隔膜，尿道括約筋，肛門括約筋，骨盤と会陰の相互作用が解説されている *Primal Pictures Interactive Pelvis and Perineum* (2003) を参考にしてほしい．

肛門挙筋 levator ani：Ashton-Miller & DeLancey (2007) によると，肛門挙筋は以下の部分で構成される．

- 腸骨尾骨筋 iliococcygeus（図 3.55B，3.56A，B）は比較的平らで，坐骨棘の内側と肛門挙筋・筋膜の両側腱弓の後部に左右対称に付着する（以下参照）．腸骨尾骨筋は骨盤の後面を覆う水平方向のシートを形成する．筋線維は尾骨の前方に付着する．
- 斜走する恥骨尾骨筋 pubococcygeus および，より内側を走行する恥骨直腸筋は，恥骨の内側面かつ肛門挙筋・筋膜の腱弓 arcus tendineus levator ani fascia の上 2.5～4 cm のところから始まる（図 3.56A，B，3.57）．恥骨尾骨筋の

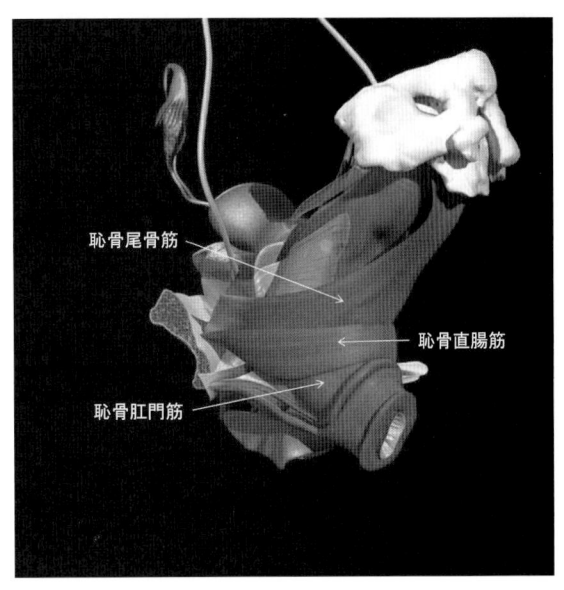

腰椎骨盤股関節複合体の構造　CHAPTER 3

図 3.57　骨盤隔膜内側面の解剖詳細後外側像．Primal Pictures 2003 より転載

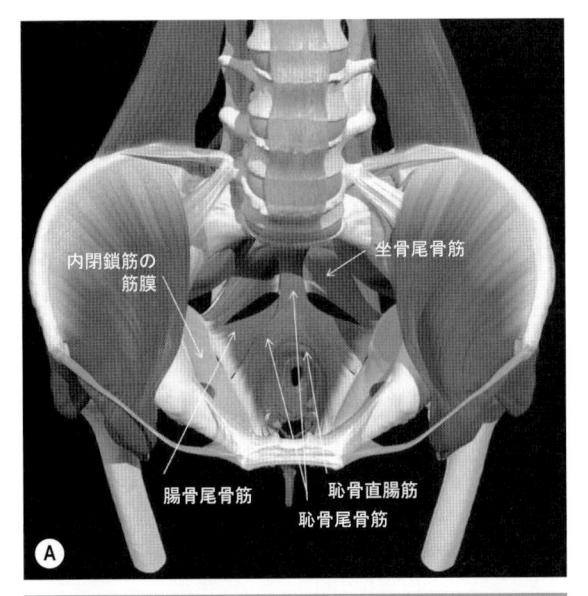

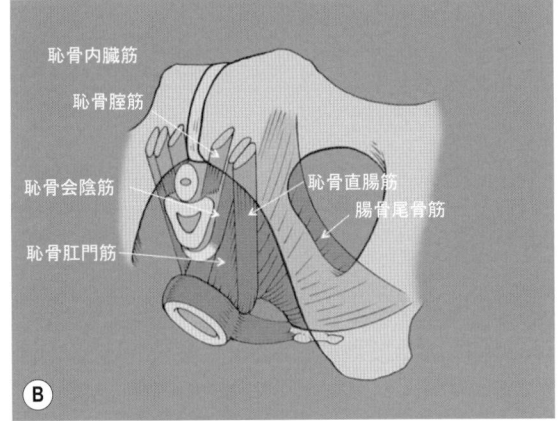

図 3.56　(A) 骨盤隔膜の中央部（肛門挙筋）は主に内閉鎖筋を覆う筋膜から生じる．(B) 恥骨膀胱筋（恥骨腟筋，恥骨会陰筋，恥骨肛門筋），恥骨直腸筋，恥骨尾骨筋の詳細 Ashton-Miller & DeLancey 2007 より転載

後部線維は，この筋膜の前半分から始まる．恥骨尾骨筋は後方へ向かい直腸後部の正中縫線に付着する．この縫線を介して線維帯は結合し，肛門直腸曲の後方へ続き，下位2つの第4，第5仙椎の前面に付着する．恥骨直腸筋 puborectalis は，尿道，腟（女性），肛門の外側を通過して後方へ延び，肛門直腸曲のところで左右が結合して筋性のスリングをつくる．後方の骨には付着しない．

- 恥骨膀胱筋 pubovicerlis は恥骨尾骨筋と恥骨直腸筋の両方を含めて解説する際に用いられていた（DeLancey 1994）．ごく最近では，恥骨膀胱筋は恥骨尾骨筋や恥骨直腸筋以外の，さらに小さい3つの筋を説明するものとして用いられるようになった（Ashton-Miller & DeLancey 2007）．肛門挙筋に関する最新の解剖学的記述では，恥骨膀胱筋という用語は，3つの小さな筋（図3.56B）を説明するために用いられている．これらの筋はすべて恥骨に起始部をもち，恥骨直腸筋の内側に位置している．これらには，腟壁の側面に付着する恥骨腟筋 pubovaginalis，会陰腱中心に付着する恥骨会陰筋 puboperineus，肛門管の内括約筋溝に付着する恥骨肛門筋 puboanalis が含まれる（図3.57）．

尿生殖裂孔 urogenital hiatus は肛門挙筋前方の開口部で，尿道および腟（女性）が通過する．この裂孔は，前方は恥骨および肛門挙筋によって支持され，後方は会陰腱中心および外肛門括約筋によって支持されている．肛門挙筋の各筋はタイプⅡ（速筋）線維を若干の割合で有してはいるものの，大部分がタイプⅠ（遅筋）線維で構成されている．肛門挙筋は，内閉鎖筋を覆う筋膜が肥厚してできた肛門挙筋腱弓から始まる．肛門挙筋は，内閉鎖筋との連結により（以下参照）間接的に左右の大転子とつながっているため，機能的な骨盤隔膜の概念とは両側大腿骨間に広がったものである（図3.55A，B，C 参照）．肛門挙筋の前内側部は陰部神経枝からの支配を受け

37

るのに対し，後外側領域は仙骨神経叢 S3 および S4（Williams 1995）から直接神経支配を受ける．

骨盤内筋膜 endopelvic fascia：この結合組織の基質は，実際は線維芽細胞，平滑筋細胞，およびエラスチン，III 型コラーゲンを含む弾性線維筋層をつくっている．緩く組織され，尿道を支持し，腟壁と直腸の上方，下方，側方を覆う（Cundiff & Fenner 2004）．側方でこの筋膜は，内閉鎖筋を覆う筋膜の肥厚部である骨盤筋膜腱弓 arcus tendineus fascia pelvis（ATFP）に腟と肛門をつなぐ（図 3.58, 3.59）．前方は，ほぼ恥骨から始まる．ATFP は明確に定義された線維性のバンドで，後方では腱膜がシート上に広がり坐骨棘に付着し，内側では骨盤内筋膜と肛門挙筋と交じり合う．腟上端では，腟と直腸（直腸腟筋膜または中隔）との筋膜は厚く，基靭帯 cardial ligament および子宮仙骨靭帯 uterosacral ligament となり，S2, S3 および S4 で仙骨前筋膜 presacrala fascia に付着する．したがって，腟と直腸は側方で ATFP，後上方で仙骨前の筋膜に付着している．会陰腱中心もまた，直腸腟筋膜を介してこの複雑な筋膜とつながっていて，仙骨前筋膜と骨盤側壁から吊り下がったかたちになっている．尿道は，左右の ATFP 間に懸垂している骨盤内筋膜でできたハンモック内にある（図 3.60）．この複雑な線維基質は，肛門挙筋で能動的に支持されており，この複合体は骨盤内臓器の支持に重要な役割を果たしている（第 4 章）（図 3.61）．

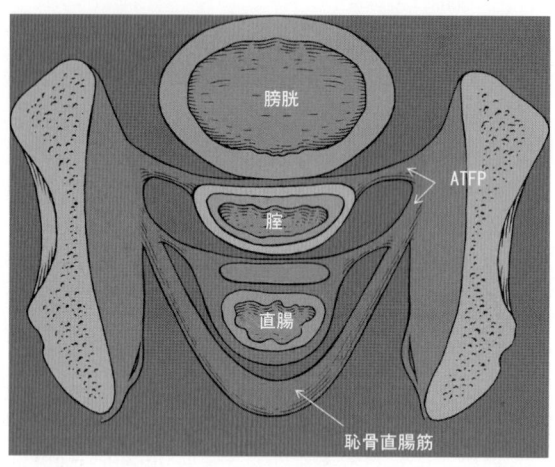

図 3.58 腟と直腸は，骨盤筋膜腱弓（ATFP）への筋膜連結によって左右に支持されている．Retzky & Rogers 1995 より転載

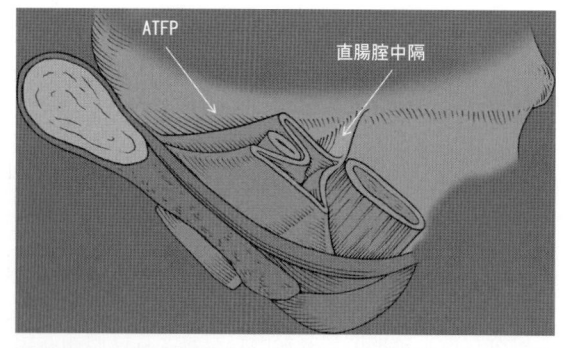

図 3.59 直腸腟筋膜（または中隔）は正中線上で腟と直腸をつなげ，側方へ延びて骨盤筋膜腱弓（ATFP）に連結する．Leffler ら 2001 より転載

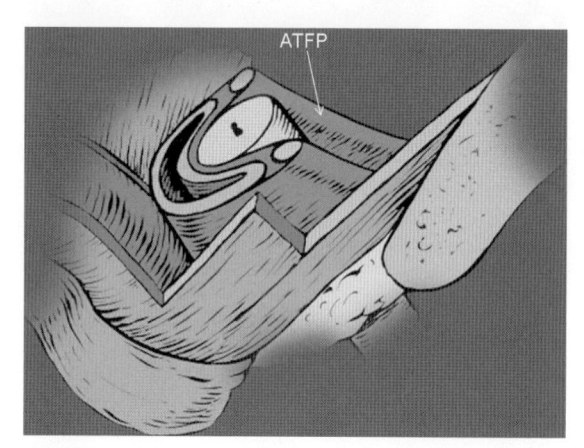

図 3.60 尿道を支持するハンモックは，骨盤内筋膜が完全な状態で骨盤筋膜腱弓（ATFP）へと左右に延びるかたちで成り立っている．DeLancey 1994 より転載

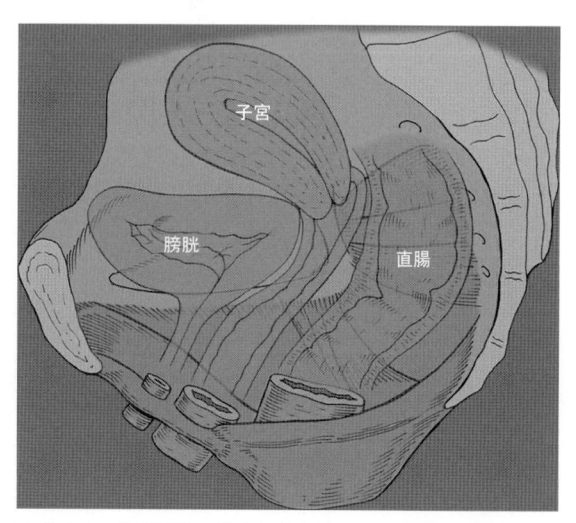

図 3.61 骨盤隔膜の筋膜と骨盤内臓器の機能的関係

内閉鎖筋 obturator interns：内閉鎖筋は閉鎖膜の内側3分の2，および閉鎖孔の骨盤側から始まる（図 3.55A，B，C，3.56A 参照）．この筋を覆っているものが厚くなったところが AFTP で，この肥厚部上に薄い筋膜層が伸び，それが腸骨筋の筋膜と連結する．下面では，内閉鎖筋を覆う筋膜は肛門挙筋の筋膜と交じり合う．側方では，内閉鎖筋の筋線維は，腱となって小坐骨切痕を経由して骨盤内を通過し，上双子筋，下双子筋とともに大転子内側面の凹みに停止する．内閉鎖筋は L5，S1，および S2 の前枝による神経支配を受ける．

骨盤の深部後壁の筋

骨盤の深部後壁をなす筋は，坐骨尾骨筋，梨状筋，梨状筋と同平面上にある腸骨筋（図 3.62A）である．

坐骨尾骨筋 ischiococcygeus：坐骨尾骨筋（図 3.55A，B，3.62A，B 参照）は，仙棘靭帯の腹側面，坐骨に始まり，S4 と S5 の間から仙骨尖にかけて付着する．この筋の神経支配は仙骨神経叢の S3 および S4 の前枝である．

梨状筋 piriformis：梨状筋（図 3.55A，B，3.62A 参照）は，仙骨の S2，S3 および S4 分節前面，仙腸関節の関節包前部，腸骨の下前腸骨棘の前面，しばしば仙結節靭帯の上部に始まる．骨盤から大坐骨孔を介して大腿骨の大転子に付着する．神経支配は L5，S1 の前枝より受ける．

腸骨筋 iliacus：腸骨筋（図 3.56A，3.62A 参照）は，腸骨窩の上部3分の2，腸骨稜内側唇，前仙腸靭帯および，仙骨翼から生じる．腸骨筋の大部分が腰筋の腱の外側と結合し，小転子および股関節の関節包に直接付着する．腸骨筋の神経支配は大腿神経 L2，L3 の枝である．

横隔膜および腰筋

横隔膜 diaphragm：横隔膜は胸郭と腹腔を分離する変形した半球体（図 3.63A，B，C）である．横隔膜は，剣状突起，下位6個の肋骨の内側面（腹横筋と交互に起始部をもつ），および腰椎に広範な付着部を有する．Pickering & Jones（2002）は，横隔膜が脚部分と肋骨部という2つの異なる筋として成り立っていることで，より適切に作用することができると述べた．この考察は，肋骨部が体壁（第 3，4，5 頸椎分節といわれる）の筋芽細胞由来であるのに対し，脚部は食道の腸間膜から発生するという筋の発生学に基づいている．

横隔膜脚は L1–L3 の右側および L1–L2 の左側から，椎体の前外側面および椎間板から始まる（図 3.64）．外側脚の線維は内側および外側弓状靭帯か

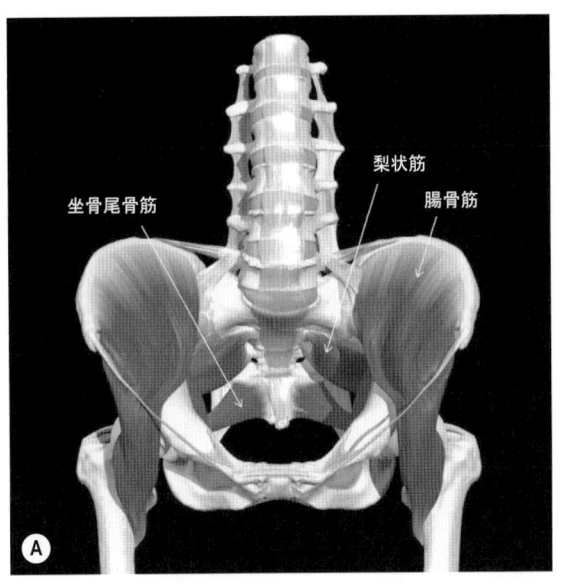

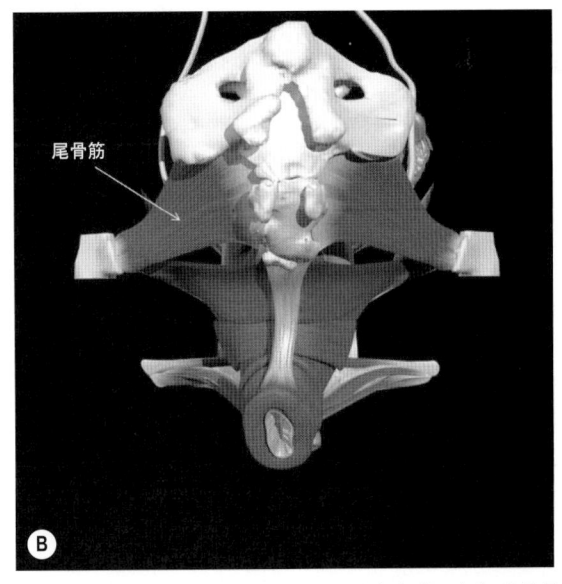

図 3.62 （A）腸骨筋，梨状筋，坐骨尾骨筋を含む内骨盤の後壁をつくる筋群．Primal Picture 2003 より転載．（B）坐骨尾骨筋（また，尾骨筋として知られる）は梨状筋と同じ前額面上にあり（腸骨尾骨筋と90°をなす），深く，仙棘靭帯と接触している．Primal Picture 2003 より転載

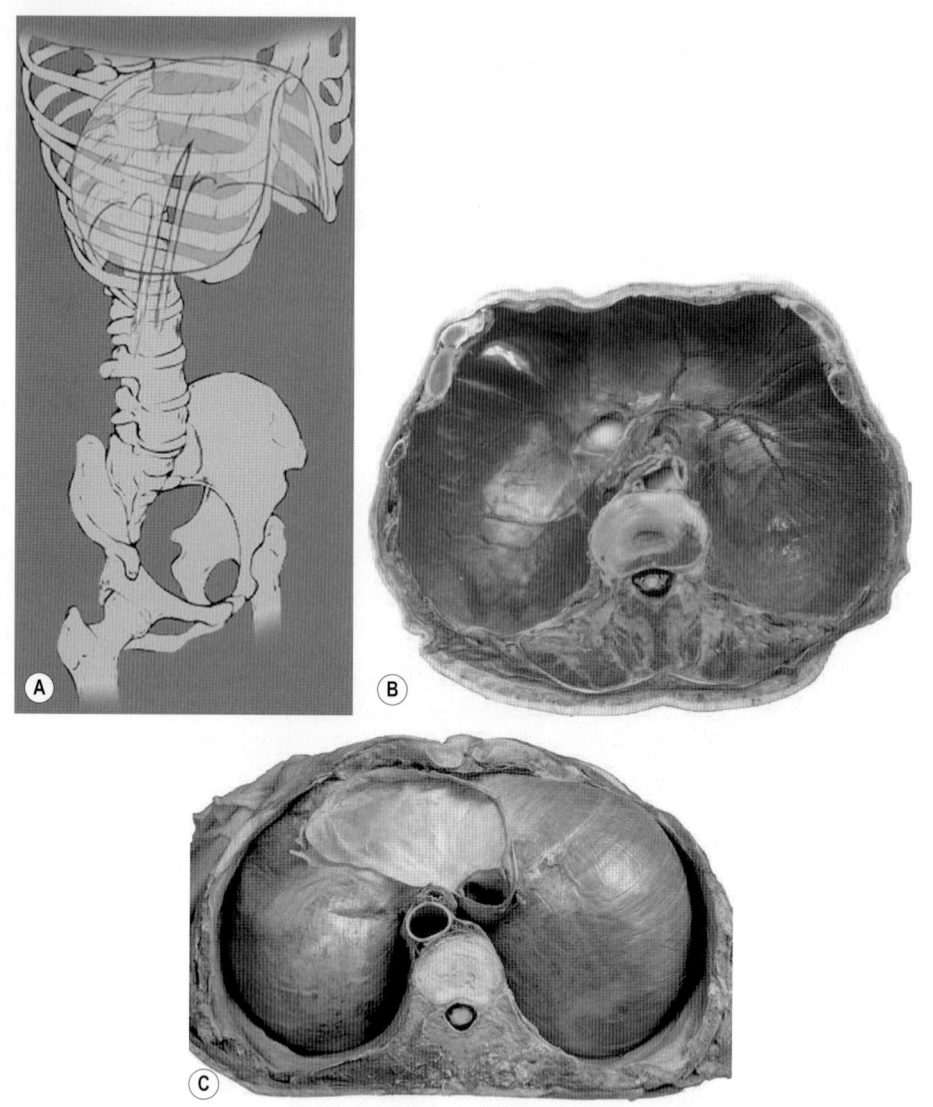

図 3.63 （A）横隔膜の 3D 表示．（B）下方よりみた実際の横隔膜の解剖学的分析．Primal Picture 2003 より転載．（C）上方よりみた実際の横隔膜の解剖学的分析．Primal Picture 2003 より転載

ら始まる．この靭帯は筋膜が厚い線維帯となったもので，大腰筋と腰方形筋につながる．横隔膜の線維はコラーゲン線維でできた薄く，強靭な腱膜である腱中心に収束する．横隔膜への神経供給は興味深く，肋骨部および脚部線維の運動神経は横隔神経（C3，C4）からであるのに対し，感覚神経は下位の 6 〜 7 肋間神経（T6-T12）からの支配である．

　腰　筋 psoas：腰筋は，腹部深層の背側で，腰椎椎体のすぐ外側にあり（図 3.64），分節ごとに起始部をもつ線維束が重なり合っている（Bogduk ら 1992）．前部線維束は T12-L1 および L4-5 までの隣接する椎体間と，椎間板と，L1-4 椎体の狭くなっている部分を被う腱弓に起始部をもつ．後部線維束は，すべての腰椎横突起の前内側面から始まる．横突起からの線維は椎体に付着する線維よりもサイズは小さいものの，筋全体を通して筋束長が驚くほど一貫している（短い分節線維や長い多分節線維といったものは存在しない）．線維束は，それぞれの起始部から腰筋腱まで下行し，内側に曲がって大腿骨小転子につく．下方では，腰筋腱は腸骨筋の外側の大部分の線維と合わさる．

　Gibbons ら（2002）は，腰筋の前部と後部が別々

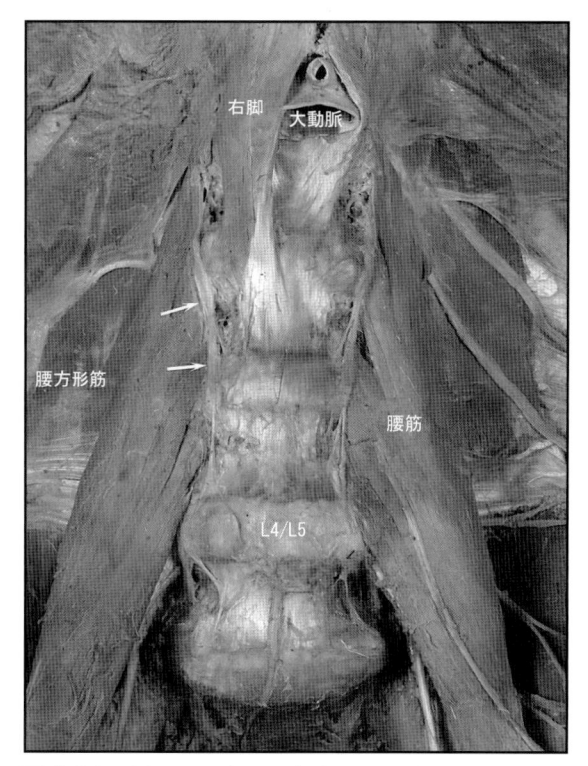

腰椎骨盤股関節複合体の構造　CHAPTER 3

図3.64　腹部深層の解剖．矢印は横隔膜脚部と腰筋の付着部を示す．腰方形筋 quadratus lumborum（QuadLum）．Willard および Elsevier 社 2007 より許可を得て転載

に神経支配されることを指摘した．彼らは前部線維束がL2，L3およびL4の大腿神経枝に神経支配されていると報告した．一方，古典的な解剖書には後部線維束は前枝に支配されていると記されている．

股関節の筋

　表層の股関節屈筋（大腿直筋，大腿筋膜張筋，縫工筋），長短内転筋（恥骨筋，短内転筋，長内転筋，大内転筋，薄筋），ハムストリングス（半膜様筋，半腱様筋，大腿二頭筋），本書でまだ挙げていない深層外旋筋（外閉鎖筋，双子筋，大腿方形筋），殿筋群（大殿筋，中殿筋，小殿筋），および下肢の筋膜については標準的な解剖書をご参照いただきたい．

神経学──感覚受容器

　位置，運動，関節運動のコントロールには運動単位の活動が必要不可欠であるため，機械的受容器からの正確な情報が中枢神経系に伝わらなければならない．このメカニズムのおかげで，動きと負荷が生み出されたとき，それが効率的で安全な方法にコントロールされるように，過剰な運動から関節が護ら

れ，また運動動員の協調的なタイミングが得られるのである．

　機械的受容器は，身体組織内に多数存在し，それらの外見，部位および機能に応じて分類されている（表3.2）（Freeman & Wyke 1967, Rowinski 1985, Wyke 1981）．基本的に受容器は，関節包のすべての層（Indahl ら 1995, 1999, McLain & Pickar 1998），すべての靭帯や筋膜（Indahl ら 1995, Schleip 2008, Yahia ら 1992），およびすべての筋の中に存在する．これらのうちの数種は発火閾値が低く，順応するのが遅い．受容器は関節の静止時の位置，筋長，筋緊張，および関節内圧を伝える．その他に，発火閾値が低く，順応は非常に速いものがある．これらの受容器は，関節の位置変化（方向，量，および速度）を含む環境の動的な変化を伝える．高い閾値で発火する受容器は，非常にゆっくりと順応し，身体の保護に役立つ．これらの受容器の効果は，反射的な筋収縮を抑制し関節包の過伸張を防ぐことである．仙腸関節関節包の腹側部分と背側の関節周囲靭帯には，直径が大きい有髄軸索および無髄軸索の両方がみられる（Fortin ら 1999, Grob ら 1995, Sakamoto ら 1999, Vilensky ら 2002）．

　侵害受容器は，ほぼ全身に存在している．侵害受容器は極端な機械的変形や化学的刺激（カリウムイオン，乳酸，ポリペプチドキニン，5-ヒドロキシトリプタミン，アセチルコリン，ノルエピネフリン，プロスタグランジン，ヒスタミン）に反応し，閾値が高く非順応性の受容器である．これらの受容器は，痛みの認知（侵害受容）にかかわっている．しかしながら，求心性の入力は末梢と中枢の両方で著しく変えられる可能性がある．

　関節の機械的受容器の活動の主要効果は，疼痛抑制，反射，および知覚の3つである．

疼痛抑制

　機械的受容器の活動を介した疼痛抑制 pain suppression は，これらの受容器の活動がどのようにさらに高次中枢への侵害受容的な活動を妨げたかという脊髄ゲートセオリー spinal gating theory の一部として Melzack & Wall（1965）により提唱された．疼痛のメカニズムと脊髄ゲートセオリーに関する Melzack（2001, 2005）の最新の考えはこれよりも少し複雑であり，これについては第7章で詳述する．

41

表 3.2　感覚受容器の所在位置と性質（Schleip 2008 および Yahia ら 1992 より改変）

	ゴルジ体	パチーニ小体	ルフィニ小体	間質または自由神経終末	筋紡錘
位置	筋腱移行部 筋膜 末梢の靱帯 関節包 骨近辺	深部関節包 脊椎の靱帯 筋腱移行部 筋膜	末梢の靱帯 硬膜 関節包の層 筋膜	全身で最も豊富な受容器 いずれの部位でも見つけることができる 特に骨膜で高密度	錘内筋線維 筋膜やその他の結合組織にはみられない
受容する刺激	自動運動を伴った付着部近くのゆっくりとした深いストレッチ（ART）	以下のような急速な圧変化： 高速度マニピュレーション，リコイルテクニック，バイブレーション，振動またはリズミカルな関節モビライゼーション	側方剪断力を伴ったゆっくりとした機械的な圧刺激	50％は高閾値 50％は低閾値 骨膜や骨に関連する隔壁，神経伝達物質により感作された骨間膜を刺激するテクニック	直接的な筋の伸張またはγ活動の亢進
反応	筋緊張低下	固有受容フィードバック	交感神経活動低下	血管拡張の増長 血漿の排出 内受容刺激 機械刺激および侵害刺激	錘外筋線維収縮増加と拮抗筋の抑制

反射効果

　低閾値の関節機械的受容器からの求心性神経線維の脱分極は，多シナプス性に紡錘運動ニューロンに達するので，安静時と関節運動時の両方で筋紡錘からのγフィードバックループ gamma feedback loop にかかわる．「これによって，関節機械的受容器はすべての横紋筋において，筋緊張や伸張反射の興奮性にかかする相互調和的な反射の作用を発揮する」（Wyke 1981）．この関節包の反射が活性化されると，放電した受容器が起こっている運動に拮抗する筋活動を促進することになる．高閾値の関節機械受容器が放電された場合，反射効果は多くのシナプスを経由してα運動ニューロンに投射され，局所の筋活動を抑制する．侵害受容器は，α運動ニューロンプールからの放電に影響を与え，正常な，調和の取れた機械的受容器の反射システムを乱す（Gandevia 1992）．

認知的な影響

　関節の機械的受容器からの求心性入力は，多シナプス伝播により脊柱の後背側を経由し，大脳皮質の中心傍領域および頭頂領域に到達する．この入力が唯一の感覚情報というわけではないものの，姿勢および運動感覚の認知に非常に大きくかかわる．

　股関節置換術の過程で行われる関節包の切除によって，股関節の位置覚が完全に失われることはない．この所見から，股関節の関節包は，静止時の関節肢位の認知には貢献しているけれども，知覚情報を得る唯一の情報源ではないことは明らかである．また，ほかの最近の研究では，関節包の機械的受容器が知覚に対して貢献する度合いは補足的なもので，皮膚と筋（筋紡錘）の機械的受容器からの入力と協調的に作用すると推察されている．

Wyke 1981

　筋膜は機械的受容器が豊富で，全身に存在する非常に高度な感覚組織である．ゴルジ，パチーニ，ルフィニ，間質受容体が含まれる（表 3.2）．刺激を受けると，筋緊張を弱め（ゴルジ体），固有受容性および内受容性のフィードバック情報を供給し（パチーニ，間質），総合的な交感神経活動を抑制し（ルフィニ），血管拡張血流増加（間質受容体）が起こる（Schleip 2008）．さらに，最近の研究において，すべての筋膜組織でα平滑筋アクチンの変動量の筋膜組織（Schleipら 2005）のα平滑筋アクチンの可変量（また，筋線維芽細胞として知られている平滑筋様細胞）が発見され，現在では筋膜が収縮能力を有していると広く受け入れられている．感覚システムと運動システム間の複雑な相互作用は，徒手療法のテクニック（10章）と運動の教育（第11, 12章）というものが，内受容感覚（自分で自分の体をどのように感じるのか），固有受容感覚（自分と環境の関係性のなかで自分がどうなっているか），そして機能（自分が何を必要として，何をしたいのか）などに幅広い効果をもたらすことを説明するのに役立つ．

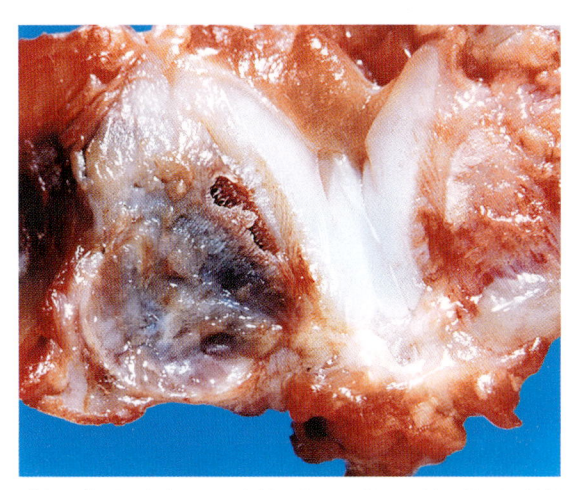

プレート1 妊娠37週女性の仙腸関節．腸骨関節面の線維軟骨は仙骨関節面の硝子軟骨より青みがかっている

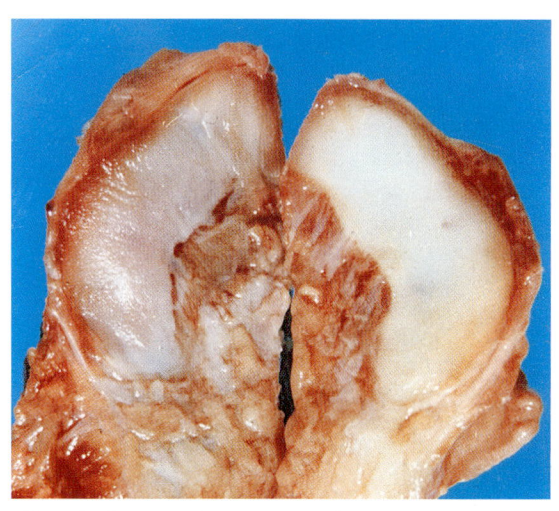

プレート2 3歳男児の仙腸関節（仙骨関節面は右側）．腸骨関節面の線維軟骨表面は冴えない青色をしている

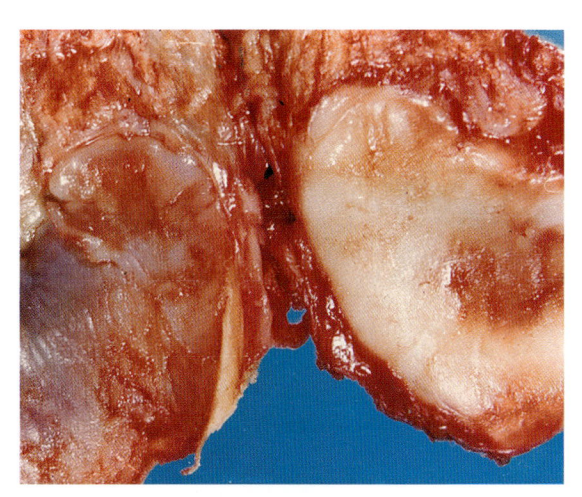

プレート3 17歳男性の仙腸関節（仙骨関節面は右側）．腸骨関節面の線維軟骨表面は冴えない色で，キメが粗い

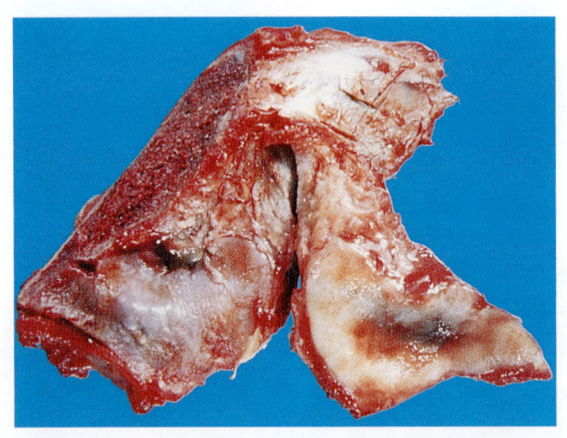

プレート4 40歳男性の仙腸関節（仙骨関節面は右側）

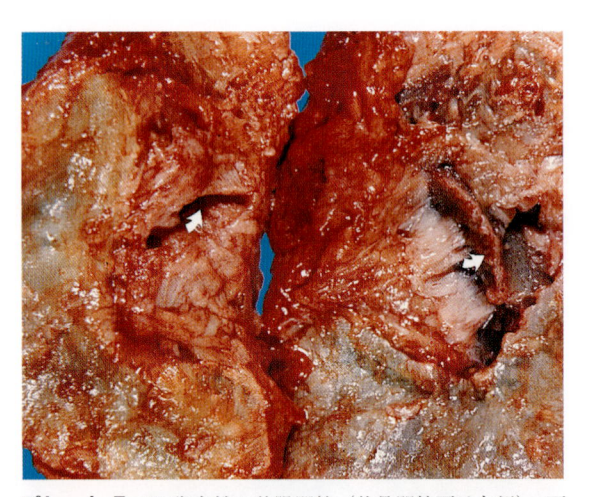

プレート5 70歳女性の仙腸関節（仙骨関節面は左側）．両側の関節面の軟骨は著しく欠損し，副仙腸関節が出現している（矢印）．プレート1〜5はHarper and Rowe社より許可を得てBowen & Cassidy 1981より転載

機能的な腰椎骨盤股関節複合体

4

Diane Lee　Linda-Joy Lee

章の内容

はじめに——安定性とは何か	45
機能の統合モデルの再考	49
フォームクロージャー理論	50
フォースクロージャー理論	68
モーターコントロール理論	70
情動の状態	82
腰椎骨盤股関節複合体のバイオメカニクス	82
前　屈	83
後　屈	83
側　屈	84
スクワット	84
歩　行	85
リフティング	86
おわりに	86

著者のメモ

　第4，5章は，内容を更新するのが恐らく最も難しかったといえよう．腰部骨盤帯の疼痛や安定性に関してこの6年間に発表された研究には，混乱を招くところまではいかなくとも，膨大な量の矛盾があるからである．腹横筋は教育すべき重要な筋であるか否か．体幹を安定させる方法として，柔らかく腹部を凹ませるよりも，強く，複数の筋の共同収縮を伴って腹壁を緊張させるほうがよいのか．仙腸関節は本当に荷重下で動いているのか，あるいはただ軟部組織の動きを捉えてしまっているだけなのだろうか．

　研究論文を読む際，単に結論を読むだけでなく，測定したことあるいはしなかったこと，どのようにそれらを測定したのか（方法），誰を計測したのか（被験者と算入基準），それぞれの論文を厳密に熟考すると，腰椎骨盤帯股関節複合体の機能および機能障害に関する研究の妥当性というものがより理解できる．

　背部痛については John Godfrey Saxe 作の詩『盲人と象』【訳注：「群盲象を評す」というインド発祥の寓話に基づいている】を用いた喩え話があり（Lee 2006），最近では，Reeves らがこの寓話を用いて，「安定性」という言葉の使用における最近の混乱について述べている．

　研究では，象のほんの小さな一部分にのみ焦点を絞ることを余儀なくされる．研究ではさまざまな変数が複雑に絡み合わないよう厳しく統制されるため，論文の読み手である臨床家にとっては次のような疑問をもつ可能性がある．

1. 「これは臨床的な実践にどのような関連があるのか」，また恐らく彼らはこのように考える：
2. 「これはわれわれには関係ない」，あるいはこう指摘する：
3. 「分離して働く筋なんてないのだから，選択的収縮なんて関係ないし，50ミリ秒がどれほど重要なのか」

　それらは結局，全体像，象全体，つまり疼痛の有無にかかわらず腰椎骨盤帯股関節 lumbopelvic-hip（LPH）に機能障害のある患者に関係するのだから，すべて非常に重要であり，関連性がある．われわれの捉え方次第なのである．同時に，研究の限界に留意し，研究で結論が出せないものもあると理解しておくことが重要である．レビュー論文や分担執筆は，その筆者自身の研究だけでなく，他の研究とのかかわりについて解説が入ることになるため，ある研究

盲人と象（図4.1）
John Godfrey Saxe による寓話

6人のインドの男たち
どうしても象のことを知りたくて
皆で象を見に行った
（皆盲人ではあったけれど）
それぞれ丹念に観察し
それぞれがいたくご満悦

1人目が象に近づいた
とたんに転んで　広くて硬い
象の胴体にぶつかって
すぐさま男はこう叫んだ
「何てこった！　象は
まるで壁じゃないか！」

2人目は象の牙に触れ
そして大声でこう言った．「ほう！
こりゃ何て丸くて滑らかで鋭いんだ
わしには謎がはっきり解けたぞ
象は槍のようなもの！」

3人目もその獣に近づいた
そして偶然　くねくね動く
象の鼻を手で掴み
堂々とした口調でこう言った
「なるほど，象とはまさしく
蛇みたいなものである！」

4人目はわくわくして手を伸ばし
膝の辺りを触ってこう言った
「この謎に満ちた獣が何物か
それは全くもって明らかだ
象とはあたかも木のごとし！」

5人目はたまたま耳に触れてこう言った
「いかに目が見えなくたって
これが何に似ているかくらいわかるものさ
この真実を誰が否定できようか
驚くなかれ　象ってものは
まるで扇そのものだ！」

6人目は手探りするやいなや
獣のゆらゆら揺れる尻尾を
ぐいと掴んで
なるほど，と腑に落ちた
「そうか，象というものは
縄みたいなものだ！」

それからインドの男たちは
大きな声で延々と
侃々諤々大議論　その意見は皆
それぞれがちょっとだけ正しくて
全部が全部間違っていた！

教　訓
そう，神学論争でも私はしばしば思う
議論をする者たち
彼らはそれぞれが抱え込む
とてつもない無知に則って
互いを罵り合っている
まさしく象をめぐる無駄話
誰も何にもわかっちゃいない！

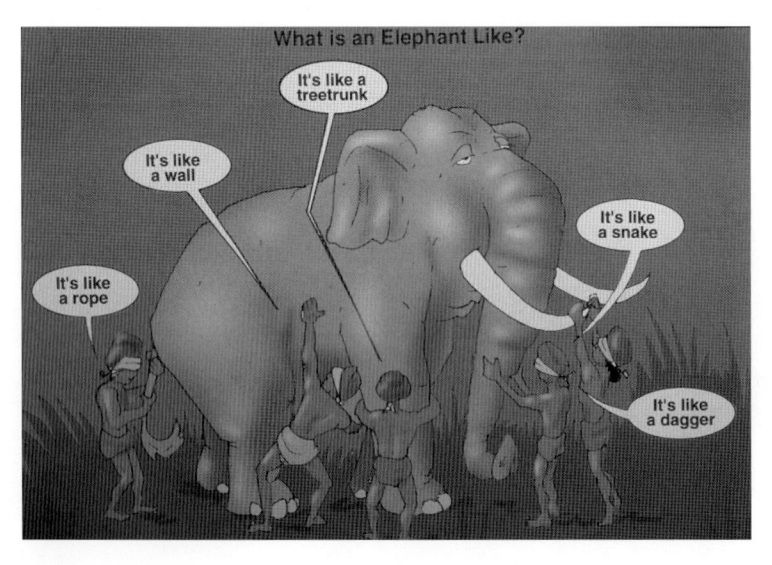

図4.1　盲人と象．それぞれが自分の「フィルター」を通して象を認識している．これは，さまざまなヘルスケアの観点で語られる「腰痛」（Lee 2006）やReevesらが指摘した「安定性」と非常によく似ている

機能的な腰椎骨盤股関節複合体　CHAPTER 4

It was six men of Indostan
To learning much inclined
Who went to see the Elephant
(Though all of them were blind)
That each by observation
Might satisfy his mind

The first approached the elephant
And happening to fall
Against his broad and sturdy side
At once began to bawl
'God bless me! – but the Elephant
Is very like a wall!'

The Second, feeling of the tusk,
Cried: 'Ho! – what have we here
So very round and smooth and sharp?
To me 'tis mighty clear
This wonder of an Elephant
Is very like a spear!'

The Third approached the animal
And happening to take
The squirming trunk within his hands
Thus boldly up and spake;
'I see,' quoth he, 'the Elephant
Is very like a snake!'

The Fourth reached out his eager hand
And felt about the knee
'What most this wondrous beast is like
Is mighty plain' quoth he;
'Tis clear enough the elephant
Is very like a tree!'

The Fifth, who chanced to touch the ear,
Said: 'E'en the blindest man
Can tell what this resembles most;
Deny the fact who can,
This marvel of an Elephant
Is very like a fan!'

The Sixth no sooner had begun
About the beast to grope,
Than, seizing on the swinging tail
That fell within his scope
'I see,' quoth he, 'the Elephant
Is very like a rope!'

And so these men of Indostan
Disputed loud and long
Each in his own opinion
Exceeding stiff and strong,
Though each was partly in the right, And all were in the wrong!

MORAL
So, oft in theologic wars
The disputants, I ween,
Rail on in utter ignorance
Of what each other mean,
And prate about an Elephant
Not one of them has seen!

者のフィルターを通した象の見方を理解するのに非常に役立つ．われわれは，そのような論文や文章を読み，多くの「なるほど！」という瞬間を経験しており，さらにそれらを調べようという気にさせられる．バルセロナで開催された第6回 Interdisciplinary World Congress on Low Back and Pelvic Pain（2007年11月）で，Diane は『骨盤帯痛に関するエビデンスに基づいた治療における臨床技能 – 私にその患者を見せてください！』(Lee 2007b) というタイトルで発表し，これを受けて，セッションの司会者 Dr. Jacek Cholewicki が Diane へ尋ねた．「Diane，考えを変える覚悟はできてますか」と．1989年から2010年までの本書の進化が何よりの証であり，答えは「イエス」である．われわれは科学的エビデンス（研究）と，臨床経験そして個人的な人生体験からさらに学んでおり，いつも変化し続けている．さしあたって，

第4章，第5章とも，機能的あるいは機能に問題のある LPH 複合体に関する現時点での情報をまとめたものであり，詳細な分析ではない．つまり，まだわかっていないことが多いのである．

はじめに──安定性とは何か

　LPH 複合体の最も重要な機能は，短期的にも長期的にも筋骨格組織を傷めることなく，最適な呼吸を保ちながら，臓器が支えられ，かつ保護された状態で課題の目的が遂行されるよう動き，コントロールしながら，安全に力を伝達させることである．それゆえに，最適な機能には可動性と安定性両方が必要となる．Panjabi（1992a，b）は，安定性を得るためには，受動システム，能動システム，コントロールシステムという互いに依存し合う3つのシステム

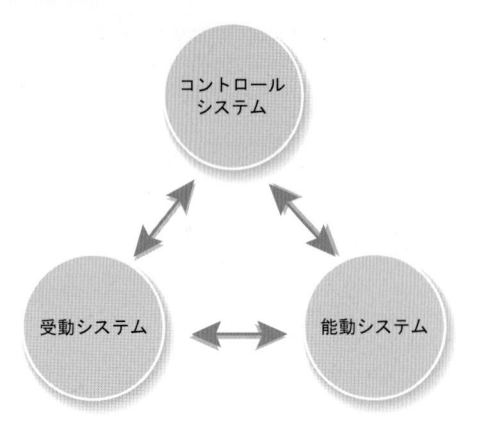

図4.2 Panjabi（1992a, b）の概念モデル．安定性を供給する構成要素を図示している

が最適に機能しなければならないと提唱した（図4.2）．しかし，「安定化システム」とは何を意味するのか．「安定性」という語句は，エクササイズトレーニングとリハビリテーション分野に加え，生体力学に関連する文献の両方でたびたび曖昧に用いられる．最近では，Reevesら（2007）は生体力学的な観点から，「安定性」という語句がJohn Godfrey Saxeの有名な寓話に基づいた詩に出てくる象になる可能性が大いにあると懸念を訴えた．

> 安定性とは，いかなるシステムも特徴づけ，評価する最も基本的な概念の1つである．ある者は，安定性とは状況によって変化するような用語であり，定義が不安定であると主張するだろう．工学というより確立された分野でさえ安定性に関する絶対的な定義はないため，脊柱の生体力学分野においてこの用語が曖昧であることは驚くほどのことではない．しかしながら，多くの定義があり，それぞれが厳密である．つまり安定性とは，象のように，多くの部分からなる複合体なのである．
> Reevesら，2007

これは，脊柱の安定性における科学的な研究データと一見矛盾するモデルが多数存在することによって生じている．「どんな筋肉が，脊柱を安定させるために最も重要か」，そして「脊柱を安定させるベストなエクササイズは何か」という内容に関して，多くの議論が科学者と臨床家の間で持ち上がっている．最近Google™で「体幹の安定性」という語句について検索したところ，約4,170,000ものヒットがあった．明らかに脊柱の安定性については一般的な関心事となり，さまざまな意見が述べられている．しかし，複合的なシステムを評価し治療するシンプルな方法と答えを見つけることはできるのだろうか．Reevesら（2007）は，「安定性は，多くの部分から成り立っているものである」と強調した．方法論やその基となっている仮説，研究をデザインするために用いられたモデルによって，得られたデータが安定性に関する異なった要素を照らすことになるのである．それでは，「安定性」をなす多くの要素とは何なのか．

骨と靭帯のみの状態では脊柱は本質的に不安定であることがすでに証明されており，筋の支持がない状態では脊柱（T1——仙骨）はわずか20N以下の圧縮負荷で崩れてしまう（Lucas & Breslar 1961）．一方腰椎単独では90Nの圧縮負荷を支えることができる（Crisco & Panjabi 1991）．したがって，どのように脊柱のバックリングbuckling【訳注：ある負荷に対してアライメントや運動が急激に崩れる状態のこと】を防ぐかという点から，どの筋が最も脊柱を支持し，補強する「支え」として作用するのかに焦点を当てた安定性モデルの構築につながった．これらの研究は，平衡感覚における脊柱のモデル化の基礎をなす情報を提供している．

> 平衡感覚において，外乱が生じた場合，脊柱が平衡位（最小の位置エネルギーの位置）を保つか，あるいはその位置を取り戻せば，その安定性は保証される．不安定なシステムでは，外乱は平衡位と異なる方向への運動を誘発する．
> Hodges & Cholewicki，2007

多くの研究によって，負荷がかかった状態で脊柱のバックリングを防ぎ静的安定性をつくるためには，体幹周囲の多数の分節および多分節にわたって走行する筋の共同収縮（Panjabiモデルの能動システム）が必要であることが証明された（図4.3A）（Bergmark 1989, Cholewickiら 1997, Cholewicki & McGill 1996, Cholewicki & van Vliet 2002, Crisco & Panjabi 1991, Criscoら 1992, Grenier & McGill 2007, McGillら 2003, McGill & Cholewicki 2001）．筋の共同収縮は，脊柱の関節を硬くする．静的な状態で，脊椎がバックリングに抵抗することのみ必要とされるのであれば，硬い脊柱＝安定した脊柱である．表層かつ多分節をまたいで走行する筋は，より硬い脊柱をつくりだすことが可能である．そのため，「安定性」に対する理解を，静的な状態を基にした定義に従って築いたリハビリテーション・アプローチでは，腰痛や腰部障害の予防を図る目的で，多分節にわたって走行する体幹筋をさ

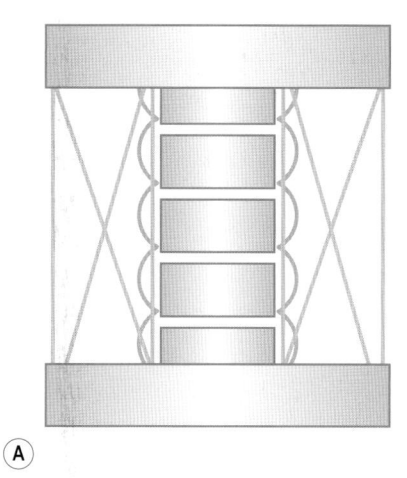

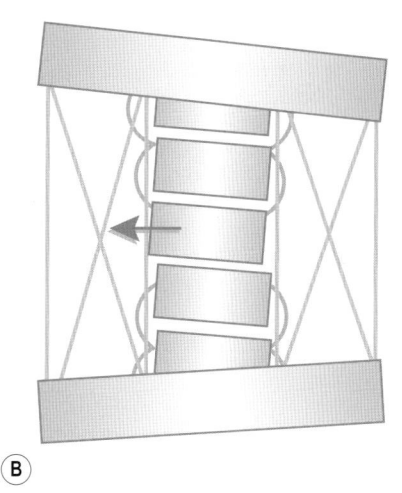

図 4.3 (A) オイラーモデル——負荷がかかった状態では，さまざまな分節，あるいは多分節における筋の共同収縮によって，システムの崩れを防ぐ．静的状態で安定性を確保するには，最小レベルの共同収縮が必要となる．(B) しかしながら，1つの分節が支えを失えば，システムは，まるで全く筋が存在しないかのように崩れる可能性がある

まざまな強度で共同収縮するトレーニングを推奨した（McGill 2002, McGill & Stuart 2004）．しかしながら，同じモデルで，もしたった一分節で筋による支持が欠如していたら，脊柱はまるで全く筋がないかのように不安定となることも同時に示唆されている（Cholewicki & McGill 1996, Crisco & Panjabi 1991）（図4.3B）．これは，深部で分節ごとに走行する筋もまた重要な役割を担っているという見解を支持している．実際，解剖学的観点においても，脊柱の深部筋は，表在筋の収縮のように多分節の圧縮（可動性を減少させる）や回転力の発生といった代償をもたらすことなく，並進運動の選択的な分節コントロールすること（バックリングの潜在的な構成要素）にはより適している（Hodges & Cholewicki 2007）．

しかしながら，硬い脊柱が機能的な脊柱であるといえるだろうか．硬い脊柱で，最適な機能とパフォーマンスがもたらされるだろうか．明らかに，静的にはバックリングの予防ができても，身体内での脊柱全体としての役割や，そのほか脊柱に求められる幅広い機能に応答するのは難しい（Hodges & Cholewicki 2007, Reeves ら 2007）．脊柱はバックリングに抵抗するだけでなく，体幹の可動性を確保するためにすべての分節で動ける必要があり，ゆえに，たいていの場合で身体が空間に合わせて動けるのである．各分節における並進運動は，静的な課題だけでなく，動いている状態や，必要とされる動きの変化に応じてコントロールされていなければなら

ない．体幹の反応に関する研究では，得られるデータが，静的モデルからの予測結果と一致しないことが多い．つまりこれらの研究結果は，呼吸のような必要不可欠な機能を継続する状態に保ちつつ，姿勢の平衡をコントロールし，かつ外乱による影響を弱めるためには，単純に脊柱を硬くすることよりも，脊柱の動きと体幹筋の変化に応じた活動が必要であることを示している（Aruin & Latash 1995, Belenkii ら 1967, Bouisset & Zattara 1981, Hodges ら 1999, Hodges & Cholewicki 2007, Hodges & Richardson 1997）．実際，多くの研究で，硬さがより少ない脊柱がよりよい機能を保証することを証明している（Mok ら 2007, Reeves ら 2006, 2007）．このように，静的モデルは，象の一部分のみと同様に，脊椎の安定性の1つの側面だけに関する情報を提供しているに過ぎない．Reeves ら（2007）は，次のように述べている．

> 安定性とは，システムが平衡な状態にある，いわゆる静的な状態のときと，システムが何らかの軌道に沿って動いている状態，すなわち動的な状態のときと，両方の状態を定義するものでなければならない．

脊柱の安定については，より幅の広い定義が必要である．ヒトというものは動的な存在で，すべての運動課題で（ただ立っているあるいは座っているときも）動きを伴うものであると仮定すると，システムがどのように動的に安定化しているか，しっかりと考える必要がある．Hodges & Cholewicki

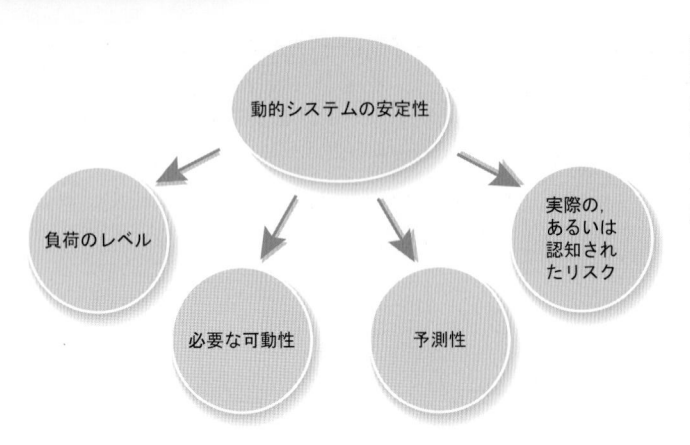

図4.4 動的システムの安定性には，運動学，運動力学，または制御の障害に関係なく，意図した軌道を維持することが必要である（Hodges & Cholewicki 2007）．負荷の程度，必要となる可動性の程度，運動課題の予測性，実際のまたは認知されるリスクの程度を含め，すべての運動課題因子に考慮すべき多様な因子が存在する

(2007) は，動的な安定性システムを次のように定義した．

> 運動学的，運動力学的あるいはコントロールの撹乱にかかわらず，望ましい軌道を保持する能力．

この定義は，運動課題に含まれる多くの因子（負荷，可動性，予測能力，実際的あるいは認知されたリスク）（図4.4）と，運動課題中に支持性を保ちながら必要不可欠な活動（呼吸やコンチネンス【訳注：排泄抑制能力】）を継続しなければならないという脊柱が担う多くの機能を考慮に入れたものとなっている．この定義には，運動課題として必要とされる1つの平衡位を維持すること，つまり静止している状態も含まれている．また，動的で変化し続けている身体と環境の間の複雑な関係および相互作用についても含まれている．「脊柱の安定性として何が必要とされるかは，課題で要求される内容によってさまざまである．安定性とはシステムと実行される課題によるのである」（Reevesら 2007）．明らかに，すべての機能的な課題，あるいはそれを含むように応用できる脊柱の安定化の方法は1つだけではないし，エクササイズも1つではない（Reevesら 2007）．

安定性に関するこの広義の解釈と定義によって，われわれは象を見ることができ，そして科学的研究から得られる多くの異なった所見を大きな全体の一部として理解することができるようになる．また，患者に対して効果的であると臨床家が報告する多種多様なアプローチに関して，LPH複合体の障害と痛みを有する患者を対象とするものであっても，アプローチそれぞれが異なるサブグループに向けたものであって，安定性の異なる部分を再教育しているのだという解釈をもたらしてくれる（第7章参照）．データから明らかなことは，すべての筋が脊柱の機能的な制御に重要であるということであり，脊柱を安定させる「一番良いトレーニング」を実践することがそのような動的かつ複雑なシステムを獲得するアプローチになるわけではない．中枢神経系 central nervous system（CNS）は，さまざまな目標達成のため，それに見合った筋をその都度働かせ，その場に応じた筋の共同作用による全体的な戦略を利用する．最近の研究では，神経筋システムにおける著しい冗長性や，それゆえに生じるかなりの適応性（すなわち，さまざまな運動課題に対する多様な戦略の可能性）があることが証明されている．静的および動的な運動課題を遂行している間の脊柱の安定性を確実にするため，われわれには選択できる多様な戦略が必要である．負荷かつ低い予測性の状況では，複数の体幹筋の共同収縮で単純に硬くなる戦略を用いることが最適であるが，他の多くの運動課題，例えば歩行やどこかに動きを必要とする運動課題の場合，単に硬くするシステムよりも，動きとそれに応じた筋活動によるコントロールシステムが，脊柱を安定させるのに最適である（Aruin & Latash 1995, Bouisset & Zattara 1981, Cholewickiら 1991, Hodgesら 1999, 2000, 2003b, Saunderら 2004a, van Dieen & de Looze 1999）．最適な機能とパフォーマンスのために，CNSは多様な戦略を選択肢としてもち，それらを運動課題，個人と状況に応じて適切に利用する必要がある．

> 脊柱を安定させるモーターコントロールには，身体の状態を感知する感覚受容器，安定の必要性を解釈し，適切な反応を計画するコントロールシステム，その反応を実行するための筋を備えた統合システムを必要とする．
>
> Hodgesら 2003b

機能的な腰椎骨盤股関節複合体　CHAPTER 4

　安定性とは，多くの筋を含む非常に協調した筋活動パターンによりつくりだされるもので，運動課題に応じて，パターンは絶えず変化しなければならない．

McGillら，2003．

　「安定性」という語句により重大な混乱が生じたことを考慮して，われわれは理解しやすくするため本書の残りの部分では「コントロール」という語句を用いることとした．しかしながら，あえて「安定性」という用語が使われる箇所では，それは Hodges と Cholewicki（2007）による広義の意味を示していると捉えてほしい．この章の残りでは，LPH 複合体の安定性に関して科学的なエビデンスの解釈に基づき解剖学的，生体力学的，および神経生理学的メカニズムの最新知見をレビューするため，機能の統合モデル（下記参照）の枠組みを用いることとした．LPH 複合体あるいは脊柱の安定性と全身でのパフォーマンスの関係については，モーターコントロールの項でさらに議論する．

機能の統合モデルの再考

　機能の統合モデルは，骨盤の機能的状態と機能不全の状態の両方を検討する枠組みとしてスタートした（図 4.5）（Lee 2004, Lee & Lee 2004a, Lee & Vleeming 1998, 2004, 2007）．最初のモデルでは，ともにフォームクロージャー form closure とフォースクロージャー force closure がどのようなものか，またそれらが LPH 複合体を介してモーターコントロールと情動の状態とともに，どのように荷重伝達に影響を及ぼすのかについて解釈するよう努めた（図 4.6）．いくつかの解剖学的，生体力学的，神経生理学的研究では，LPH 複合体に負荷がかかったときに力がどのように制御されているのか調査を実施している．このモデルに関連する研究に基づいたわれわれ（Diane Lee & Linda-Joy Lee）の最新の考えを後述する．

　まず，機能の統合モデルの1つ目の構成要素はフォームクロージャーで，そのオリジナルの定義は次の通りである．

　フォームクロージャーは，負荷がかかった状態において，そのシステムの状態を維持するために余分な力を必要としない安定した状況のことをいう．

Snijdersら 1993a

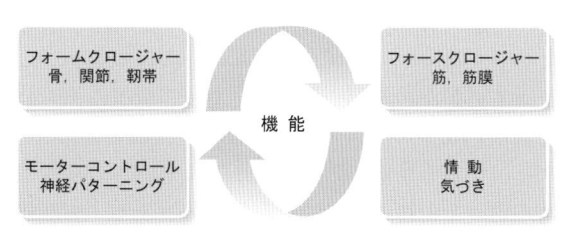

図 4.5 機能的な統合モデル（Lee & Vleeming 1998, 2004, 2007）

図 4.6 機能的な LPH 複合体とは，統合された運動連鎖を介して効率的に荷重伝達を行い，同時に骨盤内臓器を守り，コンチネンスを保障するものである．この写真は，その描写が安定したプラットフォーム，つまり骨盤を介する運動連鎖が最適に機能しているところを表現するものとして，本書第 3 版の表紙にも使った

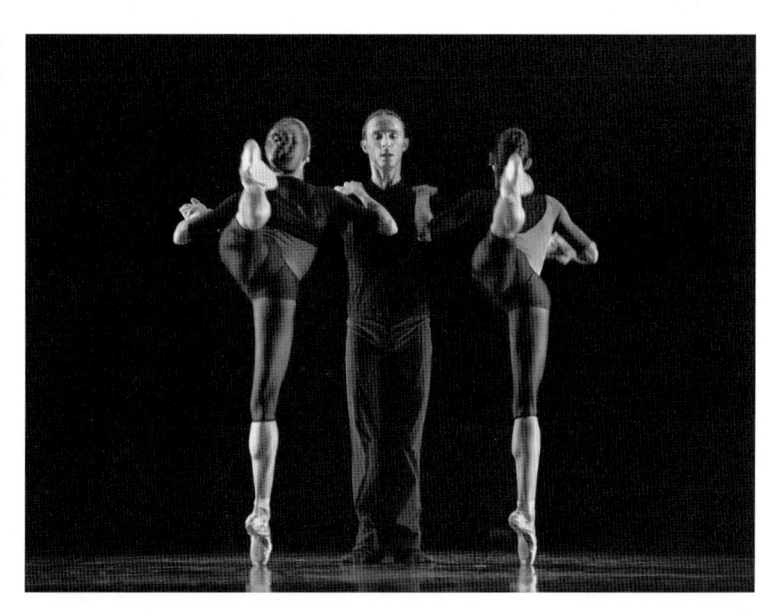

49

したがって，フォームクロージャーとは，関節に負荷がかかったときに関節構造（受動システム）がどのように並進運動や剪断力に抵抗するかを示す．

モデルの2つ目の構成要素はフォースクロージャーで，オリジナルの定義は次の通りである．

> フォースクロージャーは，対象を適切な位置に維持するための外力が必要とされる状態を示す．ここでは，摩擦が存在しなければならない．
>
> Snijdersら 1993a

いくつかの研究において，LPH複合体にフォースクロージャー機構をもたらす体幹の深部筋と表在筋，それらの筋に関係する筋膜（腹部，胸腰部，骨盤内）の役割を主題として取り上げており，それらについてはこの章の後半で触れる．フォームクロージャー機構が乏しい関節では，負荷を効果的に制御するため，より優れたフォースクロージャー機構が必要となる．

機能の統合モデルの3つ目の構成要素はモーターコントロールである．LPH複合体の安定性と動きに必要な神経メカニズムを含み，予測可能あるいは予測不可能な状況下で機能的な運動課題中にみられた筋活動のタイミングや筋の共同収縮の多様なパターンを扱った研究結果を取り入れている．現在では，すべての筋が機能的に重要であること，神経筋システムには非常に重要な冗長性があること，そしてCNSが同じ課題でも多様なパターンの筋の共同活動の戦略を用いることが可能であるという見解は十分に支持されている．「フォースクロージャー機構」という用語には，フォースクロージャーとモーターコントロールの2つの要素が含まれる．なぜなら，「適した位置に対象を保つための外力」が発揮されるためには，神経筋システム（モーターコントロール）と筋膜システム（フォースクロージャー）の最適な機能が必要とされるからである．

機能の統合モデルの4つ目の構成要素は情動の状態で，これは過去の経験，信念，恐れと心構えに左右され，運動制御に強く影響し，ゆえに機能の戦略にも影響を及ぼす．

フォームクロージャー理論

フォームクロージャー理論とは，負荷がかかった状況下で関節の構造や方向，形態がその潜在的な可動性，剪断力，並進運動に抵抗する能力にどのように関与しているかということである（図4.7）．それぞれ異なる程度のフォームクロージャー機構を有し，負荷量が増加したときにシステムの完全性を確実に保つためにはさらにどの程度の圧縮や支持（フォースクロージャー）（図4.8）が必要となるのかは，それぞれの関節構造や関節包あるいは靭帯の伸展性によって決まる．腰椎や骨盤帯，股関節の詳細な解剖や形態については，第3章で詳述した．関節の形態が可動性や剪断／並進運動に抵抗する能力にどのように関与するかについて後述する．

すべての関節は，さまざまな関節自由度と，関節自由度ごとにさまざまな可動範囲を有する．そ

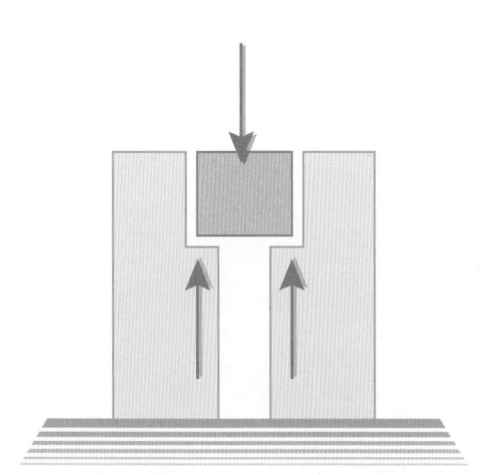

図4.7 フォームクロージャーの概要．Snijdersら 1993aとVleemingら 1990a，bより引用

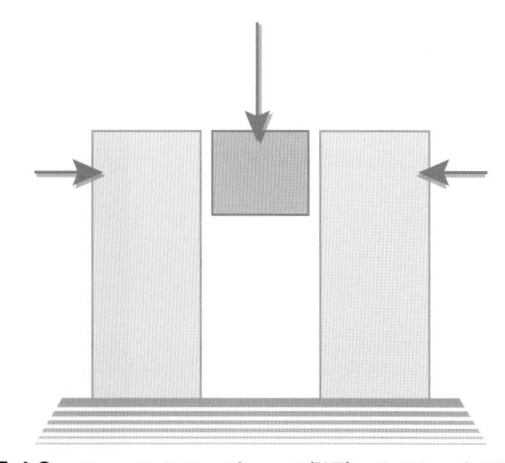

図4.8 フォースクロージャーの概要．Snijdersら 1993aとVleemingら 1990a，bより引用

それぞれの運動の大きさと方向には，ニュートラルゾーンとエラスティックゾーンの2つの領域がある（Panjabi 1992b）（図4.9）．関節運動のニュートラルゾーンとは，関節包または靱帯が動きに対し抵抗を与えない範囲である；それは関節面が互いに自由に移動することができる領域である．関節運動のエラスティックゾーンとは，関節包と靱帯が動きに対し抵抗力を発揮する範囲である．この抵抗力の大きさは直線的に増減するわけではなく，その構造または形態の伸展性に依存する．筋膜が受動的な構造であるかは疑問であるものの（第3章），骨，関節，関節包，靱帯，筋膜はPanjabiのモデル（1992a, b）

（図4.2参照）では受動システムに含まれる．関節の可動性に影響するものを以下に示す．

1. 関節内の腫脹
2. 亜脱臼
3. 関節包の線維化または弛緩
4. 靱帯と関節包の癒着，または靱帯の緩み
5. 関節をまたぐ筋の過緊張または低緊張
6. 関節を囲む筋の断面積の増加あるいは減少
7. 筋の過緊張／低緊張に続いて生じる筋膜の緊張の増加あるいは減少，筋の横断面積の減少（筋が関節をまたいでいなくても，これによって関節をまたぐ筋膜に緊張あるいはたるみが生じる）

フォームクロージャー――腰椎

ニュートンの第2法則は，物体の動きは物体に加えた力に正比例して，力が作用した直線方向に生じると述べている．並進運動は，1種類の力が物体のすべての点にかかり，物体が同じ方向に同じ距離だけ動いたときに生じるものである．回転運動は，2つの一直線上にない反対方向の力が固定中心あるいは固定軸周りに物体が動いたときに生じる（Bogduk 1997）．機械的観点から，運動は3本の垂直な軸沿いおよび軸周りで正および負の方向に生じることができることから，腰椎は潜在的に12の自由度を有していることになる（Levin 1997）（図4.10）．しか

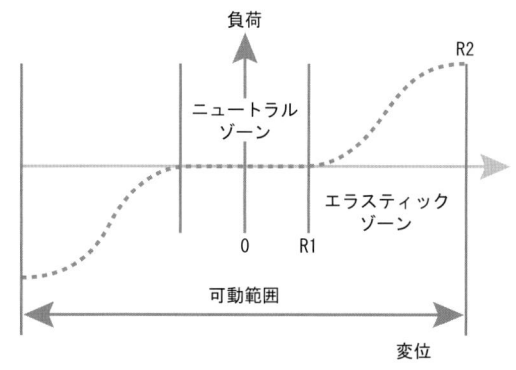

図4.9 関節運動領域：ニュートラルゾーンとは0-R1を指し，関節包と靱帯が関節面同士の動きを制御することができない領域である．エラスティックゾーンとはR1-R2を指し，関節包と靱帯が関節面の動きに対して非線形の抵抗を発揮する領域である

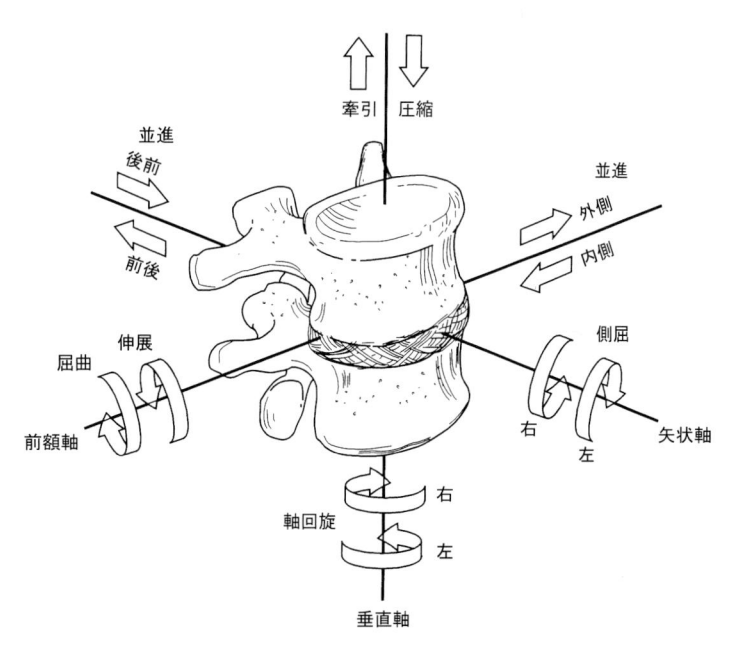

図4.10 各腰椎の運動分節には，潜在的に12の自由度がある

しながら，この機械的なモデルは，腰椎で生じる可能性がある実際の動きを加減かつ制限する構造や神経生理学的因子を考慮していない（第5章）．臨床的には，腰椎は屈曲，伸展，右回旋／右側屈，左回旋／左側屈の4の自由度を有する（Bogduk 1997, Cholewicki ら 1996, Pearcy & Tibrewal 1984, Vicenzino & Twomey 1993）．脊柱全体で，屈曲／伸展は頭部や体幹を前方あるいは後方へ曲げるのに不可欠な動きであり，一方回旋と側屈は他のいかなる運動でも生じる動きである．腰椎の椎間関節の形態は，矢状面（屈曲／伸展）や前額面（側屈）の動きが生じやすく，一方水平面（回旋）での動き過ぎを制限する．圧縮，捻転，剪断（並進運動）は矢状面，前額面および水平面の動きの一部であり，フォームクロージャーがこれらの力の調節に役立っている．腰椎の可動域に関する年齢の影響を調査した最近のシステマティックレビューとメタ分析によると，屈曲，伸展と側屈には加齢による減少がみられるが（最初に40〜50代で，その後60歳以降で），腰部の回旋に関しては加齢の影響はごくわずかであった（Intolo ら 2009）．

運動力学――腰椎の屈曲／伸展

腰椎が矢状面上で運動をする際の前額軸は固定されたものではなく，わずかな前方並進運動（1〜3mm）を伴いつつ屈曲するというように，屈曲しながら前方へ移動する（図4.11A, B）（Bogduk 1997, Gracovetsky ら 1981, Gracovetsky & Farfan 1986, Rousseau ら 2006, White & Panjabi 1978）．逆に，体幹の後屈時には，伸展に後方への並進運動が伴う．矢状面の運動学が生理的かつ最適な場合，滑らかな腰椎の弯曲が生じる（図4.12A, B）．屈曲時，上位椎の下関節突起は，下位椎の上関節突起に沿って上前方へ滑る（Bogduk 1997）．伸展時，上位椎の下関節突起は，下位椎あるいは仙骨の上関節突起に沿って後下方に滑る．この滑り運動の大きさは合計約5〜7mmで，矢状面上の動きに軸回旋や側屈は伴わない（Cholewicki ら 1996）．屈曲時に後方への滑り運動が伴っていたり（図4.13A），逆に伸展時に前方への滑り運動が伴っていると（図4.13B），弯曲の中にヒンジ部分や捻れを観察することができる．骨運動学の観点から，これらは生じるべき動きと異なる滑り運動が生じていることから，非生理的な運動であるといえる．

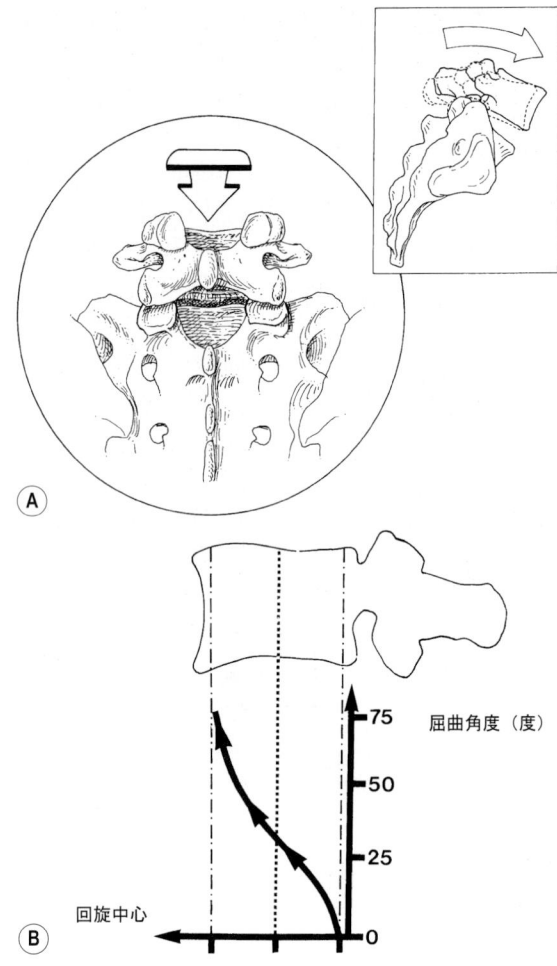

図4.11 （A）L5-S1での屈曲にはわずかに前方への滑り運動が伴う．前方への滑り運動は，S1の上関節突起の向きにより一部制限される．（B）屈曲角度の増加に従い，屈曲の前額軸は前方へ移動する．したがって，前方への滑り運動は，矢状面上の前方回旋，または屈曲に伴う

運動力学――腰椎の回旋／側屈

体幹の回旋または側屈の際の脊柱のカップリングモーションは，1903年にLovettが初めて記録を残した．彼は，柔軟な棒が1つの面で曲げられた際に必ず捻れを伴っていた点に着目した．屈曲と捻れの方向については，ずっと論争の的となっている．1984年，Pearcy & Tibrewalは，10人の30歳未満の男性を対象に回旋と側屈時の腰椎の動きについて3次元でのX線撮影による調査を行った．その結果，付随した運動（図4.14）は，側屈時に同方向の回旋を伴っていた腰仙関節を除き，Gracovetsky & Farfan（1986）とCholewickiら（1996）の報告と一致していた．L4-L5はどちらの運動方向も観察で

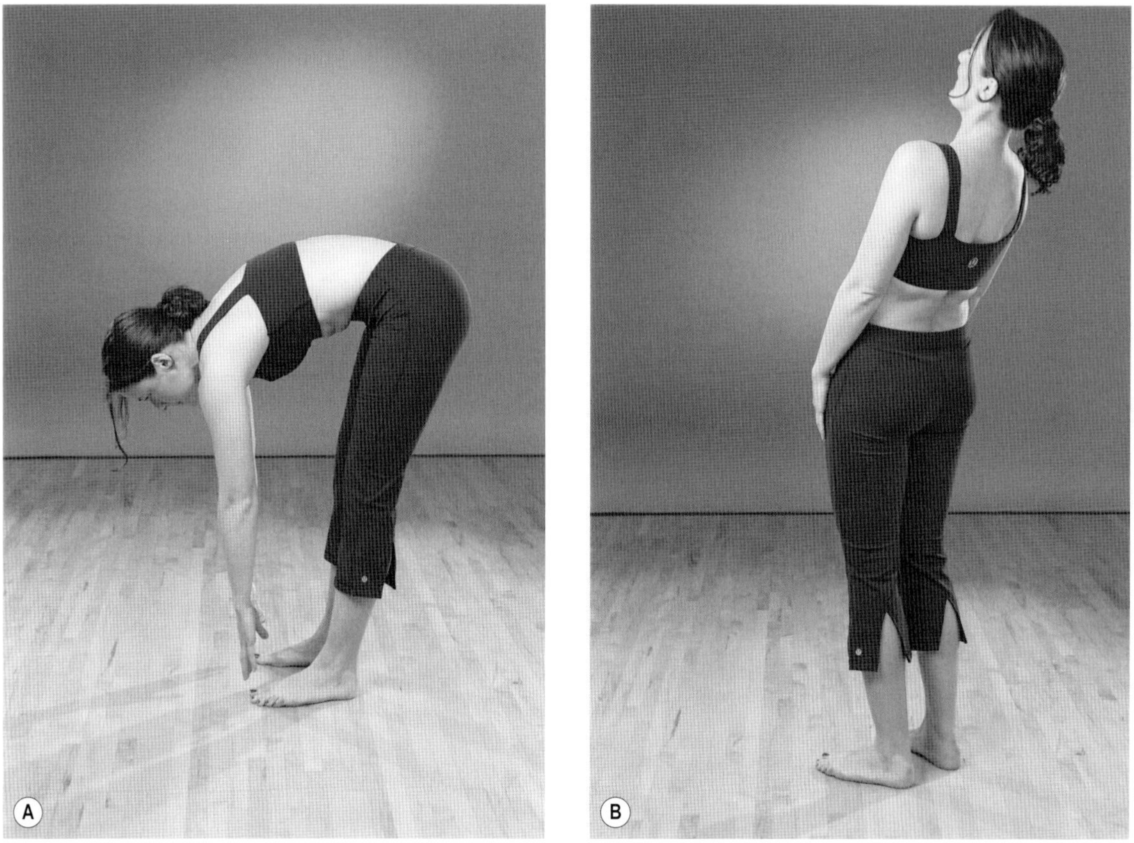

図 4.12 (A) 前屈の戦略が最適であるなら，腰椎では滑らかで均一なカーブを描く．(B) 同様に，後屈でも滑らかで均一なカーブを描く

き，L3-L4 または L5-S1 のいずれも L4-L5 の運動パターンに続いた．Cholewicki ら（1996）が側屈を実験モデルに初めて導入した際，側屈に軽度屈曲が伴うことを指摘したものの，Pearcy & Tibrewall は屈曲または伸展の位置から側屈したときに付随する運動については調査をしなかった．

Bogduk（1997）によると，腰椎の分節では 3° の純粋な軸回旋運動が可能である．この時点で，回旋方向に配列した線維輪は応力がかかった状態となり，対側椎間関節の矢状成分は圧縮され，同側椎間関節の関節包は伸張された状態となる．この動きの軸は，椎体の後部を垂直に通る．3° 回旋した後，圧縮された側の椎間関節へ移動し，上位椎がこの新しい軸上で回転する．椎体は椎間板に側方への並進力を課しながら後外側へ回転する．圧縮された椎間関節の下関節突起は関節包と靱帯をさらに伸張させながら後内側へ回転する．さらに回旋すると，伸張や圧縮が増大し，破損を招く可能性がある．回旋に抵抗する力の 35% は椎間板によるもので，残り 65% は椎弓の後方要素により発揮される（Bogduk 1997）．

Bogduk（1997）は Pearcy & Tibrewall（1984）のカップリングモーションのモデルを支持し，上位の 3 つの分節の回転に対側への側屈が付随するという見解で一致した．この動きは斜軸に対する運動であり，わずかな屈曲または伸展を伴う（図 4.15）．彼は，L5-S1 ではこのパターンが同側の側屈になる傾向があり（図 4.16），L4-L5 では一定ではないと認めている．加えて，個体により多様性があって，分節の運動パターン化はできないと指摘した．Vicenzino & Twomey は腰椎の側屈に伴う回旋を調査し，それらの検体の 64% で L5-S1 に回旋が生じなかったと報告した．残りの検体では，回旋方向が側屈の方向と一致していた．このカップリングモーションは，分節がそれぞれ屈曲位，中間位，伸展位から側屈した場合でも同様であった．L5-S1 よ

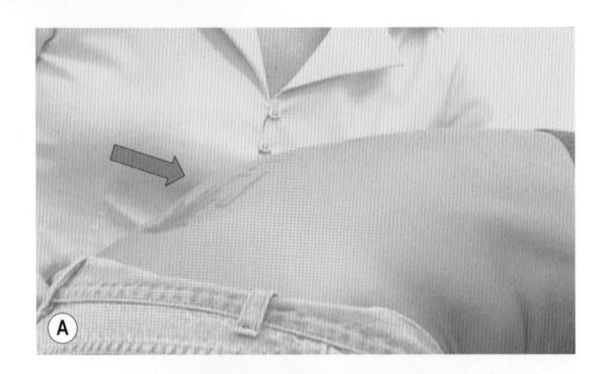

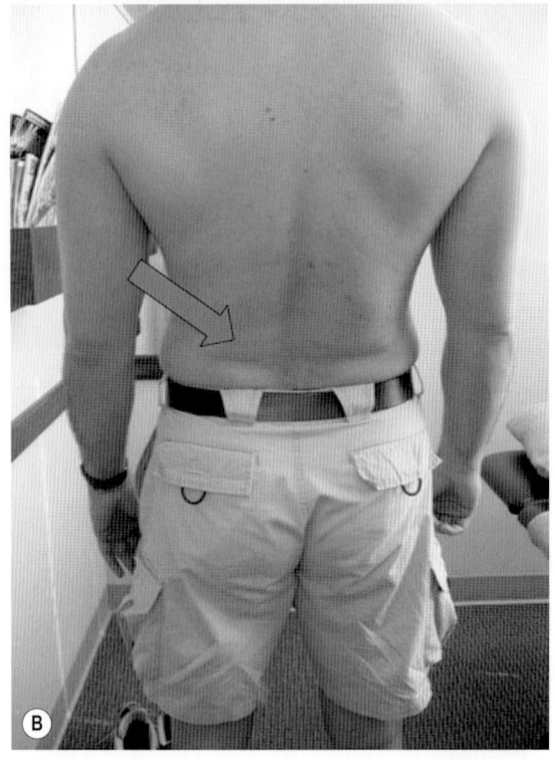

図4.13 (A) L4-5（矢印）での過度な分節的屈曲．この分節は前屈時の腰椎屈曲でヒンジ運動を呈し，また後方への滑り運動が生じている．これは，非生理的な連結運動である．(B) L4-5の水平な皮膚のしわ．この分節は，後屈後の腰椎伸展でヒンジ運動を呈し，また前方への滑り運動が生じている．これもまた，非生理的な連結運動である

り上位の腰椎で興味深いパターンが確認された．伸展位では，L1-L2とL3-L4では側屈と反対方向に回旋がみられ，屈曲位では，L1-L2とL3-L4で側屈と同方向に回旋がみられた．一方，L2-L3とL4-L5では，伸展位で同方向の回旋が，屈曲位では反対方向の回旋がみられたのである！この研究から導き出されたのは，腰椎におけるカップリングモーションは実に複雑という結論である．

腰椎の生体力学は年齢および変性により変化する（Farfan 1973, Gilmore 1987, Grieve 1986, Kirkaldy-Willis ら 1978, Kirkaldy-Willis 1983, Stokes 1986, Taylor & Twomey 1986, White & Panjabi 1978）．屈曲／伸展と回旋／側屈の瞬間中心は，体幹の動きの中の過剰な前後方や側方への並進運動により生じた変性によって著明に位置がずれる可能性がある（Stokes 1986, White & Panjabi 1978）．したがって，「分節内のレベルにおいて正常な荷重であっても，実際は位置がずれたIAR（回転の瞬間的な軸）が生じており，このように局所的に異常な動きを生じる可能性がある」（Gilmore 1986）．

要約すると，たとえ腰椎の生体力学が確認され，決定的であるとしても，現存するカップリングパターンが変わる可能性は高く，下記のように表現されている．

> 臨床において脊柱の動きを評価する最も明快な方法は，客観性には欠けるかもしれないが，患者をよく観察することである．
>
> Stokes 1986

運動力学——腰椎分節の垂直方向の圧縮

物体の圧縮応力は2つの力が相対して作用するときに生じる．椎間関節が軸方向の圧を最大20％まで支持するとされているが，腰椎分節にかかる垂直方向の圧縮応力に対して主に抵抗因子となるのは，椎体および線維輪−髄核ユニットである（図4.17）（Bogduk 1997, Farfan 1973, Gracovetsky ら 1985, Gracovetsky & Farfan 1986, Kirkaldy-Willis 1983）．線維輪と髄核は，椎体終板に対し均等に力を伝える．椎体の薄い皮質シェル cortical shell が圧縮に対する抵抗の大半を担い，同時に，荷重の割合によってかかわりは異なるものの，海綿質の水力学的メカニズムも支持に一役買っている．垂直方向の圧縮応力がゆっくりとかかる場合（静的な荷重），髄核にかかる圧は線維輪と終板へと力が分散される．線維輪は環状に膨らみ，終板は椎体に向かって弓状にたわむ．液体は，静脈を介して海綿質から絞り出される．しかしながら，圧縮率が上がると，血管のサイズが小さいため流れが非常に阻害され，椎体の内圧が上昇する．したがって，ユニットの圧縮に対する強度を増すことが必要になる．このような形で，椎体は椎間板を支持し，圧縮負荷が過剰になった状態から椎間板を保護し

図 4.14 腰椎での回旋と側屈運動の組み合わせに関する調査結果．腰仙移行部で，側屈は回旋と同方向に生じる．Pearcy & Tibrewal 1984より引用

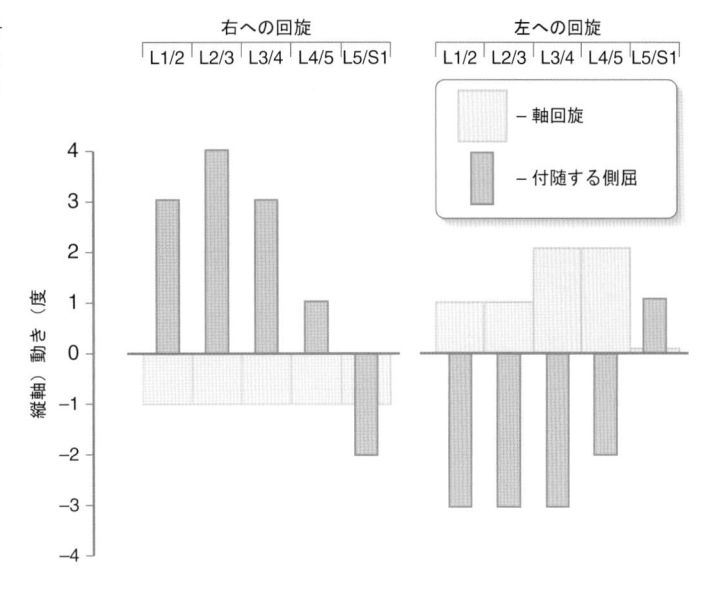

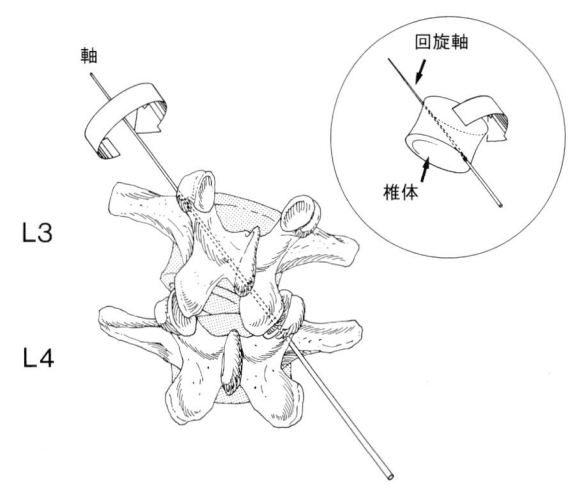

図 4.15 L3-4関節複合体の左回旋には対側への側屈を伴う

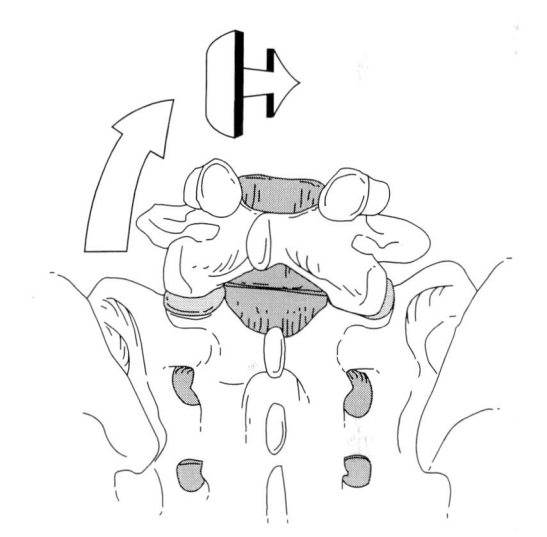

図 4.16 右回旋では，L5椎骨は右へ回旋および側屈する

ている（McGill 2002）．最初に大きい圧縮負荷の影響を受けるのは椎体終板の硝子軟骨で，この部分は終板の周辺部よりも弱い（Bogduk 1997）．この骨折はX線画像ではシュモール結節として確認される（図4.18）（Kirkaldy-Willsら1978, Kirkaldy-Wills 1983）．この病変は，一般的に上位の腰椎でみられる．椎骨の骨要素は高負荷がかかったときに損傷を招き，一方椎体終板は低負荷で最初に損傷する（McGill 2002）．椎間関節は，腰椎が中間位にあるときには関節面が矢状面および前額面で垂直になっているため，荷重支持には貢献しない．

腰椎の分節が伸展すると，上位椎の下関節突起は下方へ滑り，関節突起同士がぶつかる．この前弯の姿勢で垂直方向の圧縮応力が加わると，その負荷が下関節突起から椎弓板へ伝達される（Bogduk 1997）．

運動学——腰椎分節の軸回旋

物体に力が作用するとき，それが回転中心以外の場所に作用したならば，物体は軸周りに回転を生じる．トルクの大きさは，回転中心から力が作用する距離と力の大きさを乗算することで算出することができる．腰椎が椎体中心を通る垂直軸周りで回転

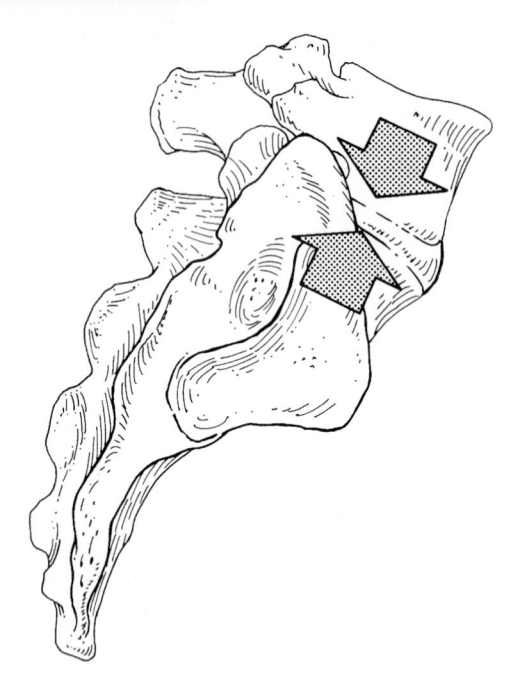

図 4.17 腰仙移行部の圧縮

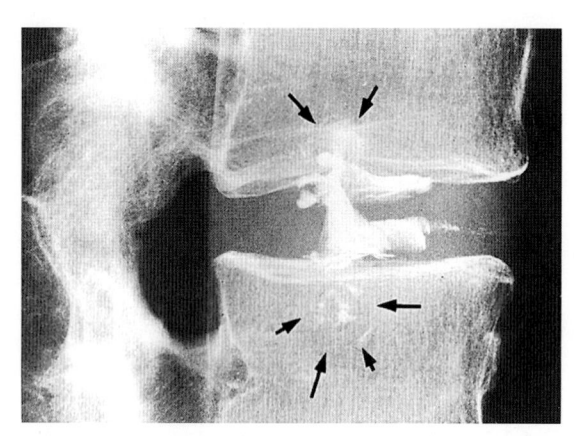

図 4.18 椎間板造影により検出された上位および下位の終板骨折（シュモール結節）．終板を通って上下位椎両方の椎体内へ染料が浸透している（矢印）．Farfan および Lea & Febiger 社 1973 より許可を得て引用

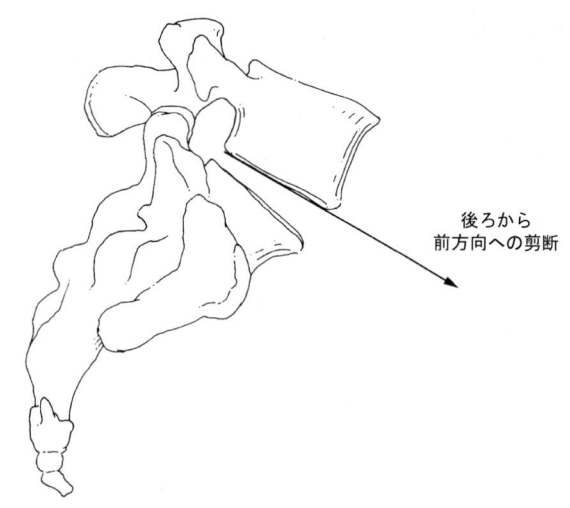

図 4.19 仙骨上の L5 椎骨の前後方への並進運動は，体幹前屈時や直立位での制御が必要である

すると，腰椎の軸回旋となる（図 4.16 参照）．この回旋は椎体と椎間板のユニット（35％）と椎弓を含む周囲の組織（65％）によって制限を受ける（Bogduk 1997, Gracovetsky & Farfan 1986）．

腰仙部では，仙骨の上関節突起（図 3.7, 3.8 参照）は L5 の下関節突起と比較して太くしっかりしており，L5 下関節突起はより長く，椎弓根の支持にはほとんど関与していない．そのため，関節面に対して 90°の角度で椎間関節に負荷がかかると下関節突起は容易に歪み，

8～9°の軸回旋を超えると海綿骨の骨折やその他の変形が生じる可能性がある（Bogduk 1997, Farfan 1973）．

線維輪の構造と走行は，軸回旋に抵抗する椎間板の作用として非常に重要である．「線維輪のコラーゲン層の同心性の配列によって，椎間板に張力や剪断力，回旋の力が加わったときにそれぞれの線維が常に緊張する状態がつくりだされる」（Kirkaldy-Willis 1983）．静的な荷重がかかった状態では，軸回旋が少なくとも 2°程度で，3.5°では確実に損傷が生じる（Gracovetsky & Farfan 1986）．腸腰靱帯の腹側線維（図 3.16 参照）は，腰仙部のトルクによる影響を最小限に抑える重要な役割を果たす（Pool-Goudzwaard ら 2003）．L5 椎骨の長い横突起と短い腸腰靱帯が軸回旋のトルクに対してより強固な分節制御を可能にする（Farfan 1973）．垂直な圧縮力も，軸回旋に抵抗する力を 35％程度増加させる（Gracovetsky & Farfan 1986）．腰椎が前方屈曲すると瞬間回転中心は前方へ動き，そのため垂直な圧縮応力が増して，回旋への抵抗作用が増加する（Farfan 1973, Gracovetsky & Farfan 1986）．

運動学——腰椎分節の水平面における並進運動

2 つの平面の間で応力が生じたとき，並進運動が生じる．腰椎における前後方向の並進運動は，力が下位椎上で上位椎を変位させるように力が加わったときに生じる（図 4.19）．腰仙接合部における前後方向への剪断／並進運動に抵抗作用を発揮する解剖学的要素は，主に仙骨の上関節突起に対して L5 下

関節突起がしっかりはまり込むことと腸腰靭帯である (Bogduk 1997). 二次的な要素としては, 椎間板, 前縦靭帯, 後縦靭帯, 正中にある後方靭帯系が挙げられる (Twomey & Taylor 1985). 受動的な制限因子は, 主に縦靭帯, 椎間円板, 椎間関節の関節包である.

フォームクロージャー——骨盤帯

仙腸関節 sacroiliac joint の可動性に関しては, 17世紀から認知されている. 19世紀中頃から, 屍体および生体両方を対象とした研究がされており, 仙腸関節と恥骨結合 pubic symphysis の動きを明らかにし, またこれらの動きが生じる軸についても明らかにする試みがなされている (Albee 1909, Colachis ら 1963, Egund ら 1978, Goldthwait & Osgood 1905, Hungerford ら 2004, Jacob & Kissling 1995, Lavignolle ら 1983, Lund ら 1996, Meyer 1878, Miller ら 1987, Sashin 1930, Sturesson 1999, Sturesson ら 1989, 2000, Vleeming ら 1990a, b, Walheim & Selvik 1984, Weisl 1954, 1955, Wilder ら 1980).

調査方法として, 次のようなものが用いられた.

1. 外科的処置や屍体での仙腸関節の徒手的マニピュレーション (Chamberliain 1930, Jarcho 1929, Lavingnoll ら 1983)
2. 体幹や下肢をさまざまな姿勢にして撮影したX線分析 (Albee 1909, Brooke 1924)
3. 寛骨や仙骨内へタンタル・ボール tantalum balls を挿入した状態 (Egund ら 1978, Sturesson ら 1989, 2000, Walheim & Selvik 1984) あるいは大腿骨, 仙骨, 寛骨に表面マーカーを認識した状態 (Hungerford ら 2004) でのレントゲンステレオ撮像 roentgenstereophotogrammetric analysis や立体X線像の計測
4. 寛骨や仙骨内にキルシュナーワイヤー Kirschner wire を挿入し, 体幹と下肢をさまざまな姿勢にした状態で傾斜計を用いて測定 (Colachis ら 1963, Jacob & Kissing 1995, Pitkin & Pheasant 1936)
5. Metrecom 骨格分析システムを用いたコンピューター解析 (Smidt 1995) や, 手動による超音波評価 (Lund ら 1996)

これらの研究から何が得られただろうか.

運動力学——骨盤帯

骨盤帯の動きは, 3平面すべてで起こる. 骨盤の前方, 後方傾斜は矢状面 (図4.20A, B) で, 側方傾斜は前額面で, 軸回旋は水平面で生じる (図4.20C, D). 歩行中はこれらの動きが組み合わさる. さらに, 骨盤内でも動きが生じる. これは, 骨盤内運動として知られている.

運動力学——骨盤内運動

仙腸関節と恥骨結合の可動性は小さいが, それらの動きは生涯にわたって生じるものであることがわかっている (Hungerford ら 2004, Jacob & Kissling 1995, Lund ら 1996, Miller ら 1987, Vleeming ら 1992c, Walheim & Selvik 1984). 仙腸関節でみられる動きの大きさについては, いろいろな研究報告がある. 疼痛のない群と疼痛を有する群を対象に, 自然な運動をしたときの動きの大きさが調査されており, 動きの大きさの報告はさまざまで, 議論が続いている (Colachis ら 1963, Jacob & Kissling 1995, Lavignolle ら 1983, Sturesson ら 1989, Weisl 1954, 1955). それらの研究は異なった解析方法が用いられていることや表面のマーカーを使って計測されており妥当性に欠けることから, 比較が難しい. 健常者の骨盤内運動を計測するために侵襲的な方法を用いることは, 承認を得ることが困難であり, 倫理的に問題がある. 唯一それらを実行したのは, Jacob & Kissing (1995) の研究である. Sturesson らの研究 (1989, 2000) も侵襲的で, タンタル・ボールを寛骨と仙骨に挿入し, さまざまな機能的な運動課題を実施したときのマーカー間の動きを分析するというものであった. これらの研究 (Sturesson ら 1989, 2000) は, 正常な仙腸関節の動きの大きさに関して主張するためによく引用される. しかしながら, 彼らの研究では被験者が骨盤帯に疼痛を有する女性であった点に注意しなければならない. われわれは, 正常な生体力学的なデータを得るために疼痛のある被験者を対象としている研究を信頼してよいのだろうか.

Jacob & Kissing (1995) は, キルシュナーワイヤーを疼痛のない健常者 (20〜50歳代) の寛骨と仙骨に挿入し, 三次元レントゲンステレオ撮像法を用いて仙腸関節の動きの大きさを分析した. 直立位姿勢における寛骨と仙骨の位置と, 前屈, 後屈, 左右の片脚立ち動作におけるそれらの位置を比較して, キ

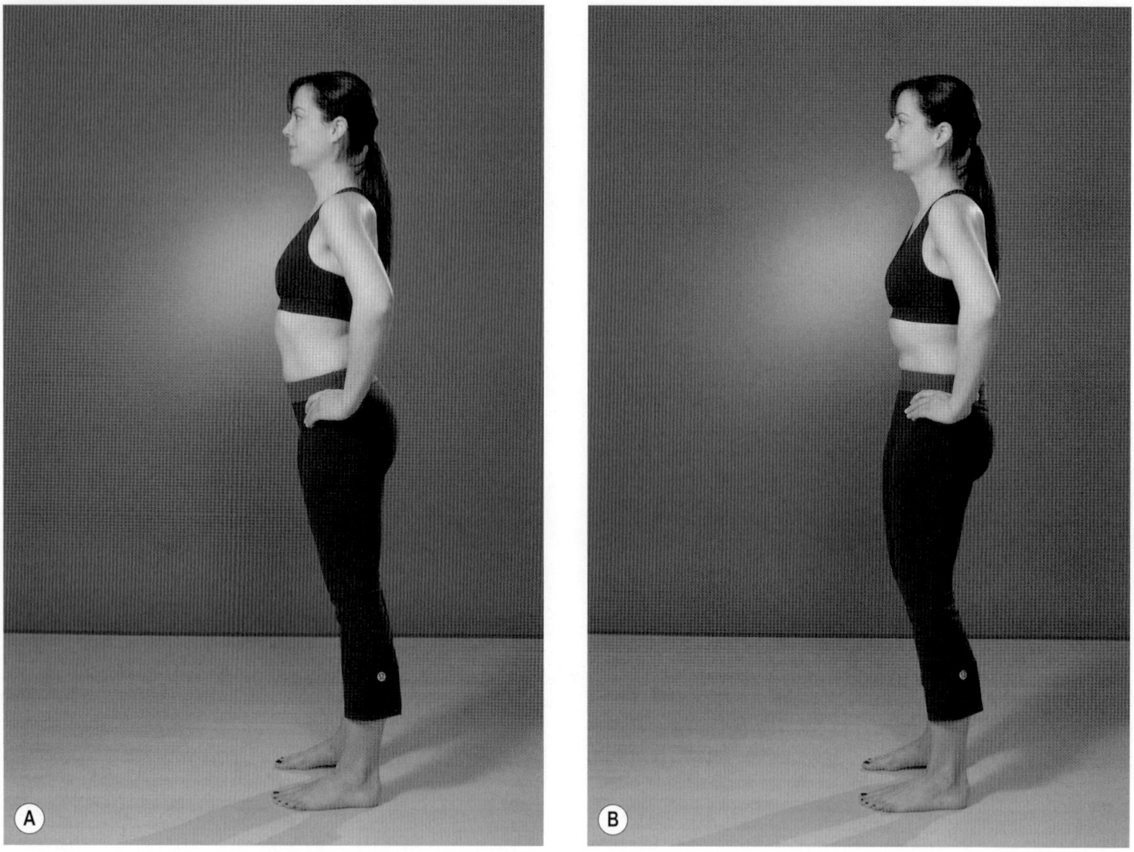

図 4.20 （A）矢状面での骨盤前方傾斜．（B）矢状面での骨盤後方傾斜． →つづく

ルシュナーワイヤーの角度変化および変位を計測した．その結果，角度変化は 0.4 〜 4.3°，変位は 0.7mm 以下と，ともに低い値を示した．また，年齢および統計学的差異はみられなかった．彼らは，6°以上の角度変化と 2mm 以上の並進運動が異常であると仮説を立てた（Jacob & Kissing 1995）．この研究において重要な点は，骨盤帯に垂直に荷重がかかっている肢位でのみ仙腸関節の動きを測定したことである．負荷のかからない非荷重位（背臥位）と垂直な負荷のかかっている荷重位での仙腸関節の動きを相対的に比較した研究は行われていない．Lund ら（1996）は超音波画像を用いて，対側の仙骨下外角の背面に前後方向のバネ様の速い操作を加えたときの寛骨に対する仙骨の変位（斜軸回旋も含む）を計測した．その結果，22 人の被験者のうち，82％は 2mm を超える仙腸関節の動きを示した．これは，自動運動のみを調査した研究結果と比べ，仙腸関節が他動的にはもっと大きな可動性を有することを示唆している．

Buyruk ら（1995a, b, 1999, 2002）は，ドップラー振動計測を用いて（DIV 法），仙腸関節の剛性を計測した．この研究は，Damen ら（2002c）によって再調査された．両グループは仙腸関節の剛性には多様性があり，したがって可動性もさまざまである可能性を明らかにした．この研究はまた，健常者では仙腸関節の剛性が対称であるのに対し，片側に骨盤帯痛のある被験者における仙腸関節の剛性は非対称であることが推察された．

結論として，力の伝達時の仙腸関節では少量の角度および並進的な動きが可能であること，この動きの大きさは多様であるが，被験者内ではその大きさは左右対称性であることがわかる．仙腸関節の動きの大きさは，非荷重位ではより大きいようにみえる．(Lund ら 1996)．

恥骨結合の可動性についてはほとんど研究がなされていない．Walheim & Selvik（1984）は男女各 1 人ずつ合計 2 人の健常な被験者の左右の恥骨上枝と坐骨結節にタンタル・ボールを挿入した．レントゲンステレ

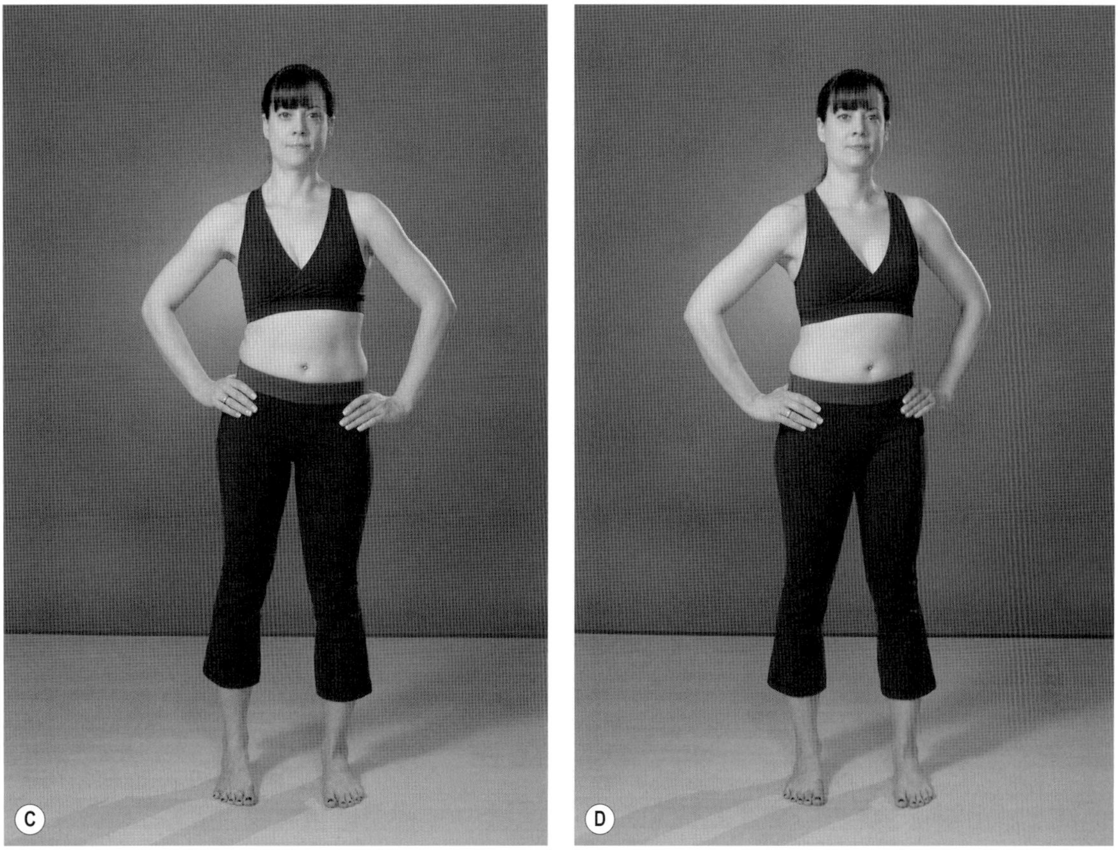

図 4.20 つづき （C）前額面での骨盤側方傾斜．（D）水平面での骨盤帯の軸回旋

オ撮像分析を用いて，次の2つの他動運動課題と3つの自動運動課題の最中のマーカーの変位を測定した．

他動運動課題として，
1. 背臥位で股関節90°屈曲位からの片側股関節外転
2. 背臥位で股関節90°屈曲位からの両側股関節外転

自動運動課題として，
1. 背臥位で下肢挙上の自動運動
2. 左右の片脚立ち動作
3. 背臥位から立位への立ち上がり

その結果，両方の被験者において，恥骨結合で垂直に2mm未満の並進運動が生じ，前額軸周りに3°未満の回転が生じていることを発見した．

運動力学——骨盤内運動——専門用語

左右の仙腸関節で仙骨が寛骨に対して対称性に，かつ両側性に動くことを，骨運動学的にはニューテーション nutation，カウンターニューテーション counter-nutation と呼ぶ．仙骨の岬角が骨間靱帯を通る前額軸周りに骨盤内方向へ動くと（うなずき），仙骨のニューテーションとなる（図4.21）．逆に，仙骨の岬角がこの前額軸周りに後方へ動くと，仙骨のカウンターニューテーションとなる（図4.22）．これらの用語は，骨盤帯が腰椎と大腿骨に対してどのように動くかには関係なく，寛骨に対する仙骨の動きを説明するものである．例えば，後屈時，骨盤帯が後方傾斜するとともに，仙骨は寛骨の後方回旋に対しニューテーションしなければならない．もしこの運動課題において仙骨の動きにのみ着目すると，その仙骨の動きをカウンターニューテーションであると勘違いする可能性がある．仙骨はどのようなときにニューテーションあるいはカウンターニューテーションするのだろうか．

健常者において，背臥位では仙骨はカウンターニューテーションしていて，坐位や立位ではわずか

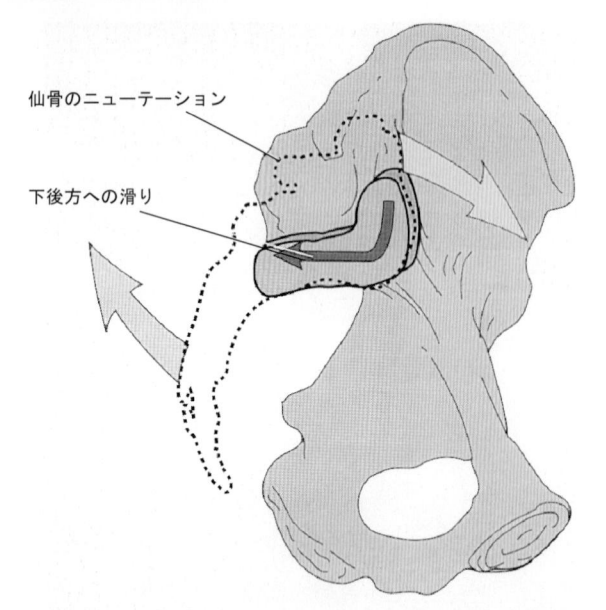

図 4.21 仙骨がニューテーションするとき，岬角は骨盤内を前方へ移動し，仙骨の関節面は寛骨に対して下後方へ滑ると考えられる

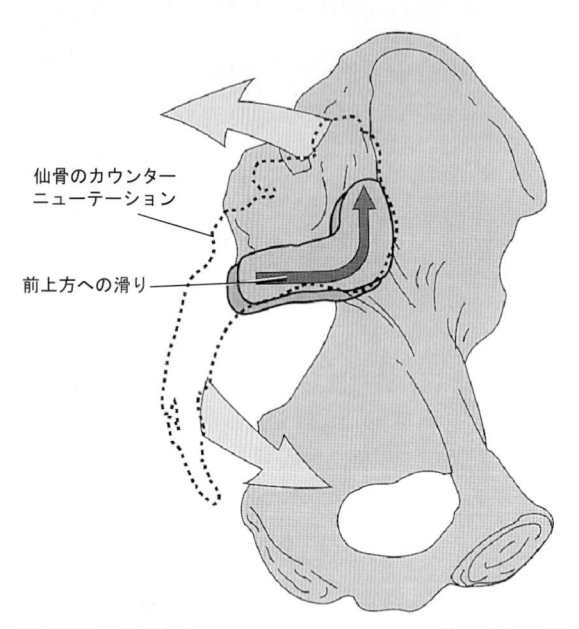

図 4.22 仙骨がカウンターニューテーションするとき，岬角は後方へ移動し，仙骨の関節面は寛骨に対して前上方へ滑ると考えられる

にニューテーションする．すなわち，ヒトが直立しているときはいつでも，仙骨は寛骨に対してニューテーションしている．

仙骨のニューテーションの程度は，そのヒトがどのように座り，また立っているかによって異なる．腰椎骨盤帯が最適な中間位にある場合（坐位でも立位でも）（図 4.23A，B），仙骨は両寛骨の間でわずかにニューテーションしている．ただし，完全にニューテーションすると，仙骨の締まり close-packed の肢位，またはセルフブレース self-braced 肢位となるため，可動範囲最大まで完全にニューテーションしているわけではない（後述参照）．仙骨は，前屈または後屈の初期の段階で，両寛骨に対して完全にニューテーションして，その状態を運動の全可動域を通して保つ必要がある．直立姿勢に戻るときには，仙骨は完全にニューテーションした状態である締まりの肢位からわずかにニューテーションしている状態へと戻らなければならない．不良な立位姿勢（例えば，過度の凹凸姿勢や骨盤前方変位姿勢）をとっているとき（図 4.24），仙骨は寛骨に対して完全にニューテーションしていることが多い．長時間の立位を伴う運動課題で，腰部や仙骨部に痛みを訴えるケースは珍しくない．そのような姿勢では，前屈や後屈をしたときに，さらにニューテーションするだけの可動性は残っていない．あるいは，仙腸関節より重心が後方に位置したつぶれたような形で座っているときに（だらんと丸くなった姿勢）（図 4.25A，B），仙骨が完全にカウンターニューテーションしていることもよくある（尾骨にかかる荷重により強いられる）．このようなケースでは，尾骨痛や上後腸骨棘のすぐ下の痛みを訴えることがよくある．この疼痛には，長後仙腸靱帯がかかわっていることが多い．

関節運動学的には，寛骨に対して仙骨がニューテーションするとき，2つの関節面の間では直線的あるいは並進的な運動が生じる．しかし，寛骨に対して両側性に仙骨がニューテーションするとき，実際にそのような動きが生じることを実証している研究はない．ニューテーションする際，仙骨は関節面の短腕（S1）を下方に滑り，関節面の長腕（S2，S3）に沿って後方へ滑る（図 4.21 参照）．この並進運動の大きさはごく小さいものであるが，背臥位では触知可能である．仙骨のニューテーションは，関節面の凹凸した関節面でつくる楔状の形状，関節面の摩擦係数および骨間靱帯，仙棘靱帯，仙結節靱帯によって制限される（Vleeming ら 1999a，b）（図 4.26）．仙腸関節のニューテーションは締まりの肢位あるいはセルフブレース肢位であり，断続的で大きな負荷を伝達する上では安全な肢位である．

寛骨に対して仙骨がカウンターニューテーション

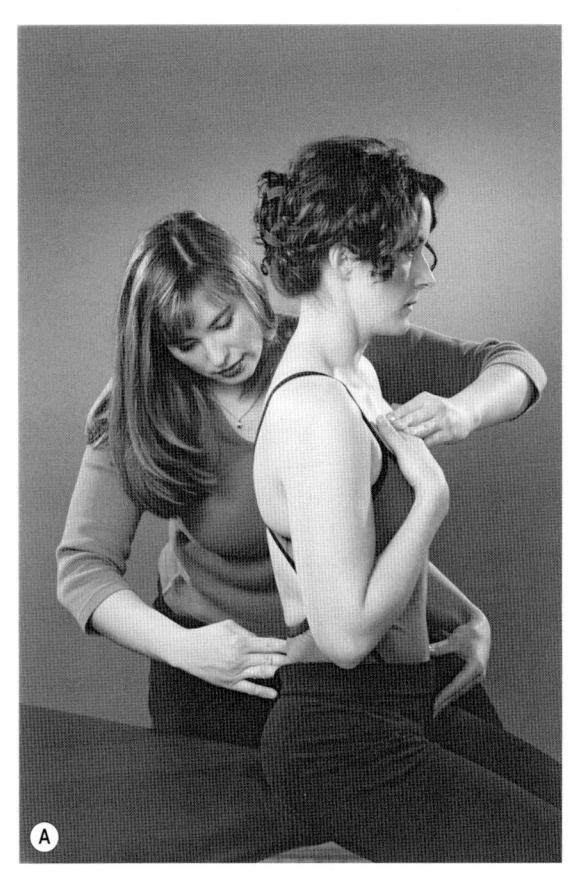

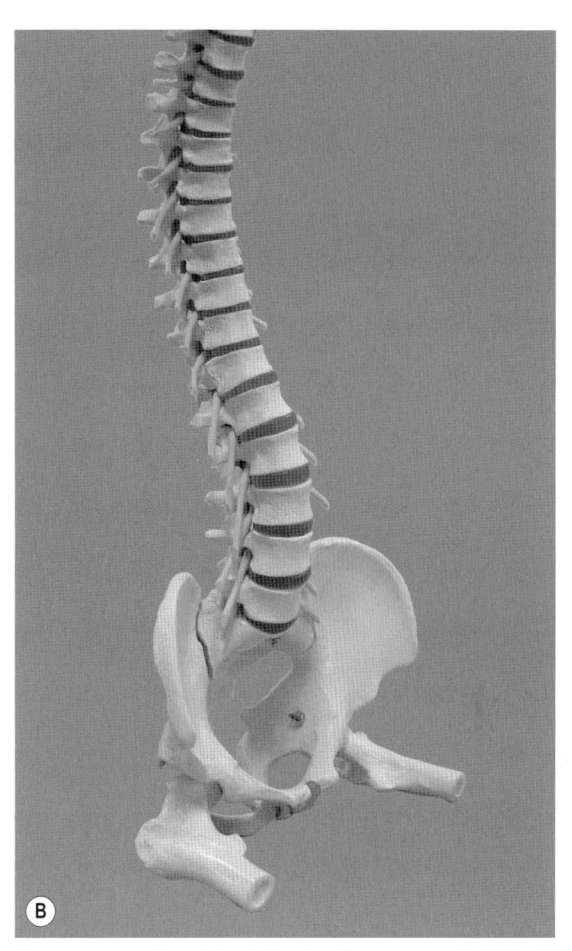

機能的な腰椎骨盤股関節複合体　CHAPTER 4

図 4.23　(A) 坐位の戦略が最適であると, 腰椎と骨盤帯は中間位にあるであろう. (B) 最適な中間位における坐位姿勢の骨格

する状態を関節運動学的にみると, 仙骨は関節面の長腕に沿って前方へ滑り, 短腕を上方へ滑るとされている (図 4.22 参照). この動きは長後仙腸靱帯により制限され (図 4.27) (Vleeming ら 1999), 力を伝達するためには適さないと考えられる.

仙尾関節は骨盤底の収縮や弛緩に応じて, 屈曲と伸展をする (Bø ら 2001). 通常, この可動性は主に腹側, 背側および側方の仙尾靱帯に制限される.

仙骨に対する寛骨の回転は, 仙腸関節の骨間靱帯を通る傍前額軸周りに生じ, さまざまな機能的な運動課題でみられるとされている. Hungerford ら (2004) は, 大腿骨, 寛骨, 仙骨上の皮膚 15 点に反射マーカーを貼付し, 運動分析画像処理システムを用いて, 股関節を 90 度に屈曲した片脚立ち動作における対側仙骨の骨運動を調査した. その際, 被験者は疼痛のない群と骨盤帯に疼痛を有する群の 2 群

に分類した. その結果, 痛みのない群では対側股関節を屈曲した片脚立ち動作では (図 4.28), 下肢を屈曲したのと反対側である荷重側の寛骨が仙骨に対して後方に回旋するか, または同側の仙骨に対して後方回旋位を保つか (したがって, 仙骨は相対的にニューテーションとなっている) どちらかの動きを示すことを発見した. この肢位は, 仙腸関節の締まりの肢位であり, 力の伝達が可能である. 非荷重側 (股関節屈曲側) の寛骨でも, 下肢屈曲中に同側の仙骨に対して後方回旋を生じる. このとき寛骨の側屈や回旋がさまざまなパターンで付随していた. このことから, この動きの運動軸は純粋な前額軸ではないと推測される.

Hungerford ら (2004) はまた, 関節運動学的側面から, 荷重側と非荷重側両方の寛骨で後方回旋が生じているときに寛骨と仙骨の関節面で生じている

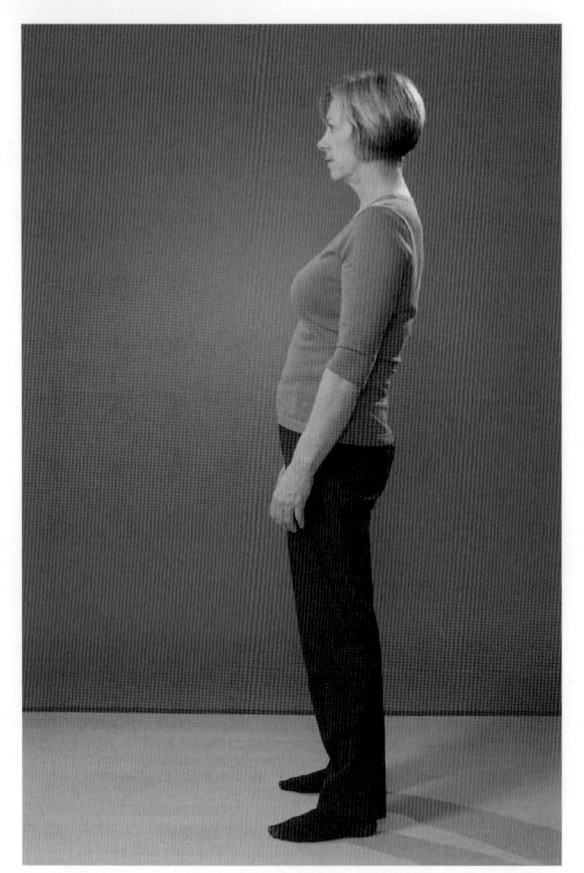

図 4.24 骨盤の前方変位姿勢は寛骨間で仙骨の完全なニューテーションを生じる原因となる．これは，しばしば長時間立位をとるときに仙骨に痛みが生じやすい姿勢戦略である

きる．関節面がこのようにしっかりと噛み合わさると，回転運動と剪断方向の運動両方が制動され，力の伝達に適した状態となる．

寛骨の前方回旋という語句は骨運動学に関する用語で，仙骨に対する寛骨の動き，または片側の寛骨に対する対側の寛骨の動きを説明するときに用いられる（図 4.31）．後者の動きは，骨盤が1つのユニットとして左右どちらかへ回旋して骨盤内捻れ intrapelvic torsion（IPT）が起こるときにみられる．骨運動学的に説明すると，左への骨盤内捻れ intrapelvic torsion to the left（IPTL）では左の寛骨に対する右の寛骨の前方回旋と仙骨の左回旋が生じる．仙骨は左右それぞれの寛骨に対して両側ともニューテーションの状態で，左側よりも右側のほうがよりニューテーションしている（したがって，骨は左へ回旋する）．右への骨盤内捻れ intrapelvic torsion to the right（IPTR）では，ちょうど逆の骨運動が生じる．つまり，左寛骨は右寛骨に対して前方回旋し，仙骨は左右とも寛骨に対してニューテーションした状態で，右回旋する．これらは骨盤内運動における骨運動の生理的パターンであり，歩行中（水平面での骨盤の回旋が生じるとき）やすべての回旋／側屈を伴う運動課題でみられる．

荷重下での寛骨は，仙骨に対して相対的に前方回旋が生じるといわれる．しかし，その動きがもし荷重している状態で生じた場合，最適とはいえない．なぜなら，その関節肢位は骨盤にとっては緩みの肢位 loose-packed position であり，アンロック unlocked の肢位だからである．荷重下での寛骨の前方回旋は，一側性の骨盤帯痛を有する被験者でみられる動きであった（Hungerfordら 2004）．関節運動としては，仙骨に対して寛骨が前方回旋すると，仙腸関節の短腕を下方へ，長腕を後方へ滑るのが感じられる．その上，おそらく関節面の圧縮がいくらか減少するように感じる．非荷重下での寛骨の前方回旋の動きについてはまだ調査されておらず，臨床仮説のままである．

結論として，非荷重下での寛骨は仙骨に対して後方回旋が可能であること，関節運動として仙骨と寛骨間に滑りが生じていること，そしてそれが生理学的なもの（すなわち関節構造に従って）であることがわかっている．荷重下では，仙骨は（寛骨の後方回旋に対して）ニューテーションして締まりの肢位あるいはセルフブレース肢位になる必要があるもの

並進運動を調査した．彼らの調査は，もともと本書第2版（Lee 1999）で提案したこと，つまり非荷重側（股関節屈曲側）の寛骨が後方回旋しているとき，寛骨は仙骨に対し前上方へ滑るということを確認するものとなった（図 4.29）．調査の結果，荷重側では相対的に関節運動学的な並進運動は，仙骨に対して後方および上方に生じていた（図 4.30）．同時に，内側への並進運動が認められた．この動きは荷重時に関節圧縮を高める作用があるかもしれない．つまり，骨盤帯の関節がセルフブレース肢位にあって，かつ受動システムと能動システム（適切なフォーム，フォースクロージャー）が圧縮作用を発揮している状態のときに関節で生じる並進運動は，本書第2版（Lee 1999）で予測した通りではなく，運動方向が異なっていた．仙骨に対して寛骨が後上方へ並進運動をすると，まるで自転車のチェーンとスプロケットのように仙腸関節を効果的に「閉じる」ことがで

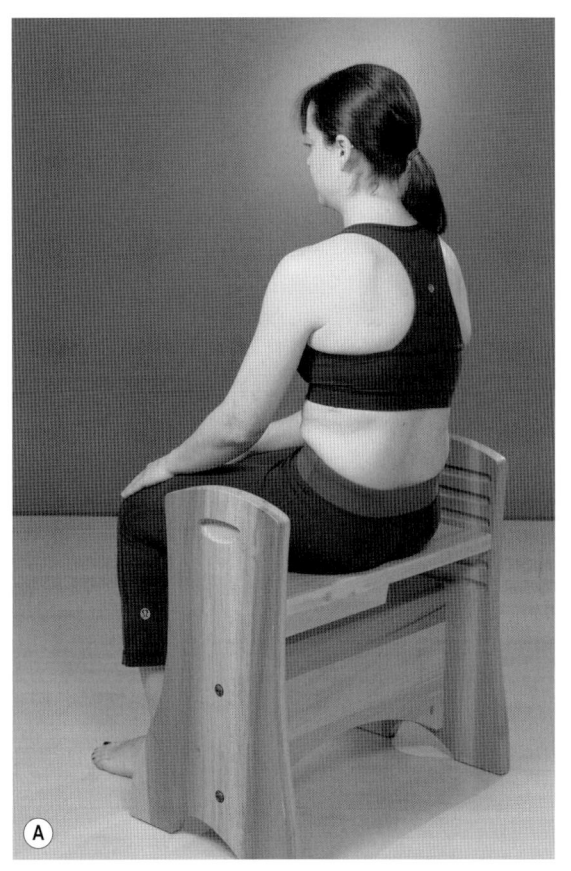

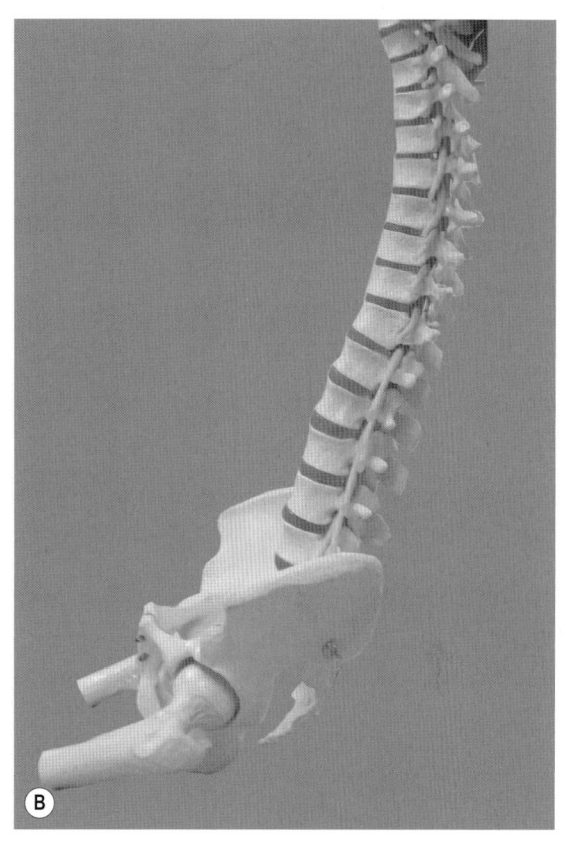

機能的な腰椎骨盤股関節複合体　CHAPTER 4

図 4.25　(A) 背を丸くした崩れた坐位（スランプ姿勢）では，仙腸関節の後方に身体重心が位置し，仙骨が重力の影響でカウンターニューテーションを強いられる．尾骨に直接的な圧縮がかかることから，尾骨痛につながる．したがって，これらの姿勢は最適な姿勢ではない．(B) スランプ坐位姿勢の骨格

長後仙腸靭帯

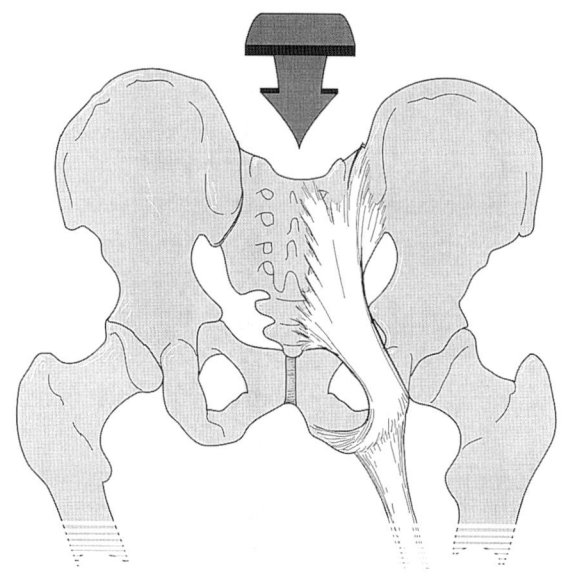

図 4.26　仙骨のニューテーションは，骨間靭帯，仙棘靭帯，仙結節靭帯により制限される　Vleeming ら 1997 より引用

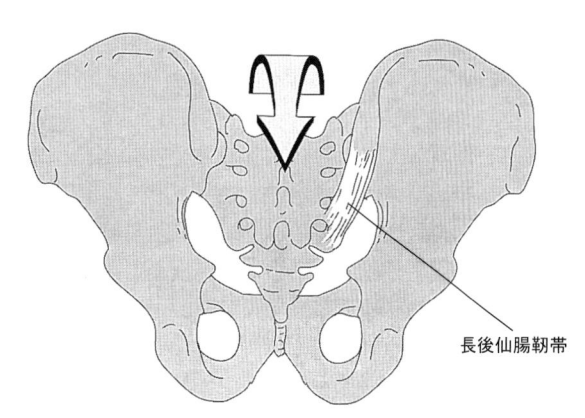

図 4.27　仙骨がカウンターニューテーションすると，長後仙腸靭帯が緊張する　Vleeming ら 1996 より引用

63

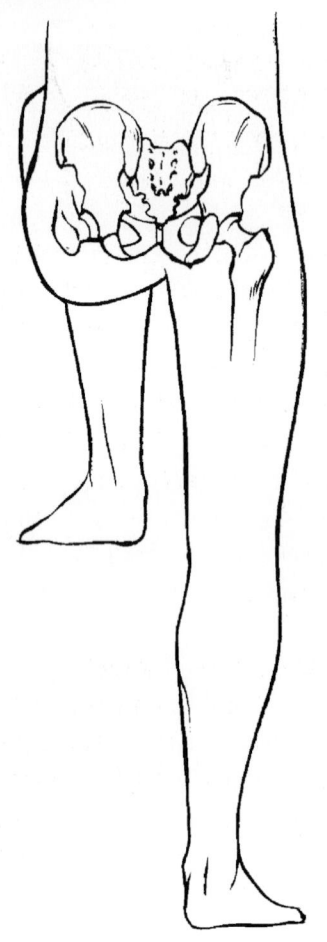

図4.28 対側の股関節を屈曲した片脚立ち動作では，非荷重側の寛骨は仙骨に対して後方回旋する．加えて，荷重側の寛骨は，仙骨に対して後方回旋位を保持する（またはわずかに後方回旋する）

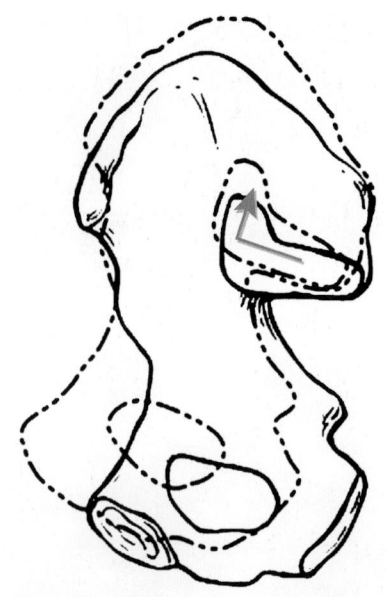

図4.29 対側の股関節を屈曲し，一側の下肢のみを介して体重を伝達するとき，非荷重側の寛骨（点線）は，仙骨に対して後方回旋する（骨運動学）．寛骨は仙骨に対して前上方へ滑る（矢印）（関節運動学）（Hungerfordら 2004）．視覚的に解りやすくするため，ここでは，骨運動学および関節運動学的な動きが強調して描かれている．実際の骨運動学的な動きの大きさは，荷重時に2〜3mの並進運動に伴う6°未満である（Jacob & Kissling 1995）

の，このときに仙腸関節でみられる動きは関節構造に従ったものではなく，寛骨は後上内方に動くということもわかっている．その他の点については，現段階ではまだ臨床仮説の域をでないが，次のように考えている．

1. 仙骨のニューテーションは，骨盤帯にかかる負荷が増加する運動課題で起こる
2. 骨盤内捻れ（右または左へ）は，歩行あるいは体幹と下肢に水平面での回旋と側屈を伴う運動課題で起こる

寛骨に対する仙骨のカウンターニューテーション，および仙骨に対する寛骨の前方回旋はどちらとも，骨盤帯にかかる負荷が増加するいかなる課題においても生じるべきではない．

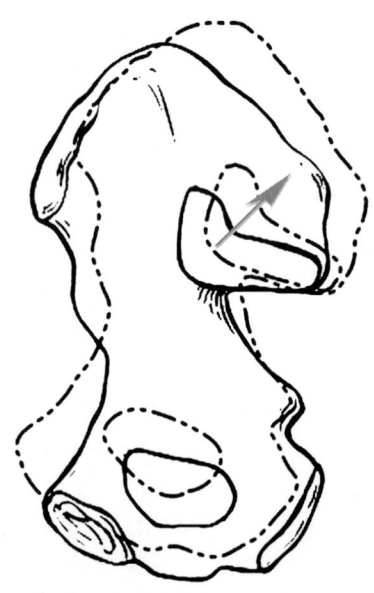

図4.30 対側の股関節を屈曲し，一側の下肢のみを介して体重を伝達するとき，荷重側の寛骨（点線）もまた仙骨に対して後方回旋を保持するかまたは後方回旋する（骨運動学）．寛骨は，仙骨に対して後上方へ滑る（矢印）（Hungerfordら 2004）．視覚的にわかりやすくするため，ここでは，骨運動学的および関節運動学的な動きが強調して描かれている

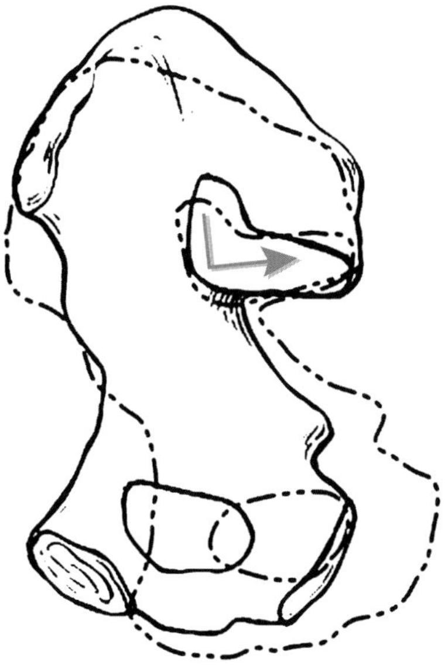

機能的な腰椎骨盤股関節複合体　CHAPTER 4

ら 1990a）．骨盤に圧縮力（フォースクロージャー）が作用すると，これら3つの要素すべてが関節面の並進運動に抵抗するように働く．フォームクロージャーとフォースクロージャーは両方とも，外部からの大きな負荷に対して瞬時にバランスをとることを要求される．

恥骨結合は，関節面が比較的平坦であるという点で，仙腸関節よりも剪断／並進運動を制御する能力が低い．つまり，恥骨結合にはフォームクロージャーの関与が薄い．関節面は，上方，下方，前方，後方の靭帯に支持された線維軟骨性の円板を挿んで結合している．恥骨結合は，垂直面や水平面での剪断力に弱く，鉛直方向の剪断力の制御に対して，受動的な制動だけでなく，「外力」あるいはフォースクロージャー（前額面での圧縮）をあてにした構造をしている（Cowan ら 2004）．

図 4.31 寛骨が前方回旋すると（点線），寛骨は仙腸関節の短腕を下方へ滑り，長腕に沿って後方へ滑る（矢印）．視覚的にわかりやすくするため，ここでは，骨運動学的および関節運動学的な動きが強調して描かれている

フォームクロージャー――股関節

大腿骨は寛骨とともに球窩形状の股関節をなし，円運動が可能である．股関節は球関節に分類され，機械学的には3本の垂直軸を有していて，その軸周りと軸沿いの合計 12 の自由度をもつ（図 4.32）．この分類では，関節で実際に起こる動きの組み合わせに影響する解剖学的および神経生理学的因子は考慮されていない．

運動学――骨盤内における剪断／並進運動の制限

機能的な運動課題の際に仙腸関節や恥骨結合で発生する剪断力に抵抗するため，骨盤帯の形態自体はどのようにかかわるのだろうか．仙腸関節は大きな負荷を伝達する．関節形態は，そのときの運動課題に応じて変化する．関節面はわりと平らで，この形状が圧縮力と曲げモーメントを伝えやすくしている（Snijders ら 1993a, b, Vleeming ら 1999a, b）．しかしながら，比較的平坦な関節は，理論的に剪断力を受けやすい．仙腸関節は，解剖学的に3通りの方法で剪断力から守られている．第1に，仙骨は水平面上でも前額面上でもくさび形をしており，それゆえ寛骨によって支持されている（図 3.7, 3.8 参照）．仙腸関節の関節面は2から3つの仙骨分節から成り，それぞれが異なる方向を向いているため，関節が圧縮されると剪断の動きを防げるようになっている（図 3.12 参照）（Solonen 1957）．第2に，他の滑膜関節と比べて仙腸関節の関節軟骨は，特に腸骨側において，滑らかでなく不規則である．この不規則な状態は圧縮されるときに関節の摩擦係数が上昇するのに役立っている（Bowen & Cassidy 1981, Sashin 1930）（プレート1～5参照）．第3に，軟骨で被われた骨性の組織（隆起，溝，図 3.11 参照）が関節内に入り組んだ形になっている（Vleeming

運動力学――股関節

骨運動学的に，屈曲／伸展は，大腿骨が大腿骨頭と大腿骨頸部を通る傍前額軸周りに回転する動きである．このとき大腿骨頭は，全可動域を通して寛骨臼内で求心位を保った状態が理想的である．ばらつきはあるものの，大腿骨の屈曲は約 100° 可能で，続いて仙腸関節と腰椎で動きが生じることで，大腿前面と胸部が接するほどの可動性が確保される（Williams 1995）．大腿骨の伸展は約 20° 可能である（Kapandji 1970）．大腿骨頭が純粋にこの軸周りに回転すると（すなわち，内／外転または内／外旋を伴っていない場合），その動きは関節運動学的に純粋な軸回旋 spin になる．関節が純粋に軸回旋の動きをするときは，寛骨臼に対する大腿骨頭の並進運動は生じない．骨運動学的に，内転／外転は，大腿骨が大腿骨頭中心を通る傍矢状軸周りで回転する動きである．大腿骨の外転は約 45°，大腿骨の内転は約 30° 可能で，それ以上では腰椎の動きを伴って骨

65

盤帯が側方へ傾斜する（Kapanji 1970）．大腿骨がこの傍矢状周りに純粋に軸回旋すると，関節運動学的には大腿骨頭は寛骨臼内で上下に弦を描くように直線的に移動する（すなわち2点間の最短距離）．したがって，この運動は純粋な振り子運動 swing とされる．

骨運動学的に，内旋／外旋は，大腿骨が長軸周りに回転する動きである．この軸の位置は，足部が地上に接地しているかどうかで決まる．骨盤帯がしっかりと接地した足部に対して回転するときは，大腿骨頭中心から大腿骨外側顆までを通る長軸が回転軸となる．足部が地上から離れているときは，大腿骨は大腿骨と足部を通るさまざまな長軸周りに回転できる（Williams 1995）．内旋は約30〜40°，外旋は約60°可能である（Kapanji 1970）．大腿骨のこの軸周りの純粋な回転は，関節運動学的には寛骨臼内で大腿骨頭は前後に弦を描くように直線的に移動する．この動きは純粋な振り子運動とされる（MacConaill & Basmajian 1977）．

機能的な動きの中では，寛骨に対する大腿骨の動きは純粋な関節運動学的な運動はしていない．むしろ，組み合わさった運動をするのが普通である．日常的に行う非荷重下での下肢の動きは，屈曲，外転，外旋あるいは伸展，内転，内旋の組み合わせである．関節運動学的にみると，両方の動きとも純粋な振り子運動ではない（MacConaill & Basmajian 1977）．股関節の締まりの肢位は，伸展，外転，内旋位である．

運動学――股関節

股関節は，日常生活のさまざまな動きの中で，体重の数倍もの力を受けている．日常的な動きでは，骨梁の方向と関節包や靱帯の走行に加えて，関節の解剖学的形態が，バックリング（急な崩れ giving way）や並進運動を生じることなく力の伝達を行えるようにしている．最適な姿勢で立っているとき，上から加わる体重は骨盤帯を通って両側の大腿骨頭と頸部に等しく分配されなければならない．股関節はそれぞれ，体重の約33％を支持している．この

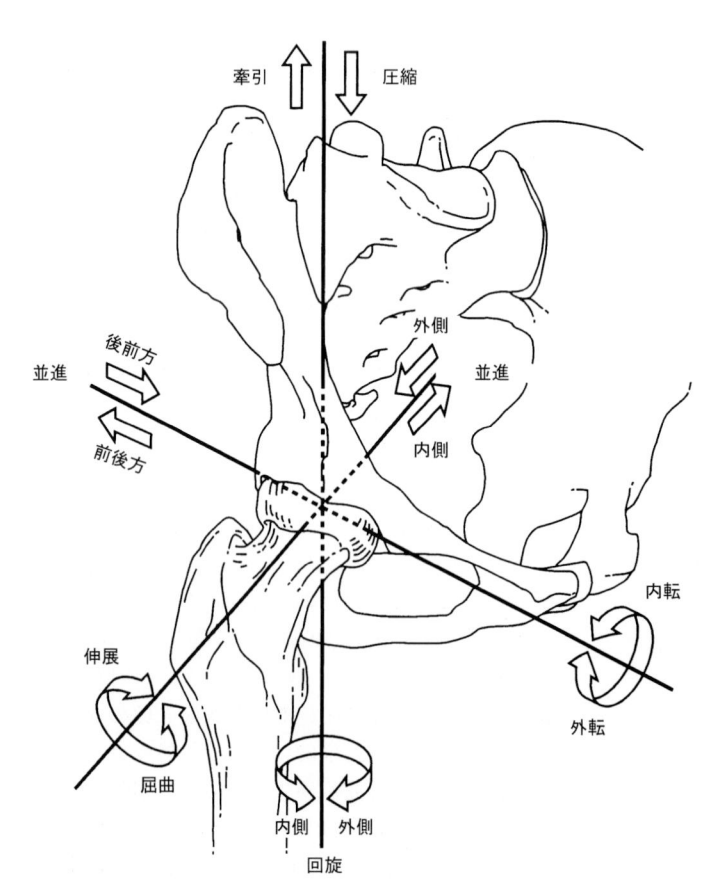

図 4.32 大腿骨の骨運動学的な動き．機械的条件下では，大腿骨は3つの垂直な軸に沿って，および軸周りに潜在的に12の自由度をもつ

機能的な腰椎骨盤股関節複合体　CHAPTER 4

表 4.1　大腿の動きに関していうと，股関節の靭帯の緊張が増加する際，フォームクロージャーは増強される

大腿の動き	靭帯	緊張
伸展	すべての関節外の靭帯	緊張
屈曲／内転	すべての靭帯	弛緩
外旋	腸骨転子靭帯	緊張
	恥骨大腿靭帯	緊張
	坐骨大腿靭帯	弛緩
内旋	腸骨大腿靭帯	弛緩
	恥骨大腿靭帯	弛緩
	坐骨大腿靭帯	緊張
外転	恥骨大腿靭帯	緊張
	下方線維*	緊張
	坐骨大腿靭帯	緊張
	腸骨転子靭帯	弛緩
内転	腸骨転子靭帯	緊張
	下方線維*	弛緩
	坐骨大腿靭帯	弛緩
	恥骨大腿靭帯	弛緩

＊腸骨大腿靭帯の下方線維

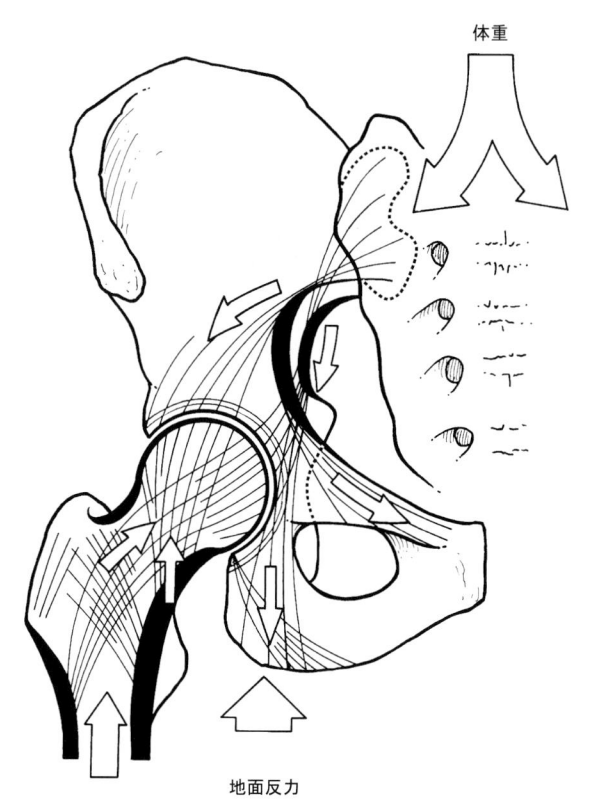

図 4.33　骨盤内の骨梁の方向は，骨盤帯を介して力が伝達されるときの力線と一致している．Kapandji 1970 より引用

力は大腿骨頸部と長軸の間で曲げモーメントを生じる（Singleton & LeVeau 1975）．立位のときに大腿骨頭にかかる上下方向の剪断ストレスを防ぐため，大腿骨頭と頸部の間には複雑な骨梁系統が存在する．（図4.33）（Kapanji 1970）．股関節は完全な球形かつ深い球窩構造をしていて，その形状はあらゆる方向の剪断ストレスを防ぎ，動きにも適している．それにもかかわらず，大腿骨の回転運動の有無に関係なく，荷重下あるいは非荷重下での運動の際に，寛骨臼と大腿骨頭間の負荷の不均衡な配分によって望ましくない並進運動（一般的には前方への変位）が生じることがある．これが何度も繰り返されると，痛みや機能障害につながる可能性がある（Lee & Lee 2004a, Sahrmann 2001）．

フォームクロージャー──靭帯

すべての関節には，関節面同士が最大限に適合し，かつ主な靭帯が最大に緊張する肢位が存在する．その肢位は，締まりの（セルフブレース）肢位あるいはセルフロック self-locked 肢位と呼ばれる．この肢位では，強く圧縮された状態にあり，受動的組織の緊張によって剪断ストレスあるいは並進運動への抵抗作用が高まり，また関節面同士の摩擦も強まる（Snidersら 1993a, b, Vleemingら 1990b）．腰椎の椎間関節の締まりの肢位は伸展の最終域であり（Bogduk 1997），仙腸関節では仙骨が完全にニューテーションした状態または寛骨が後方回旋した状態（van Wingerdenら 1993, Vleemingら 1989a, b），股関節では外転と内旋を伴う伸展位がこの肢位にあたる（Hewittら 2002）．

仙骨のニューテーションまたは寛骨の後方回旋は，仙結節靭帯，仙棘靭帯，および骨間靭帯の緊張を増加させる（Vleemingら 1989a, b）（図4.26参照）．仙骨のカウンターニューテーションまたは寛骨の前方回旋は，これら主要な靭帯の緊張を減少させ，長後仙腸靭帯のみが緊張する（Vleemingら 1996）（図4.27参照）．

股関節の靭帯（図3.16, 3.37, 3.38参照）のフォームクロージャーへの関与については後述する通りである（表4.1）．大腿骨の伸展は，関節外靭帯すべてを大腿骨頸部周囲に巻きつけ，それらを緊張させる．腸骨大腿靭帯下方線維は，伸展で最も緊張す

67

る．大腿骨の外旋時，腸骨大腿靭帯と恥骨大腿靭帯の腸骨転子部線維は緊張し，一方坐骨大腿靭帯は弛緩する．逆に，大腿骨の内旋時は，坐骨大腿靭帯が緊張するのに対し，前方の靭帯は弛緩する（Hewittら 2002）．大腿骨の外転では，坐骨大腿靭帯に加え，恥骨大腿靭帯と腸骨大腿靭帯の下方線維が緊張する．外転の最終域では大腿骨頸部は寛骨臼縁と衝突し，それゆえに寛骨臼唇は外方へ歪むことになる（Kapanji 1970）．このように，寛骨臼唇は関節腔を深くして（フォームクロージャーの利用），それによって可動性を制限せずに並進運動に対する制動作用を補強している．

内転時は，腸骨大腿靭帯の腸骨-転子部線維が緊張する一方で，他の靭帯は比較的弛緩している．股関節屈曲位での内転では，坐骨大腿靭帯が緊張する（Hewittら 2002）．大腿円靭帯は，大腿骨の内外旋に加え，直立位において中等度の緊張状態にある．屈曲では靭帯は緩む．屈曲にわずかに内転が伴った状態では，そのときに大腿骨遠位端に相応の力が加わると（例えばダッシュボードの衝撃），大腿骨頭は後方に脱臼する可能性が生じる．この肢位は，靭帯系に関して最もフォームクロージャーの作用が小さい状態である．

フォースクロージャー理論

オリジナルの定義によれば，フォースクロージャー（図4.8参照）は「物体を空間に保つのに外力が必要」な場合に作用する（Snijdersら 1993a）．外力は関節の圧縮により関節面の摩擦を増加させ（Vleemingら 1990a, b），さらに関節の剛性（剛性＝力／結果として生じる変位または距離）も増加させる．関節に発揮される「外力」は次のような作用によって生み出される．

- 関節をまたぐ筋の安静時の緊張およびそれらの筋の同時収縮による直接的な作用
- 関節はまたがないが筋膜の緊張増加に関与する筋の，安静時緊張およびそれらの筋の同時収縮による間接的な作用

したがって，LPH複合体の関節に生じる剪断ストレスや並進運動は，次の要素が組み合わさることで防ぐことができる．

- 関節の構造（前述したフォームクロージャー）
- 特定の靭帯，筋，筋膜により生じる圧縮（フォースクロージャー）．

筋および筋膜

関節の動きが全可動域を通して制御できていなければ，機能は著しく低下することになる（図4.9参照）．関節のニュートラルゾーンでは，受動システム（関節包，靭帯）は運動のコントロールには関与できない．負荷，予測性，認識されるリスクが異なる多様な動作において必要に応じた動きをする場合，腹部キャニスター内の85もの関節を制御する筋の共同機能が必要となる（図4.34）．この機能を神経系がどのように制御しているかという点については，本書の前版以降，多くの研究がなされてきた．本項では，LHP複合体にある関節のフォースクロージャーを高める作用を有する筋，筋膜システム（スリング）について解説する．基礎的な制御の機構（モーターコントロール）に関する解説は次の通りである．

Richardsonら（2002）は，ドップラー振動法（the doppler imaging and vibration method; DIV法）を使用し，腰椎骨盤帯の深部筋の共同収縮が仙腸関節の剛性を増加させることを証明した．この研究では，腹部を引っこめる，あるいは腹部をへこませるという課題を指示して，腹横筋，多裂筋，骨盤底筋群を含む筋の収縮を行い，必ずしもこれらの筋だけに限って収縮させるという制限は設けなかった．同じ研究の中では，腰部骨盤帯の表在筋の共同収縮と仙腸関節の剛性の関係についても議論された．表在筋としては，外腹斜筋，内腹斜筋，腹直筋，脊柱起立筋が含まれたものの，これらの筋のみの収縮に限るという制限は設けず，腹部を締める課題を指示して共同収縮をしたときの計測を実施した．彼らは，引っ込めるまたはへこませるというキューcue【訳注：きっかけ，手がかり】が仙腸関節の剛性により大きい影響を及ぼすと述べた．またvan Wingerdenら（2004）も，DIV法を用いて，大腿二頭筋，大殿筋，脊柱起立筋，対側の広背筋を含めて，他の筋が活動したときの仙腸関節の剛性に対する影響を調査した．その結果，「個々の筋が活動した」ときに仙腸関節の剛性が増加したことを明らかにしたが，その際に他の筋の共同収縮が生じたことについては指摘していない．

これらの研究で個々の筋の活性化については非常に不透明であり，そこから導きだされた結論には問題がある．そのため，大腿二頭筋，大殿筋，脊柱起立筋を収縮する指示と同様，腹部を引っこめる，凹ませる，引き締めるという指示が仙腸関節の剛性を

機能的な腰椎骨盤股関節複合体　CHAPTER 4

図 4.34 腹部キャニスターは，下位の6つの胸部リング（脊柱と連結する肋骨），5つの腰椎，骨盤帯と，ここに存在するすべての筋や臓器で構成される．横隔膜はこの空間の屋根，骨盤底は床，筋肉と深層の腹部筋膜は壁を形成する

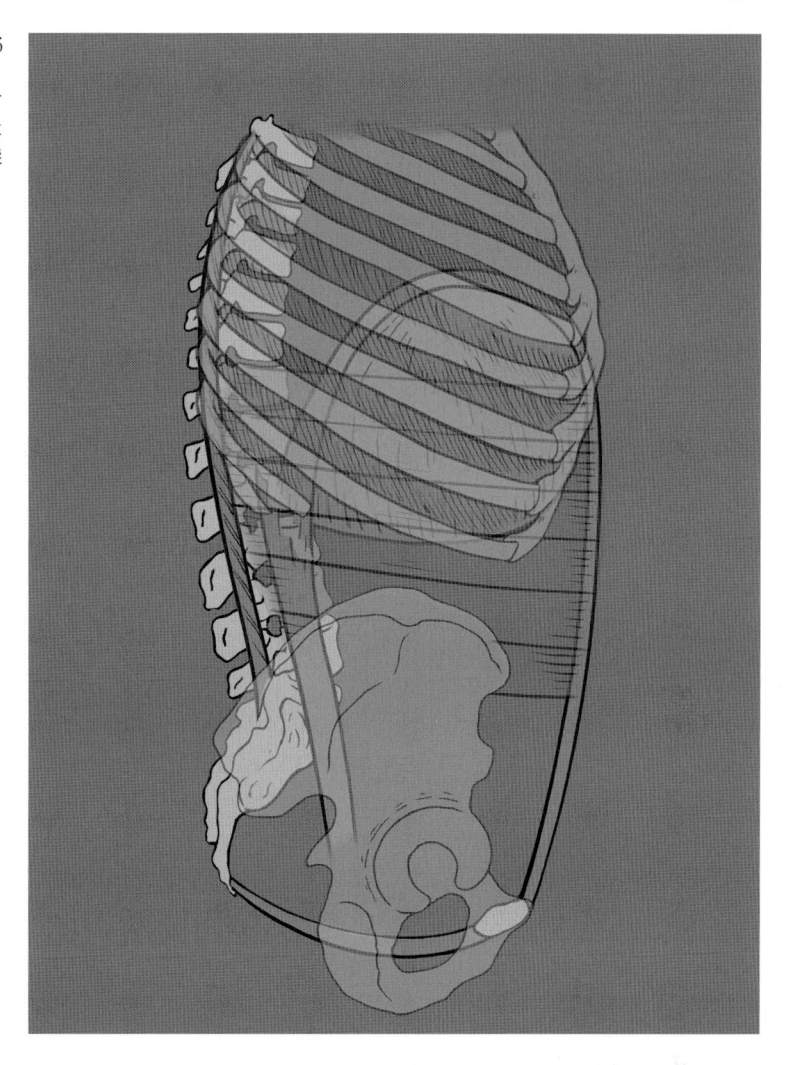

増加させることになるという結論にすべきである．多くの筋の共同収縮がこの関節のフォースクロージャーを増加させることができることは明白である．しかし，特定の動作でどの程度フォースクロージャーが必要とされるか，そして，動作によってどの共同収縮パターンが最適なのか，結論づけることはできない．

Pool-Goudzwaardら（2004）は，屍体を用いて骨盤底筋群の共同収縮によって生じる力をバネで再現する方法を使った研究を実施した．彼らは，女性では骨盤底筋が1つのグループとして収縮したときには仙腸関節の剛性が有意に増加することを明らかにした．骨盤底の筋が個々に収縮した状態を再現したときは，仙腸関節の剛性に対して著しい効果は得られなかった．実際，腸骨尾骨筋のみの収縮が再現さ

れた状態では，仙腸関節の剛性が有意に低下した．彼らはまた，すべての骨盤底あるいは尾骨筋（坐骨尾骨筋）の共同収縮が仙骨のカウンターニューテーションを生じさせることを明らかにした．男性の仙腸関節の剛性に関しては変化がみられなかった．この点に関して，彼らは関節可動性と骨盤の形態の性差によるものであると仮説を立てている（女性の被験者では，男性の被験者に比べ骨盤が2倍の可動性を認めた）．これらの研究は，筋活動が屍体を用いてバネにより再現されたものであり，生体の実際の収縮ではないことが欠点である．尿道を閉める「外力」を発揮する骨盤底筋の役割や，コンチネンスに関するこれらの筋の役割については第6章で解説する．

Pelら（2008）は3次元シミュレーションモデルを用いて，仙腸関節にかかる剪断力が腹横筋と骨盤

底の作用によって有意に減少できることを示した．彼らはまた，中殿筋，小殿筋，梨状筋が寛骨と仙骨間の圧縮を増加させるにもかかわらず，関節にかかる全体の力が主に垂直方向になお作用したため（垂直方向の剪断ストレスをコントロールするためには最適でない正味の作用），これらの筋群が仙腸関節の剪断ストレスをほとんど制御できないことを明らかにした．

次の点について，腰椎の動きの制御との関連性が調査された．

1. さまざまな筋（Cholewickiら1997, Cholewicki & van Vliet 2002, Hodges 2003, McGillら2003）
2. 胸腰筋膜（Barkerら2006, Hodges 2003b, Hodgesら2003a, Vleemingら1995a）
3. 腹腔内圧（Cresswell 1993, Cresswellら1992, Hodges & Gandevia 2000a, b, Hodgesら2001a, 2005, Hodges 2003）

多くの異なった手法が用いられ，多くの筋が脊柱の圧縮，筋膜の緊張，または腹腔内圧の増加に作用する腰椎のフォースクロージャーにかかわっている（すなわち「物体を空間内で保つための外力」を発揮する）こと，また重要なこととして，（剛性を高めることによる）静的安定性や脊柱の中間位保持が体幹筋の最小レベルでの共同収縮で成し遂げられていることが結論づけられている（図4.3A参照）（Anderssonら2002, Cholewickiら1997, Cholewicki & van Vliet 2002, Hodges 2003）．しかし，どの筋がLPH複合体のフォースクロージャーを高めることができるのかという点については，十分な知見がない．われわれは，機能を達成するために，CNSがどのようにこれらの筋の共同活動を制御し，また指令を出すのか，理解する必要がある．

患者に対して，健常な場合は筋神経系がどのように機能するか説明するときに，オーケストラに喩えると理解が得られやすい．筋それぞれが，オーケストラの楽器であると想像してみてほしい．演奏者にとって重要なのは楽器を上手に演奏する方法を知っていることであり，演奏の準備中に耳を澄ませば，その楽器から美しい音色を聴くことができるだろう．これは，特定の筋を収縮/弛緩させる方法，つまり筋を操る方法を知っているのと同じであり，言い換えれば，筋を奏でるということである．しかしながら，オーケストラの準備中に演奏者全員が発する音の集まりは調和しておらず，確かに美しくない．美しい音楽をともに奏でるためには，誰かまたは何かが，何をどのようにすべきか演奏家達に知らせなければならない．「誰か」はもちろん指揮者であり（制御装置またはCNS），「何か」とは演奏するために選択した音楽の一篇であり（運動課題），演奏家（特定の筋）は楽譜の自分のパートを読む方法をわかっていなければならない．筋が協調して働くとき（最適なモーターコントロール），美しい動きが生じる．われわれは，オーケストラの指揮者である制御装置（CNS）について何を知っているだろうか．

モーターコントロール理論

LPH複合体の運動制御に関する研究の多くは，CNSがどのように脊柱の安定性を制御するかについて解明することに集中している．「はじめに」で述べたように，脊柱の安定性に関する研究は進化し続けており，脊柱の動的な性質を踏まえた静的モデルという枠を超えて，動的な脊柱の安定性というより広義で捉えられるようになった．静的な状態のみを考えるのであれば，脊椎の剛性を高めるために体幹筋の共同収縮を用いることが，脊椎の制御において最高の戦略であると考えられる．しかしながら動的な状態では，CNSは剛性を高める戦略に加えて，動揺を減少させ，制御する動きを用いた戦略を選択することもできる（Hodges & Cholewicki 2007）．CNSが，運動内容，環境，目的の変化に応じて異なる戦略に切り替えが可能であることは明らかである．

> 筋骨格システムは，非常に冗長性があり，それぞれの運動課題をさまざまな方法で実行することができる．
> モーターコントロールは，重み付き基準（weighted criteria）によって制約される．それは，過剰なエネルギー消費を避けつつ目的とする課題を成し遂げるというような，もしかすると相反している可能性のある基準かもしれない．制約の重み付きは，モチベーションや注意などの心理的因子のほか，環境の状況，課題要求，筋骨格系の変化次第である．
>
> van Dieen, 2007

研究が大きな枠組みの中で捉えられると，現在のモデルがこの複合体のシステムを完全に説明しきれていないことは明らかである．Hodges & Cholewicki（2007）は，「脊柱と骨盤の機能的なコ

ントロールを理解する上で，次に挑戦しなければならないのは腰椎骨盤帯の安定性に関する動的コントロールに関する調査である」と述べている．

現時点で，この複合体システムについて何がわかっているのだろうか．モーターコントロールおよび腰椎骨盤帯領域に関するエビデンスに関して，現在の傾向に対する解釈と概要を後述する．このような内容の研究／エビデンスに関してより詳細に理解したい方は，本章で引用した論文と要約を読まれることをお薦めする．

LPH複合体の安定性戦略——概要

必要な可動性を確保し，呼吸を保ち，コンチネンスを守り，バランスや平衡状態を維持する——これらを保証しつつ，CNSはどのようにLPH複合体に対して負荷に備える適切な戦略を選択しているのだろうか．CNS（制御装置または指揮者）は，ある運動課題で必要な要素すべてを分析し，すべてのシステムの現状について解釈し，最適な戦略を計画することに取り組んでいる．LPH複合体の安定性にとって最善なのは，さまざまなアウトカムを叶えた戦略を再獲得することであろう（図4.35）．さまざまなアウトカムとは，次のようなことを示している．

1. 関節の回転および並進運動をコントロールする．その結果，運動課題に必要な可動性を確保しながら，一方では最適な関節軸を維持し，適切に負荷を分配する
2. その領域の脊柱の姿勢および方向をコントロールする
3. 平衡を維持する
4. 環境が変化しうる状況下で，予測が可能であるかないかにかかわらず，負荷やリスクが

図4.35 最適な戦略とは，いかなる運動課題においても運動連鎖に応じてすべての関節の角度や並進運動の動きをコントロールし，各領域の間の最適なアライメントを維持し（胸郭と骨盤，骨盤と下肢），かつ動揺が生じてもバランスや平衡を確保しつつ，力の伝達が確実にできることである．そのような戦略はどの関節にも過剰なストレスを生じず，最適な呼吸パターンを確保でき，過度に腹圧を増加させることがないため，コンチネンスも保護されるであろう

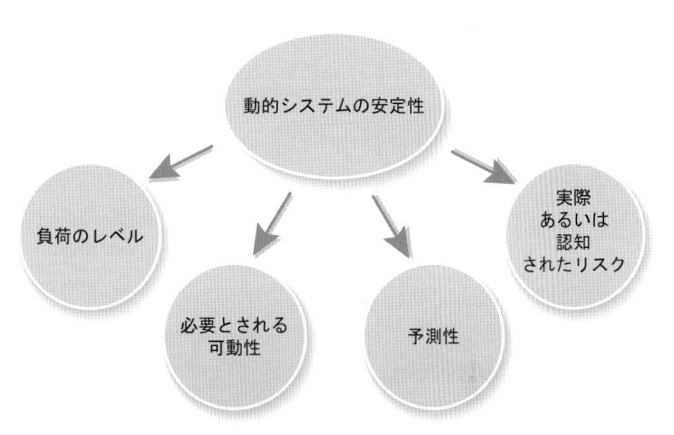

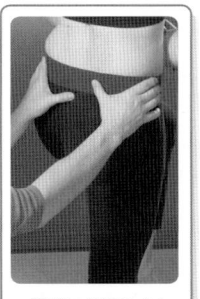

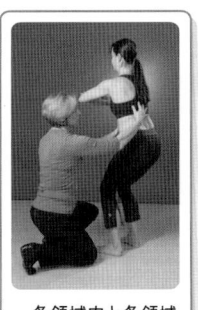

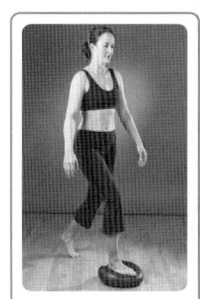

変化するさまざまな運動課題の中で，呼吸とコンチネンスを同時に支持する

挑戦が予測不可能な場合（負荷，予測性，平衡における急な変化），CNSは安定性の維持を保証するために動揺に素早く対応しなければならない（意図された軌道の進路に戻す）．運動システムに関する相当な冗長性を考えると，CNSはそのときの運動課題に対して，選択できる多くの筋と多彩な戦略のオプションを備えていなければならない（例えば，共同収縮による剛性増大，筋収縮の代償，慣性や緩衝の利用など）．すべての戦略には，深部，表在両方の多様な筋が作用する．個々の戦略について，次の点が身体に与える影響を左右する．

1. 圧縮力／トルクがどの程度生じるか
2. どこで，どの程度，剛性が生じているのか，あるいは可動性があるのか，制限があるのか
3. 胸腔内および腹腔内圧がどの程度増加するか
4. 動作中に生じる可能性のある予期しない動揺刺激（内部または外部，身体的な，認識または情動）に対して身体がどの程度良好に反応できるか

いかなる戦略でも良くも悪くもなりうる．要するに，そのヒトが，自身の特性に合わせて，その運動課題に「最善」あるいは最も適切な戦略を用いているかどうかが鍵となる．臨床家は，科学的側面と動きやパフォーマンスの質的分析両面から得られた情報を使って，実行された戦略が特定の運動課題に適切なのかどうか判断する．LPH複合体に関する戦略の分析方法については，第8章で解説する．また，第9章と第12章では，クリニカルリーズニングと，現時点では科学的に計測困難で臨床観察に頼るしかない戦略分析の側面について論じる．次に，研究からすでに明らかとなっている点について述べる．

安定性の戦略——エビデンス

CNSが戦略を選択する際，何が影響するのか，次の因子によって左右される．

1. 体性感覚．これは，関節，筋膜，靱帯，筋，内臓，皮膚からCNSに伝達されるときに介在する．CNSがこの情報をどのように解釈するかにもかかわる
2. コントロールされるべき負荷量．高負荷になるほど，より多くの筋活動を必要とする
3. 運動課題の予測性．CNSは，姿勢の急な崩れやバックリングを防ぐよう動揺刺激に即座に反応し，意図された軌道にシステムを戻すことができるのか
4. 実際の，または認識されたリスク（脅威値 threat value）．CNSは末梢システム（過去の経験，恐れおよび／または信念の影響）から伝わる情報をどのように処理し，影響を及ぼすのか

CNSは，運動課題で時々刻々と変化する要求に合わせるため，戦略を慎重に計画しなければならない．例えば，歩行は動的な運動課題であり，課題中は深部と表在の体幹筋群の活動をCNSが調整している．この調整があるから，歩行中に最も大きな負荷がかかるピークのところ（足接地あるいは回旋が最大になった時点）に合わせて最も大きな活動が生じるのである（Saundersら2004a，2005）．加えて，対象が意図した軌道を脱するようないかなる急な動揺（不注意に，岩を踏んでしまう）に対しても反応できる準備ができていなければならない．どのようにこれらすべてを遂行しているのか．ヒトのシステムとして備わっている動的な性質について，次のような示唆がある．

> 静止状態において，体幹筋群は脊柱の剛性を高めるために共同収縮するのではない．その方法は，安定性を増大させる戦略としては確実であろう．しかしそれよりも，体幹筋群は脊柱に課せられたモーメントに合わせて屈筋と伸筋を交互に発火させる活動をしながら三段階の方法で反応していて，それこそが動的状態で安定性を確実にする適切な戦略なのである．
>
> Hodges & Cholewicki 2007

関与する筋は，同じ運動のときでさえ常に変化し，その瞬間の課題要求，予測性，脅威値（現実あるいは認知されたリスク）に基づく．多くの筋の共同収縮によって脊柱の剛性を高めること（静的／剛性戦略）は最も単純な解決方法で，最適なパターンや流れの中において動的かつ正しいタイミングで筋の共同活動を必要とする戦略よりも，エラー（1分節あるいは1関節のコントロール欠如）を生じる可能性が低い．動きの戦略，あるいはコントロール戦略は，エラーを起こす可能性が高くなる（Hodges 2005, Hodges & Cholewicki 2007）．大きな負荷で，予測性が低く，またヒトがその状況あるいは運動課題を危険性があると認知するか非常に恐怖を感じるとき，CNSはエラーの生じる可能性

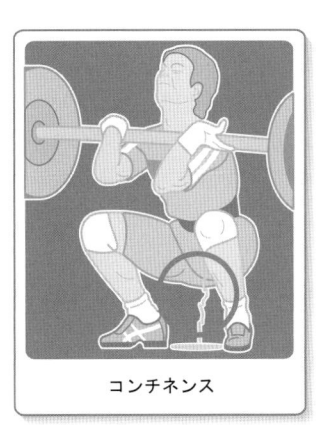

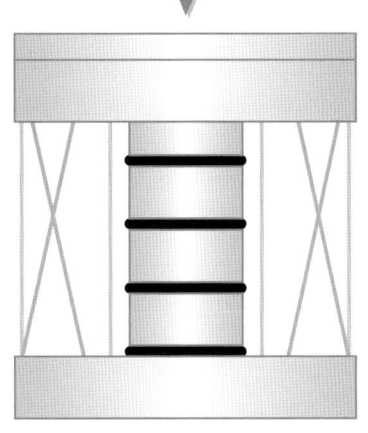

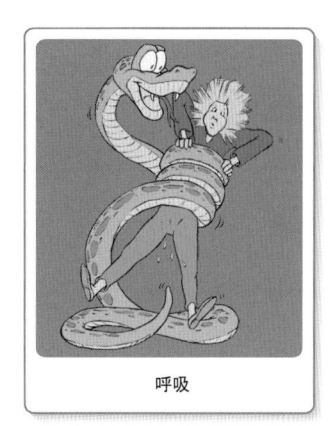

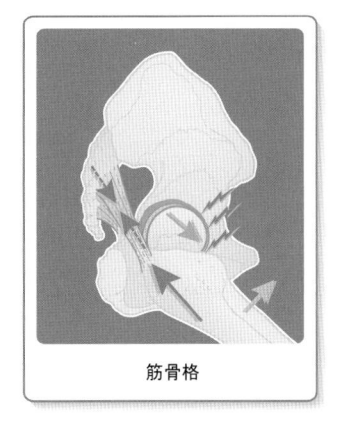

図4.36 同時収縮を利用した硬める戦略は代償を伴う：(1) 関節の圧縮の増大 (2) 腹腔内圧の上昇（ヘルニアまたは臓器脱のリスクが高まる）(3) 胸郭の側方への肋骨拡張制限による最適な呼吸パターンを危うくする

を抑えることを選択し、それによって大きな圧縮の負荷が生じる。そして、エネルギー消費が増加し、腹圧が高まり、呼吸効率が低下し、コンチネンスに負担をかけるとわかっていても、筋の共同収縮によって硬める戦略を用いるであろう（図4.36）。一方で、「安全な」状況または認識された低い負荷／リスク下では、CNSは、筋骨格系による圧縮が小さく、腹圧を過度に増加させずにすみ、より可動性を確保できる動的な戦略、つまり全体としてより効率の良いほうを選択するであろう（図4.37）。しかしながら、筋活動のタイミングが少しでも違った場合、または負荷が正確に判断できていない場合、予想外の動揺に対して適切に反応できていない場合は、より大きなエラーが生じることになる。CNSは、視覚受容器、関節力学的受容器、筋・筋膜受容体からの正確な求心入力に依存しており、戦略（固定するか、

動くか）を選択するときに、その運動課題にまつわるあらゆる過去の経験や信念に加えて、その課題の負荷や予測性を考慮する。これらの運動戦略の一部は事前に備わった無意識下のものであるが、そのほかは随意的な活動や訓練により調整可能である。

LPH複合体を介して効率的に力が伝達されるためにはすべての筋が重要であるものの、分節的な並進運動をコントロールするには、表在筋よりも深部筋（腹横筋、多裂筋の分節的線維、骨盤底筋、腰筋、深部の股関節回旋筋）がより適している。表在筋は複数の分節にまたがっているため、並進運動の制御に働くと多分節に長軸方向の圧をかける作用を有するのに対して、深部筋はある特定の分節の圧縮作用を発揮するからである。表在筋は、静止時の安定性と、部分間の動きや姿勢のコントロールに適している。多くの表在筋の共同収縮は、断続的に大きな負

荷を伝達するのには適しているが，この戦略がすべての運動課題で習慣的に用いられると，過剰かつ持続的な圧縮負荷が脊柱にかかり，受動システムの変容あるいは損傷につながる可能性があることを留意しておくべきである（Adams ら 1996, Cholewicki & McGill 1996）．さらに，表在する多分節をまたぐ筋の共同収縮は，空間内での動き（意図された軌道）に伴う潜在的な障害ばかりではなく，脊椎の可動性や，力を吸収し，分散する能力にも影響を及ぼす（柔軟な脊柱の欠如）．したがって，過度に共同収縮で硬さをつくる戦略は，動的な安定能と同様に，胸郭と骨盤の回旋を要する歩行や側方への肋骨の拡張と脊柱の動きを要する呼吸のような機能には良くない影響を及ぼす可能性がある．

脊柱の動的制御を確認する実験手法として，腕を速い速度で動かして体幹の動揺を起こすという手法が用いられる．これは，脊柱の安定性の多様な構成要素（姿勢の方向づけ postural orientation, 姿勢の平衡 postural equilibrium, 分節制御 segmental control）を試すものである．（Belenkii ら 1967, Bouisset & Zattara 1981, Hodges 1997）．研究では，速い腕の動きに対応する体幹の先行的な姿勢調整が広く利用されており，深部および表在の体幹筋システムがどのように腹部キャニスターの安定性に関与しているのか見解をもたらしている．エビデンスでは，予期できる動揺に対して身体を準備するために CNS が用いた戦略には，予備的な動きが含まれていることを示唆している（Belenkii ら 1967, Bouisset & Zattara 1981, Hodges 1997, 2003, Hodges ら 1997, 1999, 2000, 2001b, Hodges & Gandevia 2000a, b, Lee ら 2009, Moseley ら 2002, 2003, Smith ら 2007b）．骨運動学的に付随した予備的な動きと，予想通り屈曲伸展の腕の動きを素早く繰り返したときに生じる筋の反応については，表4.2にまとめた．

つまり，いずれか一方または両方の腕が急に動かされると，反作用のモーメントが体幹に課せられる．腕の動きの後に結果として生じる体幹の動きと筋活動に加えて，腕の動きの前に動きを予測して生じる予備的な体幹の動きと筋活動がみられた．

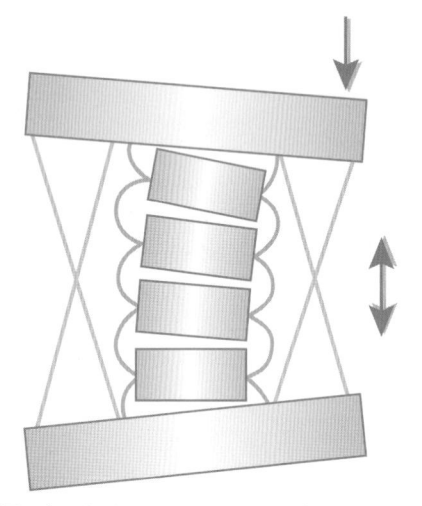

図 4.37 力の伝達における動的な戦略は，フィードフォワードおよびフィードバックメカニズムを備えた神経筋システムが必要である．このシステムは精巧に調整されていて，予測可能な動きとともに動揺に反応するもので，硬くするものではない

表 4.2 先行する体幹の姿勢調整と速い腕の動きに連動した筋活動

腕の動き	予備的な体幹の動き	予備的筋活動 深部筋	予備的筋活動 表在筋	生じた体幹の動き	生じた筋活動
両側の屈曲	伸展	TrA	ES, IO	屈曲	RA, EO
両側の伸展	屈曲	TrA	EO, RA	伸展	ES, IO
片側で左屈曲	伸展，右側屈，右回旋	TrA, PFM, 横隔膜，深部の多裂筋	ES, IO, 表在する多裂筋	屈曲，左回旋	RA, EO
片側で左伸展	屈曲，右側屈，左回旋	TrA, PFM, 横隔膜	EO	伸展，左側屈，右回旋	ES, 深部および表在する多裂筋

EO, 外腹斜筋；ES, 脊柱起立筋；IO, 内腹斜筋；PFM, 骨盤底筋；RA, 大腿直筋；TrA, 腹横筋．予備的および結果として生じる反応と動きは，三角筋の活動開始に関与していることを示す．Hodges ら 1999, 2000, 2003, 2007, Hodges & Gandevia 2000a, b, MacDonald ら 2009, Smith ら 2007a．三角筋の活動より前に腹腔内圧が増加する（Hodges ら 2007, 1997, 1999）

CNSは，動きに伴って生じる動揺に対して，剛性を高めるのではなく，予測的に体幹を準備する．すべての表在する体幹筋（脊柱起立筋，腹直筋，外腹斜筋，内腹斜筋，表在の多裂筋）は姿勢調整に関与し，活動のパターンは体幹の運動方向による（方向特異性）．表在体幹筋活動の開始は，予備的な動きに先行する．

LPH複合体の深部筋

LPH複合体の深部筋に関する研究のうち，腕を速く動かすことを運動課題として課題遂行時の先行的な姿勢調節を調査したものすべてにおいて，腹横筋は，体幹および上肢の他の筋に先行して活動がみられた．この現象は予備的な動き，あるいは付随した体幹の動きには関係なかった．また，この先行活動は骨盤底や横隔膜でも同様に認められた（Hodges 1997, 2003, Hodges ら 1997, 1999, 2007, Hodges & Gandevia 2000a, b, Sjodahl ら 2009, Smith ら 2007b）．運動課題を継続しているとき（速い屈伸の反復運動），腹横筋，骨盤底，横隔膜では，これら3つの筋すべてにおいて，呼吸の二相に合わせて調節されてはいたものの，持続的な活動が認められた．一方，多裂筋の深層および表層線維の活動については，同じく速い運動課題で異なった活動が報告されている（MacDonaldら 2009, Moseleyら 2002, 2003）．最も深層にあり，かつ最も短い多裂筋線維は，一側の腕の屈曲，伸展両方の運動時に，表層線維に先行して活動が増加した．しかしながら，三角筋の活動に先行して活動がみられたのは屈曲運動のときのみだった．つまりこれは，多裂筋の深層および表層線維の活動は両方とも，方向特異性があることを示している（MacDonald ら 2009）．Masaniら（2009）も，坐位における体幹の姿勢動揺で，さまざまな表在の体幹筋（内腹斜筋，外腹斜筋，脊柱起立筋）に方向特異性と相同的な活動がみられると指摘した．

ほかの動的な運動課題を用いた研究においても，CNSが深部，表在筋で異なった制御を行うことが支持されている．健常者が対側の股関節と膝関節を屈曲させた片脚立ちをしたとき，腹横筋と内腹斜筋下部の横行線維の活動開始は，多裂筋と同じく体重移動に先行していた（Hungerford ら 2003）．筋活動の開始を測定するのに表面筋電図記録法（EMG）が用いられたため，この研究では腹横筋と内腹斜筋の活動タイミングの違いに関しては確定できなかった．自動下肢挙上テスト active leg straight leg raise test（背臥位で一側下肢を持ち上げる）を行った際，腹横筋のEMG上の活動開始は大腿直筋に先行していた（Cowanら 2004）．この研究では，活動開始を測定するのにワイヤーEMGが用いられた．立位で下肢を運動させたときのフィードフォワードあるいは腹横筋の先行活動については，以前にも指摘されていた（Hodges & Richardson 1997）．

深部筋の活動については，同じ運動課題であっても，課題中の要求が違えば活動も同じではない可能性があるということは覚えておかければならない．例えば，Saundersら（2004a）は，歩行時，$3ms^{-1}$未満の速度では全歩行周期にわたって腹横筋の緊張性活動がみられるが，$3ms^{-1}$以上の速度では相同的であることを確認した．走行時は，両側遊脚相 airborne phase のときに腹横筋のEMG活動が消失する短い時間があった．加えて，多裂筋深層線維は，どんな速度でも緊張性の活動はみられず，垂直方向の負荷が増加するとき（同側または反対側の踵接地）に一致して相同的な活動がみられた（図4.38）．CNSが1つの運動課題中に筋活動をコントロールする方法は他の運動課題と同じとは限らないという仮定を基に治療を行うべきである．

徐々に明らかにされつつあることとして，深部，表在筋システムは両方とも，すべての運動課題において安定化のために必要とされるものの，深部筋は表在筋とは異なった活動をするということがある．エビデンスでは，深部筋が身体を負荷に対して備えるための共同作用（それらは同時活性化する）として，次のようなものを示唆している．

1. 腹圧を増加させること
2. 表在筋システムに先行した活動により，分節間，骨盤内恐らくは股関節内の分節剛性を微調整すること

力強い表在筋により生じた大きなモーメントは次のような現象につながる．

1. 力が均等に分散されて伝達される
2. 運動連鎖で各関節に最適な回転軸を維持する
3. 脊柱全体の動きを均一にする（Hodges & Cholewicki 2007）

一部では腹横筋が脊柱の安定性へ関与する可能性は限定されたものであると主張した（Grenier &

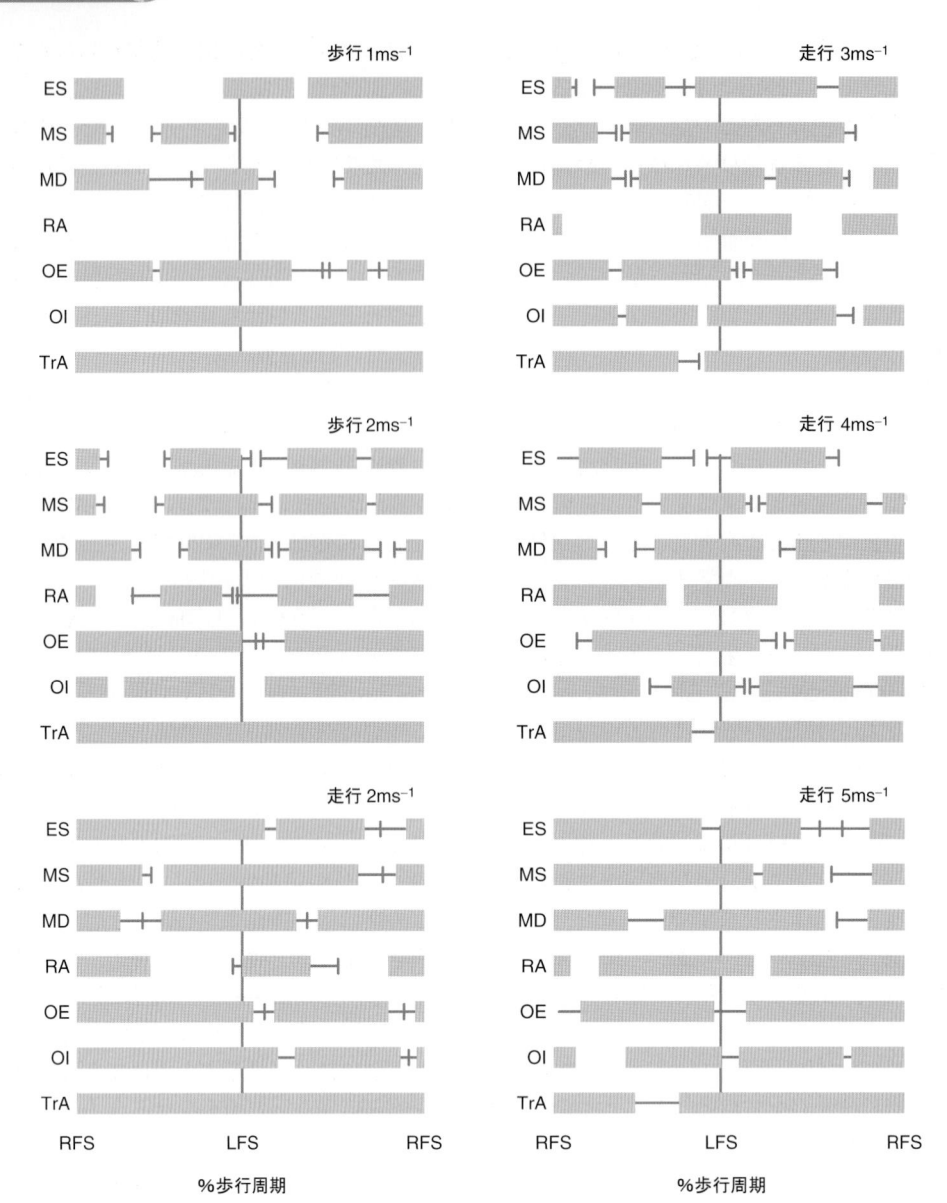

図4.38 すべての筋の活動のタイミングは，3ms⁻¹ 未満の歩行速度と3ms⁻¹ 以上の歩行速度で測定した．速度の速い歩行あるいは走行のとき，多裂筋では相同的な活動がみられ，一方腹横筋では断続的な活動がみられる．Saunders ら 2004a より引用

McGill 2007，Kavcic ら 2004）が，これらの研究は静止時の回旋崩れのコントロールのみを考慮したモデル，あるいは腹横筋を体幹の屈筋または側屈筋として扱ったモデルを用いた研究であることを了解しておくべきである．それらは安定性の一部分を見ているに過ぎず，あるいは腹横筋に考えられる役割の1つについて研究課題を発しているに過ぎない．Hodges (2003) は，腹横筋の活動は体幹の動きには関係せず，腹圧の変化と関係があると示唆している．われわれがここまで述べたすべてを踏まえ，活用できるエビデンスとして明らかなことは，腹横筋とその他の体幹深部筋が脊柱の安定性に重要な役割を果たしていて，その役割は表在筋とは異なるということである．

腹部キャニスターの深部筋は，LPH 複合体のコントロールに関する安定性の戦略に特異的な役割を果たすことに加えて，呼吸およびコンチネンスに必要不可欠な役割を果たす．横隔膜（図 3.63A，B，C 参照）は主要な呼吸筋であり，また体幹コントロー

ルに関与していることも知られている（Hodges & Gandevia 2000a, b）．横隔膜は次のような複数の課題を同時処理する能力がある．

1. 腕を速く動かす運動で記録されるいかなる動き／活動にも先行して，安静時緊張が増加する
2. 腕の屈曲／伸展の反復運動を持続したとき，同時に持続的な緊張がみられる
3. 呼吸に合わせて活動状態を調整する（吸気に伴い増加し，呼気に伴い減少する）

横隔膜の活動は腹横筋の活動と関連するが，活動のリズムは逆のパターンを示す．横隔膜と腹横筋は両方とも全呼吸周期を通して活動しており，腹横筋のEMG振幅が呼気時に大きくなる一方で，横隔膜のEMG振幅は吸気時に大きくなる．

骨盤底筋（図3.55A，B）は体幹の動的な安定性において必要不可欠な役割を果たし，それは骨盤帯や脊柱の動きのコントロールを含み，さらに呼吸およびコンチネンスにおける役割も果たしている（Pelら2008，Pool-Goudzwaardら2004）．

骨盤底筋は立位で緊張性活動を示し，体幹動揺を生じる腕の速い動きの運動課題において方向特異性はみられず，安静時呼気および強制呼気で活動の増加が認められた（Deindlら1993，1994，Hodgesら2007，Neumann & Gill 2002，Smithら2007b）．骨盤底の活動増加は，腹横筋の活動と関連していることがわかっている．（Hodgesら2007）．腹横筋の活動に伴う骨盤底の共同活性化は，骨盤底を持ち上げる，または縮める，下腹部をくぼませる，または引き込むキューで確認できる（Hodgesら2007，Neumann & Gill 2002，Sapsford & Hodges 2001，Sapsfordら2001，Smithら2007b，Thompsonら2006）．この共同活性化は腹圧の増加につながる．したがって，胸腰筋膜と，おそらく前方の腹部の筋膜／白線の緊張を増加させる（Barkerら2006，Brown & McGill 2009）．また，骨盤底の筋群は咳をするときに予測的あるいはフィードフォワードで活動を増加することで，尿道を支持する重要な組織である骨盤内筋膜（尿道下層）（図3.59，3.60参照）を支持することが知られている（Ashton-Millerら2001，Ashton-Miller & DeLancey 2007，Barbicら2003，Bø & Stien 1994，Constantinou & Govan 1982，Deindlら1994，DeLancey 1994，Pengら2006）．さらにBø & Stien（1994）は，骨盤底筋と尿道壁の筋群の間で共同活性化がみられることも確認した．これは，おそらく腹圧が増加する運動課題において尿道のフォースクロージャーやコンチネンスの維持を容易にすることに役立っている．

まとめると，エビデンスは，LPH複合体の深部筋は共同して（別々ではなく）作用し，腹圧を増加し，関連する筋膜（胸腰筋膜，骨盤内筋膜，おそらく前方の腹部の筋膜も）の緊張を強め，最適な関節肢位を保つよう表在筋システムの活動に先行して，特にLPH複合体の関節の圧縮力を高めるというメカニズムによって身体を負荷に対して備えている．筋活動のこの共同作用（深部，表在筋間およびそれぞれの筋群間で）はCNSにより制御され，LPH複合体に力が伝達されるときでも次のような状態が保たれる．

1. 意図した軌道あるいは動きの流れを保ちながら可動性を維持する
2. 呼吸をサポートする
3. コンチネンスを維持する
4. 予測的あるいは予測外の動揺をコントロールする能力が保証される

腰椎骨盤帯領域の筋と比較すると，機能的な動作中の股関節深層筋の活動タイミングについてはほとんど研究されていない（例えば，恥骨筋，梨状筋，上および下双子筋，内および外閉鎖筋）．Anderssonら（1995）は，健常者を対象として，超音波ガイドワイヤーEMGを用いて，立位，坐位，臥位でさまざまな運動課題を行った際の腰筋と腸骨筋の活動パターンを調査した．彼らは，股関節屈曲を必要とする運動課題（立位，背臥位での対側の股関節屈曲，一側（同側）または両側の下肢挙上，過剰な前弯をつくった状態，30°後傾した坐位など）では両筋の共同活性化がみられ，一方静止立位と30°の体幹前屈した状態ではどちらの筋も活動がみられなかったと報告した．腸骨筋の選択的な活動は立位で対側の股関節を伸展したとき（非荷重下）のみみられ，一方，腰筋の選択的な活動は，立位で体幹をゆっくりと対側へ側屈したときのみ一部の被験者で認められた．彼らは，腰筋も腸骨筋も立位における姿勢の支持作用はないこと，腸骨筋の選択的活動は股関節伸展（遠心性）の制御が必要とされる運動課題に関与し，腰筋は，一部では体幹の対側への側屈（遠心性）を必要とする運動課題に関与する場合もあると結論づけた．結局，股関節屈曲を含むほ

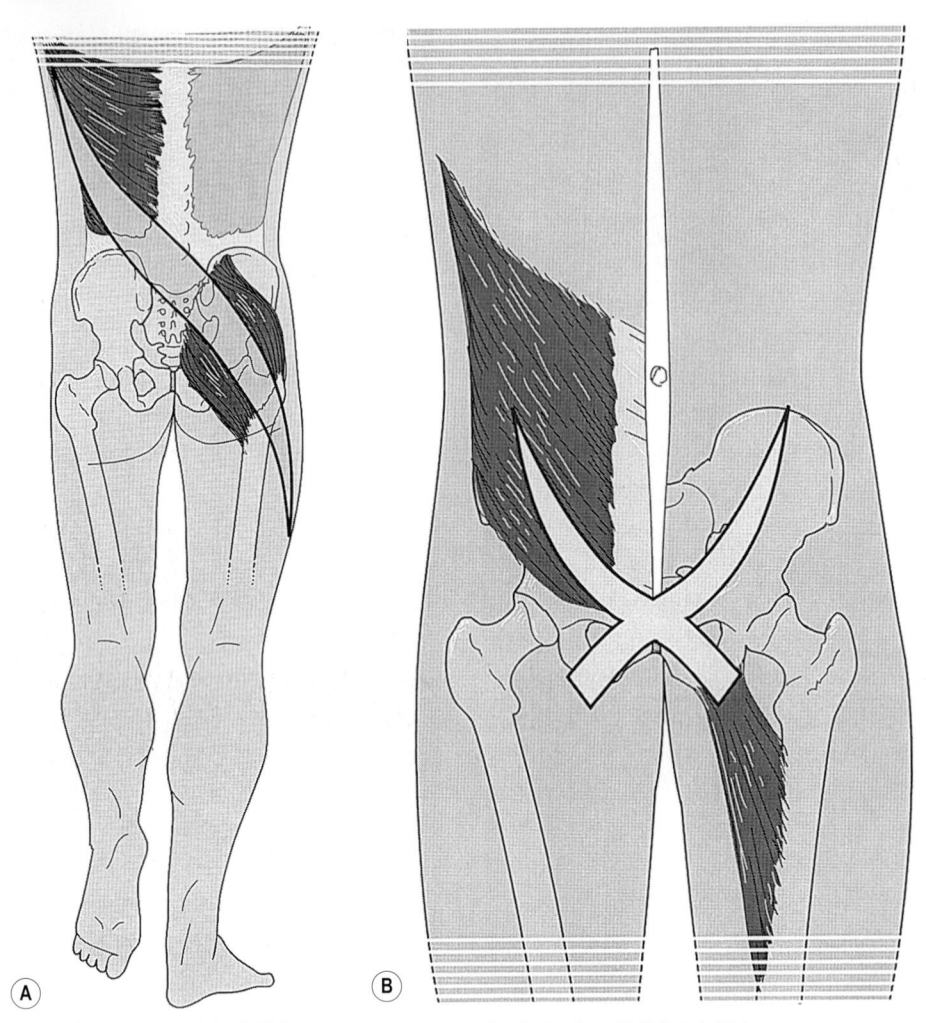

図4.39 （A）後斜走スリング （B）前斜走スリング．Vleemingら（1995a）に記載された通り

かのすべての運動課題において，腸骨筋と腰筋の両筋の同時活性化が生じた．

内閉鎖筋，外閉鎖筋，上・下双子筋，大腿方形筋という股関節の最も深層にあって，おそらく運動時の関節軸安定に働いているであろう筋について，その役割や活動タイミングに関する調査はまだ見当たらない．

表在筋──筋膜スリング

前述したように，表在筋は，脊柱と骨盤の制御のためCNSにより選択された戦略において，必要不可欠な役割を果たす．つまり，表部筋の活動パターンは，運動課題の特性に関与し，深部筋と共同して生じる必要がある（例えば表4.2）．Vleeming & Snijdersは，胸郭と下肢の間にある骨盤のコントロールを助ける4つの筋膜スリング作用について述べている（Snijdersら1993a, Vleemingら1995a, b）．後斜走スリング posterior oblique sling（図4.39A）は，胸腰筋膜を介して広背筋と大殿筋を連結する．また，前斜走スリング anterior oblique sling（図4.39B）は，外腹斜筋，前腹部筋膜，対側の大腿部の内転筋を連結する．縦走スリング longitudinal sling は，腓骨筋，大腿二頭筋，仙結節靱帯，胸腰筋膜の深層と脊柱起立筋を連結する．そして，側方スリング lateral sling は，中殿筋／小殿筋，大腿筋膜張筋と胸郭骨盤帯領域の側方の安定化組織を連結する．Myers（2001）は，筋膜によって相互に連結する複数の深部および表在のスリングを，彼の言葉で表すと，筋膜スリングシステムをトレイン train という奇抜な喩えで解説した（図4.40）．

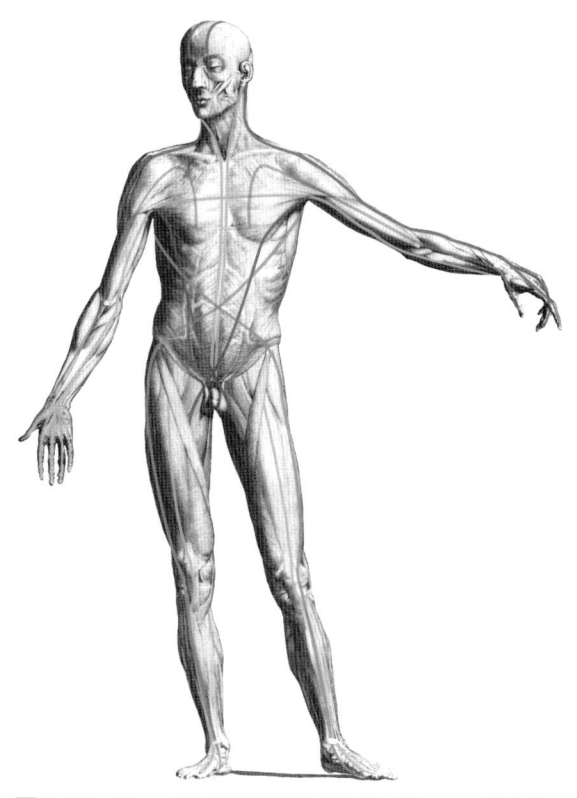

機能的な腰椎骨盤股関節複合体　CHAPTER 4

図 4.40　Myers による筋膜スリングの The 'Anatomy Trains'. Myers と Churchill Livingstone 社 2001 より許可を得て引用

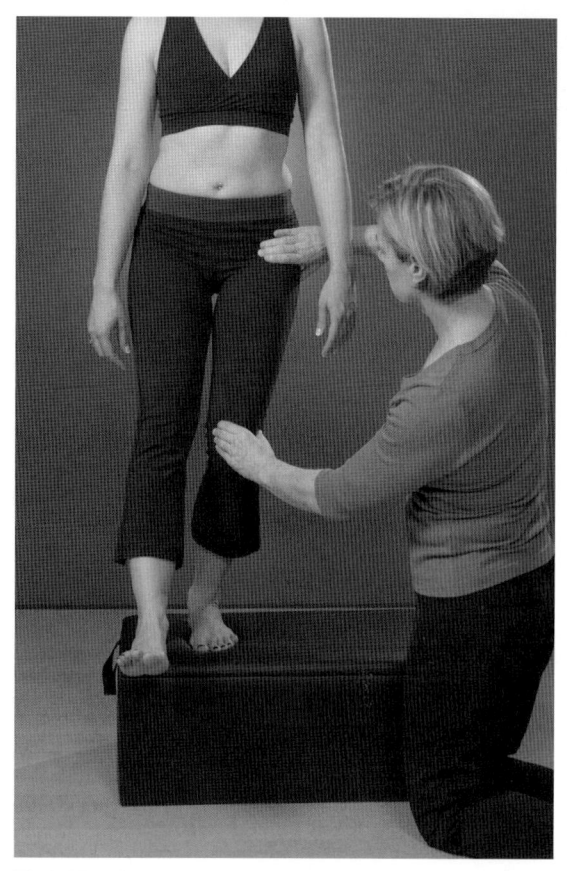

図 4.41　力のベクトルの均衡がとれていると，努力を要さずに動くことができ，骨アライメントや関節の安定性は維持される

　おそらくは，LPH 複合体以外にも筋膜スリングはたくさん連結していて，下肢から骨盤，骨盤から胸郭，肩，頭部，頸部から骨盤をつなぐようなものが深層と表層に多数存在し，全身の運動連鎖に関与している．4 つのスリングについて最初に述べたのは Vleeming & Snijders で，彼らは，骨盤を介する力の伝達にどのような特定の筋がかかわっているのか説明しようとした．現在では，可動性と並んで，個々の筋が安定化に非常に不可欠で，それらがどのように連結し，どのようにともに機能しているのか（共同作用としての働き）理解する重要性が認識されている．1 つの筋の収縮は，その筋の起始，停止の範囲を越えて広がる力を発揮する．この力は，その筋に連続し，かつ平行に位置する他の筋，腱，筋膜，靱帯，関節包，骨に伝達される（Brown & McGill 2009）．このように，最初に収縮した筋の起始部からかなり遠位まで力が及ぶ可能性がある．これを力のベクトルと呼ぶ．これらの筋は力の伝達にかかわる力のベクトルを生じる筋膜を介して連結する．す

べてのベクトルがバランスよく配分されると，どのような運動課題においても骨や関節の最適なアライメントをつくりだす（図 4.41）．Wikipedia によると，テンセグリティーとは「緊張した」を意味する語と「完全性」を意味する語が混ざり合ったもので，構造あるいはシステムのことをいい，それがもつ完全性は緊張と圧縮の均衡が取れた状態に基づく（図 4.42）（Levin 1997）．深部および表在筋システムがいかなる運動課題に対しても協調して作用するときは，運動課題の要求に応じるため，力のベクトルが作用を及ぼし合う動的なテンセグリティーが存在している．これは，走行，水泳，歩行，ジャンプなどの複合的な運動課題だけではなく，坐位または立位のようにほとんど静止している運動課題にもあてはまる．力のベクトルは，運動課題の要求に応じて，絶えず変化している．

　深部および表在筋システムや筋膜スリングの緊張

79

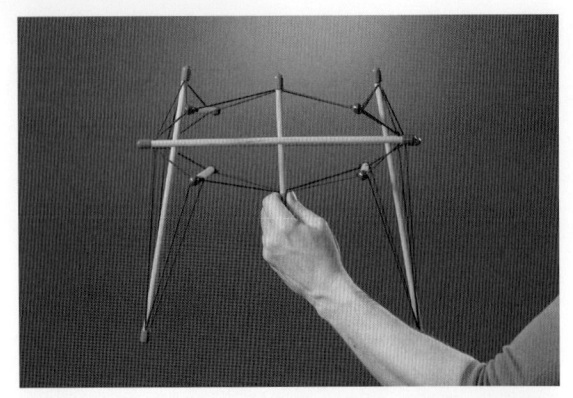

図4.42 バランスのとれた緊張の作用．骨盤のテンセグリティーモデル tensegrity model（www.intensiondesigns.com Tom Flemons）構造の最適なアライメントを維持している

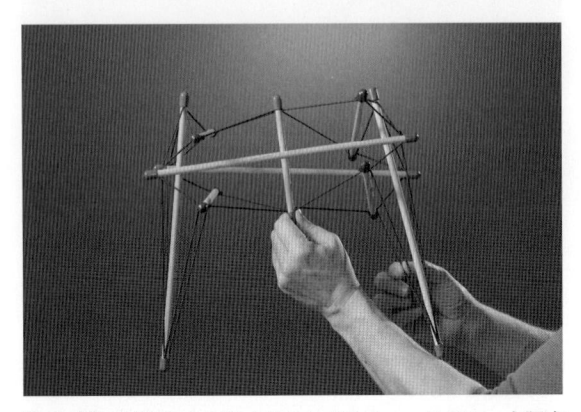

図4.43 図4.42と同じくテンセグリティーモデル．大腿直筋の張力を模擬して力のベクトルを増加させた状態．構造（骨盤）のアライメントの変化に注目してほしい

の変化に伴う適切でない戦略は，結果として不均衡な力のベクトル（図4.43）を生じさせる．そのベクトルは，単独課題 simple task や多重課題 multiple task で異常アライメントをつくりだし，安定性欠如の一因となる可能性がある．1つの筋またはその筋の一部は，1つあるいはそれ以上の筋膜スリングに関与している可能性があり，それらスリングは課題によっては重複して関与するかもしれないし，相互に関係連結しているかもしれない．仮説としては，スリングというのは起止部も停止部もなく，むしろ連結していて，力の伝達を補助していると考えられる．個々のスリングは，スリング全体あるいはシステム全体のうち，選択的な活動を要するさまざまな課題に備えて相互に連結している1つの筋膜システムの一部であるかもしれない．1つの筋内に特定の線維束の機能不全が存在すると，非最適な力のベク

トルが生じることがよくある．もし動きの制御に関する全要素（各分節，各領域，姿勢平衡）を回復させるなら，その存在を確かめ，対処する必要がある．

安定性の先にある動き――美しい動きに必要とされるもの

　脊柱安定性のための最適なモーターコントロールに関して，徐々に広い見解がエビデンスで示されるようになっている．LPH複合体と残りの脊柱の安定化に最善の戦略とは，動きや最適な呼吸，コンチネンス，姿勢平衡の制御（バランス）を保ちながら，静的および動的な状態における分節の動きや多分節のアライメントの制御ができることであろう．この点に着目すると，運動課題特性および個々の性質に関連するさまざまな因子に合わせた安定性戦略を用いることがベストである．脊柱の剛性が高まると，動的な運動課題で選択できる戦略は1つしかなくなる．それは適切な場合もあり，もしかしたら不利益が生じるかもしれない．脊柱で剛性を高めることは，硬める戦略をすでに用いている患者には適切ではないという臨床観察の所見と一致している．さらに何らかの状況において剛性が増すと，運動課題で「望ましい軌道を維持する」能力を損い，その結果脊柱を不安定にする可能性もある．

　しかし，細かい点は省いても，次のような疑問は熟慮すべきである．「脊柱が安定していれば，最適な行為と機能を保証できるのか」，あるいは「患者が望んでいる運動課題について，脊柱が安定していれば目標は満たされる保証があるのか」．脊柱が安定すれば，最適な機能が保証されるといった前提をつくってしまいがちである．しかしながら，安定性は美しい動きや最適なパフォーマンスに求められる一因子に過ぎない．優雅さ，力，美が兼ね備わった優秀なスポーツ選手の動きを見たことがある誰もが，安定性とは最適な機能とパフォーマンスを可能にするシステムの1つの特性に過ぎないとわかっている．Reevesら（2007）は，脊柱安定性に関する条件を明確にした調査論文の中で，次のように指摘している．

　　一度システムの安定性が確立されると，着目点はそれを基にしたパフォーマンスへ移行する．システムが安定しない限り，パフォーマンスについて検討されることはない．不安定なシステムでは十分なパフォーマンスはできない．

Reevesら 2007

興味深いことに，Reevesら（2007）はまた，よくある誤りとしては，安定性の水準を1つのシステムのせいにすること，つまり，1つのシステムが他のものよりも，より安定していると表現することであるとしている．

> 1つのシステムが安定しているかそうでないのか—指標や安定性の水準は必要ない…システムがより安定しているというよりもより強いと表すほうがより適切である…1つのシステムも安定性について論じるため平衡状態にあるかどうか（静的），あるいは経時的変化があるかどうか（動的），小さい動揺刺激を与えて新たな反応を観察しなければならない．
>
> 新たな反応が古いものとほぼ同様であれば，質的観点からは，システムは'安定'している…動揺刺激に対する反応が古い反応と著しく異なるのであれば，システムは不安定である．

この安定性の定義が本章の「はじめに」で述べたHodges & Cholewicki（2007）のものと一致していることに気づいてほしい．すなわち，「もし新しい反応が古いものとほぼ同様である場合」，システムには「何かしらの障害があっても望ましい軌道を維持する」能力があるといえる（Hodges & Cholewicki 2007）．

Reevesらは，強さrobustnessについて次のように定義している．

> システムが不安定性や動揺にいかにうまく対処できるか，また，システムが安定性を損なうことなくパラメータ（すなわち剛性）を大きく変えることができるかが「強い」と言い表せることである．
>
> Reevesら 2007

したがって，2人の患者が異なる戦略を用いる状況があったとして，両方の戦略とも，ある運動課題において脊柱／骨盤の安定性を供給する．そのため，安定性という観点では，戦略は同等であると考えられる．しかしながら，一方の患者では不確実さuncertaintyのレベルが低い場合（例えば，平坦でない地形を歩く）のみ対処することができ，もう一方の患者では不確実さがさらに高いレベルの場合（例えば，暗闇の中で平坦でない地形を歩く）にもうまく対処することもできるとしたら，この2つの戦略は強さのレベルが異なっているということであろう．

このように，モーターコントロールの評価はさまざまな要素を考慮して，何ら損傷や疼痛を生じずに最適な動きの目的を遂げるために必要な項目を含める必要がある．脊柱と骨盤の安定性は，1つの必要な要素である．おそらく広範にわたる多様な運動課題や環境では，強いシステムのほうが損傷しにくく，したがって強さがあるほうがより最適で，望ましいと考えられる．そして結局，残りの身体に対して脊柱と骨盤がどのように機能しているか，運動課題をいかにうまく達成できるか，運動課題の目的に対して成果がみられたのかどうかにはパフォーマンスが関係する．われわれは，身体全体が十分に機能することを望む．

Reevesら（2007）によると，

> パフォーマンスには，システムの問題が生じた部位がいかに厳密に，そしていかに素早く問題のない状態に向かうかということが反映される．精度とスピードはあらゆるコントロールシステムにおいて主となる2つの特性である．

この定義は，「パフォーマンス」を定量化するための明確で測定可能な実体を示してはいるが，われわれは最適なパフォーマンスとは，これらのパラメーターのみでは表せないと考える．最適なパフォーマンスには，動きの質を反映させるパラメーターが存在する必要がある．それは，あるパフォーマンスが他のものを行うときよりも「良く」見えるということを観察者が詳述できるもので，しかもなお同じスピードと同じ精度で遂行されるのがよい．われわれは，観察しているときに，あるモーターコントロールの戦略が，より「滑らか」で，「楽にできて」「洗練されて」いること，あるいは違った感情を喚起することが直観的にわかる．しかし，「美しい動き」とわれわれが呼んでいるこれらの最適な機能とパフォーマンスの質的な側面を科学的に計測することはいまだ難しい．

要約すると，あらゆる運動課題と個々の特性に対して，機能とパフォーマンスに対する最適な戦略が存在する（第7章，能力障害と痛みに対する統合システムモデルとクリニカルパズル，図7.11参照）．機能とパフォーマンスに対する戦略は，全身的な戦略であり，速度，精度，強さのように測定可能なパラメーターと，主観的に判断する動きの質に加えて，LPH複合体の安定性に対する戦略を反映するものである．安定性に対する最適な戦略は最適なパフォーマンスに必要であるが，それを保証するわけではない．なぜなら，最適なパフォーマンスには，患者の目的と質的な特性も関与するからである．こ

のように，LPH複合体の安定性に対する望ましくない戦略がある場合，速度，機敏さ，耐久性のようなパラメーターに焦点をあてる前に対処する必要がある．最後に，運動課題に対する機能や行為の最適な戦略とは，代謝の消費を最小限にし，すべてのシステムの効率性や戦略を最大限に生かすことといえるだろう．

本書の第2部では，評価テスト，クリニカルリーズニング，動きのトレーニング技術を紹介して，特定の運動課題における機能パフォーマンスの現在の戦略を評価し，この戦略と以下の項目の関係について理解をする．

- LPH複合体の安定性（機能的な制御）
- 根底にある機能障害
- 疼痛経験と現在の問題

クリニカルリーズニングは，現在の科学を基盤とし，臨床的な専門技能を統合して分析を進める．そして，LPH複合体に障害や疼痛のある患者が意味のある運動課題のパフォーマンスに関して，より最適な戦略を選択できるよう促し，回復させ，そして美しい動きが経験できるように，治療プログラムを企画立案する手段を提供する．

情動の状態

今，2人のヒトがそれぞれ同じ運動課題を行い，両者とも同じ精度，速度，強さの度合いで脊柱や骨盤の安定性を確保する戦略を用いている．しかし情動の状態が異なっているところを想像してみてほしい．情動の状態が異なると，機能や運動課題実行に関する全体的な戦略に影響するだろうか．研究では，情動の状態が人間の機能に重要な役割を果たし，筋骨格システムにもそれが反映されることを示唆している（Hodges & Moseley 2003, Moseley & Hodges 2005）．疼痛を有する多くの患者は，機能的な訴えに加え，外傷を経験した者にみられるような症状を呈する．恐れ，心配，不安のような否定的な情動の状態は，不適切なまでに防御的になったり，攻撃的になったり，筋活動の変化による姿勢の変容，さらには筋・筋膜システムの過緊張となって現れる．

臨床的に，ヒトはそれらの症状に直面したときに必要な対処メカニズムがないと，疼痛につながる活動を回避することを学習するようにみえる（Vlaeyen & Linton 2000）．この回避は，再受傷への恐れや体調（恐怖回避）が原因で実行することが

できないという潜在的な信念のせいでしつこく続く可能性がある．その領域の筋は，恐れに反応して過緊張となり，それによってフォースクロージャーが強まり，続いてLPH複合体に過剰な圧縮がかかるかもしれない．これは，疼痛を永続させる恐れがある．さらに，情動の状態は末梢や中枢神経系の感作を引き起こす可能性があり（Butler 2000, Butler & Moseley 2003, Moseley & Hodges 2005），それは回復の道に次々と多くのバリアを生み出す可能性がある．

患者の情動の状態や彼らの信念を理解することは重要である．なぜなら，情動の状態に影響を与えることが，時として不利益な運動パターンを変える唯一の方法となるからである．時折，それは教育（Butler & Moseley 2003, Moseley 2003a, b, Moseley & Hodges 2005），根底にあるメカニカルな問題への気づき，明瞭で理解しやすい診断，理論的な活動方針を通して，希望を回復するのと同じくらいシンプルである．その他，専門的な認知行動療法では，より肯定的な思考パターンを再訓練することが必要とされる．

腰椎骨盤股関節複合体のバイオメカニクス

一側の下肢帯の主要な機能は，動くことであり，同時に上肢が機能できるように安定した基盤を供給することである（力の伝達）．合わせて，体幹と下肢は，最小限のエネルギー消費で，多方向へ動くことが可能である（Abitbol 1995, 1997, McNeill 1997）．神経筋骨格の調和は，LPH複合体の最適な機能には不可欠である．1911年にMeisenbachは次のように述べている．

> 体幹が急速に一方向へ動かされると，骨盤や下肢の筋に対して腰椎や脊柱の筋の力が反対に作用する．通常，これらは調和して作用し，一定の範囲内では強靭な骨盤の靱帯や筋膜によって食い止められている．なんらかの原因によってこれらの筋の調和が乱されると，あるいは靱帯性の支持力が低下すると，必然的に他の部位を固定させる必要が生じる．

ずっと以前から，局所的な解剖と生体力学両方の研究が進められてきた．例えば，腰椎はしばしば骨盤帯とは別に考えられ，そして股関節とも別々に研究されている．このアプローチでは，切除して取り

機能的な腰椎骨盤股関節複合体　CHAPTER 4

出した部分が他と一緒にどう作用するかではなく，その部分のみがいかに機能するかについての情報を提供するだけである．個々の部位の機能を考慮することは必要であるが，約一世紀前にMeisenbachによって指摘された通り，リハビリテーションは，それらの部位がいかに調和した活動を成し遂げるかを考えなければうまくいかないことが多い．本章で前述したように腰椎，骨盤帯，股関節の局所的なバイオメカニクスについては関連する運動学の節／フォームクロージャーのところで述べられている．これから，一般的に評価で用いられている機能的な運動課題に関して，LPH複合体を統合的に捉えたバイオメカニクスを後述する（第8章参照）．

前屈

体幹の前屈は，骨盤帯の後方変位を生じる．この動きは距腿関節のわずかな底屈を伴い，身体重心を支持基底面の後方へ移動させる（図4.44）．骨盤帯は，大腿骨頭上で股関節を通る水平軸周りに前方傾斜する．股関節は屈曲し，大腿骨頭は寛骨臼内で中心に保たれたままとなる．胸椎および腰椎は屈曲する．この屈曲の順序についてはさまざまなパターンをとることができる（頭側から尾側へ，あるいは尾側から頭側へ）．胸腰椎での側屈や回旋は生じない．

前屈時，骨盤内では寛骨の相対的な前方または後方回旋は生じない．両側の寛骨とも，骨盤帯が大腿骨頭上を前方傾斜するに従って等距離に動く．前屈初期では，仙骨は両側の寛骨の間で完全にニューテーションし，全可動範囲にわたってニューテーションを保つ必要がある．立位に戻るときは，直立姿勢に達するまで，仙骨は両寛骨に対してニューテーションした状態を保つ．この時点で，仙骨は2つの寛骨の間で懸垂されるようにわずかにカウンターニューテーションする（相対的にニューテーションした状態は保っている）．前屈時，骨盤内の関節（仙腸関節または恥骨結合）は決してアンロックしない．また，常に，寛骨は仙骨に対して後方回旋を保持し，大腿骨頭は寛骨臼内で求心位を保つ必要がある．

深部および表在筋システムは，LPH複合体の骨と関節を介して円滑な力の伝達ができるように共同して働く．運動連鎖にかかわるどの関節においても，最適でない並進運動や崩れ，多分節にわたって動きが不足することがあってはならない．もしこれらの

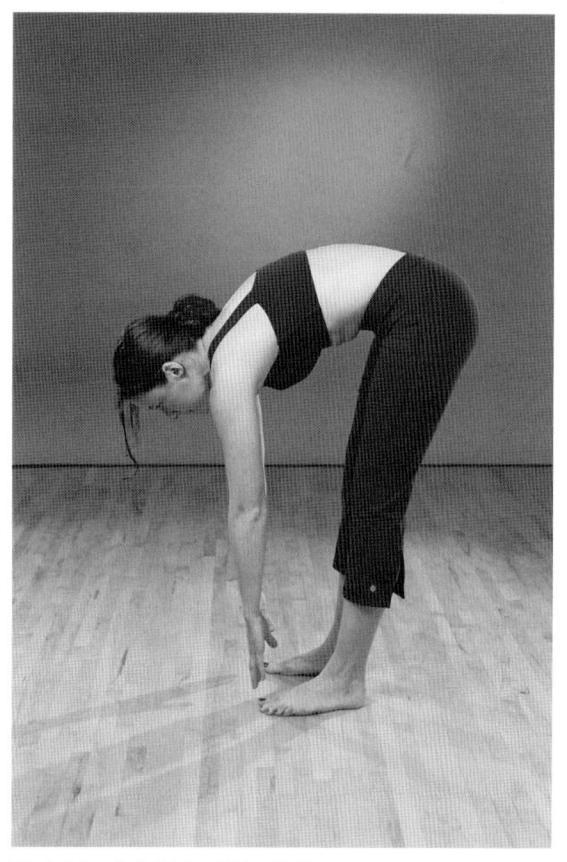

図4.44 体幹前屈．最適な状態では，前屈のカーブの頂点が殿部の中央に位置すべきである．このモデルは，ハムストリングスの伸張性が不十分であるため，大腿骨上での骨盤帯の前方傾斜が不足している（膝屈曲位を呈している）

所見がみられたら，それはこの運動課題の戦略が最適ではないことを示している．

後屈

体幹の後屈は，骨盤帯の前方変位を生じる．この動きは，距腿関節のわずかな背屈を伴い，身体重心を支持基底面の前方へ移動する（図4.45）．骨盤帯は，大腿骨頭上で股関節を通る水平軸周りに後方傾斜する．股関節は伸展し，大腿骨頭は寛骨臼内に求心位に保たれたままとなる．胸椎および腰椎は伸展する．この伸展の流れはさまざまなパターンをとることが可能である（頭側から尾側へ，あるいは尾側から頭側へ）．

後屈時，骨盤内では，両寛骨の間で相対的な前方回旋も後方回旋も生じない．両側の寛骨は，骨盤帯が大腿骨頭上で後方傾斜するに従い，等距離に動く．仙骨は，寛骨に対してニューテーションした状

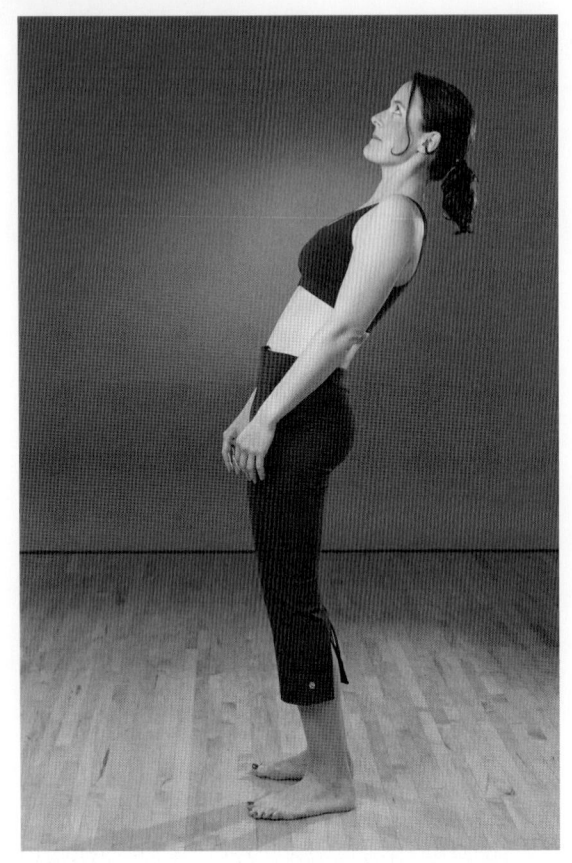

図 4.45 体幹の後屈．骨盤帯は後方傾斜（股関節伸展）すべきで，後屈のカーブの頂点は腸骨大腿靱帯の高さにあるのが望ましい

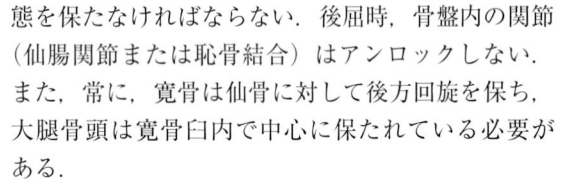

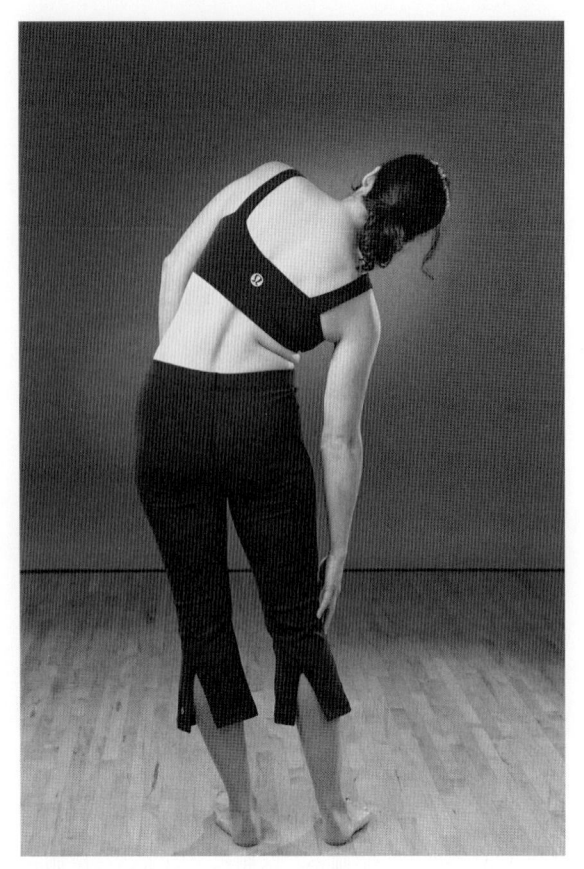

図 4.46 体幹の側屈．最適な状態であると，側屈のカーブの頂点が大転子の高さに位置する

態を保たなければならない．後屈時，骨盤内の関節（仙腸関節または恥骨結合）はアンロックしない．また，常に，寛骨は仙骨に対して後方回旋を保ち，大腿骨頭は寛骨臼内で中心に保たれている必要がある．

深部および表在筋システムは，LPH複合体の骨と関節を介して円滑な力の伝達ができるように共同して働く．運動連鎖にかかわるどの関節においても，関節の最適でない並進運動や崩れ，多分節にわたって動きが不足することがあってはならない．もしこれらの所見がみられたら，それはこの運動課題の戦略が最適ではないことを示している．

側　屈

体幹の右側屈は大腿部と骨盤を左へ移動させることから始まり，それにより，身体重心は支持基底面内で保たれる（図4.46）．側屈のカーブの頂点は大転子の高さにくるのがよい．骨盤は右へ傾斜し，右大腿骨は外転，左大腿骨は内転する．左への骨盤内捻れが生じ，左寛骨は右寛骨に対して後方回旋し，仙骨は左へ回旋する．腰椎では右側屈が生じる．また，連結する腰椎分節での回旋の方向はさまざまであるが，それぞれの分節で緩やかで一様な弯曲をつくり，これが全可動範囲に影響する．臨床的に，L5は仙骨と一致した方向の回旋と側屈がみられる．

深部および表在筋システムは，LPH複合体の骨と関節を介して円滑な力の伝達ができるように共同して働く．運動連鎖にかかわるどの関節においても，関節の最適でない並進運動や崩れ，多分節にわたって動きが不足することがあってはならない．もしこれらの所見がみられたら，それはこの運動課題の戦略が最適ではないことを示している．

スクワット

機能的なスクワットの動きは，立位から坐位，または坐位から立位へ移行するのに必要不可欠なもの

機能的な腰椎骨盤股関節複合体　CHAPTER 4

歩行

　歩行は，動作の中でも，機能の統合モデルの優れた例である．機能が最適で気分的にも軽く，そして自信に満ちているとき，歩行は努力を要さず，最小限の身体重心移動で滑らかに空間内を進む．本節では，歩行の歩行1周期中のLPH複合体の骨運動について概説する．歩行は動くことであり，したがって脊柱全体，骨盤，下肢の制御が必要となる．また分節的な動きの大きさやパターンは個々で異なるとはいえ，最適な戦略をすると，次に示す運動学的現象がみられる（Gracovetsky 1997, Greenman 1997, Vleeming & Stoeckart 2007）．

大腿骨の動き

　右下肢の遊脚期（足趾離地から次の踵接地まで）において，右の大腿骨は伸展位から屈曲する．大腿骨の動きは股関節での関節運動的な軸回転（純粋な動き）ではなく，むしろ不規則な弧を描くような動きである．そのため，複合的な骨運動が生じる．足趾離地のとき，寛骨に対して伸展，内旋位にあり（内外転の大きさは多様），股関節のいくつかの靱帯は緊張している．大腿骨が屈曲し，水平面上で骨盤帯が左回旋するに従い，寛骨に対して大腿骨の外旋が生じる．大腿骨の動きの軌道は，純粋な矢状面上にあるのが望ましい．

　右下肢の立脚期（踵接地から次の足趾離地まで）には，右大腿骨は屈曲位から伸展する．繰り返すが，この運動は股関節での純粋な回転運動ではなく，不規則な弧を描くような動きである．前述の通り，複合的な骨運動には内旋も含まれるが，大腿骨内旋は骨盤帯が水平面上で回旋することで生じている．したがって，大腿骨の動きの軌道は，純粋な矢状面上にあるのが望ましい．このときにみられる内外旋はさまざまである．荷重が股関節より前方へ移動するにつれて，靱帯は徐々に大腿骨頚部の周囲に巻きつく．立脚中期には，股関節の巻きついた靱帯は筋膜とともに，大腿骨頭の関節面を介して負荷を均等に分散させて，大腿骨頭の寛骨臼窩への圧縮力を高める．力の伝達の必要性が高まるに従い，この緊張の増加は股関節のフォームクロージャーを補うことになる．十分にストライド長を確保するには股関節の適正な可動性が必要であり，その運動時には大腿骨頭は寛骨臼窩内で中心の位置に（前方や後方に位置することなく）保たれているべきである．効率

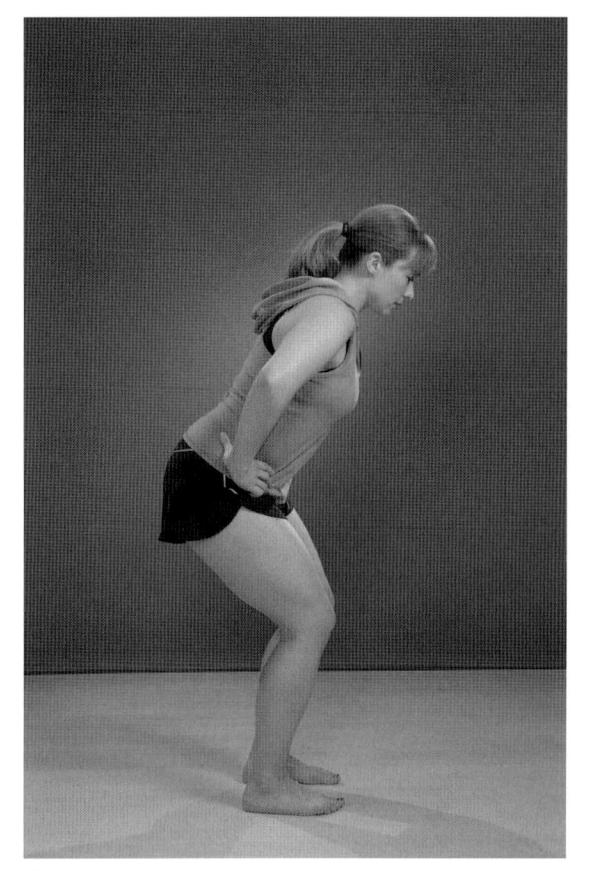

図 4.47 機能的なスクワットにおいて，胸骨角は恥骨結合と直線上に並び，かつ身体は両足部の間で中央に位置したままの状態を保つ

である．この機能的なスクワット課題では，身体が制御された状態で上下運動を行う（図4.47）．骨盤帯が大腿骨頭上を前方へ傾斜するのに従い，股関節や膝関節は屈曲，足関節は背屈，足部は回内する必要がある．身体が下方へ移動するとき，支持基底面に対して体幹は前方へ，股関節と骨盤は後方へ動く．このとき胸郭と骨盤の向きは同じ方向を向いたままとなる．身体重心は，支持基底面内で中央に位置したままとなる．下肢はそれぞれの足部の中央上に，床面に対して垂直な状態を維持する．膝関節は外反または内反の動き，または非生理的な回旋を生じるべきではないし，骨盤内の関節はアンロックしてはならない．加えて，腰椎は中間位を維持し，一分節あるいは多分節で伸展，屈曲，側屈と回旋，側方変位が生じてヒンジ運動や捻れが起こってはいけない．もしこれらの所見がみられたら，それはこの運動課題の戦略が最適ではないことを示している．

85

的な力の伝達には，LPH複合体全体の深部および表在筋が共同して働くこと（最適なフォースクロージャーとモーターコントロール）が必要となる．

骨盤帯の動き

右下肢の足趾離地のとき，骨盤帯は水平面上で右回旋位にある．右遊脚中，骨盤帯は左回旋するため，右踵接地時には骨盤帯は水平面上で左回旋位にある．左下肢の足趾離地のときは，骨盤帯は水平面で左回旋位にあり，右立脚期中右回旋する．骨盤帯が水平面上で左右へ回旋するときには，骨盤内で交互にわずかな骨盤内捻れが生じる（IPTL：骨盤帯の左回旋に伴う左への骨盤内捻れ，IPTR：骨盤帯の右回旋に伴う右への骨盤内捻れ）．

腰椎の動き

歩行時，水平面上で骨盤が回旋するのに従い，下位腰椎でも左右交互に側屈と回旋が生じる．腰椎の回旋方向は，骨盤の回旋方向と一致する．

歩行中，最適な戦略が用いられると，身体重心は上下方向と左右方向の両方で滑らかなサインカーブを描きながら移動する．移動の幅は両面とも5cm以下が望ましい（Inmanら1981）．歩行時の戦略が最適でないと，この移動幅は異常な大きさになる．これにはさまざまな原因が関与する．

リフティング

27kg（59.5ポンド）の重りを持ったまましゃがんだ姿勢から立ち上がると，7,000N（1,568ポンド）以上の脊椎への圧縮負荷を引き起こす可能性がある（McGill 2002）．したがって，リフティングのときに力の伝達の最適な戦略が保障されることは，傷害予防のために不可欠である．リフティング中に捻る，あるいはリフティング中の予期しなかった突然の動揺（つまずき，スリップ，負荷の推測ミス）が腰背部の傷害発生にかかわる重要な機械的刺激であることは知られている（Cholewicki & McGill 1996, Magnussenら1996）．他のすべての運動課題と同様に，リフティングで用いられる戦略が最適であれば，動きは滑らかで，容易にみえて，すべての関節が調和して動く（分節的または多分節的なヒンジ，捻れ，バックリングがなく，骨盤のアンロックまたは股関節軸が中心から逸脱していない状態）．また，

胸腔内圧，腹腔内圧が負荷に対して適当であれば，筋骨格システムは制御され，また保護され，呼吸は保障され，コンチネンスも問題を生じることはない．

おわりに

十分にトレーニングを積んだオーケストラのように，美しい動き（音楽）には，すべての関節と筋（楽器や演奏者）が最適に機能すること，動きの手順を計画するCNS（指揮者）がそれらを統率してコントロールすること，そして意図した運動課題（演奏される楽曲の譜面）に応じて特定の筋膜スリング（深部および表在筋システム両方が含まれる）が活性化することが必要とされる．

CNSは，運動課題が時々刻々と進行するのに伴って（今働く，働かない，次第に大きくなるcrescendo，次第に小さくなるdiminuendo，徐々に消えていくfade），個々の筋や関節の反応（演奏家や楽器）を調整している．「調整」は，CNSが運動課題の遂行によって身体の多様な受容器から受け取るフィードバックに対する反応として現れる（すなわち，音楽が結果的にどのようなものになるか）．CNSはまた，予期しない外乱や内的動揺（演奏家が犯す間違い）にも反応することになっているため，身体は守られ，運動課題が楽々と成し遂げられる（すなわち，音楽が1つの音として共鳴する）．

このすべてが複雑にみえるかもしれないし，また実際のところすべてをどう作用するのか理解することは非常にややこしいが，臨床家がやるべきことは，評価すべき運動課題でそれぞれが用いている戦略を分析することである．選択されている戦略が適当であるか否か，システムは安定しているか否か，パフォーマンスの目的は達成されているのか否か．評価対象となる運動課題について，戦略が機能的なのか，あるいは最適なのかどうかを判断するために必要な具体的なテストに関しては，第8章で解説する．また，その次の段階として，なぜその最適ではない戦略を用いているのか判断するためのテスト，そしてクリニカルリーズニングに関しても後述する（第9章）．しかしながら，本書の臨床的側面について提示する前に，LPH複合体の痛みや機能障害に関してわかっていることを斟酌する必要がある．それでは，第5章へ！

腰椎骨盤股関節複合体の機能障害

5

Diane Lee　Linda Joy-Lee

章の内容

はじめに	87
腰椎――フォームクロージャーの障害	87
骨盤帯――フォームクロージャーの障害	93
股関節／鼠径部――フォームクロージャーの障害	95
まとめ	96
疼痛・フォースクロージャー・モーターコントロールと腰椎骨盤股関節複合体	96
よくみられる臨床像――腰椎	99
よくみられる臨床像――骨盤帯	109
よくみられる臨床像――股関節	116
情動の状態	122
まとめ	123

はじめに

腰椎骨盤股関節 lumbopelvic-hip (LPH) 複合体の主要な機能は，筋骨格系が（短期的にも長期的にも）障害されず，また臓器が支持・保護されるよう，いかなる運動課題を遂行する際も安全に力を伝達することである．第4章では機能的な LPH 複合体についての知見を機能統合モデルの枠組みを用いながら概説した（Lee & Vleeming 1998, 2004, 2007）．本章では効率的な力の伝達不良から最終的に能力低下，疼痛，臓器脱もしくは失禁といった機能障害につながる LPH 複合体に関する知見に焦点を当てる．腰椎，骨盤帯，股関節の機能障害のうち，一般的な臨床所見について述べる．臨床の実践場面では，3つの領域すべて（腰椎・骨盤帯・股関節）の機能障害が組み合わさっていることが非常に多いという点に留意していただきたい．しかしながら，

1. どの機能障害が患者の疼痛経験と関連があるか
2. どの機能障害が代償的な反応と関連しているか
3. どの機能障害が主となる問題の根本的なドライバーか

を決定するため，各領域の一般的な障害の基幹となるパターンと特徴を別々に理解することが重要である．この基本となる「臨床的パターン」を理解することで，いかに各領域が関連あるいは一体化するのか，より複雑なクリニカルリーズニングをどのように実践するのか，理解をさらに深めることができる（本章の第2部参照）．

腰椎――フォームクロージャーの障害

以下のような全身性疾患，例えば
- ゲノム脊椎障害
- 脊椎性骨軟骨炎またはショイエルマン病
- 感染症

また以下のような代謝性疾患，例えば
- オステオペニア（骨減少症）
- 関節リウマチ
- 強直性脊椎炎
- ページェット病
- 汎発性特発性骨増殖症（DISH）

は腰椎に構造的変化を引き起こすことで知られているが（ボックス5.1），腰椎の受動システムにお

ける最も一般的な構造的変化は，突然発症した大きな傷害（マクロトラウマ macrotrauma）（Taylorら 1990，Twomey ら 1989），もしくは長期にわたる微細な反復性外傷（Farfan 1973, 1978, Kirkaldy-Willis 1978, Kirkaldy-Willis & Hill 1979, Kirkaldy-Willis 1983, Taylor & Twomey 1986）に続発して起こる（図 5.1）．LPH 複合体の力の伝達で最適でない戦略を反復して用いると，負荷分配の不均衡が引き起こされ，最終的には軟部組織の破壊と疼痛が生じることがよくある．

第4章で述べた通り，最適な戦略とは次の状態をいう（図 4.35）．

1. 課題を遂行するために必要な可動性を有しながら，関節の回転運動・並進運動の両方を制御する
2. 各領域間ないし領域内で脊柱の方向や位置を制御する
3. 姿勢平衡を維持する
4. さまざまな負荷と危険性がある予測可能なまたは予測不可能な課題を遂行し，環境が変化する可能性がある状況下で，呼吸とコンチネンスを同時に禁制する

腰椎に最適でない戦略を用いている場合，回転運動と並進運動の制御が正しく行われない（図 4.13）．

ボックス 5.1
腰椎の病理学的軟部組織および骨疾患（MacNab 1977）

これらは腰椎に起因する末梢性疼痛の非機械的で潜在性な原因である．これらの疾患には医学管理を含む専門的なアプローチが必要である．
ショイエルマン病──椎体の骨端炎
感染性──化膿性椎体骨髄炎
全身性炎症──関節リウマチ，強直性脊椎炎
代謝性──骨粗鬆症，ページェット病，結核，カルヴェーペルテス病，汎発性特発性骨増殖症（DISH）

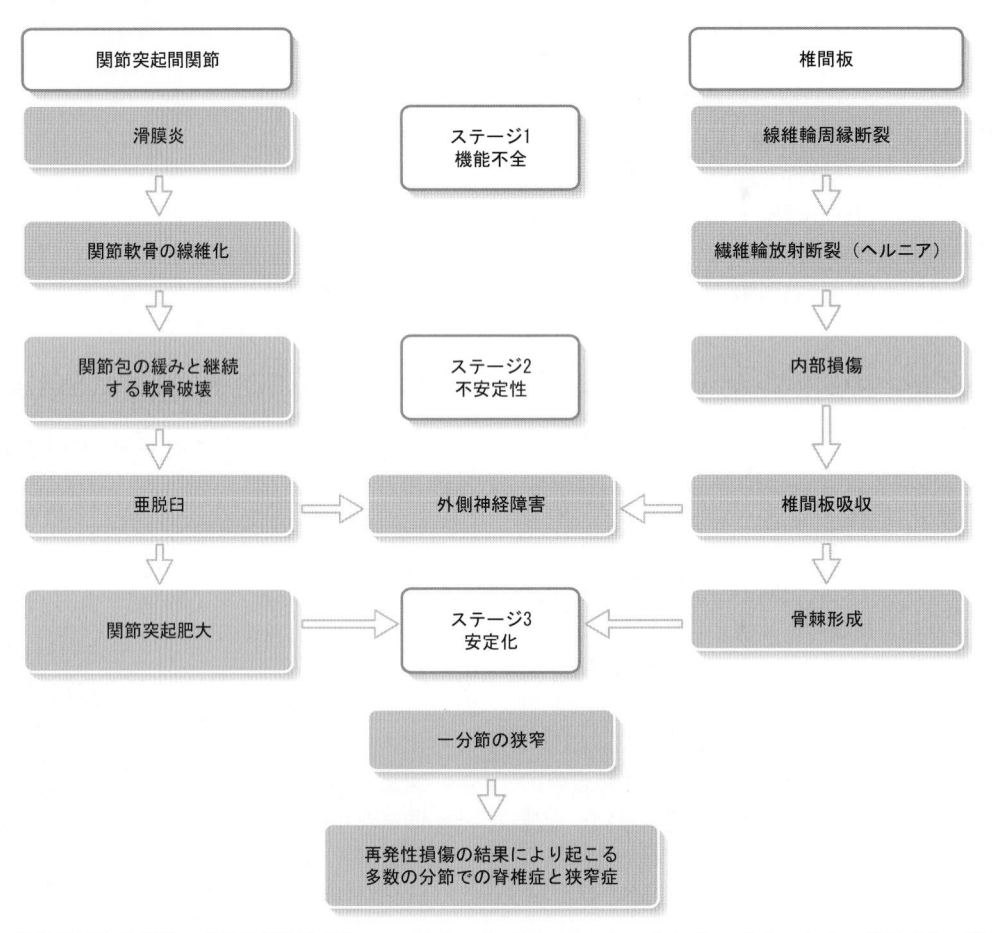

図 5.1 椎間関節と椎間板の病理解剖学的変化のスペクトルと Kirkaldy-Willis（1983）によるこれらの機能変化の潜在的因果関係

腰椎骨盤股関節複合体の機能障害　CHAPTER 5

この状態は O'Sullivan（2000, 2005）によって動作障害あるいは運動制御障害として分類されている．O'Sullivan によれば，図 4.13 の症例は，両方とも前屈（図 4.13A）あるいは後屈（図 4.13B）のときに L4-5 で並進運動の制御不良が認められるため，両者とも運動制御障害に分類される．しかし，同じ患者の同じ腰椎高位で運動と動作両方の制御障害を認めることはまれではない（図 5.2A, B）．LPH複合体のある部位で動作障害があり，他の部位で制御障害を認める例はさらに多い（図 5.2C，ビデオ 5.1 ）．

力の伝達の戦略が望ましくない場合，LPH 複合体の関節に過剰な負荷が発生し，特に腰椎に構造的変化がもたらされることが多い．これらの変化は加齢によるところが多く（Kirkaldy-Willis & Hill 1979, Kirkaldy-Willis 1983, Taylor & Twomey 1986, 1992），Bogduk（1997）はそれらを「生涯にわたって脊柱に負荷が加わったことによる自然な結果」であると推察している．Kirkaldy-Willis（1983）によれば，構造的変化は以下の事象の結果として二次的に生じる．

1. 後方の椎間関節の滑膜炎（グレード1〜2捻挫）
2. 線維輪の外層周縁と連結する前縦靱帯と後縦靱帯の微細断裂（図 5.3A, B）
3. 関節包や黄色靱帯の断裂（図 5.4A, B），さらに重症例では上関節突起の軟骨下骨の骨折（図 5.5）．これらの損傷はレントゲンでは確認できないことがよくある（Taylor ら 1990）．

Kirkaldy-Willis（1983）によれば，これらの変化はステージ1の機能不全では一貫している（図 5.1 参照）．間欠的で急性（再発性）再燃する背部痛を繰り返しながら望ましくない戦略を長く使っていると，結果的に進行性の病的構造変化を招き，最終的に著しいフォームクロージャーの障害や，潜在的な分節の不安定性に至

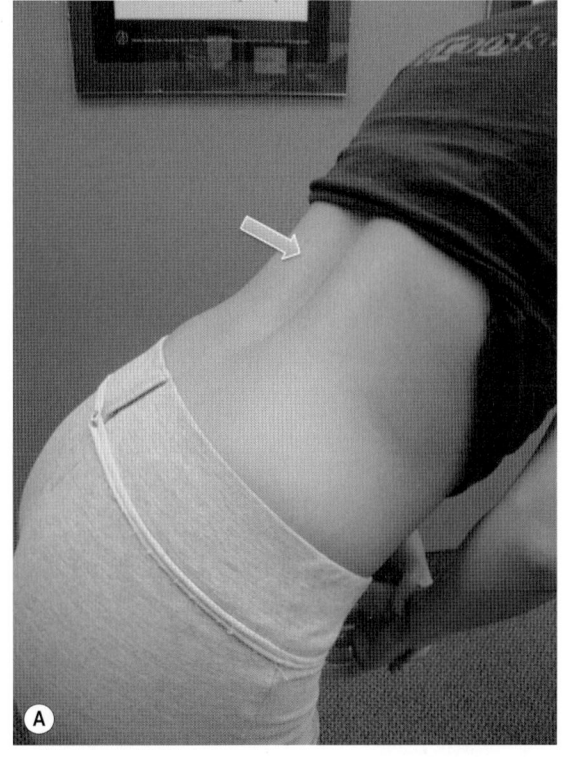

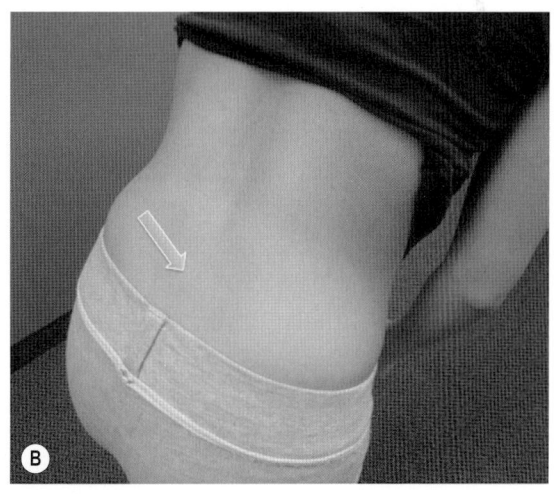

図 5.2　動作障害と運動制御障害．（A）持続性腰痛を有する若年女性（18 歳）の前屈動作戦略．胸椎と上位腰椎の屈曲制限がみられる．モデルは前屈動作の際に脊柱起立筋（矢印）をリラックスさせることが困難である．写真は自動運動での最大前屈位を示している．（B）加えて，L5-S1 が完全屈曲している．腰椎の屈曲運動がこの分節ですべて行われている．L5-S1 に対する疼痛誘発テストで疼痛が再現された．この若い女性は L5-S1 での運動制御障害と，およそ T6 から L5 までの動作障害の両方を有する．

→つづく

89

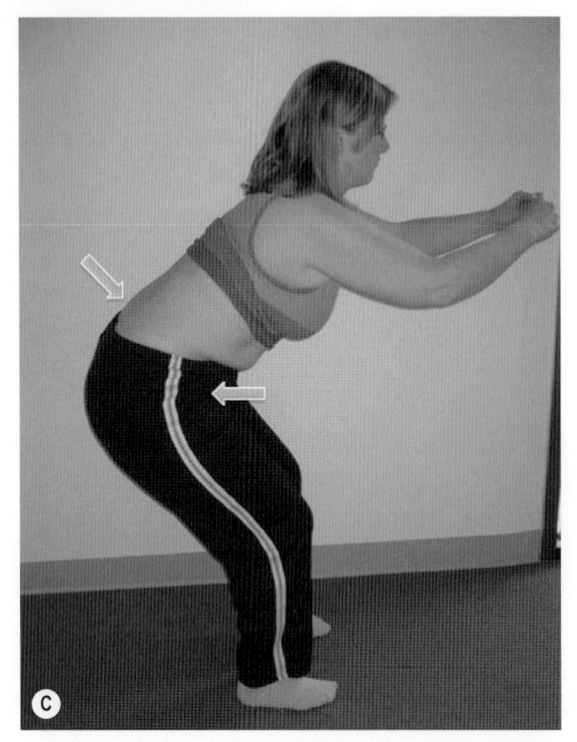

図5.2つづき　（C）この女性はスクワット課題で股関節屈曲動作障害（この課題に対して両股関節屈曲が不十分）とL4-5での運動制御障害がある．腰椎を過屈曲，L4-5を過剰に屈曲および後方変位させるヒンジ運動をしている

ることがある（図5.6）(Bogduk 1997, Kirkaldy-Willis ら 1978, Kirkaldy-Willis & Hill 1979, Kirkaldy-Willis 1983, Panjabi 1992a, b, Taylor & Twomey 1986, Taylor ら 1990, Twomey 1989)．Kirkaldy-Willisのモデルでは，「不安定性」とはニュートラルゾーンの増大による受動システムの完全性integrityの欠損と定義されている．「安定性」と「不安定性」に関する定義については第4章を参照していただきたい．

進行性の病的構造変化は以下を含む（図5.7A～D）．

1. 線維化 fibrillation と，それに次いで起こる椎間関節の関節軟骨の欠損
2. 関節包の緩みと分節の靱帯の弱化
3. 椎弓変形を伴う関節突起の骨折
4. 髄核脱出を伴う，もしくは伴わない放射状亀裂の入った線維輪断裂の癒着．最終的に著明な椎間板内部損傷への進行，椎間板高の減少，繊維輪の膨隆，吸収に至る
5. 隣接する椎体の硬化

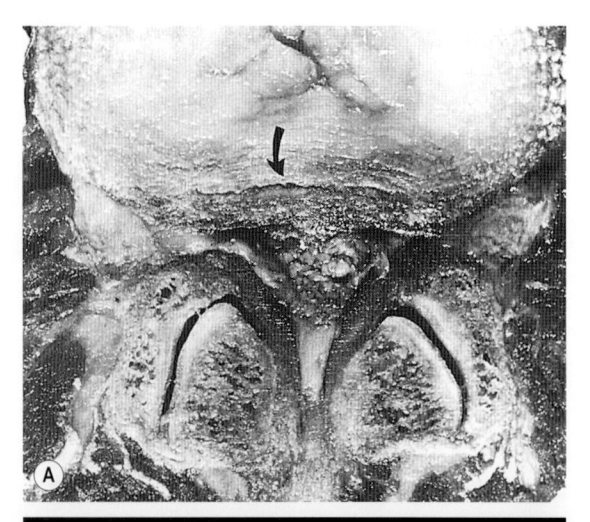

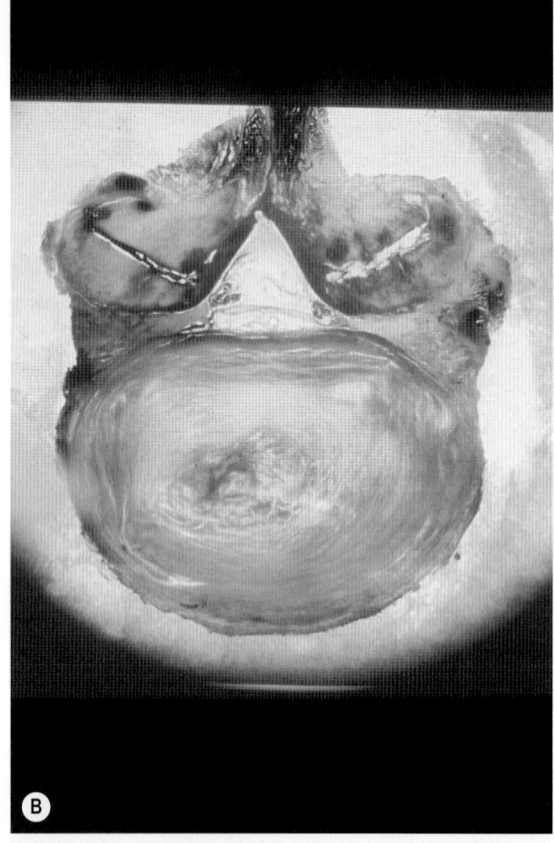

図5.3　ステージ1機能不全（Kirkaldy-Willis 1983）の時期に起こると考えられている腰椎関節の病理解剖学的変化．(A) 線維輪周縁横断裂（矢印）．(B) 椎間関節の平均的な加齢変性と線維輪周縁断裂．この2枚の解剖写真は，1992年 Dr.Twmey と Diane が香港で基調講演を行ったときのもので，講演後 Diane へ贈られた．本写真は1980年代に Dr. Taylor と Dr. Twomey が加齢に伴う腰椎変性を調査している時期に発表した研究から許可を得て転載

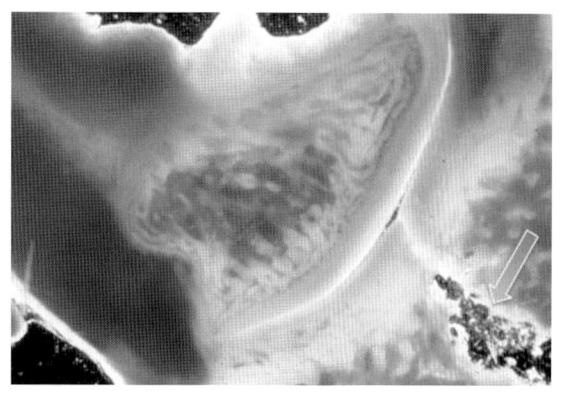

腰椎骨盤股関節複合体の機能障害   CHAPTER 5

図 5.5 自動車事故で死亡した人の健康な椎間関節．予期していなかった（X線検査で明らかにされなかった）上関節突起骨折（矢印）が見つかった．この図は Dr. Twomey と Dr. Taylor の好意により許可を得て転載

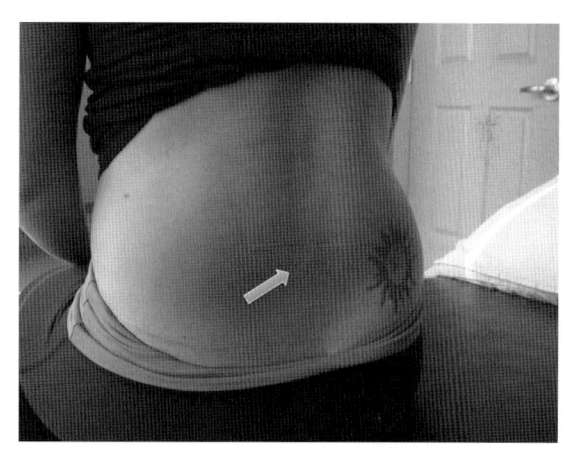

図 5.6 L5-S1 の後方変位と分節的な屈曲

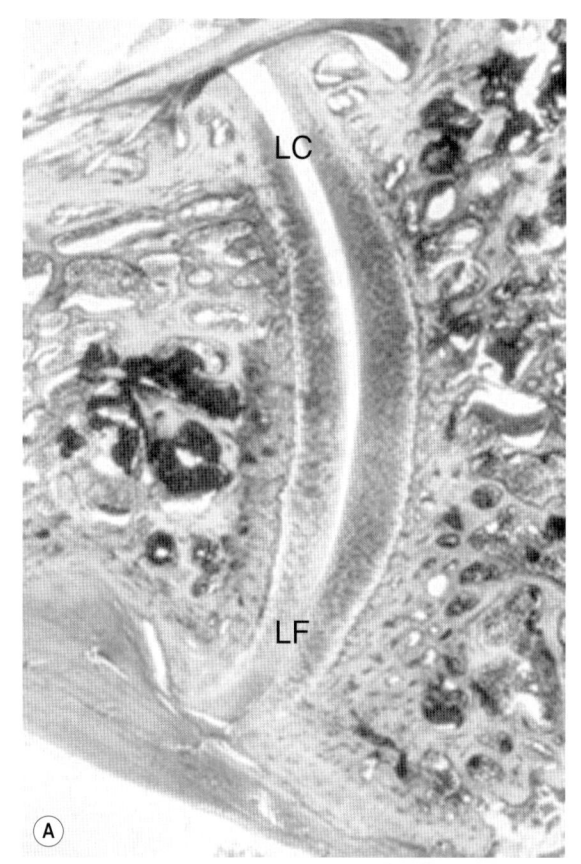

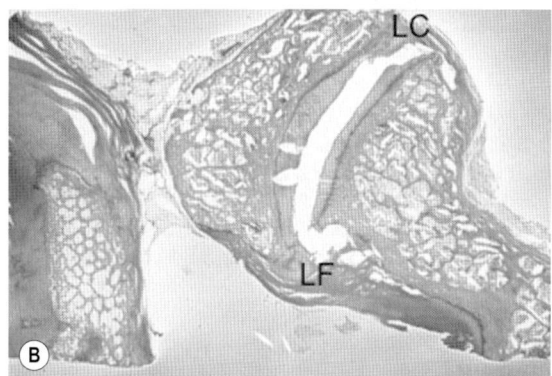

図 5.4 ステージ1機能不全（Kirkaldy-Willis 1983）の時期に起こると考えられている腰椎関節の病理解剖学的変化．（A）健常な椎間関節．滑らかで完全な関節軟骨と，外側関節包（LC）と黄色靱帯（LF）．（B）病的な椎間関節．関節軟骨の違いと外側関節包の断裂と黄色靱帯の剥離．これらの図は Dr. Twomey と Dr. Taylor の好意により許可を得て転載

　総じて，これらの解剖学的変化は，体幹の軸回旋において下位椎の上関節突の前上方への亜脱臼を生じさせる（図 5.8）．この運動は結果として外側陥凹を狭小化して，椎間孔内の構造機能に影響を与えることがある（Bulter 2000, Shacklock 2005, Sunderland 1978）．

　椎間関節の後方が拡大し，骨棘を形成することがある．また椎間円板は線維化し，椎体の前面や後面で骨棘が形成され，自然癒合することもある（図 5.9A,B）．Kirkaldy-Willis（1983）によれば，これらの変化は変性過程の第3ステージで起こる（安定性）（図 5.1 参照）．一方，患者はこのとき疼痛はなく，可動性低下をきたし，もはや不安定ではないということも多い．このステージでは，脊柱管や外側への骨侵入が進んで中心部や外側部が常に狭窄された状

91

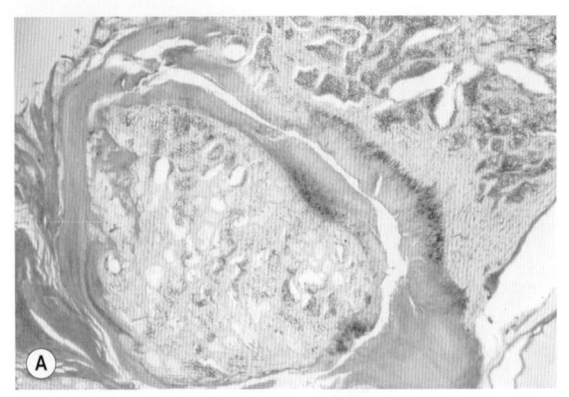

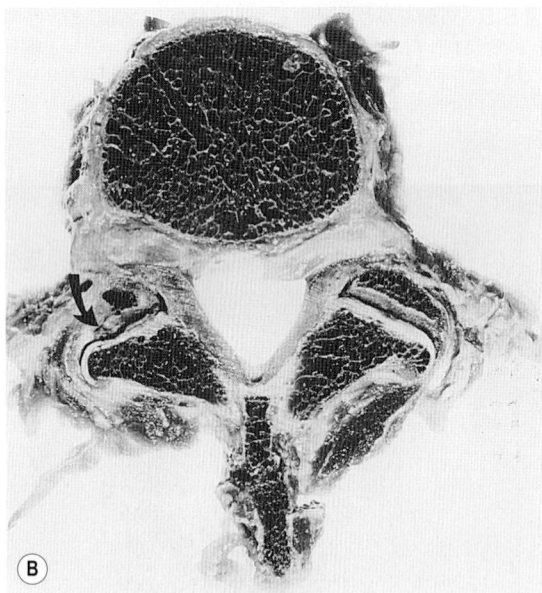

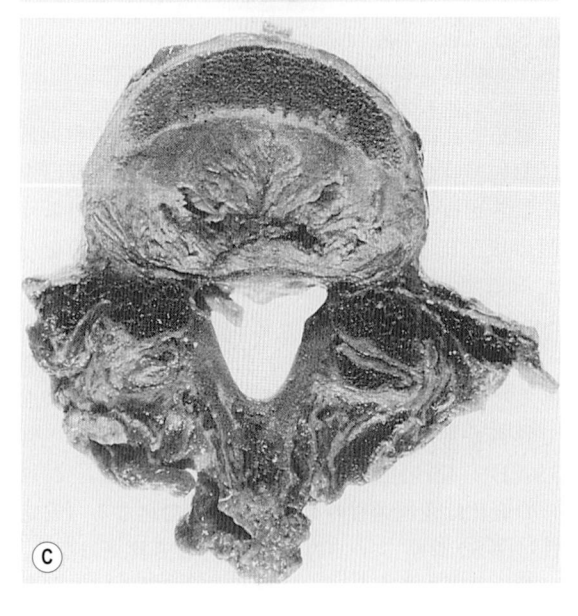

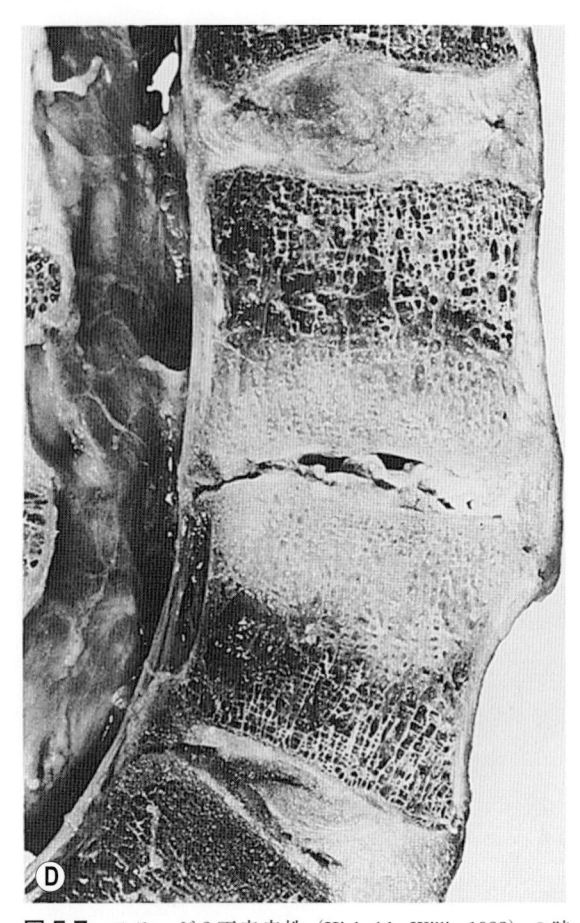

図 5.7 ステージ 2 不安定性（Kirkaldy-Willis 1983）の時期に起こると考えられている腰椎関節の病理解剖学的変化.（A）関節軟骨の進行性加齢変性と，関節包と黄色靱帯の更なる完全性欠損（フォームクロージャーの障害）．この図は Dr. Twomey と Dr. Taylor の好意により許可を得て転載.（B）L5-S1 分節の肉眼的水平断像．左椎間関節の著明な変性（矢印）がみられる．Kirkaldy-Willis と Churchill Livingstone 社（1983）の許可を得て転載．（C）L4-5 分節の肉眼的水平断像．いくつかの放射状裂溝の癒着と初期の内部破壊が見える．Kirkaldy-Willis と Churchill Livingstone 社（1983）の許可を得て複写．（D）腰椎の肉眼的矢状断像．著しく再吸収された中央の椎間板の上下の椎体の硬化がある．Kirkaldy-Willis らと Spine 誌（1978）の許可を得て転載

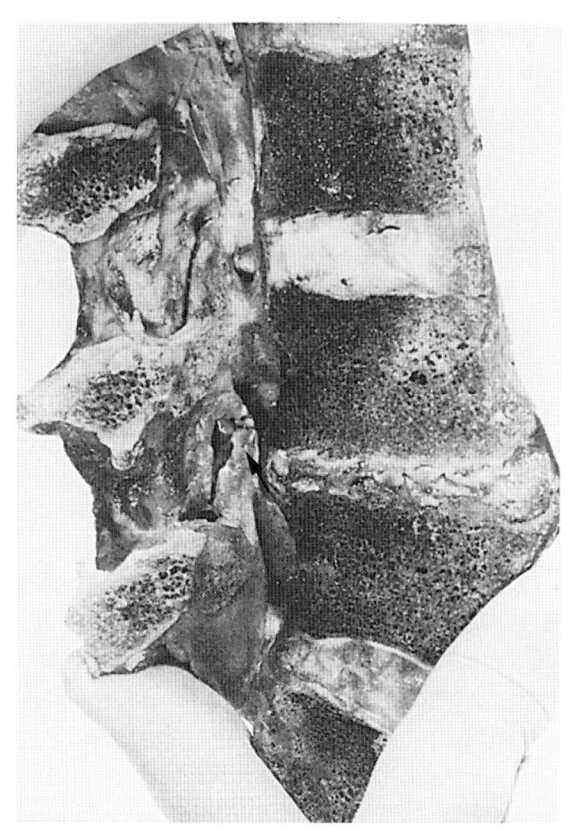

図 5.8 腰仙骨関節の外側陥凹の不安定性に伴う動的な狭窄．この標本では第5腰椎の棘突起は観察者のほうに回旋している．椎間関節は開き（矢印），上関節突起は椎間板後面に接近し，結果的に外側陥凹を狭めている．Reilly らと J B Lippincott 社 1978 の許可を得て転載

態になることが危険で，そのために神経血管原性跛行を伴う末梢神経症状を生じることがある．影響を受けた分節はもはや末梢神経侵害受容刺激を受け取る働きはできないが，これらの病的構造変化はたいてい，運動連鎖において生体力学的に代償的な負荷を他の領域に課すことになり，ゆえに新しい疼痛要素の原因となりうる．

骨盤帯──フォームクロージャーの障害

　全身性疾患のほか，炎症性，感染性，代謝性疾患が骨盤内の関節に構造的変化を引き起こすことが知られており，その種類も実に多い．それらのうち，主なものは表 5.1 に記載した．また読者の方々にはBellamy ら（1983）と Gamble ら（1986）による詳述をご参照いただきたい．図 8.97A〜D は，ライター

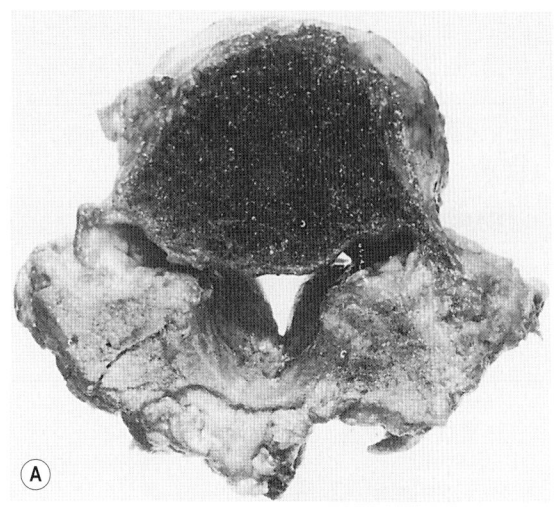

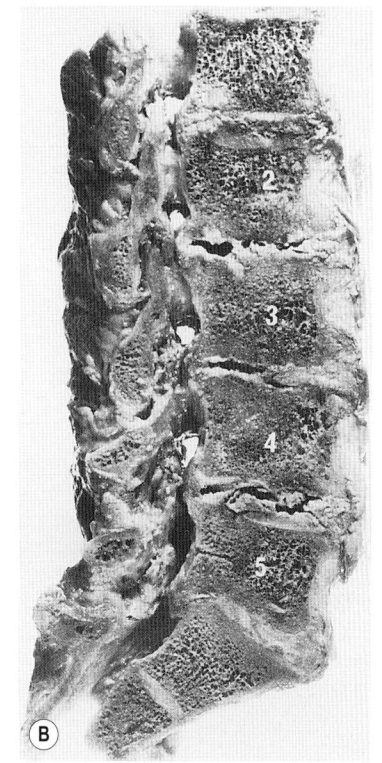

図 5.9 ステージ3安定化（Kirkaldy-Willis 1983）の時期に起こると考えられている腰椎関節の病理解剖学的変化．（A）L5-S1 分節の肉眼的水平断像．中央部と外側部の狭窄がみられる．脊柱管の中央部と外側部は骨棘形成により著しく狭小化している．Kirkaldy-Willis と Churchill Livingstone 社 1983 の許可を得て転載．（B）複数の高位で脊椎狭窄症が観察される，腰椎の肉眼的矢状断像．Kirkaldy-Willis と Churchill Livingstone 社 1983 の許可を得て転載

表 5.1 仙腸関節（Bellamy ら 1983）と恥骨結合（Gamble ら 1986）に起因する末梢性疼痛の非機械的潜在性原因．これらの疾患には医学管理を含む専門的なアプローチが必要である

仙腸関節	恥骨結合
炎症性疾患	**先天性奇形**
強直性脊椎炎	膀胱外反症
ライター症候群 Reiter's syndrome	鎖骨頭蓋骨形成不全症 cleidcranial dysostosis
炎症性腸疾患	ディグヴ–メルキオー–クローセン症候群 Dyggve-Meichior-Clausen syndrome
乾癬性脊椎炎	
関節リウマチ	
若年性関節リウマチ	
膿疱性骨関節炎	
家族性地中海熱	
ベーチェット症候群 Behçet's syndrome	
再発性多発性軟骨炎	
ウィップル病 Whipple's disease	
関節感染	**関節感染**
化膿性	化膿性
ブルセラ病	ヒト型結核菌
ヒト型結核菌	シュードモナス菌
代謝性疾患	**炎症性疾患**
痛風	恥骨骨炎
カルシウムピロリン酸沈着症	強直性脊椎炎
副甲状腺機能亢進症	ライター症候群
その他	**代謝性疾患**
硬化性腸骨骨炎	腎性骨形成異常症
ページェット病 Paget's disease	副甲状腺機能亢進症
ポリ塩化ビニルを扱う労働者の先端骨溶解症	軟骨石灰化症
	ヘモクロマトーシス
	組織褐変症
アルカプトン尿症	
ゴーシェ病 Gaucher's disease	
結節硬化症	

い姿勢戦略が機能不全の原因として不可欠であると認識されていた．

> 骨盤帯の機能不全の原因ははっきりしないことも多いが，明らかに重要な特徴が多くある．時々，損傷によって明らかに正常な生理学的状態から逸脱してしまったようにみえる例もある．その他，外傷がはっきりとした因子で，物を持ち上げる動作のような過剰な負荷がかかった状態で「しりもち」をつくことや「ガクッと崩れる」ことがその2大要因である．動作や姿勢も，関節の弱化や変位の原因あるいは素因となるため重要である．
>
> Goldthwait & Osgood 1905

仙腸関節と恥骨結合の両者の構造的変化は加齢に伴って生じるとされており，これについては第3章で述べた．Kampen と Tillman（1998）は，加齢に伴う形態的変化は腸骨の関節軟骨内層で著しく，仙骨の関節軟骨内層は高齢になるまで変わらず残っているとした．仙骨の軟骨下骨板 subchondral bone plate は通常薄いが，腸骨のものは厚い．最近では，シングルフォトンエミッション CT（single photon emission computed tomography combined with CT；SPECT-CT）により活動性全身性疾患のない個体において仙骨と腸骨両方の表面の硬化像が認められた（図 5.10, 5.11）．これらの変化は，力の伝達に適さない戦略を用いたことで生じた剪断力が繰り返し課せられた結果であると考えられる（臨床検査に基づき）．類似した変化が恥骨結合でも確認されている．それもまた，力の伝達に最適ではない戦略を用いている個体であった．恥骨結合炎 ostetis pubis はかつて「疾病」と考えられていたが（表5.1参照），現在は，ジャンプ動作，回旋，動作，全力疾走中の方向転換，カッティング動作や，急な方向転換，キック動作などの動作課題の繰り返しにより二次的に起こる「慢性的過負荷あるいは衝突性の損傷 impaction trauma」（Gilmore 1998, Kunduracioglu ら 2007, Verrall ら 2001）の結果であると捉えられている．この慢性的な過負荷は，腹筋群と内転筋群の間のバランス不良に因るものと考えられている（Robinson ら 2004, Rodriguez ら 2001）．恥骨縁の不規則性と恥骨枝の硬化が MRI と SPECT-CT では明らかに認められる．

骨盤内の関節の構造的変化は，関節の骨折や脱臼につながる重度の外傷によっても起こる．恥骨の離解，両恥坐骨骨折，関節内骨折，恥骨脱臼は仙腸靭帯断裂や腸骨や仙骨の骨折と関連性が高い．

病と強直性脊椎炎を呈した患者でみられた仙腸関節の構造的変化を示した CT 所見である．

今世紀初頭，臨床家は坐骨神経痛の原因は仙腸関節であると信じ，また坐骨神経痛と同様に「いわゆる腰痛や背部痛も骨盤の関節，特に仙腸関節の可動性に異常な原因があることが多い」としていた（Meisenbach 1911）．外傷は別として，望ましくな

図 5.10　34 歳女性の仙腸関節のシングルフォトンエミッション CT（SPECT-CT）画像．運動制御障害に続いて生じた硬化症．初産後に悪化した左腰痛が悪化した．この SPECT-CT スキャンは矢印の左仙腸関節上部の吸収増加と関節の硬化を示している．これらの画像は Dr. M. Cusi と Dr. H. Van der Wall（シドニー，オーストラリア）の好意で転載

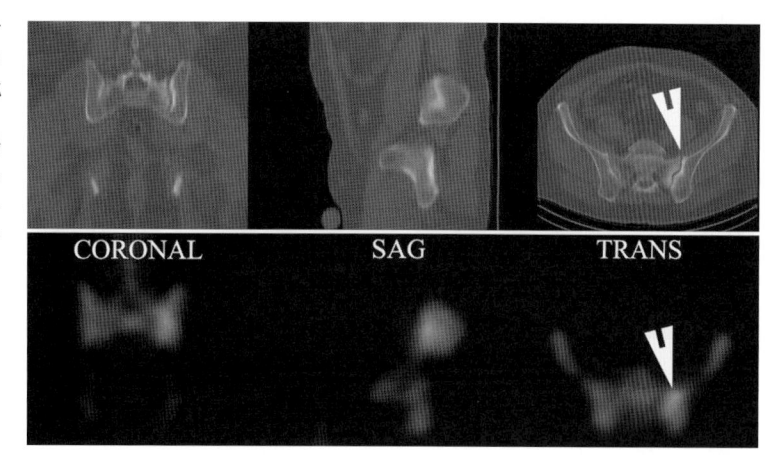

図 5.11　42 歳男性の仙腸関節のシングルフォトンエミッション CT（SPECT-CT）像．運動制御障害に続いて生じた硬化．自動車事故後，2 年間増悪する右腰痛を有している．画像所見は矢印の通り，仙腸関節の吸収と硬化の増加を示している．これらの画像は Dr. M. Cusi と Dr. H. Van der Wall（シドニー，オーストラリア）の好意で転載

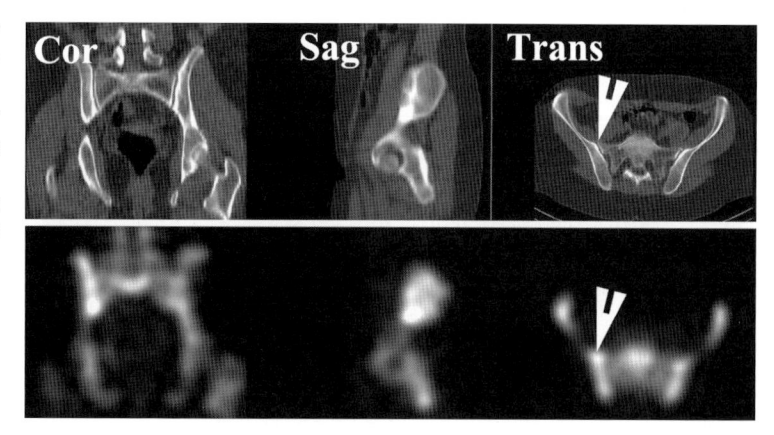

（Gamble ら 1986）．このような重度の損傷はまた，骨盤内構造の損傷につながる可能性があり，外科的介入が必要となることが多い．

股関節／鼡径部——フォームクロージャーの障害

　股関節もまた，全身性，炎症性，感染性，代謝性の疾患により影響を受ける可能性がある（ボックス 5.2，図 5.12）．その機械特性から，寛骨臼唇断裂が股関節の疼痛と機能不全の原因として徐々に認識され始めている（Hunt ら 2007, Torry ら 2006）．またそれらは，大腿に荷重した状態で軸回転運動を繰り返すことによって起こると考えられている．股関節形成異常と大腿寛骨臼インピンジメント（カム cam タイプとピンチ pincher タイプの両方（Kassarjian ら 2007））は寛骨臼唇断裂と変形性関節症の一因となると捉えられている．（Ganz2003, McCarthy 2003, Tanzer & Noiseux 2004, Tonnis

ボックス 5.2
股関節に起因する末梢性疼痛の非機械的で潜在的な原因（Adams 1973, Cyriax 1954, Shindle ら 2006）．これらの疾患には医学管理を含む専門的なアプローチが必要である

先天性股関節脱臼
ペルテス病
結核
一過性関節炎
転位大腿骨端炎
離断性骨軟骨炎
強直性脊椎炎
化膿性関節炎
関節リウマチ
結核性関節炎
変形性関節症
強直性脊椎炎
ページェット病
乾癬性関節炎
敗血症性関節炎
骨髄炎
転移性骨疾患

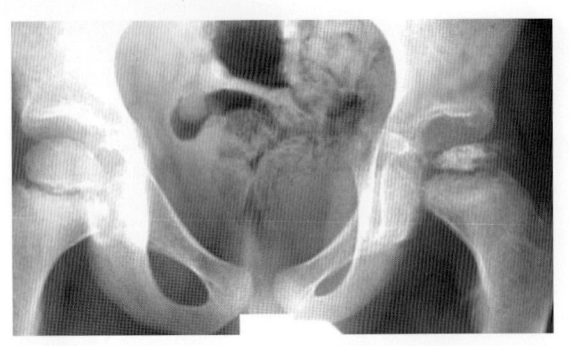

図 5.12 ペルテス病のレントゲン画像

& Heinecke 1999)．研究者の中には，寛骨臼唇の「摩損」や断裂は無症候の被験者にもみられ，加齢とともに発生数が増加するため，股関節の加齢による自然な経過であると考えている者もいる（Abe ら 2000)．

股関節の軟骨と関節包の損傷は，どうやらごく軽度の外傷でも起こりうる（Shindle ら 2006)．さらに，荷重位で股関節の回旋を繰り返すスポーツをするアスリートでよく聞く訴えとして「非外傷性股関節不安定性」が報告されている（Shindle ら 2006)．サッカー，ホッケー，ゴルフ，バレエなどのスポーツは股関節の受動構造の組織に関連しているが（Mason 2001, McCarthy ら 2003)，そのほとんどが特別な受傷起転がなく，知らぬ間に発症したと報告されており，これには股関節を介する力の伝達に最適でない戦略が鍵となっているものと推察する．

まとめ

この短い報告からも，生涯のうちに LPH 複合体に構造的変化が起こることは明らかである．大きな外傷の結果として起こるものもあるが，ほとんどは（いまだ科学的支持は少ないが）その領域での力の伝達に最適ではない戦略を用いた結果として起こる．臨床家は，LPH 複合体の構造的変化には常に症状に付随して起こるという印象を持ってしまいがちである．しかしながら，脊椎症や変形性関節症は，症状を有する患者と同程度に無症状の患者にも発症することが知られている（Bogduk 1997, Lawrence ら 1996, Magora & Schwartz 1976, orgerson & Dotter 1976)．加えて，構造的変化が生じている無痛の部位に隣接する関節や領域が症候性となるケースはよくみられる．わかっていること

は，どの関節や領域から疼痛が生じているのかに関係なく，疼痛が LPH 複合体の機能に影響を与えうるということである．

疼痛・フォースクロージャー・モーターコントロールと腰椎骨盤股関節複合体

これまで，さまざまな運動課題を遂行したときの体幹の深部筋と表在筋システム，および下肢筋群の一部の反応について，腰痛，骨盤帯痛，鼠径部痛（Cowan ら 2004, Hodges 1996 ～ 2009, Hungerford ら 2003, Kaigle ら 1998, O'Sullivan ら 2002, Radebold ら 2000, 2001, van Dieen ら 2003a, b)，尿失禁（第 6 章）のある患者を対象にいくつかの調査が行われてきた．それらの研究に基づく多くのエビデンスを総覧できる素晴らしい 2 冊の書（章）がある．

1. Hodges & Cholewicki (2007)，第 3 章，Functional control of the spine（脊柱の機能的制御）：Vleeming ら編集，Movement, Stability & Lunbopelvic Pain（運動，安定性，腰椎骨盤痛）

2. Hodges ら (2009)，第 11 章，Lumbar spine（腰椎）：treatment of instability and disorders of movement control（不安定性と運動制御障害の治療）：Magee ら編集，Pathology and Intervention in Musculoskeletal Rehabilitation（筋骨格系のリハビリテーションの病理学と介入）

これらは研究のエビデンスに関してさらに詳しく読み進みたい方に強くお薦めする．このエビデンスに関する広範囲に及ぶ本文の要約は次の通りである．

エビデンスからわかったことは，腰部骨盤帯痛が実際に知覚されている場合でも，あるいは実験的に痛みが誘発された場合でも，痛みに伴うモーターコントロールの変化は多種多様であるということである．つまり，似たような領域に疼痛のある被験者は決して一様ではなく，制御系（CNS）が痛み（現在の痛み，過去の痛み，実験的に誘発された疼痛を含む）に対してさまざまに異なった反応を示すのである．このことは，臨床現場で観察されることと一致している．実験的研究および臨床現場の経験上，同じような領域の腰痛，骨盤帯痛，鼠径部痛のある被

験者あるいは患者では，次のような神経筋様式で筋活動の増加が認められる．

1. 体幹の屈筋群と伸筋群両方の活動を強める（同時収縮による固定またはトランクグリップ）
2. 体幹の屈筋群のみ活動を強める（チェストグリップ）
3. 体幹の伸筋群の活動を強める（バックグリップ）
4. さまざまな様式での股関節の深部および表在の筋群の活動を強める（バットグリップ，ヒップグリップ）
5. 上記1〜4の非対称な組み合わせ

van Dieen（2007）は，筋骨格系の疾患における実際の神経筋の影響を予測するのは不可能であると指摘している．彼の「偶然適応の理論 theory of contingent adaptation」の出発点は，「病理に対する行動反応の不確定性 indeterminacy of behavioral responses to pathology」である．

> この構想は，筋骨格系が高い冗長性を有しているという認識に基づくものである．この冗長性の高さは，運動課題をさまざまな方法で実行することができること，また運動制御が，過剰なエネルギーを避けながら課題の目標を達成するというような，重要かつ潜在的に相反する基準に制限されるということを意味する．制限の程度は，動機や注意力のような心理的要因はもちろん，環境の状況や，課題の要求，筋骨格系の変化次第である．
> Van Dieen 2007

簡単に述べると，この研究のエビデンスは「痛みがある間は，筋の制御に首尾一貫性はみられない」ことを示唆している（Hodges & Cholewicki 2007）．これらの意見は，臨床現場で観察される事象と一致している．

しかしながら，腰部，骨盤および鼠径部に疼痛を有する個体の間にはいくつか共通する特徴がある．腰部骨盤帯痛のある被験者を対象にさまざまな課題を実施したときの深部および表在筋システムの反応を調査した研究では，疼痛のない患者と比較して，体幹表在筋群の活動増加が認められた．より早期の活性化あるいは活動の振幅増大という点について，以下の報告もされている．

1. 健常者では急に負荷をなくすと屈筋群と体幹の伸筋群の活動が交互に起こったのに対して，屈筋群と伸筋群の共同収縮がみられた（Radeboldら2000）．Radeboldらのデータによれば，少なくとも1つ以上の表在の体幹筋で活動したが，その筋は個人によって異なり，さまざまであった．また，筋の反応時間（不定反応）は個人間でさらにばらつきが大きかった
2. 歩行時および立ち上がり動作時，脊柱起立筋群 erector spinae（ES）の活動増加（Arendt-Nielsenら1996）がみられた（Soderberg & Barr 1983）
3. 自動下肢伸展挙上（ASLR）課題で外腹斜筋の活動が増加した（de Grootら2008）
4. 体幹屈曲時に表在の背筋群の弛緩が不十分であった（Kaigleら1998）
5. 歩行時の内腹斜筋（IO），外腹斜筋（EO），腹直筋（RA）の活動増加（Saunders 2004b）と遊脚相での大腿二頭筋の早期活動開始がみられた（Vogt 2003）

深部および表在筋システムの活動とタイミングを調査した他の研究では，最適でない反応の多様性について次のように報告している．

1. 腰背部痛のある被験者における素早く上肢や下肢を動かす課題での腹横筋（TrA）の活動遅延（Hodges 2001, Hodges & Richardson 1996, 1997），実験的に腰痛を誘発した状態での（Hodgesら2003b），鼠径部痛のある患者における背臥位ASLR課題実施時のTrA活動遅延がそれぞれ認められた（Cowanら2004）
2. 再発性の一側性腰痛を有するものの実験時には痛みがなかった被験者では，上肢の速い運動課題で多裂筋深層線維（dMF）の活性化遅延がみられた（MacDonaldら2009）
3. 再発性の一側性腰痛を有する被験者（実験時は痛みなし）では，上肢の速い運動課題時に多裂筋の深層と表層の活動に差がみられなかった（MacDonaldら2009）
4. 歩行時，TrAの持続的活動が欠如していた（活動は相勤性であった）（Saunders 2004b）
5. 骨盤帯痛のある被験者では，片脚立ち課題時にTrA，IO，dMFの活動遅延がみられた（Hungerfordら2003）
6. 骨盤帯痛のある被験者では，片脚立ち課題時に大腿二頭筋の早期活動開始と大殿筋の活

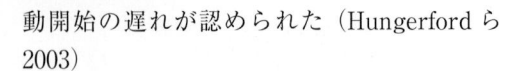

動開始の遅れが認められた（Hungerfordら 2003）
7. 椎間関節へリドカイン（Indahlら 1995）や塩化ナトリウム（Indahlら 1997）を注射した後，多裂筋の抑制がみられた

腰部多裂筋の組織（能動システムの変化）について，急性腰痛，慢性腰痛両方の被験者を対象に調査が行われ，一貫して以下の結果が報告されている．

1. 自然寛解しない（Hidesら 1995）急性腰部外傷直後に，多裂筋分節線維の横断面積が急激に減少した（Hidesら 1994）
2. 慢性腰痛のある被験者では多裂筋分節線維の断面積の減少が認められた（Danneelsら 2000）
3. （ブタの）椎間板と神経根を実験的に損傷させた後，多裂筋の急激な萎縮がみられた（Hodgesら 2006）
4. 多裂筋の脂肪浸潤が認められた（Kangら 2007，Kjaerら 2007）

椎間板ヘルニアによって一側性の坐骨神経痛を呈する患者において，腰筋横断面の変化が観察されている（Dangaria & Naesh 1998）．

要約すると，腰部／骨盤部／鼠径部に疼痛がある被験者あるいは患者では神経筋の反応に変化を認めることが多く，それは最終的に，さまざまな課題を実行するときのフォースクロージャー機構に影響を与える．一般的に，深部の筋群は表在の筋群に比べ，確実に影響を受けるようである．筋の組織的変化に加えて体幹筋群のCNS制御の変化は，能的課題で，以下のような関節のバイオメカニクスの変化をもたらすとされている．

1. 腰椎の分節運動の変化（ある関節は動かず，他の関節はコントロール不良）（Kaigleら 1998，O'Sullivan 2000, 2005）
2. 自己安定機構の欠如に関連した骨盤内運動の変化（荷重増加の課題の際の寛骨前方回旋）（Hungerfordら 2004）
3. 関節面に加わる力の配分の不均衡や大腿骨頭の中心からの逸脱などの股関節運動の変化（Lee & Lee 2004a，Sahrmann 2001，Torryら 2006）

なぜこのような神経筋や組織の変化が起こるのか，その理由に関する学説は多く存在する．一説では，CNSは疼痛を誘発する動作を避け，かつ安定性を増すために，体幹筋の同時収縮によって脊椎の剛性を高め，疼痛に反応／順応すると推察されている．また，最適でない神経筋パターンが先在し，痛みの原因となっていると示唆する研究者もいる．再発性問題を抱える患者では，原因がいくつか組み合わさっている傾向がある．科学と臨床の両面から確実にいえることは，健常な個体では，多岐にわたる課題それぞれに応じて広範囲のなかから最適な戦略を選択できて（第4章）また筋システムを多彩に使うことができるのである．腰痛者では，課題で用いられる戦略の範囲が小さくなり，やがてすべてのうち主に1つの戦略のみが用いられるようになる．すべての課題を同じ戦略で遂行すると（トランクグリップ，チェストグリップ，バックグリップ，バットグリップ等），受動システムおよび能動システムは徹底して繰り返しストレスに曝されることになり（図5.13A～C），それらのシステムには結局過負荷がかかって，LPH痛の再発の一因になりかねない．最適でない戦略は特定の病的解剖学的変化を起こさずに，それ自体が疼痛の原因になる可能性があることに留意していただきたい．

Panjabi（2006）は，脊柱の骨靱帯の障害（フォームクロージャー障害）を代償するために同時収縮によるブレーシングが起こると考えた．しかし，いくつかの研究によって，実験的に疼痛を誘発した骨靱帯の障害がない被験者（Hodgesら 2003b）と疼痛の危険を知覚した被験者（Moseley & Hodges 2005）で同じタイプの神経筋反応が得られたことが報告されている．Hodgesら（2009）は，深部筋システムの機能不全と表在筋システムの活動増加の関係を説明しうる要素を提起している（図5.14）．前述した通り，この本はモーターコントロールと腰椎骨盤帯の機能と障害に関するエビデンスを総覧するのに優れている．

腰部骨盤帯を通る力の伝達に適さない戦略を生む方向にモーターコントロールが変化してしまうことはよくあることである．長期にわたって最適でない戦略を繰り返し用いると，受動システム（フォームクロージャーの障害）や能動システムに変化をもたらす傾向がある．ここで，解決していない疑問が残る．最適でない戦略と負荷の負担配分の不良と，あるいは痛みを引き起こす急性外傷事象とそれに続いて変様した神経筋の戦略と，どちらが先に起こるのだろうか．30年の臨床経験を経て，その答

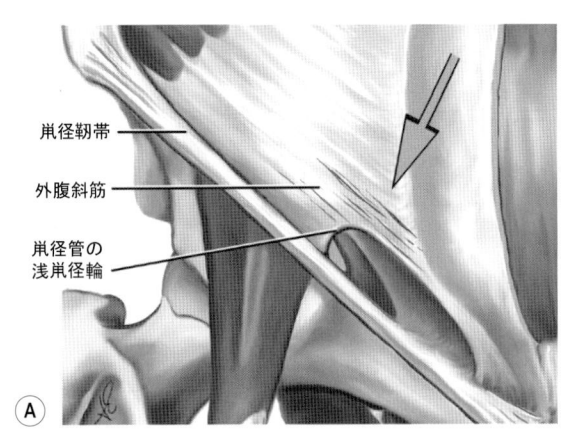

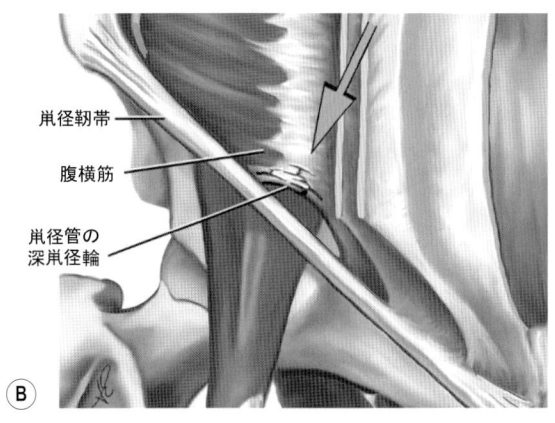

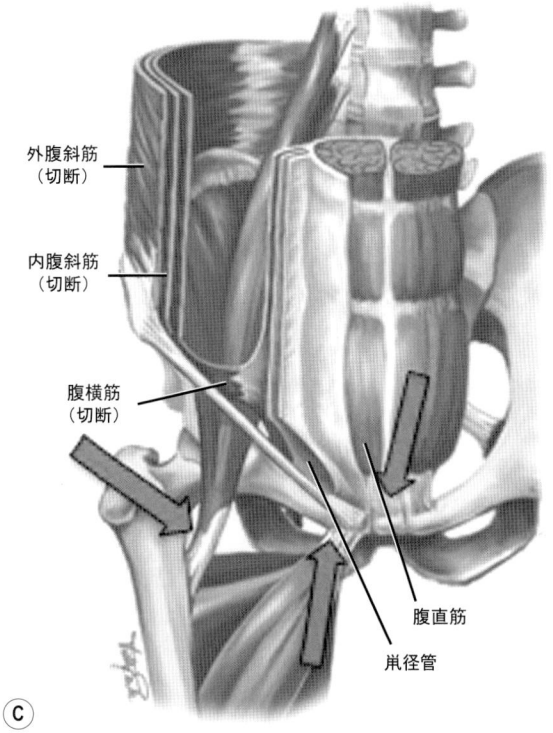

腰椎骨盤股関節複合体の機能障害　CHAPTER 5

図5.13　(A) 外腹斜筋によくみられる断裂部位．組織への過負荷を引き起こす戦略と運動課題によって生じる可能性がある．(B) 腹横筋によくみられる断裂部位．組織への過負荷を引き起こす戦略と運動課題によって生じる可能性がある．(C) 戦略とこの部位の軟部組織への過負荷により生じうる鼠径三角の一般的な腱形成術．組織への過負荷を引き起こす戦略と運動課題によって生じる可能性がある．Falveyら（2009）とBrukner & Khan（2007）は，鼠径三角の病理解剖学的変化の潜在的原因に関する素晴らしい研究を発表しており，読者はさらなる論考には彼らの研究を参照されたい．Brukner & KhanとMcGraw Hill社の許可を得て転載（2007）

えはどうやら両方であるようだ——鶏が先か，卵が先か！

よくみられる臨床像——腰椎

　本項では，Kirkaldy-Willisの病期分類（1983）に基づいて，さまざまな段階の形態的変化を示す患者の臨床所見について要点を述べる．Kirkaldy-Willisの理論を想起すると，「不安定性」とは，第4章で述べている通り，受動システム（フォームクロージャーメカニズム）の完全性の欠損として定義されており，動的安定性とは関連性がない．本章で述べられている臨床所見は仮説の域にあり，多様な患者らから得た臨床経験に基づいている．本章は

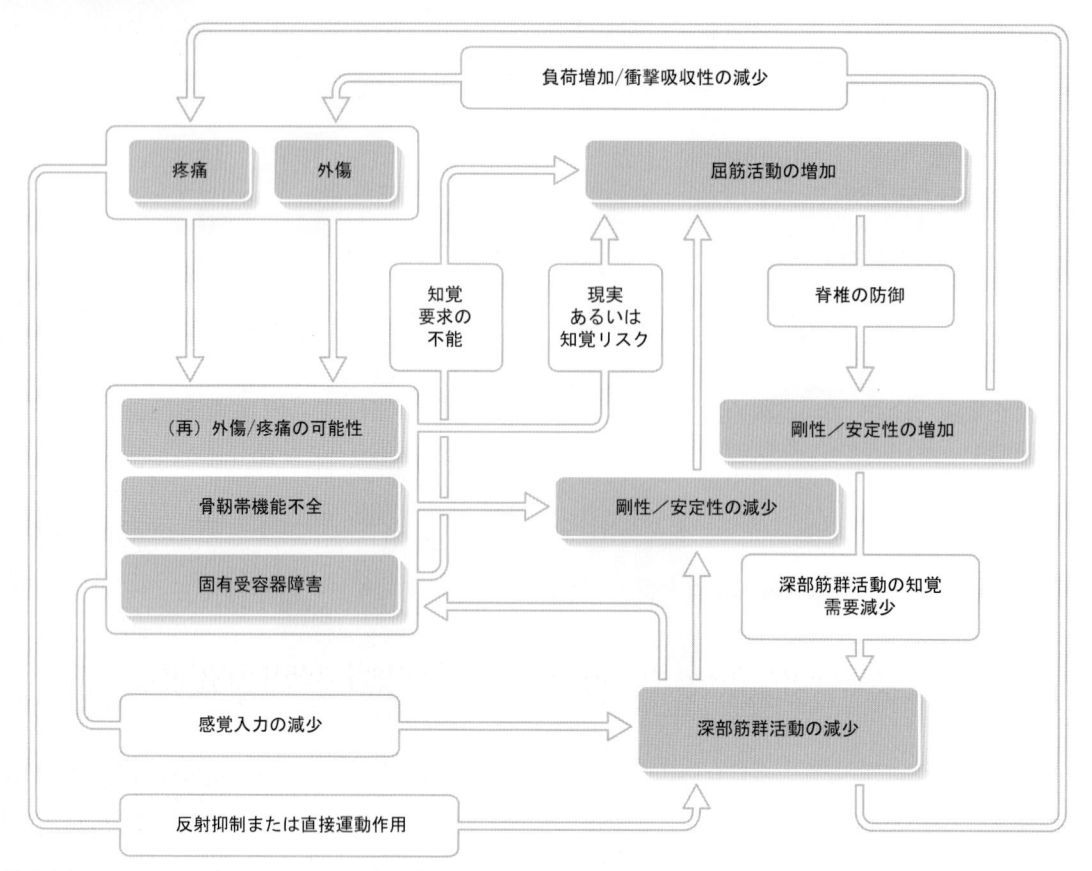

図 5.14 このアルゴリズムは Hodges ら（2009）によるもので，深部筋群活動障害と表在筋群活動増加の関係を説明しうる要素を提起している．疼痛と外傷は深部と表在の筋群の働きに逆転の変化をもたらす可能性がある．Hodges らと Sounders Elsevier 社の許可を得て再描写，転載（2009）

臨床所見の機械的要素に焦点を当てている．実際には，すべての患者が感覚的（一部は機械的障害に起因），認知的そして情動的側面の所見を示し，それらが集合して個々人それぞれの経験がつくられ，総合的な所見に反映される．疼痛機序とその他の臨床所見に関しては第7章で詳しく述べている．第9章では，複数の機能障害が併存する実際の患者について，統合システムモデル（Lee & Lee 2007, Lee ら 2008a, b）の枠組みに従って症例報告を提示している．それらの症例それぞれに，側面（感覚面，認知面，情動面）すべてを考慮している．

急性疼痛を伴う腰椎機能不全——ステージ1または2

病 歴

患者はたいてい若年（18〜35歳）で，発症様式は通常潜行性（姿勢性）または突発性（外傷）である．彼らは腰痛を経験したのは初めてであったり，再発したと訴えたりする．初回の急性腰痛体験の後に続発した急性腰痛体験を，慢性的問題の再発体験 recurrent episodes of a chronic problem と呼称する案がある．再発性腰痛の発生メカニズムの根底は初回の外傷性エピソードとは恐らく異なっている．また急性エピソード後の腰痛の再発はよくある問題である（Carey ら 1999, Pengel ら 2003）．

疼痛は一側性もしくは両側性で，通常腰部（第12胸椎と第12肋骨から腸骨稜の間の領域）に限局しているが，足部まで遠位に広がることもある．脊柱管や外側陥凹に脱出した椎間板の障害がない限り，異常感覚 dysesthesia についての訴えはあまり聞かない．

疼痛を悪化させる活動には，可動範囲の最終域（前屈，後屈，回旋），長時間の立位および坐位，持ち上げ動作が含まれる．背臥位（膝下に枕を入れる）で安静にすると，通常疼痛が和らぐ．

外傷性損傷（急性炎症期，表7.2参照）後の数日間，患者は歩行動作や椅子からの立ち上がり動作が困難となることが多い．これは両動作ともに腰椎の運動が必要で，疼痛を誘発しやすいためである．

立位姿勢

姿勢と神経筋活動パターンは，疼痛に対する中枢神経系の反応次第である（反応は不定であることに留意）ため，非常に多様である．一般的なパターンは以下の通りである．

1. 脊柱起立筋の過活動（バックグリッパー）→姿勢：胸椎と腰椎の伸展（図5.15A）
2. 外腹斜筋・内腹斜筋の過活動（チェストグリッパー）→腰椎に対して胸郭を屈曲させる傾向（図5.15B）
3. 脊柱起立筋と表在の腹斜筋群両方の過活動（同時収縮固定，トランクグリッパー）→この反応で中間位姿勢が観察される．体幹のアライメントは体幹の屈筋と伸筋間の活動のバランスによって決まる（図5.15C）
4. 上記の筋群のうちいずれかの一側性の過活動（図5.15D）もしくは非対称な過活動の組み合わせ（一側は内外腹斜筋，反対側は脊柱起立筋またはその構成要素の一部）

力の伝達テスト

腰椎の関節（椎間関節または椎間板）の受傷後数日間，急性症状を有する患者では，神経筋防御反応の結果，全可動範囲が著しく制限される．損傷が両側性であれば，可動制限は両側性で，損傷が一側性であれば可動制限は一側性である．疼痛の程度が軽減するにつれて（4～6日間），分節制限のパターンが明確になり，損傷を負った関節に部位が限局されてくる．

表在の背筋群が過活動であると，片脚立ち課題でL4-5かL5-S1の運動が制限される（片脚立ち動作中の反対側の股関節屈曲——第8章参照）．このテストでは，L4とL5は非荷重側の下肢（股関節屈曲側）の方向に自由に回旋するべきであるから，この制限は同側の寛骨の運動に影響することになる（第8章，Mikeの症例報告参照，第9章ビデオMQ3参照）．疼痛により運動制御が著しく変化すると，同側の片側骨盤のアンロックや機能障害の生じている腰椎分節のバックリングや崩れが起こりうる．

フォームクロージャー・フォースクロージャー・モーターコントロール

はじめに，激しい疼痛がある段階では，分節の可動性や受動システム（フォームクロージャー機構）

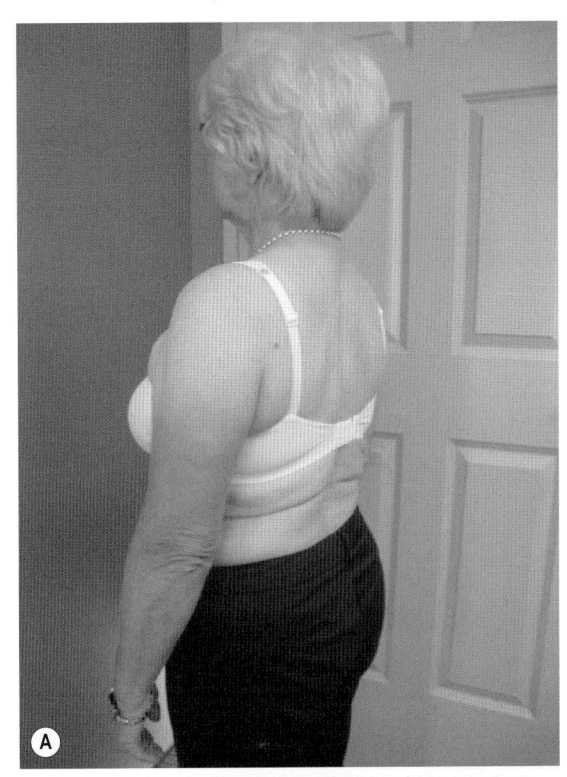

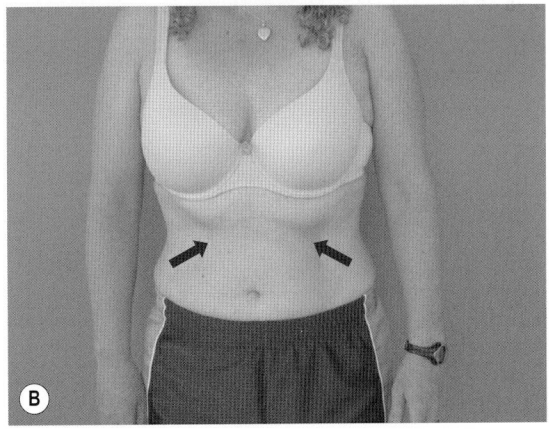

図5.15 疼痛に対する中枢神経系の多様な反応結果として立位姿勢の戦略がさまざまであることが見て取れる．（A）バックグリッパー姿勢．胸郭後傾と胸椎・腰椎伸展がみられる．（B）チェストグリッパー姿勢．胸骨下角の狭小化と典型的な外側腹壁の垂直方向のしわ（矢印）がみられる．この神経筋反応は胸郭前傾（胸椎屈曲）を引き起こす傾向があり，結果として生じる腰椎肢位は各個人がどのように屈曲力に反応するかによる．
→つづく

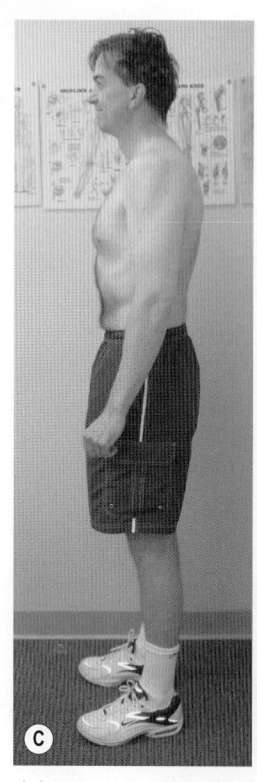

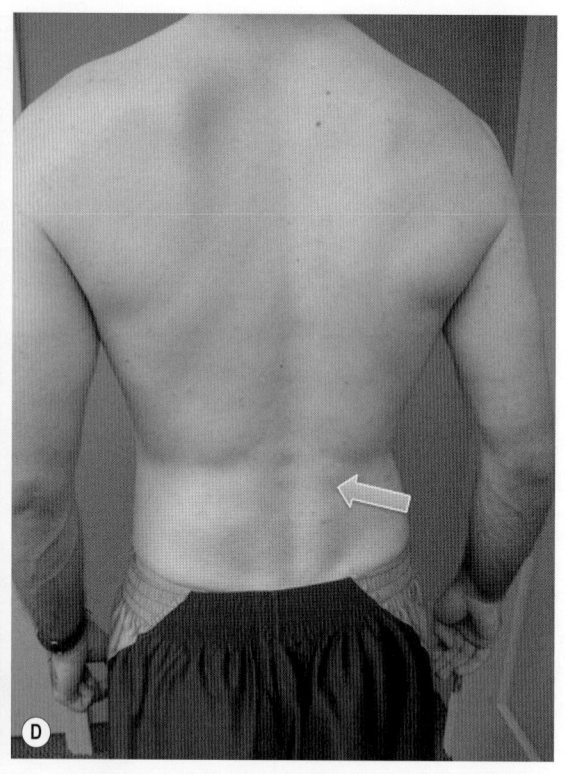

図5.15つづき　（C）トランクグリッパー姿勢．この姿勢では体幹の屈筋群と伸筋群の両方が過活動となっており，一見正中位に見えるが極度に圧迫された状態となっている．（D）一側性バックグリッパー．右脊柱起立筋の緊張増加がみられる

の完全性，能動システム（フォースクロージャー機構）とモーターコントロールに関する詳細なテストは実施しない．疼痛が軽減し，表在筋の過活動パターンが治まったら（第10章），可動性とモーターコントロールに関連したテストを実施できる．構造的変化の程度により多様な反応が得られるだろう．

　もしこの治癒過程の後半（再構築／成熟期，4週から12ヵ月；表7.2参照）に関節包の癒着による制限によって線維性の硬い関節が生じたら，その関節のニュートラルゾーンは減少し，エラスティック（弾性）ゾーンでは非常に硬いエンドフィール endfeel を示すことになる（図5.16C）．受動的制限要素 passive restraints の完全性を確認するテスト（第8章）は正常のこともあるが，もし靭帯／関節包の弱化や，椎間板の引張り強度や椎間板厚が不足している場合には，受動的制限要素の完全性テストは陽性になる．この所見から，この機能障害分節は Kirkaldy-Willis の不安定性ステージ2に分類される（図5.1参照）．

　能動システムとコントロールシステムのテストの結果についてはさまざまで，ほとんどの場合陽性となる．つまり，深部および表在の筋システムにおける神経筋活動の障害があり，おそらくは能動システムに構造的変化が生じており，その様式は一定ではなく，特殊な評価を要する（第8章）．

治　療

　本項では，関節の外傷性捻挫の後に腰椎分節の可動性（椎間関節と椎間板を含む）を再獲得するための具体的な治療について述べる．この損傷は適切に管理されないと硬化や線維症につながることが多い．まれに急性の脊椎捻挫では安静が必要となるが，患者はできる限り活動性を維持することが推奨される．しかし，椎間関節に骨折の疑いがあると（図5.5参照），多裂筋深層線維に関連性の抑制が生じることがある．その場合は，この筋のトレーニングよりも骨折の治癒を優先する．疼痛のある腰部にとって楽な姿勢とは，股関節と膝関節の下へ楔形の枕を入れて下肢を軽度屈曲させた背臥位である．いったん

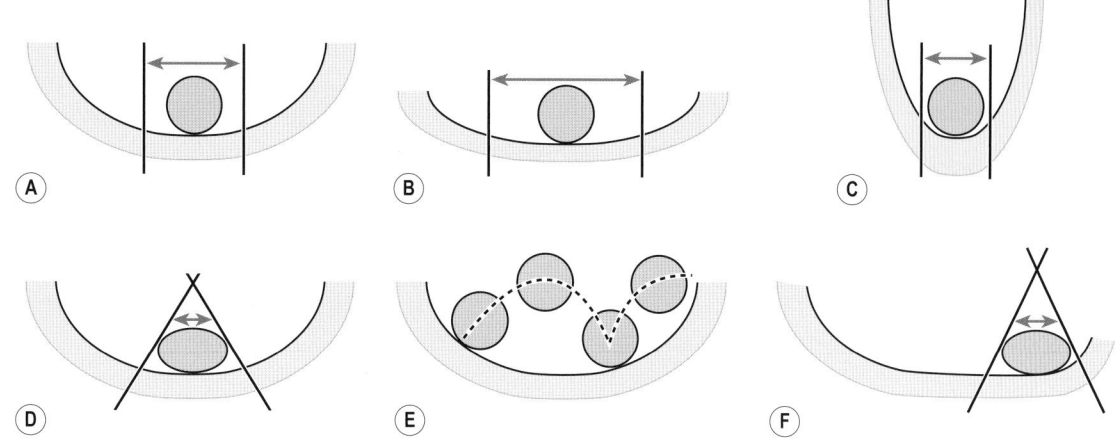

図 5.16 関節運動のニュートラルゾーンは関節の圧の状態を変えるあらゆるものに影響されうる．（A）健常な関節運動のニュートラルゾーン．（B）フォームクロージャーあるいはフォースクロージャーの低下やモーターコントロール不良により圧が不十分な関節は，運動のニュートラルゾーンが相対的に増加する．（C）線維化により過剰な圧が生じている関節は，運動のニュートラルゾーンが相対的に減少する．（D）ある特定の筋活動増加により過剰に圧迫された関節もまた，運動のニュートラルゾーンが相対的に減少する．（E）弾むボールは，課題実施の際の圧迫／制御の間欠的低下を表している．（F）不動状態の（亜脱臼した）関節は過剰に圧迫され，運動のニュートラルゾーンは全く触知できない（完全な関節ブロック）．

軟部組織の治癒が負荷に耐えられる段階まで進んだら，可動域確保のためのアプローチを優しく始めるのがよい（機能的な全可動域を維持あるいは再獲得するために，背臥位での骨盤傾斜運動と特定の分節に対するモビライゼーションテクニックが用いられる）（第10章）．

腰痛が残存して力の伝達の戦略が最適ではない状態が続くと，腰部は剛性を高めて硬くなり，関節も同様に硬くなることがある．ただしこれは，第10章で述べている手技を用いて，多分節にわたる背部の表在筋をリリースするまでは明確にならない．治療では，腰椎に均等に力が分配されるように分節の可動性を回復させることが目標である．硬く圧迫された分節は動かすかリリースする（第10章）必要があり，また患者には日常生活動作に必要とされる理想的な姿勢および動作戦略を教育する（第11，12章）．

急性疼痛を伴う腰椎機能不全——ステージ2．急に「ロックされた」腰部

著しく変性した椎間関節の関節内半月板様組織 intra-articular meniscoid（図10.48A～C参照）は，運動および負荷の制御が不良であると，屈曲／回旋の負荷（持ち上げと捻り）で挟み込まれることがある．神経筋システムは結果的に，まるで「ロックされた」姿勢のように腰椎分節を安定または固定する反応を示す（体幹の表在筋群の活動増加）．所見を以下に記す．

経　過

症状はたいてい突然始まり，患者は突然起きた出来事を鮮明に思い出せる．疼痛は一側性であることが多く，分節的に特定され，機能障害を生じている椎間関節が下方に滑るすべての動作で症状が激しく悪化する．最も障害を受けやすいのはL4-5間の関節である．疼痛は殿部や大腿の後外側面へ遠位に放散することもある．屈曲かつ側方へ傾いた姿勢（疼痛側から遠ざかる）で安静にすると，疼痛が軽減することが多い．これは，通常屈曲姿勢が困難な椎間板の脱出と本症を区別する重要な所見である．

立位姿勢

患者は屈曲して側方へ傾いた姿勢をとり，どの肢位でも腰椎中間位をとることができない．分節的には，機能障害を生じている関節は屈曲していて，障害側と反対方向に回旋している．骨盤は後傾し，股関節は屈曲位であることが多い．

力の伝達テスト

姿勢の異常を修正しようとすると，どのように試してもも著しい疼痛増加を伴う．すべての運動で疼痛が生じ，動きが制限される．神経筋の防御的な反応により，L4-5とL5-S1のすべての動きが制限される．疼痛により運動制御が著しく変化していると，同側片側の骨盤のアンロックや障害側の腰椎分節でバックリングが生じることがある．

フォームクロージャー・フォースクロージャー・モーターコントロール

関節肢位については，機能障害の生じている関節は屈曲および反対側へ回旋した肢位（疼痛側から遠ざかる）をとっている．関節運動のニュートラルゾーンは完全に障害され，エンドフィールは弾力がある（図5.16F）．通常，深部筋パターンに著しい抑制がみられる．

治　療

本症の治療には，第10章で述べている特殊なテクニック「高速低振幅によるスラスト」を必要とする．続いて，患者は理想的な戦略（姿勢と運動）に関する教育を受ける必要がある．また，根底にあるフォームクロージャーの障害の残存によって将来的に当該分節にロックが起こるのを防ぐため，深部筋機能の回復をねらったトレーニングが必要となることもある（第11，12章）．

慢性または持続性疼痛を伴う腰椎機能不全――ステージ1と2

臨床的に，慢性もしくは持続性疼痛を伴い，かつステージ1後期もしくはステージ2の腰椎機能不全を有する患者には，かなりの構造的な変化（図5.6，5.7A～D参照）が生じている場合も，生じていない場合もある．また，一貫して腰椎の単関節もしくは多関節でフォースクロージャー機構に影響を与えるモーターコントロールや能動システムの障害がみられる．

病　歴

患者はたいてい中年（35～50歳）で，増悪と寛解を繰り返す間欠性腰痛を長く患っている．もしくは，これが初発ではあるものの予測された期間で改善がみられていない腰痛である場合もある．腰痛は一側性，両側性，または分節の皮膚知覚帯に従って遠位に拡がることもある．感覚異常はよくみられるが広範囲ではない．これは椎間孔での神経血管インピーダンスあるいは末梢または中枢神経系の感作の存在，中枢神経系処理過程の変化に起因する（第7章）．状態がより悪化する活動は，最終可動域の姿勢（腰椎の回旋を伴う/伴わない屈曲/伸展）を長く続けることと，その状況を誘発する活動（長時間の立位，脊柱中間位を逸脱した坐位，長時間の体幹屈曲または伸展）である．背臥位で両膝の下に枕を置いた状態で安静にしていると，通常疼痛が軽減する．異なる4つの分節の機能障害について，所見を述べる．

腰椎機能不全――ステージ2屈曲コントロール障害

屈曲のコントロール障害がある患者ではよく分節的な後弯がみられる（図5.17A）．それは屈曲（前屈）で増強する（ビデオ5.1）．分節的な後弯は坐位でも明らかになる（図5.17B）．患者は骨盤を後傾させて立位や坐位をとる傾向にあり，機能障害を生じている分節は屈曲および後方変位し，上位腰椎と下位胸椎は伸展している．疼痛は屈曲/回旋運動を伴う活動で開始していることが多く，突発性あるいは再発性である．腰痛は通常，屈曲課題（シャベルですくう，ガーデニング，ボートを漕ぐ等）を継続したときもしくは反復したときに悪化する．受動システム（受動的制限要素）の完全性テスト（第8章）は陽性で，ニュートラルゾーンでの前後方向の並進運動量の増加とエラスティックゾーンでの弱いエンドフィールがみられる．当該分節に対して屈曲負荷（肩関節屈曲90°での上肢伸展抵抗など屈曲制御を要する負荷）を課して能動システムとコントロールシステムをテストすると，陽性の結果を示す．モーターコントロールと能動システムの障害を現す具体的なパターンは多様（反応は不定）である．分節制御が不十分な場合，その分節の多裂筋深層線維はたいてい両側で機能低下がある．もしその状態が持続している場合，多裂筋に両側性の組織変化（萎縮と脂肪浸潤）もある（図5.18）．TrAと骨盤底筋の反応はさまざまで（欠如・遅延・非対称），機能不全のある多裂筋深層線維との共同収縮はみられないことが多い．表在筋システムの反応も多様で，少なくとも1つ以上の筋（EO, IO, RA, sMF, ES）が過活動となっている．

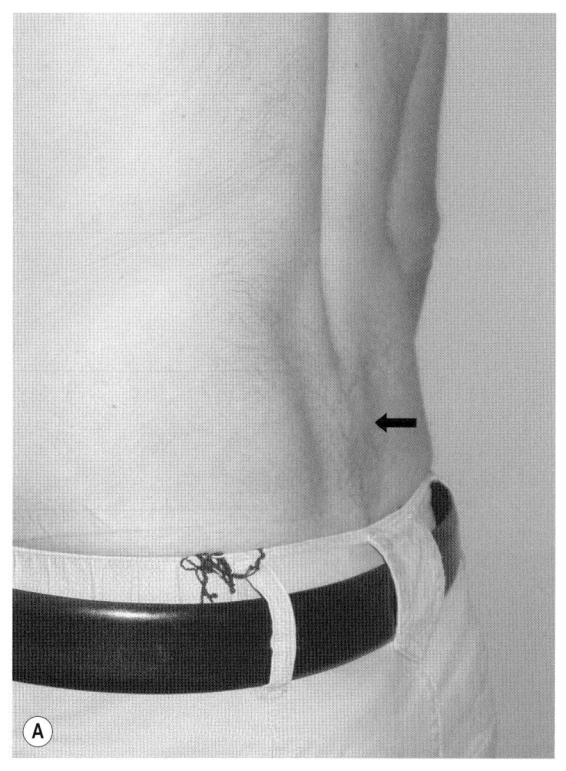

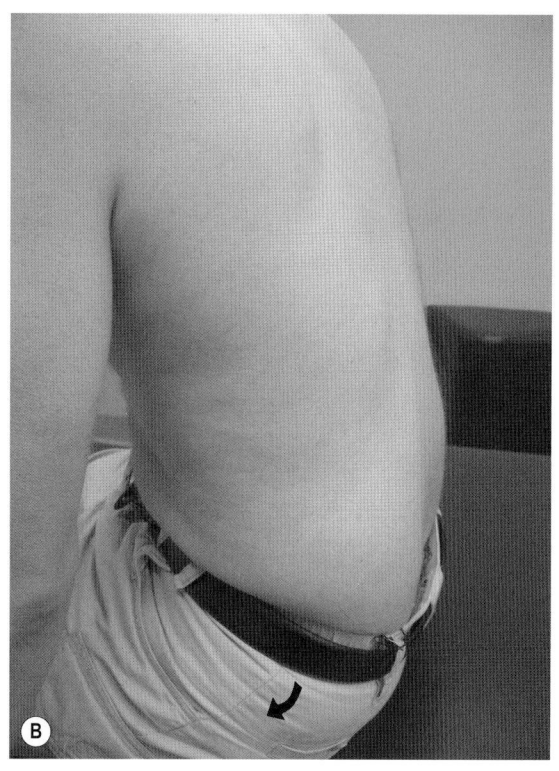

腰椎骨盤股関節複合体の機能障害　CHAPTER 5

図 5.17　L5-S1 に分節的な屈曲／後方変位を呈している患者．立位での L5-S1 の分節的後弯に注目（矢印）．（A）立位では L5-S1 の後弯（矢印）がみられる．（B）坐位では，さらに骨盤後傾（矢印）と腰椎前弯の減少が生じる

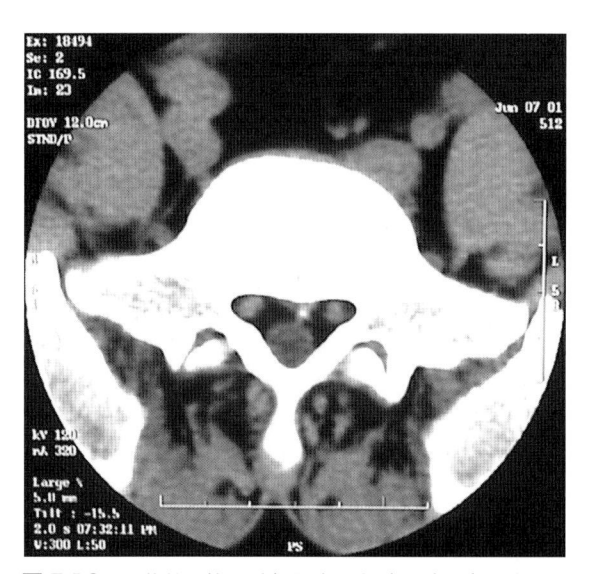

図 5.18　腰仙骨関節の磁気共鳴画像（MRI）．多裂筋深層線維に黒い「穴」が確認できる．これはこの筋の萎縮と脂肪浸潤によるものと考えられる

腰椎機能不全——ステージ 2 伸展コントロール障害

　伸展のコントロール障害のある患者では分節の過剰な前弯がみられ，伸展（後屈）で悪化する（図 5.19A，B）（ビデオ 5.2）．骨盤は前傾（図 10.22A，B 参照）していることもあれば，後傾（図 5.19B）していることもあり，後屈のときもその位置のままである．上位腰椎と下位胸椎は後屈時屈曲したままのことが多いので，「不安定な」（Kirkaldy-Willis 定義）分節付近でのヒンジ運動となる（ビデオ 5.3）．疼痛は伸展および回旋運動を伴う動作で始まることが多く，突発性または再発性である．痛みは，伸展と回旋を含む課題を持続したり繰り返すこと（長時間の立位，走行，水泳など）で悪化する．

　受動システム（受動的制限要素）の完全性テスト（第 8 章）は陽性を示し，ニュートラルゾーンでの後前方向の並進運動量の増加とエラスティックゾーンでのエンドフィールの減弱が確認できる．機能障害を生じている分節に対して伸展負荷（上肢挙上抵抗など伸展コントロールを要する負荷）を課して能動システムとコントロールシステムをテストすると陽性を示す．モーターコントロールと能動シス

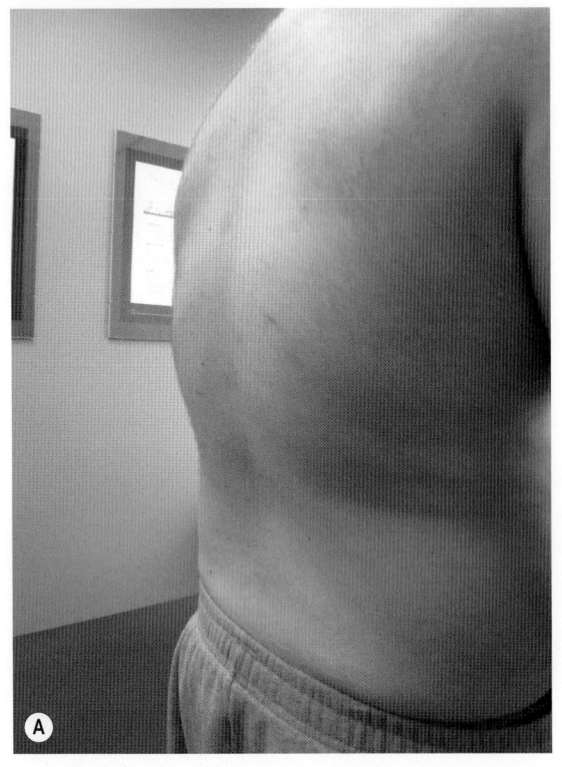

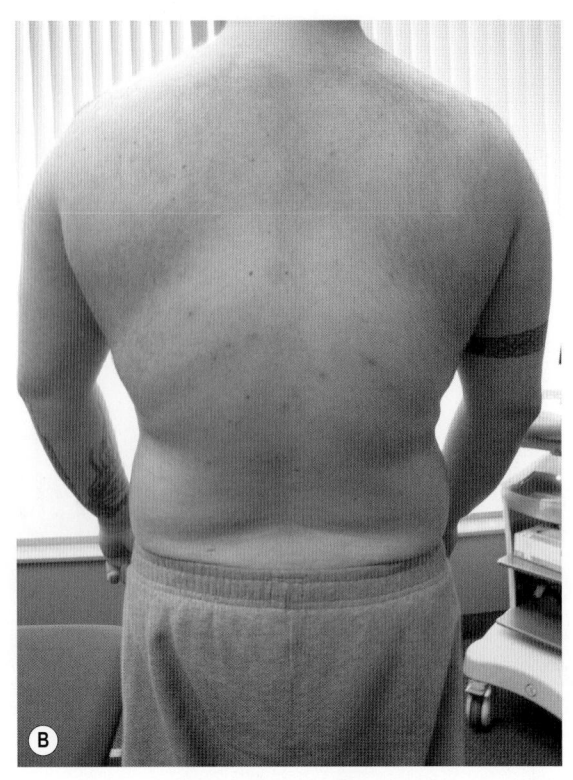

図5.19 L5-S1の分節的な伸展／前方変位不安定性を有する患者．(A)立位では，分節的なヒンジは明らかではない．しかし，後屈では（B）典型的な「皮膚のしわ」とL5-S1のヒンジが容易に見て取れる．上位腰椎の分節的な伸展制限も確認できる．これは同じ腰椎の異なる分節で起こっている運動制御と動作障害のもう1つの例である．この患者が2つの異なる戦略を用いて後屈しているところをビデオ5.3で参照できる

テムの障害を現す具体的なパターンは多様（反応は不定）である．分節制御が不十分であると，その分節の多裂筋深層線維（dMF）はたいてい両側で機能低下がある．もしその状態が持続している場合，多裂筋に両側性の組織変化（萎縮・脂肪浸潤）もある（図5.18参照）．TrAと骨盤底筋の反応はさまざまで（欠如・遅延・非対称），機能不全のあるdMFとの共同収縮はみられないことが多い．表在筋システムの反応も多様で，少なくとも1つ以上の筋（EO，IO，RA，sMF，ES）が過活動となっている．

腰椎機能不全——ステージ2 回旋コントロール障害

回旋のコントロール障害がある患者では分節の側方変位を伴う急性疼痛がみられる．その状態が持続しているものであれば，疼痛はさほど強くなく，変位も明確でない．この症例では分節がよく屈曲，回旋している．この分節の前弯の減少は坐位で悪化し，骨盤は後傾していることが多い．また骨盤内捻れ（IPT）がよくみられる．疼痛は屈曲位での回旋動作（持ち上げと捻り）での損傷で始まることが多く，ほとんどが疼痛と機能障害を再発する．腰椎の回旋を要するすべての運動課題（歩行，走行，捻り等）で腰痛が悪化する．受動システムの完全性のテスト（第8章）では一側で陽性を示し，ニュートラルゾーンで一側の後前方向もしくは前後方向並進運動量の増加とエラスティックゾーンでの弱いエンドフィールが確認できる．機能障害の生じている分節に対して回旋コントロール（両側または一側）を要する課題を通して能動システムとコントロールシステムをテストすると陽性となる．モーターコントロールと能動システムの障害を現す具体的なパターンは多様（反応は不定）である．分節的回旋コントロールが不十分であると，その分節での多裂筋深層線維はたいてい一側性に機能低下がある．もしその状態が持続していると，多裂筋に一側性の組織変化，その筋に一側性の構造変化（萎縮と脂肪浸潤）もある．言葉によるキューに対して大半が非対称な反応を示すことが多いが，腹横筋と骨盤底筋

の反応はさまざまである．加えて，腹横筋と多裂筋の協同収縮で，対側の組み合わせのパターンが障害されている（左多裂筋深層線維と右腹横筋）．表在筋システムの反応も多様で，少なくとも1つ以上の筋（EO, IO, RA, sMF, ES）が過活動となっている．

治 療

治療では，力が均等に分配されるように，腰椎の分節可動性を回復することが目標である．目標を達成するために，患者には日常生活で必要となる姿勢や動作の理想的な戦略に関する教育が必要になる（第11, 12章）．障害されている関節は一般に表在筋システムの過活動によって圧迫された状態にある（図5.16D参照）．そのため，まずはじめにそれらのリリース（第10章）をして，その後分節制御の再教育，深部と表在筋システムの協調性に関する再教育（第11章），そして機能的課題の統合（第12章）と続く．後屈時のL5-S1における伸展運動について，治療前後でのヒンジの動きの違いを参照されたい（図5.20A～D，ビデオ5.3）．

腰椎機能不全——ステージ2．多方向性のコントロール障害

多方向の運動のコントロールが不良となっている分節の機能障害は深刻である．この状態を呈する患者は，急性腰痛を患った経験が多数あって，回を追う毎に障害の程度が増していることが多い．腰痛は負荷がかかるあらゆる運動課題で，どの方向に動いても悪化し，機能的（制御された）可動範囲はきわめて小さい．たいていの場合表在筋システムの同時収縮によって硬くなっていて，深部組織の正確な運動分析が妨げられているため，受動システム（受動的制限要素）の完全性を評価するのは困難である（第8章）．機能障害を生じている分節に対して行う能動システムとコントロールシステムテストは陽性を示す．具体的なモーターコントロールと能動システムの障害の反応は多岐にわたり（反応は不定），多数の筋群の活動がみられることが多い．多裂筋深層線維は障害分節で両側性に機能低下がみられ，共通して筋の組織変化（萎縮と脂肪浸潤）が両側にある（図5.18参照）．腹横筋は反応がみられないことが多く，一方表在筋システムの同時収縮がよくみられる（EO, IO, RA, sMF, ES）．

治 療

分節の多方向性のコントロール障害を有する患者を保存的に治療することは非常に難しい．アプローチとしては，単方向性のコントロール障害に対するもの（第10～12章）と同様であるが，治療に対して望ましい反応が得られないことが多い．この障害を有する患者には外科的安定化についての専門的な診察が必要である．しかしながら，はじめにプロロセラピー prolotherapy【訳注：靱帯や腱を強化するために関節周囲軟部組織に炎症誘発物質を注射する方法】を試みるべきである（第11章）．

神経学的伝導の状態

負荷がかかり分節の変位が増加すると外側陥凹に衝突するため，ステージ2の障害（「不安定性」）では神経学的機能（運動，感覚，反射）および神経の可動性障害が生じる可能性がある（図5.8参照）．したがって，関連するニューロダイナミックテストでは陽性の結果を示すことになる．神経学的障害の形態は多様で，病理の程度による．初期の段階では，ごくわずかな運動機能不全と感覚異常がみられ，後に完全な運動神経遮断と感覚脱失を呈する可能性もある．早期に神経学的代償不全を発見するため，注意深い客観的な評価が必須である．末梢および中枢神経系の感作によって，運動と感覚両方の認知に幅広い多様性が引き起こされる可能性があり，神経伝導の実質的な低下と区別することが重要である．

慢性または持続性疼痛を伴う腰椎機能不全——ステージ3

最適でない戦略を取り続けて腰痛の再燃を繰り返していると，結果として病理解剖学的変化を進行させることになり，ついにはフォームクロージャーの著しい障害につながりかねない．ステージ3（安定化）では，後方の椎間関節の骨棘と椎間板が自然癒合を生じる可能性もある（図5.9A）．Kirkaldy-Willis（1983）によれば，こういった変化が起こる段階では，患者は無痛となる．このステージでは脊柱管への骨の侵入が進み中心部や外側部が常に狭窄された状態になることが危険で，そのために神経原性跛行を伴う神経症状が生じることがある．初期の主訴は感覚異常と下肢の疼痛で，これは歩行などの腰椎伸展回旋運動を要求される課題で誘発されることが多い．前屈と屈曲位での坐位では，

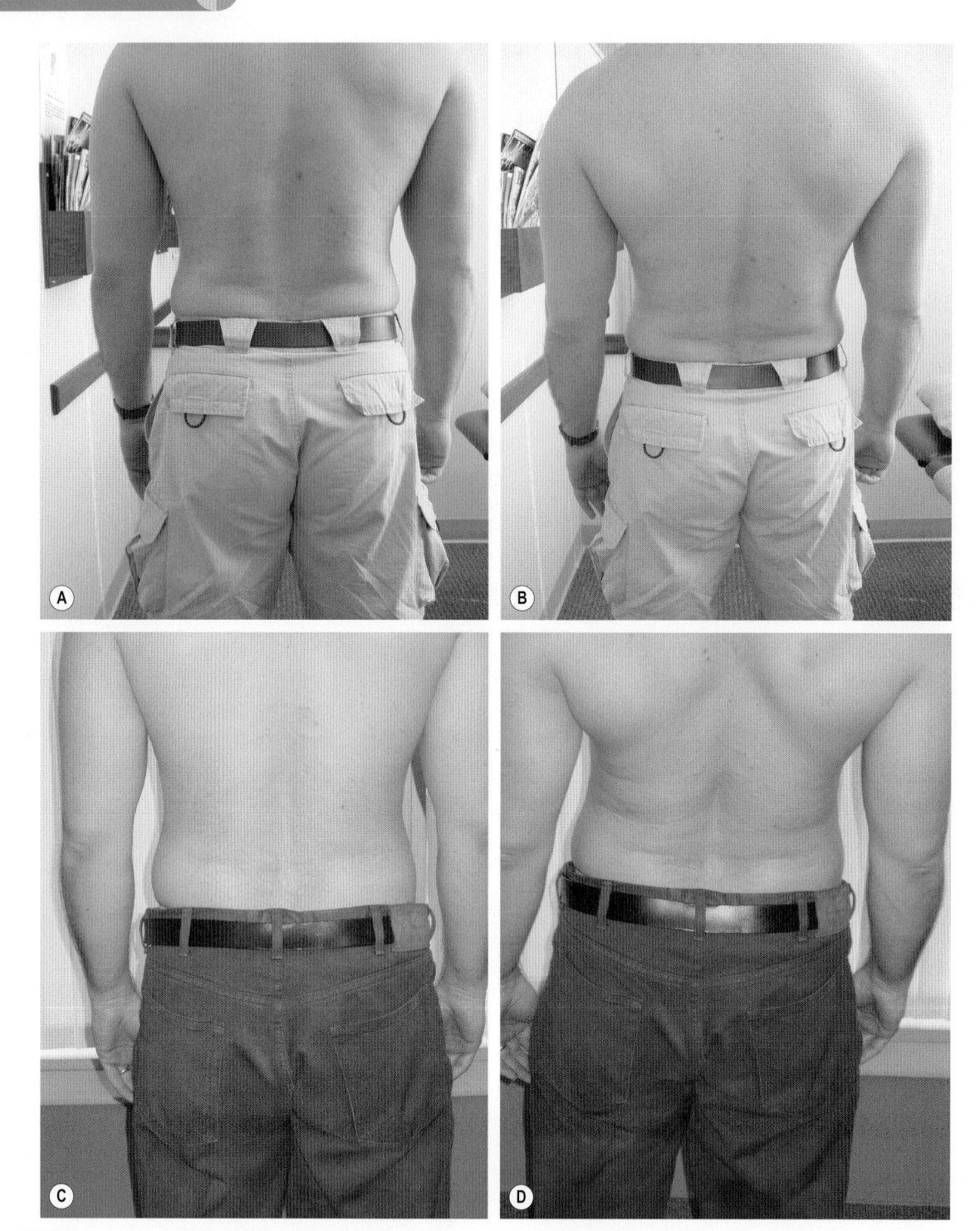

図5.20 L5-S1の分節的な伸展／前方滑り不安定性を有する患者．(A) 治療前の立位姿勢．(B) 治療前の後屈動作戦略．(C) 治療後の立位姿勢．(D) 治療後の後屈動作戦略．後屈動作で荷重が腰椎全体に分散している様子が確認できる．また治療前よりも後屈可動域がはるかに大きいにもかかわらず，L5-S1でのヒンジは顕著に減っている

腰椎骨盤股関節複合体の機能障害

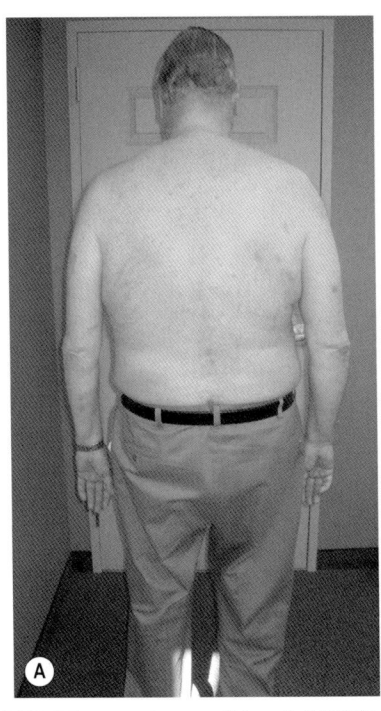

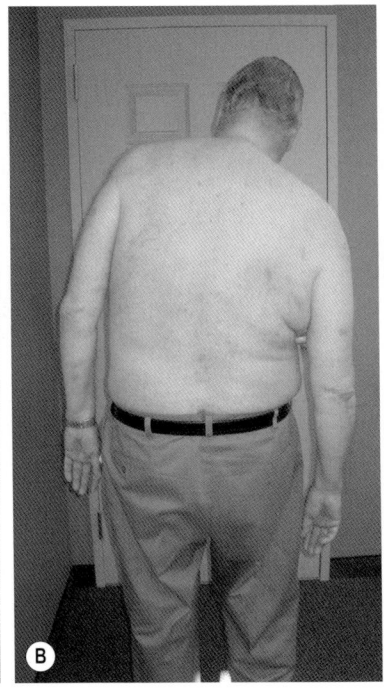

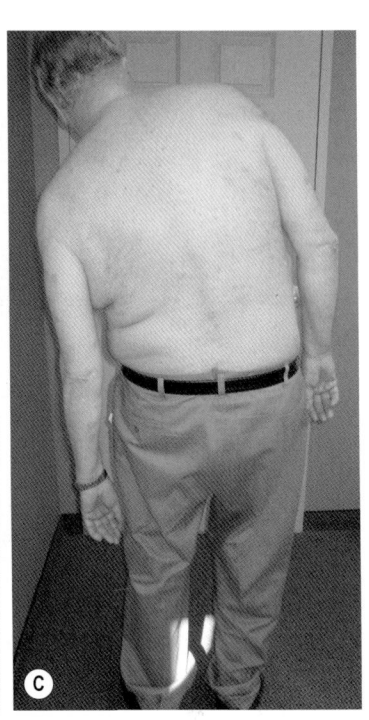

図 5.21 L1からL5の著しい中央部脊柱管狭窄症を有する患者．(A)立位姿勢での腰椎前弯減少．(B)著しい左側屈制限．(C)著しい右側屈制限．これは非常に安定した痛みのない腰椎である．彼の主訴は，歩行中に起こる両下肢と両足部の痺れであった

間欠的腰椎牽引のときと同じように，一時的に疼痛が軽減する．このステージでは，腰椎の前弯は減少していることが多く，可動性が著しく制限される（図5.21A〜C）．表在と深部筋システムの均衡をとるためにモーターコントロールの教育（表在筋システムのあらゆる過緊張をリリースし，より深部筋システムを用いて良好な力の伝達戦略を教育する）は時には有益であるが，もし構造的変化が著明である場合は外科的介入が必要となることもある．機能のために戦略を変えることに加え，運動連鎖の中で隣接関節（例えば胸椎，股関節）の可動性と制御を最大限に活用することで機能的課題遂行時の力の配分が良好な状態になり，障害のある分節の負荷を減らすことが可能となる．また，それによってさらなる病理解剖的退行性変化を予防するだけでなく機能的状態を向上できる．

よくみられる臨床像——骨盤帯

病因が機械的かそうでないか（表5.1参照）にかかわらず，骨盤帯にかかわるすべての状態が，結果として過剰な圧による仙腸関節と恥骨結合の制限，あるいは仙腸関節／恥骨結合の不十分な圧とコントロール不良を生じる．以下に，フォームまたはフォースクロージャー，モーターコントロールの障害に続いて仙腸関節や恥骨結合に過剰な圧迫あるいは圧迫の不足が生じている患者でよくみられる臨床所見の例を紹介する．ここで，骨盤の圧についてはよく非対称的なアンバランスがみられることに留意していただきたい．つまり，骨盤（仙腸関節／恥骨結合）の一側で過剰な圧迫を認め，反対側で圧迫の不足を認める．

仙腸関節の過剰な圧迫

仙腸関節の過剰な圧にはさまざまな原因があり，強直性脊椎炎（癒合）などの全身性関節病理から，関節包の線維症（線維性剛性関節）（図5.16C参照）を引き起こす機械的関節病理，ある筋の過活動（図5.16D）に続いて圧を引き起こす機械的神経筋病理に至るまでさまざまな原因が疑われる．過緊張によって仙腸関節の圧を強める筋は3つあって，それらは他動および自動運動両方を制限する．各々の筋は（筋膜系によって生み出される力とともに）仙腸関節の特定の部位を圧迫すると考えられる．

1. 坐骨尾骨筋（図3.6A，B参照）は関節の下部を圧迫し，寛骨と仙骨の平行滑りを防ぐ．ま

た，寛骨にゆるやかな前後方向の圧が加わったときに寛骨の後方回旋を促す（第8章）．
2. 梨状筋（図3.62A,B）は仙腸関節の3つすべての部分を圧迫し，関節の全部分（上部・中部・下部）で平行滑りを防ぐ．
3. 多裂筋表層線維（図3.55A）は関節の上部を圧迫し，寛骨と仙骨の滑りを防ぐ．また，寛骨にゆるやかな圧が加わったときに寛骨の前方回旋を促す（第8章）．

病歴

線維症による仙腸関節の過剰な圧は，関節内滑膜炎につながる全身性疾患または炎症性疾患，外傷によって始まる．関節は，関節の炎症や捻挫に反応して硬くなり，患者はたいてい数ヵ月後に反対側の仙腸関節，腰椎，鼠径部の痛みを訴える．線維性関節が痛みの直接の原因であることは少なく，患者は痛みが始まったときに症状が始まったと言うかもしれない．

筋の過活動（過緊張）による仙腸関節の過剰な圧は潜伏性であることが多く，妊娠，出産に続いて，また股関節外旋を繰り返すスポーツ（バレエ，サッカー，ホッケー）／日常的な戦略あるいは力を必要とする動きで非対称な垂直方向の負荷（キック動作，カッティング動作，ゴルフなどでの回旋スイング）を繰り返した後に起こることがある．疼痛部位はさまざまで，この圧によってバイオメカニクスが変化したことでオーバーユースとなっている軟部組織や負荷がかかっている組織による．もし仙腸関節が侵害受容が原因であれば，疼痛は腸骨稜と殿溝の間にあり，膝関節までの大腿の後外側面に拡がる．圧迫された仙腸関節を悪化させる活動として，IPTを必要とする課題（歩行，全身回旋課題）が含まれることが多い．筋の過緊張は潜在する受動的不安定性を代償しようとするために起こるので，（筋の過緊張によって）仙腸関節に過剰な圧が生じている場合は，根底にある受動システム（フォームクロージャー不全）に続いて起こっている可能性があることに留意する．患者の病歴によって，潜在する受動システムの不全状態が疑われるかどうか推測する．

立位姿勢

線維性の硬い仙腸関節は姿勢分析では明白にならない．しかし，股関節外旋筋群の過活動によって二次的に筋膜性に圧迫されている仙腸関節は典型的な外見をしている（図5.22B）．普通，腰椎骨盤領域は骨盤の底辺が広く，そこからウェストに向かって上方へ細くなるピラミッドの形（図5.22A）をしている．患者が坐骨尾骨筋に加えて股関節深層外旋筋群を優位に利用した力の伝達の戦略を用いると，これらの筋の継続的な活動によって仙腸関節の下部を圧迫する．これをバットグリップ戦略と呼ぶ（図5.22B）．両側ともバットグリッパー，つまりバットグリップ戦略を利用する者では，逆ピラミッドの形をした殿部となり，立位で大転子の後方に大きな塊がみられ，触診もできる．両側バットグリッパーは，骨盤帯を後傾，L4-5とL5-S1関節を屈曲，下肢を外旋して立位をとる傾向にある．もし足部で脚が外旋していないように見えても，代償的な回旋が膝で起きている．一側性のバットグリッパーは水平面での回旋と骨盤IPTを伴って立位をとることが多い．

力の伝達テスト

線維性の硬い関節は，前屈と後屈の両方でIPTを生じ，患者が矢状面で動くときには毎回必ず非対称な動きがみられる．軸回旋は障害側で制限され，側屈は対側で制限される．一側が股関節外旋筋群によって筋膜性に圧迫されている仙腸関節は側屈制限の方向はバラバラであるが，似かよった所見を示す．IPTも生じるが，その方向はどの筋がかかわっているかによっていて，股関節の運動軸を変化させることもある．前屈カーブの頂点は胸椎になることが多い（図5.23，ビデオ5.4 ）．

片脚立ち課題の際，線維性の硬い仙腸関節があると，同側股関節屈曲で（反対側仙腸関節に比べて）可動性の低下がみられ，荷重時は難なく力を伝達できるだろう（単脚支持でアンロックは生じない）．筋膜性に圧迫された関節は同側の股関節屈曲で，対称性に動くこともあれば動かないこともあり，それは課題に用いられる戦略による．また単脚支持のときにはよくアンロックを起こす．ASLRテストでは，仙腸関節が線維性で硬い場合陰性であることが多い．脚を挙上するときの労力が特徴的で，骨盤帯に圧縮力を加えても脚を挙上する労力に変化はなく，むしろ脚が持ち上げにくくなるかもしれない．この所見は，骨盤がすでに過剰に圧迫されていることを示唆している（ビデオ5.5 ）．筋膜性に圧迫され

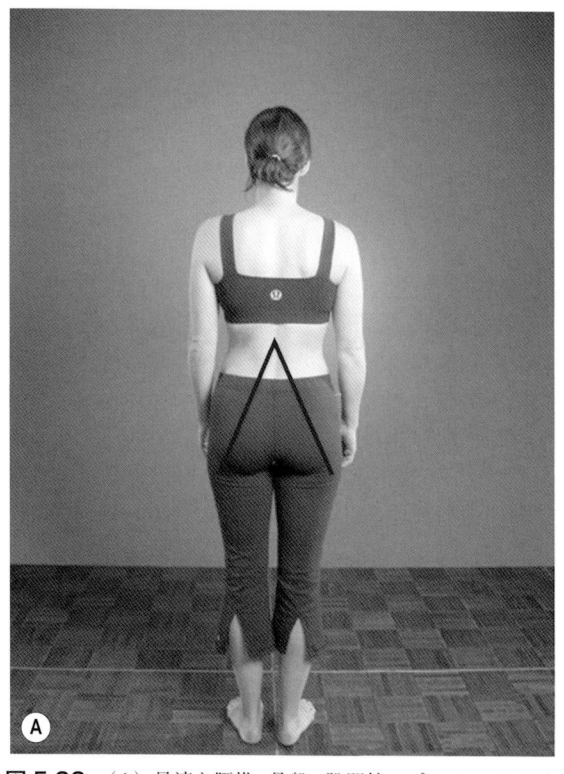

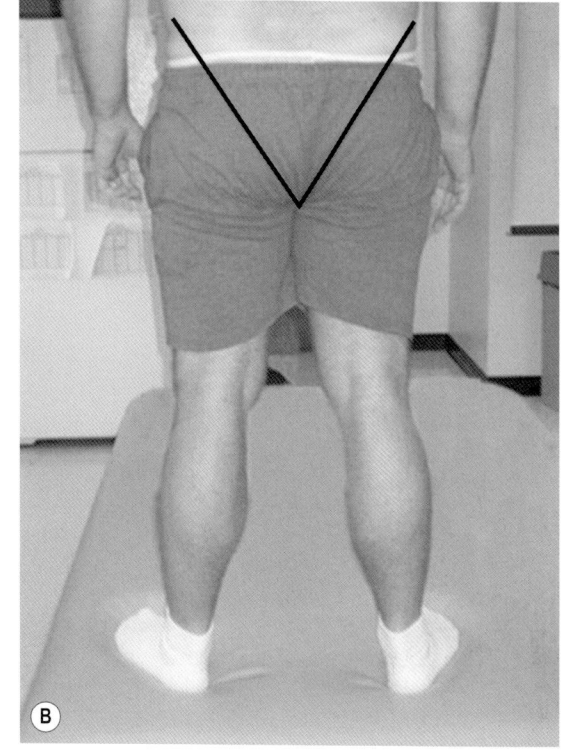

図 5.22 （A）最適な腰椎−骨盤−股関節のピラミッドの形．（B）バットグリッパーの形状；ピラミッドが逆を向いている．両下肢が過剰に外旋位をとっている

た仙腸関節はASLRの課題で，過活動の生じている筋によって（異なるベクトルを発生），また過活動の程度によって，多様な反応を示す．たいてい，片側挙上は困難であるが，骨盤に対するある特定の圧迫のパターン（第8章）を用いると，労力を減らすことができる．その他の圧迫パターンは課題遂行をより困難にするだろう．極度に圧迫された仙腸関節（関節のすべての部分が過緊張の筋で止められている）ではどの圧迫パターンでも脚を持ち上げるのは困難になる．

フォームクロージャー・フォースクロージャー・モーターコントロール

筋膜性に圧迫された仙腸関節は一般的に関節の一部が制限され，どの筋が過緊張かによってその部位が異なる一方，線維性の硬い仙腸関節は，三部分すべて（上部・中部・下部）で関節運動のニュートラルゾーンが減少する．線維性の硬い仙腸関節のエラスティックゾーンはしっかりと硬いエンドフィールを示し，筋膜性に圧迫された関節は筋性の抵抗の質を示す．両者の場合ともフォームクロージャー機構

は損なわれていない（正常な受動制限）．能動システムおよびコントロールシステムについてはさまざまであるが，ほぼ常に陽性である．つまり，深部筋と表在筋のシステムに関する神経筋の反応の完全性と反応に障害があって，あいまいで特殊な評価を要するパターンになっているのである（第8章）．

治　療

本項では，外傷性捻挫の後に仙腸関節の可動性を回復させる具体的なアプローチを述べる．この損傷は適切に対処されないと，硬い線維性仙腸関節となることが多い．もし損傷が関節内滑膜炎となってしまったら，いくつかの疼痛誘発テストが陽性となり（第8章），この時点での治療の目標は，治癒が起こるまで関節にかかる負荷を減らすこととなる．仙腸関節は，ほとんどの姿勢や肢位で関節が圧迫されることになり，安楽肢位となるのが難しい関節である．臨床上，痛みのある仙腸関節にとって最も安楽な肢位とは，疼痛側を上にして両脚の間にはさんだ枕に，上側の股関節と膝関節を乗せた側臥位であると思われる．歩行，立位，坐位などの荷重支持活動は最初

筋膜性に圧迫された仙腸関節は，その過剰な圧を引き起こしている特定の筋に対してリリース手技を実施する（第10章）．次いで，機能的運動課題につながるよう，深部および表在筋システムの活性化および協調による（第11章）骨盤内制御の再教育が実施される．

仙腸関節と恥骨結合の不十分な圧迫

妊娠，分娩，スポーツ，仕事，自動車事故など，骨盤帯に繰り返し，あるいは単発で起こった外傷の結果，神経筋の機能と制御に変化がもたらされる可能性がある．また，システムの反応に影響する痛みを引き起こすかもしれず，結果として骨盤帯の最適でない力の伝達の戦略につながる恐れがある．重度の外傷や，長期間にわたる微細な外傷は，仙腸関節や恥骨結合の病理解剖学的変化や受動不安定性を引き起こすことがある．腰椎と異なり，骨盤関節において不十分な圧迫の結果生じた構造的変化を証明した研究はきわめて数少ない．SPECT-CT（シングルフォトエミッションCT）を用いた最近の研究では，仙腸関節と恥骨結合の機械的不安定性を有する患者を特定できる見込みを示唆している（図5.10，5.11）．

病　歴

患者は通常若年（初回の受傷時に17〜35歳）で，骨盤痛の病歴は短期（初回の受傷）の場合も長期（再発例）にわたる場合もある．疼痛は頻回だが常時ではなく，仙腸関節と殿部の一側，あるいは恥骨結合と鼠径部の一側のどちらかが多い．頻繁に疼痛を増悪させる活動としては，一側荷重（歩行，階段昇降），前屈，持ち上げ動作，背臥位，背臥位からの寝返りがある．有痛性の骨盤にとって最も快適な肢位は，疼痛側を上にした半ファウラー位 semi-Fowler's position での側臥位である．股関節と膝関節屈曲位で，脚の間に枕を挟んで支えるとさらに快適になる．運動制御に関する機能障害の3つの異なる所見を以下に述べる．

仙腸関節――垂直方向のコントロール障害

仙腸関節の垂直方向のコントロール障害のある患者では，臨床場面でよく歩行困難や跛行を呈する．彼らは坐位においても立位においても障害側に全荷重することを嫌い，さまざまな戦略で代償する（図5.24）．疼痛は，下肢や坐骨結節に急に，あるいは

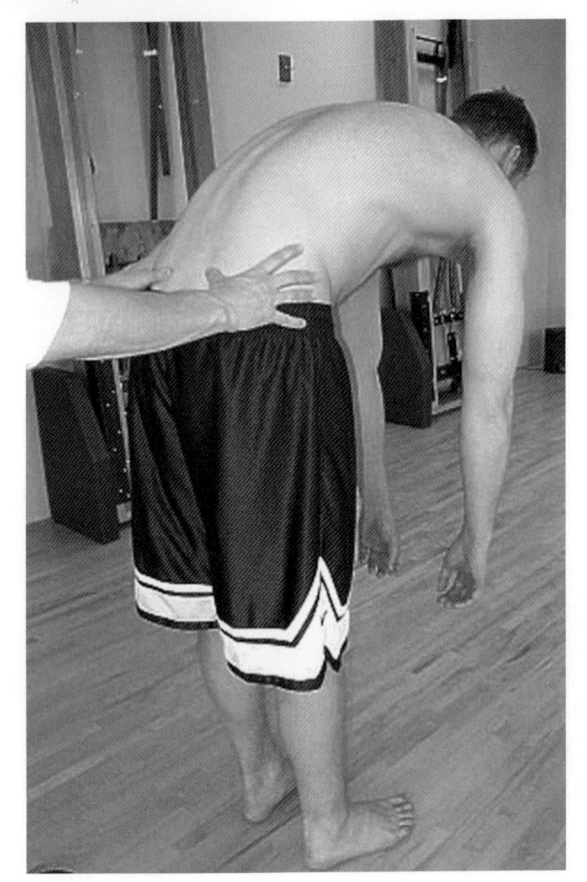

図5.23　股関節をリリースすることができない患者（バットグリッパー）によくみられる前屈パターン．大腿骨頭に対して骨盤を前傾することができない．股関節の角度が開き（わずかな股関節屈曲），胸腰椎屈曲が過剰になっている

の数日間は最小限に控えるべきである．垂直位の時は荷重を減らすのに杖を使うとよい．仙腸関節ベルトは関節の圧を強めるため，治癒過程のこの段階でのベルト使用は疼痛を増悪させることが多い．

疼痛と炎症が沈静化してきたら，他動および自動両方の可動域を確保するよう努めるべきである（第10章）．はじめの損傷から数週間から数ヵ月経過していると，仙腸関節は硬く線維化している可能性がある．治療としては特殊なモビライゼーション手技が選択される（第10章）．治療では，力が均等に分配され，回旋の力が腰椎や股関節に加わらないように，仙腸関節の左右対称な可動性を獲得することが目標となる．硬い仙腸関節をモビライゼーションした後，患者は日常生活活動に必要な姿勢および動作の理想的な戦略について教育が必要となる（第11，12章）．

腰椎骨盤股関節複合体の機能障害　CHAPTER 5

の剛性を高めるとしている．臨床的には骨盤帯へのある特定のパターン（両側前方，両側後方，前方と後方の組み合わせ）の圧迫でのみ，この課題に要する労力を減らすことができるように感じる（Lee & Lee 2004a）．ASLRテスト陽性（特定かつ適切な圧迫で労力減少）の結果は，この課題遂行中，骨盤の圧縮力（フォースクロージャー）が不十分であることを示唆している．

　仙腸関節の固定性欠如（以下参照）の場合，片側骨盤を制御するための代償的戦略が結果としてIPTにならない限りは，関節肢位の所見としては特に問題ないことが多い．仙腸関節の他動的可動性テストはニュートラルゾーンの非対称性がみられ，障害側の前後方向および頭尾方向の可動性が増加している．エラスティックゾーンのエンドフィールは柔らかく，このテストでよく疼痛が誘発される．もし受動的制限要素に著しい組織変化があれば，受動的制限要素の完全性とフォームクロージャー機構のテスト（第8章）は陽性であり，関節を他動的に締まりの肢位にしてもそこからさらに可動性が確認できるということになる．もし受動的制限要素が機能していれば，組織変化があっても仙腸関節の受動的安定性に影響するほどにはならない．骨盤帯の能動システムおよびコントロールシステムのテストは陽性であるが，それらのシステムの具体的な障害はさまざま（反応は不定）で，複数の筋（深部と表在）が関与することが多い．腰仙部の多裂筋深層線維はたいてい一側で機能的に障害されており，一貫して筋の組織変化（萎縮と脂肪浸潤）がみられる（図5.18参照）．腹横筋と骨盤底筋群はほとんどの場合，言葉によるキューに対する反応が非対称だが，さまざまな反応を示す．さらに，腹横筋と多裂筋深層線維共同収縮が対側性（左多裂筋深層線維と右腹横筋）にも同側性（左多裂筋深層線維と左腹横筋）にも障害されている．表在筋システムの反応はさまざまだが，少なくとも1つ以上の筋（EO, IO, RA, sMF, ES）が過緊張となっている．

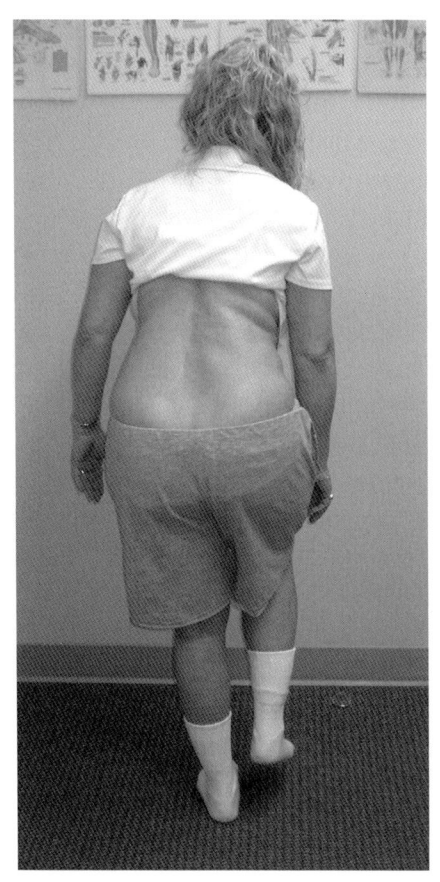

図5.24　この女性は片脚立ち課題で左片側骨盤を通る力の伝達ができない．1つの原因は仙腸関節の垂直制御障害かもしれない．さらなる関節，神経，筋膜，内臓系の評価での鑑別が必要である

繰り返し垂直方向の負荷（脚または殿部から落下して衝撃を受ける着地）がかかって始まることが多く，片脚荷重時に障害側の骨盤でのアンロックがよくみられる．これは，Hungerfordら（2004）の所見と一致している．しかし，その片側骨盤（仙腸関節／恥骨結合）の制御不良を示す所見がみられる段階についてはさまざまである．障害側に荷重移動することさえ困難な患者もいれば，一方で全荷重し片脚立ちすることができ，単脚スクワットなどの高負荷の課題を試みた時のみ骨盤内のコントロール障害（アンロック）を起こす者もいる．ASLRテストは陽性であることが多く，片脚を持ち上げる労力が反対側と比べて顕著に異なる．上前腸骨棘（ASIS）のすぐ下方の高さで骨盤帯に圧を加えると，その労力を減少することができる．Damenら（2002a,b）はASIS直下の高さで骨盤帯を圧迫することは仙腸関節の剛性を高め，また大転子直上の圧迫は恥骨結合

治　療

　さまざまな垂直負荷課題（静的と動的の両方）において仙腸関節の運動のコントロールを回復することが治療の目標である．必要であれば深部および表在の筋システムがリリースされ（第10章），教育および協調性活動を促し，（第11章），最終的に機能

的課題に統合される（第12章）．フォームクロージャーに障害があって深部および表在の筋システムの最適な活動パターン回復が得られず，垂直負荷課題のコントロールが困難な場合は，プロロセラピーが必要である（第11章）．

仙腸関節——水平方向のコントロール障害

仙腸関節の水平方向のコントロール障害のある患者は，前屈課題の遂行が困難であることが多い（図5.25）．発症機転は外傷であることが多く，一般的に持ち上げあるいは捻転損傷が初回の事象である．これらの患者は受傷機転から，腰椎の椎間板損傷であると誤って思い込むことがあるため，もし徹底的な骨盤の評価がなされていなかったら，仙腸関節の水平方向のコントロール障害は見逃されてしまうだろう．前屈動作では，選択された戦略次第で一貫性のない所見が得られる．通常断続的で多様なIPTが確認され，骨盤は前屈動作において一側で頻回にアンロックする（寛骨は同側の仙骨に対して前方回旋）．片脚立ち課題の所見は多様で一貫性がなく，骨盤は片脚荷重でアンロックすることもしないこともあり，非対称な骨盤内運動がよく観察される．ASLRテストは陽性であることが多く，片脚を挙上するのに要する労力が反対側と比べて顕著に異なる．ASISの高位で両側から骨盤帯にさらに圧を加えると，その労力は減少する．臨床的には骨盤帯に対するある特定の圧迫パターン（両側前方，両側後方，一側前方と一側後方の組み合わせ．第8章参照）のみが課題を遂行するのに必要な労力を減少する（Lee & Lee 2004a）．この所見から，課題遂行時，骨盤の圧縮力（フォースクロージャー）が不十分であることが推察される．

仙腸関節の固定性不良の場合（以下参照），片側骨盤を制御するための代償的戦略が結果的にIPTにならない限りは，関節肢位の所見としては特に問題がないことが多い．仙腸関節の他動的可動性テストではニュートラルゾーンの非対称性が明らかであり，障害側の前後面でより可動性が増加している．エラスティックゾーンのエンドフィールはより「柔らか」で，このテストでよく疼痛が誘発される．受動的制限要素にかなりの組織的変化があれば，受動的制限要素の完全性テスト（第8章）は陽性となる．関節が締まりの肢位で受動的な状態にあるときでもなお，前後面で動きが得られるだろう．もしフォームクロージャー機構が損なわれていなければ（関節が締まりの肢位のときはニュートラルゾーンでの運動は得られない），受動的制限要素に組織変化があっても仙腸関節の受動的安定性に重大に影響するほどにはならない．能動システムおよびコントロールシステムのテストは陽性であるが，それらのシステムの具体的な障害はさまざま（反応は不定）で，多数の筋群を含むことが多い．腰仙部多裂筋深層線維は通常で一側機能が障害されており，一貫して筋に組織変化（萎縮と脂肪浸潤）がみられる．腹横筋と骨盤底筋群の反応は多様で，言葉によるキューに対してほとんど非対称な反応を示す．加えて，腹横筋と多裂筋深層線維の共同収縮が対側性（左多裂筋深層線維と右腹横筋）または同側性（左多裂筋深層線維と左腹横筋）にも障害されている．表在筋システムの反応はさまざまで，少なくとも1つの筋（EO，IO，RA，sMF，ES）は過活動である．

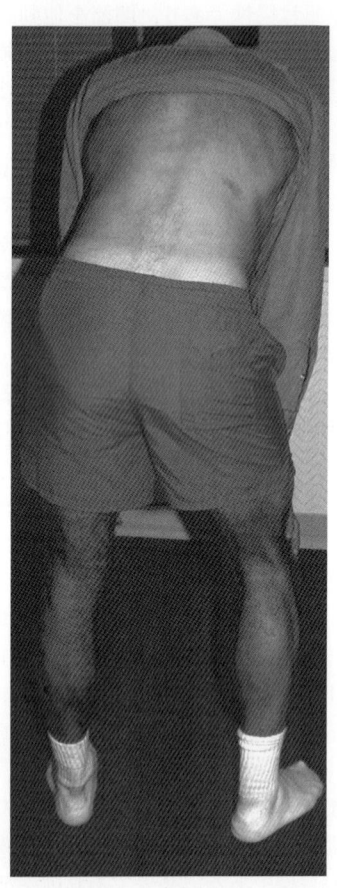

図5.25 右仙腸関節の水平方向のコントロール障害を有する患者．著しい前屈困難を示し，手を大腿部につくことで体幹を支えている

治 療

さまざまな水平負荷課題で仙腸関節の運動のコントロールを回復することが治療の目標である．必要に応じて深部および表在筋のシステムがリリースされ（第10章），再教育と協調性改善が促され（第11章），最終的に機能的課題に統合される（第12章）．フォームクロージャー障害があって深部および表在筋システムの最適な活動パターン回復が得られず，水平負荷課題においてコントロールが困難な場合はプロロセラピーが必要である（第11章）．

恥骨結合——垂直方向のコントロール障害

恥骨結合の垂直方向のコントロール障害がある患者は，骨盤前方の正中線や一側の鼠径部の疼痛を訴える．この疼痛は垂直負荷課題により悪化し，特に下肢の外転を含む課題で顕著である．発症は突発性で，外傷性（鉗子分娩，骨盤の開脚強制による負荷），または乏しい戦略で反復して過負荷をかけたことに起因する．仙腸関節は通常（常にではないが）垂直負荷課題でアンロックし，脚を支えずに骨盤から下垂させたとき（図8.61C参照），あるいは恥骨結合を介する垂直負荷のコントロールが必要となる別の運動課題のとき（図8.61A，B参照），恥骨結合での頭尾方向の並進運動の増加が明らかとなる．ASLRテストは陽性であることが多く，片脚を床から持ち上げる際に要する労力は反対側と比べて著しい違いがある．恥骨結合を交差する力のベクトルをつくるように大転子の高さで骨盤帯の前方部分へさらに圧を加えると，この課題を遂行するのに必要な労力を減少できる．この所見から，この課題で骨盤の圧縮力（フォースクロージャー）が不十分であることがわかる．

背臥位で一方の恥骨結節がもう一方より高いことがあり，片側骨盤をコントロールするための代償的な戦略次第でIPTが存在したりしなかったりする．恥骨結合の能動システムとコントロールシステムは陽性であり（その時点の動員パターンや筋システムによって生み出される力は恥骨結合の並進運動をコントロールするのに不十分），それらのシステムの具体的な障害の現れ方はさまざま（反応は不定）で，深部および表在筋のシステム両方に生じることが多い．骨盤底筋と腹横筋の動員パターンに障害がみられ，同時に短内転筋（下方に位置する側），反対側の腹直筋，腹斜筋の過緊張がよくみられる．患者が腰痛を合併しているか否かによって，腰部多裂筋は変化がみられることもみられないこともある．受動的制限要素の完全性テストが陽性であれば，この障害に関連する関節に構造的変化があることが示唆される．

治 療

さまざまな負荷課題で恥骨結合の運動のコントロールを回復することが治療の目標である．必要に応じて深部および表在の体幹筋システムはリリースされ（第10章），再教育と協調性の改善が促され（第11章），最終的に機能的課題に統合される（第12章）．いったん深部筋の対称的な共同収縮が得られたら，能動システムとコントロールシステムの完全性を再テストすべきである．加えて股関節機能も評価・治療して（以下参照），恥骨枝に付着するすべての筋の過緊張をリリースしバランスを整えるべきである．

白線の完全性の損失（腹直筋離開）や骨盤内筋膜の完全性の低下によって，骨盤帯のフォースクロージャーの障害につながる恐れもある．これらの状態は第6章で，それだけが原因ではないものの，通常妊娠と分娩の結果起こるものと述べている．

急性にロックされた仙腸関節

この症状の根本的なメカニズムはよくわかっていない（このトピックの詳細な論議は第10章を参照）．しかし，このような症状は存在しないのではないかと私が考え始めるたびに，クリニックに仙腸関節が急性にロックされたと思われる患者がやってくるのである．一般の外来整形外科の臨床でこれが決して最も一般的な症状ではないことを留意していただきたい．

病 歴

発症機転は常に外傷性であり，殿部から激しく落下したり（過剰な垂直負荷），持ち上げ動作で捻るような出来事（過剰な水平負荷）や坐位で急に下肢へ外力が加わる（自動車事故）ような出来事が原因となる．不動となった仙腸関節にはすぐに痛みが生じ，骨盤帯に荷重することができない．垂直負荷損傷の後の場合は，障害側へ荷重する活動全般（立位，歩行，坐位）で症状の増悪がみられる．水平負荷損傷の後の場合は，前屈または回

旋を含む活動で症状が悪化する．患者はどの肢位をとっても疼痛が和らぐことがないと訴えることが多い．「股関節か骨盤が外れた」と訴える患者も多い．この障害は歩行能力に深刻な影響を与え，患者は救急車で松葉杖や一本杖をついて到着することもある．水平負荷損傷を負い仙腸関節が急性にロックされた患者は，体幹を前屈し外側に体を傾けて歩行する．何かが完全におかしいということは誰の目にも明らかである．

立位姿勢

骨盤は非生理学的なアライメントを呈している．第4章で述べたように，骨運動学的には，左へのIPT（IPTL）で左寛骨に対して右寛骨は前方回旋し，仙骨は左回旋する．仙骨は左右両側ともそれぞれ寛骨に対してうなずき運動をしており，左に比べ右が大きくうなずいている（そのため骨は左回旋する）．IPTR（右にIPT）は全く反対の骨運動学となる．つまり，右寛骨に対して左寛骨は前方回旋し，仙骨は右回旋する．仙骨の左右両側ともそれぞれ寛骨に対してうなずき運動をしている．これらは骨盤内運動における骨運動学的運動の生理学的パターンであり，歩行とすべての回旋／側屈の課題で起こる．骨盤の3つの骨の肢位でみられるこれ以外のすべての所見は非生理学的なもので，それこそが急性にロックした仙腸関節でみられる所見である．

力の伝達テスト

不動となった仙腸関節では，完全にすべての動きがブロックされたようになり，立位で記載した関節肢位の所見が前後屈，坐位，背臥位や腹臥位でも継続してみられる．片脚荷重や反対側の股関節屈曲では骨盤内運動は全く起きず，不動の仙腸関節はいかなる荷重課題でもアンロックしない．ASLRテストでは，片脚を挙上する労力に反対側と明らかな違いがあり，骨盤にさらに圧を加えるとこの課題を遂行するための労力は実際には増加するが，テスト結果としては陰性である（第9章，ビデオJG3，Julieの症例報告参照）．

フォームクロージャー・フォースクロージャー・モーターコントロール

不動となった仙腸関節では，ニュートラルゾーンで動きが触診できない．これは過剰に圧迫されているためで，したがってこの時点でフォームクロージャー機構の完全性を検査することは不可能である．その場合，この関節は，高速低振幅のスラスト手技（第10章）を用いて早急に除圧する必要があり，手技の後すぐにニュートラルゾーンの動きの振幅増加が確認できる．フォームクロージャー機構の完全性のテストは，損傷の結果として受動的制限要素に構造的変化があるかどうか確認できる．骨盤帯の能動システムとコントロールシステム（フォースクロージャーとモーターコントロール）のテストは陽性で，特異的なモーターコントロールおよび能動システムの障害は多様性（反応は不定）を示し，多数の筋群がよく関係する．腰仙部多裂筋深層線維は通常，片側の機能が障害される．腹横筋と骨盤底筋に対する言葉によるキューへの反応はたいてい非対称だが，その反応はさまざまである．加えて腹横筋と多裂筋深層線維の共同活動は対側性パターン（左多裂筋深層線維と右腹横筋），同側性パターン（左多裂筋深層線維と左腹横筋）ともに低下がみられる．表在筋システムの反応は多様だが少なくとも1つの筋（EO, IO, RA, sMF, ES）で過活動がみられる．

その後の治療

仙腸関節をリリースした後は，さまざまな負荷課題で仙腸関節の運動のコントロールを回復することが治療の目標である．体幹の深部および表在の筋システムを再教育して協調性の改善を図り（第11章），機能的課題に統合される（第12章）までは通常外的なサポート（SIベルト）が必要である．フォームクロージャーの障害（受動的制限要素の構造変化による関節不安定性）があり，また負荷課題で関節のコントロールが不十分な深部および表在筋のシステムを最適に活性化および作用させるなら，プロロセラピーが必要である（第11章）．

よくみられる臨床像――股関節

股関節の構造的変化は以下のものに続いて起こる．

1. ボックス5.2と図5.12に表記されたような非機械的状態
2. 大腿骨頭の位置変化につながる大腿骨頸部骨折または関節骨折といった重傷
3. 力の伝達に最適でない戦略の結果として生じ

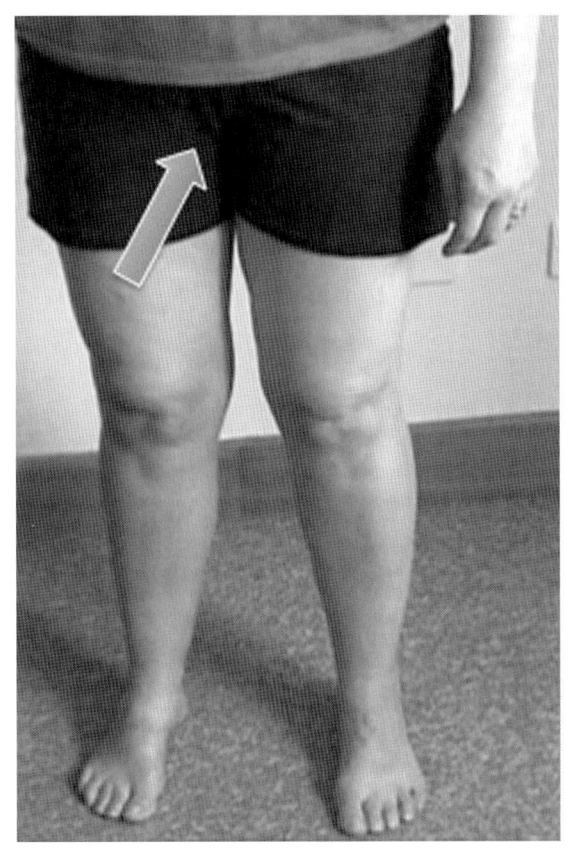

図 5.26 深部外旋筋群と短内転筋の過活動が，大腿骨頭を前方に変位させている．これはヒップグリッパーである

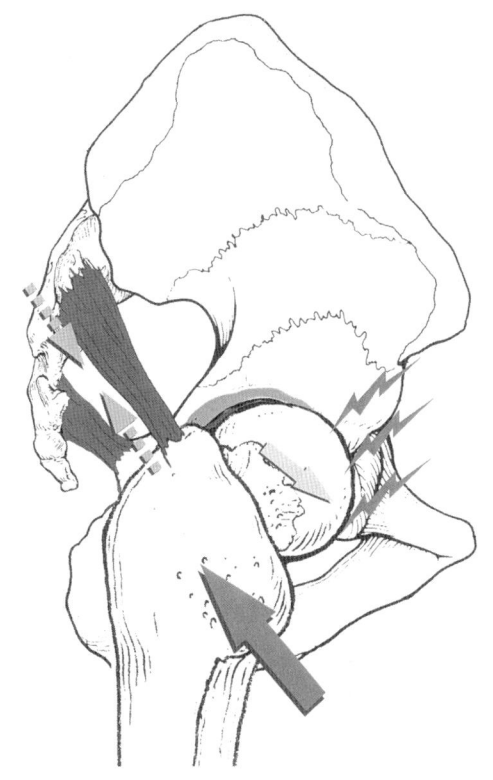

図 5.27 股関節深部外旋筋群が大転子を後方に引っ張り（大矢印）大腿骨頭を前方に押し出す

る関節構造体（関節包，靱帯，寛骨臼唇）の反復性外傷

　股関節を介する力の伝達の望ましくない戦略は，股関節の深部と表在筋群の動員や活動様式の変化といった神経筋の不均衡によって生み出されることが多い．その股関節筋群には過緊張が伴う場合も伴わない場合もある．最適でない戦略は，負荷がかかったときに最適でない姿勢と大腿骨頭の動きのコントロール不良を招く（Lee & Lee 2004a, Sahrmann 2001）．バットグリッパー（図5.22b）またはヒップグリッパー（外旋筋群と短内転筋の過活動）（図5.26）の戦略は，寛骨臼の中で大腿骨頭を前方または前内側へ変位させる力のベクトルを生じることがよくある（図5.27）．多くの筋の作用が合成されて，大腿骨頭を変位させる力を生み出す可能性もある（第9章の症例報告参照）．もしそれが持続すれば，寛骨臼唇の構造的変化（関節唇の摩耗と断裂）に加えて，過緊張の筋群からの不均衡なベクトルや変化した筋活性パターンが股関節の関節面の早期変性につなが

る．結果として患者は，鼡径部や股関節周囲の多くの組織に関連する疼痛パターンと，運動のコントロールが一部失われる形（一般的にある角度で「カクン」「ポキッ」という轢音や，「崩れ」を伴う）で運動制限を呈することがある．轢音などは次のような問題によって生じる．

1. 筋の不均衡から二次的に生じる関節の過剰な圧迫とアライメント異常
2. 寛骨臼唇の構造的変化（関節唇の摩耗と断裂）と大腿寛骨臼インピンジメント（FAI）
3. 関節軟骨の構造的変化（変形性関節症）

それぞれの臨床像を以下に述べる．

筋の不均衡から二次的に生じた股関節の過剰な圧迫とアライメント異常

　股関節を通る力の伝達として最適でない戦略は，股関節の深部および表在の筋群の活動パターンが変化したことで生じることが多い．一般的なパターンには以下のものが含まれる．

1. 腰筋の活動の遅延または欠如と，大腿直筋と大腿筋膜張筋，縫工筋の早期活動

2. 腰筋の活動の遅延または欠如と，短内転筋と梨状筋の早期活動
3. 中殿筋，小殿筋，長内転筋，短内転筋の同時収縮による過剰固定

これらの最適でないパターン（安静時筋緊張または動作時の筋活動）の結果として大腿骨頭が前方または前内方に変位すると，股関節の機能的可動域（大腿骨頭を寛骨臼内で中心に保つことができる可動域）が制限される．

表5.2 臀部，大腿，鼠径，下腿，膝，足部への関連痛の頻度

解剖学的部位	疼痛を有する患者の割合（％）
殿部	71
大腿	57
前面	27
外側面	27
後面	24
内側面	16
鼠径部	55
下腿	16
外側面	8
後面	8
前面	4
内側面	2
足部	6
膝	2

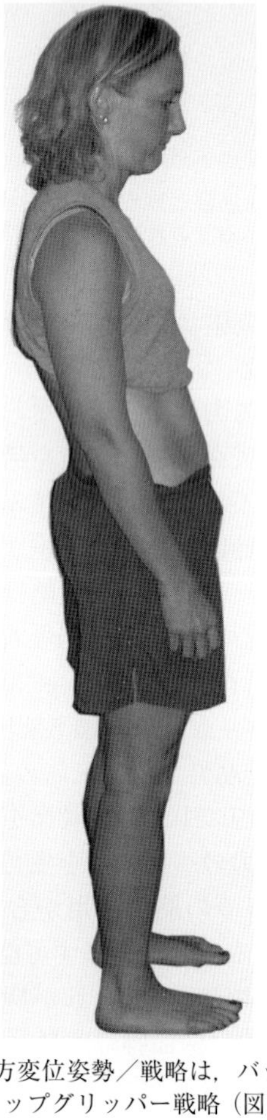

病歴

この症状は若年，中年または高齢でもみられるもので，一般的に潜在的に始まる．制限のある股関節を代償している身体の別の部位（骨盤，腰背部，膝関節）で初めて疼痛を知覚することも珍しくない．

股関節が，もともとある以上の機能的な可動性を必要とする運動課題で力の分配がうまくいかなかった場合に，腰部や骨盤帯の関節は過剰な負荷がかかり，ついには痛みを生じるようになる．例えば，図5.2Cを考えてみてほしい．この女性がスクワットをするとき，股関節は屈曲できず腰椎が代償して過屈曲する．つまりこれが，彼女がスクワットをするときの通常の戦略なのである．彼女の主訴は長時間の坐位で悪化する腰痛である．彼女は，この疼痛がスクワットをするときに用いた戦略に因るもので，それが痛みのない股関節によってつくりだされていることに全く気づいていない．患者によっては，股関節の表在筋群に圧痛のあるトリガーポイントがあることに気づき，その筋群をストレッチしようと試みたものの良い結果が得られないかもしれない．それらの患者はマッサージなどの手技で一時的にはリリースされるが，動作戦略を変えないために股関節の「硬さ」が戻ってしまうのである．

時間が経過し，殿部後面や鼠径部に疼痛が生じて股関節の運動制限がより明らかになることがある．股関節自体に症状が出現するようになると，疼痛の場所は多様になる可能性が高い（表5.2，図7.6参照）．

立位姿勢

望ましくない姿勢と戦略によって深部と表在の股関節筋群の不均衡が生じ，それによって大腿骨頭のアライメント異常が引き起こされることがある．よくある例は骨盤前方変位姿勢（一側性または両側性）である（図5.28）．またアライメント異常は，次の

図5.28 骨盤前方変位姿勢／戦略は，バットグリッパー戦略（図5.22B）とヒップグリッパー戦略（図5.26）と同じく，大腿骨頭のアライメント異常を導くことがある

ように腰椎骨盤部の筋群の制御が変化したこと（あるいは神経駆動）によって生じる可能性もある．

1. バットグリップ戦略（図5.22B参照）（股関節外旋筋群の活動増加）
2. ヒップグリップ戦略（図5.26参照）（短内転筋と後方の股関節外転筋の活動増加）

力の伝達テスト

股関節に一側性の屈曲または伸展の制限がある場合，体幹前屈や後屈を可動域いっぱいに行うと，IPTに加えて水平面での骨盤帯の回旋が生じる．下位腰椎で複数の分節に代償的な回旋側弯も生じる．股関節の外転もしくは内転が制限されている場合は，骨盤帯が前額面で平行移動できないため，体幹の側屈が制限される．体幹の軸回旋は，大腿骨頭が寛骨臼内で前方に変位している場合，両方向で制限される．

片脚で立って反対側の股関節を屈曲する課題では（片脚立ち課題（第8章）），筋の不均衡があって股関節の可動範囲を屈曲60°以下に著しく制限する場合にのみ機能的な動作制限がみられる．荷重側では大腿骨頭は前方／前内方に位置し，課題中そこに留まるか，さらに前方／内旋方向／外旋方向に変位する（第8章）．大腿骨頭の中心位置の保持が困難な状態はまた前屈，後屈，側屈，回旋，スクワットなどを含む他の多くの課題で確認できる．背臥位で，大腿骨頭は寛骨臼に対して前方に位置していることが多く，水平負荷課題で前方位のままか，あるいはさらに前方にシフトすることがある．これらの所見はすべて，股関節が最適に機能するには運動のコントロールが乏しいことを示している．

フォームクロージャー・フォースクロージャー・モーターコントロール

表在と深部の股関節筋群の過緊張は，股関節の受動的要素の完全性（フォームクロージャー機構）の検査の妨げとなる．いったん筋群がリリースされば（第10章），大腿骨頭を寛骨臼内で中心に維持した状態で全機能的可動域を確保できることが多く，フォームクロージャーテストでは健康で完全な靭帯，寛骨臼唇，関節包がわかるようになる．しかし，かなり長期にわたって股関節が前方変位したり中心から逸脱した位置にいると，基礎となる関節構造が制限されるようになり，正真正銘の関節障害（剛性関節）が出現することになる．このように関節が全機能的可動域を回復するためには，特殊なモビライゼーション手技が必要である（第8章）．あるいは，過緊張の筋群をリリースした後フォームクロージャーを検査すると，寛骨臼唇断裂のような関節障害が出現するかもしれない（以下参照）．能動システムとモーターコントロール（フォースクロージャー）のテストの結果は多様だがほとんどいつも陽性である．つまり，股関節の深部および表在の筋群の神経筋様式に障害があり，そのパターンは一定ではなく，さらなる専門的な評価が必要である（第8章）．

治療

本項では，股関節の深部および表在の筋群の不均衡により，二次的に圧迫されてアライメント異常をきたした股関節の可動性を回復するために必要な具体的アプローチについて述べる．過緊張の筋群は特殊なリリース手技（ポジショナル・リリース，気づきを用いたリリース（Lee & Lee 2004a），ドライ・ニードリング dry needling）を用いて，過剰な圧迫やアライメント異常の原因となっている特定の筋に対して治療を行う（第10章）．その後，股関節可動性の再獲得と股関節深部および表在筋群の活性化と協調性を通して制御の再教育（第11章），そして機能的課題への統合（第12章）が行われる．

股関節の構造的変化

最適でない股関節のバイオメカニクスは，寛骨臼唇断裂や軟骨の圧迫（軟骨損傷）を含む関節の構造的変化を導くことがあると一般的に報告されている（Austinら2008, Brunkner & Khan 2007, Huntら2007, Shindleら2006, Torryら2006）．Torryら（2006）は「大腿骨頭を関節包と寛骨臼唇複合体内で適切な位置に維持することが健常な股関節機能にとって最も重要であり，このメカニズムが機能不全であると，活動的なヒトでは寛骨臼唇の消耗と軟骨の圧を引き起こす恐れがある」と述べている．言い換えれば，股関節を通る力の伝達が最適でない戦略を取る場合，構造的変化を招く．寛骨臼唇断裂は構造的変化の1つであり（図5.29A, B），もう1つは関節変性である（図5.30A, B）．関節の亜脱臼や脱臼はスポーツや自動車事故の結果として起こることがあり，これらの障害は関節の不安定性（Shindle 2006），寛骨臼唇断裂，関節変性を引き起こすこ

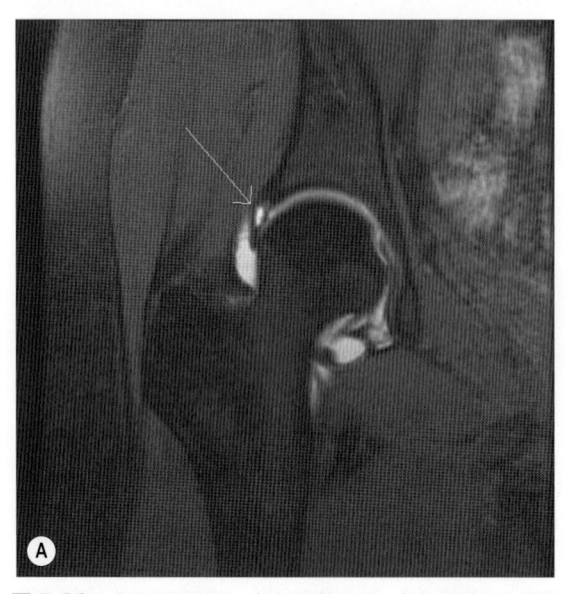

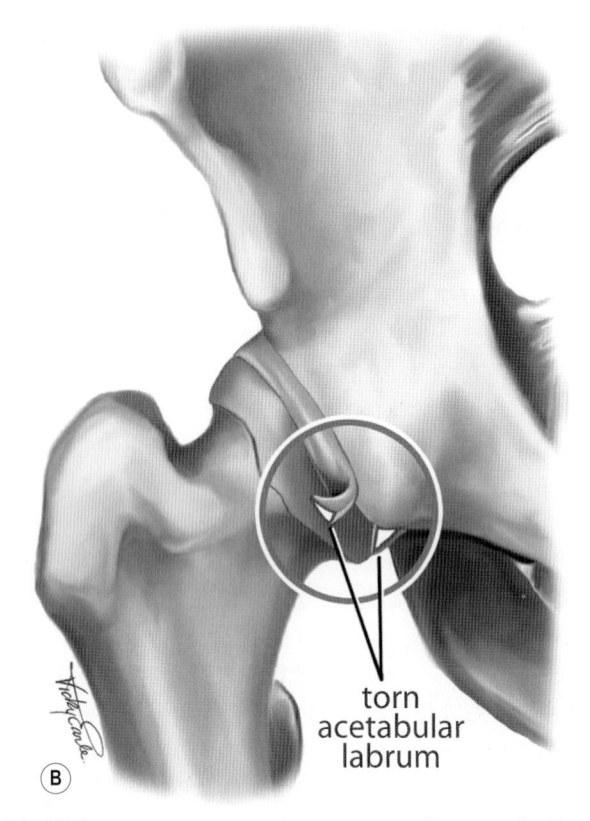

図 5.29　寛骨臼唇断裂．（A）関節造影．（B）断裂した寛骨臼唇の描写．Brukner & Khan と McGraw Hill 社 2007 の許可を得て転載

とも知られている．しかし，寛骨臼唇断裂と股関節変性を伴う非外傷性「不安定性」はさらに多く報告されており，反復運動での過使用，特に荷重しながら回旋と伸展を組み合わせた動きが原因であると考えられている（Shindle ら 2006）．

寛骨臼唇断裂

寛骨臼唇断裂の記述については 1957 年のものが初めてであり（Peterson 1957），この 10 年でかなり注目され，研究が進められてきた．

病　歴：寛骨臼唇断裂の患者は若年から中年の女性（男性より多い）で，競技スポーツ，特に大腿に荷重して軸回旋運動を繰り返す競技歴のある場合がほとんどである．痛みは通常潜行して始まり，最初は股関節前面や鼡径部に痛みを訴える（Burnett らによると 90％）．疼痛は一定の鈍痛であることが多く，断続的に鋭痛が生じ，荷重動作（歩行，軸回旋運動，坐位）で悪化する．53％に関節の軋音が報告され，また 41％にロックが報告されている（Burnett ら 2006）．同時に骨盤底の疼痛もこの症状に関連している（Hunt ら 2007）．

立位姿勢：寛骨臼唇損傷の姿勢は，前述（筋の不均衡に続いて生じる過剰な圧迫とアライメント異常を参照）と同じである．なぜなら，筋の不均衡によって生じる最適でない戦略がその状態をつくりだしている場合が多いからである．大腿骨頭はすべての肢位――立位，坐位，腹臥位――でほとんど常に寛骨臼内の前方か前内方に位置する．

力の伝達テスト：持続的な大腿骨頭の前方／前内方変位は体幹の前屈時に骨盤の前傾を制限する．もし片側性であれば水平面上の骨盤回旋と IPT が生じる．また後屈も，股関節前面の構造が動作の開始時にはすでに伸張されていて，骨盤がさらに後傾（股関節伸展）することを制限するため非対称である．大腿骨頭が前方変位した位置で片脚荷重を開始すると，すでに前方変位が生じているため，荷重によるさらなる移動は確認できない．立位で大腿骨頭が中心にある場合，障害側の股関節に荷重するにした

がって前方／前内方へ移動することがよくある．これらは，最適でない戦略の結果として構造的変化が起こると先に概説したものと同じ所見である．

フォームクロージャー・フォースクロージャー・モーターコントロール：股関節後方外転筋群（中殿筋，小殿筋）と股関節深層外旋筋群の過緊張と，大腿筋膜張筋（TFL），大腿直筋（RF），縫工筋，短内転筋の過緊張の組み合わせは一般的である．股関節屈曲／外転と股関節内旋の顕著な制限があり（内側クワドラント inner quadrant またはスカーテスト scour test 陽性），クリック音を伴うかもしれない．過緊張の筋がリリースされるまでは，この運動制限が関節由来（寛骨臼唇断裂）であるか神経筋由来（筋の過緊張が全関節可動域を防止）であるか区別することは困難である．実際，Austinら（2008）は，股関節の関節内病理，特に寛骨臼唇断裂を特定するさまざまな身体検査手技を支持するエビデンスは限られていると述べている．ほとんどの著者がさまざまな検査所見，特に患者の疼痛やクリック音を再現する検査所見を考慮することが臨床診断を下すために不可欠であると提言している．このことはわれわれの経験とも一致する．患者らは寛骨臼唇損傷の所見を示す磁気共鳴血管造影（MRA）画像を持って来院することが多いが，彼らは身体的に寛骨臼唇断裂と関連性のない筋の不均衡から二次的に生じた股関節の過剰な圧を有する患者と著しく似通っている．

画像診断：画像診断の使用増加により，寛骨臼唇断裂と診断されることが多くなった（Brunkner & Khan 2007）．しかし，その所見は股関節を通る力の伝達に望ましくない戦略を繰り返し用いたことによる結果である可能性が高いことに留意していただきたい．最適でない戦略を継続して用いることで次に生じる変化は，股関節そのものの進行性変性である（以下参照）．

治　療：治療は，股関節を通る力の伝達に適していない戦略をつくりだすのにかかわっている過緊張の筋群を探し，それらをリリースすることから始まる（第10章）．続いて股関節の深部および表在の筋群の活性化と協調性を含め，股関節の可動性と制御を再教育して（第11章），次に機能的課題への統合が行われる（第12章）．もし，疼痛，轢音やロックが継続して疼痛の急性再発頻度が高まれば，寛骨臼唇の断裂した部位を関節鏡で切除するという外科的介入も考慮すべきである（Huntら 2007）．また，持続する関節の滑膜炎には副腎性コルチコイドの投与にかかわらず造影注射も推奨される（Huntら 2007）．

関節軟骨変性

病　歴：重度の外傷や長期にわたって微細損傷を繰り返すことで，関節軟骨に構造的変化をきたすことや変形性関節症を発症することがある（図5.30A，B）．変化が中等度である場合は，股関節にさまざまなパターンの疼痛を生じる（表5.2参照）可能性がある．この疼痛は，歩行，階段昇降，しゃがみ動作など股関節に荷重する活動で悪化し，また午前や活動後に悪化するかもしれない．患者は股関節形成異常がない限り，中高年であることが多い．股関節形成異常と大腿寛骨臼インピンジメントは，寛骨臼唇損傷を含む初期の股関節変性の引き金となる（Huntら 2007）と広く認識されている．

立位姿勢：股関節面の変性が中等度から重度の場合，患者は股関節に荷重することを嫌がり，対称的な立位姿勢を避ける傾向がある．股関節は障害側で軽度屈曲，外旋の肢位をとることもある．

力の伝達テスト：中等度から重度の変性がある股関節は，運動課題の非常に早い時期で骨盤の回旋と捻れを生じる．障害側の股関節で片脚荷重する能力は，股関節の疼痛の強さと痛みのある関節の神経筋制御面への影響による．変性が重症化するにつれて，関節に荷重する能力は低下する．

フォームクロージャー・フォースクロージャー・モーターコントロール：おそらく関連する筋の不均衡があるため，過緊張の筋がリリースされた後に関節障害の実体が明らかになる．

股関節変性はやがて進行する．初期に確認できる客観的な異常所見は，大腿90°屈曲位でのわずかな内旋，屈曲，内転制限のみである．病理が進行するにつれて，関節可動域が次第に制限され，そのパターンは多様となる．関節炎を起こしている関節のエンドフィールは非常に硬い．フォースクロージャー機構の検査結果はさまざまだが，たいてい陽性である．言い換えれば，神経筋の反応や股関節深層および表在の筋群の完全性に障害があり，そのパターンは一様ではなく，特殊な評価を要する（第8章）．

治　療：本項では，股関節の外傷性捻挫後の関節可動性を回復するために必要となる特殊なアプローチについて述べる．この障害は適切に対処されな

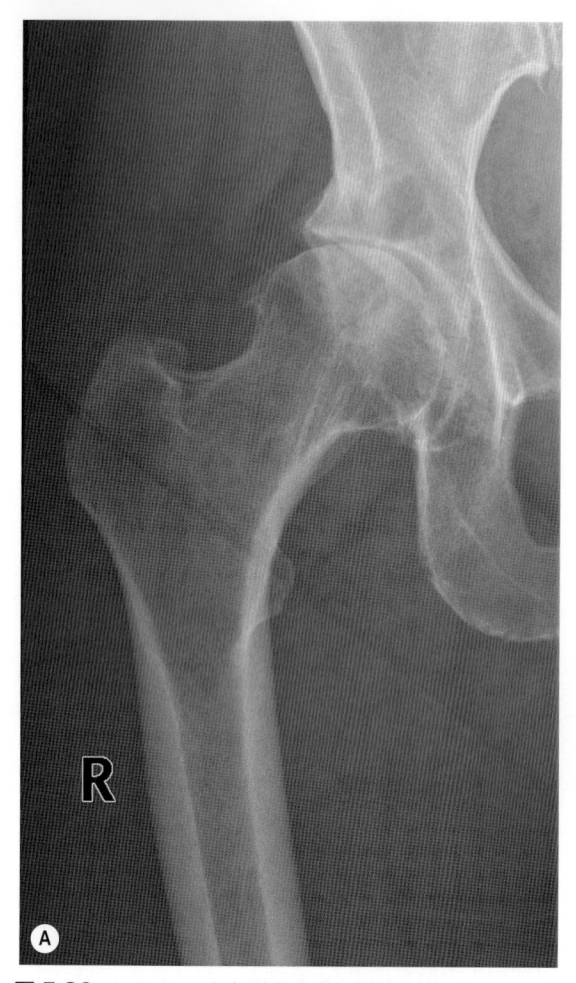

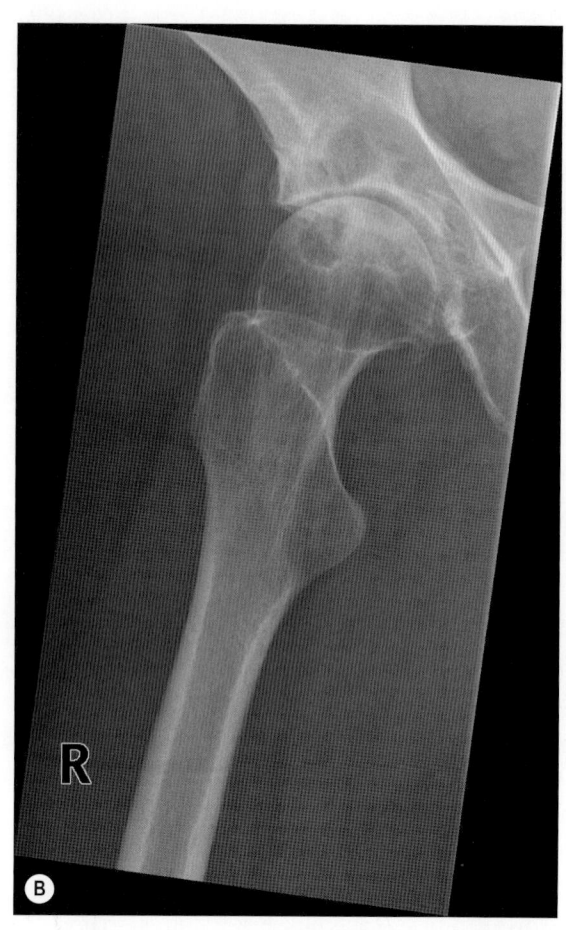

図 5.30 これらの（A）前後方向と（B）フロッグレッグ側方からの股関節 X 線写真は，変形性関節症と一致する上外方の関節腔の狭小化と硬化，軟骨嚢胞，骨棘を示している

と硬い線維性関節となる恐れがある．もし障害が結果として関節内滑膜炎を生じたら，荷重は困難となるため，そのときの治療目的は治癒が促されるように関節にかかる負荷を減らすことである．臨床的には，有痛の股関節にとって最も安楽な肢位は，有痛側の股関節と膝関節をクッション等で支持した背臥位であるように感じる．股関節屈曲の範囲は，関節可動域内で大腿骨頭が寛骨臼内で中心の位置を保てるか否かによって決まり，これが治療のゴールとなる．最初の数日間は歩行，立位，坐位といった荷重動作は最小限に抑えるべきである．一本杖（反対側の上肢で使用する）は股関節に垂直方向にかかる荷重を減少するのに役立つ．

疼痛や炎症が鎮静したら，他動的および自動的な関節可動性の確保を進める（第10章）．もし最初の受傷から数週間もしくは数ヵ月が経過していたら，股関節が硬く，線維化し始めている可能性がある．その場合は特殊なモビライゼーション手技を選択する（第10章）．治療では，負荷が腰椎，骨盤，股関節の間で均等に分配されるために，大腿骨頭が寛骨臼内で求心位に維持された状態で股関節全可動域を回復することが目標である．硬い股関節がモビライゼーションされた後には，患者の日常生活動作に不可欠な姿勢と動作の理想的な戦略を教育する必要がある（第11，12章）．

情動の状態

第4章を思い出してほしい．情動の状態は過去の経験，信念，恐怖，態度によって影響され，モー

ターコントロールに重大な影響を与え，結果的に機能のための戦略にも影響を与えうる（Hodges & Moseley 2003, Moseley ら 2007a, b, Moseley & Hodges 2004, Vlaeyen & Linton 2000, Vlaeyen & Vancleef 2007, Waddell 2004）．

恐怖，不安，危険といった否定的な情動の状態は順応不良で防御的または攻撃的な姿勢を示す恐れがあり，それは筋活動の変化とさらには筋骨格システムの緊張と相互に関連する．

臨床的には，患者がこういった症状に直面するのに必要な対処法を身につけていない場合，彼らは疼痛を引き起こす活動を回避することを学ぶように見える（Vlaeyen & Linton 2000）．この回避は，再受傷の恐怖または自身の状態が原因で（疼痛を引き起こす活動が）実施できないという潜在する信念のせいで持続する（恐怖回避）．領域の筋の神経状態はこの恐怖を反映して過緊張となる．その結果，対称性にも非対称性にもLPH複合体の過剰な圧を招く．このことは疼痛を永続させ，末梢または中枢神経系の感作を引き起こす（Butler 2000, Butler & Moseley 2003, Moseley & Hodges 2005）．そしてリハビリテーションに対して代わる代わる堅固な障壁となる．これらのトピックは第7章でより詳細に述べている．

まとめ

臨床場面では，患者らは本章で述べた障害が，時にはすべての領域（腰椎，骨盤，股関節）を含めてさまざまなパターンに組み合わさった状態で来院する．臨床的推論とその論理については規範的な治療計画を進めるためには必須であり，これは本書の後半で詳細に扱っている．われわれは一連の症例報告を通して前述の機能障害に関する「実質的なストーリー」を再考する．そして，規範的な治療計画が導きだされるしっかりした仮説を展開するため，研究エビデンスが臨床技術に沿ってどの程度考えられているか，明らかにするつもりである．本書の臨床に関する章に進む前に，特筆しておくべきもう1つの患者群がある．それは，妊娠と出産に絡んで，機能不全や能力障害が継続する患者群のことである．これについては，第6章で扱う．

妊娠・出産と併発する恐れのある問題

Diane Lee

章の内容

骨盤帯痛と尿失禁の有病率・・・・・・・・ 125
妊娠と出産が骨盤帯に及ぼす影響・・・・・・ 126
排尿に関するコンチネンスとインコンチネンス
・・・・・・・・・・・・・・・・・・・・・ 134
ママのための産後の健康プログラム──産後
の形状と機能の回復 ・・・・・・・・・・・ 140
まとめ・・・・・・・・・・・・・・・・・・ 141

　毎年何百万という女性が出産し，そして再び痛みのない機能的な生活に戻る．しかし，そうではない女性が多いのも事実である．妊娠に関連した骨盤帯痛 pregnancy-related pelvic girdle pain（PRPGP），潜在的な産後の合併症つまり骨盤内臓器の支持性欠如や尿失禁 urinary incontinence などの有病率（母集団に対するパーセンテージ）はどの程度なのだろうか．本章では PRPGP と尿失禁の有病率について検討し，また妊娠と出産が複合システム（受動的，能動的，コントロール）に及ぼす影響（Panjabi 1992b）について解説する．その後，尿失禁についてさらに詳しく述べる．

骨盤帯痛と尿失禁の有病率

妊娠に関連した骨盤帯痛の有病率

　PRPGP の有病率を文献的に判断するのは難しい．Ostgaard（2007）によれば，一般人口に対する骨盤帯痛（PGP）の真の有病率はわかっていない．しかし，妊婦を母集団とした調査（Ostgaard ら，1991）では，Albert ら（2002）の結果と同様，約 20％の有病率であることがわかった．PRPGP に関するシステマティックレビュー（Wu ら 2004）では，骨盤帯痛と腰痛両方を合わせた有病率は妊娠中 45％，産後 25％と推定している．さらに深刻な痛みのみに絞った場合，この数字は 25％まで下降し，Ostgaard（1991）と Albert ら（2002）によって報告されている有病率に近いものになるという．Ostgaard（2007）は，幸運にも女性の大多数で出産後 3 ヵ月以内に回復がみられるものの，5 〜 7％の女性では順調な回復過程をたどらないと指摘している（Ostgaard&Albert 1992）．

　われわれは，産後どの女性に疼痛が継続するのか予測できるのだろうか．Damen ら（2001）によると，痛みの視覚的アナログスケール visual analogue pain scale（VAS）で 7/10 以上，そして仙腸関節の弛緩性 laxity に左右非対称性がみられる女性では，PRPGP が解決しにくい．Gutke ら（2007）は腰痛と骨盤帯痛の併存，仕事に関する不満，出産年齢がより高齢であることが，産後の痛みの解決が困難になる予測因子になると述べている．それでは，多くの場合，どこで痛みを感じているのか．Rose ら（2004）は 870 人の産後女性を対象とした調査を実施し，その 76％が仙腸関節付近に，57.2％が恥骨結合付近 pubic symphysis に疼痛がみられたと報告した．さらに，痛みは一定ではなく，歩行，立位，坐位，姿勢を変えるなど，垂直方向の負荷が加わる課題で痛みが増悪することがわかった．

尿失禁の有病率

産後女性の尿失禁の有病率はどの程度か．Wilsonら（2002）は，7,882人の産後女性を対症に産後最大7年まで追跡調査し，尿失禁の有病率を確認した．産後5～7年の女性で44.6％が多少の尿失禁を経験していた．興味深いことに，この研究では，産後6年以上経過すると，尿失禁のあった女性のうち27％に尿失禁がなくなり，尿失禁のなかった女性の31％に尿失禁がみられるようなった．これは，産後に力を伝達する戦略を最適化できた女性がいる一方で，最適化できない女性もいて，後者のような最適ではない力の伝達の戦略が時を経て尿失禁の発症につながったことを示唆している．また，それらの女性は妊娠よりも以前から骨盤を介して力を伝える上で最適ではない戦略を用いており，その経験によって適切な機能の回復が促進されなかったと推測する．

妊娠に関連した骨盤帯痛と尿失禁の併存率

PRPGPと尿失禁の間に関係性はあるのだろうか．Smithら（2008）は，経産婦と未産婦の間での腰痛の有病率を見るため，ウィメンズヘルスに関するオーストラリア縦断調査（Australian Longitudinal Study on Women's health）に参加する若年層14,779人（年齢18～25歳）および中年層14,099人（年齢45～50歳）の女性から収集したデータを再検討した．さらに，未産婦群，妊婦群，経産婦群の各群間で尿失禁と腰痛の関連性を調査した．その結果，腰痛（骨盤帯痛に限らず，腰痛と骨盤帯痛両方を含む）に関して，まず若年層においては，経産婦群や未産婦群よりも妊婦群で腰痛を経験している率が高く，一方年代別でみると，中年層では群間で腰痛の有病率に明らかな違いはみられなかった．尿失禁に関しては，両方の年齢層で同様の結果となった．尿失禁有病率を群間で比較すると，最も高い値を示したのが妊婦群で，次いで経産婦群，最後に未産婦群の順となった．この研究は非常に大きな母集団を扱っているにもかかわらず，25～45歳という非常に重要な年齢層について調査されていない点で注意が必要である．

Pool-Goudzwaardら（2005）はオランダで多施設間治験を実施し，30～50歳の女性における妊娠に関連した腰痛／骨盤帯痛および骨盤底障害の関係について調査した．66人の患者を対象としたこの小規模な調査では，52％で排泄障害 voiding dysfunction，尿失禁（UI），性障害あるいは便秘を含む骨盤底障害と腰痛あるいは骨盤帯痛を併存していた．この52％のうちの82％で，それらの症状の開始が腰痛あるいは骨盤帯痛と同時であった．

> **まとめ**
> 妊娠と出産は，あらゆる年代の女性で尿失禁を発現させるリスクを増大させると考えられる．また，そのうちの少数が産後3ヵ月経ても骨盤帯痛が持続した状態となる．

妊娠と出産が骨盤帯に及ぼす影響

9ヵ月の妊娠期間中に腹部キャニスターに生じる解剖学的な変化，そして腰部骨盤帯の受動システム，能動システム，コントロールシステムへの影響やそこに起こりうる外傷を考えれば，解剖と機能両面で長期にわたる変化が生じるのは明らかで，それにもかかわらず有病率がそれほど高くないのは驚嘆に価する．妊娠および出産時，それぞれのシステムにどのようなことが起こるのか，そしてそれらの変化は産後女性の骨盤の機能や内臓にどのような影響をもたらすのだろうか．

受動システム

妊娠中，骨盤帯の関節は仙腸関節と恥骨結合の靭帯弛緩によって緩みが生じるようになる（Brook 1930, Buyrukら 1999, Damenら 2001, Hagen 1974, Kristiansson 1997, Young 1940）．この過程は妊娠4ヵ月から始まり，7ヵ月までわずかずつ可動性が増加し続ける．恥骨結合の水平方向および上下方向の幅は平均で5mm増加するものの，X線写真による確認では個人差が大きい（Brooke 1930, Hagen 1974）．恥骨結合の幅の増大は例外なく産褥期間の女性ではみられるが（Wurdingerら，2002），妊娠中あるいは産褥期間中におけるその幅と骨盤痛の関係は明らかになっていない（Ostgaard 1997, 2007, Wurdingerら 2002）．同様に，Damenら（2002b）は妊娠中の仙腸関節の弛緩性増大と骨盤痛には統計学的な相関はみられなかったとしている．しかしながら，妊娠中の仙腸関節の左右非対称な弛緩性と骨盤痛の間には相関が認められた（Damenら 2001）．

妊娠・出産と併発する恐れのある問題　CHAPTER 6

Hagen（1974）によると，妊娠中の骨盤帯の弛緩はリラキシンの存在によるものである．リラキシンは特殊な高分子量ホルモンで，エストロゲンとともにヒアルロン酸の解重合を生じる．

> ヒアルロン酸の解重合…ヒアルロニダーゼの濃縮を強めながら圧縮応力，剪断応力，引張応力が慢性的な損傷をつくる…これが骨盤の安定性に必要な体液状態を妨げ，おそらく骨盤弛緩に関する病因としてある種の作用をしているであろう．

Marnachら（2003）は妊娠に関連したホルモン値（リラキシンを含む）と関節弛緩性を調査し，その間に何の関係性も見いだせなかった．したがって，妊娠中に骨盤の関節の弛緩性が生じる理由については，いまだ論争中である．一般的に，この時期体幹の重量の増加と腹圧の上昇により関節の可動性が増加すると考えられる．妊娠に関連した解剖学的変化は共通して起こることで，その変化は何の症状もなく生じることが大多数である（Damenら　2001，2002b）．

能動システム

腹壁，腰部，骨盤底の筋膜は体幹を介して力を伝達するために必要不可欠である（Barkerら 2006，Barker & Briggs 2007，DeLanceyら 2003，Dietz & Steensma 2006，Hodgesら 2007，Pool-Goudzwaardら 2004）．前方の腹部筋膜の，特に白線，そして骨盤内筋膜は，妊娠中や出産の際に過剰な伸張や裂傷を負う危険性が高い．骨盤内筋膜はすでにかなりの調査がなされているものの（後述参照），白線についてはいまだ調査が不十分である．

白線と腹直筋離開

一般的に，妊娠中視覚的に生じる最も明らかな変化は腹壁の伸張である．腹部はこの伸張に非常によく適応し，皮膚も，その下にある筋膜も損傷せずに済む女性も居る．一方，損傷が広範囲にわたって生じる場合もある（図6.1）．特に腹部の伸張によって影響を受ける組織として白線 linea alba が挙げられる（図3.45，3.46，3.47）．白線は，左右の腹筋群をつなぐ複雑な構造の結合組織である．白線の幅は腹直筋間距離 interrecti distance として知られ，剣状突起から恥骨結合までの間で高位によって幅が異な

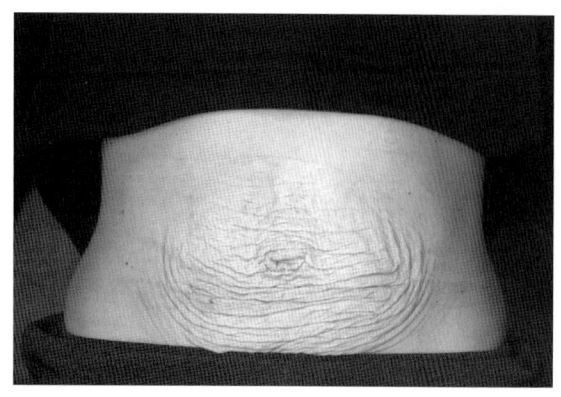

図 6.1　この産褥期の女性は2回の妊娠の結果，皮膚，表層および深層の腹部の筋膜，白線にわたる広範囲なダメージがある

る．Rathらによれば（1996），45歳以下の女性における腹直筋間距離はそれぞれ，剣状突起と臍の中点（UX点）でわずか1.0cm（図6.2A），臍直上（U点）で2.7cm（図6.2B），臍と恥骨結合の中点（PU点）で0.9cm（図6.2C）である．45歳以降になるとこれらの値は増加して，それぞれ1.5cm（UX），1.7cm（U），1.4cm（PU）となる．白線の幅が前述の数値を超えた場合に腹直筋離開 diastasis of the rectus abdominis（DRA）（左右の腹直筋が離開し，白線の幅が広がる）と診断される（図6.3A～C）．

DRAに関する研究はまだほとんどなされていない．Boissonnault & Blaschak（1998）は妊娠中の女性に第2期で27％，妊娠第3期で66％のDRAを認めた．そのうちの53％の女性では分娩直後にも継続してDRAが認められ，さらに産後5～7週で36％に異常な幅が残存していたと報告した．Coldronら（2008）は産後1日目から1年まで腹直筋間距離を計測し，産後1日目から8週までに著しく減少し，何も介入（例えばエクササイズや理学療法）しない状態で産後1年経過した時点では幅の減少はみられなかったと報告した．ウロギネコロジー【訳注：失禁や性器脱など女性の骨盤底にかかわる分野．欧米ではこの分野が1つの診療科として確立されている】を受診した患者を対象とした調査では，52％にDRAが認められた（Spitznagleら 2007）．そのうち66％の女性に支持性に関連する骨盤底障害（腹圧性尿失禁，便失禁，あるいは骨盤臓器脱）を認めた．

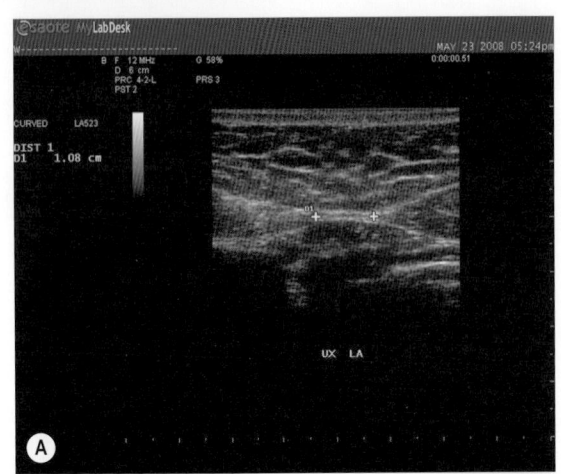

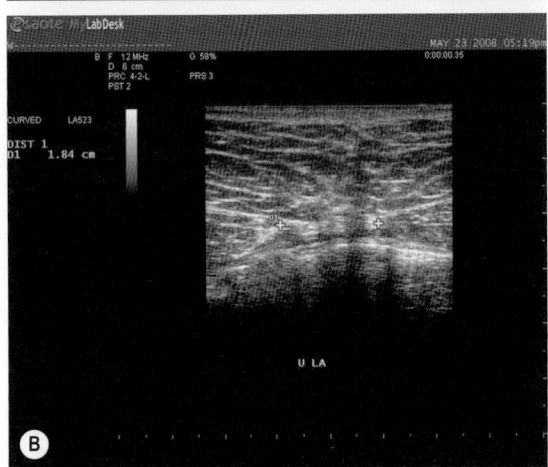

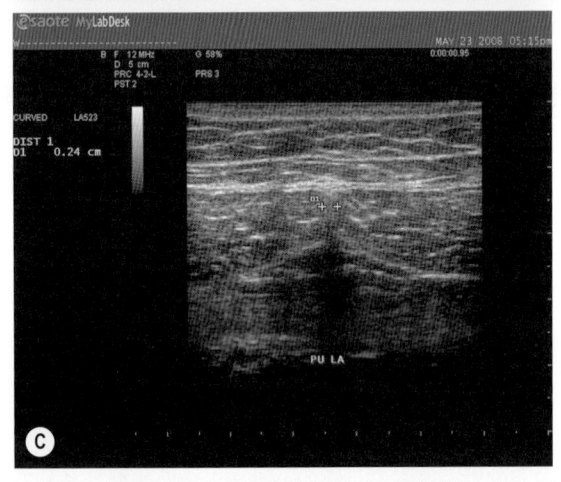

図 6.2 未産婦における健常な白線の超音波画像．(A) 剣状突起と臍の間の臍上領域．(B) 臍直上．(C) 移行ゾーン（第3章）の下の臍と恥骨結合の間の臍下領域

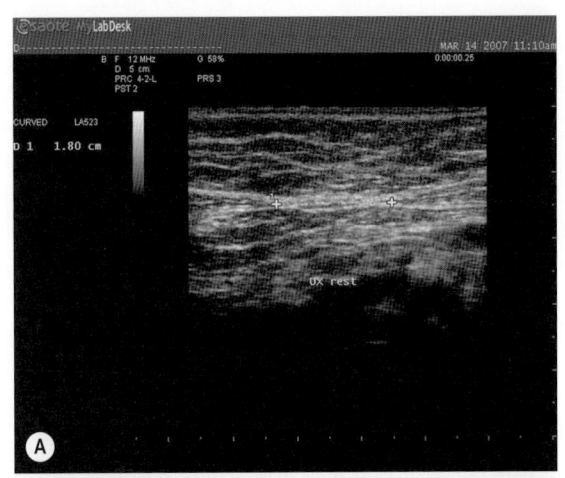

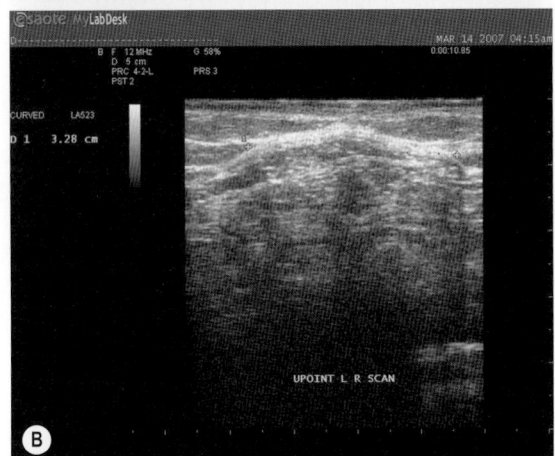

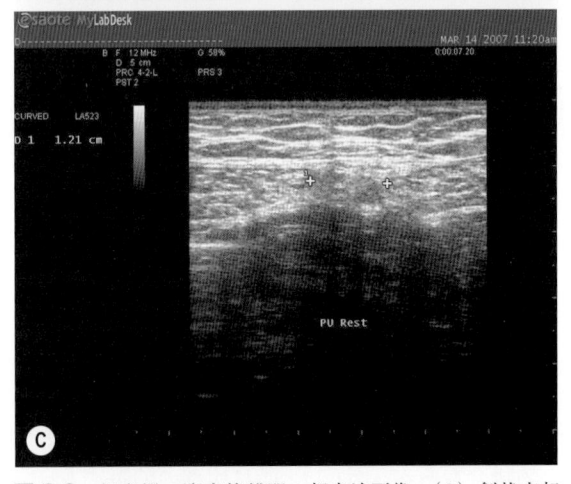

図 6.3 経産婦の腹直筋離開の超音波画像．(A) 剣状突起と臍の間の臍上領域．(B) 臍直上．(C) 移行ゾーン（第3章）の下の臍と恥骨結合の間の臍下領域

妊娠・出産と併発する恐れのある問題　CHAPTER 6

> **まとめ**
> 腹壁の離開は妊娠第 3 期において多くの女性に生じるもので，その多くが，何の介入もない状態では産後 1 年経過までに元の健常な幅には戻らない．ウロギネコロジー受診患者では 50 ％を超す患者において支持性に関連した骨盤底の機能不全と腹直筋離開の間に相関がみられた．これは力の伝達において最適でない戦略を利用した影響であると捉えられるだろうか．

　DRA のある産褥期女性に対する最善の治療に向けて，臨床家の手引きとなる研究はまだない．臨床的に，DRA のある場合でも，一部の女性は腰部および骨盤のフォースクロージャーを十分に発揮し，腹直筋間距離が健常に比べて大きいままでも機能を完全に回復できるように見える（第 9 章，Melissa の症例報告を参照 ）．一方で，同程度の腹直筋間距離の増大がみられたケースで機能を回復できない，つまり負荷のかかる多様な状況下で腰部と骨盤に安定性を供給することができないケースもあるということである（第 9 章，Christy の症例報告参照 ）．このような違いが生じる要因が白線の幅にあるとは思えない．どのような女性が外科的手術を要するのか，あるいは必要でないのか，正確に予測するための研究を企画している．最近では，以下のことがわかっている．

1. 白線を介してその力が伝えられる（例えば，張力が左右の腹直筋の間で発生する，ビデオ 8.7 ）
2. その力は十分に下部胸郭，腰椎，骨盤の関節を安定させることができ，腹直筋間距離にかかわらず機能が回復される．つまり，離開を狭めることではなく，白線を介して張力を発生できる状態を目指す

　ビデオ 6.1 は，腹直筋離開のある女性のビデオクリップである．彼女はわれわれが開催した『ママのための産後の健康プログラム』（www.discoverphysio.ca）に参加していた．産後 8 週から 1 年の間に，触診および超音波画像どちらにおいても白線の緊張に著しい変化（エコー輝度の上昇）がみられた．腹直筋間距離はトレーニングによって著明な変化はみられなかったが，機能的には確実に改善が認められた．ビデオ 6.2 は産後 8 日の DRA のある産褥期女性に対するセッションである．胸郭と骨盤の間での力の伝達について最適な戦略を回復するとすぐに良好な状態になったのがわかる．ビデオ 6.3 は同じ女性の 4 ヵ月後のセッションである．白線は臍直上，臍部，臍下でまだ著しく離開がみられ，この構築学的に不利な状態によって屈曲および回旋課題の際に L3-4 の分節の安定が損なわれているようにみえる．

(a) カールアップ課題
(b) カールアップの前に深部システムを事前に収縮させる．このとき距離が増大する

　上記課題のときに白線の緊張が感じられるにもかかわらず，挙上した上肢に負荷がかかる課題では骨盤上で胸郭をうまく安定させることができない．L3-4 を制御するフォースクロージャーメカニズムは，能動システムにおける構築学的な欠損（DRA）により不全状態となっている．評価についてはビデオクリップの中で示した．また，超音波画像は第 8 章，立位での姿勢トレーニングは第 12 章で解説している．

　腹壁形成術によって DRA のある患者の腰痛が軽減したという報告がある（Toranto 1988）．しかし，そのメカニズムについては未確認のままである．Marin Valladolid ら（2004）は，美容上の理由から（DRA なし）腹壁形成術を受けた健常女性において腹圧（intra-abdominal pressure）が 31 ％上昇したと述べた．DRA のある女性では，前後の筋膜システムの緊張を増大させることによって腹圧の上昇が生じ，それが腰部骨盤帯の安定性を向上させるのかもしれない．

　DRA を修復する腹壁形成術は，どの程度腹壁を緊張させるかという点が非常に重要であり，もしその点について考慮が足りないと，さらに問題を生み出す可能性がある．ビデオ 8.5a は健常者におけるカールアップ課題時の白線（U 点）の動態である．次にビデオ 6.4 を見てほしい．これは DRA の修復をするため腹壁形成術をした女性の腹壁前方の正中部分と白線の超音波画像である．このケースは術後呼吸困難感が生じ，さらに中位胸椎レベルの痛みが増強した．左右の腹直筋が UX，U，PU 点すべてで重なっていて，白線が全くないことに着目してほしい．彼女には肋骨の側方への拡張や胸郭を回旋するだけの腹壁の「柔軟性」が不十分であった．

骨盤内筋膜 endopelvic fascia──腟傍組織 paravaginal と直腸腟組織の欠損

骨盤底（骨盤内筋膜）の筋膜は非常に複雑で，骨盤底の機能と骨盤内臓器の支持に重要な組織であり，多くの研究がなされている（解剖については第3章を参照）．骨盤内筋膜の損傷は未産婦でもみられるものの，大部分は経腟分娩の際に生じると考えられている．

Ashton-Miller & DeLancey（2009）は恥骨膀胱筋 pubovisceral muscle が分娩第2相の最後には3.26の伸び率になると述べている．つまり，恥骨膀胱筋は安静時長の3倍以上伸張されるのである．Dietz & Lanzarone（2005）は3次元経腟超音波を用いて，初産の女性の産前1～4週および産後2～6ヵ月の恥骨膀胱筋（図3.56B）の主だった損傷の有病率について調査した．経腟分娩をした女性の36%に恥骨膀胱筋の剥離 avulsion が認められ，産後の腹圧性尿失禁は直接的にこの剥離が関係していると考えられた．特に，骨盤筋膜腱弓 arcus tendineus fascia pelvis につながる恥骨膀胱筋の下内側面で剥離が生じていることを発見した（図6.4, 6.5）．この損傷は膀胱の下垂（膀胱脱，図6.6A～C）につながる恐れがある．

この剥離によって恥骨膀胱筋の強さにどのような影響が生じるのだろうか．Dietz & Shek（2007）は，1,112人の産後女性を対象として肛門挙筋の剥離（触診と3次元超音波両方を用いて診断している）と肛門挙筋の強さに関する臨床的な段階づけ（オックスフォード段階づけスケール Oxford grading scale【訳注：腟内診によって強さを段階づけする方法】）の間の関係性を調査した．この対象群では剥離が23%でみられ，オックスフォード段階づけスケールでは著しく低い値を示した．つまり筋の弱化との関係が認められた．また，この剥離はより年齢の高い女性で危険性が高くなることがわかった（Dietz & Simpson 2007）．

経腟分娩による直腸腟筋膜 rectovaginal fascia（図3.58, 3.59 参照）への影響が，超音波検査の経腟法を用いて調査されている．直腸腟筋膜の側方付着部が恥骨直腸筋（図6.5）から剥離されるか，あるいは胎児頭部の娩出のときに筋膜の水平方向の損傷を招いている可能性がある（図6.7）（Dietz & Steensma 2005）．反対に，直腸腟筋膜が会陰腱中心から剥離する可能性もある．この剥離によって仙骨子宮靭帯 uterosacral ligament，直腸腟中隔 rectvaginal septum，会陰腱中心 perineal body の間の連続性が失われるため，会陰腱中心が不安定になる（Cundiff & Fenner 2004）．会陰腱中心はもはや仙骨に懸垂する形ではなくなり（第3章），その結果会陰腱中心の過剰な可動性が生じることになる．経会陰超音波では，直腸腟筋膜の完全欠損は肛門直腸移行部の高さで腟への直腸壁および（もしあれば）直腸の内容物のヘルニアとして確認できる（図6.8）．

これら直腸腟筋膜の欠損を生じる経腟分娩の状況をさらに分析するため，Dietz & Steensma（2006）は経会陰超音波検査によりバルサルバ法 Valsalva

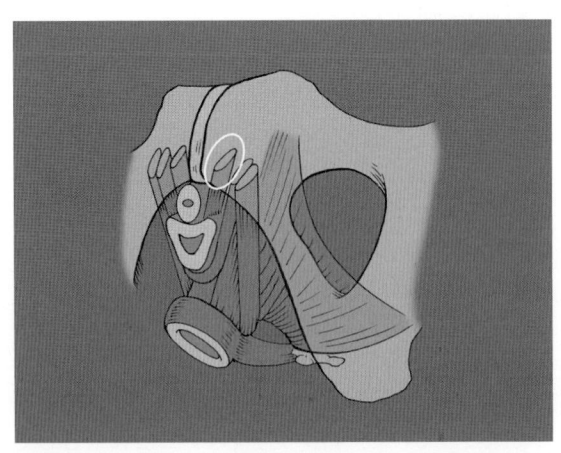

図6.4 ○で囲っている部分は経腟分娩後に恥骨膀胱筋のうち高率で剥離が認められる部位を示す．Dietz & Lanzarone（2005）が発見した．Ashton-Miller and DeLancey 2007 より転載

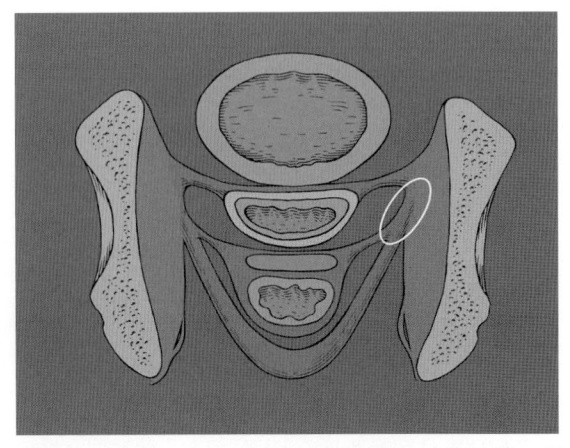

図6.5 ○で囲っている部分は直腸腟筋膜と恥骨直腸筋の損傷部位を示す．Retzky & Rogers 1995 より転載

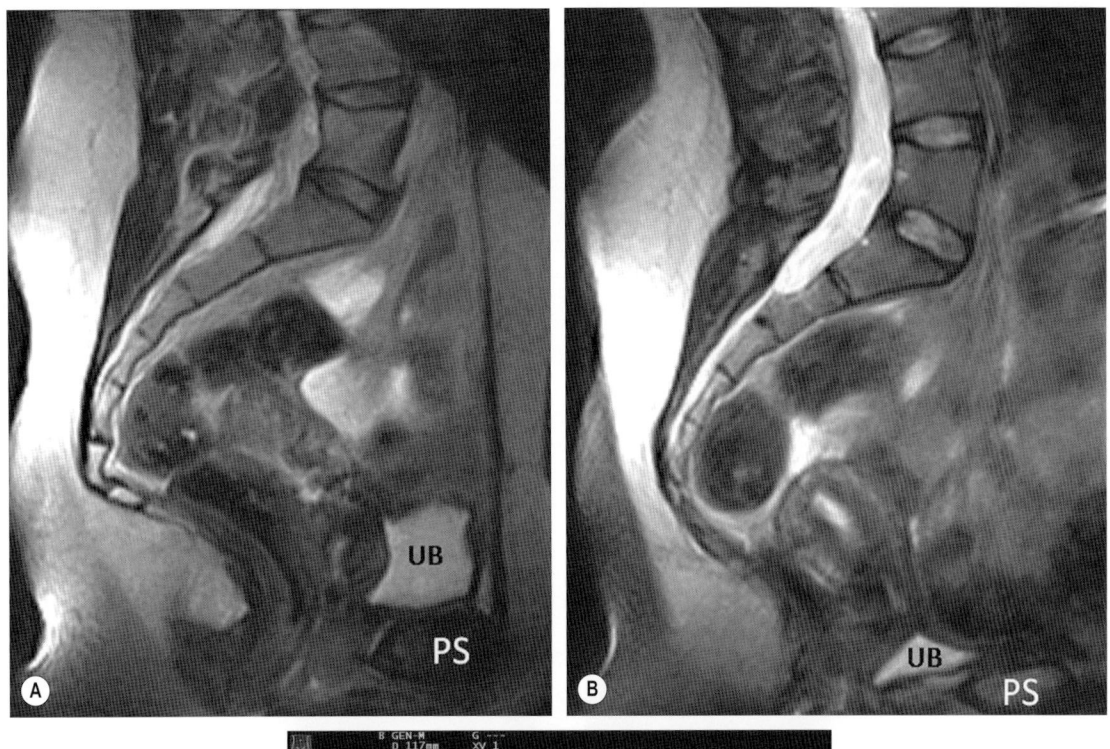

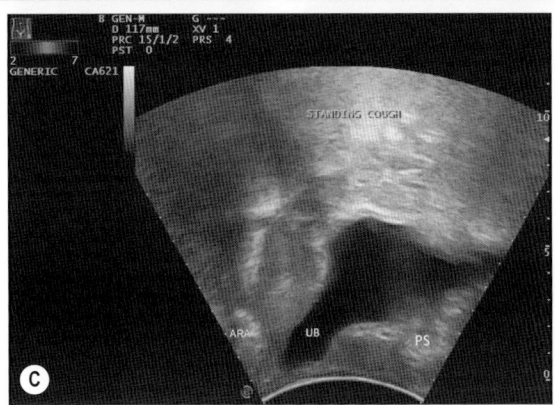

妊娠・出産と併発する恐れのある問題　CHAPTER 6

図 6.6　(A) 経腟分娩による外傷により腹圧性尿失禁 (SUI) を続発した女性の MR 画像．背臥位における骨盤の正中矢状断像．当然のことながら膀胱 (UB) が恥骨結合 (PS) 上に乗っている．(B) 同一女性の立位における MR 画像．膀胱が恥骨結合から滑り落ちて肛門挙筋と恥骨結合の下に位置している．(C) 同一女性の立位における超音波画像（経会陰法）．画像は咳をしたときの状態を表している．膀胱の後部および尿道の支持が大きく損なわれているのがわかる

maneuver【訳注：息みや努責と表現されることもある】の際の肛門挙筋と関連する筋膜の状態について評価した（図 6.9）．対象は，産前 1〜4 週と産後 2〜6 ヵ月経過した初産婦であった（全 68 人）．このうち 2 人の女性に，第 1 子出産前の段階で直腸腟筋膜の欠損と直腸瘤 rectocele が見つかり，産後は 8 人に増加した．経腟分娩後，わずかな割合で新たな直腸瘤が見つかった．この研究者は，直腸瘤が未産婦でも生じる可能性があるものの〔このグループの先行研究では，12% の有病率が認められた (Dietz & Clarke 2005)〕，その理由はわからないと結んでいる．可能性としては，力の伝達に最適ではない戦略で長時間の立位を続けたことで筋膜の緩みあるいは裂傷が生じたと考えられる．あるいは，スポーツ中，例えば体操競技で平均台の上や自転車のハンドルバーに開脚した状態で落下して負った筋膜の損傷なども原因となる．

DeLancey (2001) は，膀胱尿道脱 cystourethro-

131

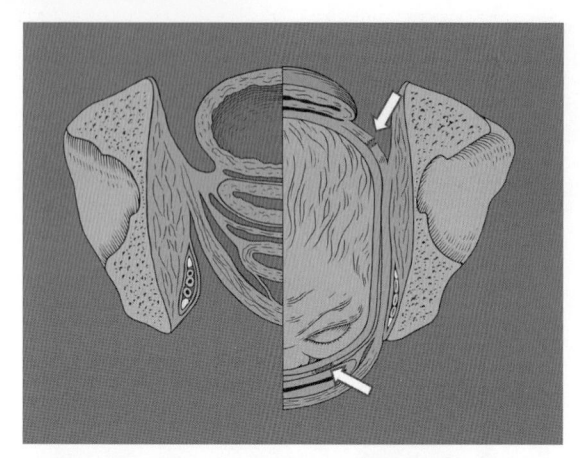

図 6.7 経腟分娩における産道の過剰な伸張は，潜在的に外陰部の脈管や神経の圧迫ならびに骨盤筋膜の前部と直腸腟中隔の後部（矢印）の裂傷を生じる可能性がある．Retzky & Rogers 1995 より転載

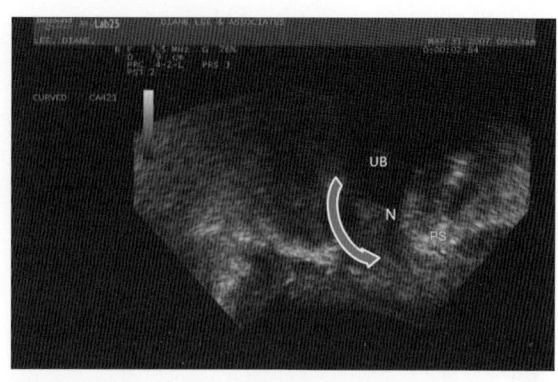

図 6.9 直腸瘤のある経産婦におけるバルサルバ法実施時の超音波画像（経会陰法）．息んだ時に直腸と腟の後方組織の降下がみられる．正常と異常な反応を比較するため，第 8 章と第 9 章の超音波画像（経会陰法）のビデオを参照すること．N：膀胱頸，PS：恥骨結合，UB：膀胱

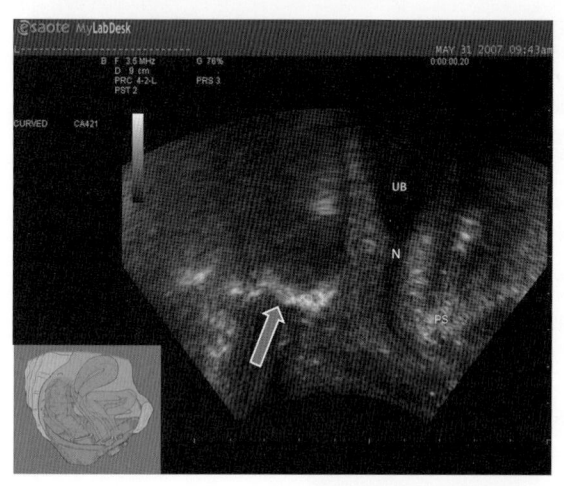

図 6.8 安静時の骨盤内組織の超音波画像（経会陰法）（経会陰超音波画像でみられる骨盤内組織の正常画像は図 8.92 参照）．直腸筋膜のエコー輝度（矢印）上昇によりこの組織の緊張が増加していることが疑われる．これは一般的に直腸瘤がある場合にみられる．N：膀胱頸，PS：恥骨結合，UB：膀胱

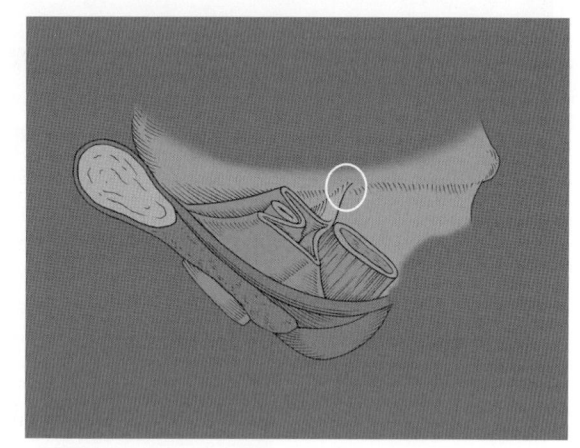

図 6.10 ○で囲っている部分は骨盤筋膜腱弓（AFTP）から直腸腟中隔の損傷部位を示す．Leffler ら 2001 より転載

cele および腹圧性尿失禁に対する手術の際に尿道と腟壁前部の支持システムの構築学的な完全性を調査する中で，骨盤筋膜腱弓の腟傍部分の欠損は 71 人中わずか 3％であったと述べた（Dietz の調査では 36％と 23％という結果であった）．しかし，97.6％で，骨盤筋膜腱弓（AFTP）の後方が坐骨棘から剥離した状態であった（図 6.10）．彼は，AFTP は通常恥骨には付着し，坐骨棘には付着せず，左右両側でその傾向にあると結論している．この研究では，

71 人中 50％強の女性において，恥骨尾骨筋で広範囲にわたる萎縮やときには「筋線維自体が見当たらない」ことを含め視覚的な異常も見つかった．数人の女性では，筋の欠損があまりに著しく，レチウス隙 the space of Rezius【訳注：膀胱とその関連筋膜と恥骨および前腹壁との間の疎性結合組織部分．恥骨後隙】から会陰膜の上面を見ることができた．DeLancy は，坐骨棘から腱弓の背側が剥離しているのは腟の前壁の降下と関係があることを指摘し，腟を尾側方向へ動かせるように AFTP と坐骨棘間の結合組織の連結が剥離されるため，傍腟組織の欠損が頻繁に生じると考えた（図 6.11A，B）．剥離は後に尿道下組織の剛性を弱め，尿禁制に大きな影響

妊娠・出産と併発する恐れのある問題　CHAPTER 6

> **まとめ**
> 骨盤内筋膜およびその前後両方でかかわる筋の欠損は産後女性のかなりの割合でみられる．筋膜の完全性の欠如は内臓の支持，尿禁制，姿勢の支持および制御に重大な影響をもたらす．

必要に応じて適切に外科的修復へ誘導するため，臨床家として，これらの欠損を判断する最善の手段はどのようなものだろうか．Dietzら（2006, Dietz & Shek 2008）は，臨床的な触診によって恥骨膀胱筋の下内面の筋膜異常を発見できるかどうか，4次元超音波画像と腟内触診との比較を行った．残念ながら，腟の触診では解剖学的な異常を見逃すか（2006），あるいは一致がみられず（2008），2つの方法に相関はみられなかった．臨床現場にいる理学療法士にとっては2次元の経会陰超音波診断装置のほうが入手しやすく，骨盤底筋の機能に関する明確な判断ができる．しかしながら，このツールを使って確認できるかどうか，4次元画像の研究と比較するさらなるリサーチが必要である．骨盤底機能の経会陰超音波画像は第8章に詳しく述べており，もし産後の女性，特に骨盤底の機能不全を抱える女性を担当するのであれば，この技術は非常に価値があるものである．

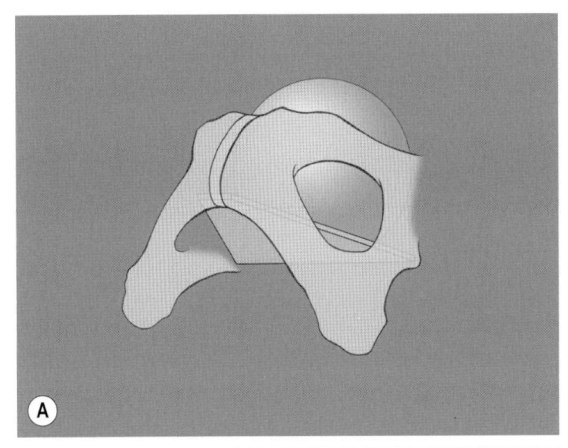

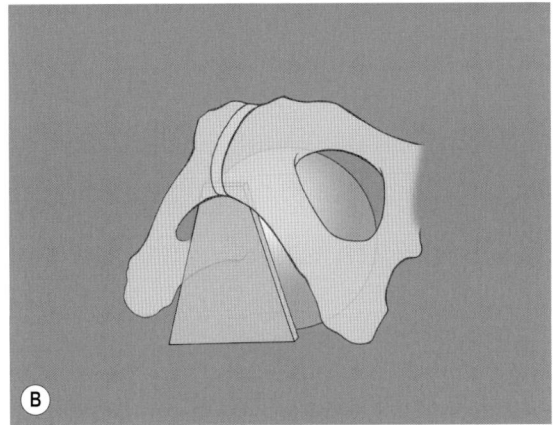

図 6.11　(A) 骨盤筋膜が完全であると，骨盤内臓器は十分に支持されている状態にある．(B) 腟，直腸，骨盤筋膜腱弓（ATFP）間において側方での懸垂が失われると（坐骨棘から腱弓の背側の剥離），腟と直腸は尾側へ動く．DeLancey 2002 を改変

をもたらすことになる（DeLanceyによる尿禁制のハンモック仮説の詳細は後述する）．

どの組織が非連続的なのか，あるいは剥離しているのかにかかわらず，筋膜による支持が著しく欠損すると，骨盤底複合体の機能，内臓の支持と尿禁制，骨盤と腰部の支持あるいは制御に重大な影響を与える．経会陰超音波検査によって診断された直腸瘤に最も付随していた症状は下記の通りである．

- 腸を完全に空にできない
- 用指排便（Dietz & Korda 2005）
- 骨盤内圧【訳注：ここでは会陰方向にかかる圧】
- 排便する際に会陰の固定を要する
- 性機能不全，排便困難，便失禁（Cundiff & Fenner 2004）

コントロールシステム

立位における肛門挙筋の筋電図 electromyography（EMG）では，低レベルでの一定の活動が記録されている（Hodgesら 2007）．上肢の反復運動課題を用いた姿勢動揺 postural perturbation の研究においては（Bouisset & Zattara 1981），三角筋の筋活動が記録される前に骨盤底筋群のEMG（経腟，経肛門）の活動増加が認められた（Smithら 2007a, b）．上肢の運動方向に関しては，肛門挙筋のEMGの活動に差がなく，つまり，肛門挙筋の活動は上肢の運動方向に依存しなかった．肛門圧の増加の後に腹圧の増加が生じており，これは肛門圧が腹腔から圧が伝達したのではなく，肛門挙筋の収縮によることを示唆している．静止時の呼吸では，骨盤底のEMGの変化は腹横筋の活動と関連しており，呼気で最も大きくなった．

妊婦における腹横筋や骨盤底筋それぞれの活動様式に関してはまだ研究されていない．臨床的に，健康な妊婦の場合，これらの深部筋群は共同して機能

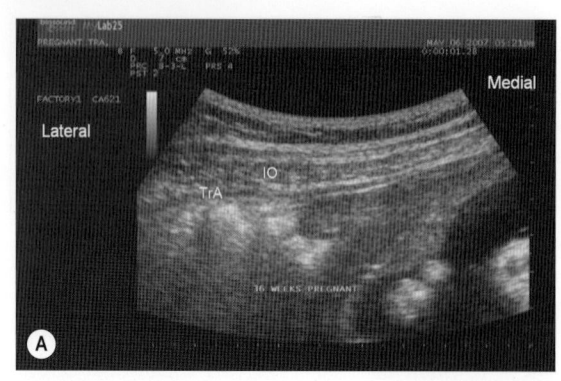

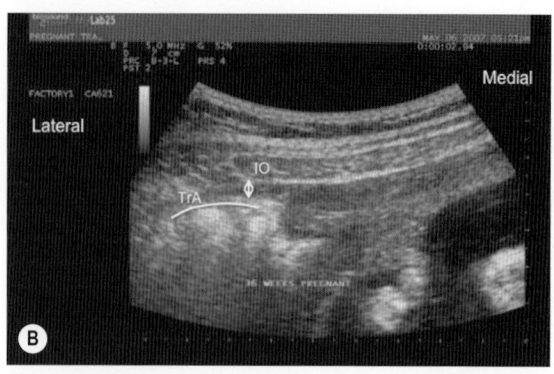

図6.12 （A）妊娠36週の女性における右前方腹壁の経腹超音波画像．腹横筋を収縮する指示の前．（B）同一女性において，腹横筋を収縮するよう言葉で促したときの反応．収縮して，側方ではコルセット様になり（線で描写），厚みも増し（両方向の矢印）ていて，理想的な反応である．この適切な反応はビデオ6.5 で参照できる

する状態が続くようにみえる（図6.12A, B，ビデオ6.5 ，Christyの症例報告参照，第9章，ビデオCD12，CD13 ）．骨盤帯痛と尿失禁それぞれを抱える者を対象としてコントロールシステム（骨盤底と腹壁の活動様式）を調査している研究もいくつかあり，それについては後述する．

内　臓

骨盤内臓器には，骨盤帯の主要な臓器，すなわちS状結腸 sigmoid colon，子宮 uterus（卵巣 ovaryとファローピウス管 fallopian tube を含む），膀胱，それらを支える靱帯と結合組織すべてが含まれる．これらのシステムの機能障害には次のようなものが挙げられる．

- 下記の理由による骨盤内臓器の位置の変化
  - 靱帯や筋膜の弛緩，裂傷，懸垂システムの緊張の変化．妊娠によって子宮を支える靱帯は妊娠前の健常時の長さの4倍まで伸張される（Barral 1993）
  - ホルモン変化（プロゲステロンのレベル）
  - 腹部臓器の膨満の影響（turgor effect）（主にガスによる）
  - 骨盤内臓器の膨満の影響（主に液体による【訳注：子宮内血液，尿など】）
  - 肺腔，腹腔，骨盤腔間での圧勾配の変化（Barral 1993）
- 下記の理由による内臓の可動性の変化
  - 二次的な癒着や制限
  - 感染
  - 手術
  - 外傷（経腟分娩，骨盤骨折，鈍的外傷）
  - 内臓の痙攣（大腸や膀胱の平滑筋線維における緊張増大）
- 下記を含む内臓機能の変化（下記に限定されない）
  - 膀胱炎，腸炎，前立腺炎のような臓器の炎症状態
  - 感染性の状態（尿路）
  - 子宮内膜症
  - 線維平滑腫／腫瘍／嚢腫

バラル・インスティテュート Barral Institute（www.barralinstitute.com）ではオステオパシーアプローチにおける内臓の解剖，評価，治療のコースをシリーズで提供している．内臓の位置，可動性，機能に焦点をあてた内容である．このアプローチの特殊性は，本書の範疇を超えるものであるものの，強くお薦めしたい内容である．

排尿に関するコンチネンスとインコンチネンス

尿失禁は不随意な尿の漏れとして定義される（Abramsら 2002）．腹圧性尿失禁 stress urinary incontinence（身体的な活動により生じる漏れ）が最も一般的である．切迫性尿失禁 urge urinary incontinence は突如強い切迫感や尿意が生じて起こる漏れと定義され，よく腹圧性尿失禁と併発する（混合性尿失禁）．Cundiff（2004）は尿失禁の原因について外科的処置を含めさまざまな理論がどのように発展してきたか，史実に基づいた興味深い見解を発表している．

産後女性における尿失禁の有病率は前述した通りである（44.6％）．Nygaardら（1994）によると，

この状況は出産を経験した女性に限ったものではなく，年齢 18 〜 21 歳の 144 人の未産婦のアスリートを調査したところ，28％に腹圧性尿失禁があったと述べている．Bø & Borgen（2001）は優秀な女性アスリートの 41％が尿失禁を経験したことがあると報告した．Fantl ら（1996）は，女性では 10 人のうちの 4 人，男性では 10 人のうち 1 人，15 歳以下の子供では約 17％に尿失禁があると主張している．これは明らかに，経産婦にとっても未産婦にとっても，そして一部の男性にとっても重大な問題である．Pool-Goudzwaard ら（2005）および Smith ら（2006）は，この問題は腰部骨盤帯痛の母集団と分けて検討されるべきではないという見解を出している．

Ashton-Miller ら（2001，2007）はその優れた 2 つのレビューの中で，尿禁制 urinary continence が機能的な動きの中でどのように達成されるものであるか，そのメカニズムを説明している．基本的に，尿禁制は尿道の支持機構と尿道括約筋による閉鎖機構という 2 つの機構が最適に機能することで成り立っている．

尿禁制――尿道支持機構

尿道を支持する構造組織としては次のようなものがある．

1. 受動システム：骨盤内筋膜を含む．骨盤内筋膜は線維芽細胞 fibroblasts，α 平滑筋細胞 α-smooth muscle cell，エラスチン線維，加えてタイプ III のコラーゲン線維を含む密性の線維筋性層であり，弾性に富む線維筋性の層をなすために全体的に緩くつくられている（Cundiff & Fenner 2004）．この層は腟を取り囲んでいて，骨盤筋膜腱弓に付着する．腟の頂点では，この層が子宮基靱帯 cardinal ligament および子宮仙骨靱帯 uterosacral ligament と癒合し，後頭側で仙骨前筋膜 presacral fascia に付着する．したがって，肛門挙筋上で腟を懸垂している状態である．腟後方の骨盤内筋膜（腟と直腸の間）は直腸腟中隔 rectovaginal septum と呼ばれ，尾側で会陰腱中心，骨盤筋膜腱弓，直腸腟筋膜腱弓 arcus tendinoneus fascia rectovaginalis を介して肛門挙筋腱弓 arcus tendineus levator ani まで延びている（図 6.5，6.10 参照）．水平面では，骨盤筋膜腱弓と肛門挙筋腱弓が懸垂し，前方は恥骨，後方は坐骨の間につなぎ留められている．この 3 次元的なハニカム様構造によって尿道，腟，直腸が支持および懸垂されていて，この膜組織が健全であることが，尿禁制と骨盤内臓器の位置にとって重要である

2. 能動システム：このシステムが支持作用に働くと，3 次元的な膜性ハンモックの緊張を減じることができる．肛門挙筋（恥骨膀胱筋，恥骨尾骨筋，恥骨直腸筋，腸骨尾骨筋）と坐骨尾骨筋を含む．これらの筋は主にタイプ 1 線維（遅筋線維）から成り，安静時にも一定の緊張を示す（Hodges ら 2007）．咳やくしゃみ，垂直方向の突然の負荷によって腹圧が急激に上昇するのに対して骨盤底が適切に反応するべくタイプ 2 の線維もいくらかは存在する

3. コントロールシステム：このシステムには，肛門挙筋を支配する陰部神経と S3 と S4 からの直接の枝が含まれる．中枢制御メカニズムと同じく，このシステムは内臓と筋骨格システムの間のフィードフォワード／フィードバック反応を調整する役割を果たしている

受動システム，能動システム，コントロールシステムすべてが共同して尿道を支持する動的なハンモックをつくっている（図 6.13）．腹圧が上昇する作業のときに尿禁制が保たれるには，そのシステムの完全性と機能が必須である．線維筋性の層が能動システムの不足のために容易に損なわれてしまう場合，あるいはその層が適切なときに剛性を高められない場合，コントロールシステムの障害（骨盤底筋収縮のタイミング遅延や弱化）によって適切な力を発揮できない場合，このハンモックは尿道を十分に圧迫し補強することができない．Ashton-Miller（2001）は失禁患者の教育に非常に役立つ推論を提供している．まず，庭のホース（尿道）がトランポリンのマット（骨盤底）上にあり，そこに水（尿）が流れているのを想像してほしい．もしマットが非常に硬くて同じ大きさの反力を生み出せる（機能的な骨盤底）なら，ホースを踏むと水の流れがブロックされる．しかし，マットが非常に柔らかいと（膜性支持の不足），ホースを踏んでもマットが伸張されてホースがマットに沈み込むことになる．このときおそらく水の流れはブロックされないであろう．ベッドの柔軟性は，筋が付着する膜性組織の硬さに

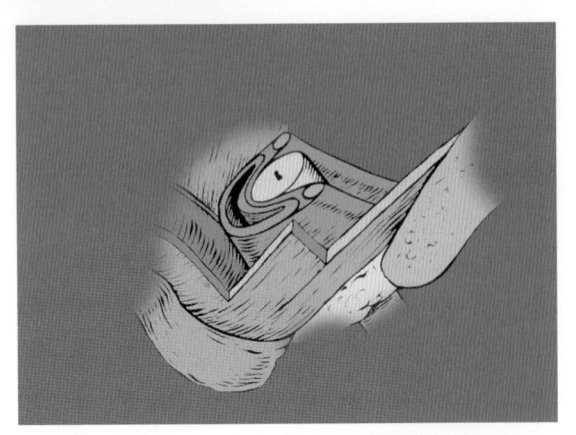

図6.13 尿道を支えるハンモックは，肛門挙筋の適切な活動に加え，骨盤筋膜と骨盤筋膜腱弓（ATFP）まで側方に延びる部分に依存している．DeLancey 1994 より引用

加え，骨盤底筋の収縮によって決まる．もし，筋が弱化しているか適切なときに収縮しなければ，あるいは膜に緩みがある場合や裂傷を負っていれば，ベッドの硬さは十分ではなく，ホースを流れる水を遮ることができない（DeLancey 2002, DeLancey ら 2007）．

尿禁制——尿道括約筋の閉鎖機構

　尿道は，肛門挙筋の収縮と腹圧による外からの圧縮に加えて，尿道そのものの外在筋と内在筋両方のシステムによって閉じられている．尿道には横紋筋と平滑筋の両方が存在し，それらの筋は粘膜下組織内の血管要素と共同して安静時の尿道閉鎖圧 urethra closure pressure に貢献する【訳注：尿道の粘膜や筋にはホルモンの受容体が存在し，それも尿道閉鎖圧の維持に作用している】．横紋筋性括約筋，すなわち外在性の尿道圧迫筋 extrinsic compressor urethra と尿道腟括約筋 urethrovaginal sphincter もタイプ 1 の線維からなり，一定の緊張を維持するのに適している．安静時の尿道閉鎖圧は，尿失禁のある女性よりも健常な女性のほうが高く，また年齢にも影響される（Hilton & Stanton 1983）．

　Constantinou & Govan（1982）は排泄機能に問題のない健常女性を対象に，バルサルバ法（息みあるいは呼気をふりしぼる）と咳のときの尿道内圧および膀胱内圧を計測した．その結果，咳のときには，膀胱内圧の上昇に先行して尿道内圧がおよそ 250ms 上昇することがわかった．この現象はバルサルバ法のときには生じなかった．これは骨盤底と尿道の予測的な反射であると推測する．Thind ら（1991）はこの尿道の予測的な閉鎖について実証した．また，膀胱内圧が正常化した後も短時間尿道圧が上昇したままになると指摘した．

　Bø & Stein（1994）は針筋電図を用いて咳およびバルサルバ法のときの尿道壁の活動を測定した．同時に股関節内転筋，腹筋，殿筋群の活動時についても記録した．その結果，咳をするときに骨盤底，股関節内転筋，殿筋と共同的に尿道壁が収縮していることがわかった．彼らは骨盤底の強化もまた尿道壁を強化することになるとしている．しかし，予測的な反射メカニズムは回復するのだろうか．

　Sapsford ら（2001）は腹筋群と骨盤底筋群の共同収縮パターンを調査した．腹壁の記録にはワイヤー筋電図を使い，骨盤底には表面筋電図を用いた．その結果，腹筋群は骨盤底の収縮指示に応じて収縮し，骨盤底は「お腹を凹ませる」，「固める」という腹部への指示両方で収縮した．また恥骨尾骨筋の最大下収縮の指示により腹横筋に最大の反応が誘発された．この研究結果は骨盤底が腹部深部筋の共同収縮によって促通される可能性があり，逆もまた同様であることを示している．しかし，すべての患者が腹部あるいは骨盤底どちらかへ言葉で促すだけで骨盤底を収縮することができるという仮定は間違っている．Bump ら（1991）らは，骨盤底筋を言葉によって促すだけで【訳注：言葉によるキュー】収縮することができるのは女性の 50％のみであると指摘した．この戦略が用いられる以前にまず腹横筋と骨盤底の反射のつながりを明らかにするよう注意深い分析が必要である．

腹圧性尿失禁

　腹圧性尿失禁は，大きな外傷や長期にわたる微細外傷に続いて，骨盤底（筋や筋膜）の完全性の欠如，あるいは機能の欠落があった場合に生じる可能性がある．骨盤を介して力を伝達する際の戦略が適切でないと，排泄障害，特に腹圧を過剰に上昇させて（Smith ら 2007a, b, Thompson ら 2006），その結果膀胱を繰り返し下方へ圧迫するという障害につながる恐れがある．最適でない戦略として次のようなものが含まれる．

- 腹部を膨らませて呼吸を止める（図 8.42 参照）
- 胸腰椎屈曲と骨盤後傾に伴う腹斜筋の過剰な活動（図 8.41B，C）

- 胸腰椎伸展と骨盤前傾に伴う脊柱起立筋の過剰な活動（図8.40）

経腹超音波画像を使用すると，上記の戦略で膀胱が過剰に動いているのが見える．O'Sullivanら（2002）は，経腹超音波画像を用いて調査を行い，骨盤帯痛のグループではASLRテストの際に膀胱が下降することを指摘した．この下降は骨盤帯に圧縮作用が加えられた場合に最小となった．

機能的な活動において，膀胱の下降はどの程度であれば適切あるいは正常なのだろうか．Peschersら（2001）は39人の健康な未産婦を対象として，バルサルバ法と咳を課題としたときの膀胱頸部の動きを経会陰超音波画像で計測した（ビデオ8.11, 8.12 🖱）．その結果，膀胱頸部が下降する動きの大きさは，バルサルバ法，咳両方の課題でさまざまな値を示し（2〜32cm），腹圧性尿失禁が尿道の過剰な可動性に関係しているという長期に渡って理解されてきた見方に疑問を投げかけた．仙腸関節と同じく（Buyrukら 1995b）膀胱頸部の可動性には大きくばらつきがあるようにみえる．尿禁制は尿道の動きの大きさよりもむしろ制御と尿道の閉鎖によるところが大きいと考える．

Howardら（2000）は，排泄に問題のない未産婦（17人）と経産婦（18人），失禁のある経産婦（23人）の3つのグループを対象に，咳とバルサルバ法を課題としたときの膀胱頸部の下降を調査した．グループ間で膀胱頸部の可動量に統計学的な差はみられず，改めて，尿道の動きが尿禁制の状態を決めるものではないことが示唆された．咳とバルサルバ法の課題間で膀胱頸部の可動量の比較では，排泄に問題のない2つのグループにおいて咳の課題では動きがほとんどみられなかった．逆に尿失禁のあるグループでは課題間で膀胱頸部の可動量に差がなかった．明らかに，排泄に問題のない女性では咳の課題のときに何かが起こっており，尿失禁のある女性ではそれが起こらなかったといえる．3つすべてのグループは咳の課題で同量の圧を発揮していた．しかし，スティフネス値（膀胱頸部の可動量で除した圧変化）は排泄に問題のない未産婦において最大で，次に排泄に問題のない経産婦，尿失禁のある経産婦が最小であった．Howardらはこれらの差を生じる理由が，排泄に問題のない健常女性における機能的な骨盤底にあるとした．彼らは，排泄に問題のない女性と比較して，尿失禁のある女性では骨盤底のスティフネスが非常に低いことを確認した．尿失禁のある女性では骨盤底が伸展しやすく，腹圧が一瞬上昇するときのゆがみ（トランポリンのマットが下がる）に対する抵抗性がほとんど発揮できない状態にあると述べ，そのため確実に尿道を閉鎖することができず，腹圧による尿失禁を生じる可能性があるとした．Thindら（1990）は，腹圧性尿失禁のある女性では予測的な尿道圧の上昇がほとんどみられなかったとして，おそらく伸展しやすく，より柔軟な骨盤底も原因に挙げられるが，主に骨盤底の弱化によると推察している．

Allenら（1990）は96人の女性を対象に，分娩が骨盤底筋とその神経支配にダメージを与えるかどうか確認するため，産前と産後の調査を実施した．その結果，経腟分娩によって骨盤底が弱化することが示され，その回復は産後2ヵ月の時点ではみられなかったと述べた．また，針筋電図を用いて，これらの女性のうち80％に経腟分娩によって骨盤底の部分的な脱神経が生じていたことを明らかにした．分娩第2期が長く，また息みが積極的であった女性で，筋電図学的に最も明らかな脱神経の所見を示した．Ashton-Millerら（2001, 2007）は，肛門挙筋の支配神経が損傷したならば脱神経筋には萎縮が起こるであろうし，さらに受動的支持組織（骨盤内筋膜）に負担がかかり，やがて伸張されて内臓下垂を生じるであろうと述べている．また，前述の通り，腟傍組織の欠損が骨盤筋膜の離開につながる可能性もある．そうなると，尿道を支える膜性組織のスティフネスが片側あるいは両側で減少することになる．そのような状態が生じると，骨盤底は内臓の位置を支える役割を引き継いで，尿道を能動的に閉鎖しなければならない．しかしながら，彼らは「もし筋が膜性組織から完全に剥離してしまっていたら，収縮はできるだろうけれども，収縮によって尿道を挙上することやその位置を安定させる効果はないだろう」と述べている（Ashton-Millerら 2001）．

Bøら（1990）は腹圧性尿失禁の治療において，骨盤底の機能の再教育（強さと持久性のトレーニングを組み合わせた気づきの練習）が60％の女性に効果的であったことを無作為臨床試験で証明した．しかし，この研究では40％の女性が骨盤底筋の強化エクササイズだけでは改善しなかったと指摘している．

Deindleら（1994）は排泄に問題のない未産婦と

腹圧性尿失禁のある経産婦における恥骨尾骨筋の活動パターンを比較した．その結果，尿失禁のあるグループでは2つの違いが明らかになった．

1. 恥骨尾骨筋を随意的に「締める」ことと持久性が不足していた（収縮持続がより短い）
2. 活動のパターンが左右非対称かつ協調的ではないパターンを示していた（左対右）．ときどき反応が片側のみになった

Barbicら（2003）もまた尿失禁のない女性とある女性の肛門挙筋の活動パターンとタイミングを調査した．その結果，肛門挙筋が左右両方とも膀胱圧が上昇する前に収縮していて，尿失禁のあるグループではこの活動タイミングが遅延していたことを明らかにした．彼らは，重要な側面として次のように結論づけている．

> 安定した膀胱頸部は，肛門挙筋がタイミングよく活動していることを意味する．ほかの筋の収縮に先行した活動は……，骨盤筋膜組織に事前に緊張をもたらし，腹圧の上昇でもたらされる下向きの力で伸張される柔軟性をほぼなくすことが可能である．

尿失禁のある女性では骨盤底の活動タイミングに差があるのだろうか．Smithら（2007b）は16人の腹圧性尿失禁のある女性を対象にHodgesら（2007）の上肢の反復運動の手法を使って体幹動揺を繰り返す実験を行い，健常な排泄に問題のないコントロール群の結果と比較検討した．肩の屈曲と伸展運動において，健常女性では三角筋前部線維の活動開始前に骨盤底の筋電図学的活動が増加した〔Hodgesら（2007）の結果を支持するものとなった〕．しかし，腹圧性尿失禁のある女性では，三角筋の活動開始後に骨盤底の活動が増加し，姿勢動揺課題の際の肛門挙筋の活動遅延が認められた．これらの発見は先行研究であるBarbicら（2003）の結果を支持している．

Smithら（2007a）は，同じ実験で，今度は膀胱が充満している状態で課題を課し，その結果両群に違いがみられないことが明らかとなった．膀胱が適度に充満している場合，排泄に問題のない群と尿失禁のある群の両方とも骨盤底の筋電図学的活動が減少した．興味深いことに，腹部表在筋と脊柱起立筋の活動は増加が認められた．これは尿漏れしないように努力していることの現れであろう．注目すべきことは，腹圧性尿失禁のある女性では骨盤底筋は「弱化」していることが証明されているにもかかわらず，筋電図学的データはこれらの女性で増えていた点である（Bø 2003, Deindleら1994, Mørkvedら2004）．

前述の研究（Smithら2007a）で用いた姿勢動揺課題は予測可能であった．被験者は，ランダムに変化する光の色に応じて上肢を素早く動かしていた（光の色の違いは動きの方向の違いを表す）．そのため次の研究では（Smithら2007b），予測可能な課題が除外され，被験者は目隠しをされ，予測できない状況で伸ばした手に持ったバケツに1kgの重りが30cmの高さから落とされるという課題が用いられた．この課題遂行時にいくつかのEMG活動が記録され，次のような結果となった．骨盤底のEMG原波形データは中等度と重度の尿失禁のある女性で増加していた．外腹斜筋のEMGデータも重度の腹圧性尿失禁の女性で増加がみられた．急な負荷に対しては，重度の失禁女性では外腹斜筋と骨盤底筋の活動を高める戦略を選択していた．骨盤底筋と外腹斜筋のEMGデータの増加が一緒に生じたことは，腹圧と膀胱内圧が上昇したことを示し，間違いなく確実に尿禁制を保つための努力の現れであると考える．EMGの反応は排泄に問題のない群および尿失禁のある群両方で大きくなっていて，Smithら（2007b）は，動揺が予測できない場合，必要とされる活動を神経システムが大きく見積もるのではないかと推察している．

これらの発見は，尿失禁が骨盤底筋の活動低下や弱化のみに関係しているという前提に挑むものであり，腹部キャニスターを介して力が伝達する際の最適でない戦略が腹圧性尿失禁の治療における重要な指標となることを示唆している．この説は，Thompsonら（2006）の研究結果に支持される．彼らは，骨盤底筋を収縮して挙上を試みたときに逆にいつも降下する反応を生じる（超音波で即時的に確認）（Thompsonら2005）腹圧性尿失禁の女性のグループを対象に，多くの筋のEMG活動を記録する研究を実施した．筋活動のパターンは骨盤底筋の収縮およびバルサルバ法を課題として表面筋電図で計測された．その結果，骨盤底筋を収縮しようと試みたときに骨盤底筋，内腹斜筋，脊柱起立筋，腹直筋においてEMG活動が増加した（すなわち同時収縮による過剰固定戦略bracing strategy）．被験者は深部筋システムを分離して収縮することができなかった（図6.14）．また，バルサルバ課題では計測したすべての筋でEMG活動の増加が認められた．

妊娠・出産と併発する恐れのある問題　CHAPTER 6

であった．骨盤底筋の活動量は両グループとも坐位姿勢によってさまざまであった（寄りかかったスランプ姿勢と寄りかかっていない直立姿勢）が，この研究によると坐位における骨盤底の活動は，尿失禁のある女性では少なかった．Smith ら（2007b）は，立位では尿失禁のある女性では骨盤底筋の活動が増加すると報告した．この違いは，課題および戦略の違いが影響していると考える．

Peng ら（2007）は，2 次元の経会陰超音波装置を用いて肛門直腸角 anorectal angle（ARA）の変位，軌跡，速度，加速度を解析する手法を発展させた．計測は，健常女性および尿失禁のある女性を対象に骨盤底筋の収縮，バルサルバ法，咳それぞれの課題を遂行した際に行われた．その結果は，前述の Howard ら（2000）の研究から浮かび上がった疑問が解決されるものであった．健常女性と尿失禁のある女性の咳をしたときのメカニズムの違いはどのようなものか．健常女性では，骨盤底筋の収縮の結果，尿道に向かって，頭腹側に肛門直腸角が上昇した（図 8.89B，ビデオ 8.10 ）．バルサルバ課題では肛門直腸角は尾背側へ動きが認められた（図 8.89C，ビデオ 8.11 ）．咳課題遂行時は，小さく頭腹側へ挙上し，続いて開始時の位置を過ぎると尾背側へ動き，さらに頭腹方向へ動いて開始時の位置に戻った（図 8.89D，ビデオ 8.12 ）．尿失禁のグループでは，骨盤底筋収縮時の肛門直腸角の軌跡にはばらつきがみられ，挙上が尿道の方向へ向かっていない場合が多かった（ビデオ 8.13 ）．このグループでは，バルサルバ課題（ビデオ 8.14 ）と咳課題（ビデオ 8.15 ）の両方で肛門直腸角が尾背側へのみ動いているのが認められた．

Peng ら（2006）によると以下の通りである．

> 健常女性の機能的な骨盤底筋は，咳の前，咳の間にも，腹圧の上昇につれて尾背側へ動くのに対して抵抗するブレーキのように，尿生殖組織の支えとして作用する．腹圧性尿失禁の女性では，この骨盤底の「ブレーキ」が遅くかかるか，あるいは効きが弱いようである．これは，肛門直腸角の変位が増加したことで証明された．

増加するエビデンスの多くは，骨盤底筋の活動のタイミング遅延が機能に影響を与えることを示唆している．骨盤帯を介して力の伝達が生じている間中尿を自制するには，適切な膀胱の位置と制御が必要であり，これには適切なタイミングで効果的に収縮し，かつ深部筋システムの持続的な共同収

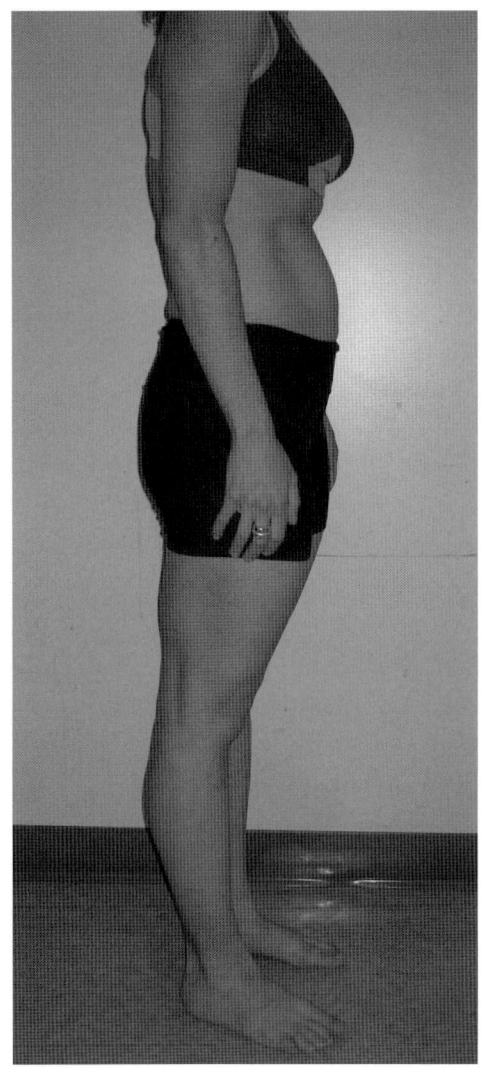

図 6.14 この産後の女性はおへそを脊柱へ寄せるように考えて腹横筋を収縮させている．この支持は腹壁の深部筋をトレーニングする際に一般的に用いられるものである．両側の外腹斜筋を過剰に活動させているため，上腹部が窪んでいる．腹部活動のこのパターンは一般的に腹圧性尿失禁の女性にみられる

安静時に計測したときは，骨盤底筋と外腹斜筋の EMG 活動が増加しており，これは Smith ら（2007b）の結果と一致している．

反対に，Sapsford ら（2008）は，尿失禁のある女性を対象にさまざまな坐位（背もたれに寄りかかったスランプ姿勢，寄りかかっていない直立姿勢，直立姿勢からさらに長軸方向に伸びた姿勢）における骨盤底筋の活動を調査し，排泄に問題のない女性と結果を比較したところ，尿失禁のある女性では 3 つすべての坐位で骨盤底筋の活動が低いという結果

139

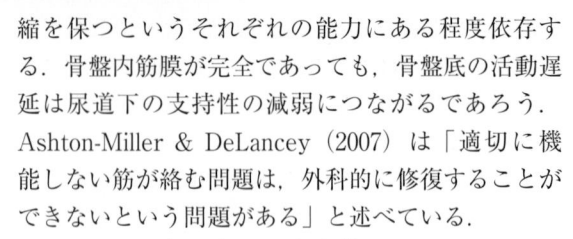

縮を保つというそれぞれの能力にある程度依存する．骨盤内筋膜が完全であっても，骨盤底の活動遅延は尿道下の支持性の減弱につながるであろう．Ashton-Miller & DeLancey（2007）は「適切に機能しない筋が絡む問題は，外科的に修復することができないという問題がある」と述べている．

DeLancey（2005）はこう記載している．

> 骨盤底の機能不全の問題は，1年に30万～40万人のアメリカ女性を襲い，重篤な場合には外科的処置を必要とする．手術をしたうちの30％は再手術となる．この問題の高い有病率は予防的戦略の必要性を示唆しており，再手術がよく行われるということは治療の改善の必要性を示している．予防および治療の改善の道を発展させるには，原因となるメカニズムを明らかにし，そしてなぜ手術が失敗したのか科学的に有効な研究によって明かすしかないであろう．25％の予防を達成したとすると，われわれは9万人の女性を骨盤底の機能不全の問題から救うことができ，25％の治療の改善が提供できたとするとわれわれは3万人の女性を2回目の手術から回避させることができるのである．

このおびただしい数字は，また示唆に富む数字でもある．再手術率の高さは，力の伝達に望ましくない戦略によって機能的損失が生まれ，それが術後にも継続することを物語っている．外傷による解剖学的な機能不全のみが原因なのだろうか．これはエビデンスにはまだなっていない．DeLanceyは次のようにも述べている．「これらの目標を成し遂げるため，われわれは，これらの問題の糸口となる女性の生活における特殊なイベントや行動様式を明かさなければならない」．

まとめ

エビデンスは，骨盤底が尿道の閉鎖に重要な役割を果たすことを示している．健常者の場合，骨盤底筋は低レベルで一定の活動をしており，体幹の動揺に対してフィードフォワードの活動がみられる（すなわち，予測的な負荷における活動の増加）．膜性組織が完全でコントロールシステムが十分に働く場合，骨盤底筋は腹横筋と共同収縮をして，この共同活動が腰部骨盤帯機能と尿道の閉鎖を促す作用をする．

ママのための産後の健康プログラム
──産後の形状と機能の回復

『ママのための産後の健康プログラム The Postpartum Health for Moms program』は，母親たちがたとえ腰痛や尿漏れを患っていなくても，事前対策として産後の形状と機能の回復を図るため，世界のお母さん方を教育し励まそうという試みで，2001年に初めて紹介され（Lee 2001），2006年に改訂した（Lee & Lee 2006）．

宣伝文句は次の通りである．

> このプログラムの目標は，腰と骨盤の機能を適切に回復させるため，必要な知識と技術を身につけてもらうことです．プログラムは，特に妊娠と出産を通して生じる影響に焦点を当てています．エクササイズを覚えるだけでなく，一緒に知識も学べば，腰と骨盤が負荷に対して最適に対応する状態を取り戻すのに一層役立ちます．最適な動きと，負荷に対する最適な戦略を身につけると，子宮脱や膀胱の機能不全といった問題を予防するだけでなく，将来腰痛や骨盤痛を患うリスクが減ることになります．

女性がますます前向きに取り組み，予防的なヘルスケアの重要性を理解するようになるに従って，パーソナルトレーナー，エクササイズインストラクター，また理学療法士も，このプログラムの内容をそれぞれの施設に採り入れることに非常に興味を示している．この『ママのための産後の健康プログラム』はトレーナーやセラピスト向けに，この本に含まれている関連する情報をグループクラスで伝えることができるよう，必要な教育ツール（マイクロソフトPowerpointフォーマットのスライドとクライアント用のワークブック）を提供するものである．これらの教育／エクササイズクラスがもっと世界中で開催されて，産後に形状と機能を回復することで，妊娠にかかわる骨盤帯痛や臓器脱，尿失禁の有病率が減少する時がくることを望んでいる．お母さん方の構えにも変化が生じていて，20年前と違って，子どもをもつことで自分たちの姿勢の保ち方やコントロール，コンチネンスを犠牲にするのが当然と受けとめる女性は少なくなってきた．このプログラムのさらなる情報はオンライン www.discoverphysio.ca で入手できる．

示唆している．同様に，主に会陰部痛や尿失禁，臓器脱を診る骨盤底専門のセラピストもまた，腹部キャニスター全体の評価と治療を含めなればならない（Lee & Lee 2004b, 2007）．両者とも同じ状態，つまり腰部骨盤領域における力の伝達不良につながる望ましくない戦略を対象としている．この最適でない戦略は，腰椎や骨盤の関節の動きのコントロールが不十分になる，尿道の閉鎖が十分でなくなる，あるいは内臓の位置が不利になってしまうという形で現れる．単に部分ではなく腹部キャニスター全体の機能と機能不全に対するわれわれの理解は，リサーチによって裏づけされる．機能障害に陥った腰部骨盤股関節複合体の治療は，最適な戦略の回復を考慮し，多様なシステムの機能障害に焦点をあてた統合アプローチでなければならない．機能とパフォーマンスの最適な戦略は，コントロールされた可動性，コンチネンスの維持と内臓の支持，呼吸を保証する．妊娠と出産は，骨盤の筋骨格系要素そして内臓の要素両方において，女性が力の伝達に用いてきた戦略に著しい変化をもたらす．症候性であっても無症候性であっても，機能とパフォーマンスの最適な戦略を回復し，それがいずれ骨盤帯痛，臓器脱，そして尿失禁の有病率に反映されるよう期待する．

　ここで本書の理論的部分を終える．そろそろ，恐らく「どうやってこの筋をリリースしたり，あの関節の可動性を出したり，筋の深部システムと表在システムの共同作用をどうやって回復させたり協調性を促したりすればよいのか」と思っていることだろう．「いつ，何をすればよいか」．その答えは，この続き，本書のパート2で！

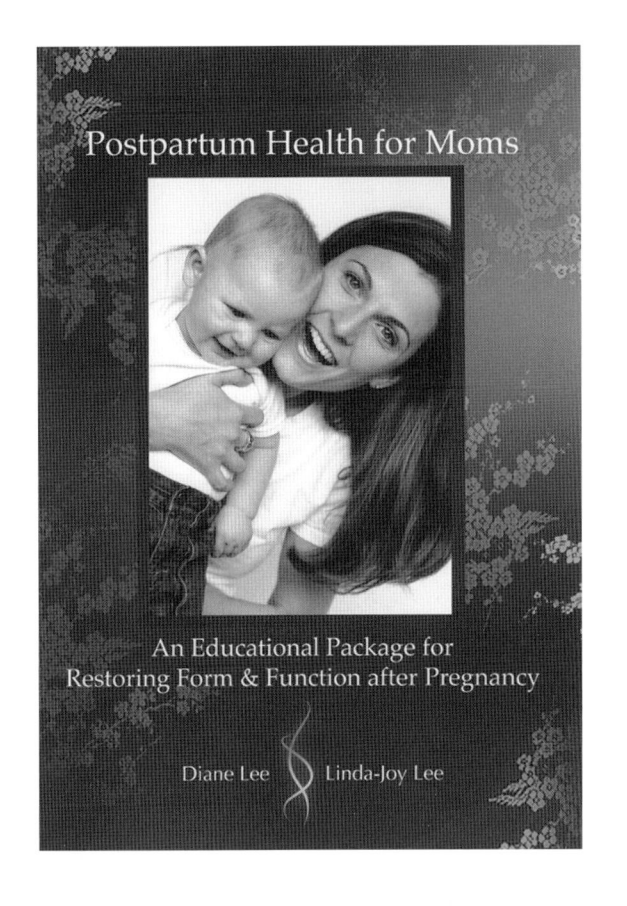

まとめ

　臨床上の経験はもちろん，リサーチが示しているのは，運動器を専門とする理学療法士は腹圧性尿失禁のある患者と同様，骨盤帯痛の患者に対しても骨盤底の評価と治療を包括しなければならないことを

臨床の実践――臨床家にとっての本質

7

Linda-Joy Lee　Diane Lee

章の内容

知識――専門家に必要なもの・・・・・・・・143
エビデンスに基づいた実践――どこから生まれ，
どこへ向かうのか？・・・・・・・・・・・144
痛みを理解する――われわれが知るべきことは？
・・・・・・・・・・・・・・・・・・・148
分類と臨床予測ルール――われわれは聖杯を探
しているわけではない・・・・・・・・・154
痛みよりも大切なこと――最適な健康のための
統合システム・・・・・・・・・・・・・159
能力障害と痛みに対する統合システムモデル
――人物全体とその問題を理解するための
枠組み・・・・・・・・・・・・・・・・161
まとめ・・・・・・・・・・・・・・・・167

知識――専門家に必要なもの

　健康にかかわる専門家はすべて，仕事で必要となる知識を獲得する作業に相当な年数を費やす．知識にはどのような種類があり，われわれが日常的に必要としているものはどれであろうか．知識とは，以下のように分類される．

1. 命題的 propositional，論理的 theoretical あるいは科学的知識 scientific knowledge（Higgs & Titchen 1995）．これらは宣言的知識 declarative knowledge として知られる（Jensen ら 2007）
2. 非命題的 non-propositional，専門技術的知識 professional craft knowledge（何かのやり方を知る knowing how to do something）

（Higgs&Titchen 1995），あるいは手続き的知識 procedural（Jensen ら 2007）．非命題的知識には個人的知識 personal knowledge や，個人としてあるいは他者との関係においてその人を知ることが含まれる

　命題的または宣言的知識とは内容に関する知識に言及するもので，専門家とは形式的な研究から得た事実に基づいた情報を基盤とするという考え方に立っている（第4，5章）．さらに，この分類は既存の経験的なプロトコルから発展した論理的知識，および同じ学問や論理のなかで専門家との対話から得られた原理原則を含んでいる（Higgs 2004）．

　非命題的あるいは手続き的知識とは関節を動かす方法，過緊張状態の筋をリリースする方法，神経ネットワークを再度つなぐ方法，動きのパターンを再教育する方法など，専門職に関連した事柄のハウツー（技術や個人的知識）を知ることと関係し，個々の変化を刺激するものである．この知識は専門家としての経験と個人的な経験の両面について内省 reflection（何が作用したのか，何が作用しなかったのか，どのように進められたか，異なったアウトカムを達成するにはどのように扱うべきなのか）することで得られる．歴史的に見ると，非命題的知識が医学と理学療法両方の基礎をなしていた．すべてのセラピーは専門家の観点，個人的知識，価値観，信条に影響される．これは介入の結果にかかわるものであり，特殊な治療の有効性を研究する臨床試験ではあまり考慮されない（例えば，マニピュレーションとエクササイズのどちらが腰痛の治療により有効か実証することを目的とする実験）．

　大半の専門家は，技能面（非命題的あるいは技術

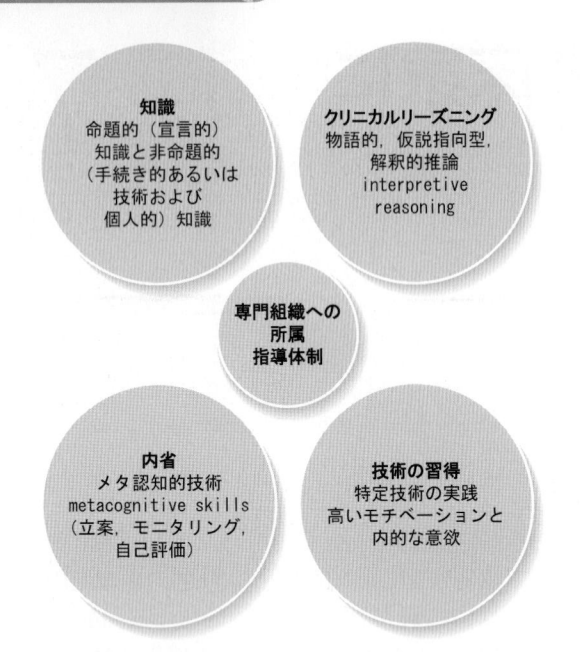

図 7.1 臨床的な専門的知識を展開するための5つの要素 Jensenら 2007 より引用

だけでなく臨床理論や研究（命題的）にかかわる知識を向上するため，卒後教育を継続して受けるか専門的なカンファレンスに参加する．しかし，Rivett & Jones (2004) は，カンファレンスでも講習会でも，日常的な臨床診療の重要な要素であるクリニカルリーズニングが軽視される傾向にあるとしている．専門家は新たに学んだ科学的で理論的な知識を，臨床診療にどのように統合するべきか．誰に適応するもので，いつ新しい技術を使うのが適切なのか．臨床診療は常に，論理と推論を適度に含んだ科学と「芸術」が混ぜ合わされたものである．臨床の専門的技能は推論，内省，技術の習得，そして長年に渡る知識〔命題的（宣言的）知識と非命題的（手続き的および個人的）知識〕を追求し続けることで生まれる（図7.1）(Jensenら 2007)．それには時間と鍛錬が必要とされ，また，たいてい個人およびグループ両面での指導体制や専門的組織への所属が必要となる．

近年，最善の診療を実践するため，専門家はあらゆる臨床的な決定を下すときエビデンスに基づくことが求められている．しかし，エビデンスに基づく実践 evidence-based practice という言葉は，人によって異なったことを意味するように思える．エビデンスに基づく医療とは何か，そしてその歴史はどのようなものなのか．

エビデンスに基づいた実践——どこから生まれ，どこへ向かうのか？

1989年に本書の第1版が出版されたとき，エビデンスに基づく実践という言葉はまだ誕生していなかった．何か出版物（臨床意見や科学的研究）にアクセスするには，大学の図書館へ行き，Index Medicus で関連文献を探し，次にジャーナルが置いてある棚へ向かい，そこにあることを期待するという一連の行動を取るしかなかった時代であった．そしてさらに，硬貨を握ってコピー機前の長蛇の列に並ばなければならなかった．1989年当時，インターネットは国防総省でしか使われておらず，一般には1992年に公開された．

1970年代と1980年代には，理学療法界においてリーダーたちが彼らの経験と専門的知識に基づき，さまざまな臨床的な理論，プロトコル，テクニックを広く指導した．臨床診療の知識をさらに求めていたセラピスト達は短期の講習会に参加し，彼らの伝えるモデルの代弁者になった．その時代，「あなたは何のセラピストか」「どのモデルを学んでいるのか」と尋ねられるのが常であった〔例えば，Maitland, Cyriax, Kaltenborn, Mackenzie など（図7.2）〕．幸運にも，カナダ徒手療法アカデミー創設者たち（Cliff Fowler, David Lamb, John Oldham）は，これらのアプローチのうちの1つだけを採用することも特定のアプローチのみを攻撃することもしないと判断を下し，後に，すべてのモデルの情報を網羅した統合カリキュラムを発展させた．カナダのマニュアルセラピストは1975年に運動器のマニュアルセラピーの卒後研修のはじめから統合アプローチに接してから，患者に痛みを引き起こす機能障害とメカニズムの両方を理解するための推論と批判的思考 critical thinking に慣れ親しんでいる．

「エビデンスに基づいた evidence-based」という言葉は1990年に David Eddy によって初めて用いられ，また「エビデンスに基づいた医療 evidence-based medicine」については1992年に Guyatt らによって用いられた．「最良なエビデンス best evidence」を決めるための方法論は，主に David Sackett と Gordon Guyatt 率いる Canadian McMaster 大学のグループによって確立された．スコットランドの疫学者である Archie Cochrane 教

図 7.2 1980年にニュージーランドのクライストチャーチで開催されたIFOMT会議の基調講演の講師．前列左から右へ James Cyriax 博士，Robin McKenzie 氏，Geoff Maitland 氏，Sandy Burkrt 博士，Alan Stoddard 博士．後列左から右へIFOMT事務局長の Ian Searle 氏と講師 Stanley Paris 博士

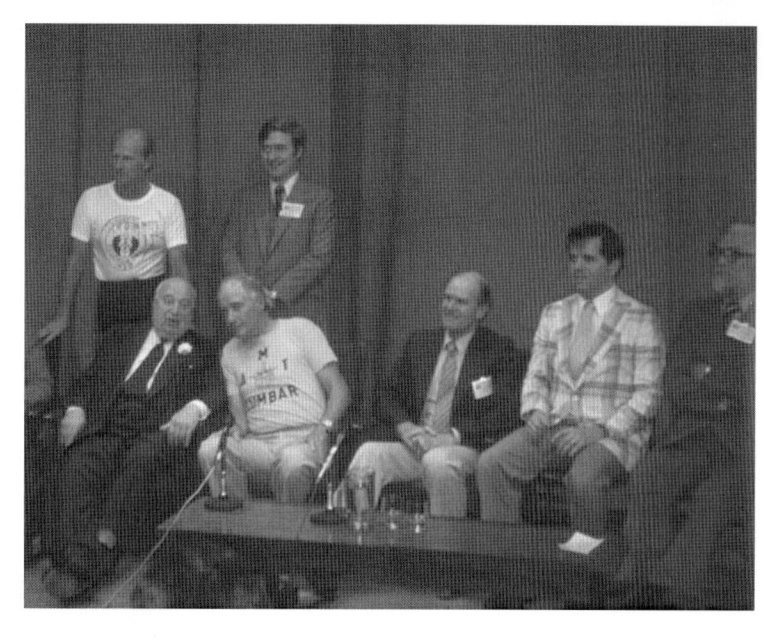

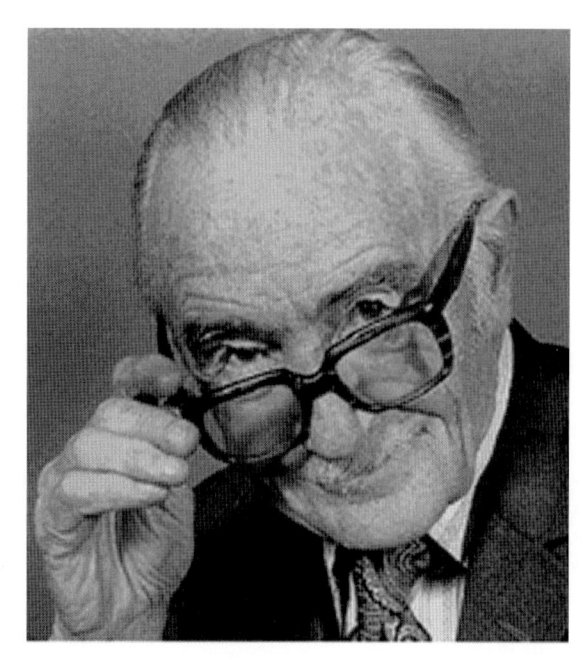

図 7.3 コクラン共同計画 Cochrane Collaboration の名前の由来である Archie Cochrane 教授

授（図7.3）はエビデンスに基づく医療の背景にある原則を広めたことで評価されている人物である（Cochrane 1972）．Cochrane の名はエビデンスに基づく医学研究をする施設であるコクランセンターや国際的組織であるコクラン共同計画の名称にも使われ，その仕事は尊敬の念を集めた．1990年代はじめから研究によるエビデンスが急増し，またそれらエビデンスへアクセスしやすくなり，簡単にインターネットで索引を検索しフルテキストの論文へたどり着き，リサーチや正式な研究の情報を手に入れられるようになった．ただ残念なことに，研究センターや大学に所属していない臨床家にとってはフルテキストの論文を得るにはまだ制約があり，高価であることは変わりない．

エビデンスに基づいた医療は，臨床的根拠のタイプ別に分類，ランクづけをされる．「エビデンスレベル levels of evidence」または「エビデンスの強さ strength of evidence」という言葉は，さまざまな偏りをなくすため，研究の推奨度合いに基づいてエビデンスをランキングするプロトコルのことをいう．治療的介入に関する最も高いエビデンスレベルは，同質の患者母集団および状態を対象に，無作為抽出，二重盲検法，プラセボ対照試験のみを扱ったシステマティックレビューまたはメタアナリシスである．専門家の意見はエビデンスとしてはほとんど価値がなく，プラセボ効果やケースの観察およびケースレポート両方に生じる偏りや，真の専門家を識別する難しさがあるため最低の位置にランクづけされる．表7.1はオックスフォード大学EBMセンターが提唱しているエビデンスレベルの概略である．作成者は Bob Phillips，Chris Ball，Dave Sackett，Doug Badenoch，Sharon Straus，Brian Haynes，Martin Dawes である．

表 7.1 Oxford Evidence-based Medicine Centre のエビデンス・スケール（2001 年 5 月）

レベル	治療／予防，病因／害	予後	診断	鑑別診断／病状保有率研究	経済・決断分析
1a	ランダム化比較試験のシステマティックレビュー（均質性*あり）	コホート研究のシステマティックレビュー（均質性*あり）：複数の異なる集団で妥当性が検証された臨床決断則†	レベル 1 の診断的研究のシステマティックレビュー（均質性*あり）：複数の異なる医療施設で行われたレベル 1b の研究を基にした臨床決断則†	前向きコホート研究のシステマティックレビュー（均質性*あり）	レベル 1 の経済研究のシステマティックレビュー（均質性*あり）
1b	個々のランダム化比較試験（信頼区間‡の狭いもの）	追跡率 80％より大きい個々の発端コホート研究：ある 1 つの集団で妥当性が検証された臨床決断則†	適切な†††参照基準を用いた妥当性確認目的のコホート研究：あるいは 1 つの医療施設で試みられた臨床決断則†	よい追跡がなされている****前向きコホート研究	臨床的に意義が認められるコストまたはその代理指標となるものに基づいた分析で，システマティックレビューであり，多元感度分析を含むもの
1c	全例生存または死亡している場合§	対象全員が生存しているか，または死亡しているような症例集積	絶対的な特異度で検査陽性のとき診断確定できるもの（SpPins）††，または絶対的な感度で検査陰性のとき診断から除外できるもの（SnNout）††	対象全員が生存あるいは死亡しているような症例集積	絶対的より価値の高い分析または絶対的価値の低い分析††††
2a	コホート研究のシステマティック・レビュー（均質性*あり）	後ろ向きコホート研究やランダム化比較試験の非治療対照群におけるシステマティック・レビュー（均質性*あり）	レベル 2 より優れた診断的研究のシステマティック・レビュー（均質性*あり）	レベル 2b またはそれより優れたシステマティック・レビュー（均質性*あり）	レベル 2 より優れた経済研究のシステマティック・レビュー（均質性*あり）
2b	個々のコホート研究（質の低いランダム化比較試験を含む：例として，80％未満の追跡率）	後ろ向きコホート研究あるいはランダム化比較試験の非治療群の追跡：研究結果から導かれた臨床決断則，あるいは折半法§§§のみで妥当性が検証されたもの	適切な†††参照基準を用いた探索的**コホート研究：研究結果から導き出された臨床決断則，あるいは折半法§§§もしくはデータベースのみで妥当性が検証されたもの	後ろ向きコホート研究あるいは追跡が不十分なもの	臨床的に意義が認められるコストあるいはその代理指標となるものに基づいた分析で，限定的なエビデンスのレビューあるいは単独の研究で，多元感度分析をしているもの
2c	アウトカム研究：生態学的研究	アウトカム研究		生態学的研究	監査（Audit）あるいはアウトカム研究
3a	症例対照研究のシステマティック・レビュー（均質性*あり）		レベル 3b またはそれより優れたシステマティック・レビュー（均質性*あり）	レベル 3b またはそれより優れたシステマティック・レビュー（均質性*あり）	レベル 3b またはそれより優れたシステマティック・レビュー（均質性*あり）
3b	個々の症例対照研究		非連続的な研究，または一貫した参照基準が適用されていない研究	限定的な代理指標やコストに基づいた分析，質の低いデータの推定値，しかし臨床的に意義のある変数を組み合わせた感度分析を含む	

表 7.1 Oxford Evidence-based Medicine Centre のエビデンス・スケール（2001 年 5 月）

レベル	治療／予防，病因／害	予後	診断	鑑別診断／病状保有率研究	経済・決断分析
4	症例集積（および質の低いコホート研究や症例対照研究[§§]）	症例集積（および質の低い予後コホート研究[***]）	症例対照研究で，不適切あるいは非独立的な参照基準を適用しているもの	症例集積または確定的でない参照基準	感度分析が行われていない分析
5	明確な批判的吟味が行われていない，あるいは生理学や基礎実験，原理に基づいた専門家の意見	明確な批判的吟味が行われていない，あるいは生理学，基礎実験，原理に基づいた専門家の意見	明確な批判的吟味が行われていない，あるいは生理学，基礎実験，原理に基づいた専門家の意見	明確な批判的吟味が行われていない，あるいは生理学，基礎実験，原理に基づいた専門家の意見	明確な批判的吟味が行われていない，あるいは生理学，基礎実験，原理に基づいた専門家の意見

1998 年 11 月に Bob Phillips, Chris Ball, Dave Sackett, Doug Badenoch, Sharon Straus, Brian Haynes, Martin Dawes によって作成．
ユーザーは最終的な回答を提供していないもののレベルを示すため，"−" のサインを加えることができる．広い信頼区間を有する単一の結果（例えば，ランダム化比較試験における絶対リスク減少は統計学的には有意差があるものの，その信頼区間は臨床的に重要な利益または害を考慮しない），あるいは，やっかいな（そして統計学的に有意）均質性のあるシステマティック・レビューのどちらもありえるためである．そのようなエビデンスは確定的ではなく，したがって推奨度は Grade D のみである．
Grade の推奨度：A：一貫したレベル 1 の研究，B：一貫したレベル 2 または 3 の研究あるいはレベル 1 の研究からの推定，C：レベル 4 の研究またはレベル 2 あるいは 3 の研究からの推定，D：レベル 5 のエビデンスまたは不透明で一貫性がなく，あるいはどのレベルの研究にも当てはまらない．
推定とは，オリジナル研究の状況とに比べてデータが潜在的に臨床的に重要な違いがある状況において用いられる．
* 均質性とは，システマティック・レビューにおいて個々の研究間の結果の方向性または結果の程度に危惧される変量（異質性）がないことを意味する．統計学的にすべての有意な異質性があるシステマティック・レビューすべてを危惧する必要はなく，またシステマティック・レビューにおいて危惧される異質性がすべて統計学的に有意であるわけではない．上記の通り，危惧を与える異質性を示す研究は表記レベルの後に "−" を着けるべきである．
† 臨床決断則（これらは予後予測あるいは診断の分類につながるアルゴリズムまたは判定基準である）．
‡ いかに信頼区間が広い試験や他の研究を離席し，レベル付けし，利用するかに関しては上記を参照．
§ 治療が用いられる前は全員死亡したが，治療が用いられるようになって生存する患者が出てきた場合，あるいはその治療が用いられる前には死ぬ患者がいたものの，用いられるようになって死亡患者がいなくなった場合．
§§ 質の低いコホート研究とは，比較する群を明確に定義していない，あるいは曝露とアウトカムの測定を曝露群と非曝露群の間で同じ客観的な方法（できれば盲検化して）実施していない，患者を十分に長く完全に追跡していないことを意味する．質の低い症例対照研究とは，比較する群を明確に定義していない，あるいは曝露とアウトカムの測定を対照群と症例群の間で同じ客観的な方法（できれば盲検化して）実施していない，既知の交絡因子を実証あるいは適切に調整できていないことを意味する．
§§§ 折半法による妥当性検証 Split-sample validation は情報をすべて収集した上で，人為的に対象を派生群 derivation と検証対照群 validation に分けて実施するものである．
†† Absolute SpPins は診断の特異度が高く，陽性の検査結果がでたときに確定診断ができる．Absolute SnNout は診断の感度が十分高く陰性の検査結果がでたときに疾患なしと判定できる．
††† 適切な参照基準とは，検査とは独立して，かつ盲検的あるいは客観的に患者全員に適用されるものである．不適切な参照基準とは，無計画に適用されているが，検査とは独立している．独立していない参照基準の使用（検査が基準と重なる部分があったり，検査が基準に影響する）はレベル 4 の研究に含まれる．
†††† より価値の高い治療とは，明らかに良い治療でありながら安価，あるいは同程度かコストがかからない治療である．価値の低い治療とは，良い治療ではあるが高価，あるいは同程度かコストが嵩む治療である．
** 検証的研究 validating study とは，既知のエビデンスに基づいて特異的な診断法の質を分析するものである．探索的研究 exploratory study とは，情報を収集して，どの因子が有意であるかを見つけるためデータをくまなく探るものである（例えば，回帰分析を使用）．
*** 質の低い予後コホート研究とは，既にターゲットとなるアウトカムが判明している患者に偏ったサンプリングがなされる，あるいはアウトカムの評価が研究対象の 80％未満である．アウトカムが盲検的ではなく，非客観的な方法で決定される，交絡因子の整理がなされていないもののことである．
**** 異なる診断的研究における良い追跡調査とは 80％よりも高く，代替の診断に十分な時間をとったものである（例えば，急性期疾患では 1〜6 ヵ月，慢性期疾患では 1〜5 年）．

エビデンスに基づいた実践（EBP）は健康管理（医学のみならず）にかかわるすべての学問を含み，最良の診療実践と同義になっている．しかし，この言葉が真に意味するところは何か．一部にとっては，EBPとは，臨床家は「エビデンスレベル」で高位置にランクづけされた研究に裏打ちされた評価テストや治療テクニックあるいは治療プロトコルのみを用いるものであると理解しているように見える．しかし，多くの理由からこの意見は支持し難い．その1つに，まだ十分なエビデンスが揃っていないことが挙げられる．実際，臨床診療で遭遇するあらゆる場面に対する十分な科学的エビデンスがあるだろうか．Sackettら（2000）はEBPを「臨床の専門家と患者の価値を踏まえた最良の研究エビデンスの統合」と定義している（図7.4）．彼らは以下のように述べている．

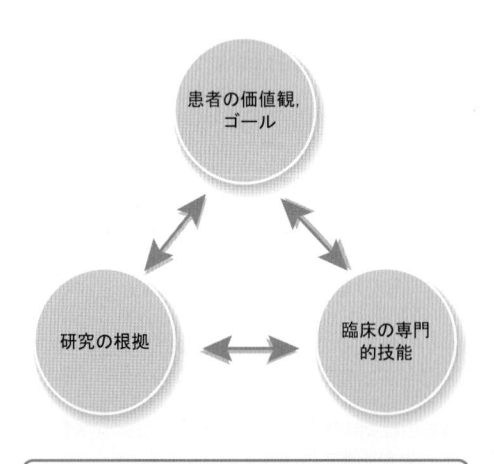

> 形式上の臨床のエビデンスは告知することができる．しかし，個々の臨床の専門的技能を置き替えることは決してできるものではない．また，形式上のエビデンスが患者に本当に応用できるかどうか，どのように臨床決定に統合すべきか決めることができる，それこそが専門的技能である．

臨床的な専門的技能 clinical expertise とは，前述の通り，命題的（宣言的）知識かつ非命題的（手続き的，手工芸的，個人的）知識の両方の折り合いをつけること，つまり，正しいことを正しいときに，すべきこととその方法をわかっていること（クリニカルリーズニングと技能）である．科学研究によってもたらされた類の知識は1種類の知識だけを構築する．Sackettらの定義によるとEBPにおいて，臨床的な専門技能は研究のエビデンスと並ぶ役割がある．本書の第2部における重要な目標は，多様な種類の知識を探り，臨床の専門的知識の展開を促すことである．EBPの3つ目の要素である患者の価値観およびゴールは，研究と専門的知識すべてが注ぎ込まれたときに達成される．

近年，「エビデンス情報に基づく evidence-informed」という言葉が現れ，その意図するところは，臨床診療で遭遇するあらゆる場面に対して十分な研究エビデンスがないので，臨床家はすでにわかっていることを知らせ，状況に応じて臨床決定をするべきであるということである．しかしながら，SackettらのEBPの定義に賛同するなら，臨床的な専門的技能（推論と技術）は最良の診療実践の定義に含まれており，言葉を修正する必要性はない．

痛みを理解する――われわれが知るべきことは？

腰部骨盤股関節（LPH）複合体に痛みのある患者の治療に当たる上で，痛みのメカニズムを神経生理学的に理解することは必要不可欠である．1965年にMelzackとWallが痛みのゲートコントロールセオリー gate control theory of pain を発表してから，痛みに関する研究や治療が飛躍的に進歩している．本書でこのトピックスを掘り下げることはしないが，代わりに主な特徴をハイライトし，本書で用いる共通の言語を明確にしておきたい．さらに掘り下げた議論や，歴史的また社会文化的な見地や，痛みの神経生理学について患者教育を補助するツールを学ぶには，以下の書物を読むことをお薦めする（インタレストボックス1参照）．

何が痛みを引き起こしているのか？　痛みのドライバーの探究

末梢組織における「痛みのドライバー pain driver【訳注：ドライバーとは，駆動因子のことで，その問題を生じさせている要因】」の探究としては，まず17世紀にDescartesが，組織の損傷を知らせ

図7.4 Sackettら（2000）によって定義される根拠に基づいた実践の3つの要素

臨床の実践──臨床家にとっての本質　CHAPTER 7

インタレストボックス 1
痛みの神経生理学をより理解するための参考資料

Butler D S 2000 The sensitive nervous system. NOI Group Publications, Adelaide, Australia
Butler D S, Moseley G L 2003 Explain pain. NOI Group Publications, Adelaide, Australia
Strong J, Unruh, A M, Wright A, Baxter G E 2002 Pain, a textbook for therapists. Churchill Livingstone, Edinburgh
Main C J, Spanswick C C 2000 Pain management: an interdisciplinary approach. Churchill Livingstone, Edinburgh
Melzack R 2001 Pain and the neuromatrix in the brain. Journal of Dental Education 65(12): 1378-82
Melzack R 2005 Evolution of the neuromatrix theory of pain. The Prithvi Raj Lecture: Presented at the third World Congress of World Institute of Pain, Barcelona, 2004. Pain practice: the official journal of World Institute of Pain 5(2):85-94
Moseley G L 2007 Reconceptualising pain according to modern pain science. Physical Therapy Reviews 12:169-178
Melzack R, Wall P D 1996 The challenge of pain Penguin Global, London (or later edition)
Wall P D 1999 Pain: the science of suffering. Weidenfield & Nicholson, London (or later edition)

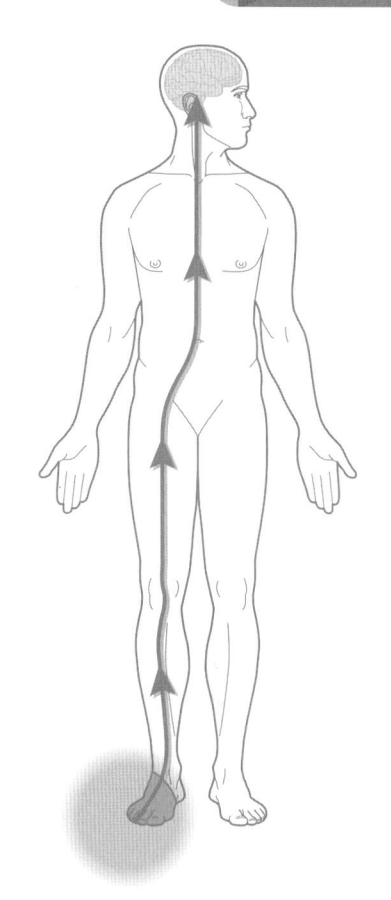

図 7.5 Descartes 著『デカルトの人間論』(1664) と痛みの特異性理論．デカルトは，脳を末梢からの情報を受け入れる受動的組織であり，組織損傷の情報を脳に直接伝達する経路が存在すると信じた

る情報を伝達するために末梢組織から受動的な脳までの特別な伝導路が存在すると提唱した（図7.5）．組織（靱帯，結合組織，骨，神経，内臓など）の損傷が痛みの原因であるという前提は病理解剖学的あるいは生物医学的な痛みのモデルの基本であり，つい最近まで痛みの評価と治療において普及していた理論である．このモデルの出現によって研究が促進され，痛みを引き起こす可能性のある刺激（機械的，熱性，化学的）を含む痛覚について，どの末梢性組織が有痛性組織であるか，またそれらの組織が発する痛みのパターンについて理解が高まった（図7.6）．臨床家は，組織が治癒あるいは治療されれば（麻酔注射，抗炎症剤，不快な組織の除去など，どんなものでも），痛覚はストップし，痛みはなくなって患者は機能を回復すると信じてきた．

しかしながら現在では，病理解剖学的なモデルはいくつかの点で制約があると十分認知されている．腰部骨盤帯痛は，一般に，診断テスト（X線，CTスキャン，血液検査，神経伝導テスト等）においては何も問題が見つからない．また痛みを感じていない人でも損傷した組織が見つかることもある（Nachemson1999, Waddell 2004）（図5.3Bと5.7A参照）．組織が治癒しても痛みの経験は残存する．さらに，「痛みのある組織」を治療することのみに集中すると，機能不全が生じているものの痛みを発生していない他のシステムや構造に目を向けないことになる．それらの組織は，痛みを発している組織に過剰な機械的ストレスを生じる根本的な原因，あるいは血流の減少や栄養供給不足の原因である可能性もある．

痛みを解決するためには，痛みは生じていないけれども機能不全を生じている組織を治療の対象とする必要がある．それが長期的解決につながるのである．どの組織が損傷しているか同定しても，なぜ損傷したのかについての洞察には役立たない．まとめると，神経科学のめざましい進歩はわれわれの痛み

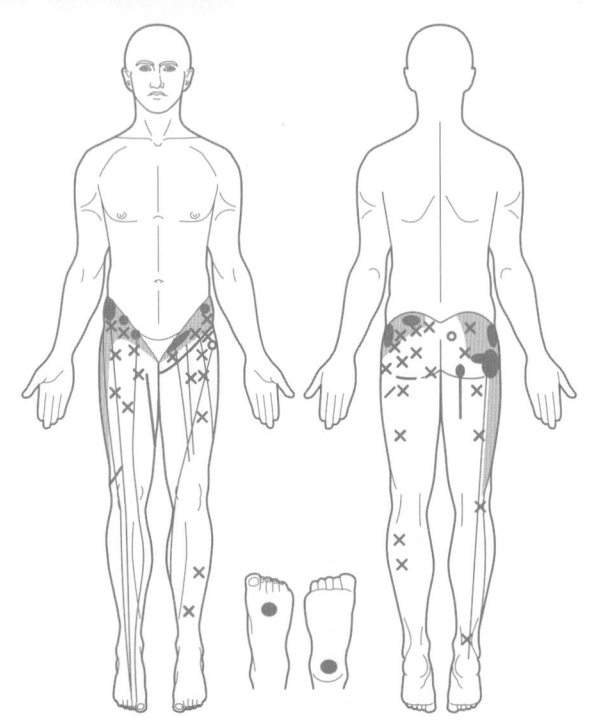

図 7.6 股関節に病態をもつ患者の痛みのパターン．この患者は X 線透視法下で関節内麻酔注射をした後，30 分後にほぼ 90％痛みの減弱がみられた．Lesher ら 2008 より改変

表 7.2　組織治癒の段階．Brukner & Khan（2007）より．

ステージ	組織反応
急性炎症期 0〜72 時間	損傷組織はただちに赤血球と炎症細胞で充満する．壊死細胞の貪食作用が 24 時間以内に生じる．線維芽細胞は徐々にコラーゲンを生成し始める．
細胞浸潤／修復期 2 日〜6 週	線維芽細胞は優れた細胞であり，はじめに大量のコラーゲンを生成し，過剰な架橋を形成する．ストレスが修復組織に加わるにつれて，架橋構造の量は減って組織の張力は増加する．
再形成／成熟期 4 週〜12 ヵ月	組織に含まれる総コラーゲン量は徐々に減り，瘢痕は損傷前の組織構造に近づく．損傷の重症度が完全な修復までにかかる時間に影響する．

に関する理解に変化をもたらし，われわれは今考えを再構成し，改める必要性に迫られている．

われわれは，1 人の患者にはいつでも多くの「痛みのドライバー」があって，それが末梢組織に単独で存在しているわけではないということを現在では理解している．われわれは目の前にいるすべての患者において，痛みの原因を探るよりもむしろ，痛みの経験に多くのメカニズムが作用していると考える必要がある．これらのメカニズムは末梢性 peripherally mediated（痛覚と末梢性神経因性疼痛）あるいは中枢性 centrally mediated〔中心神経系 central nervous system（CNS）の処理過程に関連〕に大別することができる（Butler 2000）（図 7.7A）．これらについては本章で詳しく後述する．

痛みの分類──損傷の時間的要素とメカニズム

　一般的に患者は，痛みの経験に関する時間的要素や期間，あるいは損傷の原因やメカニズムによって分類される．通常，外傷，疼痛の発生から最初の 6 週から 3 ヵ月までの期間は急性と考える（組織の損傷のタイプによる）（Brukner & Khan 2002, Magee ら 2007）．組織が損傷すると，損傷した組織の保護と修復に向かう過程を辿る．治癒過程にある組織のステージ（表 7.2）は 3 段階あって，それぞれ重複しながら進んでいく．これらはさまざまな名前がつけられてはいるもののすべて同じ過程のことをいっている．

1. 急性炎症段階 acute inflammatory stage
2. 亜急性あるいは増殖段階 subacute or proliferation stage
3. 慢性あるいは成熟再生段階 chronic or maturation and remodeling stage

　慢性という言葉は，組織の治癒過程の期に対して，組織の治癒の正常な時間（Bonica 1953, Merskey & Bogduk 1994）を超えて痛みが持続していることを示すのによく用いられる．国際疼痛学会が出版している慢性疼痛の分類（Merskey & Bogduk 1994）においては，治癒の正常な時間は「1 ヵ月かかるかもしれないし，あるいはもっと長く，6 ヵ月以上かかることもある．異常なアライメントを伴わない痛みでは，3 ヵ月が急性期と慢性期を分ける境界点として最も便宜的であるが，研究としては通常 6 ヵ月がよいだろう」としている．慢性痛はさらに，「原則として特効薬に基づく治療に反応しない，または非麻酔性の鎮痛薬のようなペインコントロール

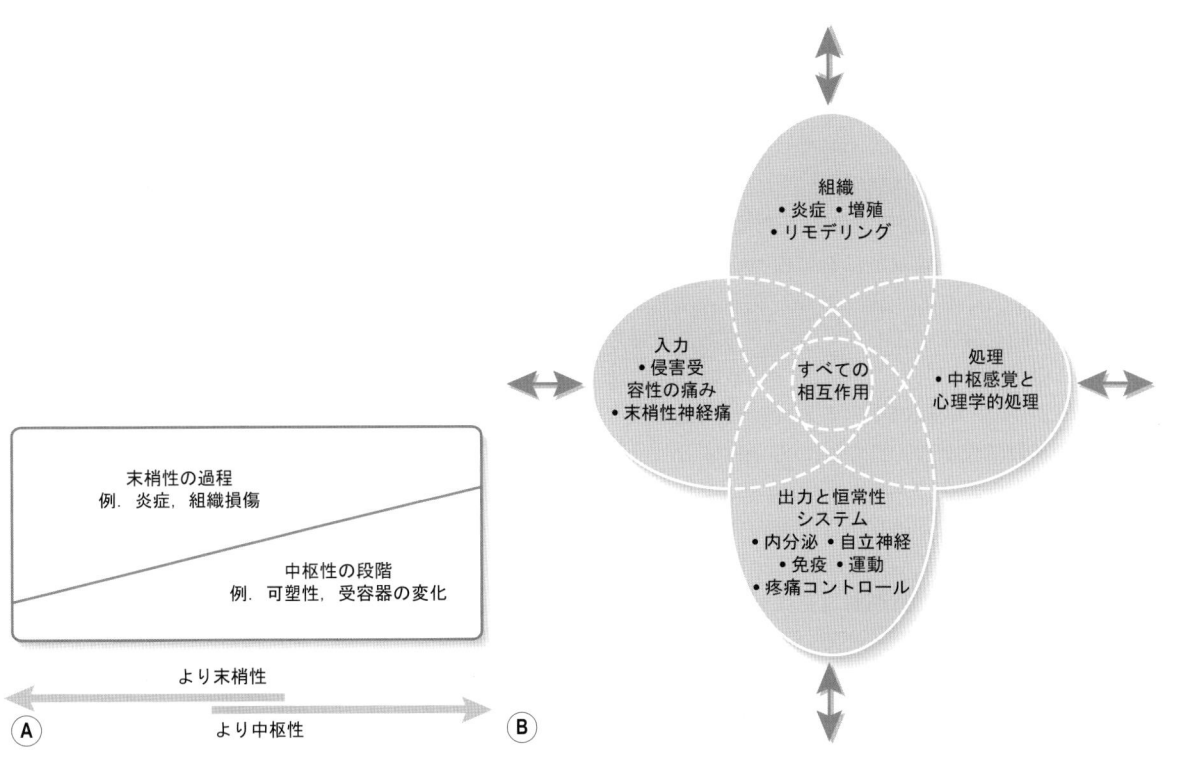

図 7.7 （A）末梢性の痛みおよび中枢性の痛みのメカニズムの共通部分．Butler 2000 p.50 より引用．（B）病理生物学的メカニズムは組織のメカニズムと痛みのメカニズムを含む疼痛の状態に関係する．矢印はメカニズムによって変化するドライバーを示す

　この図は Butler 2000 から引用改変したものであり，現在は国際疼痛研究学会 the International Association for the study of Pain（ISAP）により定義および痛みに関する専門用語（Loeser & Treede 2008）．例えば「神経障害の neuropathic」という言葉が「神経原性 neurogenic」よりも好ましいというように修正されている

のルーティンの方法に反応しない持続性の痛み」（Merskey & Bogduk 1994）として概説されている．

　さらに最近では，組織の治癒にかかる予測時間枠を超えて継続する痛みを表して持続性腰痛 persistent low back pain という言葉が文献に現れている．再発性腰痛の根本的なメカニズムは初めて外傷性腰痛を発症した場合とはおそらく異なり，また急性発症後の痛みの再発は最も一般的な問題であることから，腰痛の急性発症を慢性の問題における再発エピソードと称するのがよいとする者もいる（Pengel ら 2003）．

　一般に，急性痛，特に特別なきっかけで生じた痛みの場合，どんな痛みのメカニズムが作用しているか明確である．これらの痛みは概して組織の損傷に関連した末梢性疼痛（侵害受容性あるいは末梢神経障害性）として認知され，組織の損傷の結果，炎症過程を経て身体内でホメオスタシスの回復へ向か

う．しかし，痛みの経験は本当にシンプルなものなのだろうか．以下の報告について考えてみてほしい．

　　29歳の建築業者が 15 cm の長さの釘の上に飛び降りる事故に遭い，救急科へやってきた．釘のほんのわずかな動きでも痛みを生じたため，フェンタニルおよびミダゾラムで鎮静されていた．その後釘が引き抜かれた．ブーツを脱がせると，奇跡的な回復を遂げた．釘はスチール製のつま先近くに刺さったものの，足の指と指の間を貫通していた．つまり，彼の足は完全に無傷であったのである．

　　　　　　　　　　　　　　　　　　　　BMJ 1995

　このケースでは，最初は足部の急性外傷によって損傷した組織から非常に強い侵害受容性入力が生じたと論理的な仮説が立てられた．しかし，身体的に検査してみると完全に無傷であることが判明したため，この仮説では患者の痛みの経験を説明することはできない．明らかなことは，このケースでは痛みの開始の時間的要素（急性の開始）と様態（外傷性）

が一致していたにもかかわらず，他の痛みのメカニズムが作用しているということである．

現在，こういった類のストーリーを説明する実証的エビデンスがある．痛みの科学によって，痛みの経験の意味，特にその経験によってもたらされる脅威の程度が重要な因子であることがわかっている．言い換えると，痛みとは有害なものを示すものなのだろうか，それとも違うのか．ある者は痛みがあっても機能し続けることができ，一方ある者は単に痛みの感覚を予測しただけで完全に衰弱してしまう．このように，組織の損傷の重症度に関係なく，個々の痛みの経験が考え方や感じ方全体に著しく影響するという点を支持するエビデンスは現在増え続けている．前述のストーリーは，彼の痛みの経験が100％中枢性のもので，彼の確信（認知面）と出来事（ブーツを貫通した釘がある）に対する感情の状態（情動面）によって操られていたことを説明している．われわれは，組織と，その組織の持ち主である人を切り離すことはできない．一体化した存在であり，われわれの身体が経験すること（肯定的か否定的か）は脳内で生じる複雑な相互作用と過程の結果なのである．

したがって，痛みの発生機序とその痛みを経験している期間がわかることは重要ではあるものの，その情報によって，ある時間的経過を追っているがゆえに，ある痛みのメカニズムを想定するという考えにならないよう注意しなくてはならない．急性疼痛はその大部分が中枢性メカニズムによって引き起こされている可能性がある．持続性の痛みもまた，その大部分が末梢性メカニズムによって引き起こされている可能性がある．つまり，持続的あるいは慢性的な痛みの状態には中枢性の要素が関与している可能性はあるが，痛みが長期にわたっているどの患者においてもそれが主要なメカニズムであるというわけではない．エビデンスにより「痛みが持続した場合，痛みと組織の状態の関係はほとんど予測できない」（Moseley 2007b）という点は支持されるが，われわれは痛みの経験には個別性があるということを覚えておく必要がある．痛みが最近生じたものなのか持続的なものなのかどうかにかかわらず，痛みのある人に対してこれらの因子すべてを十分に考慮するということを念頭に置いて評価にあたらなければならない．Butler（2000, p. 53）は以下のように述べている．

境界線は多くの場合曖昧であり，メカニズムが重複する部分は鍵となる主要なポイントである．時間，人，傷害の枠を越え，損傷の状態に対してさまざまなメカニズムが異なった形で関与するであろう．

痛みのメカニズムによる分類

では，痛みの経験を誘発する種々の生物学的なメカニズムとはどのようなものだろうか．痛みのメカニズムは以下のように分類される（図7.7B, 7.8）(Butler 2000, Gifford 1998).

1. 神経システムへの入力
2. 神経システムにおける処理
3. 神経システムと他のシステムからの出力

脳は身体と環境から継続的に情報を受け取り（入力メカニズム，あるいはすべての感覚経路），評価および解釈し（意識下と無意識下の両方で処理），反応を生じる（出力メカニズム）．この入力情報の一部は侵害受容性である．侵害受容性の入力に応じて個々の行動や痛みの経験（身体的，認知的，情動的）を決める多くの因子が存在する．以下のようなものが含まれる．

- 当面の状況の背景因子（例えば，この感覚は環境や身体内部の因子を考慮して，どの程度危険だろうか？）
- 個々の信条，態度，感情，身体反応にかかわる過去の経験と個人の知識

痛みに関係する入力メカニズムは，内的にも外的にも身体から中枢神経系（CNS）へ届く感覚情報すべてを含む．骨，靭帯，腱，筋，結合組織，内臓などを含む組織からの侵害受容性の痛みやCNSの外側の神経組織からの末梢性の神経障害性疼痛はこれに含まれる（Butler 2000, Gifford 1998, Wright 2002）．処理過程は背側枝節とCNSで生じる．脳内では，個々の思考 thoughts や気持ち feelings（認知 cognitions＋情動 emotions＝知覚 perception）が統合され，出力メカニズムに影響する．それには以下のようなものが含まれる．

1. 体性あるいは運動性（姿勢の変化，モーターコントロールの変化）
2. 自律神経性（「攻撃・逃避」反応のような交感神経反応の高まり）
3. 神経内分泌性（ストレスの増大，感情の高揚，ホルモン変化）
4. 神経免疫性

図 7.8 Gifford の成熟生物モデル（1998）. Jones & Rivett, 2004 および Gifford, 1998 より改変

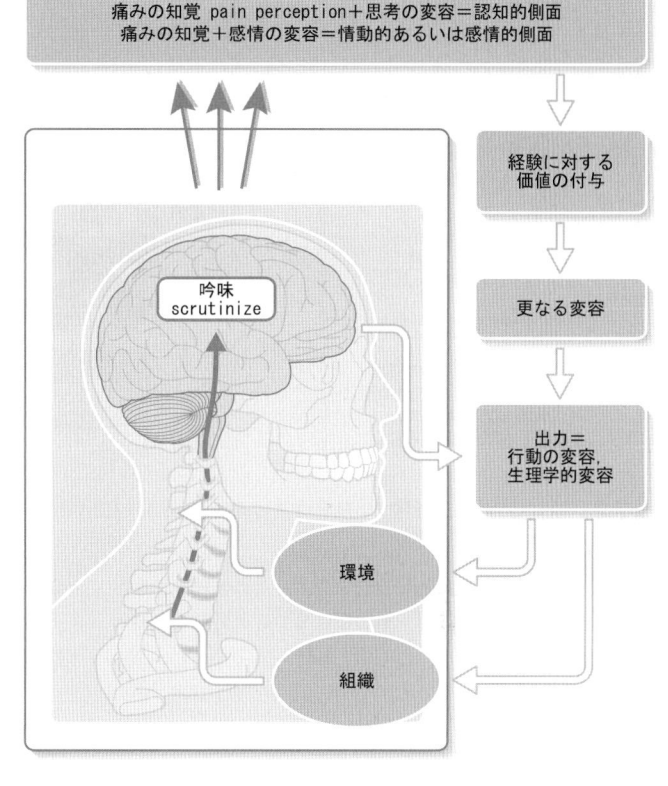

ストレス生物学の流れを含めて考えることは，痛みを理解する上でより大きな基盤をつくる．Gifford（1998）は成熟生物モデル the mature organism model（図 7.8）の提案にあたり以下のように述べている．

　……痛みの感覚はストレス反応の知覚的な要素としてみられ，その第 1 の適応目的は回復の過程と生存のチャンスを高めるために行動を変えることである．ストレス生物学とストレス反応はホメオスタシスの維持に関係するシステムと反応を広く検討する．

ストレス制御システム stress regulation systems の継続的な活動やコルチゾル cortisol の分泌が過剰であったり長引いたりすると，筋や骨，神経組織のような末梢組織に有害な影響をもたらし，それによってストレス，痛み，組織の損傷の永続的な悪循環に陥るとされている（Melzack 2005）．

Ronald Melzack（2001, 2005）は，彼が提唱するニューロマトリックス理論 Neuromatrix Theory of Pain において，痛む部位だけではなく，ヒト全体を評価し，治療する必要性を強調している．

身体は，異なった時に異なった質を 1 つの単位として感じられる…[すべての出力は一緒に] 気づきのフローとして身体全体 [彼が述べる] を表象する連続的なメッセージを生み出す．

Melzack のモデルは 4 つの要素から成り立っている（2001, 2005）．

1. 自己身体のニューロマトリックス——脳内における自己の身体地図の解剖学的素地
2. 神経サインをつくりだす，神経インパルスの周期的な処理過程と合成
3. 知覚しうる神経中枢である脳の領域に伝え戻される神経サインのフロー．脳は気づきのフローへと神経サインのフローを変換する．
4. 活動ニューロマトリックス action neuromatrix の活性化は欲求する目標を成し遂げるため動きのパターンを供給

脳のいたるところに配置されているニューロマトリックスは，パターンを発揮する広範囲におよぶニューロンネットワークの折り合いをつけ，流れる情報を処理し，最後に身体全体として感じられるパターンを生み出す．神経サイン出力の流れは，不断に主な神経サインに乗じるパターンを変化させながら，一定に質の変化を伴いながら全身の感

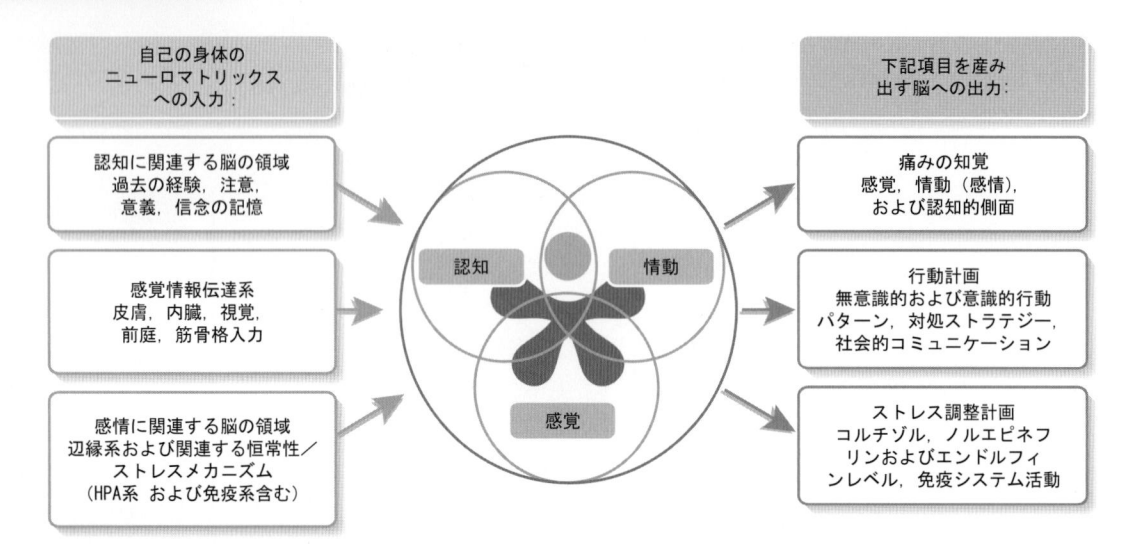

図 7.9 Melzach の自己身体マトリックスの適応.【訳注：HPA とは視床下部 – 下垂体 – 副腎皮質のこと】

覚を生み出す……最終的に自己の身体のための統合された神経サインのパターンは，最後には気づきと活動を生み出す．

Melzack 2005

図 7.9 は，痛みの感覚面，認知面，情動面を示すため Melzack の自己身体ニューロマトリックス body-self neuromatrix を改変したものである．以下に，痛みの研究の第一人者，Ronald Melzack（2001）より引用する．われわれが痛みを考慮する場合に必要とされる主要な考え方を強調しており，本章のまとめとしてもおそらく非常に良いものである．

> われわれは，傷害と痛みの間での1対1の単純な関係を模索する心理社会的な概念 psychosocial concept から長い道のりを旅してきた．われわれには，遺伝的に決められた自己身体 body-self のテンプレートは従来の感覚入力に加えて，強力なストレスシステムと脳の認知機能によって調整されるという論理的な枠組みがある．痛みのニューロマトリックス理論——感覚伝達に関する神経メカニズムとともに，それと同等の重要性がある遺伝的関与とストレスの神経ホルモンメカニズムを踏まえている——は研究とセラピーに重要な影響をもたらす．内分泌学と免疫学を含んだ痛みのフィールドの拡大は隠れた慢性疼痛のメカニズムを明らかにする洞察と新しい研究戦略につながり，激しい苦痛の悲劇を解放する新療法をもたらすかもしれない．

明らかなことは，臨床家としてわれわれは，痛みをつくりだす可能性のあるすべての原因を考え，どのメカニズムがリハビリテーションの過程における すべての段階で主因であるか決定するために，個々の痛みの経験を理解しようと模索しつつオープンマインドであることが必要である．

分類と臨床予測ルール——われわれは聖杯を探しているわけではない

痛みの表出している部分（部位，期間，始まり）のみの情報を利用し，患者を分類して最小の治療を決定するという方法は効果的ではない．痛みの多面性を考えると，この事実は驚くことではない．Fritz と彼の同僚（2007）は，1,000 人以上を対象に腰痛のマネージメントに対する介入の効果についてランダム化臨床試験を実施したにもかかわらず，「エビデンスは矛盾が残り，結論に達しないままである」と報告している（Fritz ら，2007）．エビデンスがそのような状態になる1つの重要な理由として考えられたのは，治療の効果だけでなく，病因や予後因子を確定するためのサブグループが欠如していたことである．(Gombatto ら 2007, Leboeuf-Yde ら 1997, Riddle 1998)．1980 年代後半に Sahrmann は以下のように述べている．

> われわれ全員が承知している通り，腰痛や股関節痛のような一般的な診断は，原因やその状態の下にある本質には関与していないことが多い．

Sahrmann 1988

臨床家が長く認識しているように，腰痛や骨盤帯痛，股関節痛を有する患者は同種の母集団で成り

立っているわけではない．それらは潜在的な機能障害（身体的あるいは心理社会的）がさまざまに組み合わさった多数のサブグループから成り立っていて，それらのサブグループが最良の結果を得るためには，やはりさまざまな治療アプローチが必要になるということは広く受け入れられている．さらに，腰部骨盤痛や股関節痛には多くの因子がかかわっていると考えられるため，1つの治療様式で患者の痛みと機能的制限を解決できると期待するのは非現実的である．このように，ここ30年で，文献的に腰痛や骨盤帯痛を有する患者のサブグループを鑑別する妥当な方法を研究することがだんだんと目立つテーマとなってきている．

腰部骨盤帯痛の分類は，MacNab（1977）の病理解剖学的要素に基づいた分類以降，同種のサブグループをつくるにあたって患者の特徴の多様性を生かしながら発展してきている（Bernard & Kirkaldy-Willis 1987, Costeら 1992, Delittoら 1995, Fritzら 2007, Kirkaldy-Willis 1983, McKenzie 1981, O'Sullivan 2005, O'Sullivan & Beales 2007, Reevesら 2005, Sahrmann 2001）（表7.3）．O'Sullivan（2005）は，多くの分類体系は唯一1つの側面（病理解剖，心理社会，神経生理，モーターコントロール，兆候と症候など）を用いてサブグループをつくっているために限界があると述べている．もし多面にわたる変数を用いて分類体系がつくられたなら，臨床に非常に役立つものになるであろう．

さまざまなシステムに含まれている特徴は以下の通りである（網羅しているわけではない）．

- 証明しうる潜在的な病理の有無（病理解剖学的，末梢性疼痛ジェネレーターモデル）
- 痛みの状態（中枢性，一側性，下肢への放散症状の有無）（徴候と症候モデル），
- 潜在的な痛みのメカニズム／神経生理学
- 動きに対する痛みの反応（中枢性あるいは末梢性）（徴候と症候モデル，動きの機能障害モデル）
- 可動性の不足あるいは増加，モーターコントロールの変容，姿勢／脊柱アライメントの変化のような機能障害，これらの機能障害と症状回避との関係（モーターコントロールモデル，徴候と症候モデル，動きの機能障害モデル）
- 特殊な治療に対する反応（マニピュレーション，安定化エクササイズ，特殊なエクササイズ，牽引）
- 恐怖回避 fear avoidance，コーピング戦略 coping strategies，信条のような心理社会的，認知的特徴（生体心理社会モデル）

近年，臨床予測ルール clinical prediction rule（CPR）がその発展によって患者を分類するためのもう1つの方法として持ち上がっている．CPRは状態や結果を予測できる臨床検査の結果の組み合わせを突き止める目的で統計学的に導き出されたものである．したがって，診断，予後予測の正確性の改善や，特殊な治療プロトコルに対する反応の予測による臨床決定を補助するツールとして役立つとされている（Beattie & Nelson 2006, Cook 2008, Fritz 2009）．理学療法におけるCPRの発展は，特殊な治療アプローチに最も反応する患者のサブグループを識別することを目的として，主に治療プロトコルに対する反応に焦点が当てられている（Fritz 2009）．ここで，CPRがまだ発展途上の状態で有効性を確認している段階であり，臨床に広く適応されるのに適切な段階ではないということは注意すべきである（Cook 2008）．

CPRは臨床決定の段階で複雑さのある理学療法において非常に良い影響を与えることになり，「CPRの魅力はサブグループをつくる過程でよりエビデンスに基づくことが可能になり，エビデンスが確立されていない理論や従来のものへの依存を減らすことができる」と示唆されている（Fritz 2009）．しかしながら，CPRの利用は以下の知識と合わせて考察されるべきである．

> 臨床予測ルールは下される診断の見込みや予後予測を提供するものの，必ずしも決定を推すものではない．臨床予測ルールは臨床決定を補う非常に価値のあるものとなる可能性があるものの，やみくもに用いられるべきではない．臨床判断に置き換わるものではなく，臨床の意見や直感にとって代わるよりもむしろ補足するものである．
>
> Beattie & Nelson 2006

特定のサブグループに関する研究と分類体系の発展によって，サブグループと治療に対する反応が特徴づけられ，具体的な機能障害，メカニズム，心理社会的な特徴に対する理解が確実に供給されるであろう．Melzackは痛みのゲートコントロールセオリーの展開について以下のように述べている．

> 科学の歴史家が指摘している通り，良い理論とは，ゆくゆくはそれらを組み込んだ新しい理論を必要とする事実を生み出す道具である．
>
> Melzack 2001

表 7.3　患者の分類に関する多様な案

モデル／システム	解説	診断／分類決定因子
病理解剖モデル（Nachemson 1999, Kirkaldy-Willis & Hill 1979, Kirkaldy-Willis 1983, MacNab 1977）	炎症，感染，代謝障害，外傷および疾病（病理に基づく）に続いて生じる構築学的変化に焦点を当てている．	X線診断，血液検査
力学的診断および治療（MDT aka the McKenzie Method）（McKenzie 1981）	よい反応を引き出せる運動方向および反復運動での痛みの近位化あるいは遠位化 4つに分類： 内障症候群 the derangement syndrome 機能不全症候群 the dysfunction syndrome 姿勢症候群 the posture syndrome その他	特定の運動方向における迅速な可逆性の症状
末梢性ペインジェネレーターモデル（Laslett & Williams 1994, Laslettら 2005）	痛覚源を麻痺させるか神経ブロックという治療的介入を用いて，末梢性疼痛を発生させている組織を明らかにする	疼痛軽減のためのさまざまな末梢組織の診断的神経ブロック
神経生理学的疼痛モデル（Butler 2000）	末梢性および中枢性両方の疼痛の発生と持続（神経ネットワークの中枢性感作および末梢性感作）	主観的検査，客観的検査の特徴によって実証または否定される
社会心理的モデル（Waddell 2004）	ネガティブな思考，恐怖回避行動，過剰覚醒のような認知的，感情的因子	主観的検査
治療に基づく分類体系（Delittoら 1995, Fritzら 2007 改訂）	急性腰痛あるいは急性再発腰痛の患者に向けた内容．患者は徴候や症状のパターンに基づいて分類された治療を実施される：徒手的治療，特殊なエクササイズ（屈曲，伸展，側方シフトパターン），安定化，牽引	主観的検査，臨床経験と命題的知識に基づく客観的評価，第一に中枢性あるいは末梢性感作の原理に基づいてグループ分けされた特殊なエクササイズ（Mckenzie 1981）．更新基準は能力不全のアンケートデータを含み，臨床予測ルールと科学的リサーチに基づいている．牽引のグループは更新分から削除された
運動機能障害（MSI）システム（Sahrmann 2001）	運動学的モデル kinesiopathic model（KPM）に基づく；筋骨格系疼痛は日々の活動を通して同じ方向に動きを繰り返し，また同じ姿勢をとった結果，繰り返し負荷がかかり微細損傷を繰り返したために生じる．腰痛を下記のサブグループに分類： 腰椎屈曲 腰椎伸展 腰椎回旋 腰椎屈曲と回旋 腰椎伸展と回旋	腰痛に関連した動きの方向とアライメントを確定するための主観的および客観的検査．分節の相対的な動きのタイミングの観察およびアライメント／運動の修正に加えて，運動とアライメントの標準化テストに応じてモニターする

　しかしながら，分類体系やCPR，臨床試験，科学的研究の結果から得られる情報を現実の臨床にどの程度変換させ，組み込むことができるのか，限界を認識することが重要である．まず，統計学的な平均は研究デザインで用いられた特性によって定義されたグループの平均的な反応である．個々の反応は平均値よりも大きいか小さいかで示され，しかも反対方向の反応が生じている可能性もある．実際，現場に携わる臨床家は自分達の担当する患者が臨床試験やその他の研究で得られたデータと合わないことを十分わかっている．それら臨床ケースが価値のある見識を提供し，さらなる研究

臨床の実践──臨床家にとっての本質　CHAPTER 7

へとつながる疑問を生み出す．次に，データは相対的に公平な情報を提供していたとしても，データから導き出された解釈や結論は，データと一緒に公表されても，臨床的な意見に偏りが生じるのと同じくらい偏りをもつということである．データの不足や科学性の欠如はテクニックやアプローチの価値を弱め，研究されているアプローチがやむを得ず上位に位置するようになる．臨床では，分類体系／CPRの適用は頑固で狭い思考態度にならないよう注意する必要がある．患者を「ボックス内に」入れることによって，臨床家が非常に有効な治療オプションを考える妨げになってしまうかもしれない．これら他のオプションの提供を軽視することは不完全な結果しか生み出さないであろう．

サブグループを設定する方法として，痛みのメカニズムの基礎をなす1つの変数を考えてみたい．Butler（2000）は以下のように述べている．

「区分 division」というのは少々問題があるかもしれない．それらのメカニズムはすべて連続して現れるからである．すべての痛みの状態はおそらくすべてのメカニズムにかかわるものである．しかしながら，あるものでは1つのメカニズムの優位性がはっきりしているかもしれない．痛みのメカニズムは病気でも特殊な損傷でもない．それらは単純にプロセスあるいは生物学的な状態を表すものである．

骨盤帯痛の分類では，O'Sullivan & Beales（2007）が非特異的骨盤帯痛を2つのグループに分類している．1つは中枢性疼痛のグループ，もう一方は末梢性疼痛のグループである（図7.10）．中枢性疼痛のグループはさらに心理社会学的因子が強い群とそうでない群に分類するが，中枢性骨盤帯痛のサブグループには医学的管理（中枢神経系調整）と社会心理学的（認知行動療法），機能的リハビリテーションの治療プロトコルを実施する．末梢組織において見つかった身体的機能障害に対する具体的な介入は推奨されないものの，多くの患者が100%中枢性の

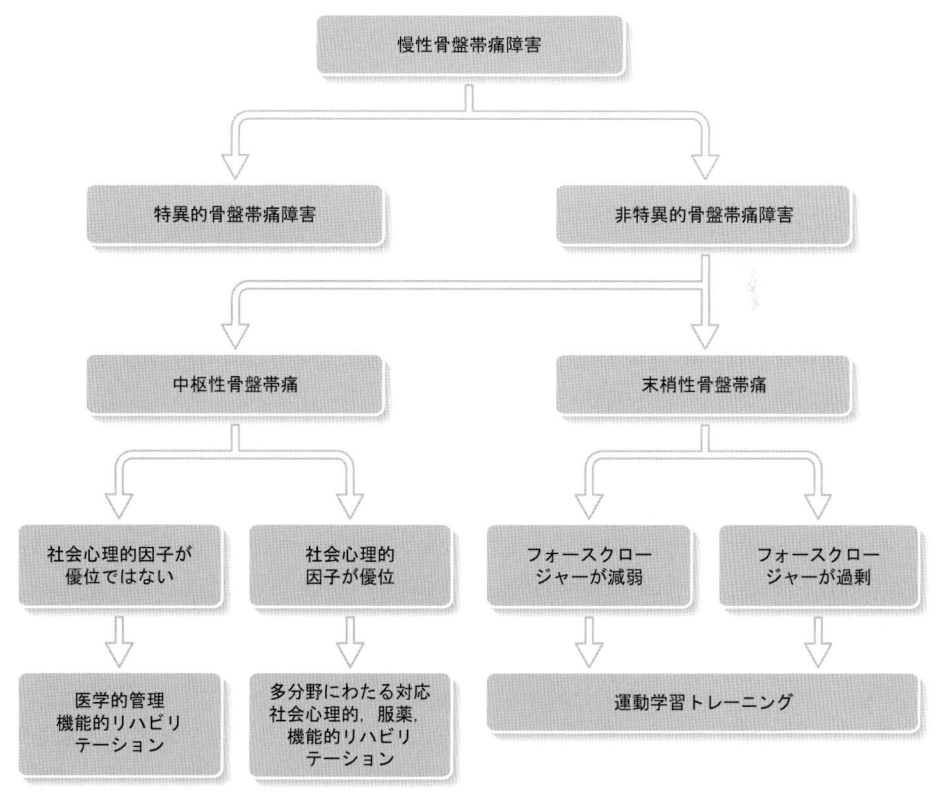

図7.10 メカニズムに基づく慢性骨盤帯痛の分類（O'Sullivan & Beales 2007）は状態の特異性（特異的か非特異的か）によって患者を大別するところから始まり，次に痛みがどう介在しているか（末梢性か中枢性か）によって大別する．あなたなら，一側の仙腸関節のフォースクロージャー機構が減弱して他のフォースクロージャー機構が過剰になっている患者や，運動学習トレーニングに反応しない硬い仙腸関節を有する患者をどこに分類しますか？　疼痛経験や機能的な問題によって生じている複数の機能障害を有する患者をどのように分類しますか？

157

痛みを有しているというわけではない．筆者の経験では，痛みの経験に対する中枢感作の強い関与がみられる患者でさえ，注意深い評価によって一定の症状を誘発する特定の意味のある課題 meaningful task が明らかになることがある（第9章の Julie K のケーススタディ参照）．完全な状態に末梢性のメカニズムが20％だけ関与していたとしても，他のアプローチに加えてその20％に注意を向けることが最良の結果を得ることにつながるであろう．さらに，身体的な機能障害に注意を向けることによって，心理社会的な変数もまた影響を受けるであろうし，さらに中枢感作のドライバーを治療するというゴールを前進させることになる．

また，生活環境を変えた結果として，またわれわれとの身体面，個人面両面での相互作用として，患者の変化を認識することは必要不可欠である．したがって，治療の流れのなかで状況に応じて治療プログラムを適応させるために，継続的な再評価が必要である．はじめの評価に基づいたプランに固執すると不完全なケアを提供することになる．

最後に，われわれの臨床アプローチを支持し評価する分類図式と科学をより追求するにあたって，重要なことは，たとえ非常に詳しく，かつ十分にわれわれの分類図式を定義したとしても，その日の終わりには臨床に携わる人々それぞれが全く異なる人生経験をしている唯一無二の人であるということを忘れてはならないということである．すべての患者に適した一種類の治療レシピは決して存在しない．さらに，患者の価値観と信条は治療過程の中心にある．もし彼らが最近の知見から「最良の臨床」につながるものを欲しないのであれば，われわれはそれを患者に強いることはできない．組織に同じ機能不全が起こったとしても，それぞれ正確に同じように知覚するわけではなく，同じように表現するわけではない（経験と行動）．なぜなら，「彼らがその痛みや病気をどのように表すかということは，彼らが一体誰なのかということの一部を成している」からである（Jones & Rivett 2004）．治療の介入に関するエビデンスの最も上位はシステマティックレビューかメタ分析であり，それはランダム化，二重盲検法，同種患者の母集団および状態を含んだプラセボコントロールした試験を実施したものであるという点を思い出してほしい．痛みについて現在わかっている見地から，これが可能なのか？ 実際に臨床現場で同種の母集団を作れるのだろうか（インタレストボックス2参照）．

科学はわれわれの臨床に，挑戦し，洗練し，つくりかえ，確認する知識の豊かさをもたらしてくれる．しかし，目の前の患者それぞれに必要な情報すべてを提供してくれるわけでない．患者の全体像を描き出すものではない．患者を効果的に治療するためには，セラピストは命題的知識（研究知見によって承認された知識），非命題的知識（プロフェッショナルな技能や「どうやるか」の知識），そして個人的な知識（個人的知識から得られた知識）を含め，十分に統合された知識を有する必要がある（Jones & Rivett 2004）．

> 患者の問題を理解し，うまく管理するには，3つすべての知識を十分に統合することが必要である．命題的知識はわれわれに論理と実証をもたらし，患者の臨床像が実証された論理に実践を通して考慮されることを可能にする．非命題的で専門技能的知識は，さらに臨床的に得られたエビデンスの断片が加わる一方（たとえ検証されていない概論であっても），クリニックでその理論を利用する方法を可能にする．個人的な知識は患者のさまざまな状況から得られる臨床の問題について，より深い理解をもたらし，全体的で思いやりのある方法で実践を可能にする．
>
> Jones & Rivett 2004

個人的かつ技術的知識は RCT や機械論的研究，基礎生理学的研究からは得ることはできない．結局，患者に最適なケアを実践することが臨床の専門的技能の発展につながる．Ericsson & Smith（1991）によると，専門的技能とは「適切なときに適切なことを実行する能力をもつこと」であると定義している．

臨床の専門的技能は2つの要素をもつ．技術の習得（適切なことを実施する）とクリニカルリーズニング（適切なとき）である．クリニカルリーズニングの技術はクリニック内外両方で得られた知識と患者それぞれにその知識を当てはめ，統合することで促進される．臨床の専門的知識の展開についてはさらに第9章で議論する．本書で2つ目にフォーカスする点である．

異なった分類体系は，知識の基礎を育てる見方の多様性を提供してくれる．しかしながら，臨床のあらゆる場面で適用できる「最良な分類体系」を見つけようとするのは，見つけることが不可能な聖杯を探すようなものかもしれない．われわれは，他者である唯一無二の人を助けようとする唯一無二の人

CHAPTER 7 臨床の実践──臨床家にとっての本質

インタレストボックス2

「エビデンスに基づいた医療」と薬理学のもとに──新しい方向性

Ronald Reid 教授著，UBC 同窓会ニュース UBC Alumni News 掲載「それぞれの人の遺伝的性質に応じてカスタマイズされた疾病診断と治療」より引用．

　ヒトゲノム human genome の特性に基づく個別化医療 personalized medicine は，内科医や薬剤師が的確に疾病を特徴づけ，それぞれの特徴にあった個々の患者に投与されるべき最良の薬を選択し，さらに正しく，安全かつ効果的な薬剤を最初から処方できるようにする．

　薬理ゲノム科学 pharmacogenomics はヒトゲノムから得る情報を疾病診断と内服療法の効能と毒性の予測に利用する．そのコンセプトは「個別化医療」として知られるようになった．その技術は複雑で，複雑な統計学的分析とコンピューター解析を同時に組み合わせた大規模な実験が必要である．薬理ゲノム科学アプローチにおける根本的な戦略は，1つの遺伝子，タンパク質，代謝産物における変化を調査することから，疾病診断と治療結果の成功に関連のあるすべての遺伝子，タンパク質，代謝産物の相互作用を研究するところまで範囲を広げることである．

　薬理ゲノム科学のヘルスケアへの適用は，ランダム化および二重盲検臨床試験から導き出された「エビデンスに基づく医療」の現在のパラダイムが「個別化医療」と相反する点を浮き彫りにする．

　大母集団を対象とした臨床試験から得られた統計的情報の適用は，一般的な基準投薬量の範囲の決定につながる．しかしその値は，母集団のうちの一部にとって過剰あるいは過少両方を含めたものとなる．個としての患者の認識を誤ると，おそらく，10万人の患者の死，200万人の入院，毎年米国で費やされるヘルスケア関係の11,000億ドルものコスト，有害な薬剤やその併用による害などを生み出す因子になるであろう．

　最終的に，「エビデンスに基づく」から，薬理ゲノム科学の適用による「個別化」への医学的パラダイムを再編成するため，疾病診断と患者の治療を最適化してヘルスケアシステムのコストを大きく減らす現実的な解決法を準備すべきである．

　「個としての患者の認識を欠くこと」には限界と危険性がある．これは「エビデンスレベル」の階層に関して現在置かれている価値を疑問視する見方を支持するもので，価値のある理学療法の研究は目下，分類体系と臨床予測ルールに位置づけられている．ランダム化臨床試験から得られた結果はわれわれに一般的な治療の方法を示してくれるものの，日々の臨床診療では個々の人々を治療することが必要とされる．われわれはこれらの研究から多くのことを学ぶことが可能である．しかし，これらの研究がわれわれに示せること，示せないことを批判的に見極めたい．過去30年にわたり理学療法の世界では，その時のグルに盲目的に従う形から科学が示したことのみを実施する形まで振り子が揺れ動いている．臨床の専門的技能がもたらす価値のある洞察を再考し，患者に最良で多様な治療アプローチを見つけるすべての源から得られる知識を用いる妥協点を見つけ出すときがきている．

である．われわれは，「エビデンスのレベル」と臨床実践に影響を与える科学の役割をどのように評価するのか再評価し，さらに臨床実践から得られた見識を評価するバランスのとれた見方をさらに展開する必要がある．臨床「研究 lab」は評価と治療の刷新的なテクニックを発展する上で，新しい知識の世代において大事な役割を果たす．その刷新的なテクニックは次に科学によって評価することができる．臨床経験から得られた知識は科学より重要というわけではない．しかし，重要でないわけでもない．結局，心を開いて広い見地で科学者と臨床家が患者にとって最良のケアを提供するという共通のゴールに向かって，ともに働き，お互いに学び合うことが重要である．

痛みよりも大切なこと──最適な健康のための統合システム

　単に患者の痛みを軽減するだけでは機能的な活動を十分に取り戻すことにはならないということは広く認識されている．さらに，機能的なゴールや計測（例えばレースのタイム，力強い一打を打つ）が痛みの軽減よりもずっと重要で意味があるハイレベルのアスリートのような患者のサブグループがある．実際，より良い姿勢や動きの戦略を促すことで，傷害を予防するだけでなくパフォーマンスを最適にするといった，痛みのない人々をサポートするマーケットは増えている．これらの人々にとって，痛みは問題ではなく，機能上のゴールをかなえられないことが問題なのである．痛みのない機能障害はまた，弱化している部位またはその遠位部分の両方に痛みを引き起こす恐れのある因子として認識される．さらに，もし「痛みは傷害に対する単なる反射反応というよりもむしろ組織の健康状態を表している」と考えるなら（Ramachandran in Doidge 2007），われわれは視点を変えて，「痛み」だけではなく「健康」について考える必要がある．世界保健総会 World Health Assembly は健康について「身体的，精神的，社会的に完全な状態で，病気や虚弱の欠如ではない」

159

としている（世界保健機関）．1985年のアメリカ医学会の学術大会（シアトル，USA）では，Dr. Paul Brennerが健康をさらに広く「人生の完全な受容と鑑賞 the full acceptance and appreciation of life」と定義した．健康を回復することは病気を治す以上に意味があり，機能とパフォーマンスに最適な戦略をつくりだすことは痛みを軽減する以上に意味がある．

「健康である」意味は個々に定義される．したがって，単に痛みを取り除くことから，最適な健康を回復して機能とパフォーマンスに最適な戦略を再獲得することへフォーカスを変えることが，患者の価値観と目標に本質的につながるのである．臨床家としてのわれわれの役割は，患者を最適な健康と機能を構築する旅へと促し，その能力を与えることである．これを効果的に実施するため，われわれは痛みを理解するだけでなく，彼らを人として理解する必要がある．Jones & Rivett（2004）はこれを「問題と人両方の理解」が重要であるとしている．

> 患者と彼らのもつ問題を理解し治療を成功させるために，マニュアルセラピストは身体的な診断上の可能性だけでなく（構築学的問題と関連する病理生物学も含めて），その患者の健康にかかわる可能性のある因子すべて，特にそれらの問題が患者の生活にもたらす影響と患者（その重要関係者も）がそれらの問題をどう捉えているかも含めて考慮しなければならない．

このパラダイムは，臨床家が客観性と技術を高め，同時に効果的な変化をもたらす可能性および潜在能力の幅を広げることが必要となる．

機能の統合モデル（第4章，図4.5）は腰部骨盤帯痛を有する患者の治療経験に加え，骨盤の解剖および生体力学的研究から発展したものである（Lee 2004, Lee & Vleeming 1998, 2004, 2007）．その発端から，機能の統合モデルは骨盤の機能の評価と，さまざまな性質をもった課題を通して骨盤がどのように効果的に力を伝達するかに焦点を当てていた．このモデルは，フォームクロージャー，フォースクロージャー，モーターコントロール，情動の4つの要素における根本的な機能障害を突き止めることによって，骨盤がなぜ痛みを生じるのかという点に取り組んだものであった．これは，痛みを発揮する組織を探ることのみに焦点を当てた病理解剖学モデルと対立するものである．世界的協力の下に得られた臨床的な専門的見解に加え，解剖，生体力学，神経生理学的研究の業績とともに発展し続け，骨盤の機能している状態および機能不全の状態を理解する上で有用な骨組みをとなった．

能力障害と痛みに対する統合システムモデル The Integrated Systems Model for Disability and Painは機能の統合モデルから発展したもので，力の伝達不良 Failed Load Transferの状態を評価するためのシステムに基づく分類 the System-Based classification for Failed Load Transfer（Lee & Lee 2007, 2008a, b, Leeら2008a）として2007年に初めて紹介された．われわれは，「分類」という単語を用いたことでこのモデルに限界が生じていると認識していた．なぜなら，このモデルの主な目的は患者を同種のサブグループに分類することではないからである．これは逆に，臨床で意思決定と治療計画を促進する上で，患者の個別の像を理解し解釈するための枠組みなのである．必要とされる異なるタイプの知識（科学的，論理的，専門的技能，手続き的，個人的）すべてを系統立てて解釈する筋道を提供し，また患者の多面的な像が現れるため多数の仮説に基づいた評価および展開をできるようにする．多様な治療プランは，患者その人の全体像と現在の問題に基づいてデザインされるのである．

能力障害と痛みに対する統合システムモデルは，Melzackのいうところの「気づきのフロー flow of awareness」として「身体全体を表すメッセージ」（Melzack 2005）に関連する要素すべてを臨床家が特徴づけることができる．患者の価値観と目標によって定義され，方向づけられつつ，能力障害と痛みが考慮され，統合され，かつエビデンスに基づいたモデルである．このモデルは，根本的な痛みのメカニズム，および現在の身体的戦略でみられる機能障害が機能とパフォーマンスに及ぼす影響といったシステム内でみつかった機能障害をそれぞれ関連づける．したがって，このモデルでは患者の現在の身体的戦略を分析し，その戦略が生じる理由を判断する．そして，それらを機能とパフォーマンス，最終的には健康のために最適な戦略をシステムすべてで提供するために必要な最新の知見と関連づけるのである．システムに基づくモデルとして，研究から得た新しいエビデンスを評価し統合して，それらが明るみに出るよう臨床アプローチを導入するという本来の柔軟性を有する．患者を中心に据えたモデルとして，患者の価値観と目標の変化に継続的に対

応できる．このモデルは，特異的な痛みの表出あるいは特異的な身体の部位というのではなく，むしろその人物全体 whole person に適用されるものであるため，痛みや疾病という母集団を超えて用いることができる．腰部骨盤帯痛あるいは骨盤帯痛のある患者にのみ適応するものではない．しかしながら，本書の流れとして，腰部，骨盤帯，股関節領域に問題のある患者を対象として，それら一部の患者を例としてモデルの説明を進める．LPH複合体において，機能の統合モデルは能力障害と痛みのためのシステム統合モデルに沿うものであり，また包括されている．機能の統合モデルは，主にフォームクロージャー，フォースクロージャー，運動制御，情動面の問題でLPH複合体の力の伝達不良（FLT）が生じている患者をサブグループ化するものである（第5章）．

さらに発展した能力障害と痛みに対する統合システムモデルもまた，患者が主要なシステムの機能障害によってどのようにサブグループ化できるか考慮し，また心身の残りの役割とLPH複合体でみられるFLTとの関係性を熟考する．例えば，骨盤帯そのものに内在する主要な機能障害（仙腸関節の弛緩性 laxity が引き起こす骨盤がドライバーである骨盤帯痛——第9章，ケースレポートのJulie Gのパート1参照），あるいは骨盤帯以外に存在する主要な機能障害（足部がドライバーである骨盤帯痛——ケースレポートのLouise，あるいは胸郭がドライバーである骨盤帯痛——パート2のLouiseおよびパート2のJulie G参照），または否定的な認知／情動の状態（Julie Kのケースレポート参照）などが挙げられる．能力障害と痛みに対する統合システムモデルは，多様なシステム（関節，筋膜，神経，内臓，ホルモン，神経内分泌など）の相互作用や関与を考慮する．

したがって，たとえ統合システムモデルが，対象となるその人の直面している問題の背景にある重要なドライバー key driver を探るモデル，つまり複数のシステムの核となる機能障害の確認を土台としたモデルであるとはいえ，主な目的は患者のストーリーを語る個別のタペストリーをつくり上げるための枠を提供することである．その上で，患者はサブグループに分けられることが可能となる．さらに，患者のストーリーが徐々に展開し，臨床家がそのタペストリーを構成する重要な一片を理解し始めるに

つれ，クリニカルリーズニングは急速に促進される．システム統合モデルは，内省的に用いると，臨床の専門的見解の展開を促し，育て，推し進めることにつながるだろう．それこそがわれわれの目標である（図9.2）．

能力障害と痛みに対する統合システムモデル——人物全体とその問題を理解するための枠組み

モデルの基本構成

統合システムモデルの各システムについて述べる前に，基本構成を定義することが重要である．核となる単語の定義を含め，以下の通りである．

1. 「身体」「機能」「能力障害 disability」「機能障害 impairment」「健康状態 health condition」という言葉は，国際生活機能分類 International Classification of Functioning, Disability and Health（ICF）の定義に基づいている（p.189〜190, 2001）

    心身機能とは心理機能を含む身体システムの生理的な機能のことである．「身体」とは人体構造の組織すべてのことをいい，脳も含む．したがって，精神的（あるいは心理的）機能は心身機能下に組み込まれる．

    機能とは心身機能，身体構造，活動と参加を包括する用語である．個〔健康状態／（認知された問題）を含めた〕と個々の背景にある因子（環境的および個人的要素）の間の相互作用において肯定的な因子を意味する．

    能力障害とは機能障害，活動制限，参加制限を包括する言葉である．個（健康状態を含めた）と個の背景にある因子（環境および個人的要素）の間の相互作用における否定的な因子を意味する．

    機能障害とは身体構造あるいは生理的機能（精神的機能を含め）における異常あるいは低下である．

    健康状態とは疾病，障害，傷害，外傷を包括する言葉である．健康状態とはまた妊娠，加齢，ストレス，先天的異常，遺伝的性質のようなその他の環境を含む．

2. 最適な健康状態では，個は意味のある課題（動き，活動，必要な環境や流れにおける役割）において最適な機能とパフォーマンスを備えた，広く，そしてバラエティに富んだ戦略の中から選ぶという選択肢がある．課題が意味

のあるものかどうか決定するには，その人とその人の価値観，目標を理解することが必要とされる

3. 定義上，最適な機能とパフォーマンスは健康な状態において生じるものであり，望んでいない痛みの経験から解放されている状態である．上記の健康の定義を受け，最適な機能と健康とは，健康上の特異的な問題に影響されるかもしれないが，個々に定義されるものであり，かつ健康であることで成し遂げられるものである

4. 痛みは人々が能力障害に陥る唯一の原因というわけではない．能力障害，あるいはその人がやりたいことができない状態は，痛みがなくても生じうるものである

5. 最適な機能とパフォーマンスで課題を遂行するには，身体の多様なシステムを共働し，かつ統合して活動させる必要がある．「共働 synergy」は「複合的あるいは協同的な動きまたは力」と定義され（Webster's New World College Dictionary），「単純に定義すると，全体はその総和よりも大きい」(Wikipedia)．「統合する」とは，「機能的かつ一体化した完全体につくり上げ，調和し，溶け合うこと」である（Merriam-Webster's Online dictionary）．共働と統合のためには，それぞれのシステムとその細胞レベルまで各システムの要素が機能していること，そして多くの複雑なフィードバック，フィードフォワードメカニズムが最適に作用していることが必要とされる．そして，身体で望ましい出力を生み出すため各システムが一緒に作用しなければならない．フィードバックで受け取った情報と感覚システムから受けた情報の一致も重要である．科学によって身体システムの関係性と相互依存性が明らかにされていってはいるものの，統合的かつ共働的な身体システムの作用を生み出す根本的なメカニズムはすべて十分に理解されているわけではない．Melzack の自己身体ニューロマトリックスのコンセプト（図7.9参照）は共働と統合の必要性を強調するものである

6. 何か1つ，または複数のシステムの機能障害が組み合わさると，1つあるいは複数のシステムで望ましくない結果を引き起こす．望ましくない結果とは，痛み，最適でない姿勢や動き（非効率的で，望んだパフォーマンスやアウトプットができない），機能の欠如，過剰なストレス反応やストレスの持続，ネガティブな感情が含まれる

7. 健康を回復するための最も効果的な治療プランを計画し実施するには，まず治癒の障壁となっている鍵となるシステムにおいて重要となる機能障害を見つけ出すことにかかっている．それぞれの機能障害の関連性については，異なったタイプの推論を組み合わせるクリニカルリーズニングの過程を通して判断する（第9章）．それぞれの機能障害は意味のある課題の流れのなかで評価され，その機能障害が最適ではない機能とパフォーマンス，あるいは痛みにどの程度関与しているか見極める．このモデルのなかでは，関連性の高い機能障害／システム／範囲のことを鍵となる「ドライバー」と呼ぶ．「痛みのドライバー」という言葉は痛みの根本的な原因を指すときに用いる．それは痛みのメカニズムそのものであるかもしれないし，身体的および心理的ストレスをひとまとめに強め，過剰に特定の組織やヒトの適応メカニズムやコーピング機構が作用することによって痛みを持続させる複数の機能障害かもしれない．人の身体はダイナミックで，常に変化する存在なので，能力障害のドライバーと痛みのドライバーはそのうちに変わる可能性がある．さらに，能力障害のドライバーは痛みのドライバーと異なるかもしれない

8. 統合システムモデルは能力障害と痛みの継続期間，つまり急性から慢性，持続性，再発のいずれの問題にも適用される

9. あらゆる人は遺伝的に，情動的に，認知的に，文化的に，社会的に唯一無二の存在である．彼らにとってそれぞれ意味をもつ活動や役割，痛みの経験も，彼らだけのものであろう．このように，表出される経験にかかわる機能障害とシステムの組み合わせはそれぞれの患者で異なる．しかしながら，科学と臨床の専門的知識の両方を用いることで，通常のパターンやシステムが正常あるいは異常に機能しているか，また共通の特徴（研究算入あるいは

除外基準による研究で決定）を有する患者のサブグループが異なる治療アプローチにどのように反応するのかをわれわれが確認できるようになるために必要な情報が提供される．この情報は貴重であり絶対必要なものである．そして，研究において，また臨床において，さらに知識（命題的，非命題的知識の両方）の土台を積み重ね続けることによって，健康であることがいかに素晴らしいかについて真の理解が生み出されるのである．しかしながら，クリニックや研究室で生み出された知識にはどちらも限界がある．臨床家は種類が多岐にわたる先入観に対して浮かび上がる仮説を常に吟味しなければならない．研究から得られた臨床実践のガイドラインは有益で新しい見地を提供してくれるとはいえ，実際の患者には適当なものではなく，また妥当ではないかもしれない．したがって，「母集団」に基づいた一般的治療プロトコルを展開する場合，常に慎重さが必要とされる．なぜなら，その母集団がただ思い込みで成り立っていて，本当は実在しないかもしれないからである

10. 人はそれぞれダイナミックな存在であり，時々刻々と常に変化することができる．科学はこの点に関するエビデンスをさらに生み出し続ける．患者の問題であるドライバーに関する仮説を臨床的に見直すには，継続的な再評価が必要不可欠であることを意味している

モデルの構成要素：クリニカルパズル——クリニカルリーズニングと臨床的な専門技能を発展させるためのツール

クリニカルパズル（図7.11）は能力障害と痛みに対する統合システムモデルを概念化して描写したものである．これは，人物とその人物の有する問題，機能とパフォーマンスに対して最適な戦略をつくり，支えるシステムを表す．パズルは臨床的に利用するもので，講習会のなかではクリニカルリーズニングおよび臨床決定のためのツールとして用いられる．第9章を参照してほしい．クリニカルパズルを活用した多くのケースを紹介している．

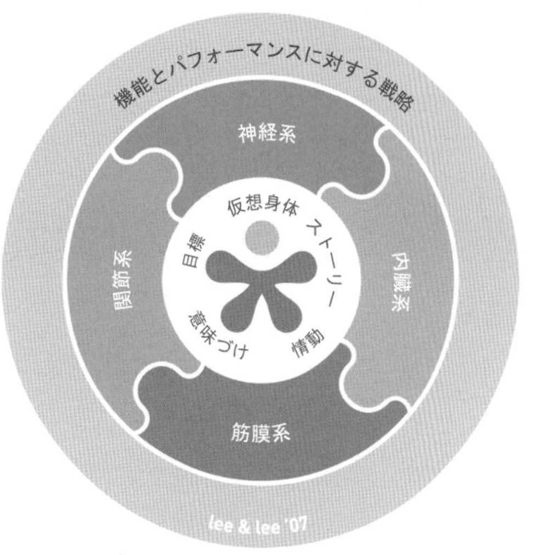

図7.11 統合システムモデル——クリニカルパズル．クリニカルパズルは能力障害と痛みに対する統合システムモデルを概念化したものである．円の外側は，患者が目下意味のある課題に使用する機能および実行用の戦略を表す．意味のある課題は患者のストーリーを聴くことにより決定される．円の外側にあるパズルのピース（システム）のうち，いずれか，もしくは複数で機能障害が生じた場合，あるいは各ピース間の関連性や一致性が不十分な場合，機能とパフォーマンスに対する戦略が最適でない状態を「促進」する恐れがあり，さらにそれが他のシステムの機能障害をも「誘発」する恐れがある．パズル中央のピースは個人およびその感性（感覚，知覚），認知（信条，態度，動機），および情動（恐れ，怒り，心配）の次元に関係のあるいくつかのシステムを表す．さらに，それは系統的システム（内分泌のバランス，免疫機能）および遺伝的因子を含む．一次症状，目的および回復への障害を記述する場所である．その他の4つのピースは，臨床検査で評価され記載される障害のさまざまなシステムを表す．

セラピストは，これを進める中で，それらの機能障害とパズルの中心の人物との関係性（例えば，これらの機能障害がもっているかもしれない意味，健康状態や遺伝的因子に関連性があるのか），また機能とパフォーマンスで確認された，最適ではない戦略との関連性について同じ人生を送る人が2人といないように，すべてのクリニカルパズルは唯一無二のものであり，この図は検査プロセスを通して得た重要な情報を整理するための，そして所見の反映および解釈のための有用なツールとなる

パズルの中心の人物

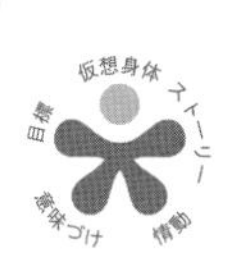

このモデルの中心は患者，つまり人物がクリニカルパズルの中央にくる．ジャッジせずに，その人物の特異性（性質や外見，タペストリーをつくる中身）を探ることを目標に，患者のストーリーについて問

診を進める．主観的評価の間，セラピストは，患者が自らのストーリーを自由に話すことができるよう協力的で思いやりのある環境をつくることが必要不可欠である．「今日はどうされましたか」あるいは「お話を聞かせてください」といったいろいろな解釈が可能な質問を投げかけることで，患者のゴールおよび価値観に加え，彼らにとって最も意味があり，直接関連性のある現在の経験についての事柄を患者とシェアするところへ誘導できる．これは，回答を得るために質問のチェックリストをもつセラピストや，セラピストが（自分の見識内で）ベストであると考える筋道を通って主観的評価をするセラピストとは対照的である．この主観的評価のチェックリストフォーマットはまた，患者から重要な情報を逃しやすい．

クリニカルパズルの中心の人物を理解することはまた，彼らの問題の経験に感覚的，認知的，情動的側面についての情報を結びつけることでもある．問題は能力障害あるいは痛みかもしれない．感覚的側面とは問題の部位と性質を含み，認知的側面とは彼らの経験に関する信条や態度を含み，情動的側面とはその経験について肯定的な感情，否定的な感情両方を含む．インコンチネンス（腹圧性および切迫性尿失禁），骨盤臓器脱の症状，呼吸困難感，無理が必要な動作のような問題はすべて問題の例えであって，患者は痛みについて尋ねられたときに，それが重要であるにもかかわらず話題にしないかもしれない．これら多数の側面から，セラピストは回復のために潜在的なバリア barrier【訳注：障壁．阻害するもの】となっているものを探り，回復の潜在的なまとめ役となるのである．

患者は自らの身体をどのように認知し，現在自分の体に起こっていることがどの程度彼らの仮想身体 virtual body の今の状態をつくっているのか．仮想身体は意識下あるいは無意識下の両方の構成要素から成り立っている．客観的評価が進むにつれ，実際の身体 actual body と仮想身体の間の相違が明らかになるであろう．この例として，患者が両足に均等に体重を乗せたと認識している場合を考えてみよう．しかし，実際に姿勢の評価をすると明らかに重心が一側の下肢へ多く乗っているということもある．

意味のある課題 meaningful task とは，姿勢や症状が悪化する活動や楽になる活動，否定的な考えや感情にまつわる活動（例えば，患者が恐がっている活動），特異な環境下での活動やそれにつながる活動，患者の目標（例えば，最近その体の問題が原因でできなくなってしまっていることのうち，何がやりたいか）などが挙げられる．意味のある課題で患者が用いる戦略を最も正確に分析するために，その課題の性質，バイオメカニクスの要素，環境的，社会的，感情的流れを含めてそれらすべてを考慮しなければならない．

また，パズルの中央（クリニカルパズルの中心の人物）には，栄養状態や神経分泌，自律神経システム，恒常性／ストレス／免疫システムを含む遺伝的な構成や体系的な健康状態を記入する．既往や社会的背景，その他の心理社会的な特徴もパズルの中央部分に入る．

主観的評価の流れおよび患者のストーリーの理解はさらに第8章（評価）と第9章（ケースレポート）で論じる．経験を積んだ臨床家は，この段階で患者のストーリーで得た情報をつなぎ始め，次に行う客観的評価の優先順位を決める最初の仮説をつくりだすだろう．

機能とパフォーマンスに対する戦略

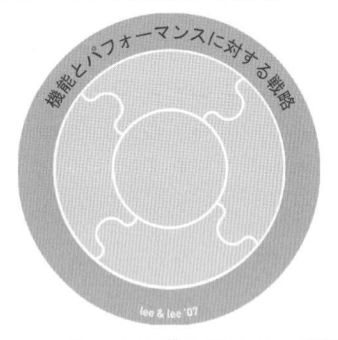

患者のストーリーから導き出された意味のある課題は機能とパフォーマンスの戦略を分析する目的で選択されたもので，パズルの外側のリングに表記される．これらの課題，あるいは課題に直接関連性のある動作を評価して，患者が用いる戦略が最適なのか最適でないのか判断する．人々が全身の機能を使って実行する戦略は，パズルの中心の人物に現れたシステムの問題すべてを含み，身体内で機能が統合された結果であり，またその機能によってつくりだされるものである．そのため，「戦略の環」がパズル全体を取り囲む．もし最適でない戦略が観察された場合，どのようにその戦略が最適でなかったか特徴を示す客観的な評価結果をパズルの外側のサー

クルに書き加える．それは挙げられた課題のすぐ横に記載する．戦略の分析についてはさらに第8，9，12章で述べる．

関節系，筋膜系，神経系，内臓系

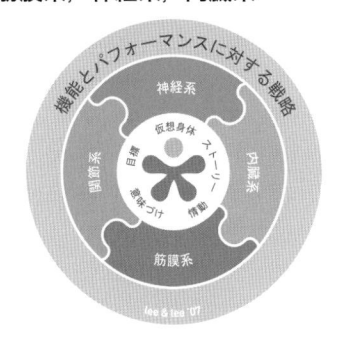

臨床で評価するパズルの4つのピースは，それぞれシステム（系）を表している．診断テスト（レントゲン画像や磁気共鳴診断画像）の所見に加えて，特異的な機能障害をパズルの直接関与する項目に書き加える．セラピストは同時に，パズルの中心の人物（問題の感覚，認知，情動面の問題）とそれらの機能障害のかかわりについて考えなければならない．それらの機能障害が意味のある課題において最適でない戦略とどう関係するか考え，内省する．

検査を進めながら，セラピストは，得た情報すべて（課題に対する信念，組織の治癒状態／組織の完全性，課題の特徴，負荷の必要状態や可動性の必要状態，予測性のレベル level of predictability，脅威値 threat value，正確な固有感覚入力の有効性）を利用して，意味のある課題で観察された最適ではない戦略が機能とパフォーマンスの観点から適切なのか適切でないのかを評価する．患者は，ある課題では身体状態に適切でない戦略を示し（急性の神経根痛のために腰椎側屈姿勢を呈する），他の課題では適切な戦略（一方向の動きで生じる痛みが原因で腰椎を他の方向に動かすことへの恐れ）を示す可能性もあり，そういったことを記述する．もしセラピストがその戦略が最適でないと考える理由があるのなら，なぜ患者が特異な戦略を選択したか理由を判断するにあたって，その問題のドライバーを突きとめて，最も効果的な治療プログラムを立案することが重要である．

LPH複合体に関連する関節系，筋膜系，神経系，内臓系の具体的な機能障害について表7.4a～dに挙げる．関節系には，筋骨格系の骨，受動的な構造

表7.4a クリニカルパズルの関節系に含まれる健康状態

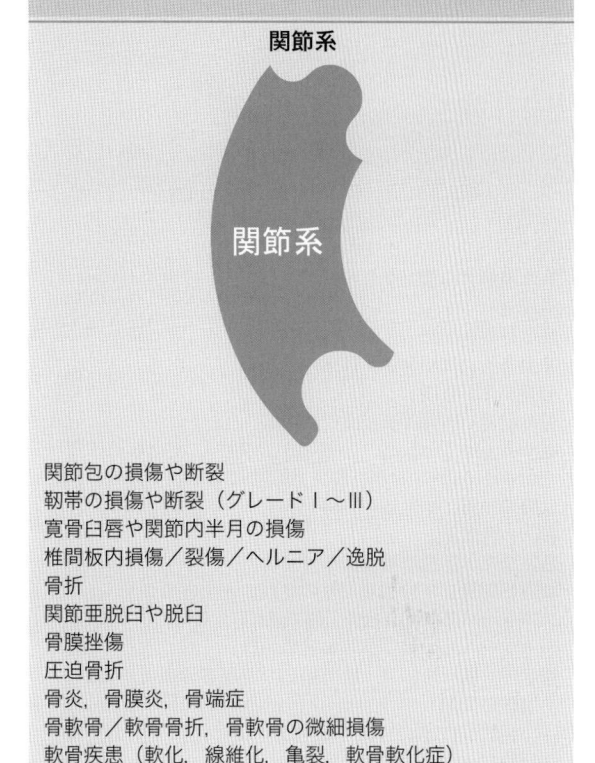

関節系

- 関節包の損傷や断裂
- 靭帯の損傷や断裂（グレードⅠ～Ⅲ）
- 寛骨臼唇や関節内半月の損傷
- 椎間板内損傷／裂傷／ヘルニア／逸脱
- 骨折
- 関節亜脱臼や脱臼
- 骨膜挫傷
- 圧迫骨折
- 骨炎，骨膜炎，骨端症
- 骨軟骨／軟骨骨折，骨軟骨の微細損傷
- 軟骨疾患（軟化，線維化，亀裂，軟骨軟化症）
- 滑膜炎
- 骨端症
- 椎間関節と椎体間関節，仙腸関節，股関節の線維症／骨増殖症

物としての関節が含まれる．筋膜系には，身体中に存在する多層の膜と同様，筋，腱と膜の結合も含まれる．神経系には中枢および末梢神経系の要素すべてが入る．また，神経の状態は安静時の緊張，筋の活動状態やコントロールに反映されるため，その神経が関与する筋が含まれる．内臓系には身体の内臓すべてが含まれる．

外側のサークル（「システム」）を含めてパズルのいずれかのピースに機能障害，あるいはパズルのピース間での不一致あるいは共働性の欠如があると，機能とパフォーマンスにおいて最適でない戦略が誘発される．逆に，機能とパフォーマンスにおいて最適ではない戦略は，パズルの各システム（パズルの中心の人物，神経系，筋膜系，関節系，内臓系）の機能障害を誘発する可能性がある．したがって，パズルは全体としてつながっていて，関連があり，互いに依存し合い，最適な健康状態に必要なシステ

表 7.4b　クリニカルパズルの筋膜系に含まれる健康状態

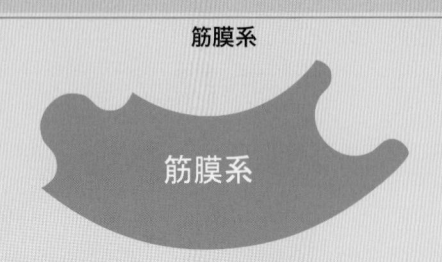

筋膜系

- 筋内損傷／断裂（グレードⅠ～Ⅲ）
- 筋挫傷
- 筋腱損傷／断裂
- 完全あるいは部分腱断裂または損傷
- 筋膜損傷／断裂
- 腱の病変——腱断裂，部分腱損傷
- 腱障害 tendinopaty（急性または慢性），腱傍組織障害 paratendinopathy，腱を含む障害 pantendinopathy）
- 皮膚の裂傷／擦過傷／刺傷
- 嚢——滑液包炎
- 筋性または筋膜性瘢痕または癒着
- 腹直筋離開を含む腹部前壁の筋膜の完全性の欠如
- スポーツヘルニア（横筋筋膜の損傷）
- ホッケーヘルニア（外腹斜筋の損傷）
- 膀胱脱，腸ヘルニア，直腸瘤につながる骨盤内筋膜の完全性の欠如

表 7.4d　クリニカルパズルの内臓系のピースに含まれる健康状態

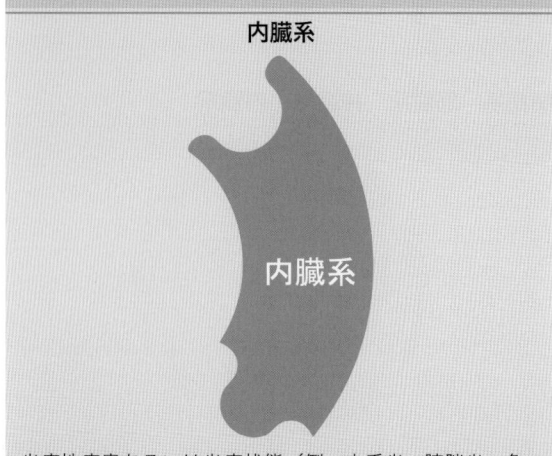

内臓系

- 炎症性疾患あるいは炎症状態（例，虫垂炎，膀胱炎，急性潰瘍性胃炎，胸膜炎，子宮内膜炎）
- 骨盤内組織の感染性疾患
- 内臓疾患

表 7.4c　クリニカルパズルの神経系に含まれる健康状態

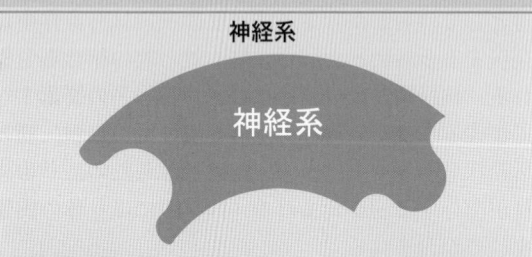

神経系

- 末梢神経幹あるいは神経の損傷（ニューロプラクシー neuropraxia，神経断裂 neurotemesis，軸索断裂 axonotemesis）
- 中枢神経システムの損傷
- モーターコントロールの変容
- 筋動員の不足，筋動員の適切でないタイミング（早いまたは遅い）
- 適当でない筋活動量（強過ぎるまたは弱過ぎる）（課題の要求にかかわるすべて）
- 安静時における筋の過緊張または低緊張
- ニューロダイナミクスの変容
- 末梢神経系あるいは中枢神経系の感作
- 中枢神経系処理過程の変容

ムの統合性を視覚的に表現している．誰1人として同じ人生経験をしているわけではないから，臨床中に作成されるパズルはすべて唯一無二のものとなる．

　機能障害，能力障害や痛みにつながると考えられる所見に関する組み合わせすべてを考慮すると，LPH複合体は複雑なように捉えられるかもしれない．ところが実は，内省的なクリティカル思考 reflective critical thinking と綿密な検査が行われると，主な原因と最初の治療計画が明確になる．統合システムモデルのためのクリニカルパズルは，人物全体およびその問題点を理解するための有用なツールなのである．最新の命題的知識と臨床家としての個人的知識にこの情報を比較・対比させながら，所見の反映とそれを判断する推論のために，検査の過程で得られた鍵となる情報を組織立てることができる．それによって，身体的機能障害と痛みのメカニズム，心理的な特徴，能力障害，健康状態，そして患者の価値観と目標すべての関係性を説明する仮説を立てやすくなる．パズルによって促進されたクリニカルリーズニング過程の目標は，どの統合的で多様な治療プランが考案かつ実行されるかよりも，どの仮説が患者の経験すべてについて「最も可能性が高い，道理に適った説明をしているか判断することである．セッションが進み治療が展開するにつれて，

患者はより良い機能と健康な状態を求めるようになることから，治療の焦点はよく変化する．

まとめ

パート1における理論的および科学的情報とともに，本章では本書の基本的な部分の残りについて述べた．次に，能力障害と痛みに対する統合システムモデルをわれわれが臨床でどのように用いて，患者1人ひとりの唯一無二のクリニカルパズルをつくり上げているかお見せする．それには，獲得してほしい多くの技術〔評価に必要なツールやテクニック（第8，12章），学ぶべきクリニカルリーズニング（第8，9，12章）〕がある．ぜひパート2で示唆に富む内容を学んでほしい．第9章と第12章のケースレポートは，筆者らが実際に担当した症例，あるいは講習会参加者が症例となったものであり，彼らは自分のストーリーを共有することを買って出てくれた．どうか彼らのプライバシーを尊重して，ご自身が学ぶ目的にのみ使用し，コピーや，彼らのストーリーやビデオクリップを転用することはしないでほしい．

すでに，筆者らが単なるレシピや臨床のガイドラインを羅列するわけではないということを理解していただけているであろう．筆者らはリサーチを徹底的に読み，臨床的な専門知識を信頼し，われわれの臨床を導く推論技術と理論を伝えているだけである．われわれの仕事とは，患者の問題が彼らの間違った姿勢，動き方，思考，生活習慣によってどのように生じ，それが彼らの望むような機能とパフォーマンスのレベルの達成を阻害しているか気づきを促すことを目的として，患者が，自分自身を理解し，そして健康状態を理解するのを促すことであると信じている．最後に，われわれは患者に変化を厭わないことを期待している．より快適に感じ，動き，良好な状態になるために必要な変化を生じる．それは患者次第なのである．

腰椎骨盤股関節複合体の評価，そのテクニックと手法

8

Diane Lee　Linda-Joy Lee

本章の内容

はじめに ・・・・・・・・・・・・・・・・ 169
主観的検査：パズルの中心をなす人物の理解
　・・・・・・・・・・・・・・・・・・・・ 169
客観的検査：仮説の立案と検証 ・・・・・・ 171
まとめ ・・・・・・・・・・・・・・・・・ 248

はじめに

　痛みやインコンチネンスを有するか否かを問わず，統合システムモデルアプローチ The Integrated Systems Model Approach を用いて腰椎骨盤股関節 lumbopelvic-hip（LPH）複合体の機能障害を有する患者の診療に当たるとき，主観的検査と客観的検査両方の評価が基本となる．LPH 複合体の機能障害については，以下のように報告されてきた．

> 仙腸関節の痛みを有する患者は，坐位や歩行や立位，屈曲あるいは伸展などの動きで，その痛みが増悪あるいは緩和するといったような独特な特徴を示すわけではない．
> 　　　　　　　　　　　　　　Dreyfuss ら 1996

　この研究はわれわれの臨床上の経験と一致するものではない．しかし，仙腸関節に痛みをもつすべての患者が1つのグループとして捉えられているなら（すなわちすべてを経験上同じ機能障害，同じ感覚，認知，情動的側面を有するものとして考えられているなら），この研究結果は驚くものではない．臨床上の経験では，腰椎骨盤帯あるいは股関節の症候や反応は，似通った機能障害（すなわち関節や神経系，筋膜系，内臓系やその他全身性のシステムの障害，「パズルの中心の人物の特徴」）（第7章）を有する患者では共通のパターンを呈する．別の言い方をすれば，患者が，痛みの部位や特徴によってではなく，ある種の機能障害によってサブグループに分けられた場合，特徴的な事柄（似たようなストーリー）が明らかになる．さまざまなLPHの機能障害を有する患者の症候や既往を扱うセラピストは，似たようなパターンを早急に理解する能力を要求される．内省的な治療者となるためには，臨床的な専門技能を磨くことが重要である（Jensenら 2007）．しかし，似たような機能障害を有する2人の患者がいた場合に，それぞれの患者には経験を通じた認知や情動的な背景が存在するということを考慮した上で治療に当たる必要がある（第7章）．本章では，腰椎，骨盤帯，股関節の主観的検査と客観的検査について解説する．本章の焦点は技術の習得である．いくつかのクリニカルリーズニングについて本章で説明するが，個々のテストと多角的なテストの両方から得られる所見の重要性に関しては第9章でさらに詳述する．

主観的検査：パズルの中心をなす人物の理解

　主観的検査の目的は，患者の病歴や既往歴を聞き，最終的に治療につなげることである．さらに，主観的検査は，認知的にも情動的にも，患者が経験していることが彼らの生活に及ぼす影響，その経験

の意味づけや重要性を学んだり理解したりする機会になる．彼らが（仮想の）身体で見たり経験したりすることは，彼らが治療に望んでいること（ゴールや意味のある活動）と同じく，主観的検査を通して明らかになることが多い．問診の間，治療に影響を与えると思われるレッドフラッグ red flag やイエローフラッグ yellow flag には注意すべきである．統合システムモデルは，患者の価値観や信念，ゴールは臨床意思決定の中心をなすもので，それゆえ主観的検査が評価過程の中で重要な位置づけとなる．問診は自己紹介から始まり，「今日はどうされましたか」あるいは「お話を聞かせてください」など患者への質問へと移る．これは患者自身の方法で話を進めてもらい，治療のゴール設定を確認するものでもある．主観的検査が完了したら，セラピストと患者は現実的なゴール設定について話し合う．

質問項目に含まれるものとして，毎回の主観的検査の中で鍵となる質問がある．

- 年齢，一般的健康状態，薬の使用状況
- 症状発生時の状況
- 症状の部位と反応，増悪因子と緩和因子（患者の経験からの感覚的側面）
- 睡眠時の痛みや症状の状況
- 画像診断の結果
- 最近の仕事／レジャー活動／スポーツと希望する活動レベルとゴール
- 患者自身の問題を基にした考え方，信念，問題についての感覚（認知・情動的側面）

その他の質問は問診が進むに従って発生する．

一般的健康状態と薬の使用状況

1. 患者の一般的健康状態はどうか．治癒に影響を及ぼすようなものは何かあるか（例えば糖尿病）．もしドライニードリングを治療計画として入れる場合，患者が肝炎やHIV，または出血性疾患などのように血液を介して感染するような疾患をもっているか必ず尋ねるようにする
2. 最近患者がこの問題に関して，あるいはまたは別のことで薬を飲んでいるか．もしドライニードリングを治療計画として入れるなら，ワーファリン（英商品名Coumadin）などのように血液を薄くする薬を飲んでいるか，必ず尋ねなければならない

発症時の状況

1. どのようにして問題が生じたか――突然か，あるいは徐々に生じたのか
2. トラウマの要素はあったか．もしあるなら，急な落下や交通事故などのように短期間での出来事からの大きな外傷か，または不適切な運搬／坐位／トレーニングなど比較的長期にわたってできた微細損傷があったのか．損傷の修復過程はどうか．炎症期か線維生成期か成熟期に入っているか
3. 今回初めて治療が必要な状態になったのか，あるいは似たようなことが過去にあったか．もし繰り返されていることなら，前回，回復するのにどのくらいかかったか，そのとき治療は必要であったか．もしそうなら，どのような治療が有効であったか．あるいは他に何かあるか
4. 問題は妊娠や出産に起因するものか．もしそうなら，いつ症状が始まったか，出産の状況はどうであったか，骨盤底や腹壁にどのくらい損傷を負ったか

痛み／感覚異常

1. 正確に，痛みや感覚異常 dysesthesia はどこにあるか．部分的なものか，あるいは広がっているのか，その質は説明できるか
2. 症状は四肢にまで広がっているのか．その場合，どのあたりまで広がっているか．症状は腹部や胸郭にまで広がっているか
3. ある姿勢や動きによって痛みや感覚障害が変化するか．もし変化するなら，どのような活動が（程度も含む）症状を惹起させるか．惹起させる活動を可能な限り明確化することが重要である．例えば，ランニングで骨盤帯の痛みが悪化するなら，ランニング周期のどの部分で誘発されるか患者は明確にできるか（足接地期，一側荷重の立脚期，あるいは遊脚期），より悪化するような運動課題または特殊な情況があるのか（トレーニングなのかレースなのか，など）
4. もし患者自身が症状悪化を感じる活動を思いつかなければ，特に症状が変化すること，例えば坐位，立位，歩行，階段昇降，ベッドでの寝返り，椅子や車からの乗り降りや立ち上

がり，咳やくしゃみなどで症状が変わることがないか確認する
5. 症状が緩和されることがあるか

症状を特定するために尋ねる直接的な質問は，末梢性のものか中枢性のものか判断するのに有効である．

睡眠

1. 症状によって睡眠が妨げられていないか，休息で症状が緩和されるか
2. どのようなベッドで寝ているか，またどのような肢位が一番楽か

画像診断

1. 他に何か診断の補助となるものはあるか（いわゆるレントゲン，CT，MRIなど，その他の検査など）

職業／レジャー活動／スポーツ

1. 身体活動のレベルに関しては，必要とすることすべてができているか．特に，仕事やレジャーやスポーツに関してどうか
2. 最近の活動状況はどうか．活動のタイプ，頻度，強度を決めるため，(1)から得られた情報と比較してみる
3. 治療のゴールは何か．「したいと思っているけれども，痛みや怪我のせいで今はやっていないことは何ですか」「ゴールを達成するには何をする必要があると思いますか」など，たびたび尋ねるのも大切である

認知的／情動的側面

患者の経験（理解，信念，捉え方，情動，期待・予想など）を洞察する目的で，「あなたは最近の体の状態や回復過程をどのように感じていますか」，また「何が悪いと思いますか」あるいは「何が起こっていると思いますか」「回復を促すために何が必要と思いますか」という質問で問診を終えるとよい．「〜すべきである」という言葉を使っている場合は注意が必要である．彼らが信念としているものが，ときには問題を助長していることもあり，行わないことで罪の意識を感じるような事柄を表していることが多いからである．

主観的検査を終えるときには，クリニカルパズル（第7章）の中心の人物である患者の主訴やゴールが，回復過程にかかわる身体的，認知的，情動的な阻害因子（意味ある予測の特徴）とともに書き留められる．また，回復を促進させるような可能性のあるあらゆる因子にも注意する．これらが回復に必要な新しい戦略に取り組むために，プラスとなる重要な動機づけ因子になる可能性があるからである．クリニカルパズルの外側（機能とパフォーマンスに対する戦略）には，患者にとって意味のある課題（あるいはこれらの課題の要素）を書き留め，評価や治療の過程の中で課題を繰り返し行えるよう筋道を立てる必要がある（第12章も参照のこと）．意味のある課題とは，痛みを増悪させる活動であり，また患者のゴールを引き出すことができるものである．例えば，患者のゴールが5キロ走ることである場合，右足への片脚荷重で痛みが増加するなら，片足への荷重や片脚立ち動作は課題となり，分析のためにパズルの円の外側に入ることになる．

客観的検査：仮説の立案と検証

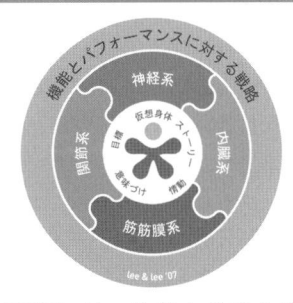

Bogduk（1997）は，生体力学的な診断には生体力学的な診断基準が必要であると述べている．彼は「運動中の痛みというものは基準にならない」と指摘している．動作の分析（多様な課題での姿勢や肢位，可動性，動きの制御テストを含む）は，一部は生体力学的であるものの，臨床場面で一般的に用いている多くのテストはその信頼性を示すのに苦慮しているのが現状である．

いくつかの研究（Albertら2000，Carmichaelら1987，Dreyfussら1996，Herzogら1989，LaslettとWilliamsら1994，Laslettら2005，Maigneら1996，Ostgaardら1994，PotterとRothsteinら1985，Robinsonら2007）では，骨盤帯の疼痛誘発，姿勢，可動性のテストに関して検者間の信頼性の調査が実施されてきた．疼痛誘発テストについてはそれぞれ信頼性が実証されてきたが（Albertら2000，LaslettとWilliams 1994，Ostgaardら1994），姿勢

と可動性のテストに関してはまだ実証されるには至っていない（Dreyfussら 1996, PotterとRothstein 1985, Robinsonら 2007）．テストの所見をまとめると，良好なパーセンテージで意見の一致および信頼性は得られている（Arab 2009, Laslettら 2005, Robinsonら 2007）．初心者と熟練の臨床家の両者とも，1つのテストの所見のみに頼ることはめったになく，多くのテスト所見から仮説を展開し（仮説演繹的推論），テスト結果を解釈かつ推論を内省することが，臨床診療を描写し，検討するより正確な方法である（Jensenら 2007, JonesとRivitt 2004, Kerryら 2008, Kerry 2009）（第9章）．

Albertら（2000）は，姿勢と可動性のテストの信頼性が低いのは検者のバイアスと技術によるためで，そのような場合はこれらのテストを中止するように指導し，検者の技術向上を図るべきであると指摘している．彼らは，検者間の信頼性を上げるなら，すべてのテストでさらに標準化レベルを高くする必要があることを強調している．

LPH複合体の機能評価のためのテストについては継続して発展させ，またわれわれがテストの結果に影響する因子についてさらに理解を深めることで（第2章），科学的な検証の精緻さに耐えうるようになるだろう．本章で提示したテストのいくつかについてはこの科学的な検証が始まっており，これから明らかにされていくだろう．その他のテストは臨床的な専門的技能をもとにしており，個々に考慮される場合には検者間の信頼性の欠如を認識しながらも，良好な方向性を示すものである．それらはわれわれが行っている中で最良のものであり，クリニカルリーズニングの過程に多くのテスト所見が用いられると，有効な仮説，論理的な診断と治療計画が作成されることになる（第9章）．

客観的検査は，特定の課題で用いられる戦略を分析するテスト（意味のある課題の分析）と，最適でない戦略が観察されたパズルのピースを成すシステム（関節系，神経系，筋膜系，内臓系）それぞれの因子を分析する局所に対するテストに分けられる．本章ではこれらのテストの実施方法について解説し（技術の習得），最適あるいは最適でないテスト結果がどのようなものか述べる．多くのテスト結果に関するクリニカルリーズニングは，第9章で提示しているいくつかの症例報告のレビューを通じて議論する．

機能とパフォーマンスに対する戦略——一般的原則

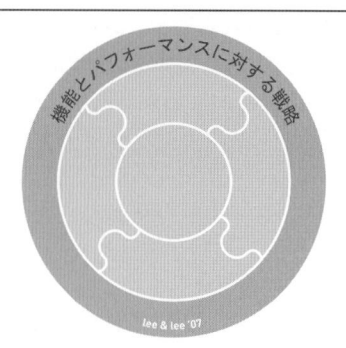

第4章で述べたように，ヒトは多様な活動に応じて最適に機能する能力を有するからこそ，われわれは多様な戦略へアクセスし，選択することができる．筋肉の活動量や活動のタイミング，課題すべてにかかわる正常な筋活動のパターンは1つだけではない．さらに中枢神経系central nervous system（CNS）には，デスクワークやランニング，マラソンなどの課題を要求されると，その特殊な状況に応じた能力が求められる．臨床上，患者が動きの取捨選択をできないことがよくみられる．これは，彼らに機能とパフォーマンスに対する戦略の選択肢がないか，多様な課題に応じるのに1つか2つの戦略のみで対応しているということである．いくつかのケースでは，選択した戦略は，ある運動には適切であるが，他の課題のときには同じ戦略が痛みや機能障害を引き起こす．

それぞれの課題で多くの特徴や因子があり，どの戦略を使うのか考慮する必要がある．その内容としては，以下のようなものが含まれる．

- 負荷の必要条件は何か（どの程度の力が伝達される必要があるか，課題実行中その量をどのように変化させるか）
- 可動性に関する必要条件は何か（負荷が分散され，動揺を抑制し，可動性を確保するためには，運動連鎖でそれぞれの関節がどの程度動く必要があるか）
- 状況はどのくらい予測可能か（外的因子や環境）．患者は状況の予測性のレベルについてどう感じているか（内的要因）
- 現状の中で恐怖に感じることは何か（現実的および知覚的）
- CNSが中継して伝わる固有受容感覚や内受容感覚の情報（関節，靭帯，筋膜，皮膚を含む体

性感覚系，前庭系，視覚系からのもの）が正しいか
- 中枢神経系から筋骨格系，自律神経系，内分泌系への出力プロセスが正確か（多くの因子がこれに影響する）

これらの因子に加えて，それぞれが独特の生体構造的性質（例えば遺伝的な因子や，系統的な疾患，外傷の既往歴など），予後や社会的な情況，環境的な要因を抱えている．複雑で，難問を含むこれらすべての特徴を客観的に判断するとなると，セラピストは，患者が分析対象の課題に最適な戦略を用いているのかどうか一体どのように判断するのだろうか？

科学的な研究がわれわれのこれらの分析を後押ししてくれる．複数の運動課題に関するモーターコントロールについて，腰痛や骨盤帯痛，股関節痛を有する群と健常者との相違が以前から検討されている（第4，5章）．これらの研究では「健常」の定義がさまざまであることに注意を要する．しかし，研究者はこれらの発見の解釈に異なった見解を示しており，腰痛を有する群でみられる変化は必要性があり，順応している結果であると主張する研究者がいる一方で，それらの変化は望ましいものではなく，適応しているわけではないとする研究者もいる．全体的にみて，脊柱の安定性におけるモーターコントロールの原則とその基礎となるメカニズムに対する解釈は非常に多く存在し，これらの原則によって内省的で，批判的に考える臨床家が大切な考察を引き出すことになる．どうやらまだ，あらゆる課題をテストして，全部の課題に関して個々の状況や環境すべてを考慮した上で科学的に何が「理想的」あるいは「正常な」モーターコントロールか輪郭を示すことはできそうにない．

患者が分析対象の課題に最適な戦略を用いているかどうか，どうやって判断するのか．われわれが提案するアプローチは，運動の分析とトレーニングに関して，基礎的かつ応用的な科学と広範にわたる臨床上の経験の両方を統合したものに基づいている．課題分析の基本的原則はさまざまな学問分野から引き出されるものであるが，生体力学や人間の動作，スポーツ心理学，神経科学などといったものからも強い影響を受けている．

課題の分析には統合されたすべての体の動きが含まれるため，臨床場面で戦略を分析するときには，運動連鎖にかかわるすべての関節を考慮する必要が

ある．体のあらゆる機能障害は最適でない戦略を生み出す．本書の目的から，ここではLPH複合体に焦点を当てる．そのため，分析に必要な原理原則に関してはこの領域を中心に取り上げ，後半の章でさらに拡大して述べる．

戦略分析のポイント

CNSが最良かつ最適に機能しているとき，以下のことが適切に実行される（図4.35，8.1）．

1. 運動課題に必要な可動性を確保しつつ，運動連鎖にかかわるすべての関節が，回転運動も並進運動も良好にコントロールされた状態となる
2. 脊柱の姿勢と方向が，ある領域内でも領域間でもコントロールされ，課題に十分適応できるようになる
3. 姿勢の均衡が維持される
4. 呼吸，コンチネンス，内臓器の支持性とその機能が良好に維持される

加えて，各システムの機能に十分な余裕があり，予測できるできないにかかわらず，あらゆる多様な負荷の変化を制御できて，環境の変化にも随時適応できる（第4章の文献を参照のこと）．したがって，われわれは課題の実行中に，これらの特徴（1〜4）を満たす能力があるかどうかで戦略が最適かどうか判断することができる．前述の特徴を満たすことができないということは，患者が課題に最適でない戦略を用いたことを示唆する．いったん戦略が最適でないと判断したら，次の段階として，それが適切なのかどうかを鑑別する．例えば組織に損傷があり，組織の治癒の状態が炎症に関連するような場合，最適でない戦略が適切なこともある（急性の足部の捻挫，筋断裂，神経や組織の炎症など）．

分節の制御や脊柱の肢位，方向に関しては，運動連鎖のなかでそれぞれの関節が，分析対象の課題に適したアライメント，バイオメカニクス，コントロールをしているか評価する．もし，正常なアライメントやバイオメカニクス，コントロールが損なわれた状態にある場合は，これはその関節で力の伝達不良 failed load transfer（FLT）が生じていると定義される．分節のコントロール不良は姿勢の方向の変化に関係することが多い．しかし，複数の分節のアライメント異常や制御不良もまた起こりうる．課題で必要とされる方向や，脊柱の肢位を維持できないと

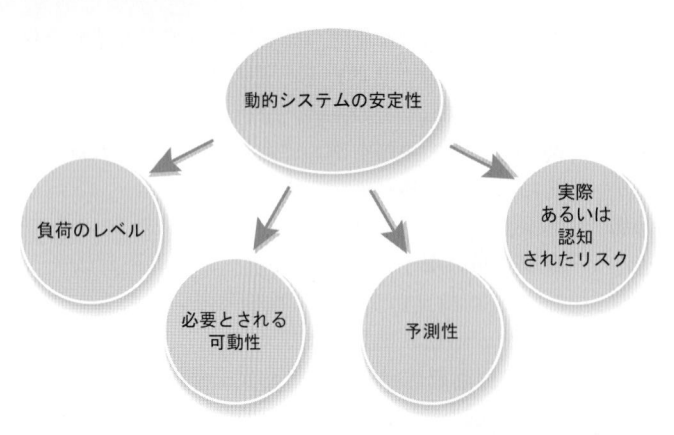

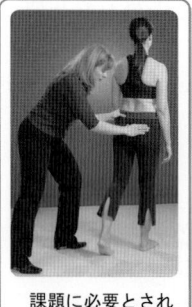

図 8.1 課題実行のために必要な正常な手法

[図：動的システムの安定性を中心に、負荷のレベル／必要とされる可動性／予測性／実際あるいは認知されたリスク、が配置される。下段の写真説明：]

- 課題に必要とされる可動範囲の運動の確保と，運動連鎖におけるすべての関節の回転運動や並進運動の制御
- 各領域内と各領域間の最適なアライメントの維持
- 動揺が生じてもバランスが維持される保証
- 発生する可能性のある動揺に対応できることが必要で，最適な呼吸と適切な腹圧の増加が可能となる

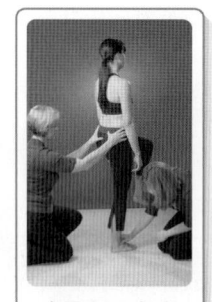

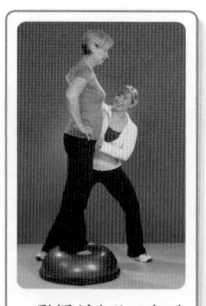

いう点は，アライメント異常の部位やコントロール不良となっている方向，問題のレベルやその箇所を含む領域で説明できる（例えばT11からL3までの伸展の増加など）．課題中，姿勢の平衡がいつの時期に失われるか（タイミング）注意することも必要である．呼吸，コンチネンス，内臓の位置は観察や触診，場合によっては超音波画像などで評価することができる．どのような望ましくない特徴も，呼吸の変化の主観的な報告やコンチネンスの障害，骨盤底の圧の感覚とともに注意する．

運動連鎖の中でFLTの部位が同定されると，さらに，その部位を含むそれぞれの領域において，FLTの相対的なタイミングを判断する評価が必要となる．つまり，課題中，どの関節で最も早期に誤った状態が生じるかという点を確認する．例えば，片脚立ちのときに右の骨盤がアンロック（右の寛骨は同側の仙骨の動きに対して前方回旋する）し，右の股関節が前方へ並進運動（寛骨に対して大腿骨頭は前方へ変位）している場合，次の段階として，仙腸関節と股関節で，生体力学的に望ましくない動きが同時に発生するか，またはどちらか一方が先行するのか，鑑別する．おそらく最初に崩れたほうが主たる機能障害の関節である．FLTのタイミングは，クリニカルパズルの外側のリング（機能とパフォーマンスに対する戦略）で，評価した課題の横に記入する．

続いて，課題を生体力学的により望ましいかたちで繰り返したときに，それぞれの関節間のFLTのタイミングに影響するかどうか着目する（ボックス8.1）．これは言葉によるキューや徒手的なサポートによって実施される．それによって生体力学的に修正されるなら，この修正の影響が以下のものに現れるか注意する．

1. 可動域
2. 抵抗テストでの強さの反応
3. FLTが出現しているときに運動連鎖の中でみられる能動的な関節のコントロール能力

ボックス8.1
戦略の分析：まとめ

課題実行中
- 運動連鎖におけるFLTのすべてのエリアの確認――望ましくないバイオメカニクスを評価する
- FLTが起こっている領域間での相対的なタイミングの確認，課題実行時，どの関節でFLTが最も早期に生じるか決定する
- FLTのエリア内でより良好なバイオメカニクスが発揮できるように，言葉や徒手的なキューを用いて（1回に1つ），修正した影響を評価する
  - (a) 可動域
  - (b) 抵抗テスト
  - (c) 連鎖内での他の関節のFLT
  - (d) 痛み
  - (e) 運動に対する努力感や動きやすさに対する患者の感覚

考慮すべき事項
- FLTが確認された領域と痛みの出現との関連性．患者のストーリーと照らし合わせて，観察される望ましくないバイオメカニクスは，痛みの発生組織に関するあなたの仮説と矛盾がないか
- 患者のストーリーや，特殊なFLT（コントロール欠如や可動性の欠如など）に照らし合わせると，観察されるFLTに最も関与している，それゆえ次に評価すべきパズルのピースとなるのはどのシステムか

---

4. 課題中の痛みの性質
5. 課題を実行するのに必要な努力感（努力の程度の感覚）

分析対象とする課題は，主観的検査の所見から選択する．評価されるべき鍵となる課題とは，患者にとって意味のある機能的姿勢や動作に関連したものである（意味のある課題の分析）．これらはたいてい痛みを伴っていたり，症状が悪化したりする活動，困難さを感じている肢位や動作であり，患者の機能的なゴールに関係するものである．例えば歩行中に痛みや困難さを訴える人がいたとすれば，片脚での荷重に関係する垂直方向の課題の選択が示唆される．一方，坐位を長く保持することで症状が増悪する場合は，坐位の戦略や立位から坐位への変化，スクワットなどを含む課題が評価対象となる．以下の項はLPH複合体の痛みと機能障害の評価において一般的に行われる複数の課題を記載している．鍵となるスクリーニング課題を含んでおり，LPH複合体の機能障害を明らかにする．これらのテストが常に全部必要であるとは限らない．仮説の立案とクリニカルリーズニングの過程を経ることで（第9章），それぞれの患者にとってどのテストが最も重要なも

のであるか，方向性が示され，効果的なテストの実施を可能にする．後の章では（第9，12章）患者のパズルに直接関係する課題を分析対象としている．治療の前後におけるこれらのテストの動画はすべて第9章の症例報告としてオンラインで見ることができる．意味のある活動を模倣したより高度な課題の分析は第12章で述べることとする．本項の目的は，臨床的に分析する可能性のある課題をリストアップするだけでなく，あらゆる課題の戦略分析の流れの中でLPH複合体の検査の原則も示すことである．これら基礎的な原則がさらに発展して，症例報告（第9章），新しい姿勢と動きの戦略を学習するための原則となる（第12章）．

機能とパフォーマンスに対する戦略

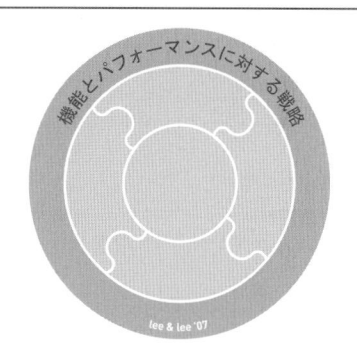

歩行

歩行は，最適なLPH複合体の機能を必要とする動作である．そのため，歩行時に患者が用いている戦略を注意深く観察すると，有益な情報を得ることができる．まず垂直面と前額面での頭頂部の変位に注意する．歩行の戦略が適切である場合，それぞれの面で頭部の変位は少ない．骨盤や股関節を通る力の伝達不良は，前額面上で腰椎に対して骨盤と股関節の変位（股関節の落下／トレンデレンブルグ徴候）（図8.2A）や代償的なトレンデレンブルグ徴候（図8.2B）として現れることが多い．歩幅や歩行周期の各相の時間の非対称性は，LPH複合体に機能障害があることを示唆している（可動性や動きのコントロールの欠如）．足部が骨盤の力の伝達不良のドライバーとなっている可能性もあるため，踵接地から立脚中期を通って足趾離地までの間の足部のバイオメカニクスを考慮する必要がある（Louiseのケースレポート参照，第9章）．また，通常，胸郭と骨盤で反対方向に回旋が生じるが，胸郭がドライ

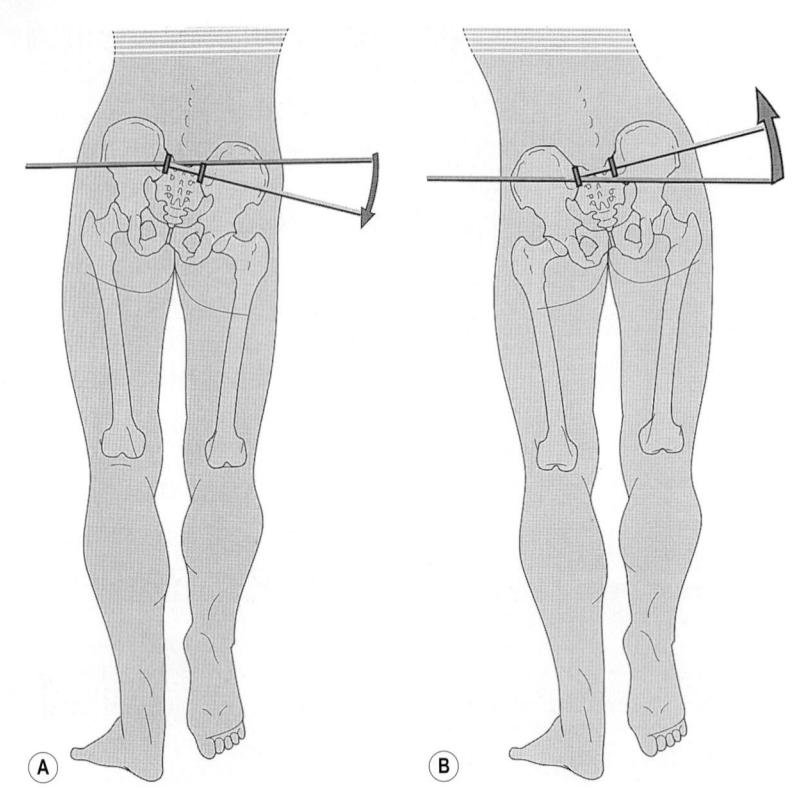

図 8.2（A）通常のトレンデレンブルグ歩行．骨盤帯は，歩行周期中，立脚中期において患側と反対方向に傾斜する．（B）代償性のトレンデレンブルグ歩行．骨盤帯は歩行周期中，立脚中期において患側方向へ傾斜する

バーとなって骨盤の力の伝達不良を引き起こしている場合，その回旋が欠如している可能性もある．

立 位

姿勢のアライメント異常は，必ずしも骨盤帯の機能障害を示しているわけではない（アライメント異常に対する外的ドライバーにはなりうる）．しかし，骨盤帯内部の機能障害（内的なドライバー）は，姿勢のアライメント異常を引き起こす可能性はある．特異的な機能障害の影響（骨盤帯の内因あるいは外因）は，複数の領域のアライメントや機能に作用していることが多い．最適な姿勢のアライメントとは，以下の通りである（図8.3A）．

- 矢状面では，垂線は耳介の外側，頸椎の椎体，肩甲上腕関節，胸腰椎移行部では胸椎のやや前方，腰椎の椎体，仙骨の岬角，股関節のやや後方，距腿関節および舟状踵立方関節のやや前方を通過する．基本的な脊柱のカーブは維持されている（いわゆる緩やかな腰椎の前弯，緩やかな胸椎の後弯，緩やかな頸椎の前弯）

- 脊柱全体の弯曲のなかで，歪み kink や変位，ヒンジ，水平面上の回旋はない
- 骨盤帯は前額面，矢状面，水平面の3平面すべてで1つのユニットと捉えなければならない（図8.3 A，B）．図8.4A～Dは中間位を逸脱した，さまざまな骨盤帯の肢位と身体全体への影響を示している
- 寛骨は他方に対して回旋しておらず（図8.5A），仙骨も回旋していない（図8.5B）（骨盤内の捻れ（IPT）はない）．もし IPT がみられるなら，捻れが生理学的，あるいは非生理学的なものかどうか，それぞれの骨の相対的な位置関係で判断する．生理学的な IPT は骨盤を捻る twist 課題で自然に出現する．非生理学的な IPT は，骨盤の骨の相対的な回旋が適切でないときにみられる（例えば，右寛骨の前方回旋が，左寛骨の後方回旋と仙骨の右回旋に連動する）
- 大腿骨頭は股関節内での中心に位置し，左右対称である（図8.6A～D）．大腿骨は内旋も外旋もせず，膝蓋骨は大腿骨の内・外顆の真ん中に

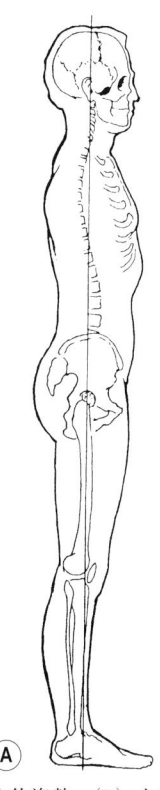

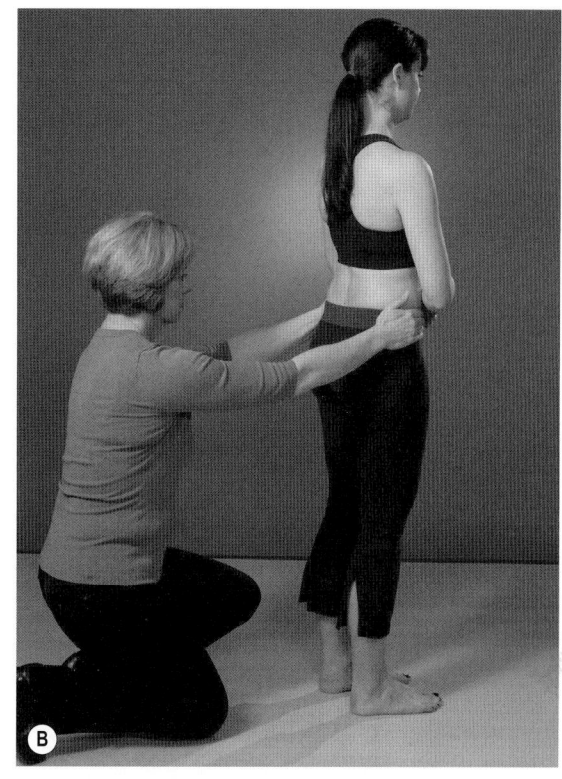

腰椎骨盤股関節複合体の評価，そのテクニックと手法　　CHAPTER 8

図 8.3　(A) 最適な立位姿勢．(B) 立位での触診．立位で骨盤帯の評価をする場合，セラピストは患者の後ろから行う．セラピストは，一貫して患者の後方中央に位置することが重要である．そうすることで，再評価の際に違った姿勢を取ったために運動感覚や信頼性が影響されてしまうことはなくなる．骨盤帯の前面を両側同時に触診し，その安静時肢位について 3 つの運動面（前後方向の傾斜，側方への傾斜，水平面での回旋）を感じ，視診する．肢位に関する運動感覚的な認識は，視覚的な先入観をもたないようにセラピストが閉眼して行うと得ることができる．われわれのコースでは，触診を閉眼で行うことでセラピストの運動感覚の鋭さが視覚的な感覚よりも信頼の高いものになることが多いと感じている

位置する．大腿骨の Q 角は個々の解剖学的構造によって変わるが，膝蓋骨の傾斜は生じない（内側／外側とも）

- 下方では，距骨は過度に回内も回外もせずに踵骨の上に位置し，膝関節では（大腿骨に対して）脛骨も腓骨も回旋していない（図 8.7A，B）．前足部は緩く背側へ凸のアーチをつくる（横アーチ）．縦のアーチは内方に寄り，足趾は床に対して長くフラットである
- 胸郭は前方，後方（図 8.4A）または側方（図 8.4D）に傾斜しておらず，また骨盤帯に対して回旋もしていない．胸骨角 manubriosternal junction（MS）は寛骨の恥骨結合と両側上前腸骨棘（ASIS）と同じ前額面上にある．胸郭内の姿勢分析はこのテキストの範疇ではない．しかし，胸郭分節の制御不良とともに，胸郭と骨盤をつなぐ筋膜の連結が骨盤帯の痛みや機能不全出現の責任病巣であることは多い．これが，胸郭がドライバーである骨盤帯の機能障害である
- 鎖骨と肩甲骨は左右対称で，鎖骨はやや外側に挙上し，かつ肩甲骨は胸壁上で肩甲骨下角がやや上方回旋をしている
- 頭部と頸部は胸郭の上方で中央にあり，目の高さが左右揃っている．顎は地面に対して平行である

立位姿勢の分析から得られたポイントとなる所見は，クリニカルパズルの外側のリング（機能とパフォーマンスに対する戦略）に記録する．

立位での前屈

まず，前屈するよう患者に指示し（図 8.8），動きやすさを確認する．矢状面での体全体のカーブの頂点に注意する．そして次に，以下のことに着目する．

1. 水平面における骨盤帯と胸郭の回旋（胸郭骨盤間あるいは骨盤大腿間の回旋）

骨盤帯　原著第 4 版

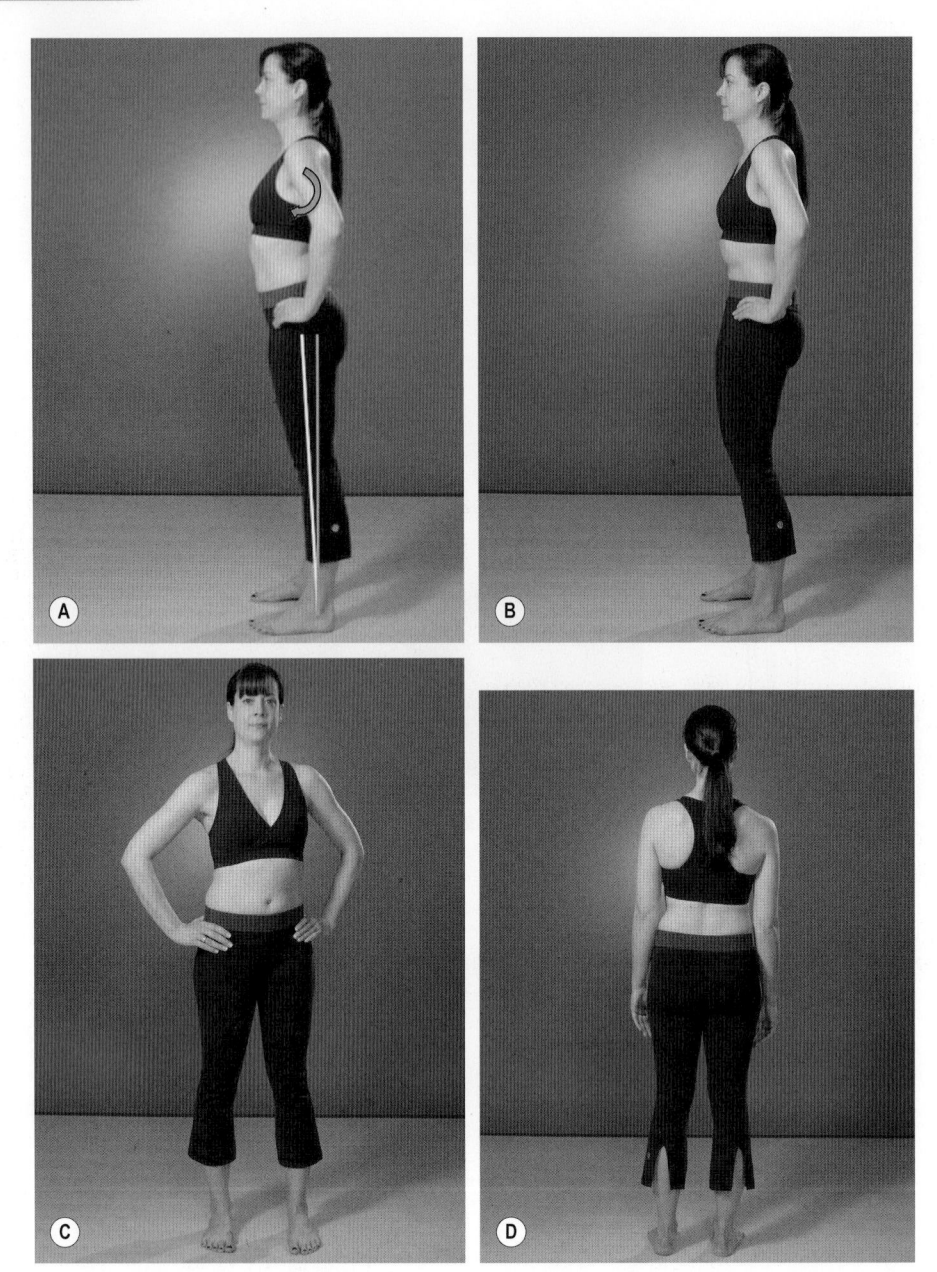

図 8.4　立位姿勢．（A）このモデルの骨盤は故意に前方へ傾斜させている．骨盤の前方への変位もあることに注意する．重心は前方へ変位している．大転子と外果を結んだ線と，体の垂線とのなす角度に注意する．胸郭の後方傾斜も骨盤の肢位による影響で生じている（矢印）．（B）このモデルは骨盤を故意に後方傾斜させている．彼女は習慣的にバックグリッパー（脊柱起立筋の過剰収縮）で，この姿勢をするのが非常に困難である．表在の腹壁の筋と膝の屈筋の活動が，この骨盤の後方傾斜姿勢をするのに必要となっていることに注意してほしい．この姿勢と筋の活動パターンは，骨盤の前方傾斜を減らすために腰椎をフラットにするよう指示された患者にみられるパターンで，明らかに不適切な姿勢である．（C）モデルは水平面上で故意に左へ骨盤を回旋させたもので，極端に回旋している．回旋は胸郭にも及んでいるものの，上部胸郭では右回旋に伴う変位が生じており（上部胸郭では左変位がみられる），頸椎では代償性の反対回旋がみられる．（D）このモデルの通常姿勢の前額面像．望ましくない姿勢である．骨盤帯は水平面上で左回旋しているが，この写真ではわかりにくい．骨盤に対して胸郭が右回旋と右側屈，左変位していることに注意してほしい．頭部と頸部は左回旋している．右肩甲帯は左側より低い位置にあるが，これは胸郭の肢位によって二次的に生じている可能性がある

178

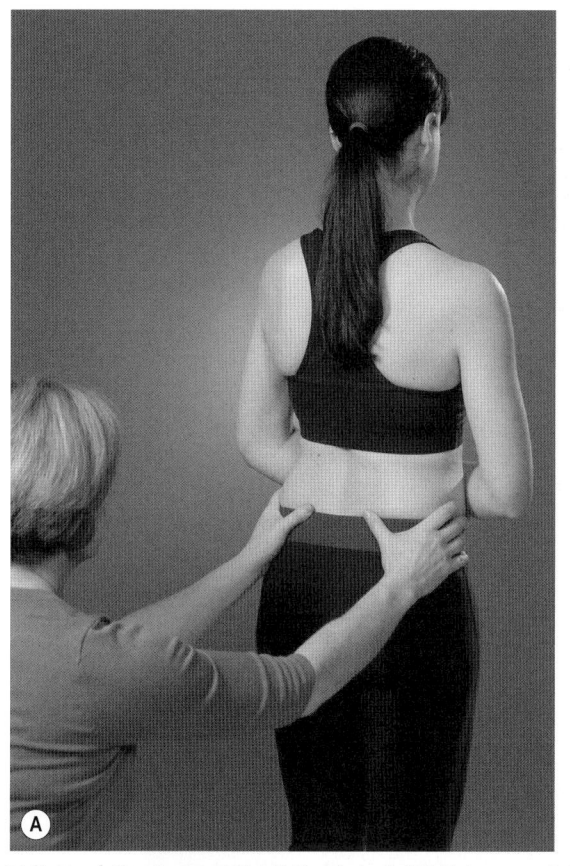

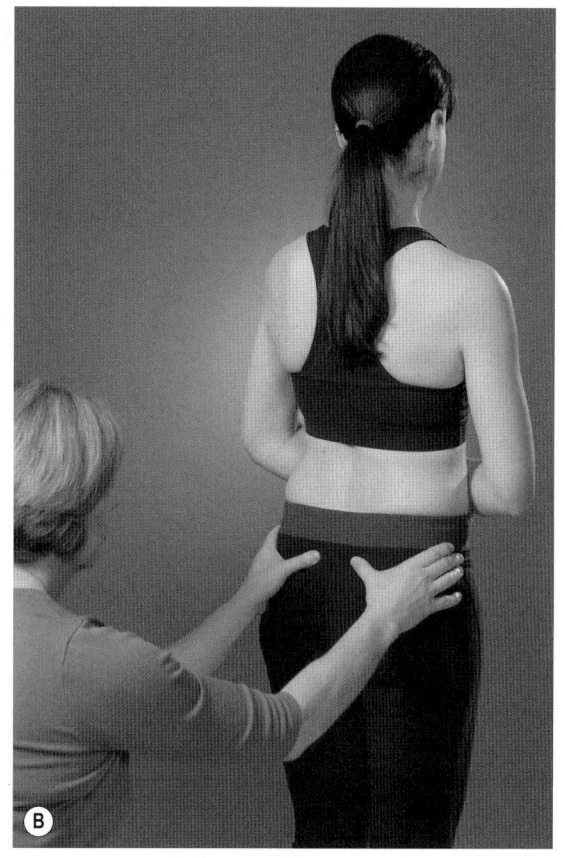

図 8.5 立位における骨盤内肢位．(A) 生理学的あるいは非生理学的な骨盤内の捻れの有無を評価するために，左右両側の寛骨と仙骨の相対的な肢位を評価する．このとき触診は寛骨で行う．セラピストは患者の後方中央に位置する．このテストは上後腸骨棘（PSIS）の高さを確認するものではない．寛骨は非常に大きいため，母指や指先のみではなく，できる限り手全体で触診する．寛骨同士の相対的な回旋はないのが望ましい．(B) 仙骨の肢位は左右の下外側角 inferior lateral angles（ILA）を触診することで評価でき，両側で前後方向の違いがみられないのがよい．左 ILA の後方への変位は，仙骨が左へ回旋していることを示唆する．仙骨の回旋位の確定に仙骨溝の深さを用いるのは妥当な方法ではない．なぜなら，仙骨背面は多裂筋に被われているからで，腰部骨盤帯痛がみられる場合，萎縮しているかもしれないからである（Hides ら 1994，Hodges ら 2006）．したがって，仙骨の機能障害に関与する因子を示唆しているかもしれないが（多裂筋機能の欠如），仙骨溝が仙骨の肢位を示すことにはならない

2. 胸郭と骨盤帯の間での傍脊柱筋の膨らみの対称性．脊椎の両側で対称的である
3. 股関節内で大腿骨頭を中心に保持できる（図 8.9）
4. 骨盤内の捻れ．骨盤帯は捻れを伴わずに，大腿骨頭上で左右対称に前方傾斜する（図 8.10）
5. 腰椎の分節の相対的な可動性（各分節における後弯や前弯あるいは回旋）．脊柱の分節は滑りや捻れを伴うことなく，対称的に屈曲する（図 8.11）．もし分節にヒンジの動きや捻れがあれば，大腿骨頭の変位（あるいは IPT）に対してそれがいつ起こるか注意する．腰部は，股関節の動きが悪いときに動きが適切でなくなることが多い
6. 左右の骨盤のコントロール不良の有無（図 8.12）．寛骨は前屈の間，仙骨に対して後方へ回旋する．骨盤がアンロックすると，寛骨は同側の仙骨に関連して前方回旋となる（Hungerford ら 2004，2007）

3，4 回前屈を繰り返し，陽性所見に一貫性があるかどうか，また患者は前屈を楽に繰り返すことができるかどうか確認する．もし力の伝達の不良な状態が複数の領域でみられたら，それぞれが出現するタイミングに注意する（すなわち，どこが最初に起こったか）．1 つの領域に対して言葉や徒手的なキューを使って生体力学的に修正してみる．そして，その修正が他の領域にどう影響したのか注意する．この運動課題で得られた重要な所見はクリニカルパ

骨盤帯　原著第4版

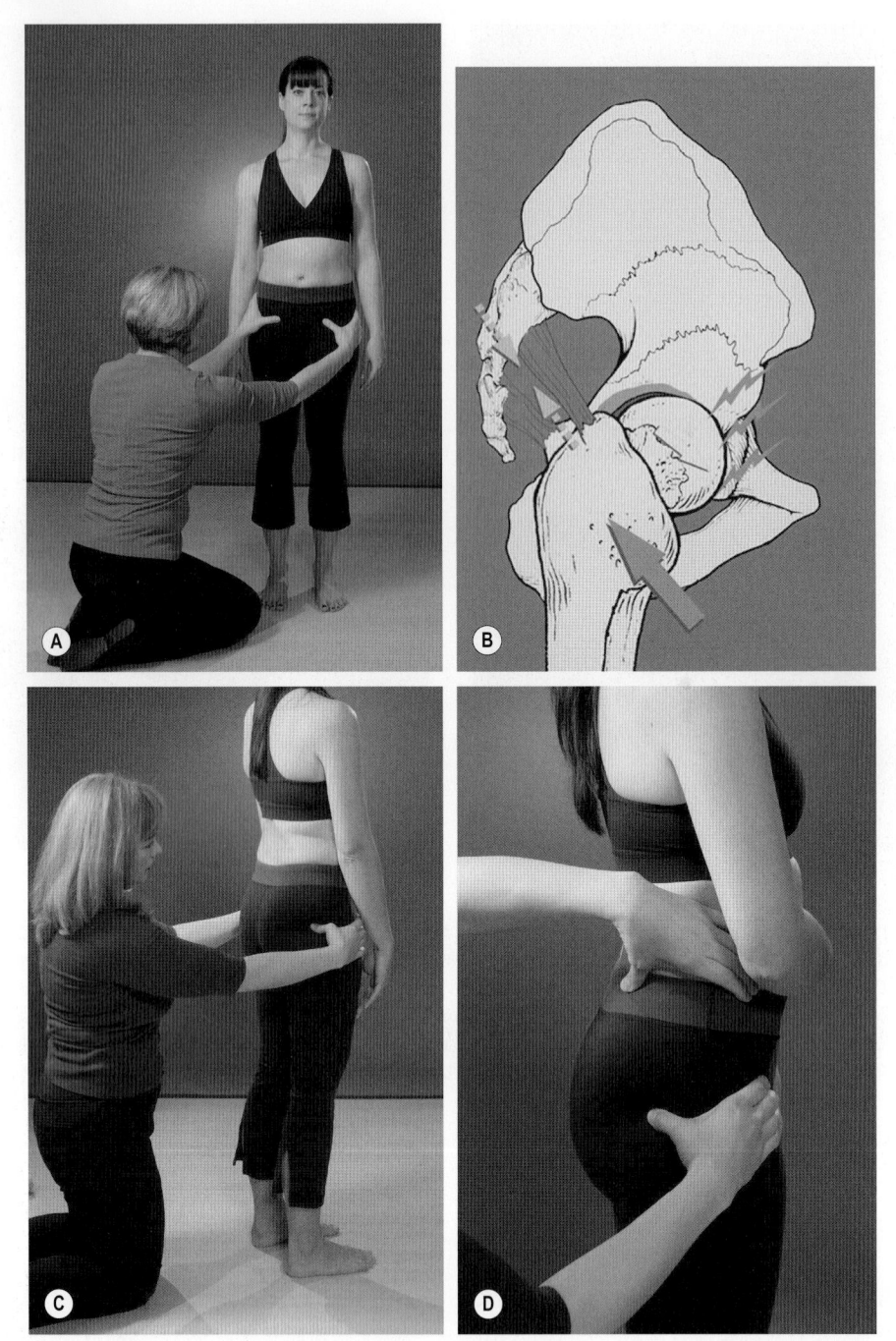

図 8.6　立位における大腿骨頭肢位．大腿骨頭は上前腸骨棘と恥骨結合の中間のところで，鼡径靭帯のすぐ下方に触診できる．（A）大腿骨頭が中心にあれば，鼡径靭帯にやや弾力と股関節の折り目が感じられる．大腿骨頭が前方にあると，鼡径靭帯に緊張と（部分的に過敏なことがある），大腿骨頭の突出が感じられる．この写真ではセラピストは撮影の都合上，やや右に外れて位置している．実際には，セラピストは患者の前方中央に位置するべきである．（B）股関節周辺の筋のインバランスは，1つあるいは複数の力のベクトルによって起こり，結果として大腿骨頭の前方変位が起こる．（C）立位で大腿骨頭が中心にあるとき，股関節の前後で同レベルの緊張がみられ，殿部の後外側に「くぼみ」はなく，大転子は外側に位置する．（D）この被験者の大腿骨頭の前方変位を確認している．大腿骨頭の前方変位は，大腿骨の内外旋のどちらかに関連している可能性があるため，下方の大腿顆部をチェックして大腿骨の回旋の方向を確認する（ここでは示していない）

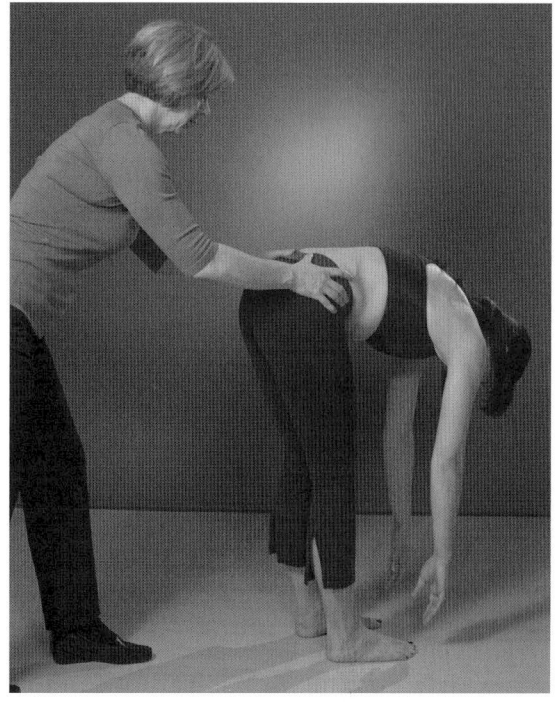

腰椎骨盤股関節複合体の評価，そのテクニックと手法　CHAPTER 8

図 8.8　立位での前屈．はじめに，患者に可能な範囲で前屈してもらうように指示する．このとき最初に出現する動きと制限の部位，そして動きの対称性に注意する．骨盤や胸郭の矢状面からの逸脱した動きに注目する

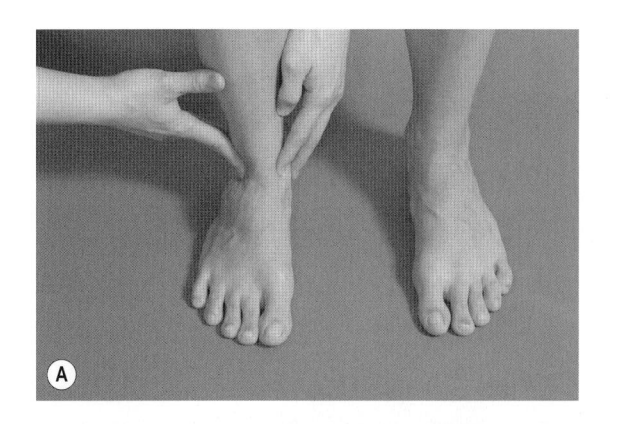

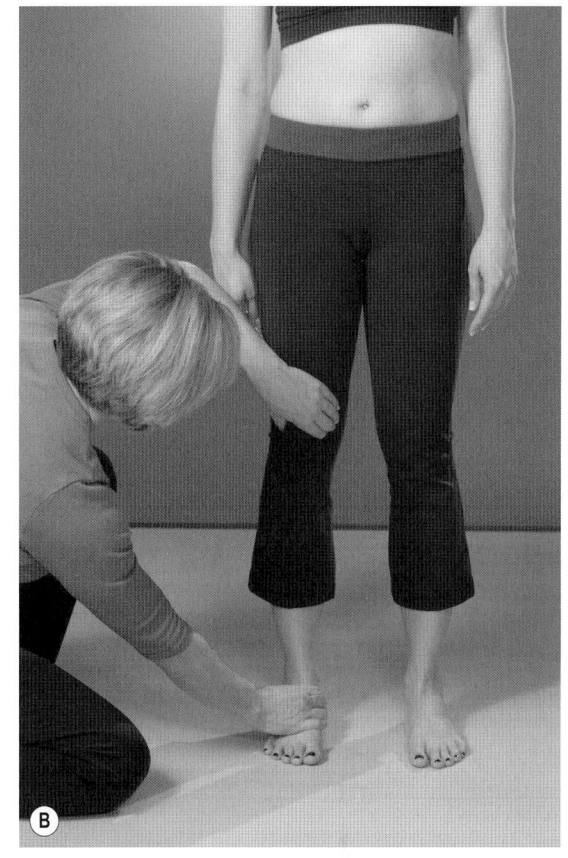

図 8.7　立位での距骨の肢位．（A）正常の立位では，距骨頭は脛骨と腓骨の真下にある，踵骨の前方関節面上に位置する．距骨の肢位は，足部ドームの外側と内側を触診し，距骨が下肢に対して成す角度（下肢のラインに対してまっすぐ）を確認することで評価できる．下腿（脛骨と腓骨）は内旋も外旋もしていない．（B）距骨が足部と下肢との両方に対して最適な肢位をとっていれば，膝蓋骨と距骨は相対的な回旋位にはならない

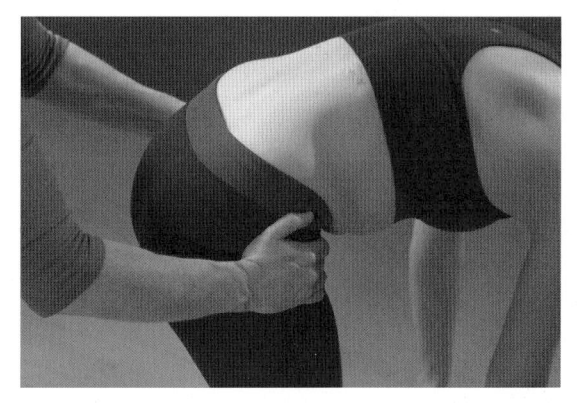

図 8.9　立位での前屈．股関節運動のコントロール．大腿骨頭は前方で触診できる（セラピストは患者の後方中央に立つ）．患者が前屈したときに，大腿骨頭のずれの有無を確認する．立位での姿勢評価で，一側の大腿骨頭が前方に変位していたら，課題時の股関節の動きに特に注意を払う．もし大腿骨頭が中心位置から逸脱していたら，それが骨盤の回旋に伴って生じるのか，伴っているとしたらどちらが先に起こるのかに注意する（つまり股関節がドライバーとなって骨盤の回旋が生じているのか，股関節は関係なく骨盤の回旋が単独で生じるのか）

181

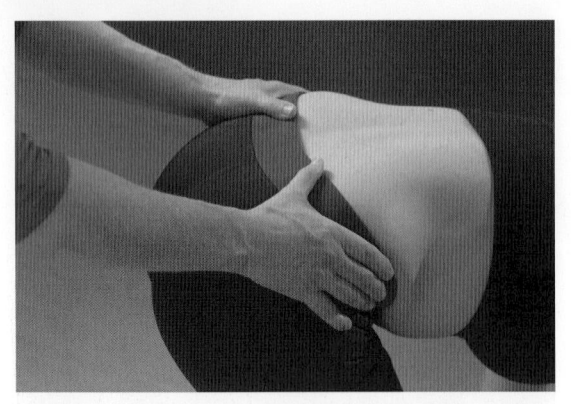

図 8.10　立位での前屈．骨盤内の動き．骨盤帯は，大腿骨頭上で前方に傾斜し，2つの寛骨の間で相対的な回旋はみられない．セラピストの手は，患者の寛骨をできるだけ広い範囲で捉え，上後腸骨棘だけを触知しない

ズルの外側の円（機能とパフォーマンスに対する戦略）に記入する．

立位での後屈

まず，患者に後屈するよう指示して，その動きやすさを確認する．身体全体で描く矢状面のカーブとその頂点に注意する．また，以下の項目にも着目する．

1. 水平面での骨盤帯や胸郭の回旋（胸郭骨盤間の回旋または大腿骨骨盤間の回旋）（図8.13）
2. 骨盤帯が後傾した時（股関節の伸展）に関節内で大腿骨頭を中心に保持できる
3. 骨盤内の捻れ（図8.13）
4. 腰椎の各分節の相対的な可動性（分節における前弯，後弯，回旋）．脊柱の分節は滑りやヒンジの動きをせず対称的に伸展する．もし分節のヒンジやバックリングが出現したら，大腿骨に対するそのタイミングに注意する（図8.14）．腰部は，よく骨盤帯が大腿骨に対して後傾できないときに伸展方向に動きの乱れが生じる
5. 右あるいは左側の骨盤のコントロール不良の有無（図8.15）．後屈の間，継続して骨盤帯は後方に傾斜し，寛骨は仙骨に対して後方に回旋したままとなる．骨盤がアンロックしていると，寛骨は同側の仙骨に対して前方に回旋するように感じる．骨盤帯自体は後傾しているものの，寛骨と仙骨間の相対的な動きは評価すべき重要な項目である

3～4回後屈テストを繰り返し，陽性所見が一貫

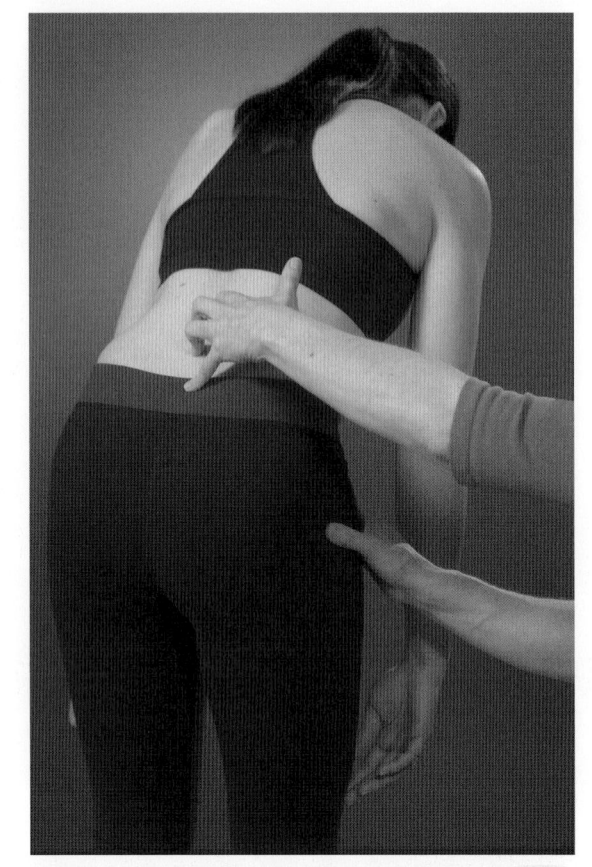

図 8.11　立位での前屈腰椎の動き．腰椎の棘突起間のスペースを一方の手で触診して，前屈課題時の分節内の動きを確認する．他のレベルの動きと比較を行う．すべてのレベルで対称的な屈曲をする．もし屈曲で分節のヒンジ運動が感じられたら（上下の分節と比較して1分節で過剰な屈曲），この望ましくない動きのタイミングを評価する（前屈運動全体のうち前半なのか，中盤か，後半なのか）．股関節の動きと，この過剰な屈曲のタイミングを比べる（一方の手で大腿骨頭の前方を触診し，もう一方の手で棘間を触診する）．体幹の前屈運動における股関節屈曲運動で，一側あるいは両側で最適でない動きをしているときに，腰椎の分節的な過剰屈曲がみられることがよくある（バットグリッピング butt-grippingの戦略）

してみられるかどうか，また後屈の繰り返しが容易であるかどうか確認する．複数の領域で力の伝達不良が起こっている場合，それぞれが出現するタイミングに注意する（すなわち，どこが早く出現するか）．言葉や徒手的なキューを使って，生体力学的に一ヵ所の修正を試みて，その修正が他にどう影響したのか注意する．この運動課題から得られた重要な所見は，クリニカルパズルの外側の円（機能とパフォーマンスに対する戦略）に記入する．

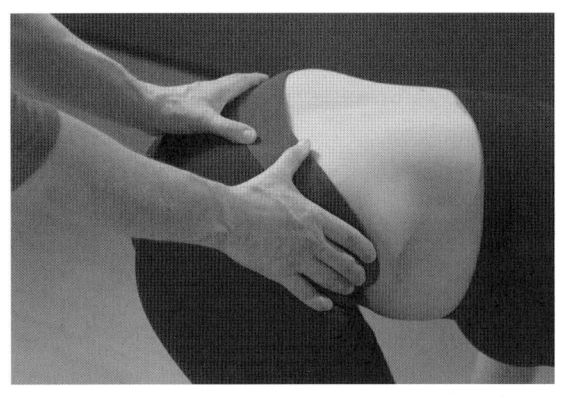

腰椎骨盤股関節複合体の評価，そのテクニックと手法　CHAPTER 8

図8.12 立位での屈曲．骨盤内のコントロール．一方の手で寛骨に触れ，もう一方の手で仙骨のS2棘突起または同側の下外側角（ILA）を触診する．この2つの骨は1つのユニットとして動き，骨盤帯は大腿骨頭上で対称的に前方へ傾斜する．患者が前屈した時，仙骨に対して寛骨の前方回旋があるかどうか，あるなら動作中の前半にみられるのか，中盤なのか，あるいは後半なのか感じ取る．仙腸関節の可動性は荷重時非常に小さい（4～6°）ことを思い出してほしい．骨盤がこの課題で完全にアンロックするときでも動きは非常にわずかである．しかし，触知は可能である．骨盤のアンロックに関しては，第9章の臨床例のオンラインビデオで視聴できる

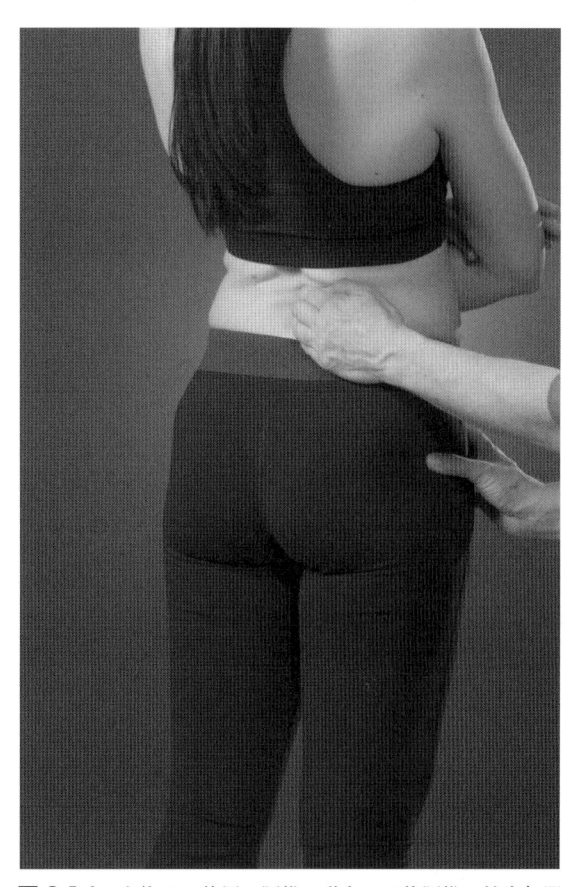

図8.14 立位での後屈．腰椎の動き．下位腰椎の棘突起間のスペースを一方の手で触診し，患者が後屈したときの分節内の動きを確認し，他のレベルと比較する．すべてのレベルで対称的に伸展する．もし伸展で分節のヒンジ運動が感じられたら（上下の分節と比較して1つの分節での過剰な伸展），この望ましくない動きのタイミングを評価する（後屈運動全体のうちの前半なのか，中盤，あるいは後半なのか）．股関節の動きとこの過剰な伸展のタイミングを比較する（一方の手で前方の大腿骨頭を触診し，もう一方で棘突起間を触診）．体幹の後屈時の股関節伸展運動において，一側あるいは両側の股関節が最適に動かないと，腰椎での過剰な分節的伸展がよくみられる

立位での側屈

まず，患者に側屈するよう指示し，容易にできるかどうか確認する．体全体のカーブとその頂点に注意する．また，以下の項目にも着目する．

1. 水平面における骨盤帯や胸郭の回旋（胸郭骨盤帯あるいは大腿骨盤帯の回旋）身体は前額面に維持されている
2. 骨盤の側方傾斜に伴い，大腿骨頭が股関節内で中心に保たれている（一側の股関節が内転するとき，もう一側は外転する．このとき股関節軸は中心に保たれたままがよい）

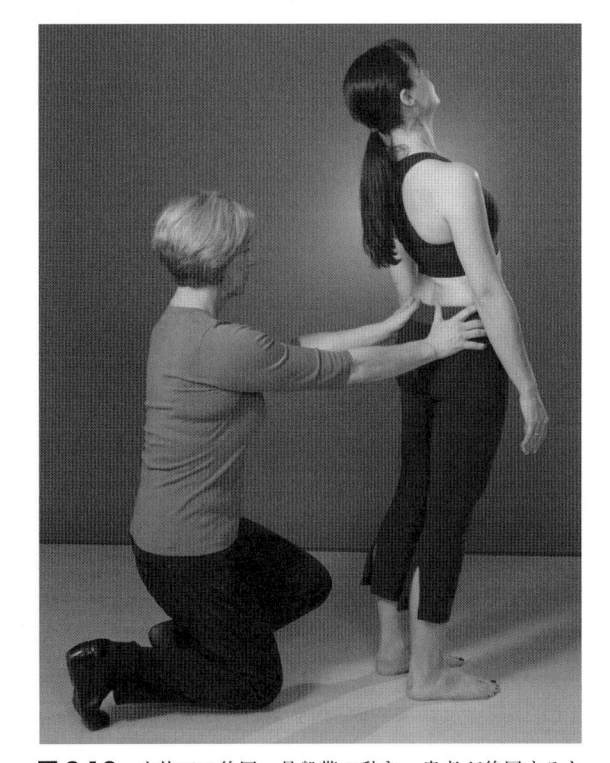

図8.13 立位での後屈．骨盤帯の動き．患者が後屈するとき，水平面上で骨盤の回旋は通常起こらない．加えて，骨盤帯が大腿骨頭上で後傾するとき，両側の寛骨間で相対的な回旋はみられない．できる限り，セラピストは患者の寛骨を広く触診する．上後腸骨棘のみを触診するのではない．骨盤が前方へわずかに移動するのを感じながら，腰椎にヒンジ運動（過剰な伸展）が生じていないかどうか確認する

183

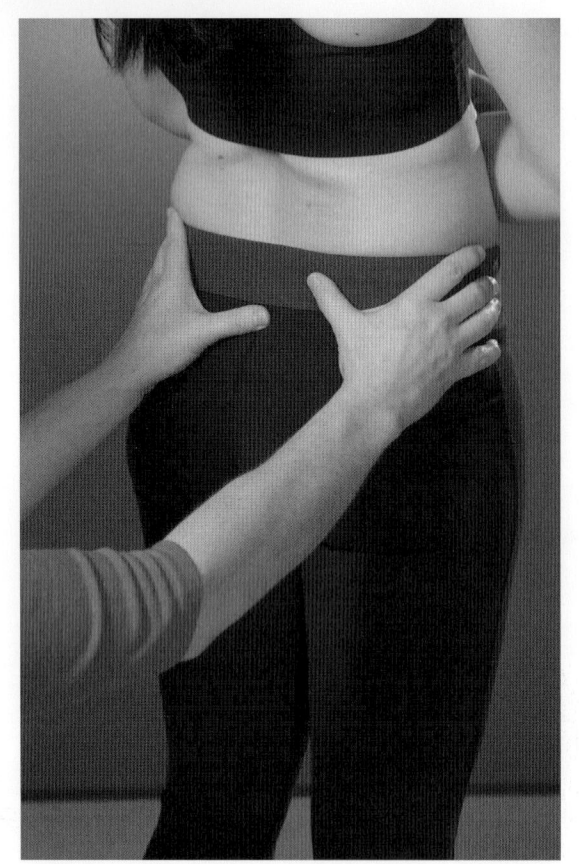

図8.15 立位での後屈．骨盤内のコントロール．寛骨を一方の手で触診し，もう一方でS2の棘突起か同側の下外側角（ILA）を触診する．骨盤帯が大腿骨頭上で対称的に後傾するとき，この2つの骨は1つのユニットとして動く．患者が後屈するとき，この2つの骨が対称的でないなら，仙骨に対する寛骨の前方回旋が，運動中の前半で生じるのか，中盤か，あるいは後半なのか確認する．仙腸関節の動きの大きさは荷重時非常に小さく（4～6°），骨盤がこの課題で完全にアンロックしているときでも，動きは非常にわずかである．しかし触知は可能である

3. 骨盤内の捻れ．ごくわずかな生理学的な骨盤内の捻れが起こる〔左側屈にはごくわずかな右への骨盤内捻れ（IPTR）が生じることが多い〕
4. 腰椎の分節間の相対的な動き．脊柱の分節は滑りや捻れを生じることなく対称的に側屈する．1つまたは複数の分節で制限があると，この関連で脊柱起立筋の活動のレベルに影響することに注意する（図8.16A，B）
5. 骨盤の左右方向へのコントロール不良の有無（図8.16A，B）

側屈のテストを3～4回繰り返して陽性所見に一貫性があるかどうか，また患者が容易に側屈を繰り返すことができるか確認する．この運動課題から得られた重要な所見は，クリニカルパズルの外側の円（機能とパフォーマンスに対する戦略）に記録する．

片脚立ち課題

　このテストはジレテスト Gillet test，ストークテスト Stork test，または運動学的テスト kinetic test として知られており，腰部，骨盤，股関節の一方向の力の伝達能をテストするものである（動きのコントロールテスト）．また股関節に対しては屈曲を，腰部に対しては回旋を，骨盤に対しては骨盤内の捻れを確認するものでもある（骨盤内の可動性のテスト）．

　まず，患者にはどちらか一方の下肢で立つように指示する．このとき，反対側の股関節と膝関節は，ウエスト近くまで曲げるよう伝える．反対側も同じように繰り返すように指示し，この運動課題を実行する際の努力感とその実行能力を観察する．体重が一側へ移動するとき，骨盤は横断面で前後／側方へ傾斜したり水平面上で回旋したりすることはない．続いて以下のことに着目する．

1. 非荷重側の寛骨は，同側の仙骨に対して後方へ回旋する（図8.17）．この課題で生じる後方回旋はごくわずかで，動きの質と大きさは左右ともに対称的である．このテストは，仙骨に対する寛骨の自動運動を評価するものである
2. 非荷重側の大腿骨頭は，屈曲しても股関節の中心に保たれている．運動軸の移動があれば，それが出現したときのタイミングと大きさを確認する
3. 片脚立ち課題における力の伝達時の骨盤の左右方向のコントロール不良の有無（図8.18）．寛骨はこの課題の間中，継続して仙骨に対して後方に回旋した状態にある．骨盤がアンロックしていると，寛骨は同側の仙骨に対して前方回旋するように感じられる．このテストは検者間の信頼性を示す良い例とされてきた（Hungerfordら2007）．この課題は，片脚立ちのままスクワットをさせることで，より難易度を上げることができる．体重を一側へ移動させて反対側を持ち上げたときのコントロール不良（アンロック）となるタイミング（前半，中盤，後半）に注意する．片脚立ちのままスクワットをしたときも同様である

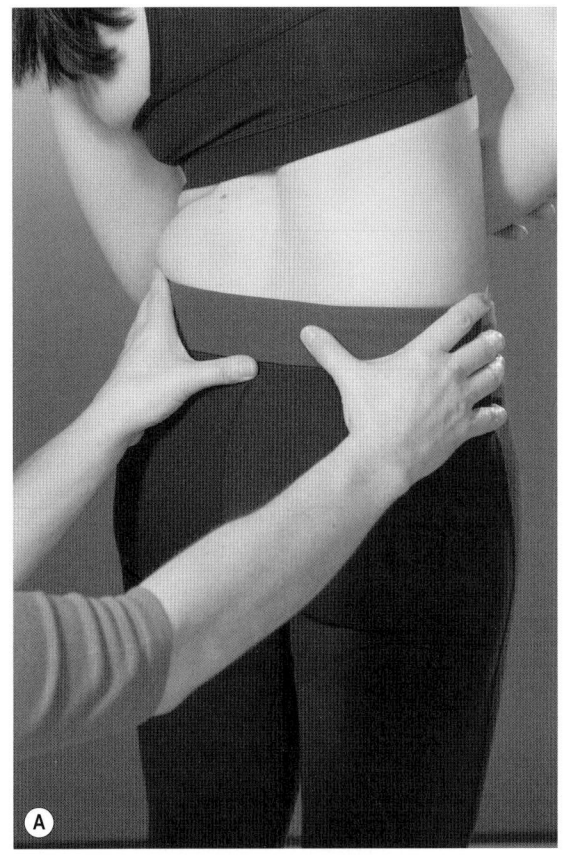

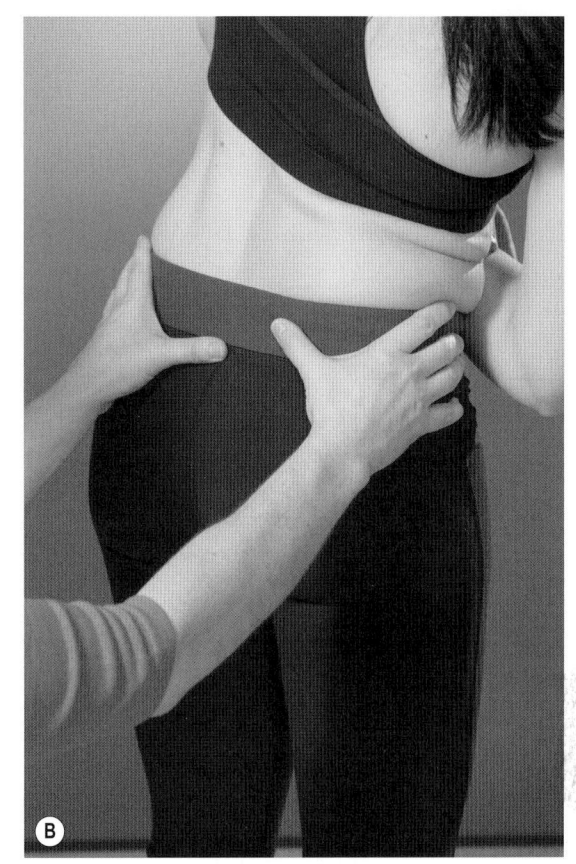

図 8.16 立位での側屈．(A) 下位腰椎（L3-4, L4-5, L5-S1）の複数分節にわたって左側屈の動きが少ない．同様に，この モデルでは骨盤の右移動と左傾斜の動きも少ない．この写真では，セラピストの手は骨盤の右側のアンロックを確認し，1つ のユニットとしての骨盤帯の最適な動きが欠けている．(B) 骨盤帯が1つのユニットとして下肢に対して良好に動く場合，複 数の分節の制限または腰椎分節すべての右側屈と，そのときの脊柱起立筋群の活動増加が確認される

4. 股関節を通して力が伝達されたときの，関節内での大腿骨頭の位置（中心にある）を維持できる（図 8.19A, B）．この課題実行中のコントロール不良のタイミング（前半，中盤，後半）に着目する
5. 下肢全体，骨盤に対する大腿骨（図 8.20），脛骨に対する大腿骨，距骨に対する膝蓋骨（図 8.21），足関節両果に対する距骨のそれぞれのアライメントを確認し，力が荷重肢を通して伝達されるにつれて足部からどのように変化するか着目する

3～4回，両側でこのテストを繰り返し，陽性所見に一貫性があるかどうか，患者がこの課題を容易に繰り返し行えるかどうか確認する．複数の領域で力の伝達不良がみられたら，それぞれのタイミングを同定する（つまりどこで最初に起こるか）．言葉や徒手的なキューを使って，その領域を生体力学的に修正することを試みる．そのときの他の部位への影響も確認する．ここで得られた重要な所見は，クリニカルパズルの外側の円（機能とパフォーマンスに対する戦略）に記入する

スクワット

スクワットで用いられる戦略は，坐位のとり方の過程を示していることが多い（以下参照）．また，スクワットの戦略は，患者自身がジムで行うプログラムや方法が，どのように痛みや機能不全，機能障害に関係するか示唆する．運動課題の流れが戦略に影響を及ぼす可能性もあるため，ジムで彼らが行うスクワットの方法は，坐位をとる姿勢とは違ったも

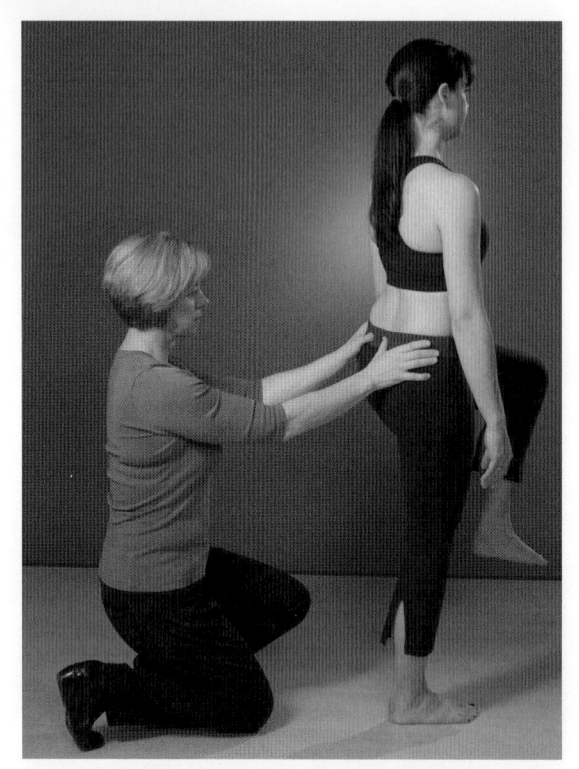

図 8.17 片脚立ち課題．骨盤内の動き．寛骨を一方の手で触診し，もう一方の手は下外側角（ILA）あるいはS 2のどちらかを触診する．非荷重側の寛骨の後方回旋の質と量を確認し，反対側でも同じ動きを繰り返して，その結果を比較する．通常，対称的である．寛骨の骨運動学的動きを阻害する要因は多く，仙腸関節はそのうちの1つの要因に過ぎない．したがって，仙腸関節に対する可動性のテストとしてのみ考えるべきではない

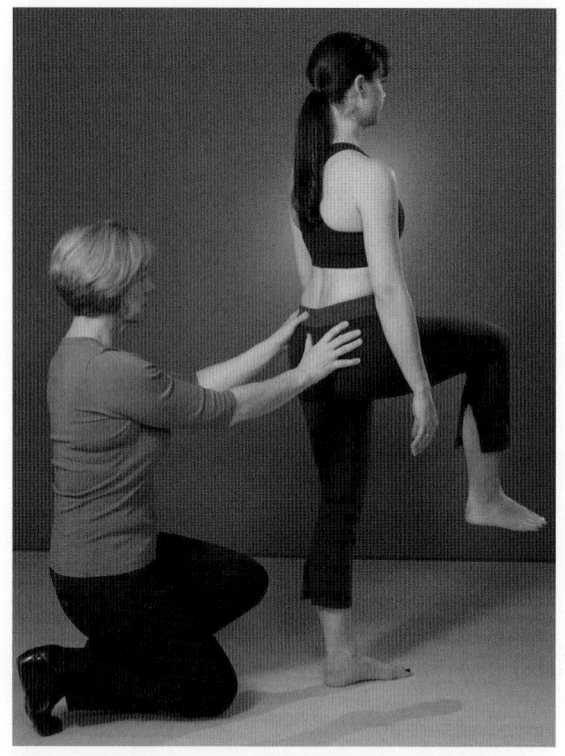

図 8.18 片脚立ち課題．骨盤内の動きのコントロール．一方の手で寛骨を触診し，もう一方の手でS 2の棘突起か同側の下外側角を触診する．この2つの骨は1つのユニットとして動き，骨盤帯は荷重している下肢のほうへ移動する．患者が体重を移動したときに，荷重側において仙骨に対して寛骨の前方回旋が生じていないか，生じているなら運動の前半，中盤，後半のどのタイミングで生じるのか確認する（これは望ましくない動き）．仙腸関節の動きの大きさは非常に小さく（4〜6°），この課題で骨盤が完全にアンロックしている場合でも非常にわずかしか動かない．しかし，触知は可能である

のであるかもしれない．スクワット課題やそのバリエーションを評価するに当たっては考慮すべきことが多くある．スクワットの最適なバイオメカニクスは第4章で述べた．はじめに，患者には椅子に座るのと同じようにスクワットをするよう指示する．患者が，「ジムでやっているスクワット」で症状の増悪がみられたという主観的な訴えがあったら，「ジムでどのようにやっているか見せてください」と伝え，症状を悪化させる課題にできる限り近い動作を再現させる．課題が応用されたかたちになると，戦略が劇的に変わる可能性があるため，課題を再現するときは，どのように体重を保持するかを真似ることも非常に重要となる（両方の手にダンベルやバーを持った状態での前方への負荷など）．このように特異性について評価をしない限り，力の伝達の不良が生じている主たる領域を見逃すことになりかねない．

スクワットを評価するにあたってセラピストは以下のことに留意する．

1. スクワット実施時における骨盤の右側または左側のコントロール不良の有無（図 8.22）．課題中，寛骨は同側の仙骨に対して後方回旋した状態にある．コントロールを失う（アンロック）タイミングに着目する（前半か，中盤か，後半か）

2. 力が股関節を通して伝達され，屈曲しているとき，大腿骨頭は関節の中心にある（図 8.23A，B）．課題中にコントロールを失う（大腿骨頭が中央に位置しない）タイミングに着目する（前半か，中盤か，後半か）

3. 課題中，骨盤に対する胸郭のアライメントと，胸郭と腰椎のカーブはニュートラルの状態に

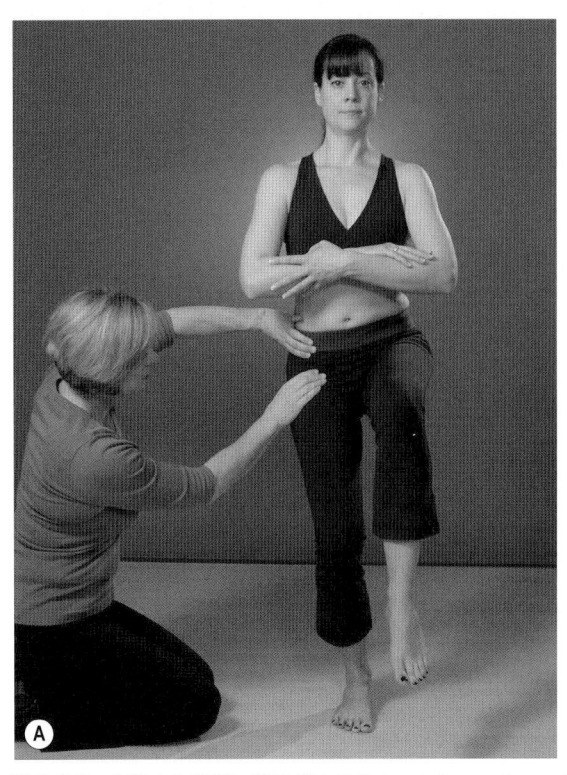

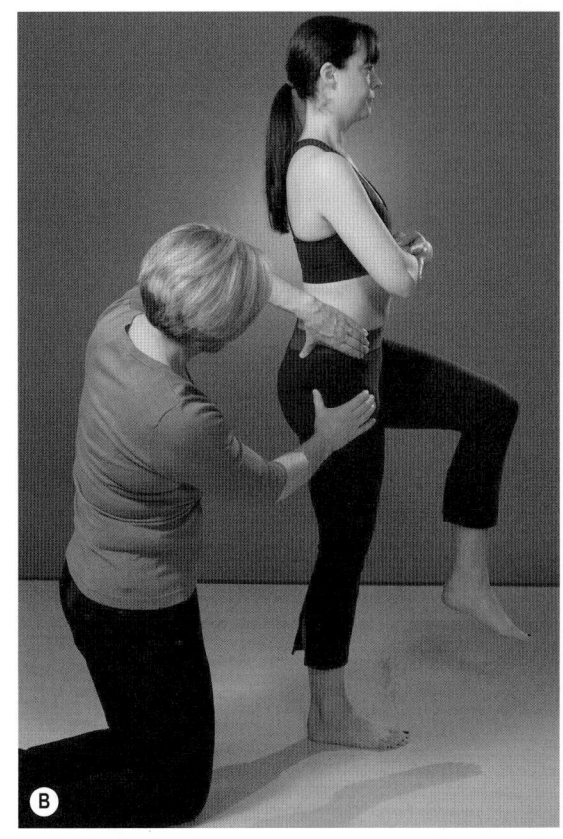

図 8.19 片脚立ち課題．股関節の動きのコントロール．一方の手で寛骨を触診し，もう一方の手で大腿骨頭を前方から触診するか（A）あるいは大転子を外側から触診する．（B）この課題動作で，大腿骨頭は寛骨臼内で求心位にあり，大腿骨は外旋も内旋もしない．大腿骨の前方変位（大腿がさらに骨頭前方に突出して，セラピストの指を押してくる）と回旋（大転子で容易に感じる）を同時に確認し，股関節のコントロールが損なわれる場合はそのタイミングに注意する

維持できる．胸骨角と恥骨結合間の距離は，最適なスクワットでは変化しない（図 8.24A）．もしこの距離が増加すると（図 8.24B），胸椎あるいは腰椎のどこかの単分節あるいは複数の分節で脊柱の伸展が生じている．逆にこの距離が減少すると（図 8.24C），胸椎か腰椎のどこかの単分節あるいは複数の分節で脊柱の屈曲が生じている．脊柱の分節では課題中，滑りやヒンジは起こらない（図 8.24D）．分節のヒンジ運動やバックリングがみられたら，これと大腿骨頭の変位の相対的なタイミングに留意する（図 8.24E）．股関節が円滑に動かないと，腰部では不良な動きを示すことが多い．分節のヒンジ運動が痛みを惹起する因子であることは非常にまれである．また骨盤帯のアンロックに対して腰椎が分節のコントロールを失うタイミングに留意する（図 8.24F）．これは腰椎や骨盤帯の機能障害と痛みが組み合わさった場合，同定する上で重要である

4. このアライメントを変化する能力もまた評価されるべきである．これは骨盤と胸郭の間の戦略に対する硬さと拘束性 commitment に関して示唆を与えるものである（図 8.25A, B）．

5. スクワット時，股関節では大腿骨は内旋と外旋の両方が可能である（図 8.26）．これはバットグリッピングの戦略に依存しているかどうかみることができる

6. スクワット時，骨盤を左右へ傾斜させることができる（図 8.27）

7. 最適なスクワットに重要な構成要素をすべて維持しながら，踵を持ち上げることができる（スリングスクワット sling squat）（図 8.28）．

複数の領域に力の伝達不良がみられたら，それぞ

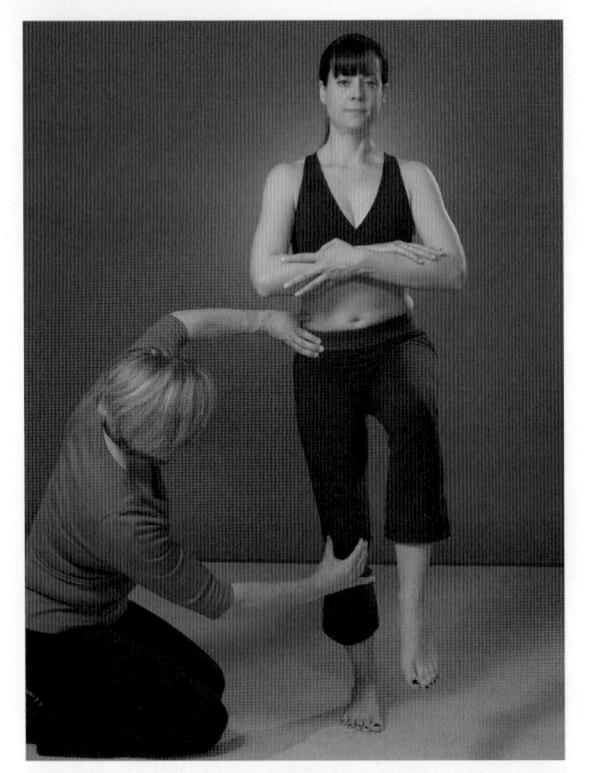

図 8.20 片脚立ち課題．股関節のコントロール．この課題動作では，大腿内側・外側顆の触診により大腿骨の回旋を確認できる．大腿骨は骨盤帯に対して垂直な状態を保つ

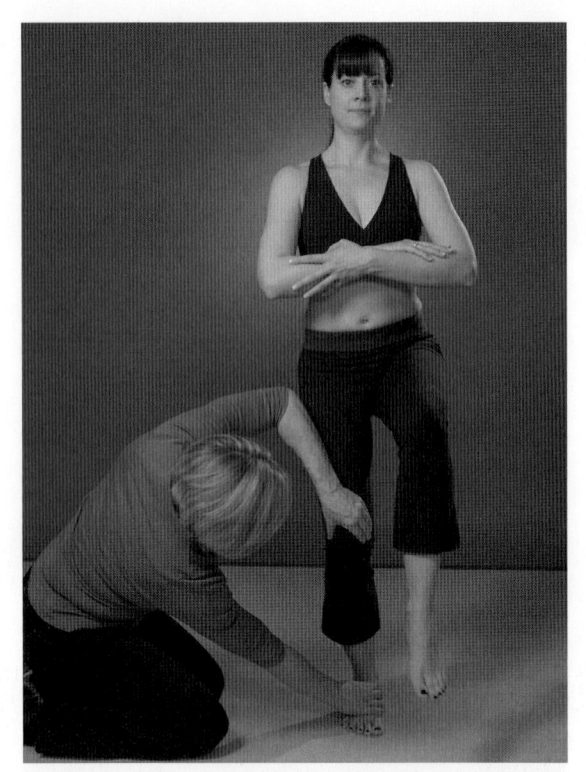

図 8.21 片脚立ち課題．足部のコントロール．足部，膝関節，股関節および骨盤内のコントロールの問題が組み合わさった状態を目にすることはよくある．セラピストは距骨を触診し，この課題動作での距骨の肢位およびコントロールを確認する．距骨は踵骨の上方中央に位置する．体重移動時に距骨の肢位が損なわれる場合，足部をさらに詳しく評価する必要がある

れのタイミングの速さに留意する（つまりどこが一番早く出現するか）．1つの領域に対して言葉や徒手的なキューにより生体力学的に適切な状態へ修正し，この修正の影響が他の部位に及ぼす作用を評価する（Louiseの症例報告参照，第9章，ビデオLL 14）．この課題で得られた重要所見を，クリニカルパズルの外側の円（機能とパフォーマンスに対する戦略）に記入する．

前方ステップ／後方ステップ

前方へ踏み出す，あるいは後方へ踏み出すという課題は，歩行やランニングといった動きに不可欠なもので，多くのスポーツでも重要となる動きである．もし望ましくない戦略が歩行中に観察されたら，前方ステップや後方ステップの課題によって歩行周期を分割して考え，運動連鎖で不良な力の伝達が生じているさまざまな関節を触診して考えることができる．スクワットの分析と同様に，以下のいくつかの事項を注意点として挙げる．

1. 右あるいは左の骨盤のコントロール不良の有無．特に患者のストーリーの中で，疑わしいと判断されるような歩行周期におけるポイントの確認．例えば，もしランナーが右足の踵接地で痛みや「支持性の低下 less stability」を訴えたら，右前方ステップ課題時の骨盤右側を触診すべきで（図8.29A），また右仙腸関節のコントロールについては，左前方ステップ課題時の右下肢の動きに注意する．左側の骨盤は同じ課題でコントロール状態を評価すべきで（図8.29B），右下肢の力の伝達不良が，左足のプッシュオフ時の力学的問題によって生じているのかどうかを考察するために，右踵接地時の骨盤左側に着目する．この課題中，寛骨は同側の仙骨に対して後方回旋している．骨盤帯は水平面で回旋し，左右へのIPT

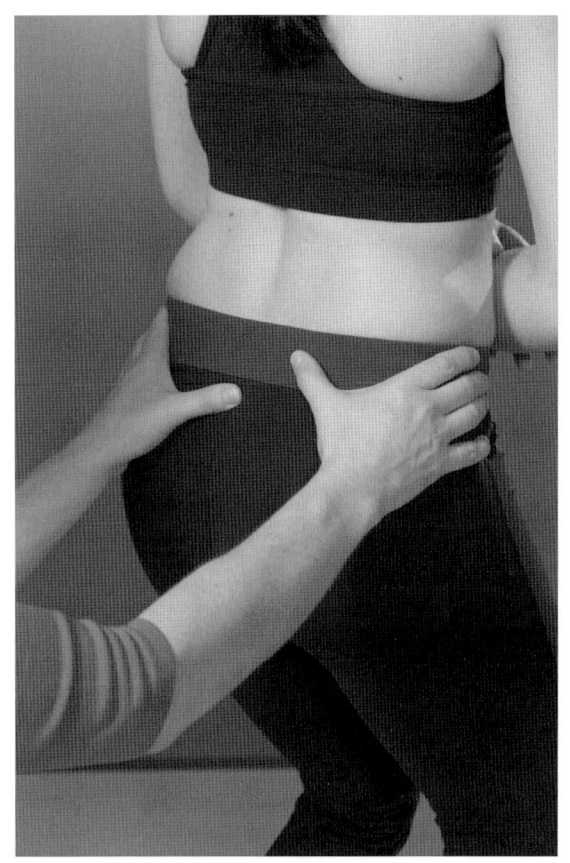

図8.22 スクワット．骨盤内のコントロール．寛骨を一方の手で触診し，もう一方の手はS2の棘突起あるいは同側の下外側角（ILA）を触診する．この2つの骨は1つのユニットとして動き，骨盤帯は荷重している下肢上で前傾する．仙骨に対して寛骨が前方回旋しないかどうか，するなら動作の前半，中盤，あるいは後半のどのタイミングで生じるか確認する．仙腸関節の動きの大きさが荷重時非常に小さいことを念頭に置く（4〜6°）．この課題で骨盤が完全にアンロックするときでも，触知は可能であるものの，動きは非常にわずかである

は正常歩行時にも出現する．しかし寛骨と仙骨間ではこの課題のどの時点でもアンロックは起こらない．コントロール不良（アンロック）のタイミング（前半か，中盤か，後半か）に着目する

2. 歩行周期を通して股関節内で大腿骨頭を中心の位置に保つことができる．股関節は1歩行周期中，屈曲位でも伸展位でも力を伝達する役割を担う（図8.30A〜C）．この課題中のコントロールを失う（大腿骨頭の中心からの変位）タイミング（前半，中盤，後半）に着

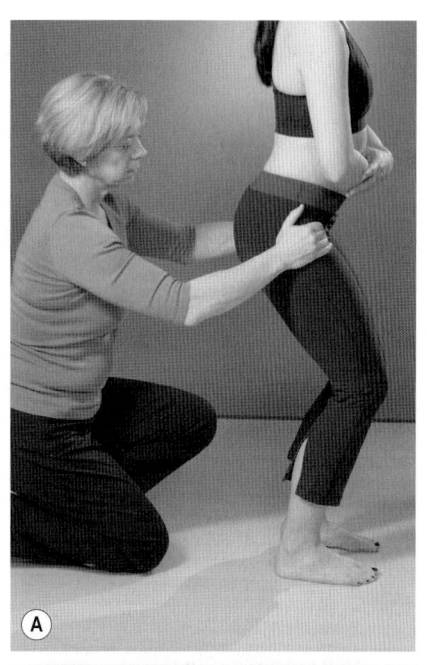

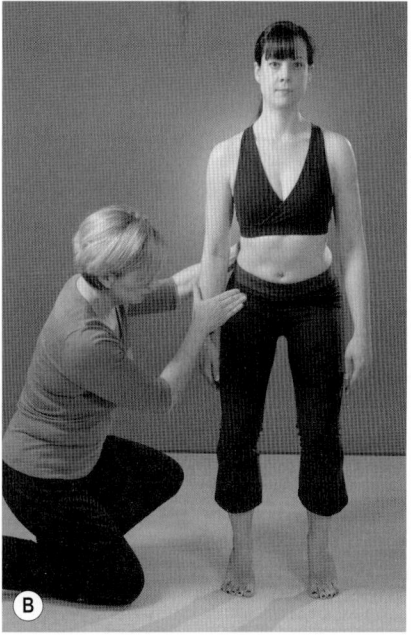

図8.23 スクワット．股関節の動きのコントロール．大腿骨頭は（A）両側同時に触診するか（セラピストは患者の後ろに立つ）あるいは（B）片側のみ触診する．そして患者が動作を開始して，しゃがんでいく過程で大腿骨頭が中心の位置を保っているかどうか確認する．立位のときにすでに大腿骨頭が前方にあったら，動作中の関節の反応に特に注意を払う．もし大腿骨頭が求心位を保っていなければ，それが骨盤の回旋を結果として生じさせているのか，それともアンロックする骨盤の関節が，股関節のコントロールを損なわせる原因となっているのか確認する

骨盤帯　原著第4版

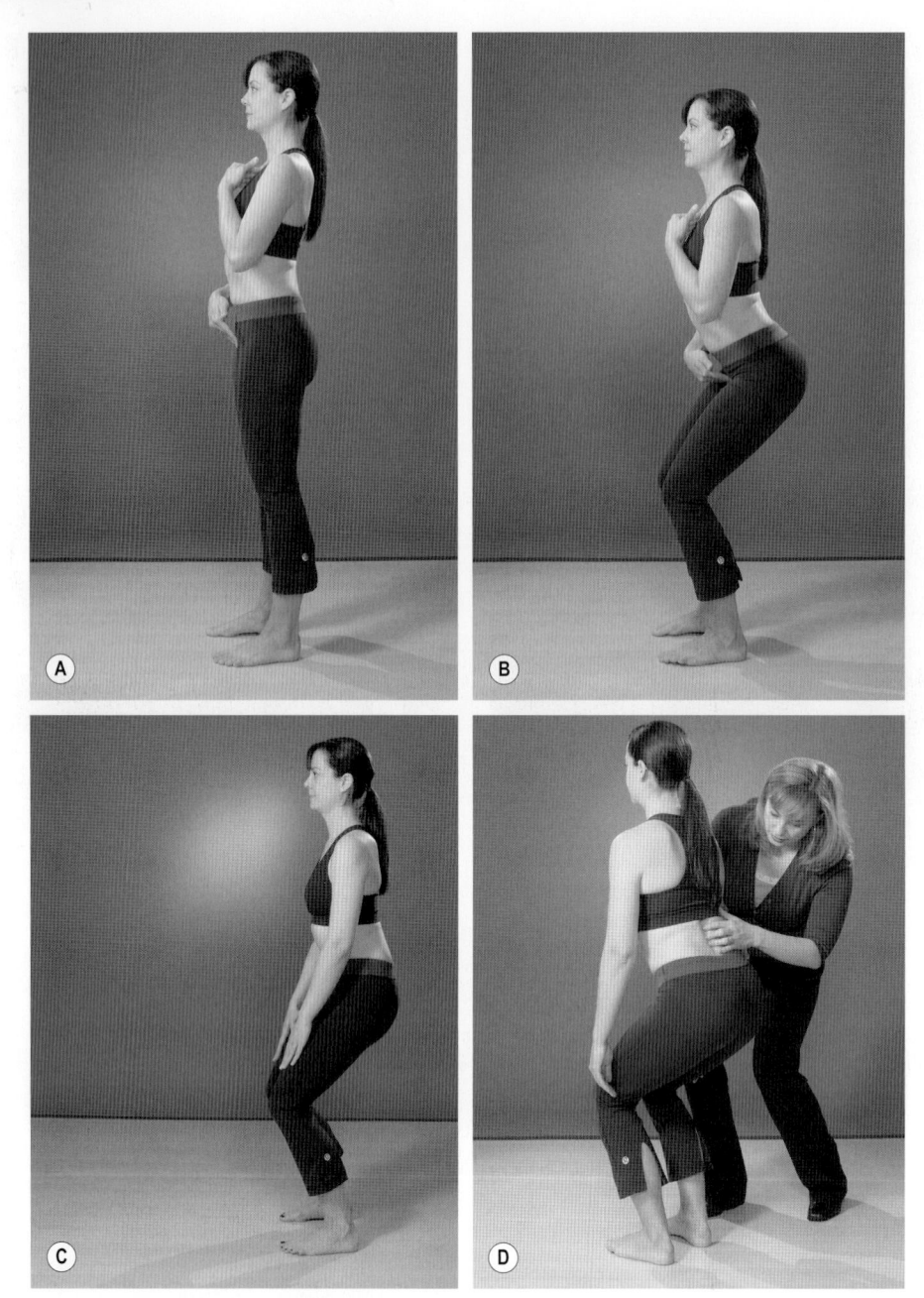

図 8.24　スクワット．（A）開始肢位．患者は自分で胸骨角と恥骨結合を触診して，スクワット動作中の胸郭と骨盤の動きを確認する．（B）胸郭と骨盤の動き．この患者はバックグリッピングと呼ばれる戦略を使っている．これは，彼女がこの課題で脊柱起立筋を過剰に活動させていることを示している．骨盤帯に対して胸郭が後傾し，胸骨角と恥骨結合間の距離が長くなっていることに注意する．（C）これはバットグリッピング戦略を用いたスクワットである．大腿骨に対して骨盤帯が後傾し，胸骨角と恥骨結合間の距離が短くなっている．バックグリッパーであるこのモデルには，この戦略を真似るのは難しく，上部胸郭は後傾したままとなっている．この望ましくないパターンは，ジムでスクワットをするときに「体を起こしたままで」，「胸を引き上げて」と指導されている患者でよくみられる．（D）スクワット．腰椎の動きのコントロール．下位腰椎の棘突起間のスペースを一方の手で触診してスクワット中の分節内の動きを確認し，他の分節と比較する．すべての分節レベルで中間位が保たれる．もしどこかの分節で屈曲や伸展のヒンジ運動があったら（上下分節と比較して，過剰な分節的伸展あるいは屈曲），その望ましくない動きのタイミングを評価する（動作中の前半か，中盤か，後半か）．

→つづく

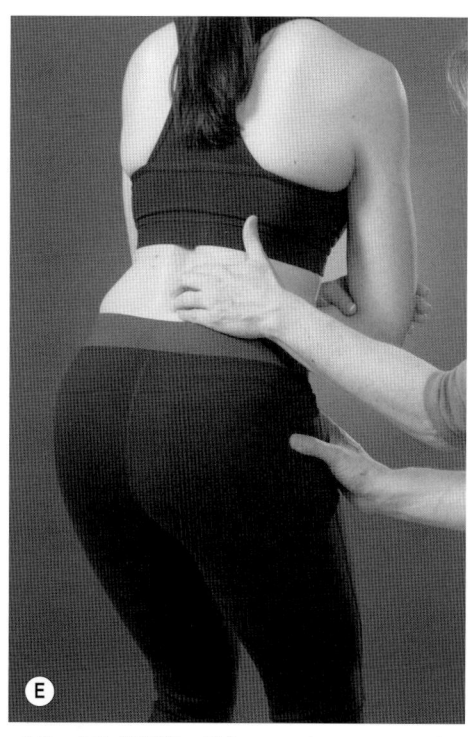

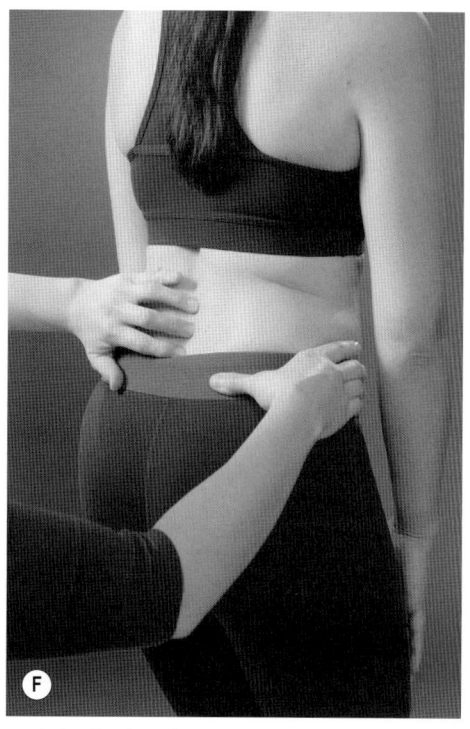

図 8.24 つづき （E）股関節の動きのコントロールのタイミング評価（一方の手で大腿骨頭の前方を，もう一方の手で腰椎の棘突起間を触診）．スクワット動作時の股関節屈曲で，一側あるいは両側で最適な動きができないと，腰椎で過剰な分節的伸展がみられることが多い．（F）腰椎と骨盤帯のコントロール不良の併発はよくみられ，その場合両方あるいはどちらか一方の領域が末梢性疼痛の発生にかかわっていることが多い．もし一側の骨盤のアンロックがあれば（寛骨と仙骨の触診でわかる，図 8.22 参照），骨盤のアンロックと腰椎分節のコントロール不良のタイミングを，一方の手で寛骨を，もう一方の手で腰椎分節を触診することで確認する

目する．負荷がかかる瞬間（踵接地）は大腿骨頭のコントロールが良好な患者もいるが，股関節が伸展に入るときにコントロールを失う場合がある（立脚中期から足趾離地）．このようにコントロールが利かなくなった箇所やコントロールが利かない方向が運動連鎖の中でみられたら，それぞれの関節については治療対象とする

3. この課題中，腰椎の適切な弯曲を維持できる．水平面上で骨盤が回旋するとき，側屈と回旋は生じるが，これらの動きは弯曲全体で均等に生じるべきである．脊柱の分節ではこの課題中滑りやヒンジ運動が生じてはいけない．もし分節のヒンジやバックリングが生じたら，骨盤帯のアンロックや大腿骨頭の変位，可動性の低下などを生じるタイミングに着目する．よくあるのは，股関節の動きが不良であるか，腰椎の下で骨盤帯のコントロールが失われている結果として，腰部で機能不全が生じる

4. 骨盤に対する胸郭や下肢のアライメント．最適でない足部，足関節，膝，胸郭の動きは，骨盤の力の伝達不良を引き起こす外的なドライバーとなりうる．その場合，この課題で関与因子がより強調して示される．例えば片脚立ち one leg standing（OLS）課題で生体力学的に適切でない所見が足部にみられるかもしれないが，この前方ステップ課題のうち，足底接地から足趾離地にかけて移行する間に，これらの特徴がより明確になるだろう（図 8.31A）．下位胸郭と骨盤間での反対方向の回旋は正常な歩行やランニングに必要である．もし胸郭が一方向にうまく回旋しない場合，特に立脚中期から足趾離地にかけて回旋が減少したときと反対側下肢の股関節と骨盤を通る力の伝達不良に起因しているのかもしれな

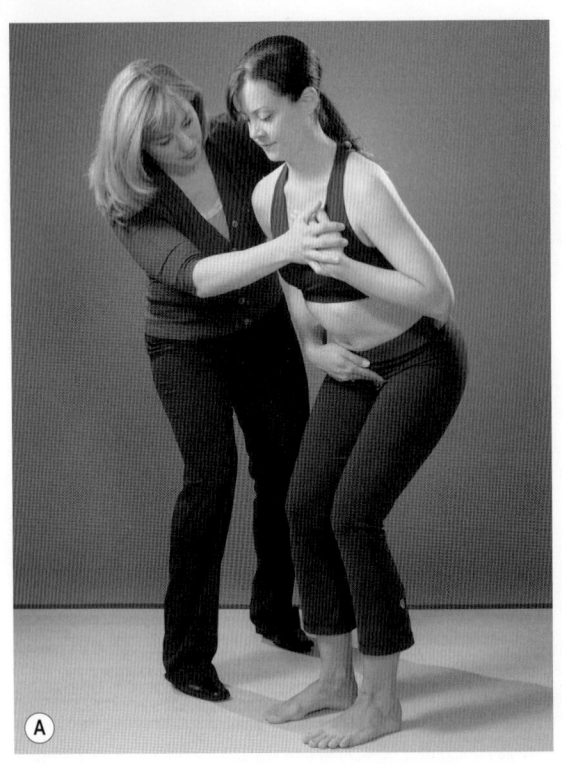

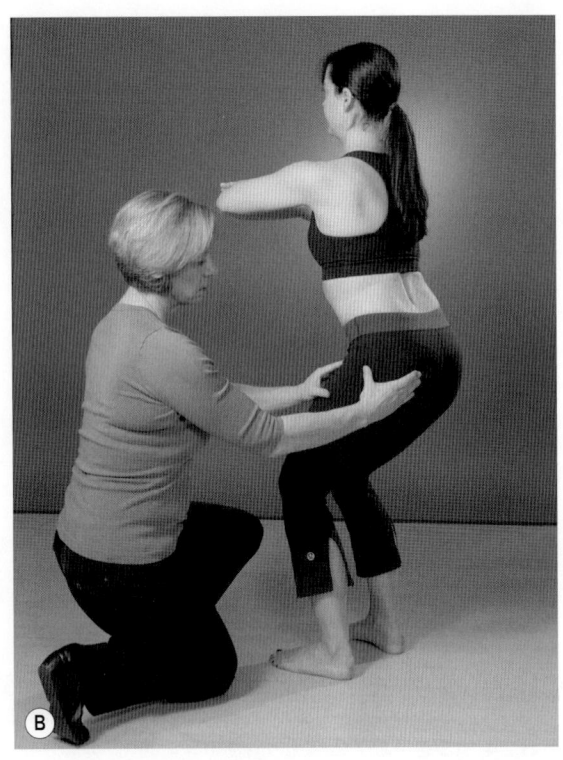

図8.25 アライメントを変える能力．(A) アライメント変化への言葉によるキューに対する反応．患者に背部の筋をリラックスして，胸郭をそっと前傾させるよう声をかける（胸郭の前傾を無理にするのではなく，胸郭が後傾しないように背筋をリラックスさせる）．言葉や徒手的なキューに対する患者の反応を確認する．スクワット動作におけるこの戦略に彼女がどう対応してくるか確認できる．(B) 言葉や徒手的なキューを用いることで，バットグリッピングの戦略への依存度合いも評価できる．殿部深部の筋をリラックスして（両方の坐骨が広がる），寛骨臼の中に大腿骨が収まるよう言葉で促し，反応を見る．このモデルは胸郭を後傾するのが好みのようである！彼女はずっとダンスを続けている．バックグリッピングはダンサーではよくみられる戦略である

い（胸郭がドライバーとなる骨盤の障害）（図8.31B）

もし多くの領域で力の伝達不良が生じている場合，それぞれが起こる一連のタイミングに着目すること（すなわちどこが一番早く出現するか）．言葉や徒手的なキューによって1つの領域を生体力学的に適切なかたちに修正し，他の部位への影響に注意する（第9章のルイーズの症例報告参照ビデオLL14🖱）．この課題から得られた重要な所見をクリニカルパズルの外側の円（機能とパフォーマンスに対する戦略）に記入する．

坐位姿勢

長時間の坐位は，腰椎骨盤領域や鼠径部，股関節の痛みの増悪を招くと一般的に報告されている．坐位姿勢の分析は，患者がいつもどのように座っているかを尋ねることから始まり，以下の点に着目する．

1. 骨盤は坐位のとき，座面上で中間位となっているか，あるいは
   (a) 後傾していないか（図8.32A）
   (b) 捻れていないか（IPT）（図8.32B）．IPTがあると，明らかに大腿骨の長さに影響する．大腿骨の長さを比較し，どちらが長いかを確認する．これは「ずり落ちた tucked under」あるいはグリップを起こしている骨盤側にみられることが多い
2. 恥骨結合と上前腸骨棘（ASIS）の間にある鼠径靱帯の中央のやや下方で股関節の位置を前方から触診する（図8.33）．大腿骨頭は寛骨臼の中心に位置し，鼠径部に「溝」や折れ目を感じることができる．もし股関節の軸が最適でない場合は（一般的にはバットグリッピングの側），鼠径部に他方と比べて膨らみ

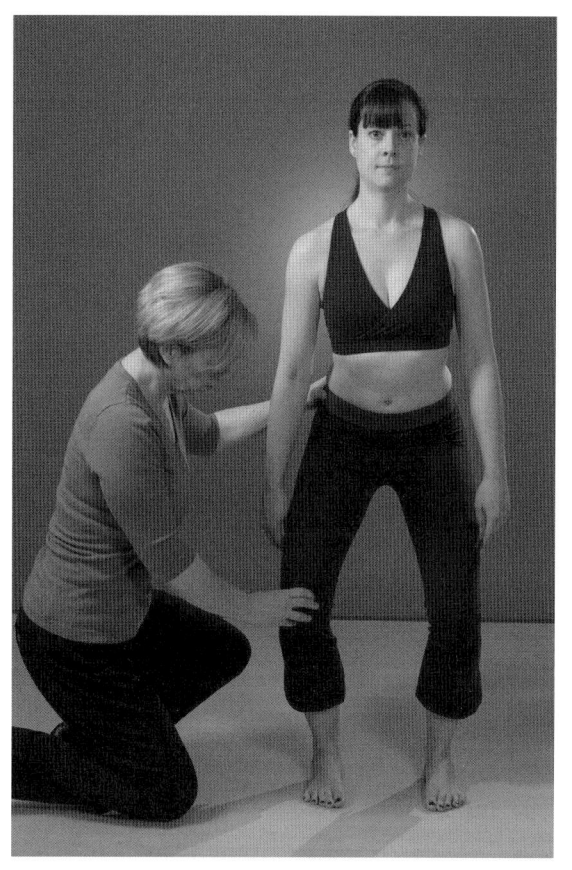

図 8.26 スクワット．股関節の動き．患者がスクワットの状態を保ったときの腿骨の内・外旋の能力を見る．この課題における戦略が望ましいものなら，関節を硬めることなく力が伝達されるだろう．その場合，写真のように，股関節と足部は荷重状態にあっても自由に動かすことができる

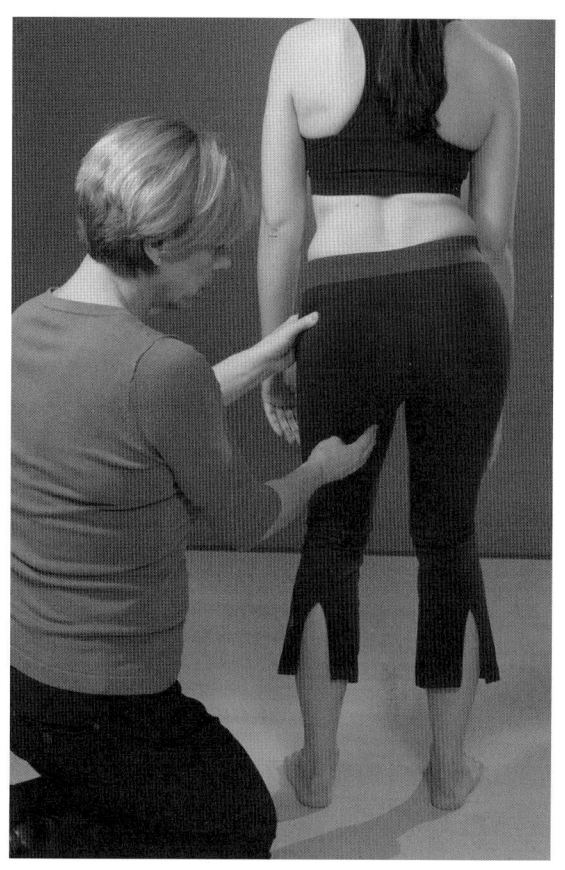

図 8.27 スクワット．骨盤のサルサ運動 salsa．患者がスクワット姿勢を保ちながら，骨盤を左右に傾斜ができるかどうか確認する．この課題は股関節外転筋と内転筋の遠心性・求心性の収縮が可能かどうかテストするもので，股関節のインバランスがあると，多くの場合この課題で見つけることができる．この写真では，この課題で内転筋群が遠心性収縮できるか，骨盤の左傾斜時に内転筋を触診しているところである．この課題では，望ましくない力のベクトル（ベクトル分析）を容易に見つけられる

があり，折れ目が不十分であるように感じられる．これはよく「ずり落ちた」骨盤側にみられ，大腿骨頭を正しい位置に修正することで IPT が修正される

3. 脊柱の坐位での姿勢はどうか（頸椎，胸椎，腰椎）．基本的なカーブは維持されているものである．脊柱のどこかで，分節的なヒンジ運動や滑り，捻れがないか．骨盤を中間位へ戻したときにこれらのカーブに変化が起こるか
4. 以下のようなことができる状態を保っているか
   (a) 股関節を動かす（大腿骨の内・外旋を確認する）
   (b) 胸郭の回旋（図 8.34）
   (c) 呼吸はどうか

最適な坐位戦略で股関節や胸郭が硬くなることはない（これは，脊柱が中間位から動き，そして戻るという能力を反映するもので，坐位を保つ上で重要である）．また骨盤も支持面上で中間位の状態にある．患者のストーリーを注意深く考慮することで，さらに患者個人に特有で，意味のある運動課題の評価を考える一助となるだろう．例えば，患者が仕事中の坐位での作業に苦痛を訴えた場合，職場環境の多彩な情況を考慮する必要がある．変更を加えるためにも上記の簡便な坐位評価がある．人間工学的な要素も考慮し，患者には単純に集中して作業に取り組んでいるところを想像してもらい，「集中しているときの坐位」を模倣してもらうとよい．

「集中した状況下」が坐位にもたらす影響を観察

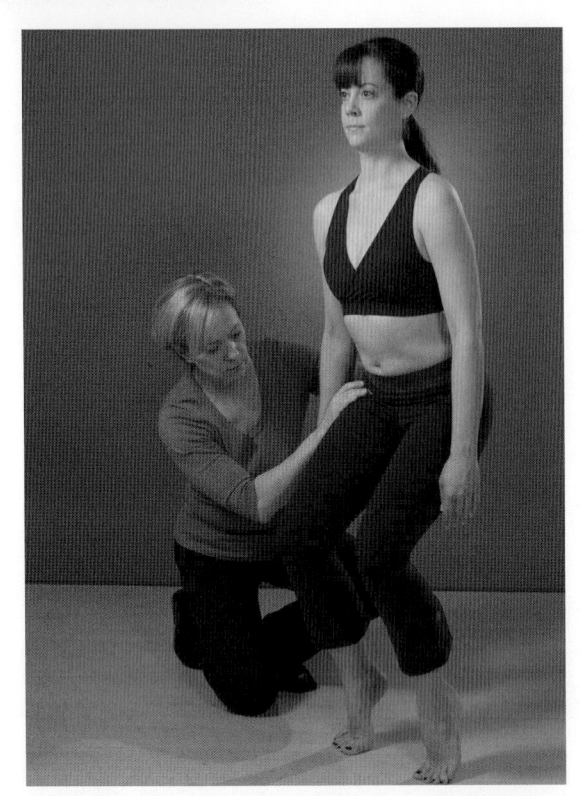

図 8.28　スリングスクワット．スクワットの姿勢を保っている状態で，両側の踵を持ち上げるよう患者に指示する．この課題によって，膝，股関節，骨盤帯，腰椎を同時にコントロールしながら，下肢と足部の間の動きを分離できるかどうか評価することができる．このとき動くべき関節は，唯一足部と足関節である．このチャレンジ課題を実行中の足部，足関節，膝関節のアライメントに着目する

する．クリニックの環境が患者の仕事環境と似ていなくても，集中して気分が変化したときに坐位戦略が興味深い変化をすることがある．戦略のこの多様性は生体力学的な因子に加え，症状に関連性のある他の因子を明確にする一助となる．この課題から得られた重要な所見は，クリニカルパズルの外側の円（機能とパフォーマンスに対する戦略）に記入する．

腹臥位での膝の屈曲／股関節伸展

　これらの課題によって，LPH 複合体の伸展のコントロールをより詳しく分析することができる．これらは，歩行中立脚中期から足趾離地で，ハムストリングスや坐骨の症状を感じるランナー（おそらくは関連痛），再発性のハムストリングスの肉離れの患者

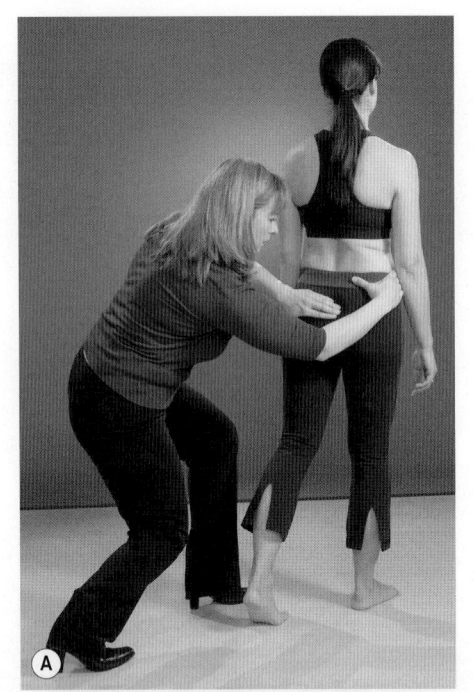

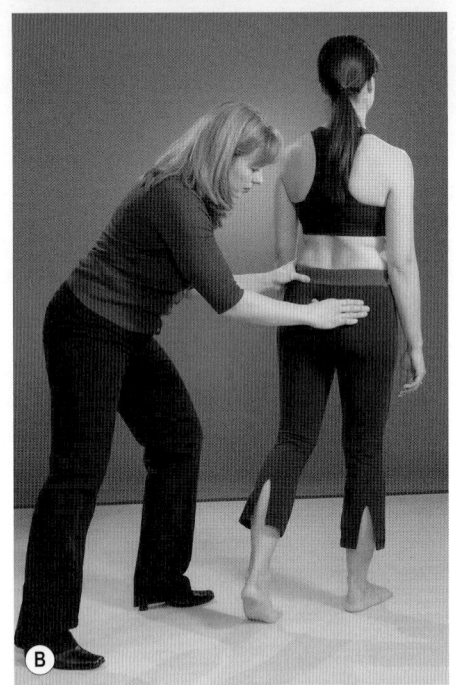

図 8.29　前方ステップ．骨盤内のコントロール．一方の手で寛骨を触診し，もう一方の手で仙骨を触診する．患者に一側の足を前に踏み出すよう指示し，力の伝達の不良がないか確認する（アンロックや仙骨に対する寛骨の前方回旋）(A) ステップ側の評価 (B) 前方ステップ側と反対側の評価．力の伝達不良が生じるタイミングに注意する（前半か，中盤か，後半か）

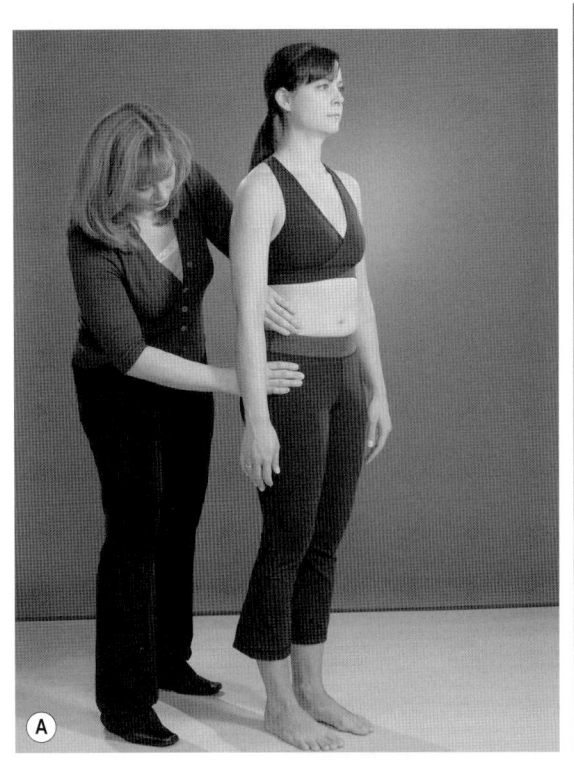

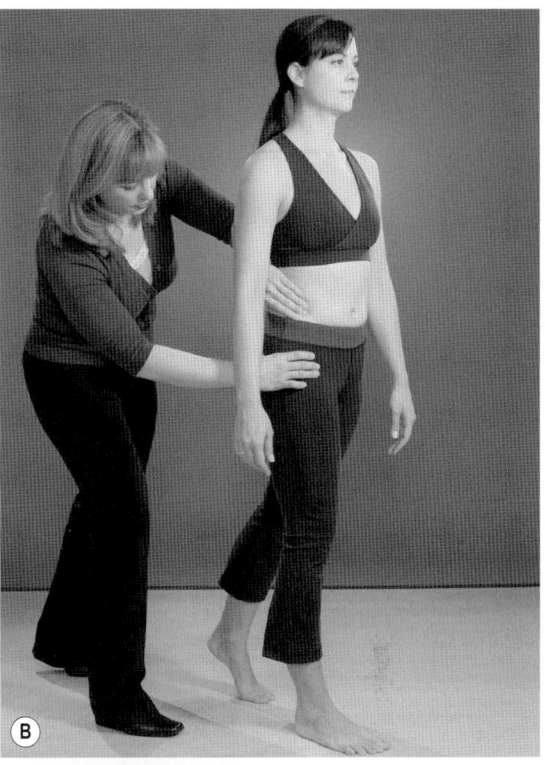

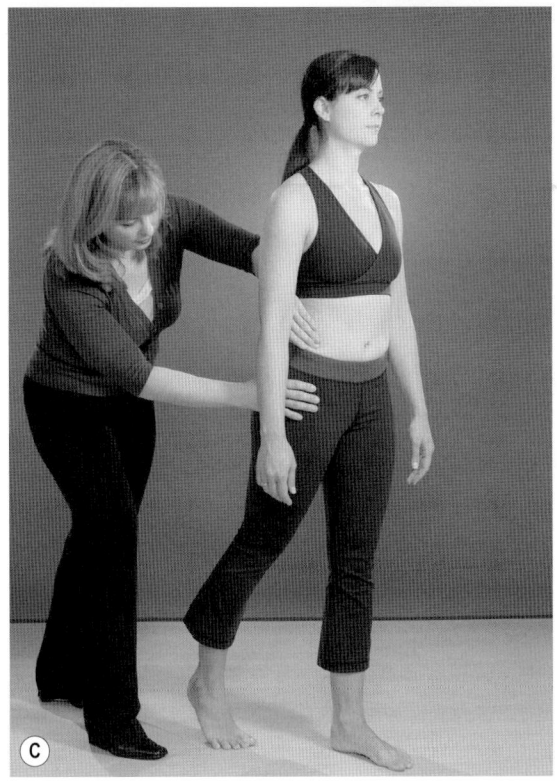

腰椎骨盤股関節複合体の評価，そのテクニックと手法　CHAPTER 8

図 8.30 前方ステップ．股関節のコントロール．（A）開始肢位での寛骨に対する大腿骨頭の位置を確認する．患者が一歩前方に踏み出したときの大腿骨頭の求心位が損なわれないか注意する．（B）前方ステップ側（C）反対側下肢．反対側の股関節の状態と比較する

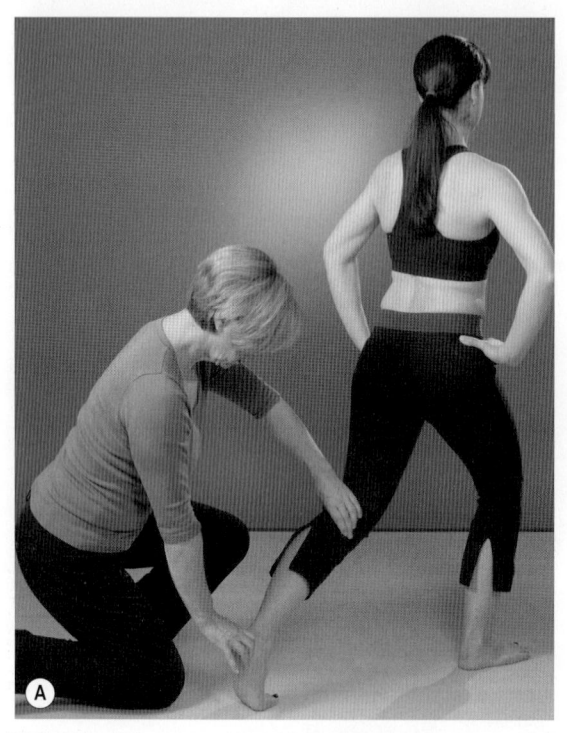

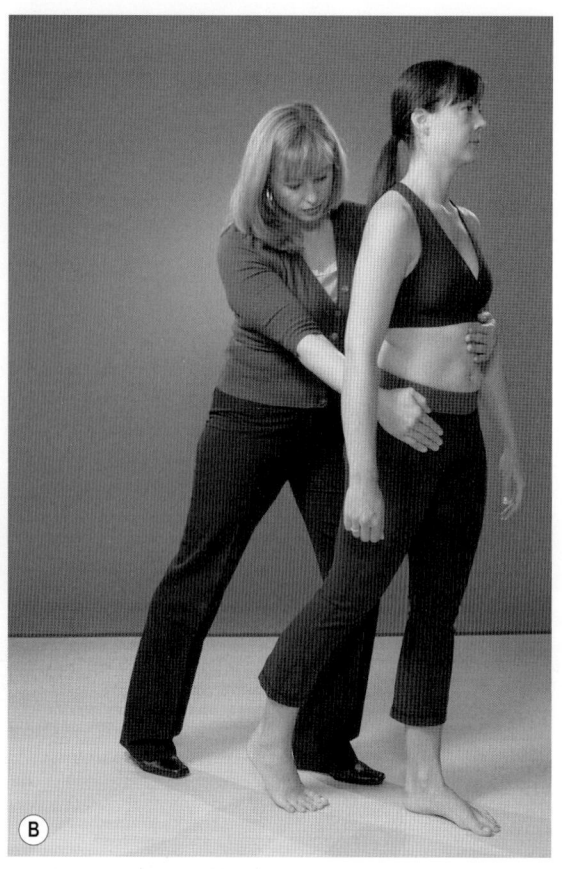

図 8.31 前方ステップ．LPH のコントロールにおける外部からの因子．(A) 歩行周期を通してみられる望ましくない足部と足関節の動きは，LHP 複合体における力の伝達不良を引き起こす外的要因となりうる．この写真では，セラピストは脛骨・腓骨と後足部のアライメントを確認し，前方ステップやランジ動作における下肢全体と足部の負荷戦略を評価している．(B) ここでは，セラピストは左立脚中期と右プッシュオフ時の胸郭 − 骨盤の回旋を確認している．この段階で骨盤は右へ回旋し，胸郭は左へ回旋する

に対する骨盤の評価のために，独自に開発されたものである．アスリートの中には，痛みはなく，単に力の減弱を訴える者がいる（活動における主たる主訴，Mike のケースレポート参照，第 9 章）．これらのテストは，機能的な完全復帰や再発リスクの減少という面から，ハムストリングスの肉離れの患者に対して骨盤周囲に着目する必要があるときに判断の補助となる．またこれらはドライバーが骨盤なのか，あるいは腰椎なのか鑑別するのにも利用できる．

腹臥位で患者に膝を 90°屈曲するよう指示し（腹臥位での膝屈曲），もう一方の下肢にも同様に指示する．このとき痛みの再現性に注意する．もし痛みが生じたら，ハムストリングスのどこに出現したか尋ねる（内側か外側か，あるいは筋腹か）．患者に動きを繰り返してもらい，最初に治療ベッドから下肢を浮かせたときの努力感がどうか尋ねる．そして，

もし他方に比べて屈曲あるいは挙上が大変な場合はそれを言うように伝える．どちらの脚が重く感じるか記録し，腹臥位でそちらの脚の膝を曲げる動作を繰り返し，以下のことを確認する．

1. 骨盤内の捻れ（図 8.35A）
2. 腰椎での屈曲あるいは伸展の分節的なヒンジ運動（図 8.35B）
3. 股関節内での大腿骨頭のコントロール不良（図 8.35C）
4. 同側あるいは反対側の骨盤のコントロール不良（アンロック）（図 8.35D，E）

最適な状態では，骨盤は中間位を維持しており，腰椎の全分節でヒンジ運動は起こらない．大腿骨頭は股関節内で中心にあり，どちらの仙腸関節でも寛骨は仙骨に対して前方回旋しない．以上の項目でFLT がみられたら，次に以下の変更を加えてみる．

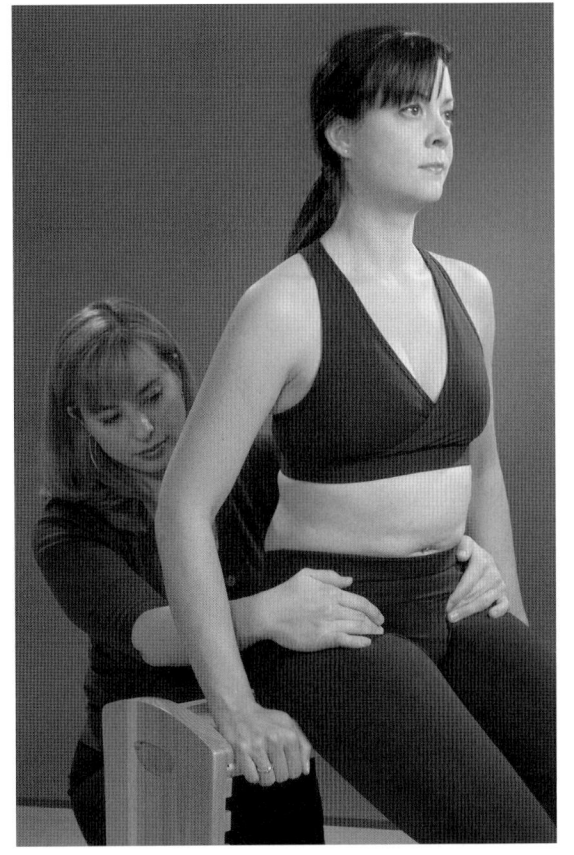

腰椎骨盤股関節複合体の評価，そのテクニックと手法　CHAPTER 8

図 8.33　坐位姿勢．坐位課題で大腿骨頭が求心位から逸脱していると，骨盤内捻れが生じる．大腿骨頭の前方変位は鼡径部で容易に触診できる

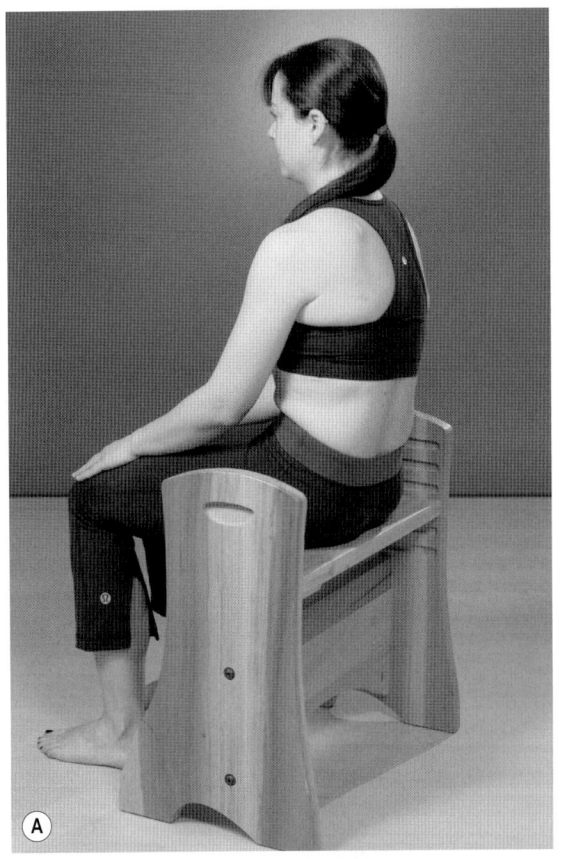

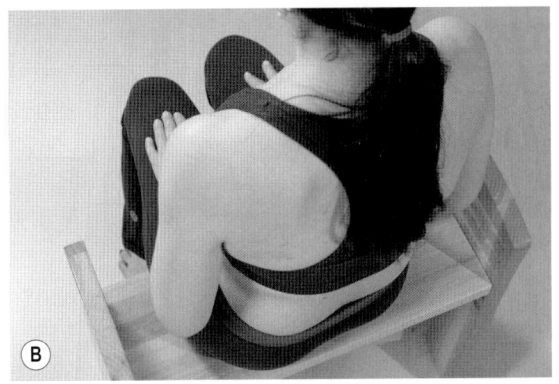

図 8.32　坐位姿勢．このモデルは骨盤が中間位になっていない．（A）骨盤の後傾，腰椎前弯の消失，股関節の屈曲が少ない．頭部は前方位で，結んだ髪でわかりにくいが頸椎の前弯が強まっている．（B）モデルは最適ではない「捻れた」(IPT) 坐位を模倣している．右殿部は「ずり落ちた」状態となっており，骨盤内の捻れに加えて，胸郭骨盤間の回旋もみられる．この姿勢は胸郭と骨盤間の動きを制限し，坐位のときに腰部，背部，頸部に痛みを訴える患者によくみられるものである

課題を実施したときに以下の変化が起こるか着目する．

1. アンロックが生じている側で仙骨をニューテーションする（図 8.36A）
2. 骨盤帯を調整し，圧縮力を加える
    (a) 前方を両側から圧迫する
    (b) 後方を両側から圧迫する（図 8.36B）
    (c) 左前方から右後方へ斜めに圧迫する
    (d) 右前方から左後方へ斜めに圧迫する
3. 大腿骨頭の位置を徒手的にコントロールする

テストは，等尺性の抵抗を用いた高負荷のもとで実施される（ハムストリングスの徒手的検査法）．腰椎，骨盤，股関節のコントロール不良に加え，脛骨を回旋したときの傾向（内側・外側ハムストリングスの強さの偏り），痛みの再現に関して着目する．この抵抗テストは，腹臥位の膝屈曲だけでは左右差を感じることができない患者に有効である．

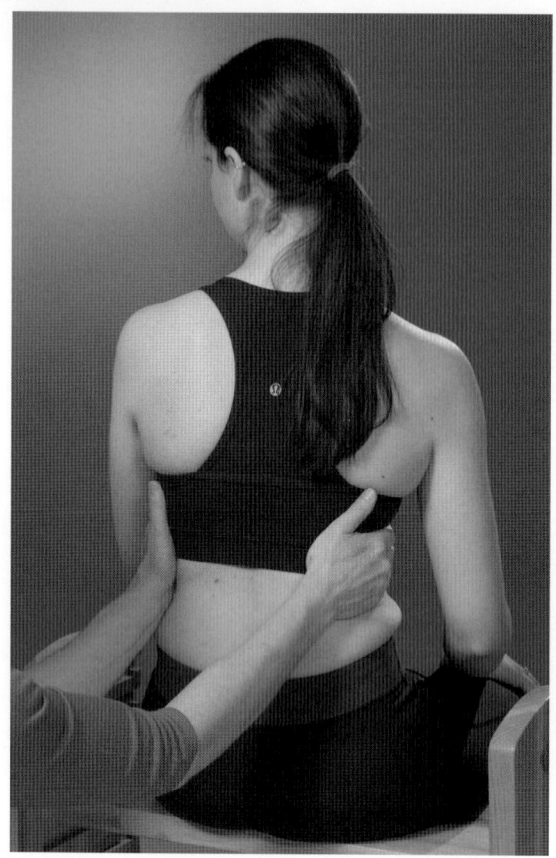

図8.34 坐位姿勢．胸郭骨盤の回旋．胸郭が左右に自由に回旋できることを確認し，質（抵抗性）と動く範囲を左右で比較する．坐位の戦略が望ましいものであれば，胸郭は自由に左右へ回旋できる

続いて，患者に膝を伸展したまま股関節を伸展するよう指示し，以下のことに着目する．

1. 骨盤内の捻れ
2. 腰椎での分節的な伸展のヒンジ運動
3. 臼蓋での大腿骨頭のコントロール不良
4. 同側あるいは反対側の仙腸関節のコントロール不良（右または左の骨盤）
5. 腰椎，仙腸関節，股関節のコントロール不良のタイミング（図8.37A, B, ビデオ12.2a）

最適な状態では，骨盤は中間位を維持し，腰椎では分節的なヒンジ様の伸展運動は生じない．また大腿骨頭は寛骨臼内では求心位にある患者に，腹臥位で伸ばした脚を挙上するときの努力感を尋ねる（0=問題なし，5=できない）．続いて，以下のときに努力感が異なるかどうか確認する．

1. 仙骨を他動的にニューテーションする

2. 骨盤帯を調整し，以下のように圧縮力を加える
   (a) 骨盤帯の前方に左右両側から圧縮力を加える
   (b) 骨盤帯の後方に左右両側から圧縮力を加える
   (c) 左前方から右後方へ斜めに圧縮力を加える
   (d) 右前方から左後方へ斜めに圧縮力を加える
3. 大腿骨頭の位置を徒手的に修正する

股関節の伸展に対して等尺性の抵抗を加えることで，より高負荷の状況をつくることが可能である．左右の強さが同じであるかどうか確認して，弱い側に対して引き続きテストを継続する．仙骨を他動的にニューテーションした状態のままテストを繰り返し，股関節伸展の強さの変化を確認する（図8.38）．最適な状態では，患者は腹臥位で膝屈曲／股関節伸展を実施したときと違いを感じないだろうし，左右差もないだろう（±抵抗）．また徒手的な調整を加えても違いはみられない（仙骨のニューテーション，骨盤の圧迫，大腿骨頭の中心化）．しかし，力の伝達の不良な部位がまず確認されたら（仙腸関節，腰椎，股関節），テスト時に1つあるいはそれ以上の徒手的な調整をすると，努力感が減る可能性がある．もしそのような所見があったら，腰椎，骨盤，股関節のコントロールの戦略が最適でなく，それが股関節伸展力の低下に関与している可能性がある．股関節伸展力については，アスリートによって主観的に，また検者によって客観的に確認を行う．さらにテストを進めることで，なぜその戦略が最適ではないのか鑑別することが必要である（特定のシステムの機能障害 specific system impairment）．

この腹臥位における膝屈曲／股関節伸展の課題分析で得られたポイントとなる所見は，クリニカルパズルの外側の円（機能とパフォーマンスに対する戦略）に記録する．

クリニカルリーズニング：実際にハムストリングスの組織の損傷をもった患者の場合（軟部組織の機能障害），腹臥位で膝屈曲／股関節伸展のテストを行った（±抵抗）ときは，腰椎や骨盤，股関節のコントロールを補う調整の有無には関係なく，努力感や，痛み，筋出力の大きさに変化はみられないか，あってもわずかである（ビデオ8.1）．この患者では，あるLPHのコントロール不良がハムストリ

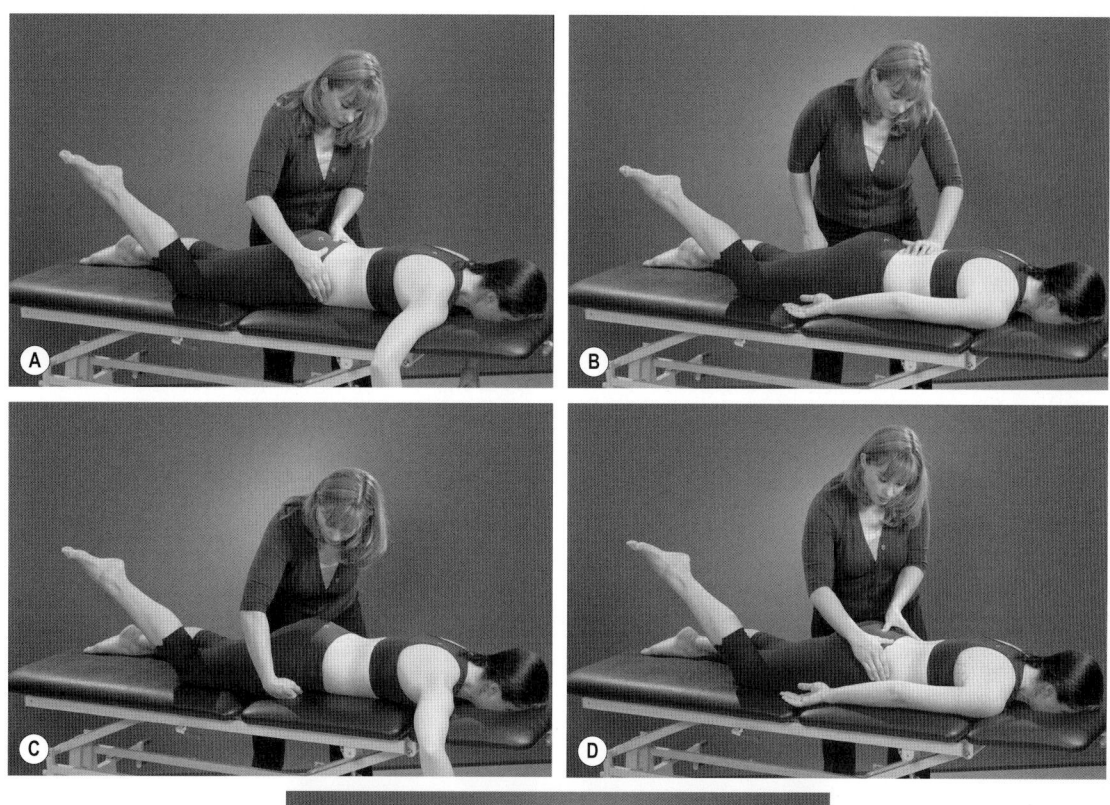

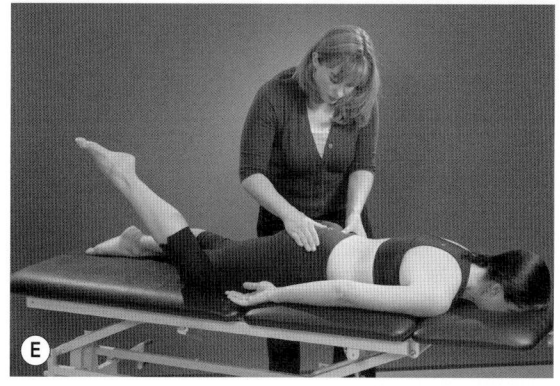

腰椎骨盤股関節複合体の評価，そのテクニックと手法　CHAPTER 8

図 8.35　腹臥位での膝屈曲．腹臥位で患者に一側の膝を曲げてもらうよう指示し，次のことに注意する．（A）骨盤内の捻れ――セラピストは両側の寛骨を触診し，患者が膝を曲げてベッドから足部を挙げたとき（動き始め）に，両側で回旋が生じるかどうか確認する．（B）腰椎の分節的なヒンジ運動――棘突起間を触診し，患者が膝を曲げて足部がベッドから上がったとき（動き始め）の，分節的な屈曲や伸展のヒンジ運動に着目する．（C）股関節内での大腿骨頭のコントロール不良――大腿骨頭の前面を触診し，患者が膝を曲げて足部がベッドから上がったとき（動き始め）に，大腿骨頭が求心位にあるかどうか確認する．（D）同側の仙腸関節のコントロール不良――仙骨と寛骨を触診する．患者が膝を曲げて足部をベッドから上げたとき（動き始め），足部を上げた側と同側の仙腸関節のアンロックの有無を確認する．（E）骨盤の反対側についても同様の確認を行う

ングスの受傷要因であるかもしれない．しかしわれわれの経験では，主たる機能障害がハムストリングスの損傷であった場合，ハムストリングスのテストを患側に実施すると，腰椎骨盤のサポートの有無にかかわらず，努力感や出力の違いに大きな差はみられない．わずかな改善は感じられるかもしれないが，

特に急性，亜急性期の場合，痛みを伴う損傷はまだテストで弱化や痛みを生じるだろう．もし腰椎骨盤のコントロール不良があるなら，組織が治癒したときに，これらのテストで隣接する部位のコントロールや治療を実施する時期に入ると考える．テストで徒手的な調整をすると，努力感や出力の大きさに変

199

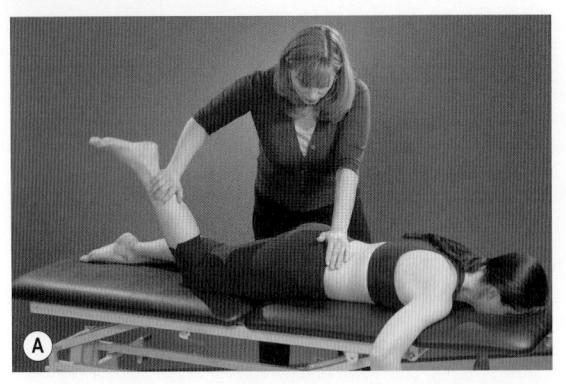

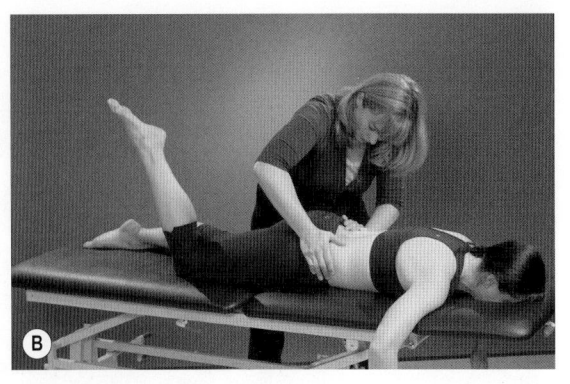

図 8.36 腹臥位での膝屈曲．(A) 骨盤帯の関節のコントロールが不良な場合，見かけ上，ハムストリングスが弱化することがよくある．この写真では，セラピストは仙骨を他動的に前方回旋させ，そのときのハムストリングスの強さの反応を比較している．仙骨を他動的に前方回旋させたときに膝屈曲力が増加した場合，確認された"弱化"のもともとの原因は恐らく骨盤帯のコントロールに起因するものである．(B) 骨盤をさまざまな部位で他動的に圧迫して，膝屈曲の努力の程度の変化を確認する（この写真は同側の後方圧迫）

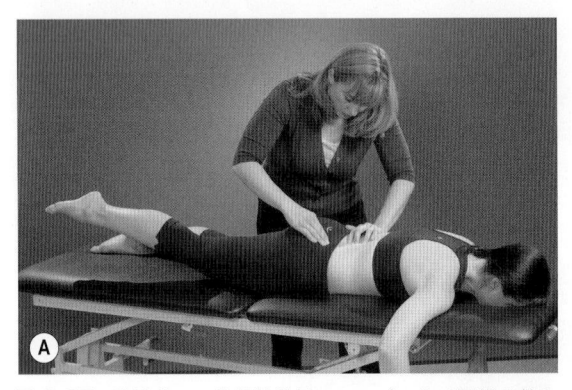

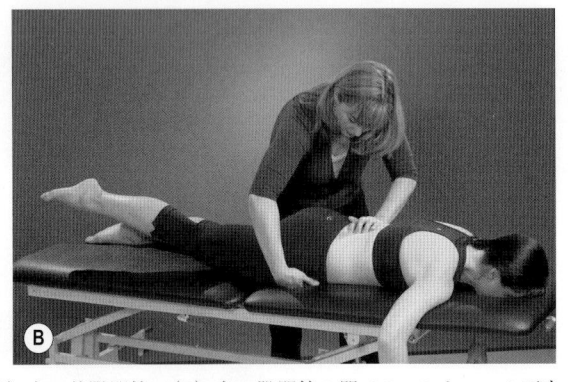

図 8.37 腹臥位での股関節伸展．セラピストは腰椎分節と (A) 右の仙腸関節，(B) 右の股関節の間でのコントロール不良のタイミングを確認している．治療の際はどちらにも注意を払う必要があるものの，最初に望ましくない動きが生じた関節が主たる機能障害である

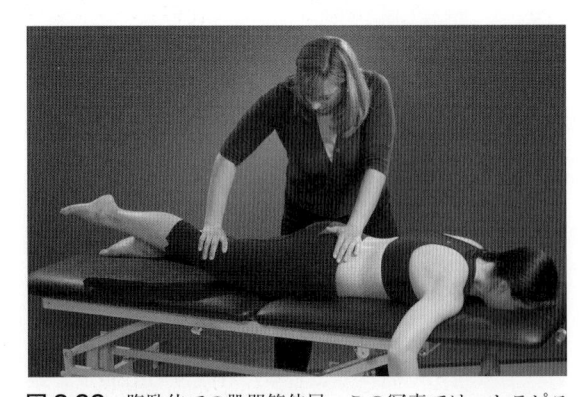

図 8.38 腹臥位での股関節伸展．この写真では，セラピストは仙骨を他動的に前方回旋させたときの股関節伸展の強さを確認している．他動的な仙骨の前方回旋によって股関節伸展力が増加した場合，骨盤内のコントロール障害が示唆される

化がみられるだろう．われわれとしては，このような患者では，近位のシステムの機能障害を治療しなければ，ハムストリングスの完全回復はないことを示唆していると考えている．

大腿後面の痛みを有する患者では，LPH 領域に対して行われる腹臥位での膝屈曲／股関節伸展のテスト（±抵抗）で調整を行うと，努力感や出力，痛みに著しい変化がみられる（Mike のケースレポートを参照，第 9 章，ビデオ MQ5）．もしも近位部へ圧を加える操作や関節のコントロールの操作で努力感や出力が悪化した場合，これもまた腰椎骨盤がドライバーであることを示唆し，システムが過剰に圧縮されていることを示している．その場合，腰椎骨盤複合体の圧を減少させるために，徒手的な方

腰椎骨盤股関節複合体の評価，そのテクニックと手法

法を用いると（Lee 2004, Lee & Lee 2004a），前述したテストの結果が改善されると考える．どのようなケースでも，LPH複合体に対する調整によって症状や努力感，出力の大きさに著明な変化がみられたら，それは「ハムストリングスの痛み」のドライバーは近位にあり，ハムストリングスの実際の損傷が原因ではないことを強く示している．

下肢自動伸展挙上

背臥位における下肢自動伸展挙上 active straight leg raise（ASLR）テストは，周産期に骨盤帯痛のある患者で，体幹と下肢の間の力の伝達を評価する臨床的な方法として実証されている（Mensら1999，2001，2002）．LPH複合体が機能的に最適であれば，下肢は治療ベッドから努力せず挙上でき（負荷は0から5段階に分類できる）（Mensら1999），また骨盤は胸郭や下肢に対して動かない（屈曲，伸展，側屈，回旋しない）（図8.39）．

骨盤痛や力の伝達の戦略に問題のある周産期の患者では，骨盤に圧を加えることで，下肢挙上動作に必要な努力感が減ることが確認されている（Mensら1999）．われわれの経験では，このテストは妊娠や出産に起因する二次的な機能障害を呈する患者だけでなく，他のさまざまな患者にも臨床的に適応できる．加えて，われわれはASLR実施に関して（以下参照），圧縮力を加える位置を変化させることを提案している（Lee 2004, Lee& Lee 2004A）．それによって，仮説展開や，さまざまなテスト所見を推論するときに，臨床家に役立つ情報をさらにもたらしてくれると考えている．

背臥位の患者に，脚を伸ばしたまま治療ベッドから5cm挙上するよう指示し，左右で努力感に差があるかどうか，どちらの脚が重く感じるか尋ねる．この課題では，胸郭，腰部，骨盤を安定させるために用いている戦略が観察できる．下肢は股関節で屈曲し，骨盤は，腰椎に対して水平にも側方にも回旋せず，前傾も後傾もしない（図8.40）．胸郭は過剰に締めつけられる（外腹斜筋の過活動）こともなく（図8.41A～C），下部肋骨が過剰に張り出す（内腹斜筋の過活動）こともない．内・外腹斜筋の過活動は，硬く締めつけられた胸郭を生み出し，吸気で肋骨の側方拡張を制限するようになる．胸椎は伸展（脊柱起立筋の過活動）せず（図8.40参照），腹部も膨隆しない（図8.42）．加えて，胸郭は骨盤帯に対し側方へも変位しないのがよい．またこのとき，痛みの誘発についても着目する．

次に骨盤に他動的に圧縮力を加えたかたちで，ASLRを繰り返す．努力感や痛みなどあらゆる変化に着目する．圧縮力を加える部位は，深部筋が最適に機能して発生する力を模倣して変える．まだ仮説の段階ではあるが，以下のようなことがみられる．

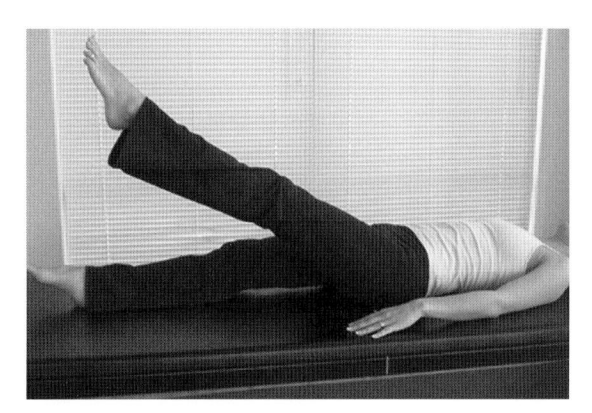

図8.39 下肢自動伸展挙上の良い例．このモデルは下肢自動伸展挙上の最適な戦略を示している．動いている唯一の関節は左の股関節だけである．胸郭，腰椎，骨盤帯は一直線に並びこの課題実行中ずっと，コントロールが保たれたままである

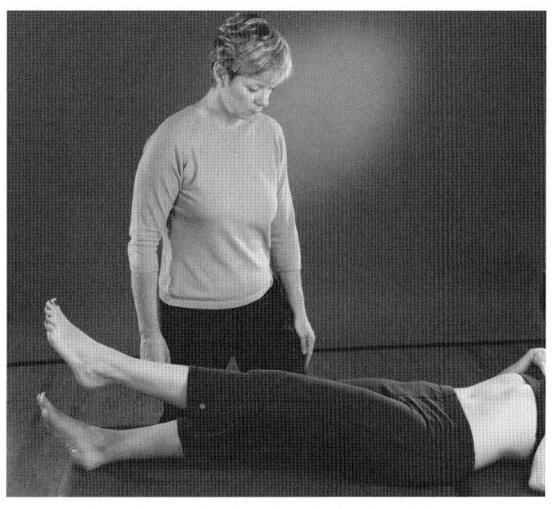

図8.40 最適でない下肢自動伸展挙上．このモデルは望ましくないかたちで下肢を挙上している．骨盤帯が左に回旋し，胸腰椎が伸展している

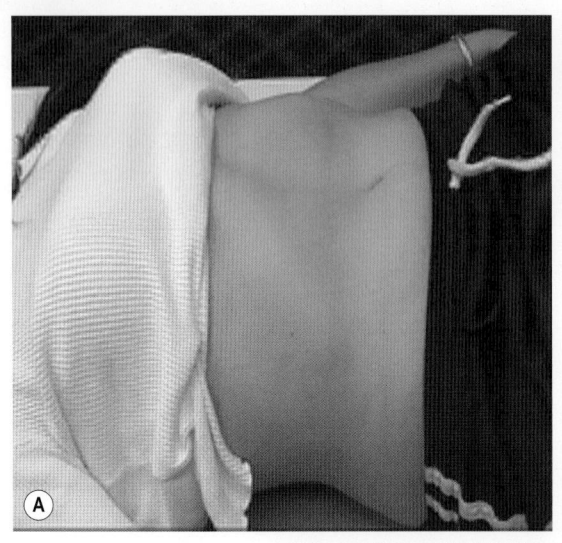

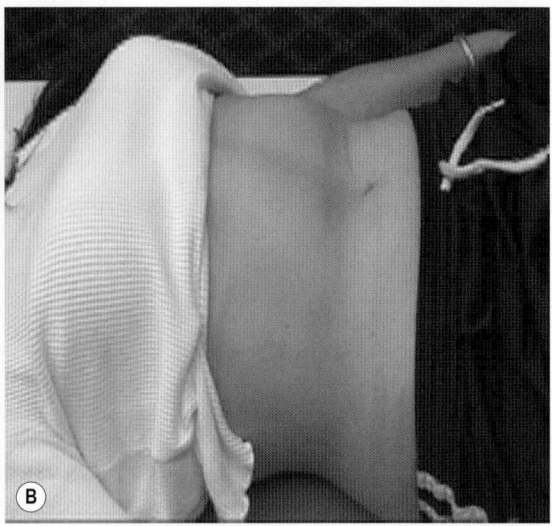

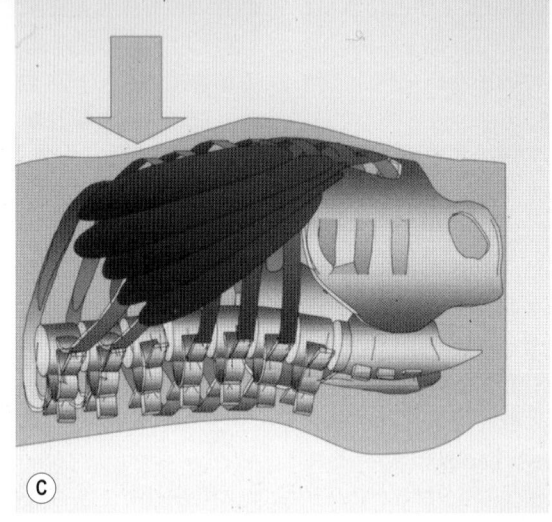

図 8.41　最適でない ASLR．このモデルは望ましくないかたちで下肢を挙上している．(A) 安静時の腹部．(B) ASLR の時の腹部．胸郭が骨盤に対して屈曲するために胸骨下角が狭まり，側腹部にしわができている．(C) この課題実行時に外腹斜筋が過活動した状態を表している．上腹部が沈み，下腹部が膨隆し，また胸腰椎の屈曲，骨盤の後傾がみられる．　Dr. Paul Hodges の許可を得て掲載

1. ASIS レベルでの骨盤前方への圧迫操作は (図 8.43A)，腹横筋 (TrA) の下部水平線維と内腹斜筋 (IO) の収縮によって生じる力と関連する，前方の腹部の筋膜によって起こる力を真似たものである
2. PSIS レベルでの骨盤後方への圧迫操作は (図 8.43B)，腰仙部の多裂筋と胸腰筋膜による力を真似たものである
3. 恥骨結合レベルでの骨盤前方への圧迫操作は (図 8.43C)，IO や TrA の最下部線維と共同する，骨盤底の前方部分や骨盤壁側筋膜の作用を真似たものである
4. 坐骨結節レベルでの骨盤後方への圧迫操作は，後方の骨盤壁と骨盤底の作用を真似たものである
5. 圧迫操作は，骨盤を通る斜め方向にも加えられる（一方は前方に，反対側は後方に）．圧によって下肢を挙上する努力感が減るのはどの部位を圧迫したときか，「そこがものすごく楽！」という場所を探す

患者が腹直筋 (RA) の離開にあった場合，RA の外側の筋膜縁を接近させたときに，重く感じている下肢挙上に対して努力感が違うかどうか観察する（図 8.43D）．骨盤に加える圧迫操作のパターンに対する

腰椎骨盤股関節複合体の評価，そのテクニックと手法　CHAPTER 8

反応は，関連する筋の機能障害とはいつも正確に相関するわけではないが，その反応を確認することで，骨盤へのどの圧迫作用を増減すると，骨盤の力の伝達に良い影響が生じるかという情報がもたらされる．例えば以下の臨床上の場面を考えてみてほしい．

1. 左下肢の挙上が困難で左の多裂筋深層線維 deep fiber of multifidus（dMF）に機能障害がみられる患者の場合．仮説として，骨盤帯の後方への圧迫操作によってこの課題の実行に要する努力感が減少すると考えられるかもしれない
2. 骨盤帯の後方への圧迫操作によって左下肢挙上がより努力性となり，同側の多裂筋表層線維 superficial fiber of multifidus（sMF）の過緊張を呈する．最初の仮説はここでうち消

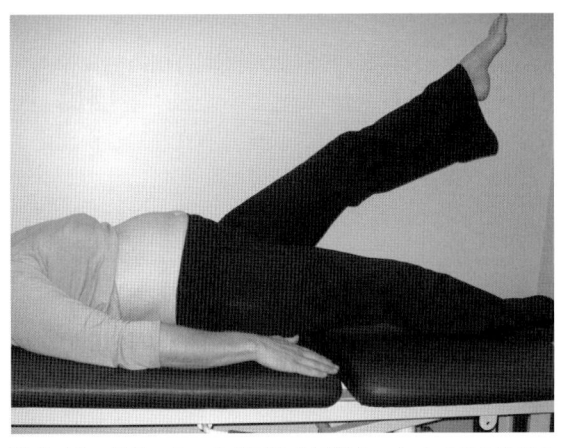

図 8.42　最適でない自動下肢伸展挙上．このモデルは望ましくないかたちで下肢の挙上を行っている．過剰な腹部の膨隆がみられる．この戦略は息をこらえて挙上するときによくみられる

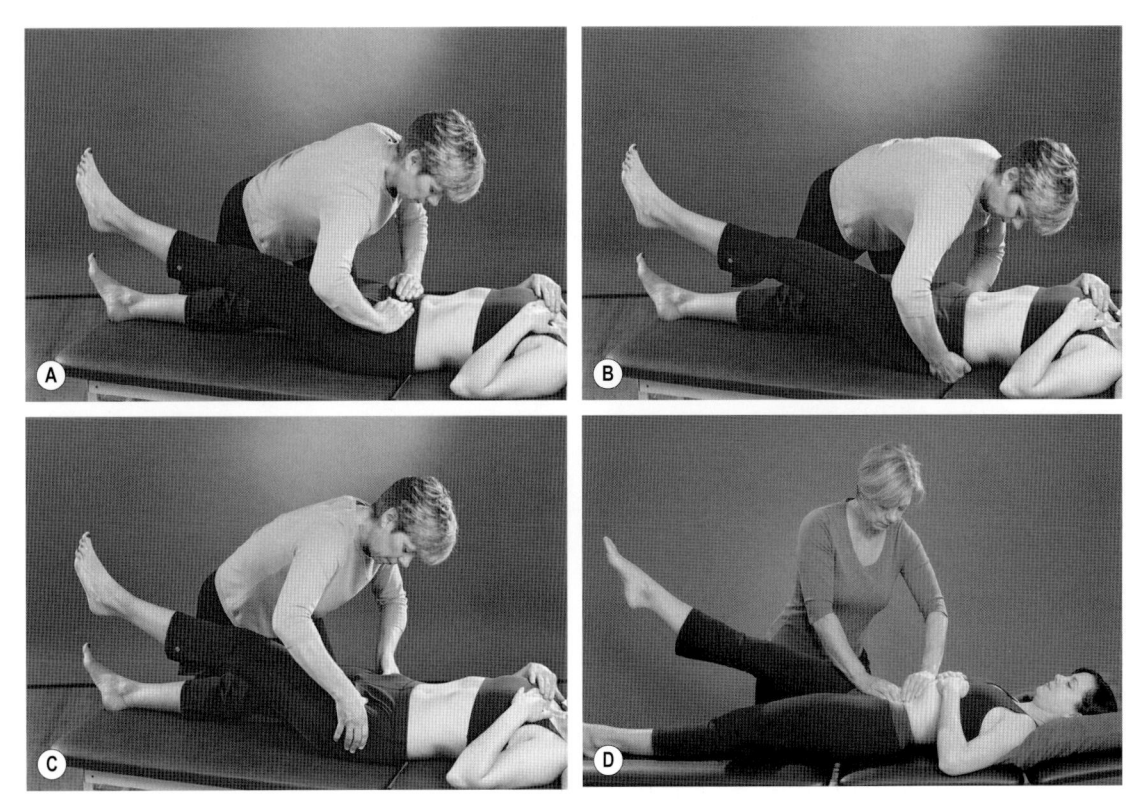

図 8.43　骨盤への特異的な圧迫操作を利用した下肢自動伸展挙上．（A）骨盤帯前方を両側から圧迫（おおよそ両側の上前腸骨棘を近づける）することにより，腹横筋の水平線維，内腹斜筋および関連する前方腹部筋膜によって生み出される力を模倣している．（B）骨盤帯後方を両側から圧迫（おおよそ両側の上後腸骨棘を近づける）することによって，腰仙部多裂筋と胸腰筋膜によって生み出される力を模倣している．（C）おおよそ恥骨結合のレベルでの骨盤の前方圧迫操作は，骨盤底前方部と骨盤内筋膜，腹横筋と内腹斜筋の最下部線維による力を模倣している．（D）正中線近くで左右の腹直筋を近づけると白線をサポートすることになり，腹部の深部筋に対するしっかりとしたアンカー作用を供給する

203

され，新たな仮説として，sMf は腰椎骨盤帯を過剰に圧していて（これは適切でない），さらなる圧は必要ではないという仮説が現れる．sMF のリリースは（第10章）dMF の訓練の前に実施されることが望ましい（第11章）．

ASLR テストから得られた所見を説明するために，多様なテスト所見に対するクリニカルリーズニングがいつも必要とされる．ASLR から得られた所見は，クリニカルパズルの外側の円（機能とパフォーマンスに対する戦略）に記入する．

機能とパフォーマンスに対する戦略——まとめ

ここで，機能とパフォーマンスに対する戦略に対する課題分析に関してまとめる．しかし，他の多くの動きや姿勢も評価の対象でありえることにも留意する．戦略を分析する対象となる課題や姿勢は，患者のストーリーや彼らにとって意味のある事柄によって異なる．第12章では，さらに複雑な課題の分析を取り扱っており，意味のある課題をシミュレーションする方法に関して論じる．

どのような課題を分析する上でも重要となることは，本章で述べられた原則に則り，課題およびその所見（例えば，コントロール不良の領域，可動性の低下した領域，領域間でコントロールを損なうタイミング，生体力学的に最適な状態へ修正あるいは促通したときの影響）については，外側の円に記入する．姿勢の方向づけや姿勢平衡における他の最適でない特徴に加えて，力の伝達の不良な部位が同定された場合，さらにその適切でない戦略はどのシステムが原因であるか鑑別しなければならない．

なぜ力の伝達不良が起こるのか．それがどのように痛みと関連するのか．原因はモーターコントロールが不良なのか（神経系の機能障害），硬い線維性関節なのか（関節系の機能障害），白線の過剰な離開なのか（筋膜系の機能障害），あるいは認知／情動的要因なのか（動きや痛みに対する恐怖や不安，すなわちパズルの中心をなす人物の部分に相当）．主観的な病歴から得られた情報と，戦略の分析の所見を統合することで，セラピストが次に行うべきシステムの評価に示唆を与えてくれる．例えばスクワット課題時，股関節の屈曲の前にL4-5間の屈曲が出現し（屈曲ヒンジ運動），股関節の屈曲運動の軸が変化している場合（大腿骨頭が中心の位置にない），股関節に加えて腰椎領域に対してさらなるテストが必要で，これはクリニカルパズルの中の関節系と神経系の両方の枠に入るものとしてリストアップされる（図8.44）．腰椎と股関節領域に非対する局所テストの所見は，すでに記入されている最適でない戦略に対するそれぞれのパズルピースあるいはシステムの関与について，さらに情報をもたらしてくれる．

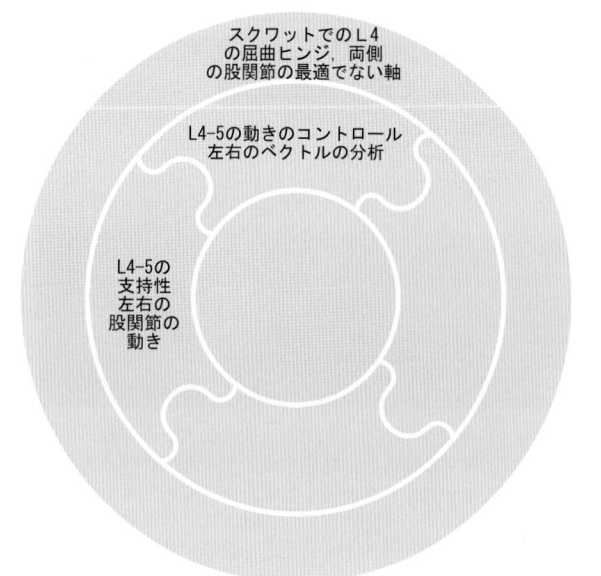

図8.44 クリニカルパズルのテンプレートはクリニカルリーズニングを「推し進めることができる」ようにつくられており，臨床家が評価の過程において，次に検査が必要とされる領域およびテストの優先順位をつけるのに役立つ

第9章では，数例の症例報告で得られた多様なテスト所見からどのようにクリニカルリーズニングを進めるか，展開していく．最初に，クリニカルパズルにおけるさまざまなピースの関与を鑑別するために，骨盤帯，腰椎，股関節の具体的な局所テストが必要となる．

これらすべてのテストが必要とは限らないし，また本章で提示したものがすべて実施される必要性もない．要するに，課題の分析と患者のストーリーから得られた特異的な所見は問題のある領域を示唆し，また特異的な局所テストは，関連のある領域内のピースを実証することになる．テストを進めるにしたがってテスト結果を解釈し，内省するのと同様に，引き続き仮説を立案することが必要となる（Kerry ら 2008, Kerry 2009）．Jensen らは（2007）Jones と Rivett と同様（2004）に，こういったことが臨床上の専門的技能を開発するために鍵となる必要条件であると述べている．

局所に対するテスト——骨盤帯

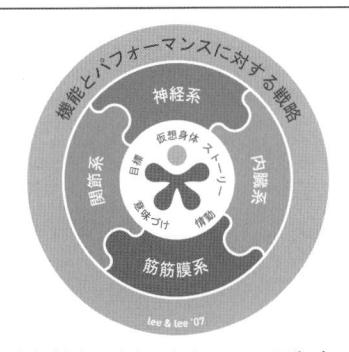

運動課題実行中，用いられている戦略によって左右の骨盤の非対称的な動きや，仙腸関節や恥骨結合において，左右どちらかで動きのコントロール不良な状態が生じていたら（非最適で不適切な戦略），さらなる分析が必要になる．多くのテストの所見を基にしたクリニカルリーズニングは，個々のテスト結果の重要性を理解するために必要なものであり，本章では一部それが盛り込まれている．さらに第9章で症例報告を通して詳しく触れる．

以下のテストは，骨盤帯の関節の動きをコントロールするための関節系，軟部組織系，神経系の完全性と，他動的な関節運動を検査するものである．他動的運動の分析は2つのゾーンの動き，つまりニュートラルゾーンとエラスティックゾーンの評価からなる（図4.9参照）が，まず最初に肢位を分析しなければならない．運動に関する所見解釈をする際，関節の可動性が単に開始肢位の変化による可能性もあるため，評価開始時の骨の肢位と合わせて考えるべきである．もし寛骨が仙骨に対して後方に回旋していると，仙腸関節の可動域は対側に比較して小さくなる．これは関節に関する限りは正常な所見として解釈される．

Buyrukら（1997）とDamenら（2002b）は，仙腸関節の非対称的な硬さ（あるいは弛緩性）は骨盤の機能障害や痛みに関係し，その徴候を示すものとして述べている．正確にどのくらいの動きが個々の関節にあるか把握することは不可能であるため，一側と比較してもう一側の他動運動を分析することが妥当である．開始肢位を考慮しなければ，関節運動テストから得た所見をおそらく誤って解釈することになってしまう．これらのテストの結果は，片脚立ち課題の一部である自動運動の評価から得た所見と合わせて（図8.17），関節の硬さ，弛緩性，固定性，あるいは圧縮があるかどうかの判断に用いられる．

骨盤帯：位置の評価 positional tests

それぞれの寛骨の相対的な位置関係について評価をするときは，骨の1点（例えばASISやPSIS）を視覚的に捉えるよりも，セラピストの手全体を使って運動学的に情報を入手するほうがより信頼性の高い所見が得られることが多いように感じる．著者の知る限り，運動感覚的な位置テストの信頼性は正式には評価されていない．しかし，われわれのコースの中でも，この方法で骨盤の肢位を評価するほうが，参加者の得る所見がより信頼性の高いものになるということが一貫してみられている．

患者の肢位は両下肢を伸展した背臥位とする．セラピストは両手の基部で両方の寛骨の前縁を触診する（図8.45）．寛骨の形状に沿って手を置き，両目を閉眼とし，骨盤が捻れているか〔骨盤内捻れ intrapelvic torsion（IPT）〕や頭尾面あるいは前後面での剪断があるかどうか感覚的に捉える．次に両側のASISの下縁や恥骨結節の上縁を触診して，開眼し，最初に得られた感覚通りであったかどうかを確認する（図8.46）．この判定をするとき，セラピストは確実に頭部と頸部を安定させた状態にしておく．頭蓋頸椎関節 craniovertebral joint の側屈は知覚の変化をきたし，視覚的な所見を変化させる可能性があるためである．

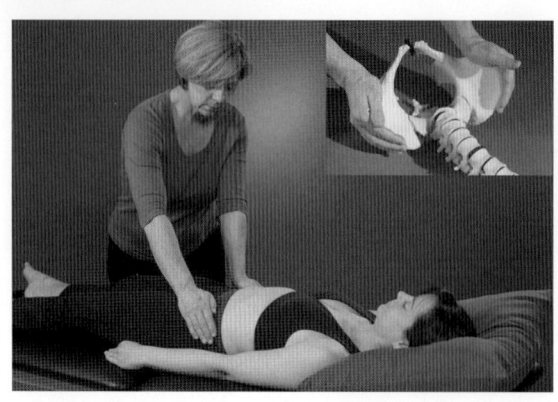

図 8.45 骨盤帯：位置の評価——両寛骨（前方）．セラピストは手をできるだけ広く大きく使って，左右寛骨の相対的な肢位を評価する

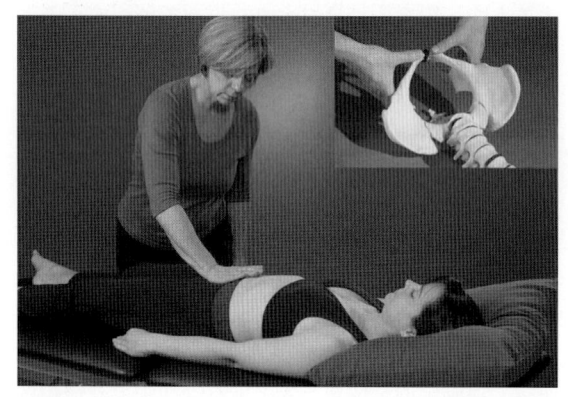

図 8.46 骨盤帯：位置の評価——恥骨結節．一方の手の基部で左右の恥骨上枝の頭側を触診する．左右の手の基部を滑らすことで，恥骨結合部に段差やズレがないか，セラピストの運動感覚に任せて確認する．次に，母指や示指を用いて左右の恥骨上枝を触診し，運動感覚で得た印象と実際を比較する

ここで少し自ら試してみてほしい．体の前方で手を挙げ，離れた対象物が挟んで見えるように両手の親指を置く．手をそのままにして対象物を注視しながら，上位頸椎を側屈して親指に何が起こるか確かめてほしい．何と親指が上下して見える！ここで，自分が信頼性を問う実験の被験者としてテストの験者になり，常に頭位を変えている状態を想像してみてほしい．全員が全試行で同じ側に頭部を側屈しない限り，この変数は検者間の信頼性に影響しうるのである．ここに面白い実験を紹介する．

骨盤に対する股関節の肢位の影響を評価するために，患者の股関節と膝関節を屈曲して両方の寛骨間の回旋の変化について確認する．股関節の筋のイン

バランスから生じる多方向のベクトルは，背臥位，腹臥位，中間位になったときの骨盤の肢位に大きく影響する．このテストは，外因性の機能障害と内因性の機能障害との違いを鑑別するのに役立つ（図 8.47A～D）．同様に，胸椎および腰椎領域から発生する多方向の力のベクトルは，骨盤の肢位に影響し，体幹の前屈時に明確になることが多い（図 8.48A, B）．

患者の肢位は腹臥位とする．セラピストは両方の寛骨の後縁を触診する．寛骨の形状にそって手全体を置き，この状態から再び分析する（図 8.49）．ここで得られる所見は，患者が股関節と膝関節を伸展させた背臥位のときと同様であるはずである．さらに，骨盤の肢位に対する膝関節の肢位あるいは下肢前面の軟部組織のスリングの影響を評価するため，患者の両膝を屈曲させて，両方の寛骨間での肢位の違いに注意する（図 8.50A, B）．

仙骨背側の下外側角（ILA）は，仙骨の肢位（寛骨間の回旋の方向）を評価するには最も信頼できる部位で（図 8.51），仙骨の基底部の深さは多裂筋のサイズと緊張度に影響される．仙骨の肢位を判断するためには，両側の ILA の前後方向の関係性を比較する．ILA を見つけるには，中央の仙骨稜を触診することから始める．仙骨稜に沿って，仙骨裂孔（S4 と S5 の未癒合の棘突起）にたどり着くまで下方へ下がる．このポイントから外側方向に，仙骨の外側縁を感じるまで触診を進める．

ここが ILA である．左後方の ILA が確認されたら，それは仙骨の左回旋を意味する．この時点で，その肢位が生理学的か，非生理学的かが判断できる．生理学的な右骨盤内捻れ（IPTR）は以下の所見を示すはずである．

(a) 左の寛骨は右の寛骨に対して前方回旋
(b) 仙骨は右へ回旋

生理学的な左骨盤内捻れ（IPTL）は以下の所見となる．

(a) 右の寛骨は左の寛骨に対して前方回旋
(b) 仙骨は左へ回旋

上記以外の他の肢位はすべて非生理学的なものとして示唆されるが，確実にそうだとも言い切れない．関節内の剪断損傷（関節系の障害）かもしれないし，仙腸関節をコントロールする筋の安静時の緊張度が著しく低下しているのかもしれない（神経系の障害）．

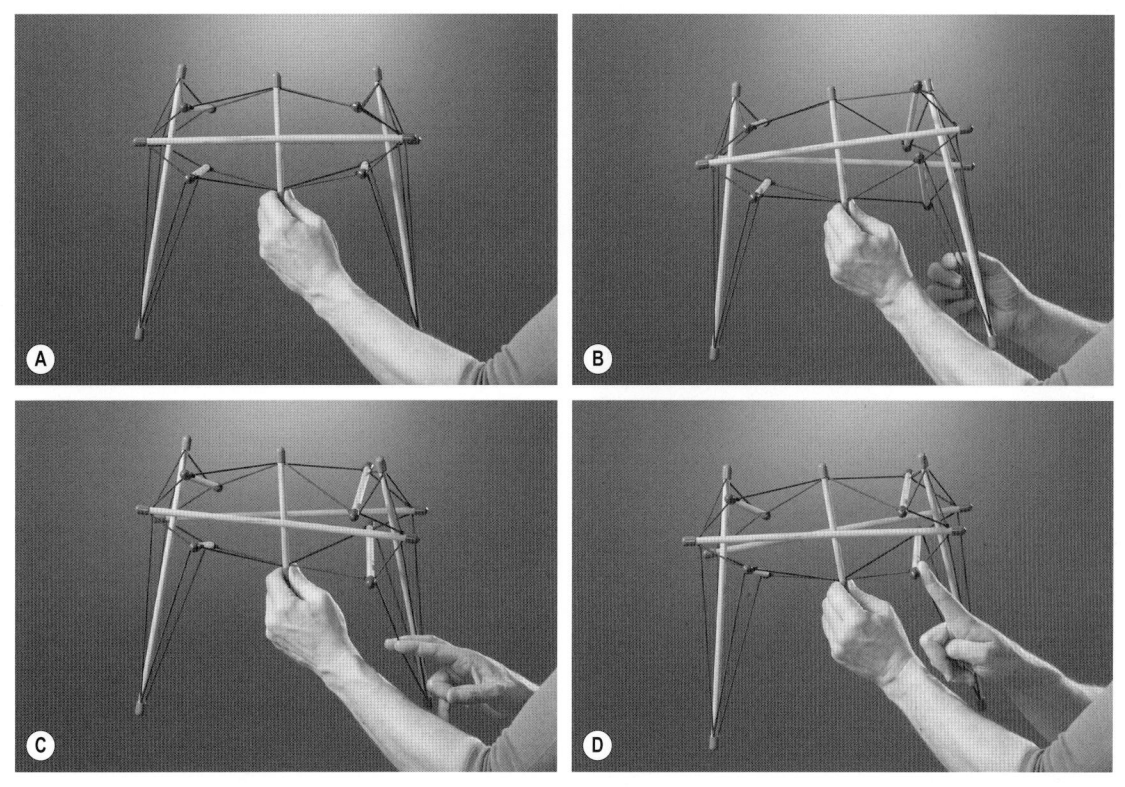

腰椎骨盤股関節複合体の評価，そのテクニックと手法　CHAPTER 8

図 8.47　骨盤帯：位置の評価——下肢からの筋のインバランスの影響．このテンセグリティーモデル（Tom Flemons によって作成，www.intensiondesigns.com）は，筋膜の作用による牽引（弾性部分）が，骨（木製の棒部分）にもたらす影響を示している．（A）骨盤から下肢へ連結している筋が均衡を保っているとき，骨盤は中間位にあり骨盤内の捻れ（IPT）はない．その肢位は背臥位での股関節の屈曲や伸展，あるいは腹臥位での膝関節の屈曲によって影響を受けることはない．（B）表在する股関節屈筋が過緊張の場合は，同側の寛骨が前方へ回旋して IPT が起こる可能性がある．この写真では，モデルは後方から骨盤を見ている状態で，右股関節の表在屈筋の緊張増加を弾性部分の短縮で模倣している．股関節の表在屈筋の著しい過緊張は IPT を生じる可能性があり，これは膝を立てた背臥位でも確認できるかもしれない（股関節と膝関節の屈曲した状態）．もしかすると，背臥位では股関節を伸展するまで，また腹臥位では膝を曲げるまで骨盤内捻れは現れないかもしれない．（C）股関節の表在伸筋の過緊張もまた，IPT を引き起こす可能性がある．これら外部からの力のベクトルは下肢の肢位が変化することで出現したり，また消失したりする．（D）逆に，骨盤に内在する筋のインバランスは（右の深部後方の骨盤内在筋群の力を示している）一定の捻れを発生させ，下肢の肢位変化に伴って捻れが変わるということはない

一方の寛骨が他方に対して垂直方向にずれているときは（上方滑りとしても知られている），非生理学的な肢位を判断するのに坐骨結節を利用できる．坐骨結節の位置を評価するために，両側の坐骨結節の下縁を触診する．はじめに両手の基部を使い両方の母指で坐骨結節を触診する（図 8.52）．坐骨結節の背側を触診しているなら，左右の寛骨間で頭尾方向の関係は寛骨の回旋でも変化しうるので，確実に坐骨結節の最下縁を触診するように注意する．さらに他のテスト（関節の可動性）と患者のヒストリーからの考察（トラウマの履歴）によって，剪断障害（上方滑り）に対する仮説の検証を進める．

骨盤帯：関節系の可動性——仙腸関節

いったん骨盤帯の安静時肢位が把握できると，この開始肢位と照らし合わせることで可動性が評価できる．もし一方の寛骨が他方以上に後方へ回旋していたら，その仙腸関節側の可動範囲はより少ないはずである．第 4 章をもう一度振り返ってほしい．寛骨の後方回旋は，仙腸関節で靭帯の緊張を増加させるため，動きは小さくなる．もし寛骨が他方の寛骨に対して回旋しておらず仙骨が中間位のままであったら，両側間での動きの大きさは対称的である．

仙腸関節では，その角運動を促すわずかな滑りが起こる（第 4 章）．仙腸関節が健全な状態であれ

207

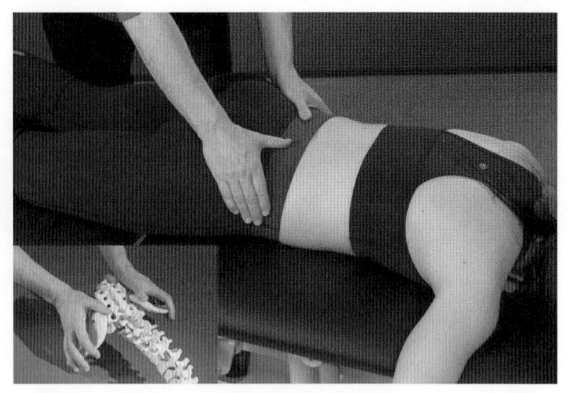

図 8.49 骨盤帯：位置の評価——両寛骨（後方）．できるだけ手を大きく使い，左右の寛骨の相対的な肢位を評価する

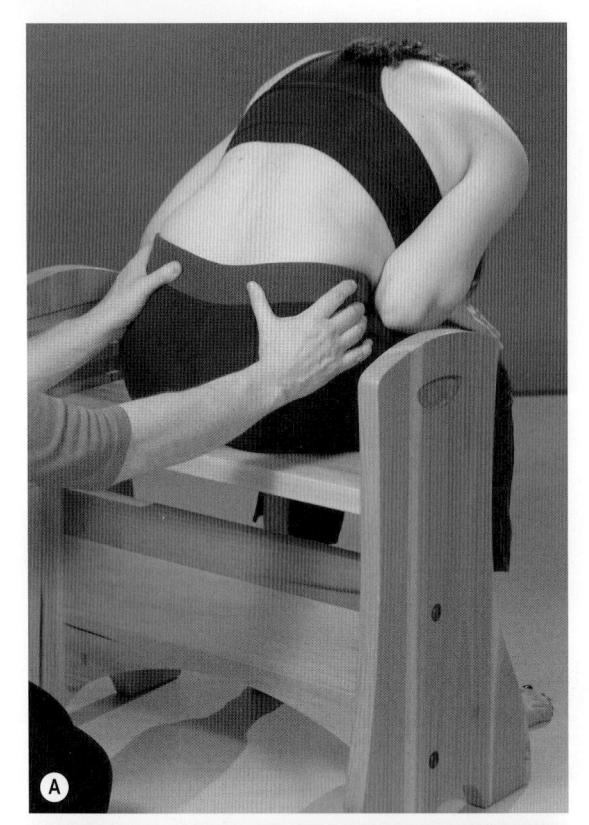

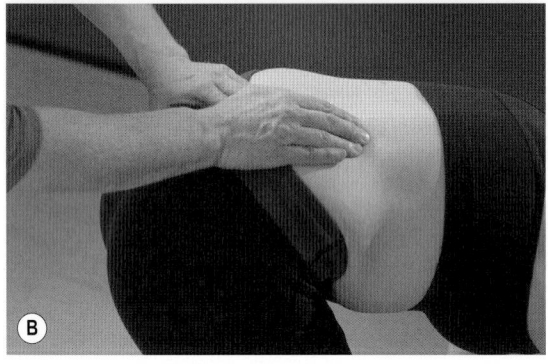

図 8.48 骨盤帯：位置の評価——胸腰椎からの神経筋のインバランスの影響．(A) 最初に坐位で中間位をとり，骨盤帯の安静肢位を確認する．このテストを行う前に，大腿骨頭が求心位にあって股関節が完全に屈曲できる状態であることを確認する．患者に胸腰椎全体を使って前屈してもらい，骨盤の肢位の変化をみる．傍脊柱筋の一側の過緊張は同側の寛骨を前方回旋させて骨盤内の捻れを起こすか，あるいは筋によっては骨盤の側方傾斜を起こす．(B) この神経筋のインバランスは前屈テストの際に出現するかもしれない．モデルでは，前屈時に筋緊張の非対称性が起こっていることに注意する

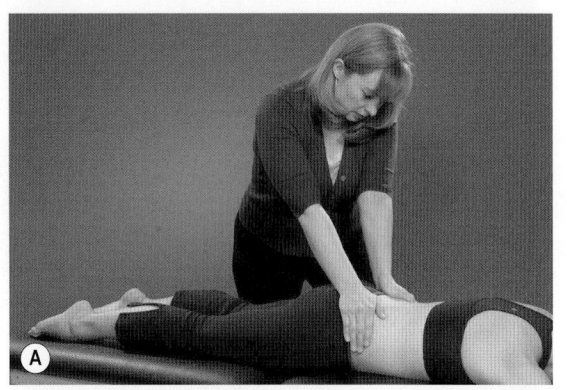

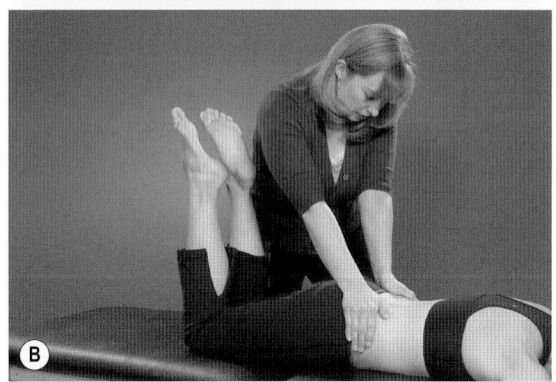

図 8.50 骨盤帯：位置の評価——下肢からの神経筋の力の影響．(A) 腹臥位で骨盤内の捻れ（IPT）の有無を確認する．(B) 患者に両膝を屈曲してもらい腰椎に対する骨盤の肢位への影響をみる．股関節の表在屈筋に十分な筋長がなければ，骨盤が前傾して，そのため腰椎は伸展する可能性がある（大腿筋膜張筋，大腿直筋）．加えて，この課題時に IPT が起こるかどうか，それが膝の屈曲角度によって変わるかどうか確認する

CHAPTER 8 腰椎骨盤股関節複合体の評価，そのテクニックと手法

ば，寛骨の仙骨に対する他動的にさまざまな大きさの滑りを感じ取ることができる．手を使って感じとることができる動きを画像化した研究やそれらを計測するツールはまだ見当たらない．この滑りの方向は多様で，個々の構造によって異なる（第3章）．その結果，関節面の向きは動きのゾーン（ニュートラルゾーンとエラスティックゾーン）の分析を始める前に把握しなければならない．以下のテストの結果は，位置テストの所見と比較しなければならない（前述参照）．この比較（上記を参照）は，自動運動テスト（前述した片脚立ち（OLS）課題（図8.17）の一部）の所見と同様，関節が硬い，弛緩している，過剰固定の状態である，圧縮されているといった判断を下す前に行われなければならない．

患者の肢位は膝立て背臥位 crook lying，膝下に枕を置いた状態とする．セラピストの両手を患者の両体側か腹部を交差するように置く．患者のこの肢位は仙腸関節の他動運動を評価するのに最良で，この肢位で仙骨はカウンターニューテーションをする．したがってこれが仙腸関節の緩みの肢位であり（第4章），そのため最大の可動性が感じられる．筋がごくわずかに活動しても，仙腸関節の硬さに変化が生じる恐れがあるため，患者をできる限りリラックスさせることが大切である（第4章）．腰部や骨盤，股関節が中間位となるように設定する．恥骨結合がASISと水平（骨盤が前傾も後傾もしていない）であることを確認し，次に優しく胸郭を側方に揺らして，腹斜筋群や脊柱起立筋群が過剰に活動していないか確かめる．もし患者が表在筋をリラックスできないなら，このテストは，筋の緊張状態が変化するまで後回しにするほうがよい．

仙腸関節；前後面でのニュートラルゾーンの分析：患者が胸郭と下肢を中間位にして，確実にリラックスするように設定する．骨盤の下へ手を入れて，後方の腸骨稜の内側縁を触診する（PSISの内側すぐ上部）（図8.53）．仙骨のニューテーションを防止するために多裂筋に深く指を入れすぎないよう注意する．もう一方の手の基部で同側のASISを，残りの部分で腸骨稜を触診する．関節の可動性はさまざまであるため，第一段階として関節面や関節の向きを判断することが必要である（第3章）．内側から外側に向かっていろいろな傾きをつけて，ごくわずかに前後方向の力を優しく加える．抵抗が最小

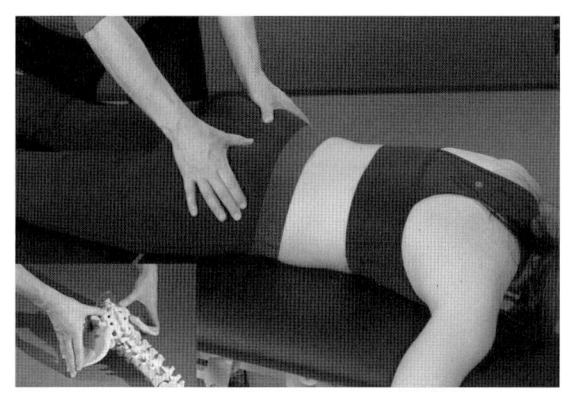

図8.51 骨盤帯：位置の評価——仙骨．仙骨の回旋の方向を同定するために左右のILAの前後位置の関係を比較する．左下外側角（ILA）が相対的に後方にある場合，仙骨が左へ回旋していることを示している．生理学的には，右の寛骨は前方回旋し，左の寛骨は後方へ回旋する．これはIPTLである（骨盤内の左捻れ）

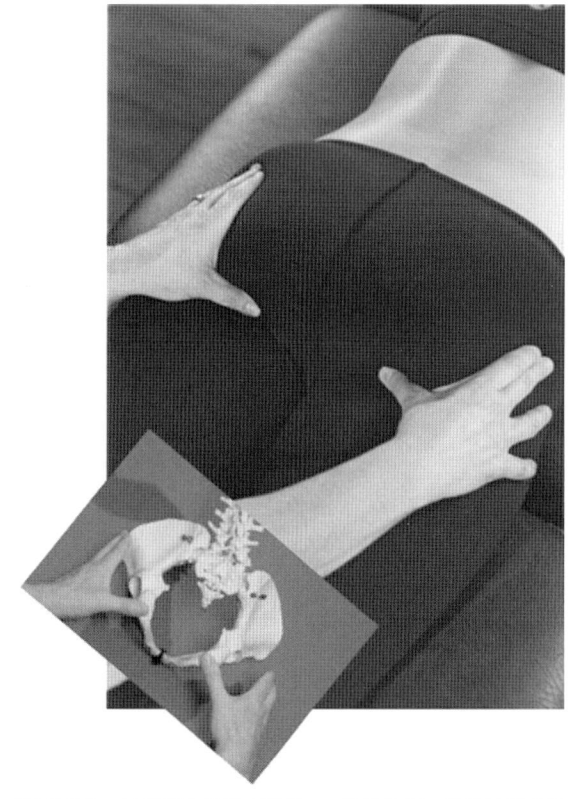

図8.52 骨盤帯の位置の評価——坐骨結節．坐骨結節の最下縁の位置を評価することは重要である（左右の骨の同じ個所を触診する）．寛骨の前方回旋で坐骨結節は頭後側に動く．これによって，寛骨が頭側に滑っている（上方滑り upslip）という誤った印象を否定することができる

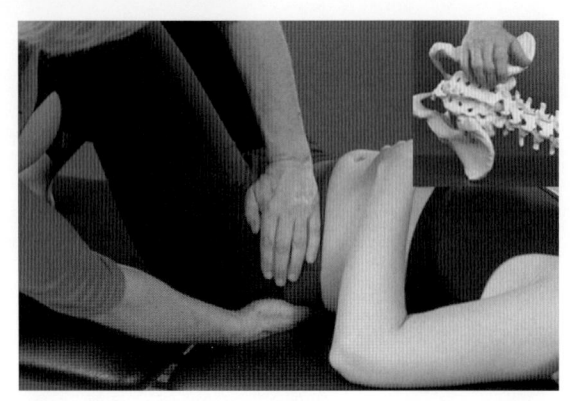

図 8.53 骨盤帯：関節系の可動性——仙腸関節．前後面でのニュートラルゾーンの分析．寛骨は仙骨に対して，上部，中間部，下部の3つの部分すべてで平行に滑ることが可能である．寛骨を動かし始めるのに必要な力の大きさに特に注意する．これがビギニング・フィール beginning feel である．動きに対する抵抗性が増加するところが（R1），つまりニュートラルゾーンである．仙腸関節の3つの部分の動きの質と量を左右で比較し，自動運動のテスト所見との関連性を探る（片脚立ち，図 8.18）．一般的なミスとしては，この非常に繊細なテストをセラピストが強く操作し過ぎることで，感じるべきものを捉える前に，可動範囲いっぱいに動かしてしまうことである．その場合，セラピストは何も感じることはできないだろう！ その理由は R 20 にあり，動きの両方のゾーンをすでに通り過ぎていて，L5 - S1 の回旋に入っているということである

に感じられる面があれば，その面で，仙骨に対する寛骨の滑りが生じるのをセラピストの指には感じられるだろう．これが関節面である．関節面がわかったら，寛骨に前後方向の並進方向の力を加え，骨が滑り始めるときの感覚に注意を向ける．

動きを出すためにセラピストはどのくらいの強さで力を加えるべきか？ どの程度可動性があるのか？ 関節の上方部分に力を加えたときと（小指球側を使う），中央部分（第3中手骨辺りを使う）あるいは下方部分（母指球側を使う）のときで同じように感じるか？ つまり，3ヵ所で滑りの程度が同じか，あるいは関節のどこかで，滑りを妨げたり回旋を生じる（前方か後方）ような圧縮部分がみられるのか？

仙腸関節の他動運動の際に感じられる運動感覚を反対側と比較する．これは，単に運動の大きさを確認するよりも，ニュートラルゾーン（0-R1）を詳しく評価することになる．

ある筋の過緊張は仙腸関節の一部を圧縮し，その部位の平行な滑りを妨害する．その結果，テストをすると回旋を生じる．例えば，仙腸関節の上部は，多裂筋の表層線維の緊張の増加によって圧縮され，それによって，仙腸関節の上縁で平行な滑りが妨害される．加えてはっきりと平行滑りを感じる代わりに，寛骨の前方回旋が起こる．仙腸関節の上縁での圧縮がみられたら，次の段階として多裂筋表層線維を触診する．この筋線維は腸骨稜の後内側縁に付着している．これらの線維の過緊張が正常でない動きに関与しているという仮説を肯定あるいは否定するため，触診によって検証する．

患者を腹臥位にして，腸骨稜後方内側縁に付着している多裂筋の表層線維を触診し（図 3.48 参照），過緊張を確認する（図 8.54A）．過緊張を起こしている線維束を頭側に辿り，その線維束の起始となっている分節を確かめる（図 8.54B）．線維束の過緊張は，1つあるいは複数の分節にわたる多裂筋深層線維の萎縮を来すことがある．多裂筋の深層線維の過緊張もみられるかもしれない．これらの線維は，腰椎棘突起のすぐ外側，あるいは過緊張の生じている箇所から正中仙骨稜のすぐ外側にかけて触診できる（図 8.54C）．しっかりと，かつ優しく組織まで押し入り，上位および下位レベルの線維と，また反対側の深層線維とも緊張度合いや膨隆を比較する．

仙腸関節の下方部分は坐骨尾骨筋の過緊張によって圧縮され，それによって仙腸関節の下方部分での平行な滑りが妨害される．テストをすると寛骨の後方回旋が生じる．仙腸関節の下方縁の圧縮がみられると，次の段階として，坐骨尾骨筋 ischiococcygeus（図 3.62B 参照）を触診する．この筋は ILA（図 3.55A）のすぐ外下方から坐骨棘の下方まで走行している．この筋の過緊張が前述した非正常な動きの原因であるかどうか検証するため，触診して確認する．このテストは腹臥位（図 8.55 a）でも背臥位（図 8.55B）でもどちらで行ってもよい．

梨状筋（図 3.55A 参照）の過緊張は，仙腸関節の3つの部分すべてを圧縮する傾向がある．仙腸関節のすべての部分で運動制限を強く感じた場合，原因である梨状筋にトリガーポイントをみつけることが多い．梨状筋は仙骨と仙結節靭帯の外側で触診できる（図 8.56）．

クリニカルリーズニング：もしも仙腸関節が線維化して硬ければ（関節系の機能障害），可動性は自動運動も他動運動も反対側と比較して低下しているだろうし，負荷のかかった課題で骨盤のアンロック

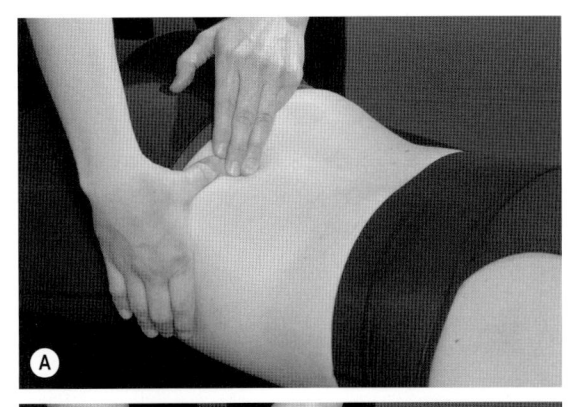

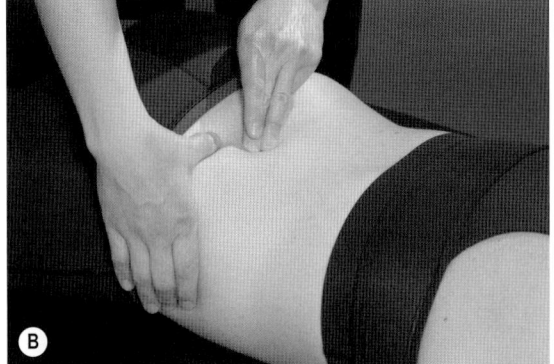

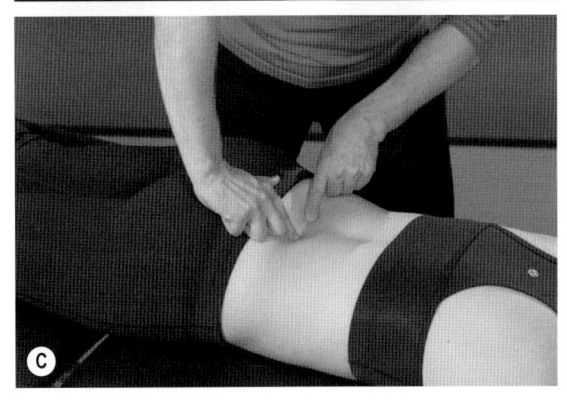

腰椎骨盤股関節複合体の評価，そのテクニックと手法　CHAPTER 8

図 8.54 骨盤帯：多裂筋表層線維の触診．（A）腸骨の後内側縁に付着している多裂筋表層線維の過緊張は，仙腸関節の上縁を圧迫する力のベクトルを発生する．この筋線維に対して直角に触診し，線維束の方向をみる．同様に（B）頭側の付着部もみる．（A）と（B）で特殊な過緊張の線維束がみられた場合，その線維はL4から腸骨稜まで走行している．（C）多裂筋深層椎弓線維の分節的な萎縮や抑制は，過緊張を生じている多裂筋表層線維の頭側付着部によくみられる．写真の患者は，L4の右側で緊張（膨隆）が欠如している

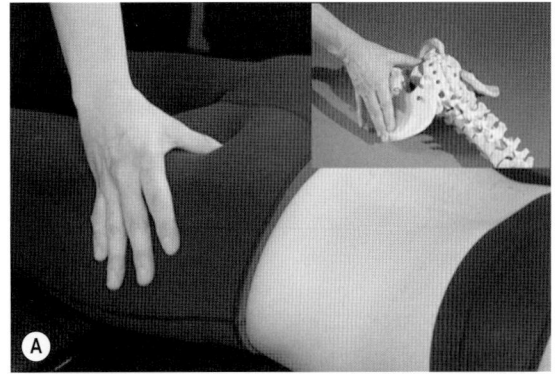

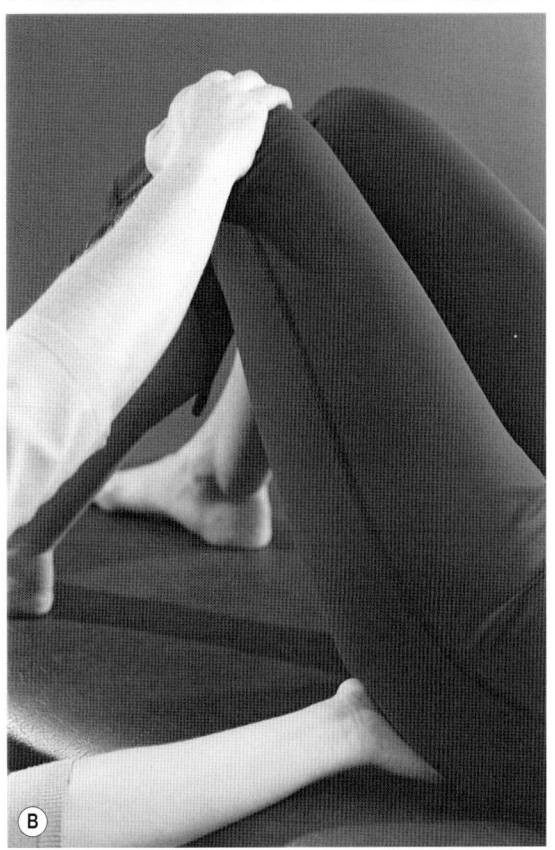

図 8.55 骨盤帯：坐骨尾骨筋の触診．（A）仙骨の下外側角と仙結節靱帯の弓状バンドのすぐ下方で坐骨尾骨筋を触診し，筋の緊張や筋内のトリガーポイントの有無を確認する．（B）坐骨尾骨筋は患者が背臥位でも触診可能である．尾骨を見つけ，尾骨のすぐ外側で下外側角の下方にある坐骨尾骨筋で，緊張が増加した部位や圧痛の有無を確認する

はみられないはずである．仙腸関節の弛緩性が大きい場合は（関節系の機能障害），反対側と比較して，自動運動の可動性は低下していることが多いものの，他動運動では増加する．この場合に自動運動における可動性低下がみられたら，おそらく関節運動

を制御しようとして硬くするという最適でない戦略によって生じている．その戦略は可動性を要する課題でも関節の剛性を高めてしまうため，最適とはいえない．過剰固定する戦略は背臥位でも継続する可能性もあり，その場合は他動運動も可動性の低下が

211

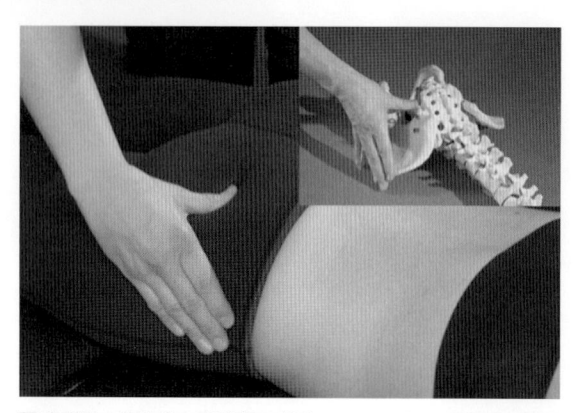

図8.56 骨盤帯：梨状筋の触診．S2からS4までの仙骨の外側かつ仙結節靭帯の弓状バンドの上方で，梨状筋を触診する．仙骨の外側縁から大転子まで筋の走行に沿って，筋緊張の増加や圧痛を確認する

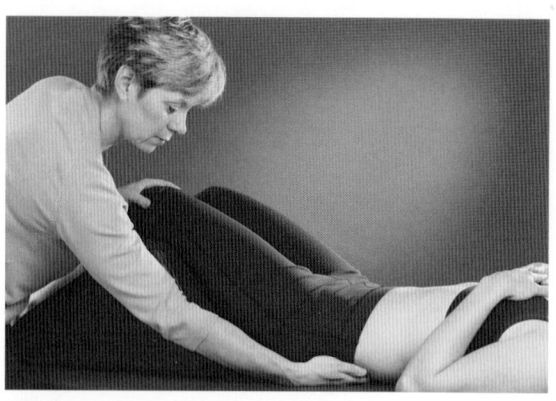

図8.57 骨盤帯：関節系の可動性――仙腸関節：頭尾面でのニュートラルゾーンの分析．寛骨は仙骨に対して平行に滑る．その方向はさまざまである

みられるかもしれない．つまり，根底に弛緩性が存在する場合，関節を硬くしている筋の緊張がリリースされないと判断がつかないのである．

仙腸関節が不動状態であれば（関節システムの機能障害），自動運動，他動運動どちらのテストでも動きがみられない．関節面は確認できず，いわゆる関節がほとんどないような感じである．加えて，重要なトラウマの履歴があり，骨盤の肢位は非生理学的で，動きによって変化がみられない．仙腸関節に過剰な圧が加わっている場合（神経系の機能障害）は最も矛盾した所見を呈する．事実，強い圧が加わっている仙腸関節に最も一致してみられるのは，所見の不一致である．一般に仙腸関節の一部分にのみ制限が起こり，動きの軸の変化がみられる．その後，筋緊張の評価（神経系のテスト）で，仙腸関節の圧に関して検証することが必要である．

仙腸関節；エラスティックゾーンの分析：ニュートラルゾーンにおける関節の状態が把握できたら，引き続き寛骨に後方滑りの力を加えて，抵抗がどこで発生しているか，さらに抵抗を感じる部位はどこかに注意する．セラピストは可動範囲最終域まで関節を動かす．これがエラスティックゾーンである．エラスティックゾーンではどのくらいの抵抗があるか，このゾーンで寛骨を滑らせたときに痛みが起こるか（R1-R2）．エンドフィールはどのような感じか．このテストで痛みが出現したら，仙腸関節に関する他の疼痛誘発テスト（以下参照）が必要である．

クリニカルリーズニング：硬い仙腸関節では，動きに対する抵抗が非常に早期に出現し，エンドフィールは実に硬い．ところが弛緩性の仙腸関節はこのゾーン内ではほとんど抵抗はなく，常時ではないものの痛みが生じることが多い．強い圧が加わっている仙腸関節では「川でボートを上流へ向かって押すような感じ」を受け，さまざまなスピードで力が加わるとさまざまな方向に抵抗が生じ，それがスプリングのように感じられる．このような関節ではニュートラルゾーン（0-R1）ですでに筋膜による圧が生じているため，エラスティックゾーンの評価が正確にできない．また，仙腸関節が不動状態の場合，すべての動きが全体的にブロックされるため，エラスティックゾーンにおける動きのテストも不可能である．

仙腸関節；頭尾面におけるニュートラルゾーンの分析：非荷重位において，仙腸関節の頭尾面ではわずかな滑りが可能である（図8.57）．この滑りの方向は個人によって，また個人内でも左右で異なり，ニュートラルゾーンを評価する前に確認する必要がある．ニュートラルゾーンの動きの大きさと質は両側で対称的である．

クリニカルリーズニング：仙腸関節が硬い場合，ニュートラルゾーンの大きさは前後面・頭尾面の両方で減少する．仙腸関節が硬い場合は両面とも触診しにくいが，仙腸関節が圧迫された状態では多様な所見が現れやすい（この機能異常がどのくらい矛盾するか思い出そう）．頭尾方向の滑りがはっきりとみられても，上部，中間部，下部のどこか，ある

腰椎骨盤股関節複合体の評価，そのテクニックと手法　CHAPTER 8

いはすべてで前後方向の滑りがやや硬く感じられたら，おそらく関節は過剰な圧が加わった状態（神経系の機能障害）であり，硬い（関節システムの機能障害）訳ではない．仙腸関節に過剰に圧が加わっていると，過緊張した筋は関節を締まりの肢位に移行できないよう作用してしまうため，関節系の制限要素（関節の並進や剪断に抵抗する受動的に制限する能力）のテストは不可能となる．

骨盤帯：関節系の制限要素の完全性——仙腸関節

すべての関節にはさまざまな大きさの滑り運動が存在し，それによって生理学的な運動が可能となる．仙腸関節も例外ではない．図 8.58A は，関節が緩みの肢位にあるときの右第2中手指節関節の背側へのわずかな滑りを示している．関節が完全に屈曲して締まりの肢位にあるとき，関節包と靭帯が緊張しているため，滑りは起こらない（図 8.58B）．このテストの原理を仙腸関節に応用して，関節システムの制御作用を有する組織の完全性を確認する．このテストで，関節包や靭帯（すなわち，受動システム）の作用に不足がないかどうか判断する．

このテストの開始肢位は，仙腸関節における前後面のニュートラルゾーンのテストのときと同じである（前述参照）．仙腸関節の関節面を見つけて，ニュートラルゾーンでの動きの大きさを確認し，締まりの肢位を確認する．仙腸関節は，仙骨がニューテーションして寛骨が後方回旋すると，締まりの肢位となる（第4章）．背側に置いた手で仙骨をニューテーションさせ，同時に反対側の手で寛骨を後方回旋させる．（図 8.59）．動きの大きさが非常に小さいことを念頭に実施してほしい．この肢位を保ったまま前後方向の滑りの誘導を繰り返す．関節系の制限要素が完全な状態なら動きは起こらない．もし動きがまだ出現するなら，仙腸関節が緩んでいることを示し，その場合，ヒストリーや他のテスト所見があるかどうか考慮する必要がある．

クリニカルリーズニング：負荷がかかる課題のときに患者が仙腸関節の動きをコントロールできず（前屈，スクワット，片脚立ち動作でのアンロック），この関節の他動運動の大きさが反対側よりも大きく，関節の動きが関節系の制限要素で制動でき

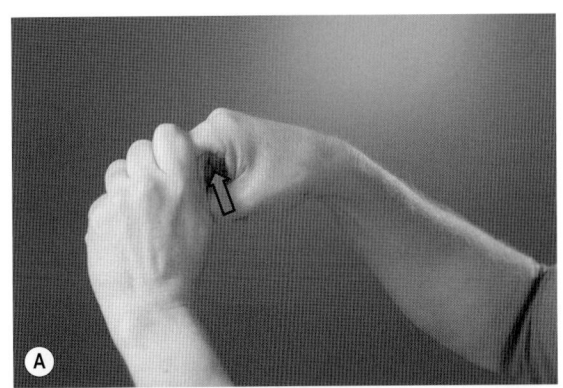

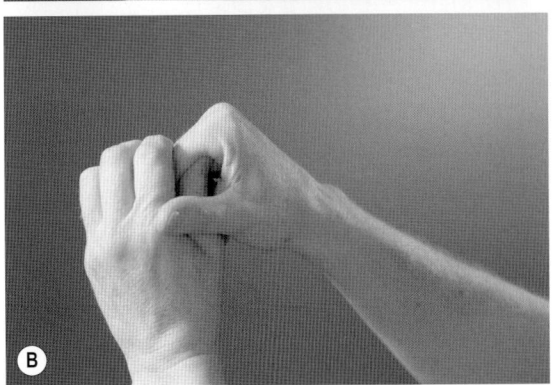

図 8.58 関節の制限要素の完全性．すべての滑膜関節は，関節面でさまざまな大きさの他動的滑りあるいは並進運動ができる．この滑りは生理学的な動きを促通する．（A）緩みの肢位では関節包と靭帯は最小の緊張を有する状態で，このため関節面での滑りの大きさは最大となる．（B）締まりの肢位では関節包と靭帯は緊張した状態にあり，他動的な滑りは不可能である．これは関節系の制限要素が完全な状態であることを示している

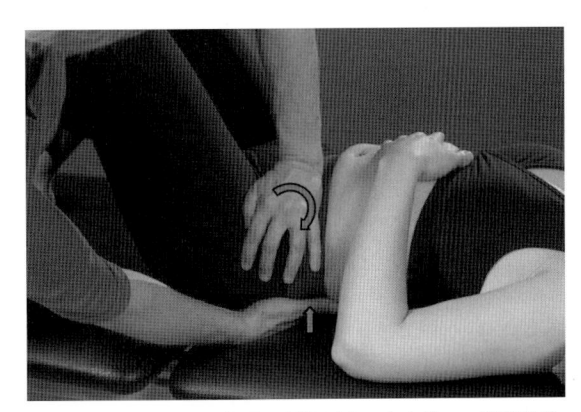

図 8.59 骨盤帯：関節系の制限要素の完全性——仙腸関節．仙骨がニューテーションし，同側の寛骨が後方へ回旋すると，仙腸関節は締まりの肢位となり，前後方向の滑りは触診で感じられなくなる．まだ動きが触診できたとしたら，1つの要因として，受動的制限要素の完全性の欠損が疑われる．矢印は，セラピストの手で加える力の方向を示している

ないときは（すなわち締まりの肢位に誘導した関節のニュートラルゾーンがゼロにまでならない），受動的な制限組織に障害があるということが示唆される．そういった場合，トレーニングでこの関節系の機能障害を補うことができる可能性もある．神経系と筋膜系が正常に機能している場合，統合システムモデルアプローチの原則に従うトレーニングプログラムが有効であるかどうか予測する上で，以下のテストが有益である．

骨盤帯：仙腸関節における筋膜系と神経系の影響

仙腸関節における筋膜系と神経系の影響は，唯一深部筋システムが最適に機能していて，筋膜系が完全である場合のみテストできる．つまり，患者が骨盤底筋と左右の腹横筋，左右の多裂筋深層線維の同時収縮ができて，筋膜が仙腸関節を通してこの共同収縮の力を伝達できる場合である．もしこれらの筋群の活動が不十分であれば（活動の欠損や遅延など），このテストを行う前にトレーニングが必要かもしれない（第11章）．もし筋膜系の完全性が損なわれていたら（白線や骨盤内筋膜）（第6章），神経系が十分に機能していたとしても，このテストで仙腸関節の動きがまだ確認されるだろう．

機能障害を有する側（負荷課題でアンロックの生じた側）の仙腸関節において，有効なニュートラルゾーンの動きを触診し，その大きさを確認する．患者には深部筋を優しく共同収縮してもらい，その状態を保ちながらニュートラルゾーンの動きを再テストする．ただし，何も起こらないはずである．深部筋の緩やかな収縮は，ニュートラルゾーンにおけるすべての動きを制御するのに十分なはずである．

クリニカルリーズニング：患者が負荷のかかる課題で仙腸関節の動きを制御できず（前屈，スクワット，片脚立ち動作でのアンロック），また筋膜系と神経系が関節運動に何ら影響しなければ，著者の経験では，そのときは理学療法の治療が十分な機能回復をさせるのに有効でないということであり，その場合は，プロロセラピーが受動システムの完全性を回復させるのに役立つ可能性があると考えられる（第11章）．関節の動きが再度筋膜系や神経系に影響される状態なら，統合システムモデルのアプローチの原則に従った治療が非常に有効であると著者は

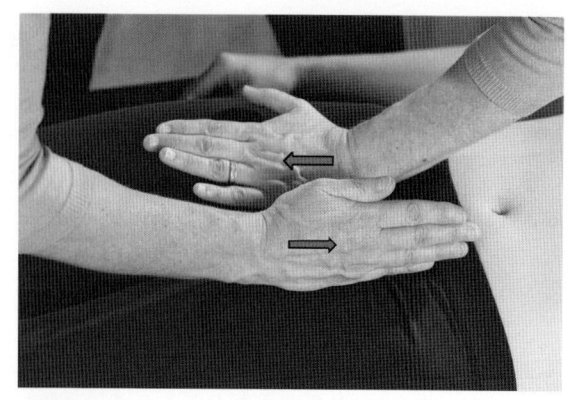

図8.60 骨盤帯：関節系の制限要素の完全性——恥骨結合．この他動的テストでは，ごくわずかに，頭尾方向の滑り（2mm以下）が起こる．エンドフィールは非常に硬く，このテストで痛みは出ないのが正常である．矢印はセラピストの手で加える力の方向を示している．セラピストの手の位置を替えて，反対方向の垂直滑りをテストする

理解している．これは臨床では多分野にわたるチームが必要であることを示している．

骨盤帯：関節系の制限要素——恥骨結合

恥骨結合は，潜在的には非常にわずかな滑り運動を有する線維性の関節である（2mm以下，第4章）．恥骨結合の関節系は，特に頭尾方向の剪断の動きを確認することで評価する．セラピストは手の基部を使って一側の恥骨上枝の上縁を触診する．もう一方の手の基部で反対側の恥骨上枝の下縁を触診する（図8.60）．一側の恥骨を固定し，もう一側にゆっくり，そしてしっかりと垂直方向の滑りの力を加える．ニュートラルゾーンの動きはほとんどみられず，非常に硬く，しかも早期に抵抗が生じ，テストで痛みは誘発されない．手を替えて，このテストを繰り返す．

骨盤帯：恥骨結合における筋膜系と神経系の影響

患者のヒストリーから，恥骨結合をさらに分析する必要性が推測された場合，機能とパフォーマンスの戦略分析に含まれる機能的課題を確認する．恥骨結合を通る力の伝達はこの課題で評価する．しかし，以下のテストによって，恥骨結合の頭尾方向の制御に対して，より特異的な要素を加味することができる．患者が骨盤をどちらか一方向に傾斜させたとき，セラピストは患者の恥骨上枝を両側触診して確認する（図8.61A）．またはどちらか一側の下肢

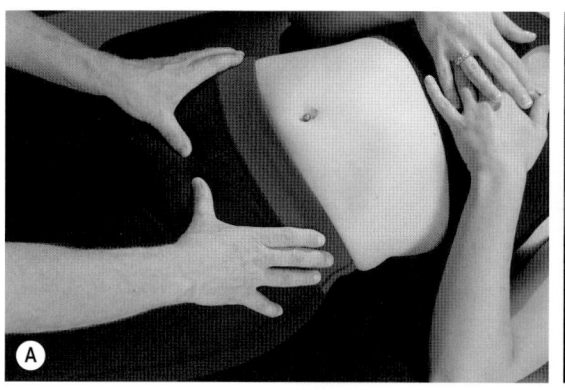

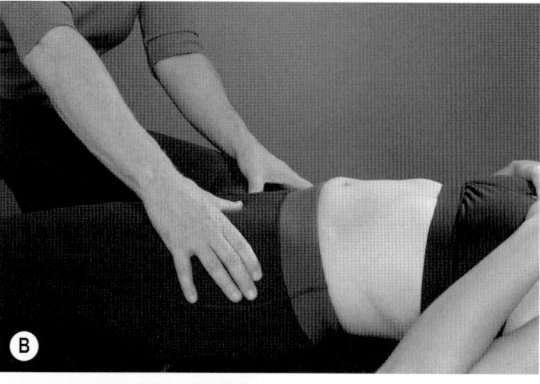

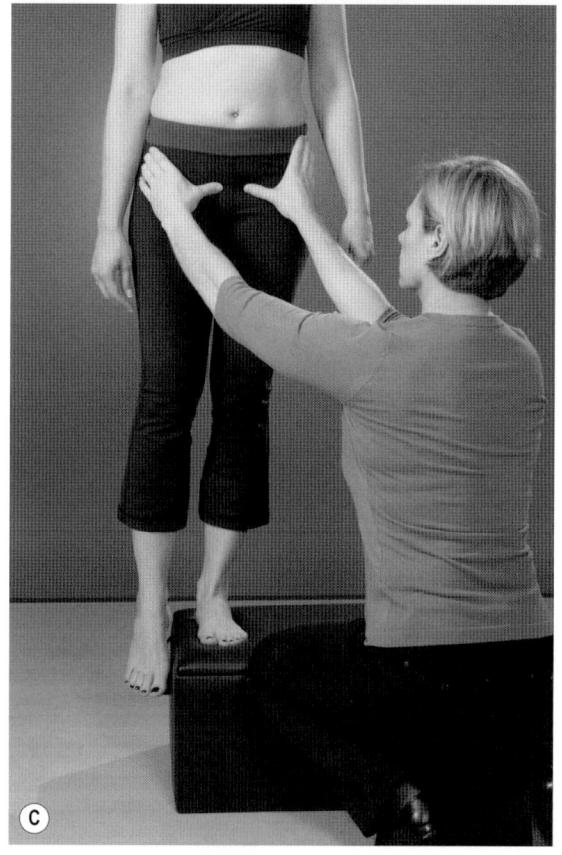

腰椎骨盤股関節複合体の評価，そのテクニックと手法　CHAPTER 8

図 8.61　骨盤帯：恥骨結合を通る力の伝達の分析のための特異的な課題．恥骨結合のコントロールは特異的な課題動作を分析することで，頭尾側方向の滑りの有無を見ることで評価できる．患者は，(A) 骨盤を側方傾斜する，あるいは (B) 治療ベッドから一側下肢をわずかに下げる，(C) 立位で一方の下肢をぶら下げた状態のいずれかが，恥骨結合のコントロール戦略を評価する有効な代替課題である．患者がコントロール不良の場合，この課題では骨盤内捻じが生じ，それが恥骨結合の捻じを誘発していると感じられるかもしれない．しかし，これは生理学的なものであり，関節系の制限要素の完全性が欠損しているために生じる頭尾方向の滑りと同じものではない．これらの課題動作で恥骨結合に力の伝達不良がみられたら，関節系，筋膜系，神経系をさらに分析する必要がある

を治療ベッドからわずかに降ろした状態を触診する（図8.61B）．恥骨結合を通る力の伝達が最適であれば，それらの課題中に左右の恥骨上枝間での滑りはみられない．階段や段差のあるところでのステップでは，患者の左右の恥骨上枝頭側を触診する．患者に骨盤を側方に傾けずに一方の下肢を持ち上げるよう伝える（図8.61C）．このとき恥骨結合では頭尾方向の滑りは起こるべきではない．

これらのテストで恥骨結合にFLTがみられたら，恥骨結合の動きをコントロールする筋膜系と神経系の機能評価が必要である．背臥位で左右の恥骨上枝を触診し，患者には深部筋を共同収縮させるように指示して，収縮によって生じた状態を評価する．筋膜系と神経系に機能障害があると，恥骨結合の滑りや捻れがまだ残存しているかもしれない．

関節系の機能障害があらかじめ確証されていたら，その次に，恥骨結合での垂直方向での滑りに対する深部筋システムの共同収縮の影響についても評価する．頭尾方向の滑りのテストを繰り返し（図8.60），動きを評価する．患者に深部筋を優しく共同収縮してそれを維持するよう伝え，その状態で恥骨結合の頭側尾方向の滑りを再テストする．筋膜系と神経系が十分機能していれば，他動運動テストで確認される滑りが減少するはずである．これは深部筋の再教育を機能的負荷課題に統合することにより，恥骨結合における関節系の障害を制御できる可能性を示唆している．筋膜系や神経系に機能障害があると，恥骨結合ではまだ動きが確認できるだろう．どの要素を治療するべきか（筋膜系や神経系），さらに評価を進めることで明らかになる．また，いったん関連する機能障害に的を絞ったら（例えば，深部筋のモーターコントロールや前腹壁の筋膜の完全性の回復など），恥骨結合の動きをコントロールする筋膜および神経系の能力に関して再評価を実施するべきである．つまり，いったん患者が骨盤底筋と左右の腹横筋を共同収縮した状態で（加えて左右の深部の腰仙部多裂筋），恥骨結合の頭尾方向の剪断に関するその収縮の影響を再評価する必要がある．

骨盤帯：疼痛誘発テスト pain provocation test

疼痛誘発テストは，特にテストの結果を組み合わせた場合，検者間で良好な信頼性を示している（Laslettら2005，Laslett & Williams 1994，Robinsonら2007）．それらのテストはまた，患者に対してなぜある活動やエクササイズが痛みを喚起するのか説明するのに役立つ．場合によっては，特に指導されたエクササイズが痛みを喚起し，組織の炎症を悪化させていたら，機能が回復する以前に痛みを伴う組織の治療が必要である．

長後仙腸靭帯：骨盤帯に痛みを有する患者では，この靭帯の触診で圧痛があることが多い．患者を腹臥位にして，頭部は中間位，両上肢は両側へ下垂させる．一方の手で腸骨稜を触診し，PSISのすぐ下まで後方へ辿る（図3.27参照）．この部分が長後仙腸靭帯の背側で，垂直方向に延びるバンドを感じることができる．触診では圧痛に注意する．一方の手でそのままこの靭帯の触診を続け，仙骨に対してカウンターニューテーションの力を加える（図8.62）．長後仙腸靭帯の緊張増加と局所痛に注意する．もしこのテストで痛みが増強したら，この組織がおそらく侵害受容器性疼痛の原因であると考えられる．

仙結節靭帯：殿部から転落した際に仙結節靭帯を受傷したとしても，この組織が骨盤の痛みの原因となることはまれである．患者の肢位は腹臥位で，頭部は中間位，両上肢は両側へ下垂させる．一方の母指で坐骨結節を触診する．ここから仙結節靭帯の下弓状バンド（内側バンド）に到達するまで内側・頭側に触診していく（図3.27，8.63）．セラピストが前腕を回内外して母指を靭帯上で転がすと，ギターのストリングのように感じられる．そのまま靭帯を触診しながら仙骨に対してニューテーションの力を

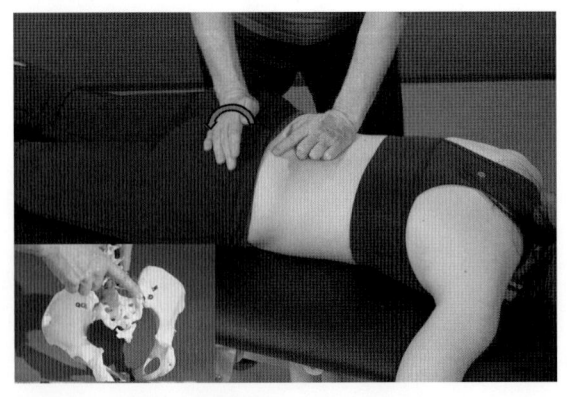

図8.62 骨盤帯：疼痛誘発テスト．長後仙腸靭帯．一方の手で長後仙腸靭帯を触診し（挿入図），もう一方の手で仙骨にカウンターニューテーションの力を加える（矢印）．もし靭帯が侵害受容性疼痛の原因であれば，このテストで部分的な痛みを誘発する

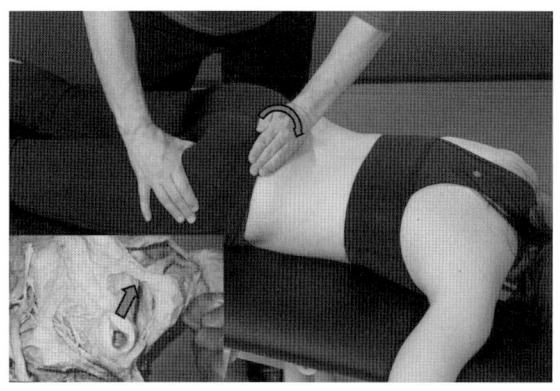

腰椎骨盤股関節複合体の評価，そのテクニックと手法　CHAPTER 8

図 8.63　骨盤帯：疼痛誘発テスト．仙結節靭帯．一方の手で仙結節靭帯の下弓状バンドを触診し（挿入図の矢印），もう一方の手で仙骨にニューテーションの力を加える（矢印）．靭帯が侵害受容性疼痛の原因であれば，このテストで部分的な痛みを誘発する

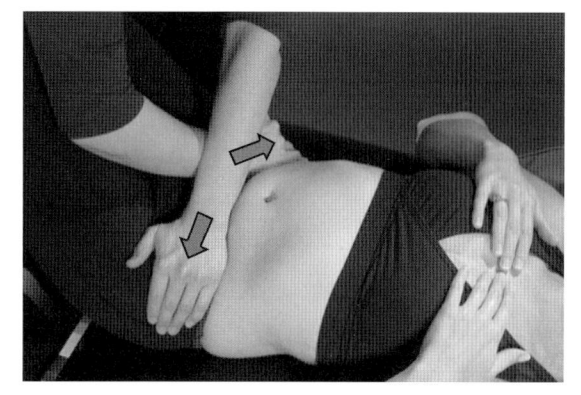

図 8.64　骨盤帯：疼痛誘発テスト．前方の離開と後方の圧迫

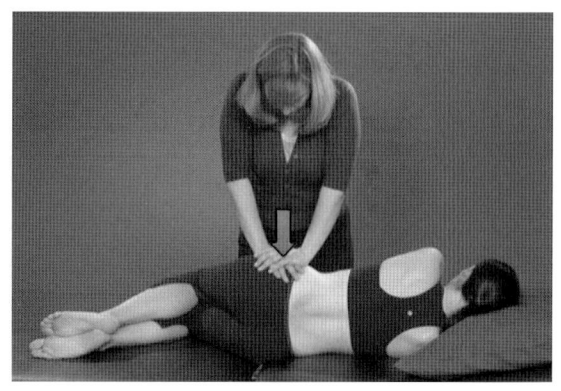

図 8.65　骨盤帯：疼痛誘発テスト．後方の離開と前方の圧迫

加える（図 8.63）．仙結節靭帯の緊張の増加に注意する．もしこのテストで痛みが増加すれば，この組織が侵害受容器性疼痛の原因であると考えられる．

前方の離開と後方の圧迫：このテストは特定の組織へストレスをかけることを意図したものではなく，骨盤帯の後方が圧迫され，前方が離開されたときの疼痛を誘発する．患者を背臥位とし，交差した両方の手の基部で両側のASISの内側縁を触診する（図 8.64）．ASISを通してゆっくりと，確実に後外方への力を加え，これによって仙腸関節の前縁と恥骨結合の離開が起こり，後方組織の圧迫が起こる．この力を5秒間保持し，痛みの誘発と部位をみる．

後方の離開と前方の圧迫：このテストは特定の組織へストレスをかけることを意図したものではなく，骨盤帯の前方が圧迫され，後方が離開されたときの疼痛を誘発する．仙腸関節の関節内滑膜炎がみられるときは，このテストで患者の痛みが増強する．患者は側臥位で股関節と膝関節を屈曲して楽な姿勢を取り，腸骨稜の最上部の前外側縁を触診する（図 8.65）．骨盤帯を通してゆっくりと，確実に内方の力を加え，これによって仙腸関節の後部構造が離開し，前方が圧迫される．この力を5秒間保持して，痛みの誘発と部位をみる．

大腿部のスラストもしくはP4（骨盤後方の疼痛誘発 posterior pelvic pain provocation）テスト：P4テスト（骨盤後方の疼痛誘発テスト）はOstgaardら（1994）によって報告されたもので，患者を背臥位にして，股関節と膝関節を屈曲させて

行うものである．骨盤帯は反対側の寛骨を通して安定化され，後方への力を優しく大腿骨を通して加える（図 8.66A）．疼痛が同側の殿部に誘発されたら，このテストは陽性と捉える．このテストの変法は，大腿骨と寛骨を通して仙腸関節に前後方向の力を加える前に仙骨を後方に固定するものである（図 8.66B）．この力を5秒間保持して痛みの誘発と部位をみる．同じ情報は仙腸関節のエラスティックゾーンの分析からも得られる（前述参照）．

仙骨のスラスト：患者を腹臥位にして，純粋に前後方向の力（ニューテーションしない）を仙骨の背側縁に加える（図 8.67）．この力を5秒間保持し，痛みの誘発と部位をみる．

クリニカルリーズニング：Laslettら（2005）は，4つの非特異的な疼痛誘発テスト（離開，圧縮，大腿骨のスラスト，仙骨のスラスト）のうち2つが陽性であれば，仙腸関節が痛みの原因であると発見した．これらの患者は仙腸ベルトが適応でないばかり

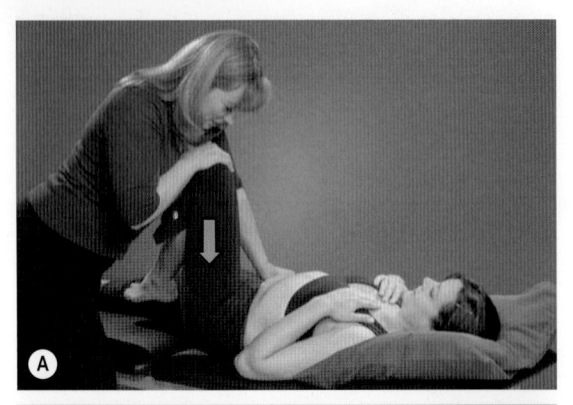

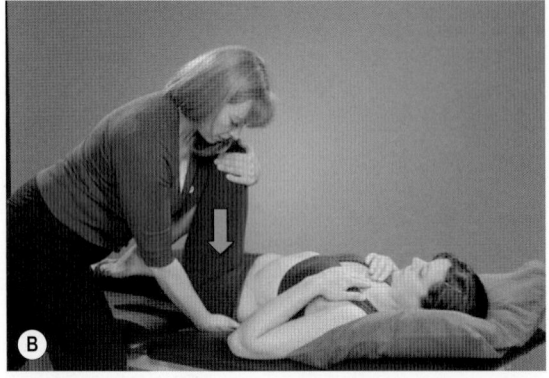

図 8.66　骨盤帯：疼痛誘発テスト．大腿骨のスラストまたはP4（posterior pelvic pain provocation 骨盤後方の疼痛誘発）テスト．（A）OstgaardらによるP4テスト（1994）．（B）P4テストの変法：屈曲した大腿骨から寛骨に前後方向の剪断力が加わる前に，仙骨は後方にスタビライズされる

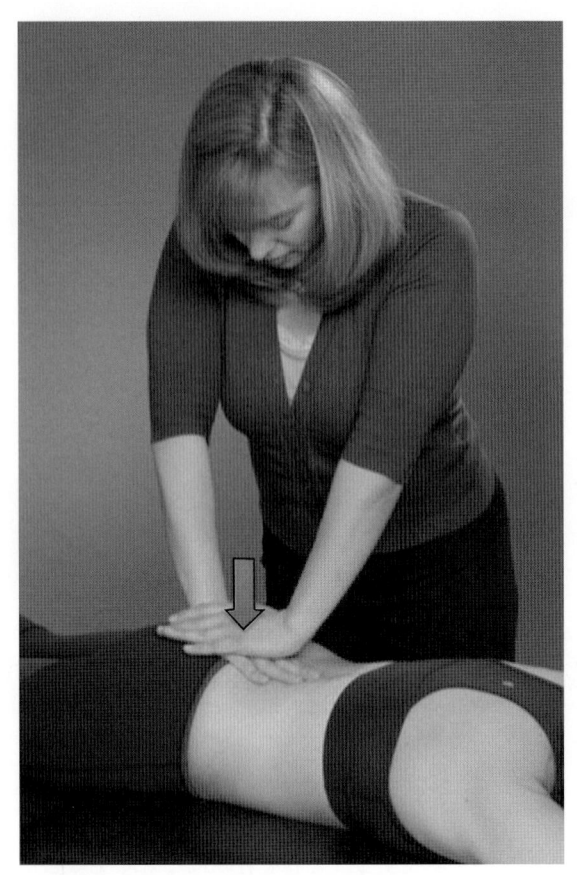

図 8.67　骨盤帯：疼痛誘発テスト．仙骨のスラスト

でなく，より骨盤の圧縮が強まるエクササイズに対しても，回復のこの段階では良好な反応を示さないことが多い．理学療法を始める前に滑膜炎を和らげるための医学的管理が必要とされることが多い．

局所に対するテスト——腰椎

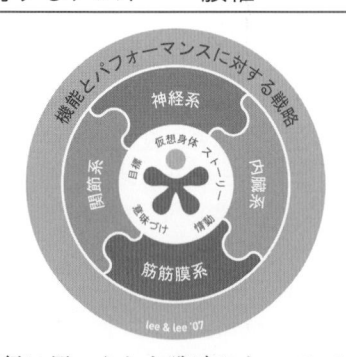

課題実行に用いられた戦略において，1つあるいは複数の分節の運動制限や動きのコントロール不良（屈曲や伸展運動でのヒンジ運動，回旋コントロール不良）が生じている場合，腰椎に対してさらにテストを実施する必要がある．多くのテストから得られる所見に対してクリニカルリーズニングを行うことは，個々のテスト結果の重要性を理解するために必要であり，それに関しては本章で一部，続く第9章で詳細に触れている．

骨盤帯に関して前述した原則と同様，関節，筋膜，神経それぞれのシステムの完全性に加えて，腰椎の他動運動を検査する特殊なテストがある．他動運動の分析は2つのゾーンでの動き，つまりニュートラルゾーンとエラスティックゾーンでの動きを評価する必要があり，その時点での関節運動の分析を妨げる筋緊張の存在を考慮しなければならない．腰椎の関節系の検査を実施する前に，表在筋の過緊張をリリースするために神経筋テクニック（第10章）が必要なこともよくある．

動きの所見を解釈する際，テスト開始時の骨の肢位（位置）は，その後に続く動きに関連することを

留意しなければならない．関節で生じている動きの変化が，単に開始肢位の変化による反応に過ぎないかもしれないからである．もし L5 の椎体が仙骨に対して左へ回旋していれば，左回旋の動きの大きさは上位のレベルと比較して減少するが，これは，その関節に関していえば，正常な所見として解釈されるべきである．以下のテストは腰椎の関節の肢位と動き（ニュートラルゾーンとエラスティックゾーンの両方を含む）を検査するテストである．

腰椎：位置の評価

仙骨に対する L5 の肢位を判断するため，L5 の椎体と仙骨間の前後方向の関係をみる．これは中間位，完全屈曲，完全伸展の肢位で行う．例えば，前屈時に生理学的な骨盤内の左捻れ（IPTL）があれば，L5 はその肢位で前屈を評価した時は左へ回旋する（図 8.68）．L5-S1 の他動運動のテストは，腸腰靭帯の緊張変化に従って生じた IPT に影響を受ける．これは関節の制限ではなく，安静時肢位の変化によって生じた二次的な動きの減少である．したがって，腰椎の動きの分析は表在筋の過緊張（脊柱起立筋，多裂筋表層線維，内腹斜筋，腰方形筋）がリリースされて，骨盤帯の中間位が取れるようになってから，実施するのがベストである．

腰椎：関節系の可動性──腰椎椎間関節

腰椎の屈曲と伸展では，本来 1 つあるいは複数の分節の側屈や回旋が生じるべきではなく（第 4 章），それが観察された場合には分節運動の分析が必要である．腰椎の他動運動のテストは，患者を側臥位とし，股関節と膝関節を楽に屈曲位にした状態で行う．上位椎を胸郭の回旋によって操作し，下位椎を腰椎の曲げによって操作することで，特定の分節をテストする．屈曲，伸展，側屈および側屈と回旋の組み合わせの分節的な動きについて，それぞれ動き始めの感じに注意する（図 8.69）．それぞれの方向で最初の動きがどのくらい硬いか？　動きの大きさはどのくらいか？　エンドフィールはどのような感じか？　表在筋，多分節にわたる筋，傍脊柱筋の過緊張は椎間関節を圧迫し，屈曲，側屈，側屈と回旋に必要な上方滑りを阻害する．

クリニカルリーズニング：もし，左の L4-5 の椎間関節が線維化していて硬くなっていれば上方滑りが制限され，他動・自動両方の分節運動が影響され

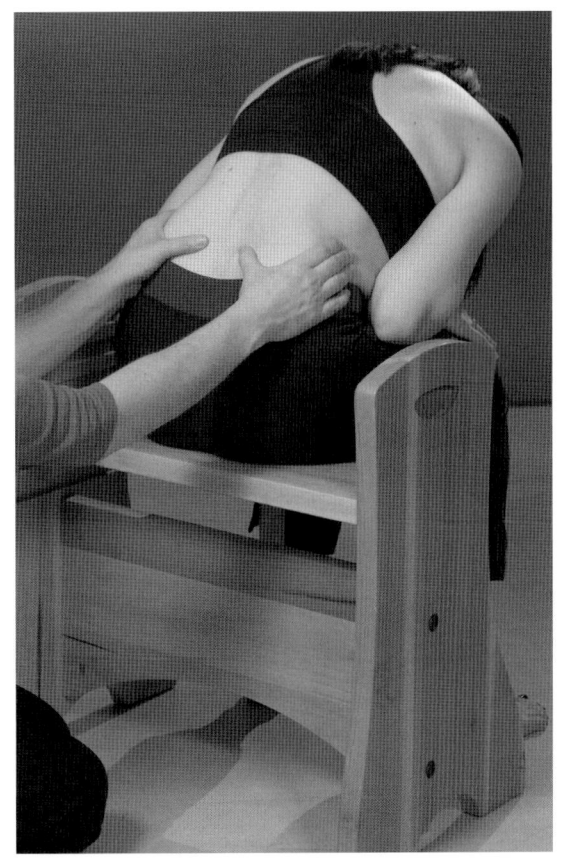

図 8.68　腰椎：完全屈曲位での位置テスト．棘突起のすぐ外側で L5 を触診し，仙骨の下外側角と比較して回旋の方向をみる．L5-S1 の安静肢位を同定するため，どちらの骨が大きく回旋しているか確認する．L5 が仙骨より左に回旋していれば，L5-S1 は左へ回旋する．L5 が左へ回旋しているものの仙骨よりも回旋が小さいなら，L5-S1 の関節は右へ回旋する．このテストの妥当性は多裂筋の緊張の非対称性があると影響を受ける可能性があり，したがってこのテストから得た所見は，他のテストと合わせて解釈する必要がある

る．前屈では L4-5 での左回旋がみられ，右側屈ではおそらく複数分節でつくるカーブに歪みがみられる．他動的には，屈曲と右側屈の可動性が低下し，動きのエラスティックゾーンは硬いエンドフィールで非常に抵抗感を有する．L4-5 間の左椎間関節が線維化して硬く，下方滑りが制限されていたら，後屈では L4-5 の右回旋を呈し，左側屈ではやはり複数分節でつくるカーブ内に歪みがみられるだろう．他動的には，伸展と左側屈の可動性低下がみられ，もう一度触れるが，動きのエラスティックゾーンは非常に抵抗感を呈し，エンドフィールは硬くなる．圧迫された椎間関節でも，動きに関して同じ所見を

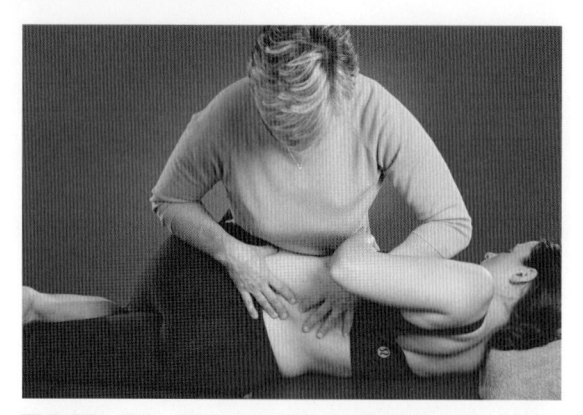

図 8.69 腰椎：関節系の可動性——腰椎椎間関節．臨床家は，腰椎の動きの検査をするときに，皮膚と椎骨の間の筋の多層部分を無視することがよくある．腰椎の関節は，表在筋の過緊張の存在によって評価が不可能であるということから，制限要素として解釈されることがある．この状況下では，一般的な徒手療法のテクニックは，分節的な筋のトーンに関するスラストテクニックの影響によって動きを回復するのに非常に効果的であることが多い（第10章）．腰椎に対する他動運動のテストをする場合，動き始めに必要とされる力の量を注意し，ビギニングフィールおよび動きに対する抵抗の特異的な方向（ベクトルの力）を承知していることに注意する．なぜならこれは，セラピストが過緊張の筋によってつくりだされた制限を感じる部位かもしれないからである．分節的な屈曲／伸展，側屈，側屈と回旋を確認し，課題分析時に回復した運動コントロールパターンや，自動運動のテストで得た所見とそれまでのテスト所見を関連づける

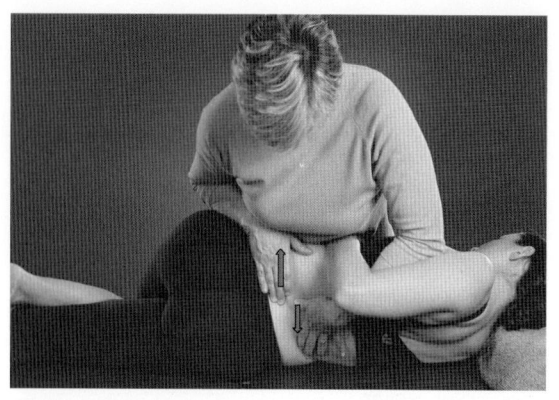

図 8.71 腰椎：関節系の制御要素の完全性．L4-5の左回旋．臨床場面では腰椎の回旋障害は一般的である．このテストは上関節突起の完全性の評価である．同側（写真の例では左側）の椎間関節の関節包と靭帯の伸張と，反対側（写真の例では右側）の椎間関節の衝突を確認する．このテストで痛みが誘発されたら，腰椎の回旋が要求されるようなエクササイズや運動課題，スポーツで動きを確実に制御するように注意が必要で，また胸郭に関しても回旋の動きをチェックする必要がある

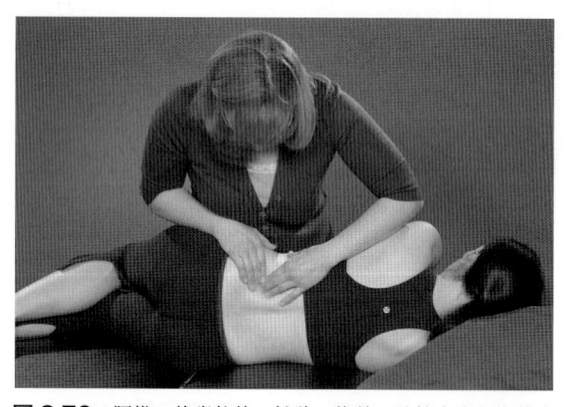

図 8.70 腰椎：傍脊柱筋の触診．複数の分節をまたぐ傍脊柱筋（腰最長筋，腰腸肋筋，腰方形筋）を触診し，過緊張や，柔らかくても，トリガーポイントの存在の有無に着目する

呈することがよくあるが，ニュートラルゾーンでの動き出しの感覚の質は，エンドフィールの質と同様，特徴的に違ったものとなる．過緊張した筋群は，運動を完全にブロックするわけではなく，スプリング様の動きが確認できる．この感覚が感じられた場合は，すぐに傍脊柱筋群を触診し（図8.70），トリガーポイントや過緊張を確認して，椎間関節が実際には圧縮されているだけであり，硬くなっているのではないことを確認する．もし部分的な痛みがエラスティックゾーンのテスト中に起こったら，関節系の制限要素の完全性に対する特殊テスト（以下参照）が適応となる．

腰椎：関節系の制限要素の完全性

分節単位の障害は腰椎では一般的なもので，外傷の結果として起こる構造的変化はイメージ画像で確認することができる．しかし，MRIやCTは受動システム（関節系）や能動システム／コントロールシステム（筋膜系／神経系）のそれぞれが損傷分節の動きをいかに良好に制御するか情報を示してくれるわけではない．以下のテストは回旋と滑りに対する腰椎の他動的な制限要素を評価するものである．

回旋：L4-L5の左回旋．患者を右下の側臥位にして，左の股関節と膝関節は軽度屈曲位させ，右の股関節と膝関節は伸展位とする．セラピストは頭側の手でL4の棘突起の左側を触診する．尾側の手の中指と環指でL5の棘突起の右側を触診する（図8.71）．L4を固定し，L4の下位で垂直軸周りにL5を右回旋（L4-5間は相対的に左回旋）することで，左回旋もしくは分節の左捻りがテストできる．これは非生理学的な回旋で，右椎間関節の骨性の衝突と左の

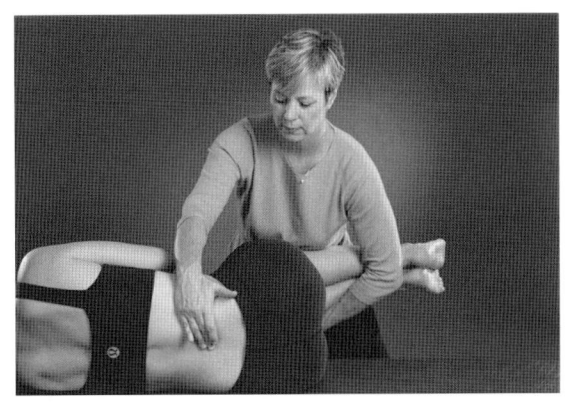

図 8.72 腰椎：関節系の制限要素の完全性．前後／後前方向の滑り：L4－5のニュートラルゾーンとエラスティックゾーンの分析．中間位でのテストでは，腰椎分節にはわずかな大きさの水平方向の滑りがみられる．しかしながら，分節が屈曲あるいは伸展していると，受動的制限要素はすべての滑りがコントロールされる．もし動きがみられた場合は，関節系の受動的な制限要素の完全性が損なわれていることを示している

椎間関節の2〜3°程度の離開によって生じる．エンドフィールは硬く，ニュートラルゾーンは小さく，このテストでは痛みを出さないことが必要である．

　前後方向の滑り／後前方向の滑り；L4-5のニュートラルゾーンとエラスティックゾーンの分析：患者を側臥位にして，両側の股関節と膝関節は屈曲位とする．セラピストは尾側の手で患者の下肢を抱える（図8.72）．もう一方の手で，評価対象である分節の棘突起間を触診する．L4-5間の分節が中間位になるまで（屈曲でも伸展でもない位置）下肢を動かして腰椎を屈曲させる．この肢位から，L4の棘突起を固定して大腿骨と骨盤を通して，前方から後方へ滑りの力を加え，固定した状態にあるL4の下位でL5を後方に滑らせる（L5に対するL4の前方滑りテスト）．ニュートラルゾーンの大きさ，動き出しの抵抗の感覚，エンドフィール（エラスティックゾーン）の質に注意して，上下のレベルで実施した所見と比較する．このテストの最中の痛みの出現の有無に注意する．

　続いて，L4棘突起を固定していた頭側の手を移動し，L4とL5間の棘突起間を触診する．尾側の手で，L5の棘突起と仙骨の内側仙骨稜を触診する．このとき，患者の下肢はセラピストの腹部と大腿部で保持し続ける．L5と仙骨に対して後方から前方へ滑りの力を加え，L4の下位でL5が前方に滑るか確認する．このときL4は体幹の重みで治療ベッドに固定された状態である．L4の動き始めに注意する．動き始めた時点がL4-5間の最終域である．ニュートラルゾーンの大きさと動き出しの感覚，エンドフィール（エラスティックゾーン）の質に注意し，上下分節のレベルの所見とこれらを比較する．このテスト中の痛みの出現の有無に注意する．

　関節が締まりの肢位に保持されていれば，関節包も靭帯も緊張しているため，滑りは起こらない（図8.58B参照）．このテストは原則として，関節系の制限要素（受動的制限要素）の完全性を判断するために腰椎の関節に適用したものである．評価対象である特定の腰椎分節を伸展し，この締まりの肢位を保持したまま，前述した前後方向／後前方向の滑りのテストを繰り返す．さらに分節を完全屈曲させてテストを繰り返す．関節系の制限要素の完全性が保たれていれば，完全屈曲や完全伸展位で動きは起こらない．

　クリニカルリーズニング：もし患者が意味のある課題で腰椎の分節運動を制御できなければ（例えば前屈での分節的な屈曲ヒンジ運動（図4.13A）や後屈での分節的な伸展ヒンジ運動（図4.13B）），この関節の他動的な動きの大きさは上下の分節よりも大きくなり，関節が締まりの肢位にあっても関節系の制限要素によって動きが制動されることはなく，関節系の受動的な制限要素の障害があることが示唆される．この患者はトレーニングによって，この関節障害を代償できるかもしれない．神経系や筋膜系が最適に機能していれば，以下のテストによって，統合システムモデルアプローチの原則に従ったトレーニングが有効かどうか予測できる．

腰椎：腰椎の関節における筋膜系と神経系の影響

　腰椎の関節における筋膜系と神経系の影響は，深部筋のシステムが最適に機能していて，かつ筋膜系が完全な状態のときにのみテストすることができる．もし深部筋の活動が不十分であれば，このテストを実施する前に再教育する必要がある（第11章）．筋膜の完全性が損なわれていたとしたら（白線や骨盤壁側筋膜），神経系が十分に機能していたとしても，このテストで腰椎分節の動きが確認できるだろう．

　腰椎分節の前後方向／後前方向の動きを可能な限り触診し，その大きさを確認する．患者には優しく深部筋を共同収縮してそのまま保持するよう指示

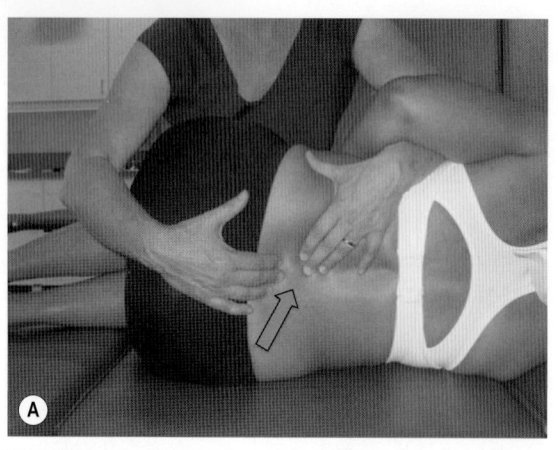

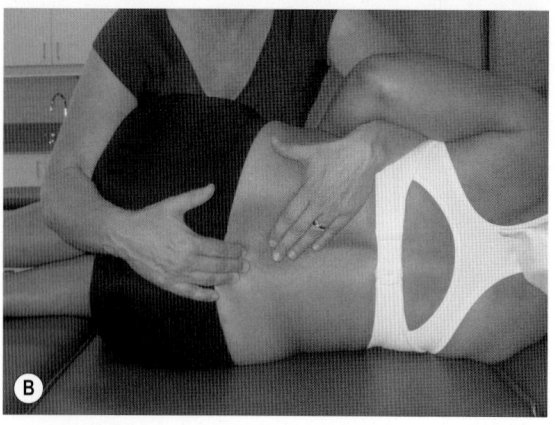

図 8.73 腰椎：腰椎関節における筋膜系と神経系の影響．(A) L5-S1 での後前方向の滑りの過剰な可動性を確認する（矢印）．(B) 腰椎の筋膜系と神経系が最適に機能していれば，深部組織の優しい収縮は，この写真の通りすべての分節の後前方向の滑りをコントロールできる

し，その状態でニュートラルゾーンの動きを再テストする．このときは何も動きが起こるべきではない．深部筋の優しい収縮はニュートラルゾーンにおけるすべての動きを十分に制御できる（図 8.73A，B）．

クリニカルリーズニング：もし患者が負荷課題で腰椎の分節運動を制御できず（前後屈時やスクワット，片脚立ち動作でみられる分節のヒンジ運動やバックリング），筋膜系や神経系が関節運動になんら影響を及ぼさなかった場合，著者の経験では，そのときは理学療法が機能回復に有効ではないと考える．その場合，受動システムの完全性の回復にはプロロセラピーが有効に作用すると考える（第 11 章）．関節の動きが筋膜系と神経系に再び影響を受けるようになったら，統合システムモデルアプローチの原則に従った治療が非常に効果的であると考える．これは，臨床では多分野にわたるチームが必要であることを示している．

局所に対するテスト——股関節

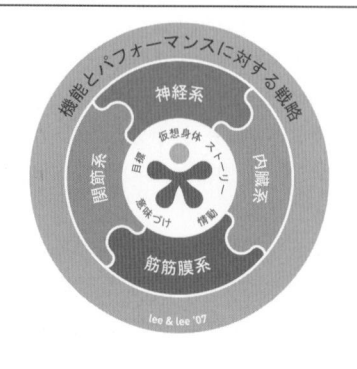

課題で用いられた戦略において，運動制限や動きのコントロール不良（運動軸の変化や最適でない大腿骨頭の位置）がみられたら，股関節をさらに詳細に分析する必要がある．多くのテストから得た所見に対してクリニカルリーズニングすることは，個々のテストの結果の重要性を理解するために必要なものであり，これについては一部本章で，さらに第 9 章で詳しく触れる．

以下のテストは，非荷重の状態での股関節の肢位と他動運動を検査するものである．腰椎や骨盤帯と同じく，動きの分析として 2 つのゾーン，つまりニュートラルゾーンとエラスティックゾーンの評価が必要である．しかしながら，動きに関する解釈をする前に，臼蓋に対する大腿骨頭の位置を評価しなければならない．股関節は，いくつかの大きな筋に影響を受けるため，筋膜の緊張や筋緊張のインバランスによって大腿骨頭の変位が生じて，関節の機能的な運動範囲が制限を受ける恐れがある．

股関節：非荷重下での動的な位置評価

非荷重下における股関節の動的な肢位を分析するには，患者が膝立て背臥位の状態から始める．骨盤帯の安静肢位に注意して（IPT の有無），両側の鼡径靭帯を触診して（弾力を感じる），左右で対称的な緊張があるかどうか確認する．左右の大腿骨頭を触診し（ASIS と恥骨結合の間の中点から 2cm 下方），突出や圧痛に注意する．大腿骨頭はわずかに触れられる．続いて，両側の寛骨と両側の大腿骨頭

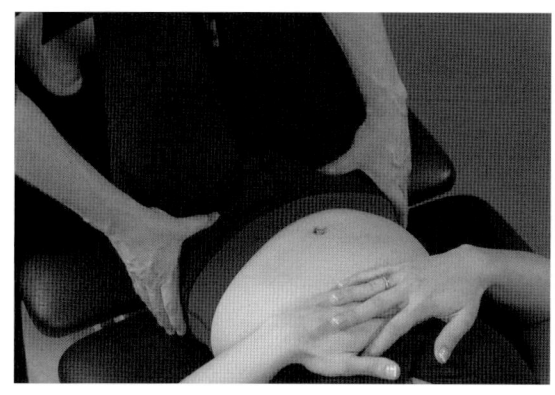

腰椎骨盤股関節複合体の評価，そのテクニックと手法　CHAPTER 8

図 8.74　股関節：非荷重下での動的な位置の評価．過緊張した筋からの望ましくない力のベクトルは，骨盤帯と大腿骨の両方のアライメント異常を生じる．膝を立てた背臥位では，アライメント異常がみられることも，そうでない場合もある．骨盤内の捻れや大腿骨頭の変位に着目し，患者に両下肢を伸展するように指示し，骨盤帯と大腿骨頭のアライメントの変化を確認する．アライメント異常の原因を判定するためには，股関節筋組織の過緊張に関連したさらに詳細な分析（ベクトル解析）が必要となる

や内旋／外旋の組み合わせなしに），この動きは関節運動学的に純粋な回転運動となる．関節が純粋な回転運動をする際は臼蓋に対して大腿骨頭の滑りは生じない．

　骨盤帯や腰椎と同様，股関節の動きの分析はニュートラルゾーンとエラスティックゾーンの2つのゾーンの評価が必要で，この時点で関節運動の分析を妨げる可能性のある筋緊張の存在を考慮しなければならない．股関節を完全に評価する前に，神経筋テクニック（第10章）を用いて，表在筋の過緊張をリリースする必要があることも多い．股関節の他動的な可動域の分析をするとき，テストする運動方向それぞれに留意すべき事項があり，それは以下の通りである．

1. 大腿骨頭が股関節でセンタリングしたままで自由で抵抗のない動きの可動域（関節運動のニュートラルゾーン）
2. 自由で抵抗のない動きを妨げる力のベクトルの存在と，これらのベクトルを生じる特定の筋の存在．股関節の圧縮は，関節の可動範囲最終域に辿り着く前の大腿骨頭の変位に関係することが多い．機能的な可動域は，大腿骨頭の求心位を保ったままでいられる範囲内に制限される
3. エラスティックゾーンの抵抗（関節運動のニュートラルゾーンで力のベクトルを生じる過緊張の筋がないときのみ触診可能）
4. エラスティックゾーンの最終域でのエンドフィールの質
5. エラスティックゾーンの最終域での股関節の全可動域

　を触診し（図8.74），やさしく接触したまま，患者にゆっくり下肢を伸展するように指示する．この課題の最後の時点で，以下のことに注意する．

1. 大腿骨頭の位置の変化およびその変化が片側か両側か
2. 骨盤帯の肢位の変化（IPTの出現）
3. 下肢全体の肢位の変化（外旋か内旋か）

　前述の通り，股関節は筋のインバランスから多様な力のベクトルの影響を受けることがよくあり，それらのベクトル作用の結果，大腿骨頭の変位を生じることが多い．これは関節系の可動性テストで問題となる力のベクトルをさらに分析する際に簡単に検査することができる（以下参照）．

股関節：関節系の可動性——股関節

　第4章で述べたように，骨運動学的には屈曲／伸展は，大腿骨が大腿骨頭と大腿骨頸部の中心を通る前額軸周りに回旋したときに起こる．大腿骨頭は全可動域を通して股関節内で中心に位置する．可動範囲は多様ではあるものの，おおよそ100°の大腿屈曲が可能であり，それに続く仙腸関節と腰椎の動きによって大腿前面が胸部へ近づくことができる．大腿伸展は約20°可能である．この軸に対して純粋に大腿骨頭の回旋が起こるとき（すなわち内転／外転

　患者を背臥位にして，大腿骨頭と寛骨を触診する（図8.75A）．他方の手や腕で下肢を保持した状態で，同側の寛骨の後方回旋がはじまるまで他動的に大腿骨を屈曲する（図8.75B，C）．これが股関節の機能的屈曲の限界である．次に，このテストのときの大腿骨頭の位置に注意する．このテスト中どこかの時点で大腿骨頭が前方へ変位したら，そのときの可動域に注意する．前方変位が生じた時点で屈曲を止めて，大腿部と殿部すべての筋を触診し（大腿直筋，TFL，縫工筋，内転筋群，大腿方形筋，殿筋群，梨状筋，外閉鎖筋，腸筋など）．大腿骨頭の位置変化に関連している筋の過緊張や活動増加がないか注意する（1つの筋とは限らず，複数の筋がつくる望

223

骨盤帯　原著第4版

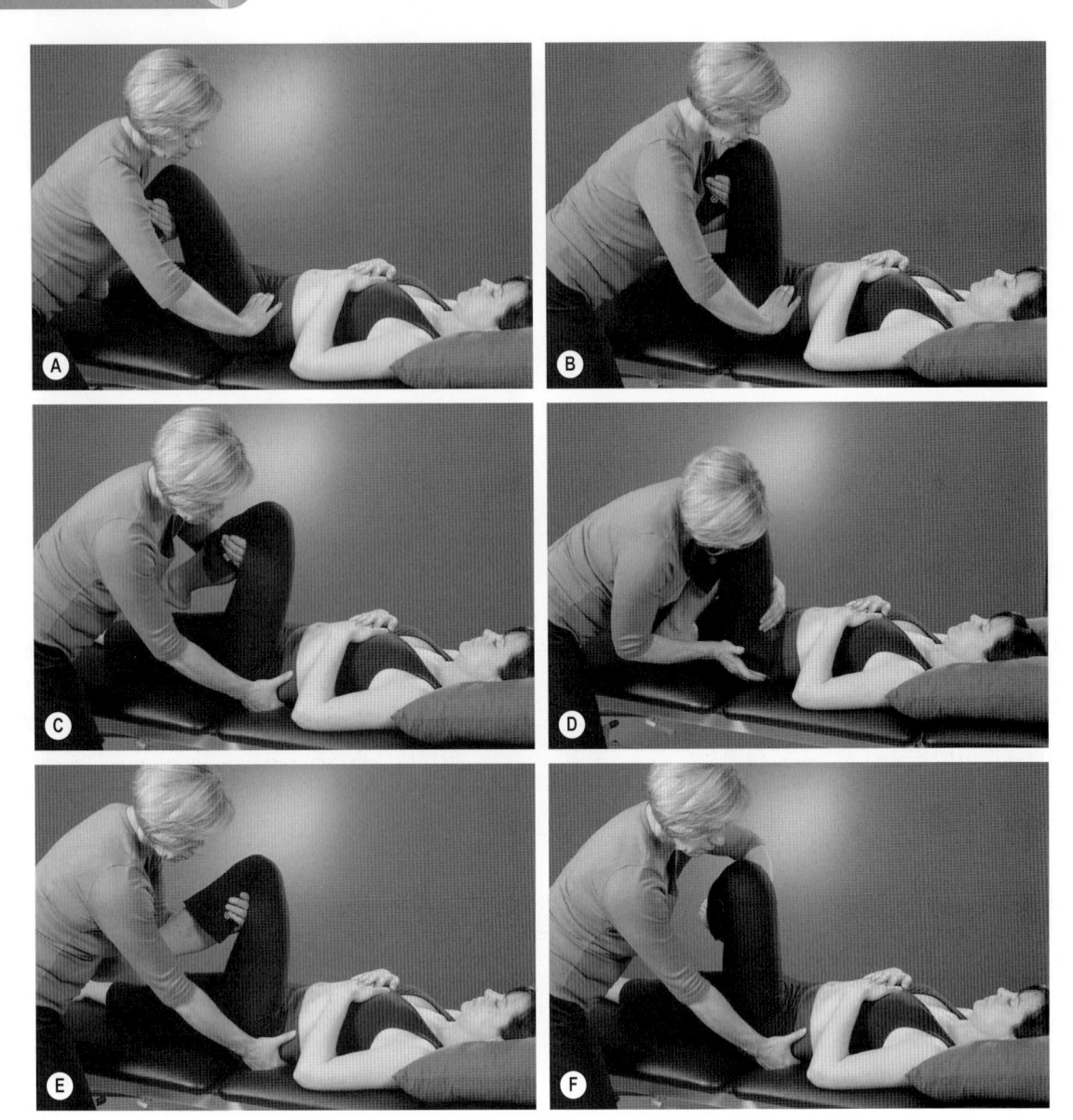

図 8.75　股関節：関節系の可動性──股関節．(A) 大腿骨頭の開始肢位の確認．(B) 他動的に大腿骨を屈曲し大腿骨頭の反応を確認する．もし前方にある場合，さらに前方へ変位するのか，あるいは同じ位置に残ったままなのか？　開始時に中心の位置にある場合は，ある角度で前方変位が生じるのか？　あるいは全可動範囲を通して中心を保っているか？　寛骨が後方回旋を始めると機能的な股関節の屈曲は限界に達する．(C) 寛骨の動きは骨の後面を触診すると確認できる．(D) 大腿骨頭が前方へ変位したと感じられるところで屈曲の動きを止め，殿部と大腿部の筋を触診する．大腿骨頭が変位した時点で筋活動や緊張の増加が生じている筋がないか確認する．われわれの経験では，完全な他動運動テストの最中に，可動域のある点で筋トーンの緊張の増加が一貫してみられたら，それはその筋を支配する神経作用の変化を示唆しており，これは臨床的にも関連性がある．このベクトル分析のテストは，どの過緊張な筋が，あるいは"硬い"筋がその問題に関連しているか判定するのに役立つ．1つの合成ベクトルが多くの筋によってつくりだされている可能性があり，その場合，股関節の最適なバイオメカニクスを回復させるにはすべての筋をリリースする必要がある．大腿骨の (E) 内旋と (F) 外旋は，屈曲／伸展のさまざまな角度でテストできる．もし大腿骨頭が前方に変位していれば，回旋は影響を受ける．どの股関節の動きを検査すべきか，患者のヒストリーと意味のある運動課題を考慮する．
→つづく

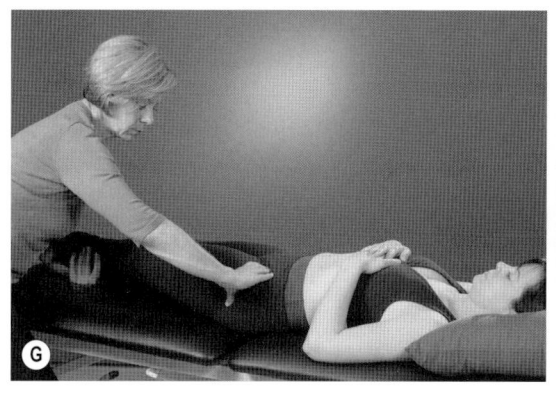

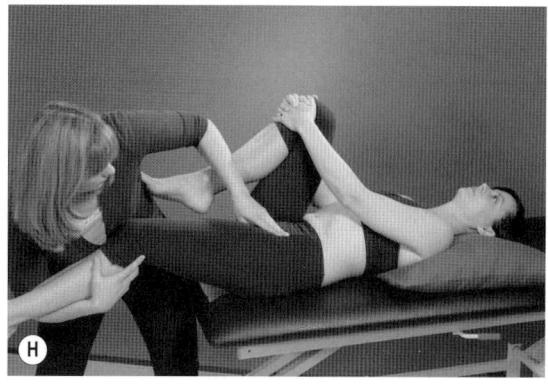

腰椎骨盤股関節複合体の評価，そのテクニックと手法　CHAPTER 8

図8.75 つづき　(G) 大腿骨頭と寛骨を触診しながら大腿部を伸展する．寛骨が前方回旋するポイントに着目し（ここが機能的な股関節伸展の限界），大腿骨頭の肢位が変化した時点で活動や緊張の増加がみられた筋があるか確認する．(H) いくつかの意味のある課題動作では股関節伸展の全可動範囲の分析が必要である．これは患者にベッドの端や側方に移動してもらうことで検査可能である．この肢位は伸展と内転／外転，内旋／外旋の組み合わせを検査しやすい体勢である

ましくない力のベクトルの合成によって生じていることもあることに留意）（図8.75D）．

制限もなく，抵抗も感じずに屈曲が可能なら，内旋と外旋のテストを実施して（図8.75E，F），筋緊張や筋活動の増加，望ましくない力のベクトルを再び確認する．大腿骨頭と寛骨の触診に戻り，同側の寛骨の前方回旋が起こるまで，他動的に大腿骨を伸展する（図8.75G）．このテストのときの大腿骨頭の反応に注意する．このテスト中に大腿骨頭が前方へ変位したら，伸展を止めてすべての大腿部の筋を触診し，筋緊張と筋活動の増加がないか確認する（1つの筋だけでなく，複数の筋が望ましくない力のベクトルを生じさせている場合がある）．伸展の全可動域をテストするため，患者には治療ベッドの端か足元寄りに移動してもらい（図8.75H），大腿骨頭の軸の変化が起こるところで同様の分析を実施する．

また，さまざまな屈曲／伸展の角度で，他動的な外転／内転の動きをテストすることもできる．椎骨下で骨盤帯が側方に傾斜をするまでが機能的可動範囲である．同定するためにさまざまな動きを組み合わせて股関節のテストを実施し，以下のことを確認する（屈曲／内転／内旋，伸展／外転／外旋など）．
1. 最も大きな抵抗を生じる動きの組み合わせ
2. 最も活動性が高く，緊張が落ちない力のベクトルと，それを生み出している筋および筋膜

股関節：関節系の制限要素の完全性

以下のテストは股関節の関節系の制限要素を評価するものである（すなわち受動システム）．その目的は，すべての関節包と靱帯に同時にストレスをかけることである．このテストで痛みがなければ，続けて述べるテスト，つまり靱帯ごとのテストは必要ない．あらゆる痛みの誘発に加え，複合運動のエンドフィール（硬いはず）には特に留意する．

患者は背臥位で，ベッドの端に寄ってもらう．セラピストは同側の股関節を，寛骨の前方回旋が起こるまで伸展させる．大腿骨は生理学的な可動域の限界まで内旋する．近位の大腿部を触診して，ゆっくりと一定の力を大腿骨頸部の長軸に沿って後外方に加え，関節包と靱帯にさらにストレスをかける（図8.76）．関節系の制限要素が完全である場合，動きは起こらない．また，痛みを誘発しないようにする．

腸骨大腿靱帯の下方線維束：この靱帯は大腿骨が完全伸展しているとき，緊張した状態にある．大腿骨の他動的な伸展によって強い痛みが生じる場合，この靱帯が侵害受容器性の痛みを引き起こしている可能性がある．

腸骨大腿靱帯の腸骨転子線維束：患者は背臥位で，ベッドの端に近寄ってもらう．セラピストは同側の大腿骨をやや伸展，内転，完全外旋させる．大腿骨遠位部をセラピストの大腿で固定し，大腿骨の近位部を触診する．ゆっくりと，一定の力を大腿骨頸部長軸に沿って牽引する方向に加える．痛みの誘発について留意する．

225

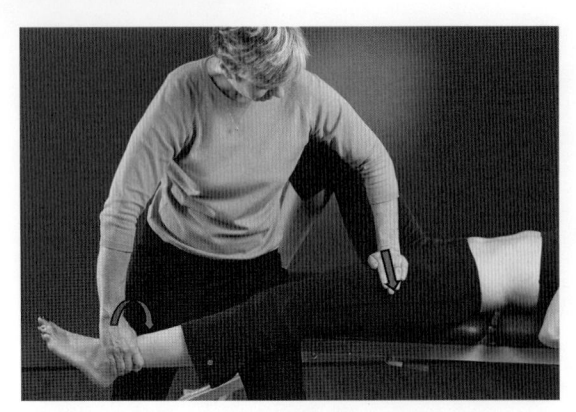

図 8.76 股関節：関節系の制御要素．大腿骨を伸展・内旋位で保持し（左の矢印），大腿骨近位部に後側方へ引き離すような力を加える（右の矢印）．通常，動きは起こらないし，痛みも生じない

恥骨大腿靭帯：患者は背臥位で，セラピストは同側の大腿骨をやや伸展，外転，完全外旋させる．大腿骨遠位部をセラピストの大腿部で固定し，大腿骨近位部を触診する．ゆっくりと，一定の力を大腿骨頸部長軸に沿って牽引する方向に加える．痛みの誘発について留意する．

坐骨大腿靭帯：この靭帯は股関節屈曲位での内転に加え，主に内旋を制限する（Hewitt ら 2002）．患者は背臥位で，セラピストは同側の大腿骨を屈曲，内転，完全内旋させる．ゆっくりと，一定の力を大腿骨頸部の長軸に沿って牽引方向に加える．局所的な痛みの誘発に留意する．この肢位は前方のインピンジメントを起こす可能性があるため，それを鑑別するには痛みの部位に着目する．

股関節：股関節における筋膜系と神経系の影響

主に大腿骨頭の動きの制御に影響する筋群が良好に機能していると，あらゆる負荷課題において大腿骨頭を股関節内で中心の位置に保つことができる．そのためには，股関節に対して筋膜系と神経系が最適に機能していることが必要である．患者が無意識下で用いる戦略において，股関節へかかる負荷をコントロールする能力を評価する場合（課題分析），運動範囲内のある時点に着目するとクリニカルリーズニングや治療に役立つ情報が得られる．患者は背臥位になり，セラピストは大腿骨頭が股関節内で中心の位置になるように他動的に大腿骨を動かす．このとき，セラピストは下肢の重みを完全に支持する．

大腿骨頭の位置を確認した状態で，患者にその位置を保持するよう伝え，徐々に下肢の支えを減らしていく．このときの大腿骨頭の変位に注意する．このテストはさまざまな肢位で実施することができ，それらすべてで大腿骨頭を常に中心に保っていることが望ましい．もし大腿骨頭が中心に位置できなければ，さらにテストを進めて根底にある機能障害をみつける（神経系，筋膜系や関節系）．

もし根底にある機能障害が神経系や軟部組織系の問題であれば，治療の過程においてこれらのシステムの回復は以下のように効果判定できる．制御困難となる角度に股関節を設定し，その状態を維持する．大腿骨頭を触診しながら，患者には LPH 複合体の深部筋の収縮をするよう指示する（特異的な評価によって判定できる，以下を参照．トレーニングのテクニックは第 11 章で述べる）．下肢の支持を離し，あらかじめ実施した収縮が大腿骨頭のコントロールに影響しているか確認する．もし筋膜系や神経系が効果的に回復していれば，大腿骨頭を股関節内で中心に保てるだろう．さらに，受動システムの完全性が損なわれていることが確認されていれば（関節の弛緩），患者が深部筋の収縮を維持している間に，陽性所見となった関節系の制限要素テストを再実施することで，受動的機能障害を代償するために筋膜系や神経系が有効であるかどうか評価することができる．もし筋膜系や神経系が良好に機能していれば，筋収縮をした状態でテストを繰り返しても動きは生じない．

臨床上の内省

検査上のこの段階で，関節系に関して考慮すべき情報が集められており，モビライゼーションを必要とする可能性があるか，または受動的制限要素に問題のあるすべての関節がクリニカルパズルの関節ピースの部分に記入されているはずである．加えて，関節運動に影響を与え，また関節の状態を十分に評価するのを妨げる特定の筋の過緊張が明らかにされるだろう．これらの筋は，関連する関節と一緒にクリニカルパズルの神経系の部分に記入される．まだ不明な点としては，筋膜系の状態（白線と骨盤内筋膜）と神経系（特に活動の順序とタイミングに関係する腹部キャニスターの表在筋および深部筋によるモーターコントロール），そしてこれらのシステムが，意味のある課題において問題となっている望ま

しくない戦略にどうかかわるのかという点が挙げられる．

腹部キャニスター

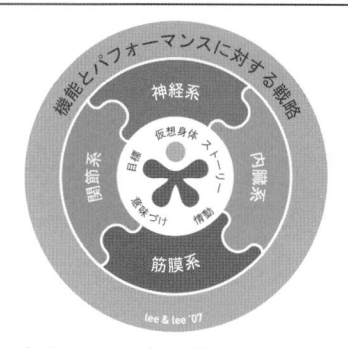

機能というものは，全可動域を通じて関節の動きがコントロールされていない場合，それに合わせて妥協して作用するものである．関節がニュートラルゾーンにあるとき，受動システムは動きの制御に関与することはなく，コントロールシステムがその責務を負っていて，さまざまな負荷，可動性，予測される状態や認知されたリスクを踏まえた多様な課題で必要とされる動きを可能にしつつ，腹部キャニスターにある 85 個の関節のバックリングを防ぐ戦略を供給している（図 4.34 参照）．次の項では，クリニカルパズルのうち，筋膜系と神経系のクリニカルリーズニングと評価を述べる．これらのテストは，課題で用いられた戦略で，運動の制御不足や腹部キャニスターにある関節の力の伝達不良がみられたときに実施することとなる．

1. 関節系のテストが陰性の場合（局所テストですでに述べた）
2. 関節系のテストが陽性かつ関節の弛緩性が疑われる場合，コントロールを回復するためのトレーニングが効果的であると考えられた場合

多くのテストから得た所見のクリニカルリーズニングは，仮説を検証するのと同じく個々のテストの結果の重要性を理解するために必要であり，それについては本章で少し述べ次の第 9 章で詳しく触れる．

健康な状態では，深部筋は指示に従って反応し，意図的に共同収縮を行う．このシステムは準備的なものであり（第 4 章），特に予測可能な課題の際には，表在筋の活動に先行して反応する．したがって，実際に動くのではなく，動きをイメージすることや考えることが，深部筋の神経系伝達路を評価するより

効果的な方法であると考えている．われわれの知る限りでは，腹部キャニスターの深部筋の分離収縮に効力のある手段として，「ASIS 同士をワイヤーでつなぐ」というようなイメージを使った方法と，「お腹を凹ませて，あるいはお臍を引っ込めて背骨に近づけて」というような指示を与える方法を比較した調査はまだない．臨床的な意見としては，臨床家によるキュー cue【訳注：合図やきっかけなど，反応を促すもの】によって，深部筋と表在筋の反応に著しく影響を及ぼしたい場合，次に示すようなイメージを用いたキューは「実際に行う」指示 command よりも効果的であると考えている．

腹壁——触診

言葉によるキューや，実際の動きの指示に対する腹横筋（TrA）の反応を臨床的に分析するためには，触診か超音波による観察が必要である．この筋の評価をするにあたって臨床家がよく間違えるのは，評価を始める前に腹部で適切な深度に触れないことである．臨床家が内腹斜筋（IO）の深度で腹部を触診して，その下にある TrA の反応を取り違えることもよくある．外腹斜筋（EO）が過緊張であると，その筋膜（TrA を被う）の緊張によって TrA の層に到達できず，セラピストはこの非常によくある状態を，TrA の収縮と誤って解釈する可能性がある．したがって，腹壁の評価はそれぞれの層の触診と観察から始まる（層の触診）．

患者は背臥位，または背臥位で膝を立てた状態（膝下に枕を入れる．以下，膝立て背臥位）になる．セラピストは臍と恥骨結合の間のエリアで下腹部の表在筋膜の層の触診をする．皮膚はすべての方向に自由に動く．このとき，外科的手術後の瘢痕や皮膚と表在筋膜の動きに注意する．両手の母指を使って，ASIS から約 7 センチ（2.5 インチ）内方かつやや下方を触診し，EO の筋膜に到達するように表在の脂肪層にゆっくり指を入れる（図 8.77）．この層に優しく入っていき，その緊張度および対称性に注意する（EO の筋膜の優しい弾力性を感じ，左右の対称性を比較する）．次に，IO の層に到達するのに EO の筋膜を容易に通過できるかどうかを感じる（図 8.78）．IO はここでは全くの筋組織であり，水々しいスポンジケーキ状のような感じを受ける．再び，TrA につながる筋膜に到達するためにこの層を容易に通過できるかどうか感じながら

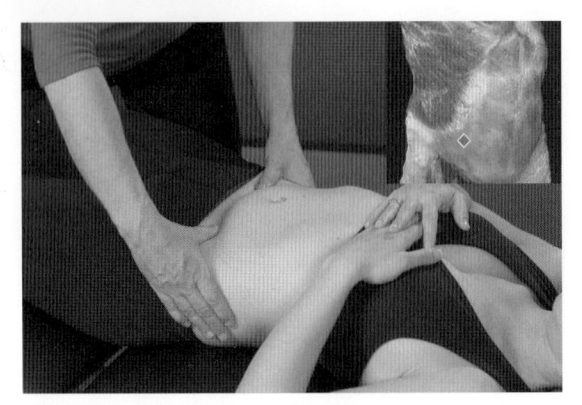

図 8.77 腹部の触診：外腹斜筋（EO）．解剖の挿絵の EO 筋膜と，写真のセラピストの母指を入れる深さをみてほしい．この深さでは腹横筋（TrA）の活動は感じられない．声かけに対する TrA の反応を評価するときに間違えやすい．EO が収縮すると，その筋膜の表層の緊張が感じられ，これを TrA の収縮と間違えないようにする．もし超音波画像を確認できないなら，代用法として以下のように判定することができる．患者をリラックスさせたら，下部胸郭を左右に優しく揺らして"胸郭の揺らし ribcage wiggle"を行う．患者に収縮するように声かけをし，それに対して緊張を感じセラピストが TrA だと思う反応があったなら，収縮を続けた状態のまま胸郭の揺れを再度行う．もしそれが EO の収縮であれば，胸郭の動きは制限される．それが実際に TrA の収縮であれば，胸郭の動きは自由なままとなる．　解剖の挿入図は Acland および Lippincott Williams & Wilkins 社 2004 より許可を得て掲載

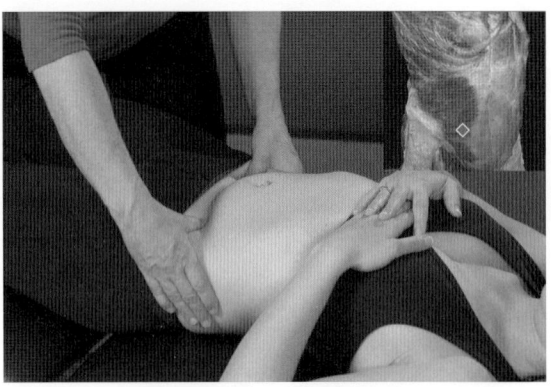

図 8.78 腹部の触診：内腹斜筋（IO）．外腹斜筋触診時の深さと比較してセラピストの母指をさらに深いところに入れ触診する．この深さでは，IO の活動は簡単に感じられる．しかし，その前に生じる腹横筋（TrA）の収縮が見逃されやすい．なぜなら IO はここでは筋組織であるため（挿入図参照），その活動は腹部で母指を押し返す膨らみや圧として感じるような筋の厚みを生じるからである．IO の収縮は容易に感じられるため，特に患者がセラピストの指のところで「収縮を感じなければ」と強く考えてしまったら，適切な TrA の収縮とよく混同されてしまうことが多い．TrA の分離収縮は非常に繊細なものであり，通常患者が感じることはほとんどない．したがって，患者が正しいトレーニングをしているかどうか，われわれは患者に「セルフ・テスト」を実施することにしている（第 10 章参照）解剖の挿入図は Acland および Lippincott Williams & Wilkins 社 2004 から許可を得て掲載

IO の緊張状態を確認し，左右の比較も行う．過緊張した IO は硬く，母指にはより硬い抵抗感が感じられ（硬いスポンジケーキか，いっぱいに膨らんだ風船），この筋を通って TrA の層へ容易に入ることができない．

腹部のこのレベルでは，IO の層の最も後方部分が TrA の筋膜である（図 8.79）．この層に指が届いたら（腹膜内の深く入り込まないように注意すること），母指を内転させて TrA の筋膜に優しくテンションをかける（外側へ TrA を引く）．すると，両方の母指間では，鼠径靱帯のラインに沿って平行な浅い V 字を描くような，直線的な緊張を感じるはずである．これで TrA の筋膜と白線で生じるたわみがすべて取れる状態となり，セラピストが言葉によって促したり，あるいは実際に動く指示を出して，この深部筋の反応を評価できる状態となる．健康な状態では，TrA は骨盤底と共同収縮することが知られており（第 4 章），この共同収縮の評価は，

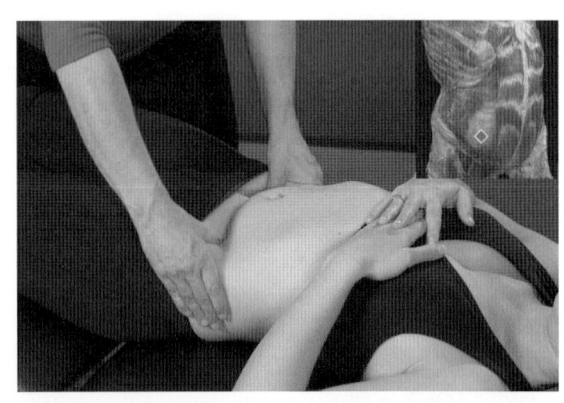

図 8.79 腹部の触診：腹横筋（TrA）．腹横筋を評価するには，IO や EO のときと比べて，さらに深いところを触診する．適切な深さまで達したら，両母指間で緊張が感じられるまで（筋膜内でたわみがとれるところ）両母指を離していく（内転させる）．TrA が収縮したらすぐに，緊張した筋膜の張りを感じるはずである．指は「筋膜上に載っている」ので，親指が外側へ引かれて腹壁に引き込まれるように感じるかもしれない（挿入図参照）．　解剖の挿入図は Acland および Lippincott Williams & Wilkins 社 2004 から許可を得て掲載

腰椎骨盤股関節複合体の評価，そのテクニックと手法 　CHAPTER 8

骨盤底に対するものを含めたかたちで始める．以下の3つの声かけのうちのどれか1つで，対称的かつ同じタイミングでTrAの反応が引き出される．

1. 「尿の流れを止めるように，尿道の周りの筋を優しく，ゆっくりと収縮してみましょう」
2. 「体の中に腟をそっと（男性の場合は精巣），引き上げてください」
3. 「肛門と恥骨の内側を線でつないだところをイメージしてみてください．このライン沿いに，肛門をそっと上前方に引くようにイメージしてみましょう」

TrAがこれらのうち，どれかに反応して骨盤底と一緒に収縮したら，TrAの筋膜で深く，わずかなテンションが感じられ，母指は腹部上でより深層かつ外方に引かれる．このとき，胸郭や腰椎，骨盤帯に動きは起こらない．われわれの経験では，腹部を凹ませるような患者への指示は，前述した深部筋の共同収縮を引き出すための言葉による促しよりも効果が低い．もしこれらの声かけでTrAの反応が何も起こらなければ，腹部に対して以下のような言葉によるキューを出してみる．

1. 「骨盤の前方（ASIS同士）を線でつないだところをイメージしてみてください．このラインに沿ってこの左右2つの骨を引き寄せ合ってみましょう」
2. あるいは，「骨盤の前方（ASIS同士）を線でつないだところをイメージしてみてください．これを左右に引き離してみましょう」
3. 「お腹に置いている私の指の部分を感じてください．指でその部分を少し引っ張るので，それも感じてみてください．私の指と指の間をつないで，お腹を引っ込めたり出したりして同じテンションをつくってみましょう」

異常な反応は以下のようなものである．

1. 言葉によるキューに対しTrAの反応がない，または
2. 左右のTrAの反応が非対称

よくみられる望ましくない反応は以下のようなものである．

1. EOの活動．これは腹壁の表在筋膜の緊張として感じられる（図8.80A）．超音波画像でその緊張がTrAからのものかどうか確認できる（図8.80D）
2. TrAの先行収縮がない状態でのIOの活動．

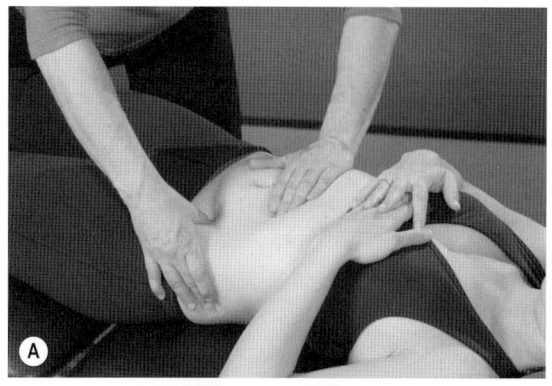

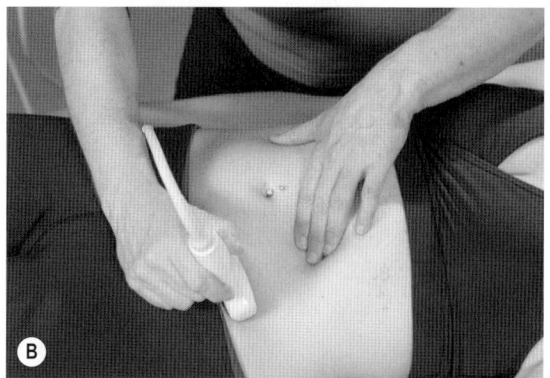

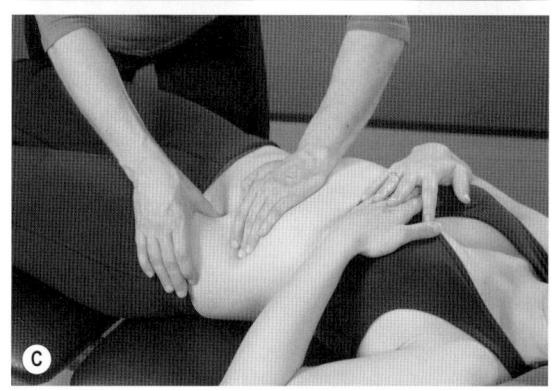

図8.80　腹部の触診：腹横筋（TrA）の望ましくない反応．(A) 外腹斜筋がTrAの代わりに収縮すると，EOの筋膜の表層の緊張が感じられ，胸骨下角が狭くなる．EOの収縮は胸郭の肋骨縁にそって感じられる．さらに，この活動は胸郭を硬くして，側方への動きに対して抵抗が大きくなる（胸郭の揺れの減少）．(B) もし筋膜の緊張が腹壁上部および下部の前外側の両方で感じられたら，超音波を使うことでそれがTrAとEOのどちらに由来するのか鑑別できる．この写真はテストの際の触診とプローブの置き方を示している．(C) はっきりした筋性の膨らみがTrAの収縮時の触診で感じられたら，ここで示しているように，超音波画像やIOの垂直線維の触診によって内腹斜筋（IO）であると確定できる

229

これは筋性の膨隆や膨らみとして感じられ，母指が押し出されるような感じとなる．TrAで先行した活動がみられたら，それは正常な反応である（外側への引き込みによる深い緊張が先に感じられる）（図8.80C）．TrAを感じるのに適切な深度を触診していない場合，あるいは収縮が非常にあまりにも早期にみられたら，セラピストはこの先行活動を見逃すかもしれない．この確認には超音波の利用が有効である（以下参照）．

3. TrAとIOの同時収縮．これは見逃されることが多い．なぜなら，いったんIOが収縮すると，TrAの活動を感じることができないためである．このときも，超音波画像の利用が有効である．

腹壁──超音波画像による観察

超音波画像を用いた観察は，容易には評価しづらい体幹の深部筋を観察したり計測したりするために，安全かつ非常に有効な方法である．ASLRテストや腹壁の触診，超音波画像での検査から得られた所見を分析するためにクリニカルリーズニングを展開する際，クリニカルパズルの中の筋膜系と神経系の両方についての判断の精度が向上する．本版で提示している，ほぼすべての超音波画像やビデオは従来の画像規定に基づいたものである．つまり，患者の右側画像上は左側に当たる（鏡像）．これは本書第3版と異なっている点で，今回は従来の画像プロトコルと一致させた．最新版での新しい画像とビデオ画像はMyLab25（Biosound Esaote）を使って収集したものである（図8.81A）．

患者は背臥位で，両膝の下に枕を入れ，剣状突起から恥骨結合までを露出する．5MHzのコンベックスプローブを使って，トランスデューサーにゲルを十分につけ，マーカーが患者の右にくるようにした状態で腹部の前外方に水平に置く（図8.81B）．TrAとIOとEOの水平断像が明確になるまでトランスデューサーの角度と位置を変化させる．このとき特に，前正中部の筋膜と織り交ざるTrAの最内側縁が含まれるように注意する（図8.81C）．深部でのコントロールとゲインgainは調整可能なので，筋層はより簡単に観察できる対象となる層にフォーカスするように調整する．

言葉によるキューを使って腹筋群の反応を確認する前に，安静呼吸時の筋の動きに注意する．TrAの活動は安静時の呼吸ではわずかである（Hodges & Gandevia 2000a）．しかし，化学性誘因（二酸化炭素のレベルの上昇）や機械性誘因（胸郭での関節系や軟部組織系の制限）が高まると，TrAは呼気を補助する第一の腹筋となり，活動が増加する．TrAの過緊張はこのときにも観察できる（筋が収縮しているように見えるだろう）．その後，以下の言葉によるキューを出して（キューイング）腹筋群の反応を察する．

1. 「尿を止めるような感じで尿道の周りの筋肉をゆっくりと，やさしく締めてください」
2. 「体の中へ腟（男性の場合は精巣）をゆっくり，やさしく引き上げるようにしてみてください」
3. 「恥骨の内側とお臍を線で結んだところをイメージしてみてください．ゆっくり，やさしく，このラインに沿って肛門を前上方に引き上げるようにイメージしてみましょう」
4. 「骨盤の前方で左右の骨（ASIS同士）をつなぐ線をイメージしてみてください．これら2つの骨をこのライン沿いに近づけるようにイメージしてみましょう」
5. 「骨盤の前方で左右の骨（ASIS同士）を線で結んだところを想像してみてください．次に，このライン沿いにその骨を引き離すようにイメージしてみましょう」

最適な状態では，TrAはIOの下で，IOの厚みが増す前に，厚くなりつつ体幹を取り巻くように外側へ滑る（図8.81D，ビデオ8.2）．理想的には，画像に映している側と同側を一方の手で触診する．そして，超音波画像でTrAの収縮がみられる前にIOの膨らみを感じるかどうかに注意する．腹筋群に超音波を用いたときに生じる構造的な変化に対してEMG上では活動の最小閾値がみられるため，患者によっては，IOの収縮が超音波画像としてみられるよりも早く触診で感じられる場合がある．患者の収縮レベルが増加すると（より効果的なこと），IOは収縮し，厚みを増す反応がみられる．TrAとIOの内側縁の形状は，特筆すべきである．IOが収縮すると両方の筋が先細りするように見え，TrAが先に収縮すると，前方中央の筋膜が緊張するように見える．IOが最初に収縮すると（図8.81E，ビデオ8.3a）あるいはTrAの収縮に関連なく），内側縁に膨らみをつくってTrA筋膜を相対的に緩ま

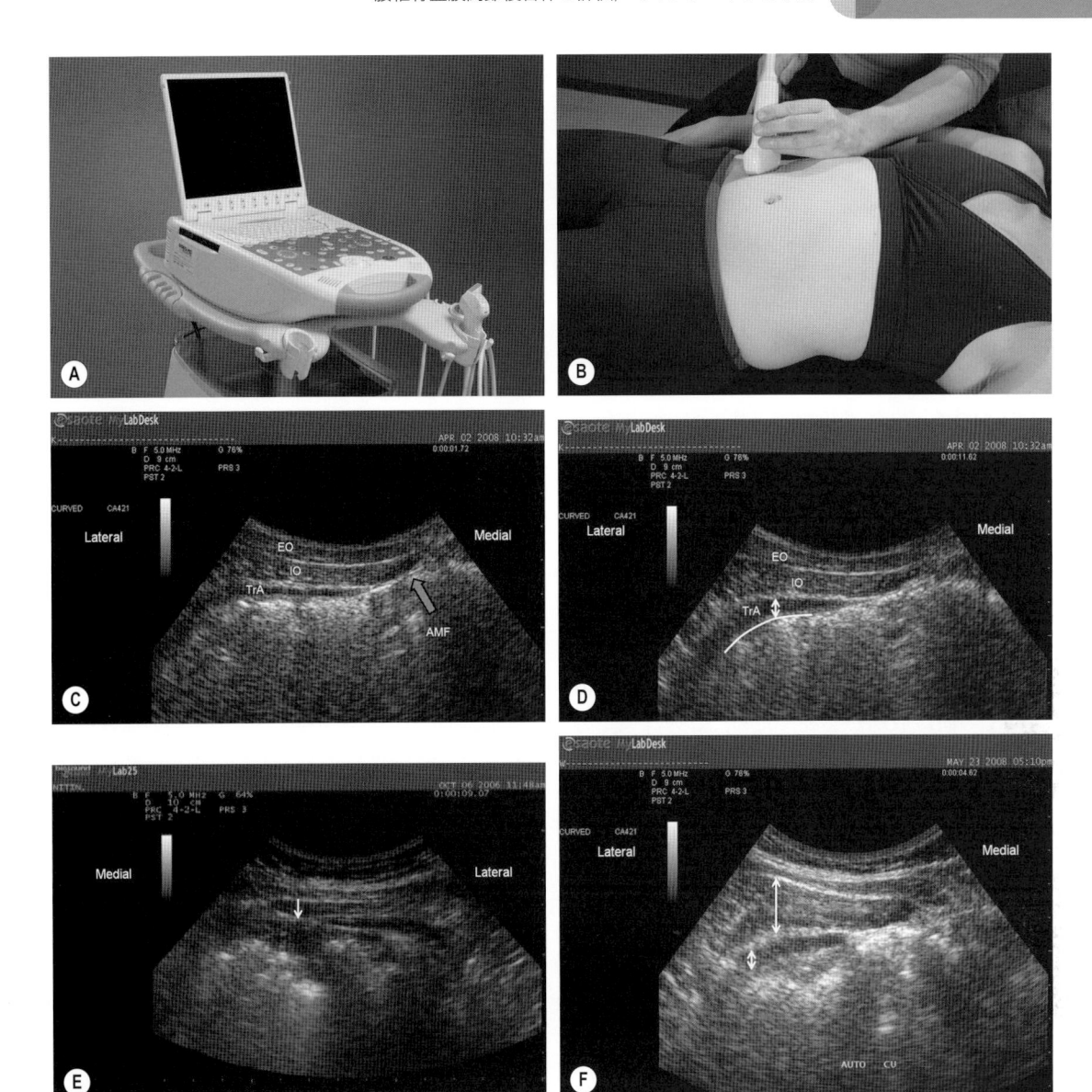

腰椎骨盤股関節複合体の評価，そのテクニックと手法　CHAPTER 8

図 8.81 超音波画像による観察：前外側腹壁．(A) 本書では，新しい超音波画像の収集に MyLab25 のユニットを用いた．(Biosound Esaote)．(B) 腹横筋を記録するの際のプローブの位置．プローブの正しい位置は超音波の画面を確認しながら調整する．通常は，プローブのマーカーは患者の右向きに置き，画面上には腹部を反転させたような画像が映し出される．したがって，右腹横筋（TrA）は超音波画面上左側にくる．(C) 安静時の右前外側腹壁の超音波画像．前正中部の筋膜 anteriormidline fascia（AMF）．(D) 右 TrA の最適な分離収縮の超音波画像．TrA が，内腹斜筋（IO）の下で外側へスライドしながらコルセット様になり（曲線部），加えて厚みが増していることを確認する．IO と TrA の内側縁の先が細くなっている．最適な反応はビデオ 8.2 で見ることができる．(E) IO が TrA の前に（TrA の収縮の有無に関係なく）収縮すると，TrA の筋膜が緩んで膨らんで厚みを増しているように見える．代わって IO が TrA 上を外側へスライドすることもある．これはビデオ 8.3a, b で見ることができる．(F) カールアップ課題時の右腹筋群の超音波画像．この画像での TrA と IO の共同収縮がみられる．この最適な反応はビデオ 8.4a で見ることができる．望ましくない反応はビデオ 8.4b で見ることができる．このカールアップ課題では深部システムがどのように「遮られ」るか，ビデオ 8.4c で確認してほしい．IO の下で内側へスライドしているように見える．このビデオ画像では，カールアップ課題では TrA の収縮はみられず，IO がその上を外側へスライドする．　→つづく

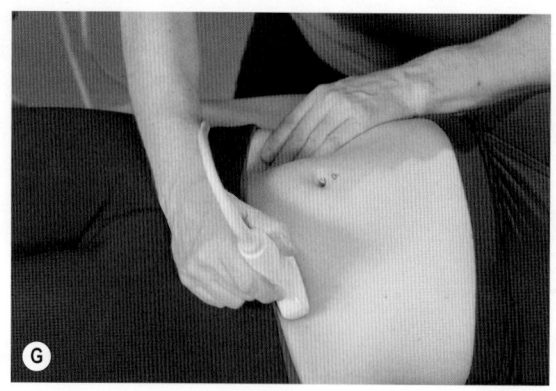

図 8.81 つづき　（G）超音波による確認と触診を組み合わせる事で一方の腹壁を確認しながら，同時にもう一方を感じて評価できる．この検査は左右の活動の対称性について情報を得ることができる

せ，IOの厚みが増えるようにみえる．また，TrAがIOの下で滑る代わりにTrAの上を外方へ滑るようにも見える（ビデオ8.3b🔗）．

続いて，頭部と頸部をカールアップする課題をしたときの腹壁の反応を確認する．この課題は腹壁の筋すべての同時収縮が必要なため，この課題でのTrAの活動を直接的な触診で確認するのは難しい．超音波画像では容易に観察できる（図8.81F，ビデオ8.4a，b，c🔗）．

超音波画像による観察は，深部筋に対するキューの反応を容易に確認できる．しかしながら，一ヵ所しか確認できないため，活動が対称かどうかを識別できない．一方のTrAを超音波画像で確認しつつ，もう一方を触診することで，前述した両側触診よりも詳しい情報が得られる（図8.81G）．

クリニカルリーズニング

前腹壁のトレーニング（最適な活動の回復）は，ASLRテストで骨盤帯を前方あるいは斜めから圧迫することによって改善がみられ，なおかつ触診や超音波画像で腹壁の反応がなかったとき（TrAやIOやEOを含む）に適応となる．TrAの反応が触診で確認できないにもかかわらず，超音波では望ましい反応がみられたら，トレーニングで機能回復が可能であると予測する前に，前方中央の筋膜の評価が必要である．

前方正中部の腹部筋膜——触診

Rathら（1996）によれば，腹直筋間距離は，恥骨結合と臍の中間レベルで0.9cm以下であり，臍直上レベルで2.7cm，臍と剣状突起の中間レベルでは1.0cmである（45歳以下のグループ）．腹直筋間距離はダイヤルカリパス dial calipers（Boxer & Jones 1997）や超音波画像（Coldonら2008）を用いた計測で信頼性のある値が得られるとしている．一方で，最近の予備実験では，何名かの健康な未産婦では，男性同様に，腹直筋間距離がこれらよりも大きい値を示した（Lee D，未出版．2013年時点）．

臨床的には，腹直筋間距離自体は，前正中部の筋膜の緊張を発揮する深部筋の能力よりも，患者の回復に関してそれほど関係していないことが指摘されている（第6章と第9章のChristyとMelissaの症例報告を参照🔗）．以下のテストは白線の完全性と，腹壁によって生じる力を伝達する能力を検査するもので，腰椎と骨盤帯の関節のフォースクロージャーを評価するものである．

患者は膝立て背臥位となり，セラピストは剣状突起から恥骨結合まで正中線上にある白線を触診する．この肢位での筋膜のテンションの有無を確認する．患者に頭部をカールアップするように指示し白線の反応，広がるのか，狭くなるか，幅に変化がないかを触診する（図8.82）．この課題実行時に腹の正中線に陥入 invagination や突出 protrusion がないか（図8.83A，B）．白線の全長にわたって詳細に観察し，カールアップ課題での変化を見る．

前方正中部の腹部筋膜——超音波画像

患者は背臥位で膝を立て，膝の下に枕を置いてサポートし，剣状突起から恥骨結合まで腹部を露出する．10〜12MHzのリニアプローブを用いて，前正

腰椎骨盤股関節複合体の評価，そのテクニックと手法　　CHAPTER 8

中部の腹部筋膜上にゲルを十分につけたトランスデューサーを置く（図8.84A）．描写する腹部のレベルは，触診の所見による．カールアップ課題で最低限の緊張が感じられたレベルを描写する．左右の腹直筋の内側縁と介在する白線の画像が鮮明になるまで角度を調整する（図8.84B）．安静時の白線，腹直筋間距離，左右の腹直筋の幅のエコー輝度に注意する．腹直筋間距離と腹直筋の幅はすべての課題において超音波ユニットの計測システムを用いて計測可能である．

以下の課題で，白線の変化に留意する．

1. 深部筋へあらかじめ何もキューを出さない状態で，カールアップする．腹直筋間距離は増加または減少する．これは確認している腹部のレベルや，この課題で用いられた戦略，白線の弛緩性や完全性によって現れ方が異なる．注意すべき事項は白線のエコー輝度で，これは増加する（すなわち白い線がさらに白く輝くか同じ状態に維持される）．また腹直筋と白線の形状変化にも注意する（図8.84C，ビデオ8.5a，bの最初の部分🖱）．

2. 深部筋の収縮を促し，その共同収縮を維持したまま，カールアップするよう指示する．白線と同様，腹直筋鞘後葉 posterior fascia of the rectus sheath が「明るく」なるのがみられ，事前収縮の段階から，左右から外方への力がかかること観察される（図8.84D，ビデオ8.5a，bの2つ目の部分🖱）．この外方への力が発生するにつれて，健常な白線では緊張増加がみられる．これら2つの課題での白線と腹直筋間距離，白線の形状およびエコー輝度の違いに留意する．ビデオ8.5bはカールアップ課題での経産婦の白線である．彼女はこの課題実施時に自動的に深部筋の事前収縮できないが，言葉で促すことで白線の形状と幅が容易に変化するのがみられる．深部筋の事前収縮がない状態では，白線は左右の腹直筋の間で陥没しているようにみえる（クリップの最初の部分）．彼女が深部筋の事前収縮をすると，この陥没はもはや出現しない（クリップの2つ目の部分）．この2つの戦略間で白線の緊張状態の違いが明らかである．また彼女は課題を実行する際の努力感についても著しい違いを示しており，深部筋の事前収

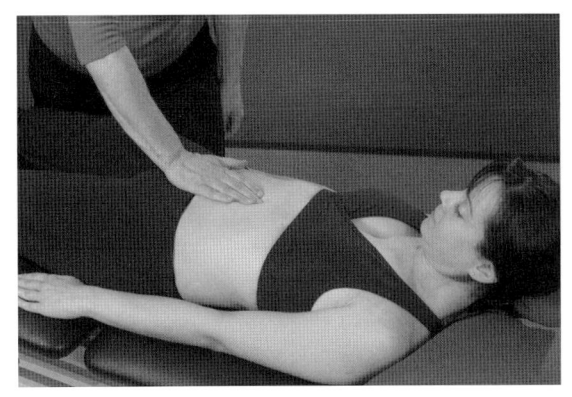

図8.82　腹部の触診：前方正中部の腹部筋膜．白線はカールアップ課題で左右の腹直筋（RA）の間で力を伝達する．その結果として，左右のRAの離開がある場合，白線の緊張の増加はわずかしか感じられない

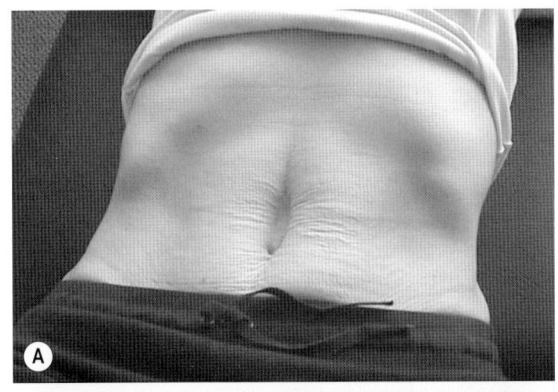

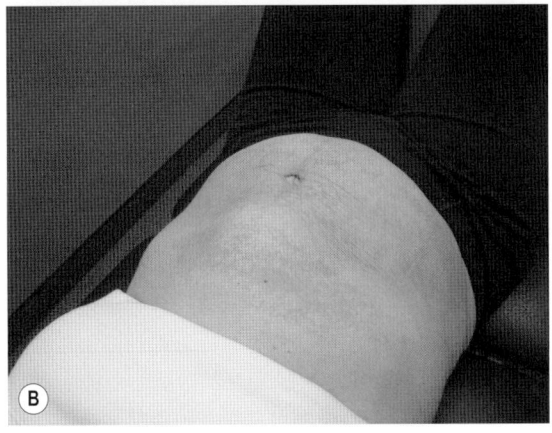

図8.83　腹部の触診：前方正中部の腹部筋膜，白線．（A）この患者は腹直筋離開があり，頭部挙上課題で白線が腹腔に陥没してしまう．これは彼女がこの課題実行時に用いている戦略を反映している．下部胸郭の拡張に注意する．（B）この患者も腹直筋離開がある．カールアップ課題で白線が腹腔から突出する．腹部中央が盛り上がることに注意する．これも同じく，カールアップ課題実行にあたってこのモデルが用いている戦略を反映している

233

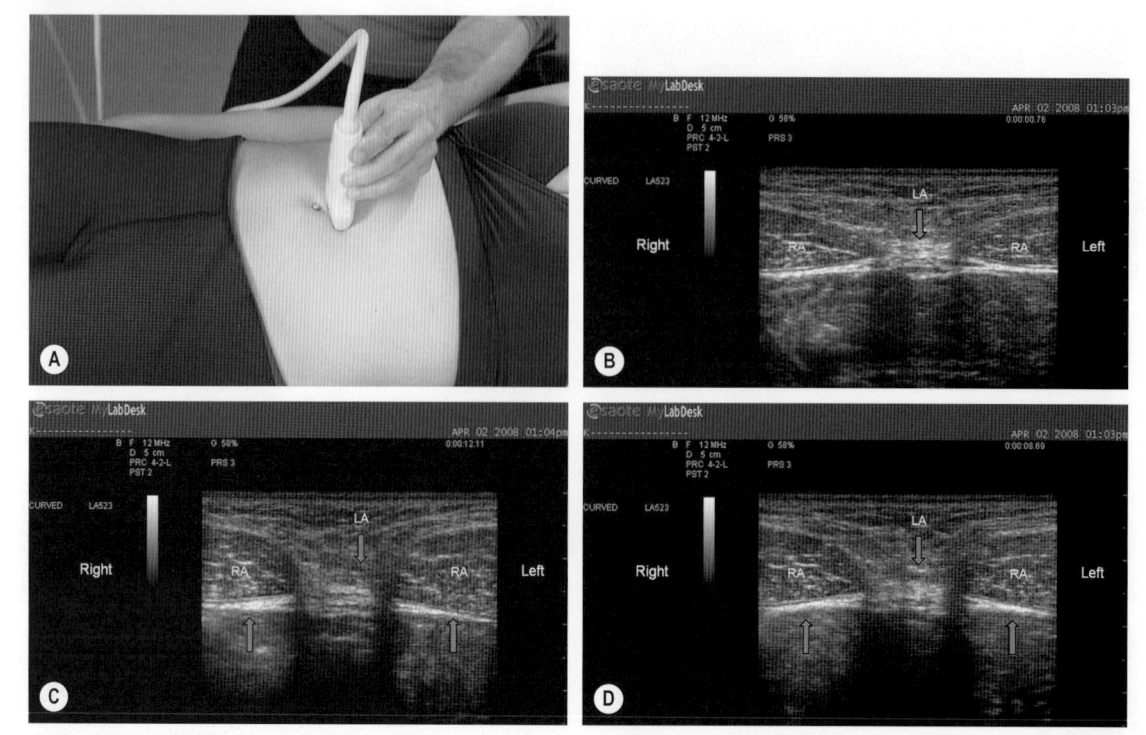

図 8.84 超音波画像：前方正中部の腹部筋膜，白線．（A）臍直上の白線を記録する際のプローブの位置．（B）安静時の白線 linea alba（LA）と左右の腹直筋（RA）の内側縁の超音波画像．（C）カールアップ課題時の白線の超音波画像（事前の収縮を声かけしていないが TrA の自動活性化がみられる）．腹直筋鞘後葉のエコー輝度（上向き矢印）と白線を通じたこの力の連続性を確認する．（D）深部筋を事前収縮させる声かけでカールアップ課題を行った時の白線の超音波画像．RA の下の筋膜の角度変化に注意する．ビデオ 8.5a, b では最初のカールアップ課題が無意識下のものである．次に被験者は，2回目のカールアップ実行の前に深部筋群を事前収縮している（左右の RA を通して外側へ引かれている点に注意）

縮をせずに課題を実行すると，より労力が必要になっている

左右どちらかの RA にそってプローブを動かし，前述の課題1と2を繰り返す（図 8.85A〜D，ビデオ 8.6）．深部筋が適切に機能していれば，健常な状態ではキューを出さなくても深部筋の事前収縮は自動的に起こるため，RA の厚みの変化はわずかである．TrA の活動に遅延や欠如があれば，この課題で RA の厚みや膨隆は著明に増加がみられる．TrA の非対称な活性化は左右の腹直筋の厚みに非対称性をもたらす．TrA の対称的な事前収縮によって，腹直筋の膨隆が対称的に小さくなるのである．仮説としては，TrA は，白線の水平線維 transverse fibrils の中間ゾーンに加え，腹直筋鞘後葉を緊張させ（図 3.45），RA の膨隆を制限するというものである．理論的にこれは，RA が見せかけの容れ物のなかで収縮する場合，筋膜系を通してさら に力が伝達されるということである．腹直筋離開 diastasis をもつ患者でみられる超音波画像の例は，第6章（ビデオ 6.2 参照）と第9章（Christy と Melissa の症例報告参照）で参照可能である．

超音波画像を使って観察する最後の項目は，左右の TrA が正中線上の組織の緊張を増加させることができるかどうかという点である．描写するレベルの腹部に広く超音波のゲルをつける．右側から開始して TrA を写す．セラピストが確認した最も効果的な方法を使って（つながりなど）深部筋を活性化する声かけを行い，反応を観察する．反応が最適であったら，トランスデューサーを右 RA へ移動し，声かけを繰り返して右の RA と関連する筋膜の反応を観察する．トランスデューサーを白線まで動かし，声かけを繰り返して左の RA と関連する筋膜を観察し，最後に左の TrA までトランスデューサーを動

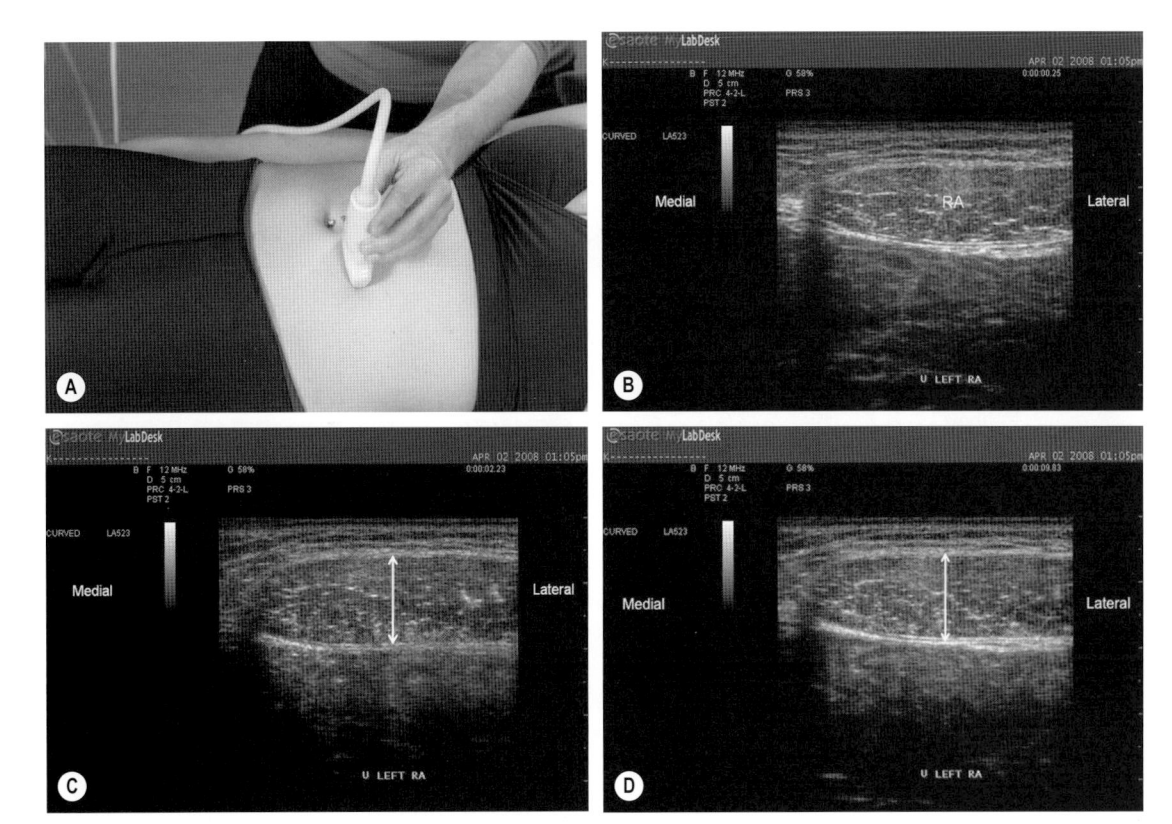

腰椎骨盤股関節複合体の評価，そのテクニックと手法　　CHAPTER 8

図 8.85 超音波画像：腹直筋．（A）臍直上の左腹直筋を描写する際のプローブの位置．（B）安静時の左腹直筋の超音波画像．（C）カールアップ課題時（事前の声かけなし）の左腹直筋の超音波画像．腹直筋の厚みが増加している．（D）深部筋を事前収縮する声かけをして，カールアップ課題を行った時の左腹直筋の超音波画像．深部筋システムが機能的に望ましい状態で，声かけをしてもしなくても，活動が自動化されていれば，（C）と（D）で腹直筋の形状にほとんど違いはなく，また厚みもほとんど相違がみられない．これについてはビデオ 8.6 を参照してほしい．機能的な腹壁では，左右の腹横筋の同時収縮は，腹直筋離開がある場合の白線と同様に，左右の腹直筋鞘を緊張させる．これは超音波画像で確認できる（ビデオ 8.7 ）

かす．最適な状態では，左右の TrA の収縮は，筋膜全体に緊張が増加するか，もしくは腹直筋の分離がある場合は正中線を交差するかたちがみられる（ビデオ 8.7 ）．われわれはこれを「機能的な腹直筋離開」と考えている．

クリニカルリーズニング

前正中部の腹部筋膜が深部筋の収縮を通じて下部胸郭，腰椎，骨盤帯の関節を制御する十分な緊張を生じることができるなら，トレーニングは機能の回復に効果的である．しかし，もし筋膜が十分な緊張を生じることができなければ，トレーニングで効果は得られず，前方正中部の筋膜の解剖学的完全性を回復させる手術が適応となる（Christy と Melissa の症例報告，第 9 章とビデオ 6.2 参照 ）．

骨盤底──超音波画像

患者が尿失禁（第 6 章）や臓器脱，骨盤底／会陰の痛み，あるいは骨盤底に重さを感じている場合や，骨盤底の収縮を促すよう声かけをしても，TrA の反応が引き出せない場合，骨盤底に対する個別の検査が適応となる．

骨盤底は腹部キャニスターにおいて重要な部分で（第 4 章），整形外科領域の臨床家が無視することができない箇所でもある．同様に，ここは腹部キャニスターのたった一部であると捉えることもでき，骨盤底セラピストは，失禁や腰椎骨盤帯痛を有する患者の治療に他の要素も考慮する必要がある（Lee 2004, Lee & Lee 2004b, Lee ら 2008a）．骨盤底は，経腟触診または超音波画像のどちらだけでなく，むしろ両方で評価されることが望ましい．著者らは

235

（DLとLJL）両者とも骨盤底セラピストとして認定されていないので，ここでは骨盤底の内診など，特殊な評価は扱わない．両著者は通常，骨盤底の機能を確認するために超音波を用いているが，必要性があれば骨盤底セラピストによる評価を求める．もう一度いうが，これは，多分野にわたる，そして複数の分野にまたがるチーム医療の必要性を示している．

骨盤内筋膜と骨盤底筋群は，経腹法あるいは経会陰アプローチ（経会陰法）による2次元超音波画像で評価できる．それぞれの方法からは，骨盤底に関する異なった情報が得られる．膀胱を描写するためには，適当に膀胱が充満していることが必要である．患者にはいったん膀胱を空にして，それから検査の1時間前から500mLの水分を飲むように指示する．これは，その後の検査に向けて膀胱内の水分量を統一するためである．

骨盤底——超音波画像；水平断，腹部からのアプローチ（経腹法）：このアプローチは左右の骨盤底の活動の対称性を評価する際に有効であり，両側の反応を同時にみることができる．この所見の短所としては，動きを計測するには骨のランドマークがないことであり，したがって実際の動きの方向は不明瞭である．

患者は膝立て肢位となり，膝を枕でサポートして，剣状突起から恥骨結合まで露出する．3.5MHzのコンベックスプローブにゲルを十分につけて，恥骨結合のすぐ上方の正中線をまたぐようにトランスデューサーを水平に置く（患者の右側にマーカー）．膀胱の画像が鮮明になるまで角度を変えていく（図8.86A，B）．深度を調整して画面上に膀胱全体を描写し，骨盤内筋膜のレベルに焦点を調整する．安静時の膀胱の形状／輪郭に注意し，以下の声かけに伴う膀胱と骨盤内筋膜の反応を観察する．

1.「ゆっくりとやさしく尿を止めるように尿道の周りの筋肉を収縮してみてください」
2.「ゆっくりとやさしく体の中へ腟（男性の場合は精巣）を引き上げるようにしてみてください」
3.「肛門から恥骨の内側にかけて線でつないだところをイメージしてみてください．このラインに沿って，ゆっくりと優しく肛門を前上方へ引き上げるようにイメージしてみてください」

最適な状態では，骨盤底筋群が収縮すると，その

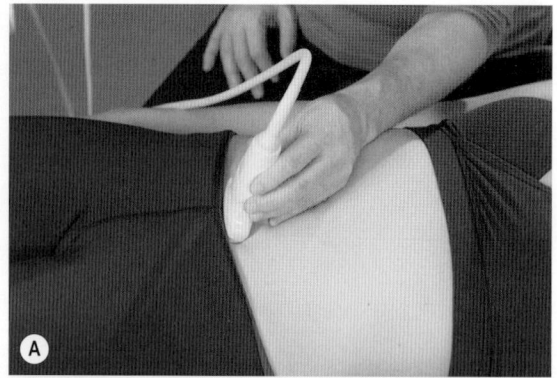

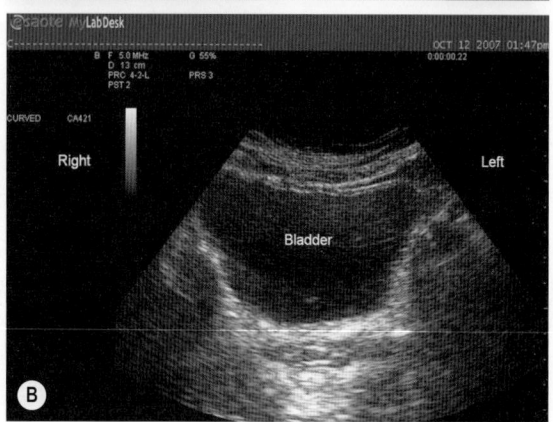

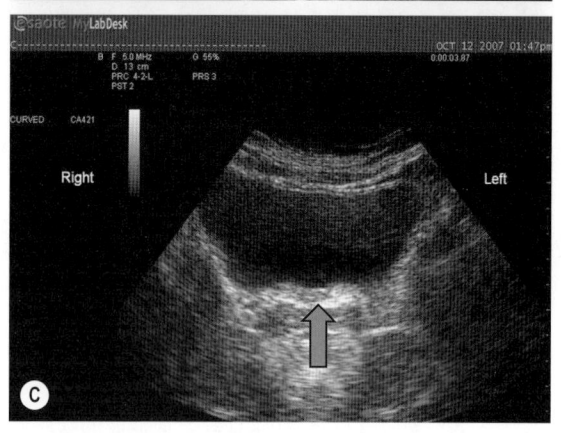

図8.86　骨盤底——超音波画像：水平経腹アプローチ．（A）膀胱と骨盤底の水平経腹断像を描写するときのプローブの位置．（B）骨盤底を収縮する声かけの前の膀胱画像．（C）骨盤底を収縮する声かけをした時の同じ膀胱の画像．この画像の下面の膀胱の形状に着目（矢印）．これは最適な反応で，ビデオ8.8でも見ることができる

結果膀胱の正中線を持ち上げる合成ベクトルが生じるため，骨盤内筋膜は引っ張られる（図8.86C，ビデオ8.8）．注意事項は以下の通りである．

1. 膀胱の形状／輪郭の変化（挙上の有無とその部位（中央，左，右），あるいは膀胱の変形）
2. 明らかな膀胱の降下．ただし，この方法では，

超音波画像上膀胱を降下させる因子が多く存在するように見えるため，膀胱降下の確定には用いることはできない．膀胱の降下の判断には会陰部のアプローチを用いるのがベストである
3. 収縮の持続性に注意する（疲労度，挙上位置からゆっくりと下がる状態を観察．これは骨盤底の持久性の低下を示唆する）

骨盤底──超音波画像；傍矢状断，腹部からのアプローチ：このアプローチの利点は骨盤底の左右が別々に描写され，水平断像で得た印象を肯定あるいは否定できることである．動きの計測に対して骨のランドマークがないという欠点が残るため，計測には会陰からのアプローチによる画像が必要である．患者は膝立て背臥位で，膝を枕でサポートし，剣状突起から恥骨結合まで腹部を露出する．3.5MHzのコンベックスプローブにゲルを十分につけ，恥骨結合のすぐ上部で正中矢状方向にトランスデューサーを向けて（患者の頭側にマーカー），正中線の左側あるいは右側を描写する（正中線でない場合（傍矢状面）プローブを上外方から下内方に向ける）（図8.87A）．膀胱と膀胱頸の画像が鮮明になるよう角度を変える（図8.87B）．深部を調整し，膀胱全体が画面上に描写されるよう設定し，かつ骨盤内筋膜のレベルにフォーカスを調整する．安静時の膀胱の形状／輪郭に注意し，次に以下の声かけによる膀胱と骨盤内筋膜の反応を観察する．

1. 「ゆっくりとやさしく尿を止めるように尿道の周りの筋肉を収縮してみてください」
2. 「ゆっくりとやさしく体の中へ腟（男性の場合は精巣）を引き上げてみてください」
3. 「肛門と恥骨の内側を線でつないだところをイメージしてみてください．このワイヤーに沿って，ゆっくりとやさしく肛門を前上方へ引き上げるようイメージしてみてください」

最適な状態では，骨盤底筋群が収縮して，その結果膀胱が挙上する合成ベクトルが生じるので，骨盤内筋膜は緊張する（図8.87C，ビデオ8.9）．注意事項は以下の通りである．

1. 膀胱の形状／輪郭の変化（挙上の有無と膀胱と膀胱頸に関連する位置，膀胱の変形）
2. 明らかな膀胱の降下．この方法では，超音波画像上膀胱を降下させる因子が多く存在する

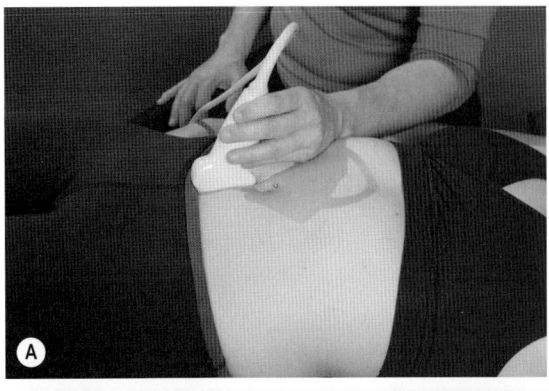

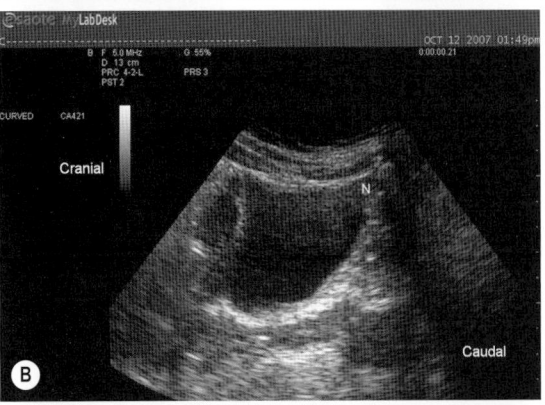

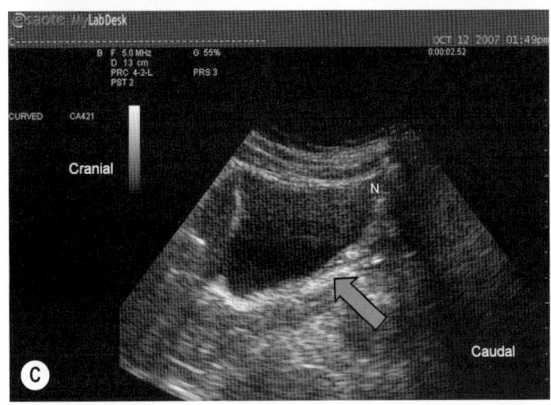

図 8.87　骨盤底──超音波画像：傍矢状断経腹アプローチ．(A) 膀胱と骨盤の傍矢状断像を描写するときのプローブの位置．(B) 骨盤底の収縮を促す声かけをする前の膀胱の傍矢状断像．Nは膀胱頸部．(C) 骨盤底の収縮を促す声かけをした時の同じ膀胱画像．この収縮中の膀胱の挙上に着目（矢印）．これは最適な反応で，ビデオ8.9で見ることができる

ように見えるため，膀胱降下の確定には用いることはできない．膀胱降下の判断には，会陰からのアプローチを用いるのがベストである
3. 収縮の持続性（疲労度，挙上位置からゆっくりと下がる状態を観察．これは骨盤底の持久性の低下を示唆する）

骨盤底──超音波画像；会陰からのアプローチ：骨盤底と骨盤内臓器を描写するこのアプローチは，多くの情報を提供し，尿失禁の有無にかかわらず，骨盤内臓器の脱出の治療をしている女性患者には常に適応となる．背臥位や立位での多様な課題時に，膀胱や膀胱頸，肛門直腸角の反応を容易に確認できる．われわれはリサーチ（Pengら2006, 2007）に感謝し，また臨床的専門知識をもたらし，個人的な臨床指導を担当してくださったRuth Jones（Lovegrove）先生（PT, PhD, スタンフォード大学）に敬意を表する．先生からはこのアプローチに関して骨盤底の適切な描写方法をご指導いただけるだけでなく，臨床所見の解釈，指導者としてのあり方も教えていただいた．

患者は背臥位で膝を立て，会陰部を露出する．このとき患者が安心できるように下半身を布で覆う．解釈しやすいよう，画面上で超音波画像を反転させる．3.5MHzのコンベックスプローブの表面に十分ゲルをつけ，その上からパウダーフリーグローブでプローブを蔽う．グローブから空気をすべて抜き，グローブとプローブ表面の間にゲルが行きわたるようにしてプローブの周りにゲルの層をしっかりとつくる．さらにグローブの上にゲルの層をつくり（図8.88），超音波の画面上でアーチファクト（黒い縞）をチェックする．この操作をアーチファクトがすべてなくなるまで続ける．グローブをつけた手で，プローブを会陰の中央にあてる．マーカーは肛門側にくるようにする．恥骨結合，膀胱と膀胱頸，肛門直腸角の描写が鮮明になるまでプローブの角度を調整する（図8.89A）．恥骨結合の肢位に対して安静時の膀胱の形状／輪郭に注意し，以下の声かけに対するすべての組織の反応を観察する．

1. 「ゆっくりとやさしく尿を止めるように尿道の周りの筋肉を収縮させてみてください」
2. 「ゆっくりとやさしく腟（男性の場合は精巣）を体の中へ引き上げるようにしてみてください」
3. 「肛門と恥骨の内側をつなぐワイヤーをイメージしてください．このワイヤーに沿って，肛門を前上方に引き上げるようにイメージしてみてください」

適切な骨盤底の収縮は骨盤内筋膜に緊張をもたらし，結果として頭側腹側方向に挙上する（合成ベクトルの作用）．肛門直腸角は膀胱頸にそって頭腹方向へ動く（図8.89B，ビデオ8.12）．続いて，息む，あるいは患者に声門を閉じてバルサルバ法を指示する（図8.89C，ビデオ8.10）．また，咳をするようにも伝える．これらの課題中，膀胱は骨盤底に支持されたままの状態にあるべきで，骨盤内臓器，会陰体，直腸はいずれもわずかの下降しかみられない．望ましくない反応は以下の通りである．

1. 骨盤底の収縮を促すような声かけでも，肛門直腸角の動きが視覚的に起こらない
2. 骨盤底の収縮を促すような声かけでも，膀胱頸を通じて挙上作用が生じない（ビデオ8.13）．この患者は腹圧性尿失禁を有していた．骨盤底の収縮に伴う挙上はほぼ頭方向で，このため尿道を閉鎖する力はない
3. 声門を閉じて息んだとき（バルサルバ法）に恥骨結合より下方へ膀胱が降下する（ビデオ8.14）．これは先ほどと同じ腹圧性尿失禁のある患者である．恥骨結合より下方の膀胱の降下に注意する．筋膜の問題があるか，この課題で骨盤底筋群の最適でない活動の徴候であると考える
4. 咳で恥骨結合より下方へ膀胱が降下する（ビデオ8.15）．これは2年前に子宮摘出術をした別の患者で，腹圧性尿失禁のケースである．彼女はこの超音波の評価の6週間前に経腟式尿道スリング法（TVT法）を行った．

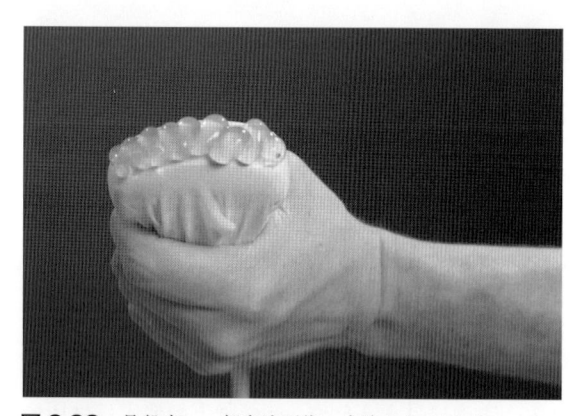

図8.88 骨盤底──超音波画像：会陰からのアプローチ．トランスデューサーのプローブは，表面に超音波用ゲルの厚い層ができるように準備する．次に，これをパウダーフリーのラテックスのグローブで蔽い，ゲルとグローブの間に空気が入らないようにして，グローブの上にさらにゲルの層をつくる

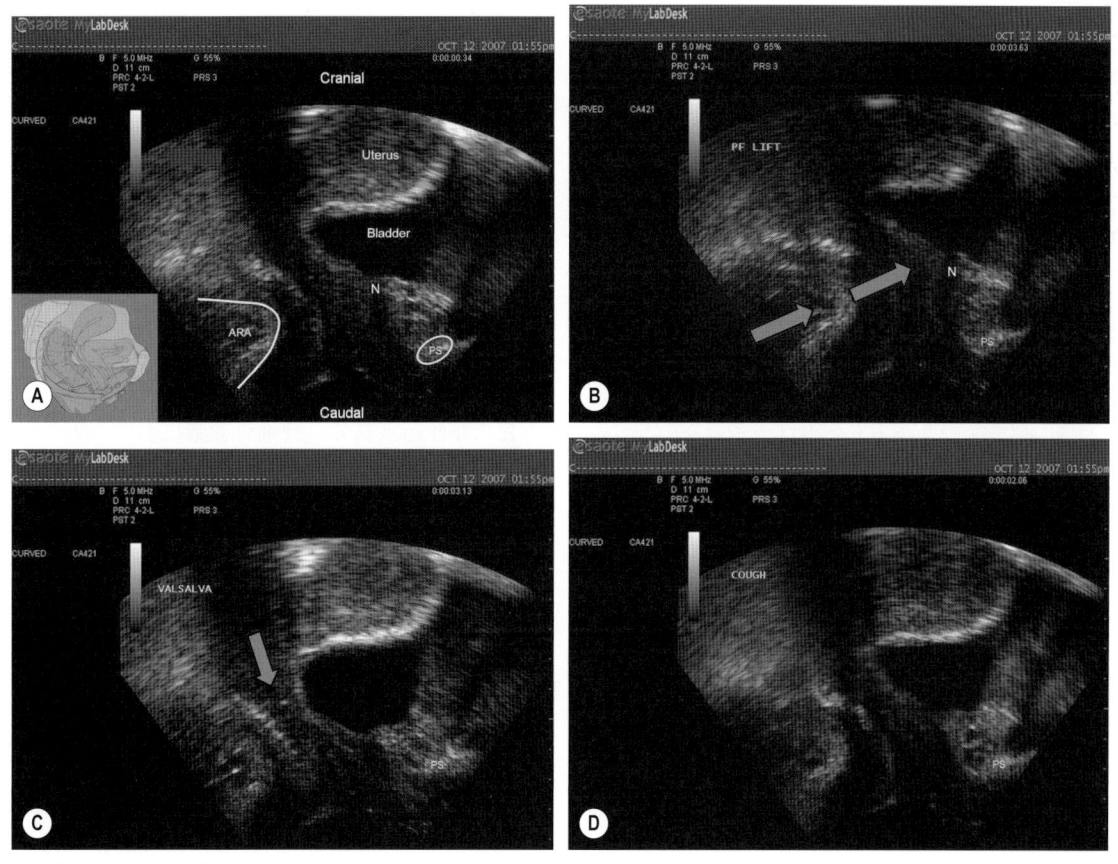

腰椎骨盤股関節複合体の評価，そのテクニックと手法　CHAPTER 8

図 8.89　骨盤底──超音波画像：会陰からのアプローチ．（A）会陰からのアプローチでみられる骨盤底収縮前の骨盤内臓器の画像．PS：恥骨結合，ARA：肛門直腸角，N：膀胱頸．（B）会陰からのアプローチでみられる骨盤底収縮時の骨盤内臓器の画像．挙上のベクトルは（矢印）頭腹方向に向く．これは最適な反応で，ビデオ 8.10 で見ることができる．（C）息みのときの骨盤内臓器の画像．望ましい状態では，息みのときは膀胱は恥骨結合のレベルより下方へ降下しない．息みに対する機能的な反応はビデオ 8.11 で見ることができる．（D）咳をしたときの骨盤内臓器の画像．望ましい反応はビデオ 8.12 で見ることができる

この患者は咳をするとまだ尿失禁があり，ビデオクリップでもみられるように，尿道が完全に懸垂されている一方で，後方組織は咳のときに支持を受けていない

多裂筋の深層線維──触診

多裂筋の深層線維（dMF）は，解剖学的には腹部キャニスターには含まれない．しかし，その働きは腰椎と骨盤の分節コントロールに重要な役割を担っているので（第 4 章），機能的には腹部キャニスターの一部であるといえる．損傷後の dMF のサイズ変化を計測する調査で超音波画像システムが広く用いられているが（第 5 章），臨床的には，特に微細な活動の場合，触診のほうが感度が優れている

ように思う．両方の評価方法について，本項で解説する．

患者は腹臥位になり，セラピストは腰椎棘突起の側方あるいは正中仙骨稜のすぐ側方で dMF を触診する（図 8.54C 参照）．しっかりと，優しく組織へ押し入り，これらの深部筋の緊張を，上下位レベルや反対側と比較する．胸腰筋膜の緊張を高め，最も深部を評価する妨げとなる脊柱起立筋の過緊張があるかどうか確認する（図 8.90）．この筋は可能ならば，多裂筋の機能評価をさらに進める前にリリースするのが望ましい．

もし腹部キャニスターのすべての深部筋が共同して働いていれば，システムのいずれかを働かせるような声かけで同時収縮がみられる．以下の 3 つの声

239

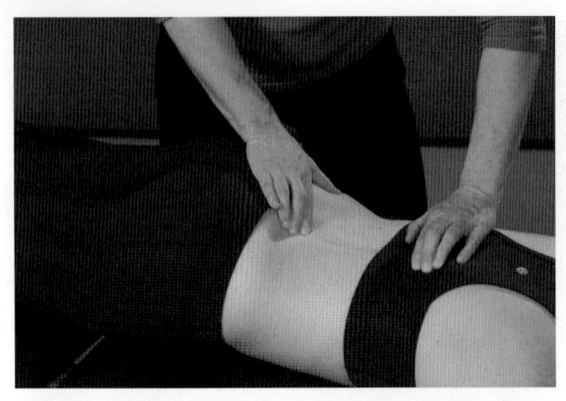

図 8.90 多裂筋の深層線維——触診．この被験者は第8胸椎の分節（頭側の手）に付着する胸最長筋の過緊張がある．これは，セラピストがL4レベル（尾側の手）で多裂筋深層線維を評価できないほど胸腰筋膜の緊張を著しく増加させている．この線維束は，L4で分節的なトーンを詳しく評価する前に，リリースあるいはリラックスさせる必要がある

かけのうち，1つでも共同収縮と，dMFの活動タイミングの均等な反応を引き出せるのが望ましい．

1. 「ゆっくりと優しく尿を止めるように尿道の周りの筋肉を収縮させてください」
2. 「ゆっくりと優しく腟（男性の場合は精巣）を体の中へ引き上げるようにしてみてください」
3. 「肛門と恥骨の内側をつなぐ線をイメージしてください．そのラインに沿って，そっと肛門を前上方向に引き上げるようにイメージしてみてください」

これらの声かけのいずれかにdMfが反応して骨盤底と共同収縮すると，触診している指深くに膨らみや圧を感じることができる．このとき，胸郭，腰椎，骨盤帯に動きは起こらない．われわれの経験では，患者に対して「この筋を膨らませてください」という表現は，深部筋の分離収縮を促すイメージキューよりも効果が低い．もしこれら3つの声かけで反応がなければ，以下の方法でやってみる．

1. 「骨盤後方で左右の骨を線でつないだところをイメージしてみてください．これら2つの骨をこのライン沿いに互いに引き寄せ合うようにイメージしてみましょう」
2. 「恥骨の内側から骨盤を通って，今私が触れている腰のところまで，1本の線を引いたところをイメージしてください．このライン沿いに，さらにこの椎骨を優しく頭の方へ向かって引き上げるようにしてみてくだ

さい」「この椎骨がティーポットの蓋だと思って，優しく蓋を持ち上げるようにイメージします」「この椎骨を1mm上へ持ち上げて，下の椎骨と少し隙間を空けるようにイメージしましょう」

異常な反応は以下の通りである．

1. あらゆる声かけに対してもdMFの反応がない
2. 左右のdMFの非対称的な反応

一般的な代償戦略は以下のものである．

1. 多裂筋の表層線維の活動
2. 脊柱起立筋で，腰椎骨盤帯における表在筋膜の緊張が感じられる

多裂筋の深層線維——超音波画像

患者の肢位は側臥位とし，腰椎を中間位とする．必要に応じて腰にタオルを入れてサポートする．10〜12MHzのリニアプローブを用いて，ゲルを十分に塗布したトランスデューサーを患者の関節突起上に長軸方向に置く．トランスデューサーのマーカーは頭側にくるようにする．水平断像を確認する場合は，マーカーが患者の右側になる．

長軸断像の場合，腰部の多裂筋，仙骨，L-S1，L4-L5，L3-L4の関節突起の画像が鮮明になるまでトランスデューサーの角度を調整する．水平断像の場合，棘突起，筋膜，多裂筋の深層および表層線維の画像が鮮明になるまでトランスデューサーの角度調整を行う．深度を調整すると，層状の筋が容易に観察できる．フォーカスする層を確実に描写する（図8.91A〜D）．続いてどちらかの画像を使って，以下の声かけに伴うdMFの反応を観察する．

1. 「ゆっくりと優しく尿を止めるように尿道の周りの筋肉を収縮させてください」
2. 「ゆっくりと優しく腟（男性の場合は精巣）を体の中に引き上げるようにしてみてください」
3. 「肛門と恥骨の内側を線でつないだところをイメージしてください．このラインに沿って，そっと肛門を上前方向へ引き上げるようイメージしましょう」
4. 「骨盤の後ろの左右の骨（PSIS同士）をつなぐ線をイメージしてみてください．この2つの骨をこのライン沿いに互いに寄せ合うようにイメージしてみましょう」

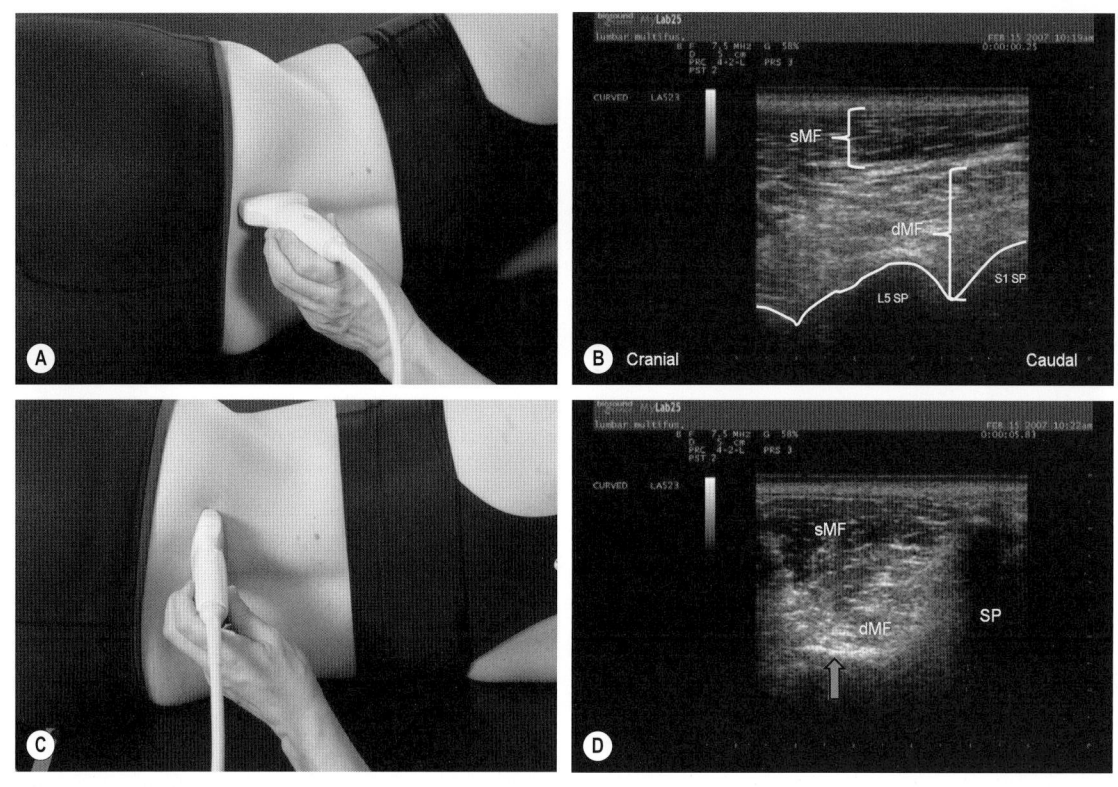

腰椎骨盤股関節複合体の評価，そのテクニックと手法　CHAPTER 8

図8.91　多裂筋の深層線維——超音波画像．(A)矢状面で長軸方向の多裂筋を描写するときのプローブの位置．プローブのマーカーは患者の頭側へ向く．(B)腰仙移行部での深層線維と表層線維の超音波画像（長軸断像）．長軸断像で多裂筋深層線維（dMF）の単独収縮を観察するには，ビデオ8.16を参照．(C)多裂筋の水平像を描写する際のプローブの位置．プローブのマーカーは患者の右側を向く．(D) L4-5レベルでのdMFとsMFの画像（水平断像）．SP 棘突起，矢印は筋膜．水平断像でdMFの単独収縮を観察するには，ビデオ8.17参照．dMFの収縮の有無にかかわらず，脊柱起立筋や多裂筋表層線維が収縮すると，すべての筋の厚みが同時に増して（ビデオ8.18は長軸断像，ビデオ8.19は水平断像），よく腰椎の伸展が生じる

5. 「恥骨の内側から私が触れている背中まで線でつないだところをイメージしてみてください．このライン沿いに，さらに椎骨を優しく頭の方向に向かって引き上げるようにしてみてください（ティーポットの蓋を持ち上げる）」「この椎骨を1mm持ち上げて，下の椎骨との間にスペースをつくるようにイメージしてみましょう」

これらの声かけのうちいずれかに反応してdMFが骨盤底と共同収縮をすると，表層線維の活動を伴わずにdMFのみ膨隆がみられる（ビデオ8.16 長軸断像．ビデオ8.17 水平断像）．反応がない場合は，超音波画像でサイズ変化や活動がみられないということである．dMFのサイズ変化の有無にかかわらず，脊柱起立筋や多裂筋の表層線維が収縮すると，筋の膨隆がみられ（ビデオ8.18 長軸断像，ビデオ8.19 水平断像），しばしば腰椎や胸椎の伸展が生じる．

腹横筋と多裂筋——触診

骨盤底の収縮を促すキューに対して，TrAとdMFの共同収縮を評価する場合，腹臥位（図8.92A）でも背臥位（図8.92B）でもどちらの肢位でもよい．一方の手で適切な深さでTrAを触診し，もう一方の手でdMFを触診する．どのようなものでも，骨盤底の収縮を促すキューが最適な収縮につながるということはすでに学んだ（骨盤底，超音波画像を参照）．そのときのTrAとdMFの反応を確認する．この検査はセラピストと患者の手を合わせて4つ用いるとよい．左右のTrAは左右のdMFと一緒に共同収縮するべきで，協同的な活動を確認するため，適宜手を移動させるとよい．

クリニカルリーズニング

ASLRテスト（骨盤帯に対する特殊な圧に対する反応も含む）から得られる所見は，腹部キャニスターの深部筋の反応と連動することが多い（常に

241

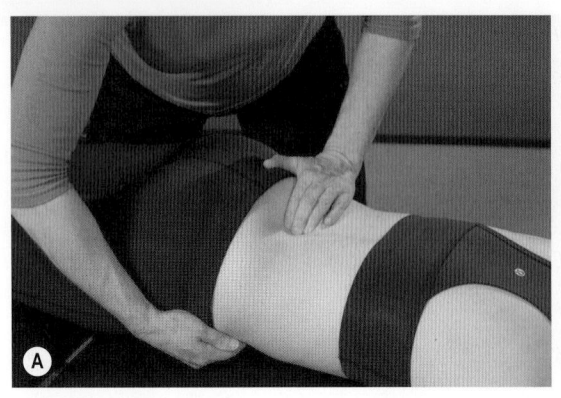

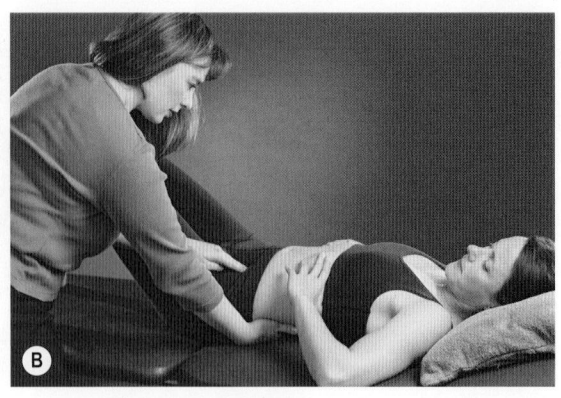

図 8.92 腹横筋（TrA）と多裂筋の深層線維（dMF）——触診．TrA と dMF の共同収縮は腹臥位（A）または背臥位（B）で評価できる．共同収縮の声かけをする前に，触診に適切な深さを確認する．活動の欠如やタイミング遅延を見逃さない．このテストは両側の TrA，両側の dMF，右の TrA と右の dMF，あるいは左の TrA と左の dMF など適宜評価部位を変更できる

ではない）．以下にみられるものはテスト所見の一般的な組み合わせである．ASLR が陽性の場合である．

1. 両側からの前方圧迫により努力感が減少した場合，片側または両側のどちらかの TrA 作用の不足
2. 両側からの後方圧迫により努力感が減少した場合，片側または両側どちらかの dMF 作用の不足
3. 恥骨結合レベルでの両側からの前方圧迫により努力感が減少した場合，片側または両側どちらかの骨盤底作用の不足，または片側か両側どちらかの TrA 作用の不足
4. 斜め方向（左前方と右後方から）の圧迫により努力感が減少した場合，左 TrA と右 dMF 作用の不足
5. 斜め方向（右前方と左後方から）の圧迫により努力感が減少した場合，右 TrA と左 dMF 作用の不足

ASLR テストが陰性の場合（骨盤帯に圧迫を加えたとき反応がみられない），腹部キャニスターの深部筋に不足がないか，もしくは深部筋に不足があっても表在筋（IO, EO, RA, ES, sMF）を過剰に動員していることがある．この場合，表在筋の活動により圧は過剰になっており，骨盤帯をまたいで圧が強まることは有益にはならない．さらに，ASLR テストで陽性所見がみられても，その主因は骨盤の内部の問題ではないかもしれない．これは胸郭や股関節がドライバーの骨盤の機能障害としてよくみられ

るものである（Julie G の症例報告参照，第 9 章ビデオ JG22）．

横隔膜

横隔膜は腹部キャニスターの天井を構成し（図 4.34 参照），その機能は胸郭に加えて腰椎骨盤帯に密接に関係する．EO, IO, RA, ES の過緊張は一般的には下部胸郭の動きを制限し，最適な横隔膜呼吸を妨げる．この点について，客観的な検査で EO, IO, RA, ES の過緊張の有無について判断すべきである．下部胸郭を拡張する横隔膜の能力に関して，表在筋の過活動の影響を評価するため，さまざまな肢位（立位，坐位，背臥位，腹臥位，チャイルドポーズ）で胸郭を触診し（図 8.93A 〜 D），胸郭拡張の大きさとタイミング両方の対称性を確認し，胸郭に付着する筋群の過緊張の存在をこれらの所見に関連づける．EO, IO, RA, ES が共同収縮を起こすと，吸気時の胸郭の拡張が制限され，胸郭の上前方部分で動きが大きく生じるようになる（肺尖呼吸 apical breathing）．

腰筋——触診

腰筋は腹部キャニスターの深部筋で（図 4.34 参照），脊柱と股関節両方の支持の役割を担うとされている．臨床的見解では，股関節と同様に腰椎の分節コントロールに重要な役割を果たし，加えて股関節の屈筋としても作用する．股関節屈曲の課題で活性化のタイミング遅延は，「ポキッと音が鳴る股関節 clicking hips」を呈する患者によくみられ，表在

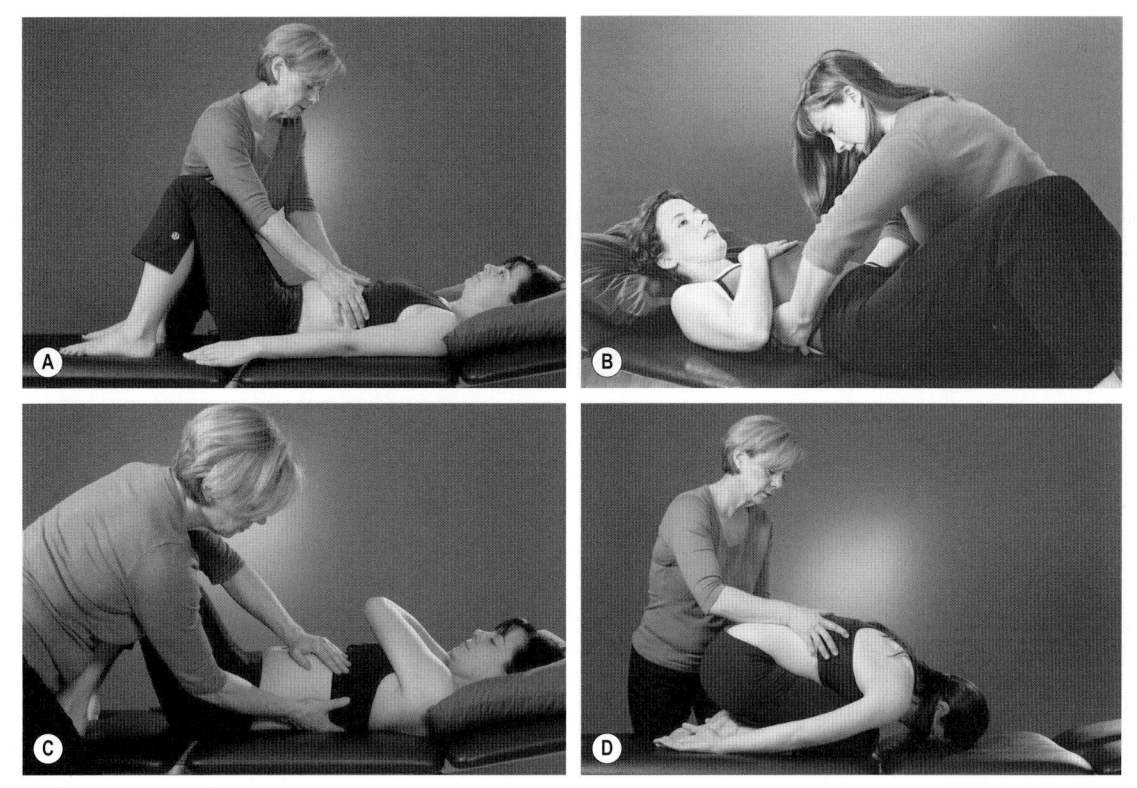

図 8.93　横隔膜．肋骨の側方拡張のための胸郭触診と呼吸時のリリース．(A) この患者はバックグリッパーで，吸気のときに脊柱起立筋が胸郭後方の拡張を制限し，吸気時に胸郭の後傾がみられる．表在する腹筋の過活動はないため，胸郭の前面は左右対称に拡張する．後外方への拡張の制限は，(B) のように触診で確認する．(C) この手のかたちは吸気のときに一側の拡張を評価するとき便利である．被験者の手は肩甲骨周囲筋の緊張の増加や呼吸の所見に影響するのを避けて体側に置く．写真は，撮影目的のために胸上でクロスさせているだけである．(D) チャイルドポーズ（ヨガ）は吸気相での胸郭後方の動きを評価するだけでなく，治療にも非常に役立つ姿勢である．脊柱起立筋の過剰な活動は吸気のときに胸郭後方の動きを著しく制限する

する股関節屈筋の過緊張に関連している．以下のテストは股関節屈曲課題での腰筋の活性化のタイミングを評価するものである．

　患者の肢位は背臥位で膝を立てた状態とする．セラピストは頭側の手を腸骨筋に沿ってそっとすべらせる（ASIS から始める）．このとき，内臓に向かって深く入るが，直接臓器を押さないようにする（図 8.94）．この手を内側に滑らせ，腰筋の外側縁までもっていく．それが目的の筋であることを確認するため，もう一方の手で股関節の屈曲に優しく抵抗を加える．適切な部位を触診していれば，腰筋がすぐに膨隆するのを容易に感じる．もう一方の手で，股関節の局所テストで確認した股関節屈筋（あるいは内転筋）の過緊張を触診する．患者にゆっくりと同側の足をベッドから挙げるように指示し，過緊張した股関節屈筋／内転筋または腰筋の，どの筋が最初に収縮を始めるか確認する．最適な活性化パターンは表在する股関節屈筋や内転筋の前に腰筋が収縮するパターンである．

腰筋――超音波画像

　患者の肢位は膝を立てた背臥位で，膝を枕でサポートし，剣状突起から恥骨結合まで腹部を露出する．3.5〜5MHz のコンベックスプローブを用いて（周波数については患者の胴回りによる．つまり，筋がどのくらい深いところにあるかによる），ゲルを十分につけたトランスデューサーを腹部の前外方で腸骨のすぐ内側部分に置く．トランスデューサーのマーカーは患者の右側に向くようにする（図 8.95A）．腰筋の水平断画像がはっきりするまでトランスデューサーの角度と位置を調整する（図 8.95B）．深度を調整して，筋の層が容易に観察できるように

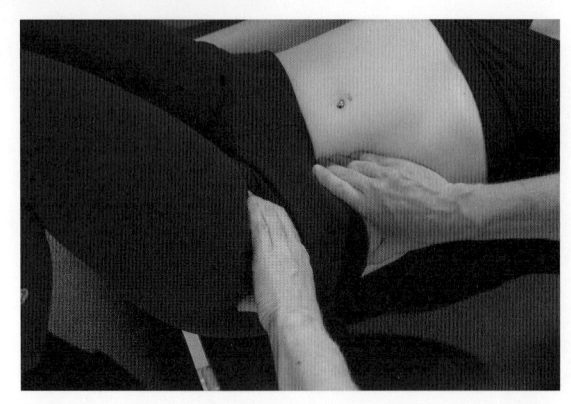

図8.94 腰筋——触診．臨床的な知見によれば，股関節の屈曲動作では，表在する股関節屈筋／内転筋の前に腰筋が収縮することが示唆されている．セラピストの頭側の手は腰筋を触診しており，尾側の手は大腿直筋を触診している．患者がベッドから足部を持ち上げ始めるとき，セラピストはどちらの筋が先に収縮するか確認する．腰筋が先行するのがよい

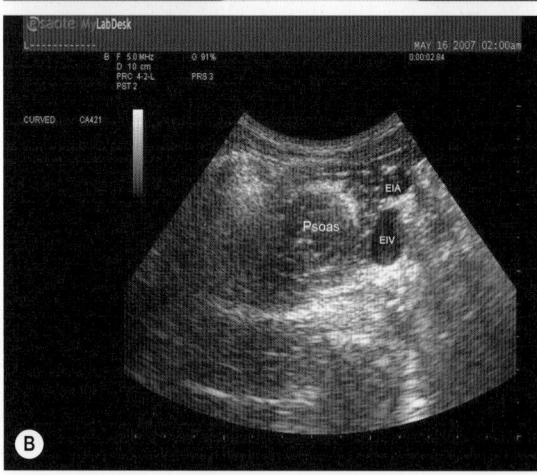

図8.95 腰筋——超音波画像．（A）右の腰筋を観察する際のプローブの位置．腰筋観察時にランドマークとなる外腸骨動脈の拍動を確認する．（B）腰筋の超音波画像．EIA 外腸骨動脈．EIV 外腸骨静脈．最適な反応はビデオ8.20 🖱 で確認できる

設定し，ターゲットにする層が確実に描写されるようにする．

以下の課題や声かけに対する腰筋の反応を観察する．

1. 「足をゆっくりとベッドから挙げてみてください」
2. 「股関節（大転子に触れる）から，股関節のつけ根の骨頭を通って股関節のソケット（臼蓋）に1本の線が引かれているところをイメージしてみてください．ソケットに股関節が深く引き寄せられるのをイメージしてみましょう」

最適な状態では，腰筋は収縮し，これは筋の膨隆として観察できる（ビデオ8.20）．超音波の所見と触診の所見を関連づけるようにする．

筋膜スリングの内部連結

腹部と下肢の表在する筋群は，いくつかの筋と関連する筋膜からなる筋膜スリングの内部連結システムの重要な部分であり，このスリング沿いに力が発揮される．1つの筋は1つ以上のスリングに関与していて実行する課題によってスリングが重複するかもしれないし，内部連結するかもしれない．仮説としては，スリングは始まりも終わりもなく，むしろ力の伝達をサポートしていると言える．スリングは，1つの内部連結した筋膜システムですべての部分が成り立っており，動いているときに確認できる特定のスリングは単に全体のうちの一部分の活動によるものに過ぎない可能性がある．

特定の筋の機能障害（弱化，不適当な活動，短縮）を確定し治療することは，力の伝達を最適な状態に戻す上で重要である．また，筋の強さや長さを検査することも重要で，本書の読者はすべてこれに関する検査法は基本的に理解しているものと想定している．筋の強さを検査するときにとくに重要なキーポイントは以下のことである．筋は一見特殊な評価で弱化があるようでも，筋組織そのものに機能障害があって，評価時の筋出力の減少に問題があるとは限らない．それは単にそのスリングがセラピストの加える力に抵抗できないことを示しているに過ぎない．徒手筋力検査（Kendallら1993）はきわめて特殊であるが，いくつかの筋が同時に働くという機能を検査するものである．「強さ」をみるテストが陽性であれば，それは神経系の機能障害（神経支配の

障害，要求される筋の共同作用のタイミングの変化，スリング内での1つあるいは複数の筋の活性化の障害，筋の付着している骨の不適切なコントロール）や，筋膜系の機能障害（筋断裂，筋膜断裂，瘢痕），あるいは筋が付着する関節系の制限要素の障害によって起こっている可能性がある．

加えて，本書の読者は，収縮性組織の損傷や捻挫に関する基本的な評価および治療方法を理解していると捉えている．グレード1と2の筋損傷は等尺性の抵抗に対して非常に強い痛みを感じ，一方グレード3の損傷（すなわち完全断裂）は相対的に痛みがなく，等尺性の抵抗に対して弱化を示す．もちろん，この2つの極端な例の間には機能障害のスペクトル全体が存在する．留意すべきことは，筋の収縮は関節間を過剰に圧迫し，付着しているさまざまな靭帯のテンションを増加させるということである．これゆえ，痛みの反応はすべて筋の損傷を示唆するものではなく，むしろ痛みは，伸張によって痛みを発する靭帯や，圧に反応する関節に由来する可能性がある．

神経伝導と可動性のテスト

これらのテストは，椎間孔を通じての硬膜の動きに加え，腰神経叢に関連する運動・感覚神経の伝導を検査するものである．神経や硬膜に関する知識をさらに深めたい場合，Butler（2000）やShacklock（2005）の文献を参照してほしい．

運動神経伝導テスト

L2からS2までの運動神経は，臨床的には神経支配をしている末梢の筋を評価することでわかる．下肢帯における真の末梢のマイオトーム（1つの筋が単一の神経支配を受けている）はないが，キーマッスルとして知られている特定の筋は主として1つの運動神経によって支配されており，その機能は神経学的な支配を反映する．最大収縮は最初にキーマッスルから起こり，強さの質と量は反対側と比較される．もし筋の検査が強いときは，6つの最大下の収縮が，疲労感の加速——神経学的なインピーダンスの一般的所見を判断するために用いられる．

評価すべき運動神経とキーマッスルは以下の通りである．

L2 大腰筋，内転筋群
L3 内転筋群，大腿四頭筋
L4 大腿四頭筋，前脛骨筋
L5 母指伸筋，小指伸筋，腓骨筋
S1 ハムストリングス，腓腹筋
S2 ハムストリングス，大殿筋

感覚神経伝導テスト

L1からS2までの感覚神経は，臨床的には神経支配を受けているデルマトームにそって評価される．デルマトームの地図は，多くが不正確で，不備のある調査に基づいたものであるため，曖昧であり矛盾している．Leeらは（2008B），優れた方法論的規格を用いた調査を行ったデルマトームのシステマティックレビューすべてに目を通し，一致する部位を重ね合わせ，それ以外を削除した．結果としてできた地図は，最も有効なエビデンスに基づき，それぞれの脊髄神経背側枝にほぼ共通する，矛盾のない触覚の支配領域を示すものとなった（Leeら2008B）（図8.96）．この新しい地図の大きな空白部分は重複し，ばらつきが認められた領域を示している．

デルマトームの遠位に相当する部分の詳細な検査は，神経学的障害の早期発見に有効である．感覚障害の初期兆候の1つはデルマトームの特定領域における感覚過敏である．この兆候は感覚の減弱，完全脱失が現れる前に生じる傾向があり，患者が驚くことが多い．

反射検査

脊髄反射は，該当する神経に支配されるキーマッスルの伸張反射を通して評価される．以下の事項を含む．

L3，L4 大腿四頭筋（いわゆる膝の腱反射 knee jerk）
L5，S1，S2 腓腹筋（いわゆる足関節の腱反射 ankle jerk）

脊髄の完全性は足底反射テストで評価する．

脈管系のテスト

これらのテストは下肢の循環状態を鑑別するものである．皮膚の色，肌理の注意深い観察，肢位による反応の違い，表層創傷の回復期間に留意すべきである．大腿動脈，膝窩動脈，足背動脈は触診可能で，大腿三角，膝窩，足背部でそれぞれ拍動を感じられる．もし深部の血栓性静脈炎が疑われたら，他動的な足関節の背屈の反応が生じるため（ホーマンの徴

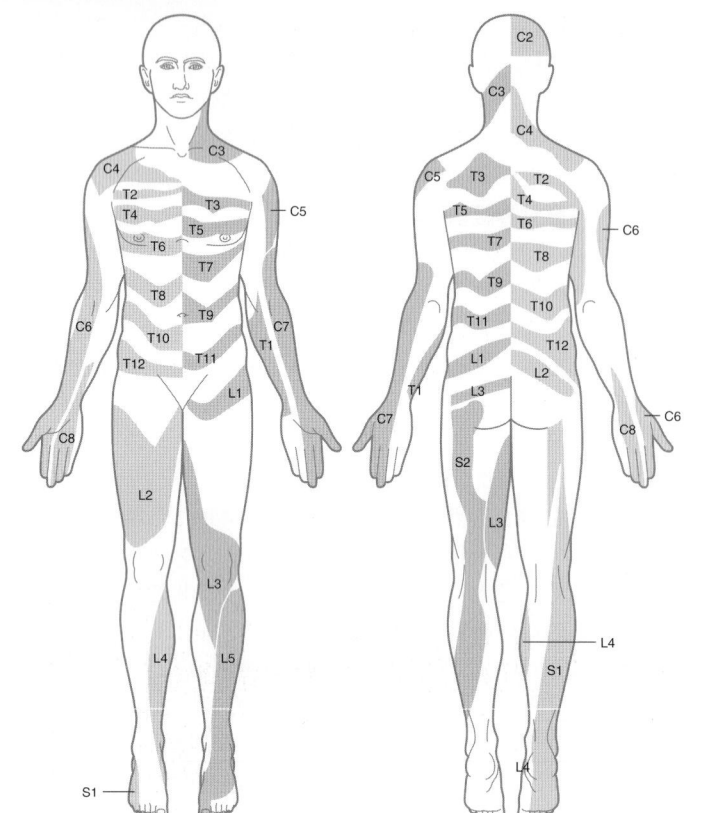

図 8.96 エビデンスに基づくデルマトーム・マップ．ほとんどの文献で確認される，それぞれの脊髄背側神経の支配に関して，最も矛盾のない触覚の皮節領域を表している．最も有効性の高いエビデンスに基づいて作成した．ここで示したデルマトームの領域は，重なる部分がわずかである正中線を除き，隣接するデルマトームが広く，またさまざまな範囲であるため，それぞれのゾーンが独立した皮膚感覚の神経支配を受けているわけではない．空白の領域は多様性があり，重複している部分である．S3，S4，S5は会陰部を神経支配するが，明確にするためにここには示していない Lee ら，2008b から引用転載

候 Homan's sign)，この部位は熱感や圧痛に注意して触診する．

附加的な検査

X線は良き警官にはなるが，カウンセラーとしては不十分である．つまり，通常のX線撮影では重篤な骨疾患を見逃す可能性があり，おまけに患者の治療法について多くを示唆してくれないことが多い．

Greive 1981.

附加的な検査の結果を得る第一の理由は，治療の前に重篤な病理所見を除外するため，そして解剖学的異常の存在を見つけるためである．

以下はいくつかの附加的な検査である．

1. 放射線検査（X線）radiography
2. 椎間板造影 discography
3. 脊髄造影 myelography
4. 神経根造影 radiculography
5. 硬膜外造影 epidurography
6. 断層撮影 tomography
7. 軸位横断断層撮影法 transverse axial tomography
8. コンピューター軸位横断断層撮影法 computed transverse axial tomography
9. X線3次元計測 radiographic stereoplotting
10. 脊椎静脈造影 interosseous spinal venography
11. X線映画造影 cineradiography と蛍光透視 fluoroscopy
12. サーモグラフィー thermography
13. 神経根ブロック nerve root infiltration
14. 電気的診断 electrodiagnosis
15. 椎間板内圧測定 intervetebral disc manometry
16. 膀胱内圧測定 cystometry
17. 放射性同位元素 radioactive isotope の研究
18. 超音波診断 ultrasonography
19. 核磁気共鳴装置 nuclear magnetic resonance

仙腸関節に関して，Lawson ら（1982）は関節の狭小化と軽度の侵食の検出に従来のX線撮影とコンピューター軸位断層撮影（CTスキャン技術）を比較しており，後者を用いる有益性について報告している．仙腸関節の3次元的な向き故に，CT撮影は関節隙の視覚化に優れている．したがって，

関節の狭小化や硬化強直，侵食の確認に基づく炎症性の仙腸骨炎 sacroiliitis が診断されやすくなった．図 8.97A～D は，この附加的な検査でみることができる仙腸関節の滑膜と靱帯の一部を描写したものである．LPH 複合体の MRI 画像は第 3 章で示している．

CT 撮影技術は，腰椎の先天性あるいは後天性の解剖学的変化を明らかにできる（図 8.98）．外側窩に加え，中央の脊柱管の向きを鮮明に確認することができ，身体的な問題に関する臨床上の所見を肯定あるいは否定することができる．

腰仙移行部は先天的な異常を有することがよくあるが，臨床的には重要であることもないこともある．しかしながら，それらの存在が確認できたほうがよい．

このレベルでみられる異常には以下のものが挙げられる．

1. 後方の椎間関節の非対称性
2. 先天的な椎弓の欠損
3. 副薄層 accessory laminae
4. 横突起への骨性のブリッジ
5. L5 や S1 棘突起の形成不全や欠損（二分脊椎）
6. 椎間関節部 parts interarticularis の形成不全
7. L5 の巨大化

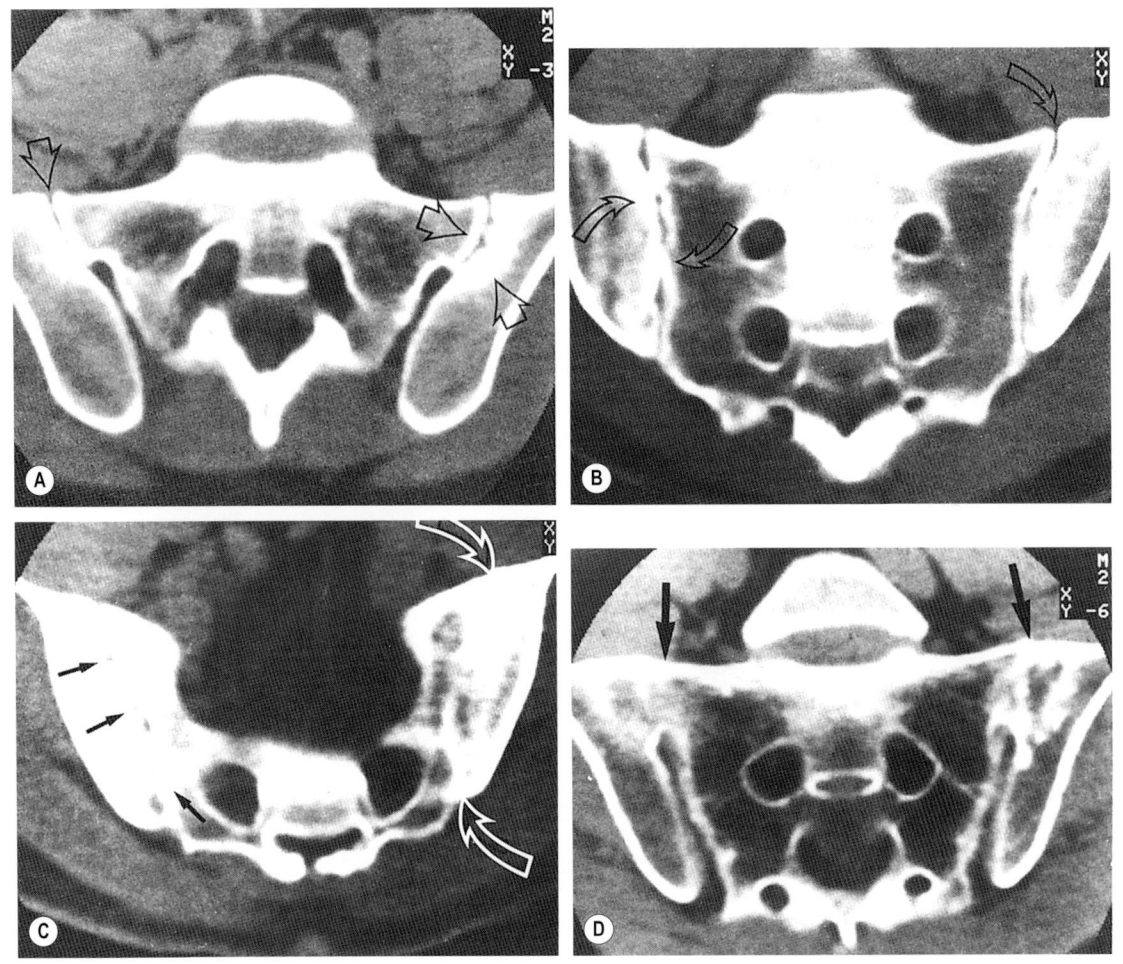

図 8.97 （A）ライター病 Reiter's disease 患者の CT 画像（水平面）．この画像はこの疾患に関連する仙腸関節の硬化（矢印），狭小化，侵食が鮮明に描写されている．関節の深部が鮮明に見える．（B）ライター病患者の CT 画像（垂直面）．仙腸関節の関節面の狭小化，侵食，硬化が描写されている（矢印）．（C）強直性脊椎炎患者の CT 画像．右仙腸関節がすべて強直していることに着目（中抜き矢印）．（D）強直性脊椎炎患者の CT 画像．仙腸関節の両側の骨性強直に注意 Lawson らと Raven Press 社 1982 より許可を得て掲載

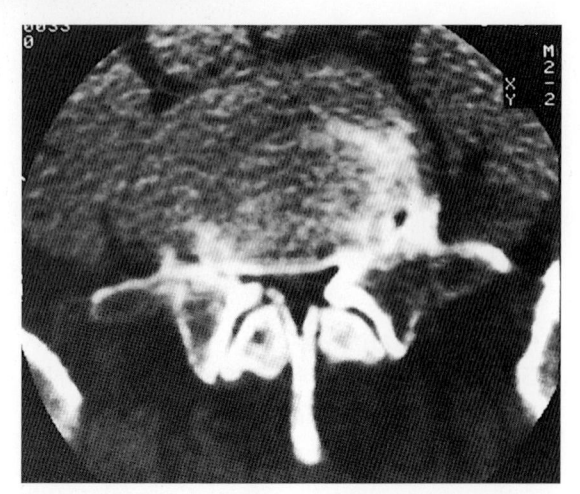

図 8.98 L5-S1 の CT 画像．両側の椎間関節の肥大に対する二次的な脊柱管の狭窄を示している．Kirkaldy-Willis と Churchill Livingstone 社 1983 より許可を得て掲載

8. L5 の台形化，S1 の腰椎化――部分的あるいは完全
9. L5 の仙椎化――部分的あるいは完全
10. L5 横突起と仙骨翼の間の異常偶発関節
11. 仙骨翼の高さの非対称性．一側が高いと仙骨の傾斜を生じる
12. 腸腰靭帯の石灰化（Grieve 1981）

LPH 複合体の附加的検査から得られた所見は，重要性が認識された場合，臨床上の検査で得た所見と関連づける．これらのテスト結果のみで治療に移ることはめったにない．

まとめ

臨床で遭遇した患者に対して，それぞれ実施した検査は無限にある．しかしながら，本章では LPH 複合体の検査として，すべての基礎を成すものを紹介した．それ以外に，実例を通して患者特有のテストを後の章で紹介し，クリニカルリーズニングを進めていく．臨床に必要な専門的知識・技術とは，経験を重ね，また内省的な実践から生まれるものであり，技術の習得（さまざまなテストとテクニックをより良く実践する）とクリニカルリーズニング（適切なタイミングで適切なことを実施し，良好な結果を得る）の両方を包含する．本章では，具体的な「実践方法」に焦点を当てた．われわれは患者数人から，自身のストーリーを読者と共有してもよいという許可をいただいた．次は，彼らを通して「適切なタイミングで適切なこと」の考え方をぜひ学んでほしい．

クリニカルリーズニング，治療計画および症例報告

9

Diane Lee　Linda Joy-Lee

章の内容

はじめに・・・・・・・・・・・・・・・249
腰椎骨盤股関節複合体の疼痛と機能
障害――クリニカルパズルを解く・・・・・・252
エビデンスに基づいた統合プログラムのため
の治療原則・・・・・・・・・・・・・・254
治療プログラムの構成要素・・・・・・・・255
症例報告・・・・・・・・・・・・・・・264
まとめ・・・・・・・・・・・・・・・・276

はじめに

医療従事者は，日々の臨床診療において，機能不全（能力障害）と疼痛で救いを求めている患者に会う．われわれが自分たちの治療の道標となる研究のエビデンスを待ち望んでいる間にも，治療は絶えず続けなければならない．臨床家は臨床診療の効果を強く意識しており，多くの者がそれはエビデンスに基づいたものであるべきだと感じている．第7章でエビデンスに基づいた実践（EBP）について議論したので，EBPの重要な要素として臨床的専門技能 clinical expertise を含む Sackett の定義（図7.4参照）をわれわれが強く支持していることを読者は理解しているはずだ．臨床診療で目の当たりにするすべての状況に十分な研究のエビデンスが揃うということは，今までも，そしてこれからもないだろう．Sackett ら（2000）は以下のように述べている．

形式的な臨床エビデンスは情報を提供することはできるが，個々の臨床的専門技能に取って代わることは決してできない．また，形式的なエビデンスが患者に本当に適応するかどうか決定するのはまさに，この専門技能なのである．また，もしそうならば，いかにして臨床的決定へと統合されるべきかが重要である．

多くの臨床家は Sackett らの EBP の定義に共鳴し，障害と痛みを有する患者を治療する上で，科学が提唱すること（命題的知識）と治療上われわれが知らなければならないこと（非命題的知識）との溝を埋めるためには臨床的専門技能が不可欠であると賛同している．そこで次の疑問が生じる――臨床的専門技能とは何か．Cleland ら（2008）によれば，

臨床的専門技能とは，判断を下し，臨床技術を個々の患者の治療に適応する際の臨床家の熟達と鋭さを指す．

Ericsson & Smith（1991）によれば「専門技能とは適切なときに適切なことができる能力を有することである．したがって，臨床的専門技能とは技術習得（適切なことをする）とクリニカルリーズニング（適切なときにする）という2つの要素をもつ（図9.1）．第8章で腰椎骨盤股関節複合体を評価する基本のテスト（技術習得）と，若干のクリニカルリーズニングについて述べた．本章は腰椎骨盤股関節の障害と疼痛の管理のための治療原則の概略を示し，さらに一連の症例報告を通してさまざまな主観的および客観的所見の物語的 narrative，仮説指向的 hypothesis-oriented，（仮説演繹的 hypothetic-deductive），解釈的な推論 interpretive reasoning（Jensen ら 2007, Jones & Rivett 2004, Kerry 2009）へと話を進める．Jones & Rivett（2004）は，Higgs & Jones（2000）に関して，クリニカルリーズニングを1つの過程として定義した点を称賛している．

セラピストは患者やその他重要な人物たちと共同して，臨床的データやクライアントの選択，専門的な判断と知識に基づいて，意義，目標および健康管理の戦略を構築する．

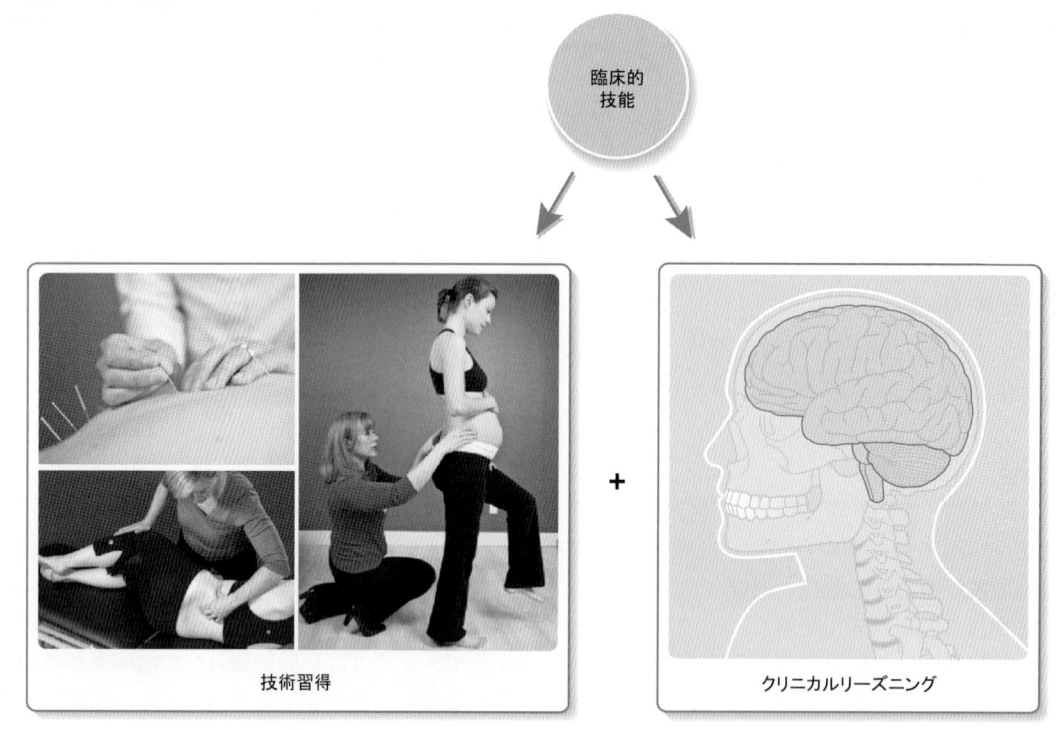

図9.1 臨床的技能は2つの要素を包含する．技術習得（適切なことをする能力）とクリニカルリーズニング（適切なときにする能力）である

セラピストが個々の患者に対して最善の判断行動をとることを可能にするのはまさに，この臨床診療に関連した思考と意思決定なのである．この点において，クリニカルリーズニングは「賢明な」手段なのである．

治療的な関係にある間中ずっと，最も賢明な決定を下すという決意でさまざまな推論過程が同時に進行する．患者を1人の人として理解するには，その問題が彼らの生活にどのように影響を与えているのか〔感覚面，認知面，情動面（第7章）〕を含めて，問題に対する彼らの見地と経験を知る必要がある．このことは，関連する専門家に加え，患者から，そして必要であれば患者の家族から情報を収集し，物語的推論をすることによって得られる．直接的な質問によって誘導され，患者の疾患にまつわるストーリーが明らかになるにつれて，セラピストは患者の信念，期待，モチベーション，心の構え，あるいはMezirow（1990）が述べているように，彼らの「意味の捉え方 the meaning perspective」【訳注：物事に対する基本的な見方・考え方，解釈の仕方】を理解し始める．

意味の捉え方は，個人的，社会的，文化的経験の蓄積によって徐々につくり上げられるものである．意味の捉え方によっては回復が促進されるかもしれないし，妨げになるかもしれない．したがってこれを理解することが重要なのである．

経験を得るにつれて，臨床家のエキスパートは複雑でない症例や非常に熟知していると感じる症例に対する意思決定にパターン認識を用いることがある．例えば30年前にリーダーであり指導者的存在であった臨床家のエキスパートが，「私は骨盤痛のある患者を実にたくさん診たことがある．彼らにはいつも，寛骨の前方回旋の所見が見つかる．骨盤を後方回旋するだけで問題は解決し，疼痛は消失する」といった大雑把な表現をするのをよく聞いた．明らかに，この推論方法は誤りを生む可能性が高い．パターン認識の論理的な基本原則は，帰納的推論 inductive reasoning と呼ばれる帰納と推論形式として知られる．それはただ臨床家の経験と臨床診療での観察にのみ基づき，論理が誤る危険にさらされている．

帰納の問題を考慮することは新しいことではない．帰納主義に対する議論は20世紀の哲学者，Karl Popperの功績で脚光を浴びた．彼の主張は，帰納主義的アプローチ inductivist approach への執着は誤りであり，また偏り

がある．また，何をなすのが正しいか，より的確に取り組むためには，演繹的アプローチ deductive approach が用いられるべきである．

Popper 1980, Kerry 2009

仮説指向的推論（Jones & Rivett 2004）は，また仮説演繹的推論（Jensen ら 2007, Kerry 2009, Kerry ら 2008）としても知られるが，主観的および客観的検査から得られたすべての情報を考慮することで，もともとの仮説を反証あるいは支持しようと試みるものである．仮説指向的推論の論理的基本原理は，演繹または演繹的論理である．この推論のかたちは真実であると信じられている前提（ことによると事実）から結論に達する．結論の強さは前提の真実性の水準に基づく．例えば，もし仮説が，右仙腸関節の受動的組織の完全性欠如が右片脚立ち動作時に右側骨盤で認められた力の伝達不良の原因だとすると，この仮説を支持するために右仙腸関節に関する検査を少なくとも2つは実施しなければならない．もし，右仙腸関節の運動の大きさが左よりも大きくてエラスティックゾーンのエンドフィールが右側でより軟らかく（前提1），また仙腸関節が締まりの肢位でもなおニュートラルゾーンの動きがまだ認められたら（前提2），演繹的論理が最初の仮説を支持する．この推論方法でもエラーの余地は残るが，結論は真実により近いと言えるだろう．これはよりエラーに強い研究形式であると考えられている（Kerry 2009）．結論の強度（妥当性）は前提の強度による──少なくとも仮説演繹的推論では前提は考査されるだろう！　臨床診療では決して100％確かなものはないが，最も強い仮説だけが残り，次の評価段階に進む．

アブダクティブ推論 abductive reasoning や論理は多数の観察（そのうちいくつかは真実であるかもしれず，またいくつかは複数の説明が成り立つかもしれず，したがって必ずしも真実でない）を考慮し，それらを説明するのに最もそれらしく起こりそうな仮説を生み出すのである．臨床現場では，客観的検査にはいくつかの観察が含まれ，ほとんどの症例で多数の可能性のある仮説や説明が存在する．臨床家は最良の説明を決定するために，仮説演繹的論理とアブダクティブ論理をよく同時に用いる．それが結果として最善の治療計画となるのである．例えば，前述の概説したシナリオを考えてみる．もし最初の2つの前提に加えて，

1. 右仙腸関節のニュートラルゾーン（NZ）での動きの大きさが左仙腸関節より大きく，エラスティックゾーン（EZ）のエンドフィールが軟らかい
2. 右仙腸関節を締まりの肢位にしても NZ での動きが認められる

があり，第3，4の検査で，

3. 右腰仙部多裂筋の安静時緊張の低下と顕著な萎縮
4. 結合組織弛緩（過可動性）と著しい関節弛緩が全身性に拡がる

があるならば，次に，アブダクティブ論理が片脚立ち動作で認められた骨盤右側の力の伝達不良に対するもう1つの可能性を支持するだろう．関節系を主要な機能障害（例えば関節弛緩）だと見なす代わりに，神経系（例えば機能とパフォーマンスには不適切な戦略につながる運動神経変性）が原因と見なすことができる症例もある．関節系と神経系障害の管理は全く異なる．まずは機能とパフォーマンス回復のためにプロロセラピーが必要とされるかもしれないが，治療の後半では運動学習プログラムが用いられる．

仮説を支持する所見がより増えるほど，仮説はより間違いないものに近づく．すべての仮説が検査されたら，臨床家は，治療計画を決定するのに解釈的推論を用いて，すべての所見の結果を内省し解釈する（図9.2）．解釈的推論は関連する研究エビデンスに加えて，評価から結果を考慮する．臨床の状況においてすべての推論タイプを首尾よく遂行するためには，セラピストは，命題的知識（研究治験に批准した知識），非命題的知識（専門技術的または「どうやるか」の知識），個人的知識〔個人的な経験から得られた知識（第7章）（Jones & Rivett 2004）〕を含む，十分にまとめられた知識が必要とされる．

批評的な内省 critical reflection は，仮説を検査し，決定事項の妥当性に関して内省することを必要とする（Edwards & Jones 2007）．内省の実践は，臨床家が彼らの経験から学び，変換し，展開する方法である．「何が正しかったか」と「何が間違っていたか」の内省は，自身の思考を振り返ることを含み，臨床家自身のパラダイム，認識，展望へ挑戦する気持ちが必要である．メタ認知的内省 metacognitive reflection はこの高い段階の内省思考に使われる専門用語である（Jones & Rivett 2004）．これは，新しい情報が臨床経験と科学の双方から得られた時

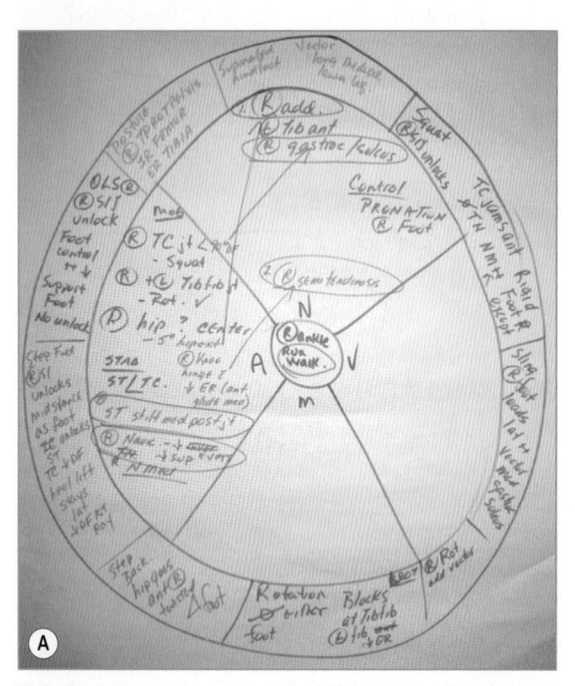

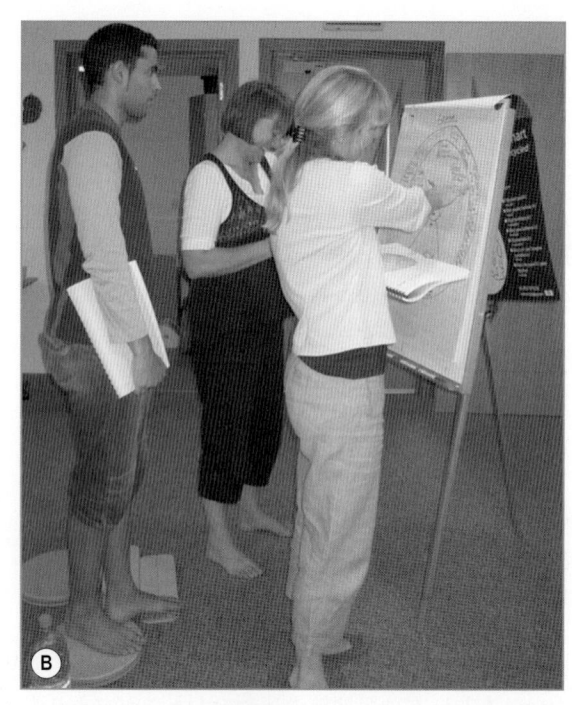

図 9.2 われわれのコースでは，主観的および客観的検査の両方からの鍵となる所見を記録するのにクリニカルパズルが用いられる．次に，受講者は内省し，すべての所見に関連する仮説を展開させるため，解釈的推論を用いる．臨床的技能は，協力的な討議と多数のパズル（症例）によりどんどん開発される

に，臨床家がそれに順応する必要があること，また彼らのパラダイムを変更，修正，または拒絶することを厭わない必要性を強調するものである．

臨床的な専門技能が上がるにつれて，臨床家は彼らの決定が「直感」に基づいていると感じるかもしれないが，実はこの瞬く間の決定は多様かつ長期間にわたり繰り返した内省の実践とパターン認識に基づいているということをエビデンスが支持しており，非常に興味深い（Gladwell 2005）．臨床的な専門技能を高めるのにはどのくらいの時間がかかるのだろうか．何年もの実践が必要だと主張する者もいる．しかしもし，その間ほとんど，あるいは全く内省しなかったら，とても臨床的専門技能の上達には至らないであろう．自覚，意識，きちんとした批評，そして内省があれば，われわれは比較的短期間で専門技能を獲得できるのではないかと感じている．Bulter（2000）によると，

> 20 年間臨床現場にいて 20 年間の経験がある臨床家と，1 年間臨床現場にいて 20 年間の経験がある臨床家がいる．後者は推論を押し進め，学習し，治療技術で経験を積み，オープンなままで，かつ結果を意識し，さらに広く文献を読んでいる．
>
> Bulter 2000

> クリニカルリーズニングは 1 つの前進する学習過程である……またそれは生涯学習，内省の実践，継続的な専門性の向上に不可欠である．
>
> Kerry 2009

本章の症例報告では，評価の過程を通して用いられたさまざまな推論を記述する．われわれは，それらが読者の臨床的専門技能のさらなる向上の促進につながることを願う．これらの症例報告治療に関する治療プランの実行に必要な具体的なテクニック（技術習得）については，第 10, 11, 12 章で詳述している．

腰椎骨盤股関節複合体の疼痛と機能障害——クリニカルパズルを解く

腰椎骨盤股関節 lumbopelvic-hip（LPH）領域の疼痛や障害をもつ患者のストーリーはどのようなものだろうか．疼痛パターンや根底に潜む特異的な機能障害につながる行動が存在するのだろうか．第 5 章では，LPH 複合体の特異的な構造的変化に関するいくつかの一般的な臨床例について論じた．しかし，それらの例では，それぞれの患者の経験の認知，情動面を考慮していなかった．ここに似通った構造的また機械的障害を有する 2 人の患者がいたと

して，何が起こっているのか（認知的側面）という点で思考と信念が異なっており，この事態に際して異なった情動状態（情動または情緒的側面——楽観，信頼，自信，願望，恐怖，心配，憂鬱，怒り，失望）があれば，彼らは明らかに異なった症状を示す．最善の結果を達成するためには，治療を計画する際に患者の経験の3つの側面すべてを考慮することが肝要である．

LPH複合体を通る力の伝達不良があるすべての患者は，意味のある課題（前屈，後屈，スクワット，前方ステップ，腹臥位での股関節伸展，坐位，走行，漕艇動作，ダンス等）の際に望ましくない戦略を示す．望ましくない戦略の理由はさまざまで，クリニカルリーズニング（仮説指向的，解釈的，内省的）は原因を区別するために不可欠である．クリニカルパズル（図7.11参照）のどのシステム（系）の障害も，単独で，あるいは複合したかたちで，腰椎，骨盤，股関節の力の伝達不良を引き起こしうる．

さまざまな課題で用いられる動作を評価するとき，これらのシステムのうち1つ，もしくは複数で疑問と仮説が浮上する．これらの疑問を記録または描写するために，クリニカルパズルが用いられる．例えば，もし片脚立ち課題時のL5-S1の可動性が問題であるなら，これはパズルの関節系ピースに記入し，もし同じ課題で左仙腸関節の動きのコントロールが問題であるなら，パズルの関節系と神経系の両方のピースに書き込む．これによって，客観的な検査を実施している最中に鍵となるテストを取りこぼさず，またアブダクティブ論理から仮説を引き出すことができる．検査の過程では，どのように患者の臨床症状に結びついているか決定する所見を内省するためにクリニカルパズルが用いられる（解釈的推論）．主観的検査（問題となる障害／発症の機序，悪化する肢位／活動，緩和する肢位／活動，イメージ学習，認知的および感情的要素など）ですでに得られた情報を受けて，検査所見を組み込み，患者が呈している疼痛や障害に対して最も適している説明は何か．客観的検査を続ける一方で「展開中」のクリニカルリーズニングには，仮説を支持または棄却するために，新たな仮説を立てることやそれらの評価が必要となる．患者のストーリーのうち，おそらくある特定の要素が，患者の症状を説明するいくつかの仮説の立案につながる．セラピストはそれぞれの臨床検査から得られた情報を用いて，その所見が最初の仮説を支持するものか否定するものか判定している．これをそれぞれの仮説に対する精神的なスコアシートとして考えてみてほしい．もし最初の仮説が得られた所見に支持されていなかったら，セラピストは新しい仮説を立案しなければならないだろう．そしてセラピストは，その新しい仮説を実証あるいは棄却するために他の臨床テストを実施することになる．この過程はしばしば無意識で，かつ評価と治療計画に対する患者の認知面と情動面の反応に対する評価と併行していて，それは仮説の立案と検査にも統合される．

いくつかのシステムで目につく機能障害があるかもしれないが，評価およびクリニカルリーズニング過程の目標はパズルのどのピース（そしてそれらのシステムのうちのどの具体的な機能障害）が最も臨床像と関連があるかを決定することである．全体的に，評価の過程で多くの側面をもつ患者像が明らかになるだろう．検査終了までにはセラピストはパズルのすべてのピースから得られる所見（身体的（関節，神経，筋・筋膜，内臓），認知，感情）をつなげるしっかりした仮説をもっているべきである．これは，どの構造やメカニズムが疼痛経験を生み出しているのか，なぜ特定の構造や活動で痛みを発するのか，また疼痛経験は機能の欠如や意味のある活動に悪影響が生じていることとどのように関連するのか，臨床家が理論的解釈を描けることを意味する．クリニカルリーズニング過程の結果はパズルの中にまとめられる．本章の各症例報告のクリニカルパズルは，クリニカルリーズニング過程のはじめの段階を例証している．後で行った各システムの検査所見すべてがパズルに含まれているわけではないことに留意していただきたい．学習手段として，われわれは読者が本文とビデオを参照し，それぞれの症例に対して適切にパズルを完成させることを提案したい．そして，徐々に展開していくにつれて，読者自身の仮説を立案するようにしていただきたい．

最も関連性のある機能障害（身体面，認知面，情動感情面）に対して治療が行われると，機能的目標の達成とともに，通常，疼痛と能力障害まで解決に至る．治療に対する反応は，表面化している問題の原因についてセラピストの最初の仮説を実証したり棄却したりするのに役立つため，介入中の再評価は非常に重要である．

もし，すべての考えうる機能障害の組み合わせと，

疼痛や機能低下につながる可能性の関連所見すべてを考えたら，LPH複合体は複雑なものに見えるかもしれない．現実は，内省的かつ批判的思考型に聞こえる論理が詳細な検査と結びつけば，根本的な障害と初期治療プランが浮かび上がってくる．治療が数回のセッションにわたって徐々に展開するにつれて，患者が機能に向かって探究を始めるため，治療のフォーカスを変更することもある．クリニカルパズルは絶えず変化するものであるため，内省的な診療が治療の方向性の決定に役立つ．関節系の問題（例えば，関節の不動）が主要な機能障害として始まったものが，いったん関節の可動性が回復したら，神経系の問題が主要な障害として替わるかもしれない（例えば，特殊な課題に対する非最適な運動プログラム）．本章の症例報告はLPHの疼痛と能力障害のさまざまな異なる像を紹介している．主要な，また二次的な機能障害を判断し，また最初の治療プランの方向性をだすために，治療上の過程を通してどのようにクリニカルリーズニングの多様な側面が用いられるか，それらの症例報告でご紹介する．

エビデンスに基づいた統合プログラムのための治療原則

　エビデンスに基づいたアプローチ，統合システムモデルの最終的な目標は，機能とパフォーマンスの戦略を変えることである．すなわち，患者が彼らの身体を生きて，動き，経験する方法を変えるのである．疼痛の観点から考えると，最適な戦略のトレーニングはいくつかのメカニズムを媒介として疼痛経験を変えることができる．ほとんどの場合，身体自己ニューロマトリクス body-self neuromatrix（図7.9）に互いに影響し，入力を変化させるさまざまな機構が存在するようで，結果として疼痛が減少する．生体力学的に，最適な戦略のトレーニングは，静的および動的課題両方で圧縮力，剪断力，張力のバランスをとるため，運動連鎖を通じて均等に荷重分配することで有痛性組織の負担を軽減する．疼痛が主として組織由来（末梢性）（第7章），すなわち過負荷や適応ポテンシャルの低下，侵害受容組織の刺激が由来となっている患者には，姿勢と動作の戦略を変えることが，疼痛を生じている構造体への不適切な負荷の原因に対処することとなり，疼痛を軽減させることになる．CNSの処理過程の観点から，

古い戦略や行動を解放し，それらを新しいものと置き換えることは，身体的側面と同様に情動的，社会的，環境的また認知的側面へも影響を与える多角的な取り組みが必要である．主要な要素には以下の項目が含まれる．

1. 教育
2. 患者に固有の，回復のための障壁（身体的，感情的，認知的）に対する理解の強化
3. 肯定的なフィードバックを与えること
4. 希望を回復すること
5. 段階的な負荷と活動により，疼痛を伴う動作や状況から解放すること

　これらすべてが，恐怖を取り除き，新しい脳地図をつくることに寄与する．つまり，本質において，患者独特の疼痛経験の一部を成している神経ネットワークを「消去」し，新しい神経ネットワークが構築されるよう扉を開くのである．

　機能的な観点から考えると，最適な戦略のトレーニングは，患者の身体の複数のシステムの内部とそれぞれのシステム間，最大限の効率と相乗効果を生み出し，それによって患者は動作するときに，動きやすさ，身体への自信，しなやかさと力強さの感覚を経験する．最適な戦略は美しく流れるような動作をつくりだす．アスリートはよく，高いパフォーマンスを実行中，リラックスし，かつ良い緊張感がある状態で，集中が高まったときに得る感覚を，「ゾーンにいる」あるいは「流れている」と表現する．患者の身体にこの新しい経験を与え，古い戦略に比べ新しい動作が身体の中でどのように感じられるか（内受容）を気づかせることで，肯定的なフィードバックと，リハビリテーションの過程に積極的に取り組むさらなるモチベーションを与える．

　では，われわれはどのように変化を促進するのか．この質問には何世紀にもわたって哲学者，神学者，科学者が挑んできた．どの程度の変化が可能なのか．関節変性や脳障害などの潜在する病理解剖学的変化の影響とは何か．脳神経科学の分野が飛躍的に進歩し，臨床家と科学者が同じ経験をすることで，それらの質問に対してわれわれは理解を深め，希望的観測をもつことができるようになった．つまり，神経系が，継続的に「学習するために学習する」（Doidge 2007）ことが証明されたのである．それは，ヒトの寿命を変化また進化するだけの測り知れない能力をもっていることを示している．行動の変化を可能に

し，また促進するヒトの精神と身体への「入口」がたくさんあることは明らかである．セラピストは多様な徒手技術や生体力学的知識（命題的）を応用する事ができるが，また患者に傾聴，助言，教育する技能（非命題的）も必要であり，患者の回復過程を促進したり妨害したりしうる自身の先入観や視点を内省し，批判する能力（個人的知識）も同様に必要である．概して，セラピストは主な役割として，進行役または指導役を担うのである．最適な機能を獲得するために必要な変化を生み出せるのは患者だけであるから，患者の回復に対する最終的な責任は当然患者とともにある．これらすべてを考慮すると，効果的な治療プランをつくることは複雑で難しい課題のように思えるが，広い視点で捉えればその過程は2つの基本的な要素に分解できる．

治療プログラムの構成要素

統合システムモデルによる治療には2つの主な要素がある（図9.3）．

1. 新しい戦略を学習するための舞台を整えるため，阻害因子となっているもの barrier に対処し，新しい選択肢をつくることで望ましくない戦略を取り除く
2. 意味のある課題に基づく新しい戦略を訓練する

阻害因子へアプローチして望ましくない戦略を取り除く

世界中のセラピストとたくさん話をする中で共通しているのは，セラピストが一部の患者に対し，新しい動作／運動課題と戦略を教育するのが難しいと感じている点である．例えば，われわれはよく「腹横筋の分離収縮を指導するための最良のキューは何か」と尋ねられる．われわれの経験では，すべての患者にとって「最良のキュー」となるものはない．個々の患者にとっての最良のキューを見つける必要がある．さらに，新しい戦略の学習に苦戦している症例に最もよくみられることとして，望ましくない戦略を使い続けさせることにつながる阻害因子すべてに対して，セラピストが対処していないことが挙げられる．これは，容量いっぱいのハードドライブに新しいファイルを保存しようとすることと似ている．古いファイルを消去しなければ，新しいファイルをいれる余地はない．それはまた，古いバージョンを消去せず，新しいバージョンを稼働させないようにしてしまう競合要素をシステムに残したまま，ソフトウェアを更新しようとすることにも似ている．われわれの経験では，一度古い動作と変化すべき阻害因子が取り除かれたら，筋活性化の新しいパターンと全身的な身体運動戦略のトレーニングは楽に実行できるようになる．徒手的な促通と組み合わせて，1つまたは2つの言葉によるキューを利用す

図9.3　統合システムモデルによる治療プログラムの2つの主な要素

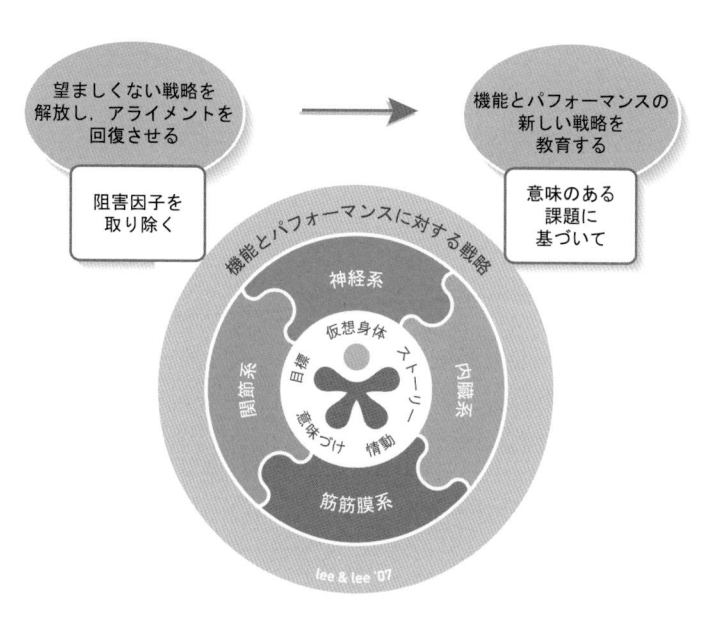

ると，患者が新しいパターンを「発見する」助けになる．

臨床家らにとって難題であるのが，類似した疼痛症状と類似した生体力学的障害をもつ患者間でも，阻害因子となるものは多種多様だということである．それは，特に複雑な臨床例で，複数の面（身体面，認知面，行動面，心理面，情動面，文化，背景）にわたって存在しうる．その例を挙げると，身体面における阻害因子が優位な内腹斜筋の活動であったとする．その場合，患者が腹横筋を活性化させようとすると内腹斜筋が先に参加し，またその活動量が大きい（その課題に必要な量に比べて）ということが生じる（ビデオ8.3a, b 🎬）．この例では，内腹斜筋を弛緩あるいはリリースさせずに患者に腹横筋の参加を教育しようをすると（図10.33～10.37）患者にきわめて困難な課題を実行させようとすることになり，おそらく失敗し，その過程の中で幻滅を招くかもしれない．認知面において，もし患者がエクササイズと彼らの目標や価値との関連性を理解していなかったら，良い結果とはならないだろう．それは，患者がその過程に傾倒していないからである．この2つ目のシナリオでは，もしセラピストが患者に分離収縮の意味と関連性の説明を怠っていたら，実際はこの障壁はセラピストがつくったものかもしれない．これは患者教育の重要性に関する正しい認識の不足（セラピストの信念），時間の不足（周辺環境の制限），または例えばマラソン完走という患者の目標に実際どう関連するか，そのつながりやその説明をするためのストーリーをつくる能力不足（乏しいコミュニケーション能力）によるかもしれない．しかしながら内省的でないセラピストは，患者の認知面に関して妨げとなっているものの影響を把握する自己反省能力が欠如しているために，患者を単純に「従順ではない」とレッテルを貼るだろう．

首尾よく阻害因子に対処し，患者が機能のための新しい戦略を探す環境をつくるには，臨床家には，「診断，教育，交渉，傾聴，カウンセリングの能力とともに，生物医学的，心理社会的，専門技術的，個人的知識が豊富に織り交ざった状態であることが求められる」(Jones & Rivett 2004)．中にはより経験のある臨床家への紹介や，多くの専門分野からなるチームで補完医療complementary therapyが必要な症例があるかもしれない．しかし，阻害因子に対処する方法は多くあり，またベテランの臨床家は長年の臨床経験での試行錯誤に基づいて，さまざまなアプローチから潜在意識下で選択するだろう．LPH複合体の疼痛と機能不全を有する患者を治療するときに直面する，一般的な認知面，情動面，環境面，そして身体面の阻害因子に対処する具体的な方法の概観と考察について以下に述べる．すべてをここに網羅できているわけではないため，特定の項目をさらに知りたい場合には，参考文献を参照してほしい．

阻害因子への対処：セラピストの特性

多くのセラピストが，向上させなければならない知識と技術の領域を強く承知しているかもしれない．しかし自らの信念と心構えが担当する患者の変化を促す，あるいは妨げる役割を担っていることについて，セラピストが内省することはまだ一般的でない．あなたは担当患者たちが変化できると信じているか．あなたには患者たちの変化を助ける能力があると信じているか．セラピストの中には，姿勢や動作の戦略を変えることを患者に教えるのはやっかいな課題だと思う者もいる．「私の患者は過去10年あるいは20年，30年の間，このように歩いていた／このように走っていた／このように座っていた……彼らに変化をどう期待できるというのか．長期間にわたる習慣を変えるのは非常に難しい」と．しかし変化させるのは本当に難しいのだろうか．この質問に対するあなたの答えこそが，患者の変化を支えるあなたの力に重大な影響を及ぼすことになる．もしあなたがセラピストとして，担当する患者の変化を困難あるいは不可能と考えるなら，それはどちらかといえば，あなた自身の経験となる可能性が高い（経験は信念体系を強化する）．「認知された予後は現実の結果に影響を与える」ことが研究で証明されている（Miller & Rollnick 2002）．

> もしあなたがその患者をそういうものだという前提で治療にあたれば，そのヒトはその状態に留まるだろう．しかしもしあなたがその患者を，その個人があるべき姿，またはなれる姿を念頭に治療すれば，そのヒトは，あるべき姿，あるいはなれる姿になるだろう．
>
> Johann Wolfgang von Goethe,
> Miller & Rollnick 2002

変化が起こるために必要な要素の1つは，患者がその過程において信念と希望をもっていることである（Miller & Rollnick 2002）．もしあなたが全く望

みをもっていなかったら，どうやって彼らにそれを期待できようか．

　もちろん患者を助ける技術と知識をもっていることも必要不可欠である．しかし，ヒトの疼痛と機能不全の評価・治療に関連するすべての領域において，科学的，臨床的エビデンスは常に拡大している．それらに基づいて，可能性のあるあらゆる臨床場面に対する最善の対策方法をすべて知っているセラピストは存在しない．この事実に気づくと，十分にトレーニングを積んで優れた技術をもつ多くのセラピストが自身の能力に疑惑を抱くようになる．自信の喪失は，今度は患者の回復にとって障壁となりうる．彼らは不安を感じ取り，それはやがて，患者の自信をも傷つけることになる．あなたの限界を認識し，そして必要ならば，より経験豊かな，あるいは専門のセラピストに照会することも重要である．しかし，自信をもってあなたがやれることを知って，その中で治療にあたることが重要である．専門家としての自覚をもつことは，患者の結果に著しい影響を与えうる（Jensenら 2007）．

　患者の回復過程の妨げとなりうるセラピストの特性は他にも多くある．われわれはこれについて総合的なレビューをするつもりはないが，個々のセラピストが思考や内省を押し進めて，その結果自身の独特な視点，傾向，経験に気づくことができるよう，切に願っている．これらは治療の結果だけでなく，セラピスト自身の仕事における満足度や享受の度合いにも影響を与えうる．

阻害因子への対処：クリニカルパズルの中心にいる人物の特性

　全身性の要素：このカテゴリーは患者の全般的な健康状態と結合組織の質と機能に影響を与えるすべてを含む．エーラスダンロス Ehlers-Danlos 症候群，強直性脊椎炎，関節リウマチなどの全身性疾患は神経筋骨格系の機能不全に対して特殊な関連性がある．また喫煙，栄養摂取，水分補給などの一般的生活習慣も組織の治癒に影響し，漸増的負荷やトレーニングにも違いを生じるだろう．ストレスは栄養吸収障害，疲労，免疫抑制，神経変性を含む広範囲に影響を及ぼすことで知られる（David 2005, Gifford 1998, Jones & Rivett 2004, Melzack 2001, 2005）．したがって瞑想や呼吸練習などのアプローチは，より良い適応戦略の促通とストレス減少をもたらし，疼痛経験に影響を与えることがある．喘息，肺気腫，慢性呼吸器感染などの心肺状態には，呼吸機能，脊柱制御，コンチネンスが密接に結びついている（第4，5，6章）．思春期や閉経期などの発達段階の違いに関連する変化，または環境や生活様式の因子（例：経口避妊薬の長期使用，排卵誘発剤）によるホルモンバランスの崩れは，LPH 複合体の疼痛と出現している問題への内臓系の関与に重大な影響を与えうる．ヘルスケアの捉え方次第では，理学療法士は患者が探し求めている医療従事者の中で最初に彼らに会うことになるかもしれない．したがって，セラピストは常に，適切な医療の専門家への照会すべき深刻な病態を示すレッドフラッグ red flag があるかどうか，判断を下す情報を得ることが重要である（Boissonault 1995 参照）．

　一般に，全身性の要素に関連する阻害因子へ対応する場合，患者の呈している問題に包括的にかかわっているものがある可能性をセラピストが認識している必要がある．セラピストの役割は，患者が情報を求め，解決策を探しているときに，（セラピストとしての視野と専門的知識をもって）適切な助言を与え，励まし，支えることであり，それ以上の検査と治療には他の医療専門職に委ねる．そのためには，セラピストは健康・保健に関する多くの領域を広く知り，また紹介・協力する医療専門職のネットワークを構築する必要がある．

　意味の捉え方：患者の物事の捉え方に関する阻害因子に対応するには，多くの方法がある．外傷に関係する影響（心的外傷後ストレス）または患者の疼痛や機能障害に関連性のある身体的虐待については，その解決を手助けする適切な医療専門家への照会が必要となるかもしれない．ほとんどの理学療法士は認知心理学などの領域について正式な訓練は受けていないが，もしセラピストがふさわしい治療上の人間関係を構築し，適切な探求と学習の環境をつくり上げることができれば，患者の意味の捉え方や情動の状態にかかわる多くの面で肯定的な影響を及ぼすことができるかもしれない．安全で協力的な環境は，患者が思考，意見，感情を表現できるため患者にとって不可欠である．「熟練した内省的な傾聴を通して」の共感表現……判断や批判，非難せずに，患者の感情や観点を理解することは，望ましい環境をつくる一助になりうる（Miller & Rollnick 2002）．多くの場合，主に変化の触発材料となるのが気づき

である．患者が彼ら自身の思考，信念，感情がつくりだしている障壁を認識し始めると，彼らは新しい観点と可能性のある解決法を見つけることができる．

「動機づけ面接法 motivational interviewing」(Miller & Rollnick 2002)といったコミュニケーション手段はこれらの環境をつくるための有用な指針を示している．

> 動機づけ面接法の一般的な目的は，クライアントが障害に対処し，うまく変化できる能力に対して，クライアントの自信を高めることである．
> Miller & Rollnick 2002

MillerとRollnickは動機づけ面接法の精神の根底にある3つの原則を明らかにしている．それは，協働性 collaboration，喚起性 evocation，自律性 autonomyである．協働性に関して，彼らは次のように記している．

> 動機づけ面接法の手法は勧告 exhortation よりも探究 exploration を，説得 persuasion や議論 argument よりも支え support を提供するものである．面接者 interviewer は強制せずに変化を導く，肯定的な人間関係をつくることを模索する．

喚起に関して：

> 面接者の調子は，何か（知恵 wisdom や洞察力 insight，現実 reality など）を伝えるようなものではなく，むしろ相手の内にあるこれらのことを相手から引き出すものである……個人のモチベーションを引き出すのである．

自律性に関して：

> 総合的な目標は，変化が強要されるのではなくむしろ内側から起こるよう，また変化が患者自身の目標と価値に適うように，内にあるモチベーションを高めることである．
> Miller & Rollnick 2002

これらのトピックスに関してさらに知識を深めたい場合，書籍 *Motivational interviewing: preparing people for change*（Miller & Rollnick 2002）を参照してほしい．

熟練した教師になることもまた，状態や疼痛経験に関する患者の理解や回復に必要な行動の変化に対処するためには不可欠な要素である．したがって，教育と学習理論に関して理解を深めることは，変化の促進に対して有効性を高めるためにセラピストが探究すべき分野なのである（Higgs 2004）．Moseley（2002）は，腰痛については，痛みの神経生理学に関して理学療法と教育の併用は，中等度の障害のある慢性患者群において症状と機能の両方の変化を起こすのに効果的であったことを証明した．興味深いことに，医療従事者はよく，患者が慢性疼痛の神経生理学を理解できないと信じ込み，この価値ある情報を伝えずにおく（Moseley 2003b）．これはセラピストの信念によってつくられた，変化に対する妨げの例である．書籍 *Explain pain*（Butler & Moseley 2003）と *Understand pain, live well again*（Pearson 2007）は，患者が自分の疼痛経験を理解することをセラピストが手助けできるようツールを提供しており，推奨される資料である．これらは，www.noigroup.com と www.lifeisnow.ca で入手できる．

概して，評価と治療過程の間に変化と回復に対する阻害因子をつくっている患者の意味の捉え方に関して，セラピストが最も重要な特徴をしっかりと突き止めることが不可欠である．ある患者にとっては，痛みの理解の仕方が問題となるかもしれない．またある患者にとっては，手助けをする医療従事者の失望と自信の喪失が障壁となっているのかもしれない．これらの異なる阻害因子は，新たな意味の捉え方を促す違った情報が必要となる．潜在的な多様性と，限定的な信念や期待，動機づけ，心構えの組み合わせを考えれば，この種の阻害因子を扱うにあたって，画一的な方法では対処できない．家族の死など，人生の重大な出来事が，治療のどの過程においても，患者の情動状態とストレスの程度を変化させる可能性があることも注意しておく．これらの新たな出来事が患者のリハビリテーション過程への参加能力に影響する因子として考慮する必要があり，マネジメントの戦略としては新たな状況を考慮して，それに適応したものにしなければならない．

阻害因子への対処：身体的機能障害――クリニカルパズルの残りの部分

理学療法検査に関連する身体的機能障害は，クリニカルパズルの残りの部分に分類される（表7.4a～d 参照）．クリニカルリーズニング過程とパズル案出による注意深い分析を通して，患者の機能とパフォーマンスにとって最適でない戦略のドライバーとなっている主なシステムが明らかになるだろう．根底にある機能障害を理解すると，臨床家は古い動作を解き放つために最も適した治療手技を選択できるようになる．例えば，主となる機能障害がモーター

コントロール（神経系障害）の変化であり，それにより筋緊張増加と仙腸関節下部の過剰な圧縮，同じ仙腸関節における垂直負荷のコントロール不良がある場合，優先する治療手技は仙腸関節下部を圧縮する筋群の過緊張を下げ，仙腸関節を通る力を制御するために適した筋群を再教育するものとなる．もし主な機能障害が関節線維症で，それが仙腸関節の過剰な圧縮を引き起こしていたら（関節系障害），優先する治療手技は，制限のある関節組織に対処するため，仙腸関節に対するグレードIVの持続的なモビライゼーションとなる．しかし，これは硬い線維性の仙腸関節を有する患者には神経系の障害がないことを意味しているわけではない．靭帯，関節包，筋膜の受容器が中枢神経系に適切な固有受容の情報を提供するという役割を考慮すれば，この患者はおそらくより望ましい戦略をトレーニングして，機能を再獲得する必要があるだろう．要は，クリニカルリーズニングから得られた情報に基づいてエクササイズ・プログラムとその他必要とされる手技を適切に実行する時期を設定することである．ここで，痛みの症状にのみ基づいて，1つの治療様式や手技とそれ以外を比較するという調査研究のデザインの問題点が浮かび上がる．患者らは多くの場合，適切な順序で関連する機能障害に対処する手技を併用することが必要となる．一般的に，パズルの他のピースの機能障害がモーターコントロールに変化をもたらすため，もしもその障害が短期間であったとしても，患者の症状に神経系要素が関与しないということは非常にまれである．しかし，機能のための戦略に変化が生じた主な要因が神経系障害であるかどうかはわからない．関節制限（線維症または固縮）がまだ根底にある場合にモーターコントロールを変化させるトレーニングを処方すると（神経系障害への対処），疼痛や能力障害の増悪に加えて，エクササイズもできないし，戦略を変化させることもできないという結果に終わり，最悪の筋書きをたどることになる．

もし関節の靭帯や関節包の完全性欠如による動きのコントロール不良があれば（関節系障害），患者は機能を代償するためにコントロールの方法を変える（神経系障害）．繰り返すが，これが関節系障害に起因して二次的にモーターコントロールの変化が生じたケースである．すなわち，モーターコントロールへの対処は患者の問題の主な原因へ対処していることにはならず，したがって問題解決にはつながらない．

しかしながら，望ましくないモーターコントロールはたいてい，アライメント異常や，望ましくない圧縮と引っ張りの力のベクトルを生じ，その結果疼痛と機能不全を持続させることになるため，代償的戦略を解放することもマネジメントする上では重要なステップとなる．多くの場合，代償的戦略があることで関節系の機能を完全に評価することが困難となる（第8章）．その場合，代償パターンによって筋の緊張が高まった部分をリリースすることで確実に評価することが可能となる．また，代償的戦略を解放すると，新しい戦略を指導できる状態となる．場合によっては，受動的組織の完全性を改善するためにプロロセラピーを併用する必要があるかもしれない．

次に，新しい戦略を指導できる状態にするべく，異なる機能障害に関して身体的な阻害因子を取り除くための手技の概要を述べる．これらの手技は，第10章の「実施方法」（技能習得）でさらに詳しく解説する．

関節系の機能障害（表7.4a参照）：線維化した硬い関節には，他動的関節モビライゼーションが最も効果的である．手技は関節組織の被刺激性irritabilityによって段階づけされる．長年経過した線維症にはグレードIVの持続的なモビライゼーションが必要である．不動状態にある関節（腰椎骨盤における関節拘縮の可能性に関する現在の傾向については第10章参照）には，関節の可動性を回復するために他動的関節マニピュレーション手技が必要である．

機能とパフォーマンスにとって望ましくない戦略の背景にあるドライバーが関節制限の完全性の欠如で，またニュートラルゾーン内で深部の筋群がそれを代償して動きを制御することができないとき，関節の機能障害が機能回復への阻害因子となる．これらの状況ではプロロセラピー（Cusiら2010, Dorman 1994, 1997）が必要となる．プロロセラピーは炎症反応を生じる刺激性溶液を靭帯に注入するものである．線維芽細胞が炎症性組織内へ移動してコラーゲン増殖を促進し，それが靭帯のスティフネスstiffnessを高める．一般的に関節包や靭帯に2～6週間隔で注射し，治療は3～6セッション繰り返す．この過程の間のセラピストの役割は，関節の過剰な剪断を防ぐために外部サポート（ベルトまたはテーピング）を用いて関節の動きがコントロールされている状態，適切なアライメントが維持されてい

る状態（適切な関節アライメントを維持するために力のベクトルのバランスをとること，第10章参照）を確実にすることである．プロロセラピーはよく疼痛を伴うので，この間のセラピストは認知面および情動面のサポートも必要不可欠である．ニュートラルゾーンの運動に影響を与える深部筋群の活動がひとたび始まったら（すなわち深部筋群の共同収縮によって関節の滑りが減少できる），解剖学的回復が始まる．この時期に機能的課題の新しくてより最適な戦略トレーニングを開始できる．

筋膜系の機能障害（表7.4b参照）：筋膜系に制限があれば，筋膜スリングおよび筋間の筋膜の可動性を増加するよう，多くの筋膜リリース手技を用いることができる．瘢痕，癒着，または長期臥床や繰り返しの負荷パターンによる結合組織の接着は，筋活動時（安静緊張の増加あるいは動的状態）に発生する力のベクトル（引っ張りと圧縮の力学線）を変化させる．これらの望ましくないベクトルは，新しい姿勢と動作のパターンをトレーニングするときに，抵抗感や動きにくさをもたらすことがあり，したがって存在すれば対処する必要がある．

筋膜の完全性の欠如（例えば筋挫傷，筋断裂など）が，機能とパフォーマンスに望ましくない戦略をつくりだしている症例もある．筋膜構造を通る力の伝達が不可能（例えば腹直筋離開の症例や骨盤内筋膜断裂など）となる著しい完全性欠如があるか，または広範囲の，もしくは有痛構造を絞扼する癒着（例えばホッケー鼠径症候群にみられることがある腸骨鼠径神経絞扼など）があれば，組織の完全性を回復するため，また癒着を解離するために，外科手術が必要である．

神経系の機能障害（表7.4c参照）：過緊張の筋を弛緩，抑制，リリースするため，神経生理学的メカニズムを利用して緊張を下げる多くの手技が存在する．α運動ニューロンの動員変化は脊髄かそれより高位で起こる．リリース手技の選択は多岐にわたる因子を考慮して判断する．第10章で詳しく解説する．適切な手技には次のものが含まれる：

1. 気づきを用いたリリース（第10章）
2. 気づきを用いたセルフリリース，気づきを用いたストレッチ，自動モビライゼーション，またはマッスル・エナジー・テクニック（第10章），ファンクショナル・テクニックや頭蓋仙骨療法（本書では扱っていない）
3. グレードⅠ～Ⅲの振動関節モビライゼーション（本書では扱っていない）
4. 高加速・低振幅のリコイル手技 recoil technique（第10章）
5. 関節モビライゼーションと高速低振幅スラスト（マニピュレーション）（第10章）
6. ドライ・ニードリング dry needling／筋内刺激（IMS）intramuscular stimulation（第10章）
7. 最適な呼吸の回復（第10章）
8. 呼吸，リラクセーション，気づきを用いた運動を取り込んだ動作アプローチ（第10，11，12章）
9. 最適な腰部骨盤ピラミッドの認識および脊柱中間位のトレーニング

内臓系障害（表7.4d参照）：内臓疾患が根底にある場合は医学介入が必要となる．したがって臨床家は，疼痛の非機械的パターンと内臓疾患に関する知識が不可欠である．内臓系の可動性と筋膜／靭帯性の制限に対するアプローチは，内臓マニピュレーションで知られるJean-Pierre Barralにより開発された手法などを参照されたい（www.barralinstitute.com）．

意味のある課題に基づき新しい戦略をトレーニングする

機能とパフォーマンスの新しい戦略を教育する上で，基本的な構成要素を以下に記す．

1. 深部および表在の筋システムを覚醒・協調させる（第11章）
2. 姿勢の新しい戦略をトレーニングする（第12章）
3. 動作の新しい戦略をトレーニングする（第12章）

具体的な背景と手技は後の章で網羅されている．本章では，治療プランを展開するときに考慮するいくつかの基本的な原則について議論する．

一般的原則

神経可塑性の最大限の利用：認知面，行動面，情動面の要素に加え，運動面の要素の新しい戦略練習は患者の新しい戦略を学習する能力に依存する．どの学習（運動能力，知覚，認知）においても根底に

あるメカニズムは脳の可塑性である（Merzenich ら 1996）．

> 脳の可塑性とは，生涯にわたって身体的および機能的に変化できる能力を指す．生涯を通していかに経験が学習を誘発するか，説明するのがこの能力である．
> Mahncke ら 2006

以前は，脳は新生児期と小児期にのみ可塑的であると考えられていた．しかし現在は，脳内の神経地図は一生涯を通して変化すると立証されている．

> 脳は可塑的である．すなわち，脳は成人した後いくつになっても，新しく短期的なコネクションを発達させることも含め，再構築可能である．
> Mahncke ら 2006

臨床神経科学と実験心理学の研究は，神経リハビリテーションの臨床アプローチとともに，新しい神経ネットワークの構築と脳の変化促進に必要となる，重要な構成要素に対する洞察力をわれわれに与えてくれる（Doidge 2007, Mahncke ら 2006, Merzenich ら 1996, Morris ら 2006, Moucha & Kilgard 2006）．Merzenich ら（1996）は以下のように述べている．

> 認知神経科学研究は脳の変化促進のための最も有効な戦略も明らかにする．被験者は集中し動機づけされている必要がある．トレーニングは，それを受ける各被験者に革新的で合ったものでなければならない．トレーニングは繰り返し，また集中したスケジュールで行われなければならない．
> Merzenich ら 1996

「脳の変化を促進する」根元的で神経生理学的なメカニズムは本書の領域を超えている．しかしながら，不可欠な臨床的構成要素については本書でも取り上げている．最も有効な戦略には首尾一貫した特徴がある．

1. きわめて集中した状態での気づき．研究では「細心の注意を払うことは，長期の可塑的変化には不可欠である」（Doige 2007）ことが実証されている．気づきと集中がない状態で課題を実行すると，脳地図は変化するものの，持続性はない．したがって，戦略の変化を持続させたいのであれば，脳を十分に活動させて一瞬に集中して（例えばテレビ番組を見ながらではなく）課題を実行しなければならない
2. 課題指向型で集中的な実践．患者が実際の動作に必要となる複雑さのレベルで課題を実行することができないようであれば，目標課題の構成要素をエクササイズの動作とすることもある．Morris ら（1996）はこれを「シェーピング shaping」と呼び，達成できる課題を徐々に踏んでいくかたちをとる．数多く反復できることが目標ではあるものの，ニューロン発火のパターンとタイミングもまた重要である．「ともに発火するニューロンは，ともに結束する．同期発火しないニューロンは連結しない」（Doidge 2007, Hebb 1949, Merzenich ら 1996）．このことは，運動の量と同じく，できる限り同等に質にこだわって実践する必要がある事を意味している．「練習は，永続をもたらすが，完全をもたらしはしない」．いつ運動の質が伴わなくなったか患者にその判断方法を示し，そのセッションの練習を中止することも重要である
3. 意味のある課題を用いて，かつ肯定的なフィードバックを与える．意味のある課題は患者の注意を引く．注意，報酬，目新しさなどはドーパミン，アセチルコリンなどの特定の神経伝達物質の放出を増加することで可塑性を高めると知られている（Mahncke ら 2006）．肯定的なフィードバックは，神経調節機能を高める「報酬」の形態と考えることができる
4. 課題に関する感覚刺激の特定のパターンを提供する．「感覚入力は皮質の認識のかたちを決定」し，また「知覚の学習と皮質の可塑性は，動員されている感覚の特徴に特有である」ことが知られている（Moucha & Kilgard 2006）．これらの生理学的な研究結果は，われわれの臨床観察に対して，感覚（触覚）のきっかけを与える部位やタイミング，抑揚が課題実行時の戦略に著しい変化を生みだす可能性があるという1つの解釈を生む．感覚入力は，言葉による促通と奨励とともに，変化を促進する強力な刺激となる
5. 経過の中で停滞期がみられるのは自然なことであるが，それは実際には「見かけの」停滞期に過ぎない．これは「可塑性に基づいた学習周期の一部である──その学習の段階は定着期 consolidation stage へと続く．定着期の段階では明らかな進歩はみられないが，内的には生物学的変化は起こっており，新しい技

能がより自動的で，洗練されたものとなるのである」(Doidge 2007)

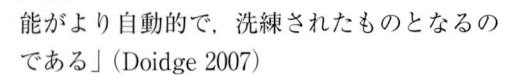

　患者に対しては，進歩が遅いことに落胆しないよう，それが自然なことで，予想されていたことであると教育することが重要である．

　最後に，科学によって，われわれが実践しているテクニックは神経生理学的メカニズムの作用で効果的であるというエビデンスがもっと多く提供されるようになればと考える（第10章）．「徒手の魔法」はさまざまにかたちを変え，持続期間もさまざまであるが，一般的に継続しない．これは神経可塑性の原則と一致している．すなわち，われわれが徒手療法で効果を示すことができる筋緊張，関節可動範囲，疼痛の変化は，後に新しい脳地図を再編成するための糸口をわれわれにもたらすに過ぎない．これは，いかに臨床家が治療時間を配分するか，また実際に予約時間の長さをどれだけ取るべきかということとかかわってくる．集中的な練習を実施する最も効果的な時間は，1対1の治療の中で臨床家が実施する徒手的リリース，具体的な指導，フィードバックによって決まる．出来合いの「エクササイズ表」を使い手早く説明して，クリニックではろくろく実践させずに患者を帰宅させているならば，永続的な変化を生み出すことはできない．

　古い動作の「脱却」を強化する：新しい脳地図の構築を促進するために，患者が古い地図を使用しないようにすることが不可欠である．望ましくない戦略を取り除く過程にある間，臨床家は，患者が鍵となる筋群の維持，姿勢パターン，動作パターンから「脱却」するためには，触覚，言葉あるいはイメージによる合図が最も効果的であることを学ぶだろう．臨床家が新しい戦略を教育することに加えて，これらの言葉や徒手的なキューを続けて使用することが重要である．例えば，もし患者がバックグリッパーの傾向にあり課題の際に脊柱起立筋を過使用していたら，新しい戦略を学習するための一連の指示には以下のようなものが含まれる．最初，「背中の筋をリラックスして溶かすようにしてください」と伝え，続けてただちに異なる筋に対して，例えば腹横筋などに「骨盤の前方の2つの骨をつないで，それを引き寄せ合うようにしてみましょう」と筋を働かせるための声かけをする．患者が自身の身体でそれまでとは違ったかたちで活動するためには，新しい戦略の「実践方法」を学習すること，そして古い動作を「脱却」する方法を知ること．この2つを患者に理解してもらうことが非常に重要である．

　患者を教育する：「トレーニング」や「エクササイズ」という言葉に対する患者の理解の仕方はバラバラである．新しい戦略をトレーニングするということは，患者がこれまでに地域のジムなどで受けてきたであろう筋力強化や筋持久力についての指導とは関係ないことを理解してもらうことが必要不可欠である．基本的に臨床家は，これが新しいアプローチであり，脳のプログラムの再編成を目指したもので，どのように脳が姿勢と動作の異なるプログラムに接続するかについての「エクササイズ」であることを心に留めておかなければならない．したがって，動作の質が鍵であり，量の犠牲となって質が損なわれてはならない．患者に，エクササイズについてというよりむしろ，そのプログラムが「あなたがあなたの身体で生きる方法を変えること」に関するものであると気づかせるのも役立つ．痛みと障害によって，モーターコントロールの機能に変化が生じるということはすでに周知されている（第4，5章参照）．これもまた，患者の主な機能障害は筋力ではなく，適切な筋が的確なタイミングで他の筋群と適切に共同して作用しているかどうかであるという点を強調するのに役立つ．もし実際に体調不良と廃用によって筋力が不足していても，まずは筋の正しい作用パターンと協調性をトレーニングして，その後，機能的動作における筋力と持久力の要素に働きかけることが望ましい．これを患者の目標にかかわる循環器系の機能向上のための漸進的なプログラムと組み合わせることもできる．第11章では，負荷，努力感 perceived effort，抵抗テストの利用方法について述べ，患者が最適なモーターコントロールの役割を経験し理解できるよう（内受容促進），適切な筋の共同活性化の影響と深部筋群が筋出力に与える効果を例証する．

　意味のある課題を選定する：エクササイズはすべて，患者の必要性と目標に確実に関連性をもたせたものを処方していただきたい．これは彼らの経験のすべての側面（感覚面，認知面，情動面）に影響を及ぼし，生物力学的要素にのみ関与するわけではない．機能的課題を構成する動作要素の単位に分解することは，機能的パターンを構築する1つの方法である．処方されたトレーニング課題が，症状が悪化する活動と患者の目標両方にどのように関連するの

か，患者に必ず説明し，示すようにしていただきたい．さらに，治療プランが望ましくない戦略を引き起こしている主な機能障害に確実に対処するものになるべく，臨床家は以下の点を押さえたプログラムを立案しなければならない．

1. コントロール不良の分節
2. コントロール不良な方向
3. 可動性に制限のある高位や領域
4. 過活動あるいは優位な表在筋群
5. 不活性，あるいは不適切に活性化した筋
6. 特定の筋の長さ／強さのバランス不良
7. 循環器系を考慮する必要性，負荷の必要性，可動させる必要性，予見性の程度などの目標課題の特徴

患者に処方されたトレーニング課題は，すべて評価で同定した鍵となる機能障害に対処するものであるのか，仮説で推測した疼痛発生組織や発生メカニズムに及ぼす影響を常に考えて判断しなければならない．

深部と表在の筋システムを覚醒・協調させる

腰部骨盤帯における深部筋群の分離収縮トレーニングの必要性および有効性について支持するエビデンスは，増える一方である（第11章）．どの筋を訓練するかは評価で得られた所見によって決まる．一部の患者は腹横筋と多裂筋深層線維の共同収縮トレーニングから開始することが必要かもしれない．われわれはこの「分離」収縮トレーニングについて，深部筋システムを表在筋システムからの分離に焦点を当てるものとして考えている．第11章は，患者が深部筋と表在筋の良い協調パターンを学習するときに，自身で一連のトレーニングをセルフ・モニターし，かつ自身で次の段階に進める方法を含めた深部筋システムのトレーニング方法について解説している．

姿勢と動作のトレーニング

状態を悪化させる姿勢や動作が明確な場合や，目標にかかわる姿勢や動作の課題（意味のある課題）が明らかになったら，治療プランのできるだけ早い時期に新しい戦略のトレーニングを開始する．望ましくない戦略から脱却する傾向が少しでもみられたらすぐに，新しい姿勢と動作戦略の構成要素の教育ができる．例えば，一側性のバットグリッピングが

リリースされたら，患者はどのように左右対称に，そして均等に両坐骨結節上で坐位をとるのか，さらに坐位でどのように大腿骨頭を位置させるのかを教育する．これにより最適な骨盤アライメントと股関節のセンタリングが促され，坐位における鼡径部や骨盤帯後面の疼痛軽減につながることもある．姿勢と動作課題のすべての構成要素をすぐに修正する必要はなく，鍵となるアライメントや新しい戦略を訓練するには十分である．第12章でどのように制御のポイントを2，3点修正することから始めれば，姿勢と動作課題のための戦略をトレーニングするか，さらに詳しく述べる．

サポートの役割：仙腸ベルトとテーピング

仙腸ベルト：仙腸ベルトはLPH複合体を外側から支えるもので，治療過程のこの時期には有効なこともある．ベルトとテーピングの作用機序には不明な点があるものの，上前腸骨棘（ASIS）の直下に一般的なベルトを着用した時に仙腸関節の剛性が高まることは周知されている（Damenら2002b）．市場には多くの仙腸ベルトが出回っており，そのほとんどが骨盤帯に対してある程度圧縮／支持を供給するようである（Vleemingら1992a）．しかしながら，多くの場合，患者らは一般的な仙腸ベルトが供給する圧縮作用に過不足を生じた状態となっている．また，一般のベルトでは圧縮の部位（両側前方，両側後方，一側前方，一側後方）を特定するのは困難である．このような状態から，とりわけ骨盤帯の異なる側面へ圧縮を加えることが可能な特許ベルト，The Com-Pressorを開発するに至った（Lee 2002）（図9.4A）．

SIベルトコンプレッサーThe Com-Pressorは「深部筋システムの覚醒」と「姿勢と動作の新しい戦略のトレーニング」と併用する．機械的なサポートと固有受容感覚の入力を供給すると考えられており，それが脳にどの筋を促通すべきかどうか知らしめることになる．またおそらく，支えに必要な「不足しているベクトル」を供給することで，患者は望ましくない代償的な動作に戻りにくくなるだろう．それでは，ベルトはどのように作用するのか．コンプレッサーは4つの非常に強い弾性バンドの張力で骨盤を支持する．バンドは，仙腸関節の圧縮が必要ならばASISの直下（Damenら2002a，b），恥骨結合の圧縮が必要ならば大転子の直上（Vleemingら

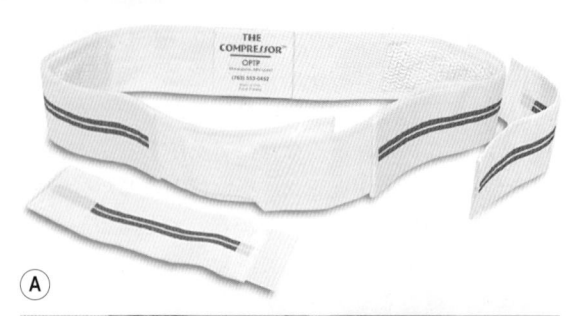

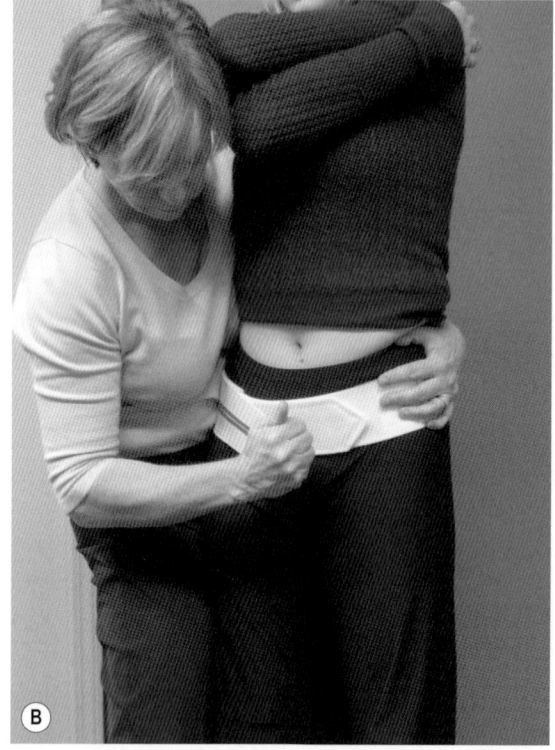

図 9.4 （A）コンプレッサーは，骨盤帯に特定の支持力を加えるために開発された仙腸ベルトである（特許取得済）．伸張性のストラップ使用は下肢自動伸展挙上テストの所見によって決定する．（B）ストラップは患者を立位の状態にして装着する．はじめに骨盤帯外側面にしっかりと固定し，その後ストラップを伸張して，反対または端を前方後方の正中方向につける

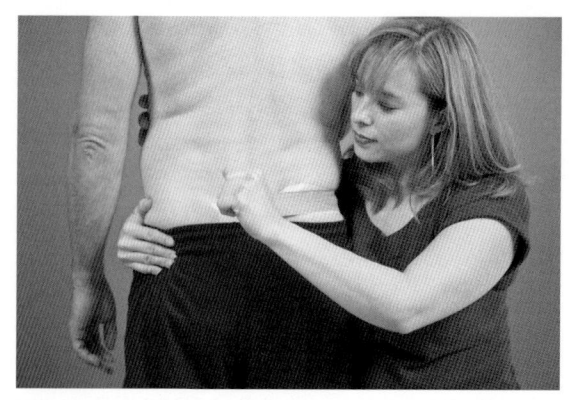

図 9.5 テーピングは下肢自動挙上テストの所見に基づいて骨盤に貼る．ベースとなるカバーロールは適切なベクトルの向きに貼る．このセラピストは，骨盤の右側から後方への圧縮作用をつくるために，彼女の右肩で圧をかけ，それと反対向きの圧を右手で加えている．圧を維持したままロイコテープを貼る

1992）の骨盤周囲に身体ベルトに装着する（図9.4B）．圧縮ストラップの位置はさまざまで，自動下肢挙上（ASLR）テストで患者それぞれに必要な部位を判断する．どのようにベルトを治療プランに統合し，患者に応用するのか，詳細は症例報告を通してわかるだろう．また第11章でも詳しく記載している．

テーピング：「不足しているベクトル」は，骨盤上皮膚に直接貼ったテープから得ることもできる．立位で貼ることが不可欠で，望ましくない戦略から脱却したときにどこに圧縮作用を加えるかについては，クリニカルリーズニング過程に基づいてASLRテストで判断する．活動時やスポーツ時はベルトが動いてしまったり，ユニフォームや他の衣服には適応できなかったりすることもあるため，テーピングのほうが都合がよい．われわれのコースを受講したセラピストは，激しいスポーツ活動の際に特定のベクトルを増やし，位置を維持するためにコンプレッサーベルトの上にテーピングを使用するとも報告している．カバーロールCover-Rollが下層に用いられ，次にセラピストが骨盤に必要な方向に圧縮作用を加えながらロイコテープLeukotapeを貼る（図9.5, Christyの症例報告，第9章，ビデオ12.13 参照）．

症例報告

書籍 *The brain that changes itself*（Doidge 2007）は，著名な神経科学者V. S. Ramachandranが個々の症例に関して問題提起した重要性を記している．Ramachandranは症例それぞれに科学を進歩させると考え，症例は科学に貢献するすべてを有すると信じ，以下を引用している．

> 私がある懐疑的な科学者に，このブタは英語を話せると主張しながら1匹のブタを差し出し，私が合図をしたときにそのブタが英語を話したところを想像してほしい．その科学者がこう主張する意味が本当にあるだろうか．「しかしたった1匹のブタではないか，Ramachandran，もう1匹見せてみろ，そうすればお前を信じる！」

症例報告の情報は，科学の一助になるほか，命題的，非命題的，専門技術的，個人的知識をつなぐ助けにもなる（Jones & Rivett 2004）．以下に，LPH複合体に痛みのある症例について，数例報告する．痛みの部位はさまざまで，外傷（スポーツと妊娠）をきっかけとするものや，外傷後（程度は重大なものと軽度なもの両方）に不適応な習慣を生じたケースである．彼ら全例で垂直負荷課題（立位, 坐位, 歩行, 走行）において疼痛の増悪を訴え，また全例が痛みと能力低下が少なくとも6ヵ月間続いたケースである．

さまざまな所見を理解するために統合システムモデルとクリニカルリーズニングがどのように用いられるか（例：仮説の立案），またクリニカルパズルの使用によってこの推論過程とその後のマネジメントの両方がどのように押し進められるか，例証したいと考えている．統合システムモデルは，治療がより効果的になるように枠組みを提供し，LPHの疼痛と障害をもつ患者群の助けとなるものである．われわれは，自身のストーリーを通して，読者と彼らの旅の行程を共有することを了承してくださった実在の患者の方々に敬意を表したい．症例のストーリーを読み，さらにクリニカルリーズニングを「展開」するには，症例報告に付属するオンラインビデオをご覧いただきたい．

本書には1例の症例報告のみ掲載しており，それ以外はオンラインの電子書籍（🖱）でご覧いただける．オンラインでは，本書とかかわりのある内容のビデオクリップを200以上紹介しており，第8章で解説したテスト，第10章のリリース・テクニック，第11, 12章のトレーニング実践に関して解説したものの大半を例示している．

Laura──腹圧性尿失禁（神経系機能障害）を伴う産後の骨盤コントロール障害

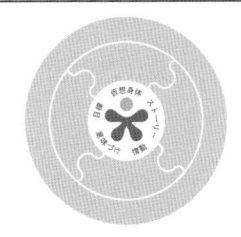

Lauraのストーリー

Lauraは40歳で2児（9歳と4歳）の母親である．骨盤痛と失禁が続いていることを気に懸けて来院した．骨盤痛は2度目の妊娠5ヵ月目のときに始まった．子どもは2人とも経腟分娩で出産しており，初産の際には小さく会陰切開されたものの，2回目の出産では骨盤底の明らかな外傷は負っていない．Lauraは体操選手であった若い頃に，急な垂直負荷（例えば跳馬の着地）がかかったときに間欠的な腹圧性尿失禁（SUI）を呈していたと報告した．SUIの症状は，出産後頻度が増した．彼女の現在の主訴は次の通りである．

1. 右仙腸関節周辺領域の疼痛．坐位や負荷のかかる方向が組合わさった課題（歩行，ランニング，前屈など）で増悪する
2. 腹圧性失禁．そのせいで，走ることが難しくなる（最大2分）．またくしゃみの際に尿漏れが起こり，膀胱が充満しているほどそれがひどくなると感じた

彼女が特に呼吸機能に関して疑問を感じていたのが，間欠的に呼吸が止まること，また1日を通して過剰にあくびが出ることであった．彼女は，自身の主な問題は骨盤底の弱さで，十分に強化や「ケーゲルKegel」体操をしていなかったことに罪悪感をもっていた．注目すべきなのは，彼女の母親も尿失禁を患い2度外科手術を受けたが問題解決しなかったことである．Lauraは，母親と同じ経過をたどるのではないかと懸念を口にした．

彼女は当時，定期的に運動できておらず，理学療法士として，また母親としての義務のため多忙な状況が続いていると感じていた．彼女の目標は日中の疲労感を軽減することと，失禁せずに走れるようになることであった．彼女のストーリーに基づいて，戦略分析をする意味のある課題は，立位姿勢，前屈，スクワット（立位から坐位へ），片脚立ち動作を選択した．彼女のクリニカルパズルは，彼女の主訴と目標をパズルの中央に書き込むことから始まった（図9.6）．

機能とパフォーマンス

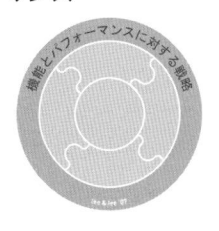

立位姿勢

立位において，Lauraの骨盤は右側が前方変位しており，それにより水平面で左回旋していた（図9.7,

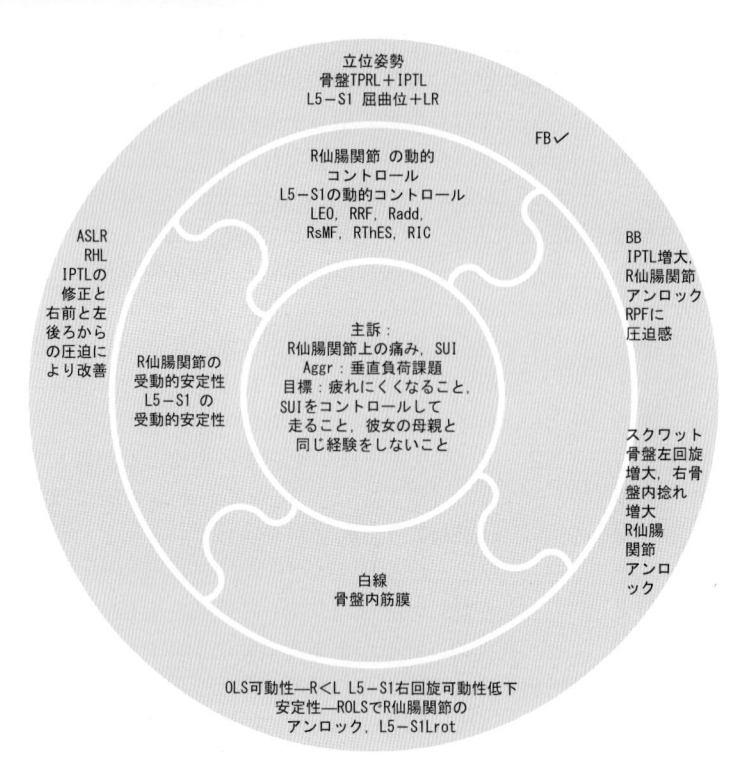

図9.6 Laura のクリニカルパズル完成版. Laura のストーリーからの所見をあなたが読み考えるときにこの図に戻っていただきたい. L=左, R=右, IPTL=骨盤内左捻れ, TPRL=水平面左回旋, FB=前屈, ✓=適切な所見, BB=後屈, 仙腸関節=仙腸関節, RPF=右骨盤底筋群, OLS=片脚立ち動作, RHL=挙上するのに左より右がより困難, 1°c/o=主訴, Aggr=症状が悪化する課題, mob=可動性, R<L=右が左より少ない, ↓RR=右回旋低下, Imp=改善, LEO=左外腹斜筋, RRF=右大腿直筋, Radd=右内転筋群, RsMF=右多裂筋表層線維, RThES=右胸部脊柱起立筋, SUI=腹圧性尿失禁, RIC=右坐骨尾骨筋

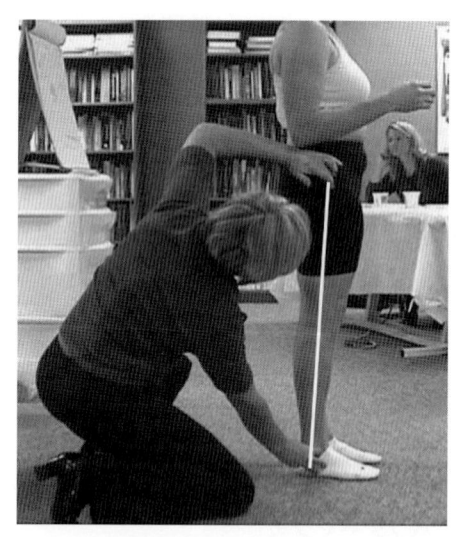

図9.7 Laura の立位姿勢. 右外果に対して右大転子が前方に移動. 骨盤は支持基底面に対して前方に変位している

この時点での物語的推論

感覚面：骨盤痛と尿失禁は，産後女性の大多数でよくみられる愁訴である．Laura の骨盤痛の部位と病態は，骨盤帯の筋骨格系と内臓器を通る力の伝達が効率的にできないときの所見と一致している．彼女の痛みは優位に末梢性由来であるように見える．

認知面：Laura は，自身の主な問題は経腟分娩したことで生じた骨盤底筋群の弱化であると思っていた．この信念に関しては，いったん失禁の理由がわかったら，治療セッション中に何らかの話し合いをもつことが必要である．この症状は彼女にとって，骨盤痛より多くの意味をもっていた．

情動面：彼女は運動をしていなかったことに対してある種の罪悪感をもっており，彼女の母親は2回の外科的手術にもかかわらず失禁を患っており，自分もそうなるのでは，と心配していた．

ビデオ LC1）．この回旋は左骨盤内捻れ（IPTL）と L5-S1 の屈曲左回旋に関連していた．右鼡径靱帯の緊張が左よりわずかに高かったものの，右大腿骨頭は寛骨臼に対して前方に移動していなかった．彼女の骨盤を徒手的に水平面上の回旋を戻しニュートラルポジションにすると，この動きに抵抗する力のベクトルが右股関節の短内転筋から感じられた（ビデオ LC2）．ビデオを見て，骨盤が正中位にあるときの彼女の胸郭の位置に注目していただきたい（胸郭は右に回旋する）．この理由は後でわかるだろう．

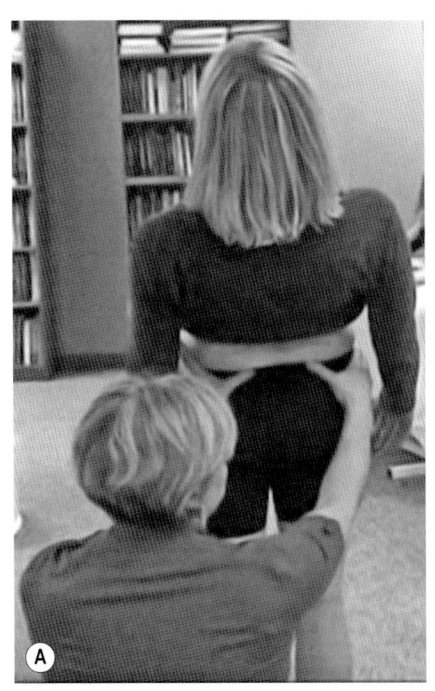

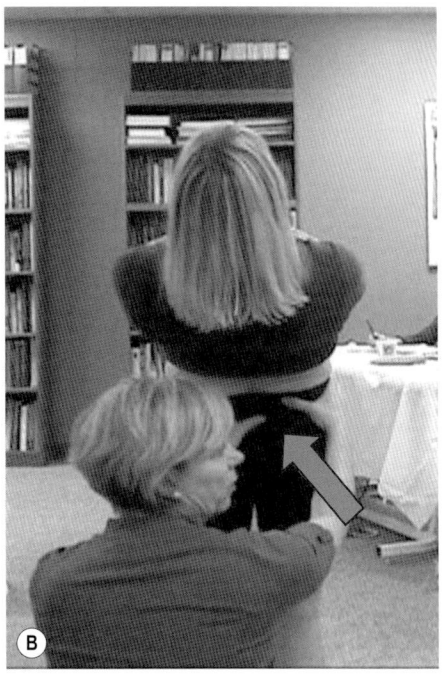

クリニカルリーズニング，治療計画および症例報告　CHAPTER 9

図 9.8　(A) 後屈時，骨盤の水平面上左回旋と左骨盤捻れが増加する．(B) 後屈課題では非常に早い段階で骨盤右側がアンロックする

前屈

　Laura は前屈動作で痛みが増加するということはなかった．両側の大腿骨頭とも股関節の中心の位置を維持できており，骨盤の IPTL は正中位方向へと減少し，両仙腸関節は課題動作中ずっとコントロールされた状態にあった（ビデオ LC3）．この時点で，この課題は最適な戦略で実施されていた．

後屈

　後屈動作では，別の 2 つの力のベクトルの存在によって骨盤の左水平回旋と IPTL が増加した．そのベクトルとは，1 つは右大腿直筋（この課題中，RF の筋長が伸びなかった）（図 9.8A，ビデオ LC4）．もう 1 つは左外腹斜筋である．この課題中かなり早い段階で骨盤右側にアンロックがみられた（図 9.8）．Laura は，後屈したときに彼女の骨盤底筋群右側の圧迫感が増すと報告した．彼女は，片側性の股関節伸展を必要とする課題であるランニングで排泄に関する問題を報告したにもかかわらず，体幹後屈を必要とする課題で全く疼痛を訴えなかったのは特筆すべき点である．

この時点における内省と仮説

　Laura の骨盤には，静止立位および後屈動作の両方でいくつかのベクトルが作用していた．それらの合成ベクトルは，結果的に骨盤の左回旋（胸郭は右へ），IPTL，骨盤右側のアンロッキングを起こしていた．ここまでで，このアライメント不良と望ましくない戦略に関与している可能性が同定された筋群は，右股関節の短内転筋群，左外腹斜筋，右大腿直筋であった．これらの望ましくない力のベクトルは他の負荷課題に影響しているのだろうか．この疑問を解消して仮説を展開させるためには，さらに負荷課題を分析しなければならない．とりあえずこれらの課題から得られた所見は Laura のクリニカルパズルの外側に記録された．

片脚立ち動作

　次に，片側の脚で立って反対側の股関節を屈曲する能力を評価した．彼女は右脚での片脚立ち動作のほうが困難であった．この課題中の骨盤内の可動性（仙骨に対して寛骨を後方に回旋する能力）に関しては，動きの非対称性が観察され，左に比べて右寛骨の後方回旋が少なかった（ビデオ LC5）．加え

267

て，右寛骨の後方回旋の際に起こるべき L5-S1 の右回旋がみられなかった．

左片脚立ち動作では，左の骨盤と股関節はコントロールできていたが，右片脚立ち動作では骨盤右側がアンロックし，L5-S1 は左回旋した（ビデオ LC6 🖱）．これは，骨盤右側がアンロックした後に生じた．右側の大腿直筋と大腿筋膜張筋は右片脚立ち動作の間，過活動であるように見えたが，大腿骨頭は課題の間中心の位置を維持していた．

スクワット

スクワット動作では，骨盤の左水平回旋と IPTL が増加し，再び骨盤右側のアンロックが起こった．

下肢自動伸展挙上（ASLR）

背臥位でも，Laura の骨盤は IPTL を呈していた．これは立位でアライメント不良をつくりだしている力のベクトルが背臥位でも引き続き作用していることを示唆していた（すなわち課題の変化にかかわらず，継続する筋活動がある）．ASLR 課題で，彼女は右下肢を治療ベッドから持ち上げるのがより大変であると訴えた．また，まず骨盤内捻れを修正せずに骨盤に圧縮作用を加えたが（ビデオ LC7 🖱），右下肢を持ち上げるときの努力感はごくわずかしか変化がみられなかった．セラピストが骨盤の位置を徒手的に修正して（右寛骨後方回旋，左寛骨前方回旋），次に右寛骨前面と左寛骨後面を結ぶ斜めの方向に圧縮作用を加えると，患者が右下肢を持ち上げるときの努力感が著しく減少した．

この時点における内省と仮説

複数の課題（右片脚立ち動作（ROLS），スクワット，後屈（BB））で L5-S1 と右仙腸関節のコントロール不良が明らかとなった．これらの所見を説明しうる 2 つの仮説は，
1. L5-S1 と右仙腸関節両方の受動的コントロール要素の完全性の欠如（関節系の機能障害），
2. L5-S1 と右仙腸関節両方の動的コントロール作用の不足（神経系の機能障害）．

どちらの仮説がより有力か決定するために，これら両方の関節について神経系（動的制御）と関節系（受動的制限要素）をさらにテストする必要があった．それを実行するため，Laura のクリニカルパズルには，関節系と神経系両方のピースにこれらの関節が書き加えられた（図 9.6）．

筋膜系

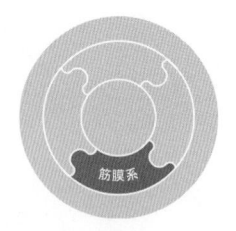

腹壁前面の筋膜は，正中線を通る力の伝達において重要な役割を果たす．白線の部分は妊娠時相当に伸張されるため，骨盤痛や尿失禁を呈する産後女性には全員白線の完全性について評価を行う必要がある．Laura の白線は妊娠時の伸張による影響は生じておらず，腹直筋間距離は全長にわたり安静時とカールアップ課題時の両方で平均値内であった（ビデオ LC8 🖱）．加えて，白線の堅固な後方の筋膜壁である前方正中の腹部筋膜 midline anterior abdominal fascia は損傷がなく，したがって左右の腹横筋（TrA）の収縮に反応しやすいはずであると考えられた（筋膜は筋収縮によって生じた力を伝達できるはずである）．

神経系

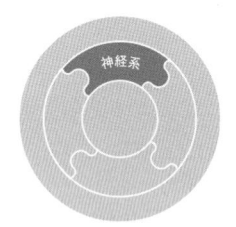

言葉によるキューに対する深部および表在の筋システムの反応に関して評価を実施した．腹壁下部を触診すると，深層（腹横筋の深度で）の触診は可能であったが，左側の表層で緊張増加が感じ取れた．続いて，骨盤底筋群を収縮するための言葉によるキューに対する左右の TrA の反応を評価した．このキューに対しては TrA，IO，EO の反応はな

この時点における解釈的推論

下肢自動伸展挙上テストからの所見により，彼女の治療プログラムは，腰椎骨盤股関節複合体のどの筋のトレーニングよりも前に，骨盤のアライメント不良をつくりだしている力のベクトルのリリースから開始するべきであることが示唆された（新しい戦略をトレーニングする前に古い動作から脱却する）．

かった．しかしながら，腹部へのキュー（例えば，あなたの左右の骨盤の骨（ASIS）を結ぶラインを想像して，そのラインに沿って骨同士を近づけるようにイメージしてみましょう）がだされたとき，左TrAは左IOとEOから分離して反応したが，右はそうではなかった（ビデオLC9）．このとき触診所見を確認するために超音波画像装置を用いることができなかった．左腹壁表層で認められた緊張を考え，次にEOに着目した（ビデオLC10）．彼女の胸郭回旋は左右どちらも著しく制限されていたが，左回旋がより制限されており，抵抗のベクトルは左前腹壁から感じられた．続く左前部腹壁の過緊張への触診で，左第7，第8肋骨の高位の左EOと横隔膜の特定の筋束の安静時緊張が高くなっていることが判明した（ビデオLC10）．

多裂筋深層線維に関しては，L5-S1の右多裂筋深層線維はどのキューに対しても反応がなく，また右胸部脊柱起立筋とL3から腸骨稜までの多裂筋表層線維の触診で過緊張が確認された．

彼女の骨盤底筋群に関しては，このときも内診および超音波画像評価ができなかったため，キューによって実際に肛門挙筋の反応に影響があるか把握することはできなかった．Lauraはわれわれが開催するコースの受講者の1人であり，前述した通り，コース時は超音波装置を使用することができなかったのである．彼女は骨盤底筋群の機能評価（会陰か

らの超音波画像確認と継続的な管理のために3週間以内にクリニックでDiane Leeの診療を受けるよう勧められた．

関節系

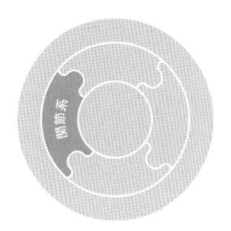

仙腸関節

右仙腸関節は右多裂筋表層線維の過緊張（L3から腸骨稜へ走行すると前述した）によって上部が，また右坐骨尾骨筋の過緊張（触診で確認）によって下部が圧縮されていた（ビデオLC11）．右仙腸関節の受動的制限要素の完全性を評価するにあたり，これらの力のベクトルをリリースすることが必要である．Lauraのクリニカルパズルには，神経系のピースにこれらが書き加えられた（図9.6）．

腰椎

L5-S1屈曲位での後方滑りの力に対するエンドフィール（抵抗）は「軟らか」かった．L5-S1伸展位での後方滑りの力に対するエンドフィールは硬く，上位のそれと一致していた（ビデオLC12）．これはL5-S1分節では屈曲をコントロールする受動的制限要素に問題があることを示唆している．しかしながら臨床経験的には，多裂筋深層線維に安静時緊張の低下や萎縮があるときはこのテストが誤って陽性となることもよくある．多裂筋深層線維の機能が回復した後に再度テストを行うと陰性となることも多く，その場合は受動的制限要素または関節系の機能障害は除外される．動的には，L5-S1が中間位にある状態で体幹に屈曲方向の力が付加されるとコントロール不良な状態がみられた．

仮説の立案，内省，解釈的推論，アブダクティブ論理より得られる臨床の印象

この初回評価から，Lauraは右仙腸関節とL5-S1のコントロール不良により末梢性疼痛が生じていて，統合システムモデルに当てはめた場合，彼女の主な機能障害は神経系であると仮説を立てた．評価が残っているのは彼女の骨盤底筋群である（神経

この時点における内省と仮説

過緊張の筋群（左外腹斜筋，右胸部脊柱起立筋，右大腿直筋，右内転筋）によって生じるベクトルは集合的に胸郭右回旋と骨盤左回旋，その結果としてIPTLを引き起こしていた．深部の筋に関しては，腰仙椎移行部レベルの右TrA，右dMFは骨盤底あるいは腹部へのキューどちらにも反応しなかった．骨盤底筋群の分析――この時点で非常に必要とされる部分――によって，臨床像がより明らかになるだろう．

Lauraがさまざまな負荷課題で用いた戦略では，右仙腸関節とL5-S1（回旋コントロール）のコントロール不良であった．これはなぜか．これまでにLauraの腹部の筋膜系は完全性が保たれていて，一方LPH複合体の神経系には深刻な機能障害があり，それが望ましくない戦略に関与しているだろうことがわかっている．関節系（右仙腸関節，L5-S1）にも根底に機能障害があるのだろうか．この疑問を解決するため，L5-S1および右仙腸関節の受動的制限要素とそれらの動的コントロールについて分析する必要があった．

系機能と骨盤内筋膜の健全性）（筋膜系）．加えて，右仙腸関節の靱帯の完全性もまだ明確にはなっていない（関節系）．もしこの仮説が正しければ，神経系の機能を回復（特に多裂筋深層線維の活動）することでL5-S1の関節系のコントロールテストの所見は変わるはずであり，これは最初の仮説を確認するために後のセッションで再テストすべきである．Lauraに所見を説明し，それらが併せてどのように彼女の骨盤痛と失禁を引き起こしているのか仮説を伝えた．統合システムモデルによる評価に続いて，初回の治療プランを実行した．その際，彼女にとって意味のある主な症状が腹圧性尿失禁であることに留意した．

初回治療

阻害因子に対処し，望ましくない戦略を取り除く

　以下の筋について，ポジショナルリリース，気づきを用いたリリース，徒手療法〔特にL3-4に対する高速低振幅スラスト（HALAT）（第10章）〕などを含むいくつかの手技を組み合わせてリリースを実施した．

1. 右短内転筋群と大腿直筋
2. 右坐骨尾骨筋（ポジショナルリリース，気づきを用いたリリース）
3. L3から腸骨稜の右多裂筋表層線維（ポジショナルリリース，気づきを用いたリリース，L3-L4にHALAT）
4. 右部胸脊柱起立筋（高加速筋スプリング手技）と外腹斜筋／横隔膜（ポジショナルリリースとストレッチ）（ビデオLC13 ）

　その後，立位におけるLauraの骨盤の位置は正中位に修正され（しかし胸郭は修正されず），右仙腸関節の自動可動性は回復して片脚立ち動作とスクワットで用いられる動作が，はじめのうちは適切（骨盤右側でアンロッキングなし）なものとなった（ビデオLC14 ）．しかし課題を繰り返すと骨盤右側がアンロックするようになった．右仙腸関節の3部分すべてで明らかな平行滑りが生じていた．それにより次に締まりの肢位での受動的制限要素（関節系）のテストを実施することとなったが，その結果は問題なかった．この時点で彼女の骨盤は背臥位で正中位にあった．

　続いて，言葉によるキューに対する深部筋システムの反応について繰り返し分析を行い，その結果，右TrAの恒常的な活動遅延と右腰仙椎移行部の多裂筋深層線維の活動弱化が明らかとなった．

意味のある課題に基づき新しい戦略をトレーニングする

　深部筋システムの覚醒：不要な力のベクトルのリリースに続いて，Lauraは運動プログラミングを促進するイメージを用いて，深部筋システムを共同収縮することを教わった（ビデオLC15 ）．骨盤底筋群全部に対するキュー（尿道の周りの筋を締めてください）では左右ともにTrAの反応は誘導されなかったが，腟を持ち上げるようにというキューと，肛門を恥骨の後面につなげるようにというキューでは反応が認められた．しかしながら，最良の左右のTrAの共同収縮の反応を引き出せたのは，腹部へのキュー（例：ASISをつないでください）であった．
　一方，腰仙椎移行部の右dMFについては，これらのキューのどれに対しても反応を示さなかった．しかし，L5-S1を懸垂するイメージキューによって右dMFの分離した反応が誘発された．結果的に共鳴が得られたキュー（すべての深部筋システムの共同収縮のための最良の合図）は，はじめにゆっくりとL5をS1からそっと吊り上げ，続いて両側のASISを前面でつなぐイメージというものだった．骨盤底筋群を加えた最良のキューは3週間後の超音波検査で決まるだろう．理想を言えば，これもこの時点（初回の治療）で実施されていることが望ましい．
　Lauraには自宅でこの分離共同収縮を練習するときにIPTLがまた出現しないように気をつけるようアドバイスして，また，もし出現した場合には，練習の前に疑わしい原因（短内転筋群）をリリースする方法を指導した（ビデオLC16 ）．彼女は骨盤が正中位にあることを確かめ，深部筋システムの共同収縮をしたそのままの状態で10秒間普通に呼吸するという分離収縮課題を10回3セット実施するよう指導を受けた〔このプロトコルのエビデンスは第11章に提示されている（Tsao & Hodges 2007, 2008）〕．課題に呼吸を併用させた戦略を用いて「神経ネットワークの再編」をすることが重要である．
　機能的課題にこの運動プログラムを統合し，機能とパフォーマンスの戦略を再評価：Lauraはその後，最適な戦略で実行した負荷課題において深部筋の共同収縮を調和させる方法について指導を受けた．これは，動揺が生じたときに，その予見性の有無にか

かわらず，また外乱なのか内的な動揺なのかに関係なく，LPH 複合体を通る力を効率的に，また安全に伝達することができるようにするためである（ビデオ LC17, LC18 🖱）．

そしてもう一度，変様したモーターコントロールがどのように彼女の骨盤痛と失禁を引き起こしてしまっているのか，彼女のどんな質問や懸念にも十分に対応しながら話し合った．この運動の実践に対する彼女のコンプライアンスと積極的参加が，神経ネットワークの再構築および長期的改善に不可欠であった．

3 週間後の経過観察

この初回の治療の後，Laura は 2，3 日かなり楽になり，また疼痛の位置が右仙腸関節領域から右殿部の上外側と鼠径部に変わったと報告した．初回評価では，疼痛スコアも患者特異的機能尺度 patient-specific functional scale（PSFS）も得られなかったので，これは主観的報告に過ぎず，バイアスがかかっているかもしれないし，根拠があるわけではない．また彼女は，2 週間仕事中にあくびをしなかったものの，数日前から再出現するようになったと報告した．

初回評価の際に，彼女のクリニカルパズルで神経系と筋膜系のピースの鍵となる骨盤底の機能（キューに対して反応する能力と骨盤内筋膜の完全性）を評価できなかった．加えて，産後女性には全員，安静時およびカールアップ課題での白線の状態を検査する必要がある．この評価には超音波画像による観察が最良であることから（第 8 章），彼女のクリニカルパズルを完成させるために，まずこれらの評価を実施した．

骨盤底

さまざまな課題で Laura の骨盤底筋群の機能を評価するために超音波画像検査には会陰からのアプローチ（経会陰法）を行った．骨盤底筋の収縮を促す次の 3 つの異なるキューを実施した．

1. 尿道の周りの筋を締めてください
2. 膣を持ち上げてください
3. まず肛門と恥骨の後面を結ぶ線をイメージして，それからその線に沿って 2 つを近づけてみましょう

その結果，生じた挙上のベクトルは望ましいもの

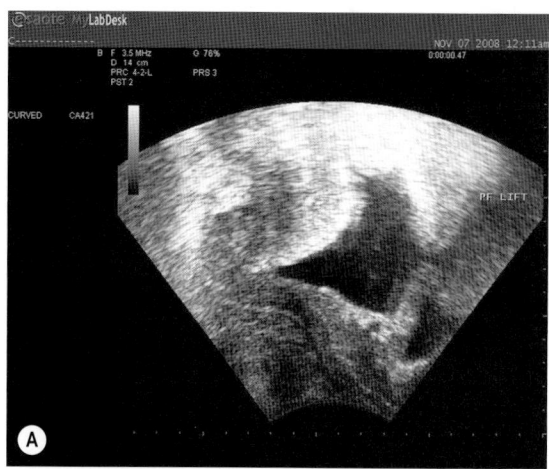

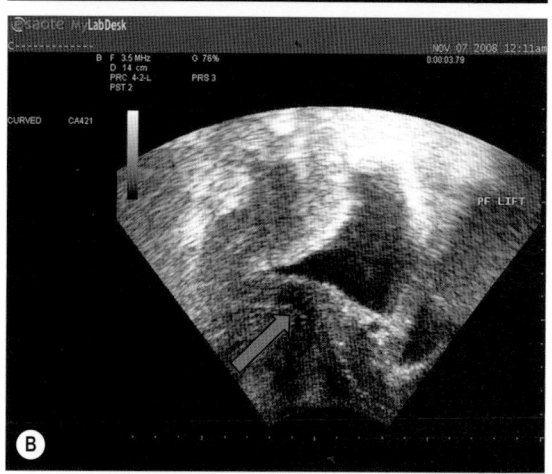

図 9.9 骨盤内臓器の超音波画像．会陰からのアプローチによる．（A）Laura の骨盤内臓器の安静時画像．（B）Laura の骨盤底筋群収縮による挙上ベクトル．膀胱頸に向くべき矢印が膀胱の中央／後方に向いていることに着目．これは望ましくない挙上のベクトルである

ではなかった（膀胱頸へ向かうべきであったが，膀胱中央に向かった）（図 9.9A，B，ビデオ LC19 🖱）．骨盤底筋群の事前収縮をせずにバルサルバ【訳注：息みのこと】をしたときには，膀胱の尾背方向への変位が生じた．バルサルバの前に骨盤底筋群が活動したときにはこの変位はコントロールできていた．咳課題のときにも同様の膀胱変位がみられ，このときは骨盤底筋群をあらかじめ収縮した状態でも変位がコントロールされなかった．

腹壁

続いて，腹壁と腰仙椎移行部の多裂筋に対する触診および超音波画像による評価で次のことがわかった．このときには腹壁から TrA の層に容易に到達

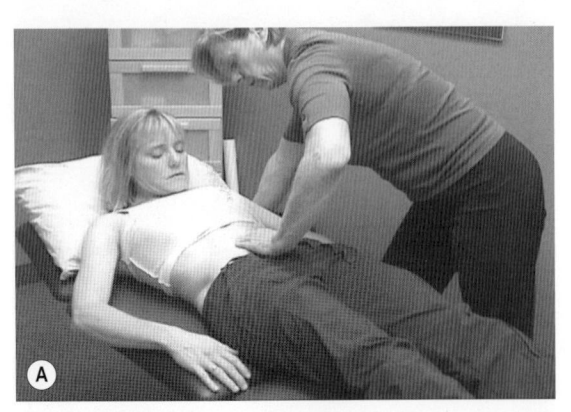

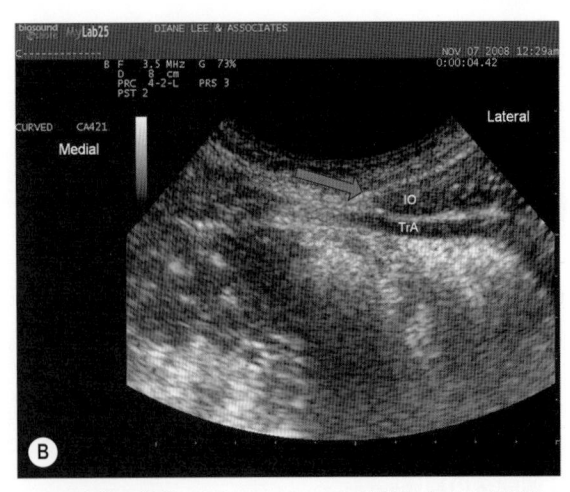

図 9.10 腹壁――カールアップ課題．(A) カールアップ課題における白線の触診．(B) カールアップ課題における左腹壁の超音波画像（腹横筋 TrA の事前収縮のキューなし）．TrA 表面上を内腹斜筋がどのように外側へ滑走しているか着目

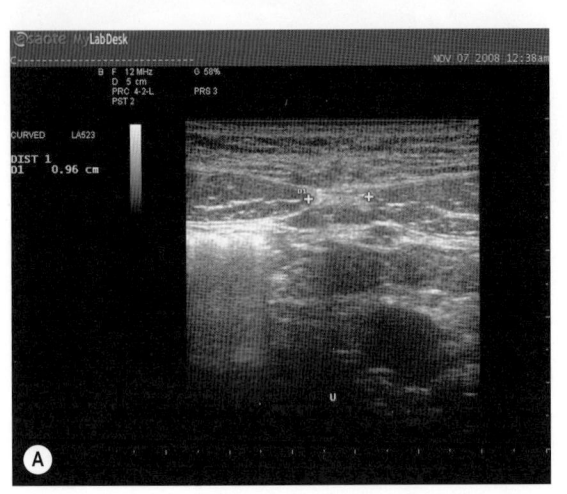

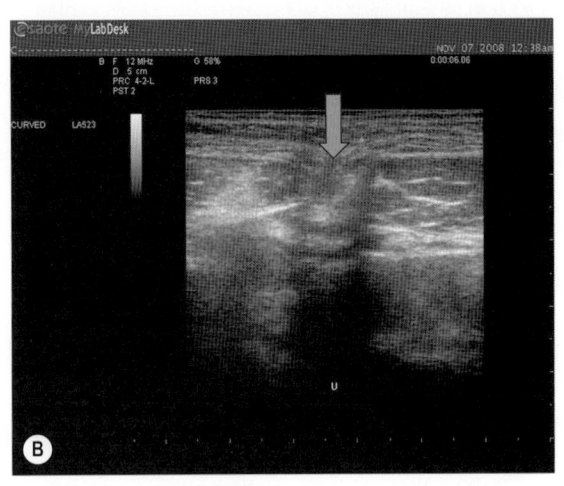

図 9.11 白線．(A) 安静時，臍部直上の腹直筋間距離は 0.96 cm であった．これは正常範囲内である．(B) 頭部と頸部のカールアップ課題では，白線は緊張せずに左右の腹直筋の間に垂れ下がるような所見が確認された

でき，初回評価で左側に認められた緊張はもはや存在しなかった．Laura は，表在の腹筋群と脊柱起立筋群から分離して，深部筋群（左および右の TrA と左および右の dMF）を共同活性化できるようになっていた（ビデオ LC20 🖱）．しかしながらカールアップ課題（図 9.10）では，両 TrA の活動はみられず，内腹斜筋が TrA の表面上を外側に滑走していた（図 9.10B，ビデオ LC20 🖱）．つまり，深部筋群を活動させることはできても，カールアップ課題で選択した戦略は左右の TrA を活動させるものではなかったのである．

白線に関してこの戦略はどう影響したのか？ 臍直上での腹直筋間距離は 0.96 cm で，これは正常範囲内であった（図 9.11A）（第 6 章）．カールアップ課題では，白線部での緊張増加はほとんどなく（図 9.11B，ビデオ LC21 🖱），腹直筋の間で白線が「垂れ下がる」ように見えた．TrA をあらかじめ収縮させてからカールアップをした場合には，白線の緊張が確認できた（図 9.12，ビデオ LC22）．また，深部筋システムの分離収縮ができるか確認したところ，まだ左内腹斜筋と左 TrA を同時収縮させる傾向があることが明らかになった．

立位姿勢

骨盤を両側で前方に変位させる傾向はみられたものの，水平面における骨盤の左回旋は消失していた．

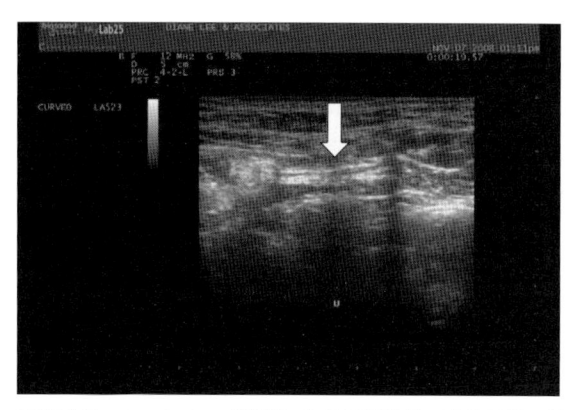

図9.12 カールアップ課題における腹横筋の事前収縮に対する白線の反応．白線の緊張増加（矢印）に着目

この時点における内省と仮説

　初回評価の際は，骨盤底筋群を促すいずれのキューにも腹横筋（TrA）は反応しなかった．その時点での仮説は，Lauraは彼女の骨盤底筋群を活動させていない可能性があるというものであった．今回，Lauraは3つの声かけすべてに対して骨盤底筋群を収縮することができることが検査によって確認されたため，その仮説は棄却された．しかし，骨盤底を挙上するベクトルは望ましいものではなかった．これは骨盤底筋群や骨盤内筋膜内／間での癒着，または骨盤底を構成するさまざまな筋群の望ましくない動員戦略によって生じている可能性がある．これらの原因を判別するためには内診が必要である．懸念事項は咳とバルサルバ課題のときにみられた膀胱の後方変位である．バルサルバ課題のときには骨盤底筋群を事前に前収縮することで膀胱の下降を制御できたが，咳課題のときにはできなかった．この検査は骨盤内筋膜の緩み（膀胱支持の不足）があることを示唆していた．この仮説を検証するためには内診の必要があったため，専門の認定資格をもつ骨盤底セラピストの診療予約を取った．骨盤底筋群の収縮によってTrAの反応が促されないということから，この2つの筋群間の反射の連結に障害があり，骨盤底へのキューが深部筋システムの共同的な反応を促すベストな合図ではないと推察される．

　胸郭は概して左に変位しており，特に第8胸部リングが左に変位（右回旋）し，第5胸部リングが右に変位（左回旋）していた．

力の伝達課題

　反対側の股関節を屈曲させる片脚立ち課題では，骨盤の左右で対称的な動きがみられ，アンロッキングも生じなかった．しかしこの課題では胸郭のコントロール不良が観察された（ビデオLC23 ）．後屈では骨盤は水平面上で左回旋しなくなり，また骨盤右側ではアンロックも生じなかった．また，Lauraがこの課題で骨盤底右側に感じていた圧迫感も消失した．前屈では腰仙椎移行部で疼痛が誘発された．骨盤の動きは良いが第8胸部リング（T7-8と左右の第8肋骨）で望ましくない戦略が観察された．このリングは腰仙椎移行部の疼痛出現と同時にさらに左変位，右回旋を生じた（図9.12，ビデオLC24 ）．腹部キャニスターの機能は第5番から第12番の胸部リングに付着する腹斜筋群の動態に著しく影響されるため，この所見は腰背部痛と鼡径部痛を管理する上で関連性があった．注意すべきなのは，第8胸部リングを修正し，かつ支持しても疼痛動態や前屈能力が変化しなかったことであり，これが主たる機能障害ではないことを示唆している（またこれは第8胸部リングの変位が代償性であることも示している．前屈時に第8胸部リングを修正したときに左回旋している上部胸郭の肢位に着目してほしい）．

　スクワット課題では，骨盤右側は課題の後半遅くにまだアンロックする状態が続いた（ビデオLC25 ）．回転板の上に立ち（床反力を除去）この課題を実行すると，骨盤の水平面上左回旋が再び出現し，第8胸部リングは左変位，右回旋した（ビデオLC25 ）．前屈課題時と同様に，第8胸部リング変位修正でこの課題の所見は変わらなかった．

　第8胸部リング左変位に加えて，第5胸部リング（T4-5と左右の第5肋骨）の右変位（左回旋を伴って）が認められた．第5胸部リングの肢位および生体力学的な修正によって胸腰椎の右回旋の可動性が改善しただけでなく，腰仙部痛を伴わずに坐位で完全屈曲し，さらにその状態から膝を伸展できるようになった（ビデオLC26 ）．第5胸部リングを制限している筋膜の力のベクトルがリリースされると，Lauraはリングの徒手的操作がなくても疼痛を伴わずに，胸腰椎を完全に回旋と屈曲することができるようになった．また，回転板上で骨盤を回旋させずにスクワットできるようになったものの，胸郭はまだ意識的にコントロールする必要があった（ビデオLC26）．「胸部リング」の評価と治療（Linda-Joy Lee考案のアプローチ）については，本症例に関する診かたを完全に理解するために非常に重要ではあるものの，本書の範囲を超えている．われわれがどのように胸郭を評価し治療するかについてはぜひwww.discoverphysio.caをご覧いただきたい．

その後の治療と自宅での実践のための内省的推論

会陰からのアプローチによる超音波画像検査の所見をLauraと見直して，骨盤内筋膜は伸張されているように見えるものの，速度が遅い課題では骨盤底筋群が望ましいタイミングで収縮し，腹腔内圧を上昇させていること，また尿道と膀胱の位置と運動のコントロールが可能であったことを説明した．彼女は，咳とあくびをする前に，どのように良好な状態を維持し，また内臓器を支持するか「コツ」を教わり，前回処方された深部筋システムの共同収縮トレーニングを継続するよう指導を受けた．この治療の後，骨盤内筋膜の癒着断裂の有無を評価するため，特に肛門挙筋の各部（恥骨尾骨筋，恥骨直腸筋，恥骨膀胱筋，腸骨尾骨筋）の収縮能力を評価するために骨盤底セラピストによる診療を予約した．例えば膀胱や尿道の頸部の支持を増加することで骨盤底を挙上するベクトルが増加するかを確認することが目的である．立位，前屈，スクワット，回旋動作の最適な戦略を，骨盤の上部で胸郭が浮いている，あるいは懸垂されているとイメージすることに焦点をあてて復習を行った（Lee & Lee 2008b）．彼女はこれらのイメージを利用して，さまざまなイメージや姿勢が彼女の腰仙骨部痛と失禁に及ぼす影響を感じ取るようにアドバイスを受けた．長く良好な排泄機能を確保するには，なぜ骨盤後傾で力の伝達を強いないことが重要であるか，（身体と脳の両方で）学習することが不可欠であった．

2週間後，Lauraからランニングを再開したという内容のメールを受信した（彼女はまだランニングしないよう言われていた）．彼女は4日連続で15〜25分間走ったとのことだった．彼女は「胸郭が楽に感じられ，最も良いニュースは仙腸関節痛が再発しても尿漏れがなかったこと」と報告してきた．彼女が，排泄機能には良好な戦略を用いているものの，まだランニングでは最適でない戦略を用いていることは明らかだった．

1ヵ月後の経過観察

Lauraは母親でありながら，1日2時間半クリニックに勤務する多忙な理学療法士でもあるため，頻回に通院することは難しかった．強度と頻度は減少したものの，右殿部痛は持続しているとの報告があった．彼女はクロストレーナーを使うとこの疼痛が軽減（4〜5分の使用で十分だった）する一方で，特定のヨガのポーズ（特に右片脚立ち動作を含む）でまだ疼痛が短時間増強することに気づいた．また，あくびが減って活力が増えたと述べ，くしゃみや咳に伴って間欠的な失禁はあるものの，コンチネンスはおおむね良好だとのことであった．

骨盤底筋群検査

彼女は今回の来院で，超音波を用いた検査と生体力学的評価のためにDiane Leeの診療を受け，またJohanne Sabourin（骨盤底の診断と治療に関して認定された理学療法士，Diane Lee & Associates）の診療を受けることになっていた．骨盤内診の結果，Johanneは次の所見を確認した．

1. 右腟壁の感覚減弱
2. 肛門反射と球海綿体反射の減弱
3. 骨盤神経叢，尾骨神経叢，右閉鎖神経の可動性に影響を与える筋膜の癒着または制限
4. 膀胱低位とわずかな直腸瘤
5. 骨盤底筋群収縮によって上前方向への挙上がみられなかった

Johanneは本書では扱っていない内診の手技を用いて神経と神経叢を徒手的にリリースし，神経叢の可動性の改善とともに，骨盤底の挙上のベクトルの改善を直後に認めた．

その後，会陰からのアプローチによる超音波評価（ビデオLC27〜ビデオLC19と比較）で骨盤底筋群の収縮を促す声かけに対して，ベクトルがより膀胱頸に向かっていることが確認された．バルサルバ課題において膀胱下降は著しく減少した．また特に，咳課題のときに骨盤底をあらかじめ収縮しなかったときは会陰腱中心がわずかに下降したのに対し，彼女がコツ（骨盤底筋群と腹横筋の事前収縮）を利用したときには膀胱と会陰腱中心の支持が完全にできていた．

力の伝達テスト

前述の通り，最後に来院したとき彼女の骨盤は正中位にあり，自身がこの最適な肢位から姿勢が崩れて骨盤を前方変位させて立位をとったときにそれを認識することができるようになった．片脚立ち課題では仙腸関節の自動運動の対称性が認められ，どちらの側の骨盤もこの課題でアンロックすることはなく，L5-S1の回旋もコントロールできていた（ビデオLC28）．後屈もまた最適な戦略（骨盤非対称

なし，両側骨盤のアンロックなし）で行われていた．同様にスクワット課題でも骨盤内捻れはみられず，骨盤の両側でアンロッキングも起きなかった．前屈で腰仙部の疼痛が誘発されることはなく，第5，第8胸部リング両方とも側方変位や回旋は確認されなかった．背臥位で骨盤帯に圧を加えずに下肢を挙上する動作でも労力に左右差はなかった．逆に骨盤の圧迫によって右下肢を挙上する際の労力が増える結果となり，これはさらなる圧縮作用が不要であることを示している．

坐位では胸郭回旋はより左右対称な状態に近づいていた．第8と第5の胸部リングは上下のリングで調和して回旋しており，運動を妨げてはいなかった．加えてスランプテストは陰性となった．

関節系と神経系

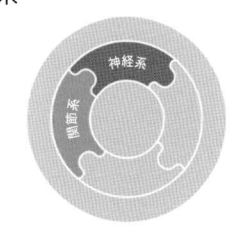

右仙腸関節の圧縮は不十分なままであったが，同側の仙骨に対する寛骨の明らかな平行滑りが認められた（ビデオ LC29 ）．また，深部筋システムは両 ASIS をつなぐキューに対して共同して反応した．左 IO は TrA と共同収縮する傾向が超音波画像で認められ，これは触診でも明らかであった．カールアップ課題の分析では，左右両側で深部筋システムの自動的な活性化が得られていないという点で運動制御の戦略はまだ最適ではなかった．深部筋システムを事前に収縮させて課題を遂行する（連結してからカールアップする）と，Laura は努力感が弱まるのを認識した．

関節系，神経系，筋膜系

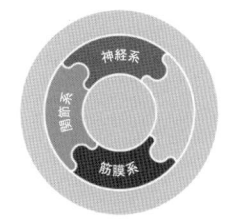

左右の腹直筋と白線では，深部筋システムの収縮による効果が明らかに認められた（超音波を介して）

（ビデオ LC30 ）．カールアップ課題時（深部筋システムの事前収縮なし），白線はまだ「垂れ下がる」ように見えたが，いったんカールアップの前に深部筋システムをあらかじめ収縮すると，白線が緊張する状態が確認できた．深部筋システムの活動はL5-S1に加え，左右仙腸関節のニュートラルゾーンでのすべての運動も制限した．

治療と自宅での実践のための内省的推論

集約すると，これらの所見は深部筋システムによって骨盤の関節の動きのコントロールが可能であることを示している．しかし，中枢神経系によって選択された戦略はいくつかの課題でまだ望ましいものではなかった．新しい運動パターンを構築するために，注意を集中した状態でまとまったトレーニングをすることが必要であった（第11, 12章）．Laura はこの点について念を押され，特に片脚立ち課題で意識して深部筋システムを使い続けるよう促された．自宅で実践する内容が見直され（スクワット，ランジ，前方／後方ステップなど），ヨガのクラスで右片脚立ち動作を要するポーズのときは，自身にとって望ましい戦略を意識するようアドバイスがなされた．ひとたび彼女が表在筋システムと協調して深部筋システムを共同活性化できるようになれば，動作時に注意を集中する程度を減らすことができ，痛みや尿漏れせずに完全な機能を再獲得することができるだろう．

疼痛は軽減し，また彼女のコンチネンスも改善している（彼女の経験による感覚面）．彼女はなぜ，どのようにして自身の疼痛と失禁が生じたのかを理解したのである（彼女の経験による認知面）．そして彼女は，もはや今後，自身の母親と同じ道をたどらないことをはっきりと認識している（彼女の経験による認知面と情動面）．彼女は必要な知識と動きのトレーニングによって能力を取り戻し，腰部骨盤帯に負荷がかかるときの対応について気づきをもち，より良く動き，感じ，そしてより良い状態でいることができるようになった．3ヵ月後のLauraからのメールである．

> これを伝えたくてメールしました．なんと先週，仙腸関節に痛みがでない状態で10マイル走れたんです！まだ注意しなくてはならないけれど，膀胱がいっぱいのときにくしゃみをしても尿漏れしていません．2月中旬にランニングを開始して，少しずつ調子が上がっています．そ

れで，5月3日のバンクーバー・ハーフマラソンに出場することにしました！　助けていただき，感謝しています．

Laura は尿漏れも骨盤痛もなく，ハーフマラソンを完走した（図 9.13）．

まとめ

神経系は「順応性 elastic」ではなく「可塑性 plastic」があり，常に変化が可能である．「順応性」はすぐに戻ってしまうが，一方で「可塑性」は新形態をとり修正する能力をもつ．まさに神経系がそうである．われわれは，神経系の神経可塑性や，イメージや他のテクニックを異なる神経発火パターンの発達促進にどのように用いることができるかという情報に関しては，Norman Doidge の著書 The brain changes itself（2007）を読まれることを強くお薦めする．

Doidge はしばしば「ともに発火するニューロンは，ともに接続性がある」と述べている．本章で提示されているすべての症例において，神経発火パターンの再接続は治療計画の1つの要素となっている．本章には関連する症例報告が他にも数例あって，それらはオンラインで参照できる．必ずそれらすべてを読み，ビデオを見て，その多様性と治療計画に不可欠なクリニカルリーズニング過程を理解するようにしていただきたい．

次章で関節，筋，筋膜などのリリースの具体的な手技（技術習得）について解説し（第10章），深部および表在筋システムのトレーニング（第11章）へと続き，最終章ですべてを機能へと統合する（第12章）．

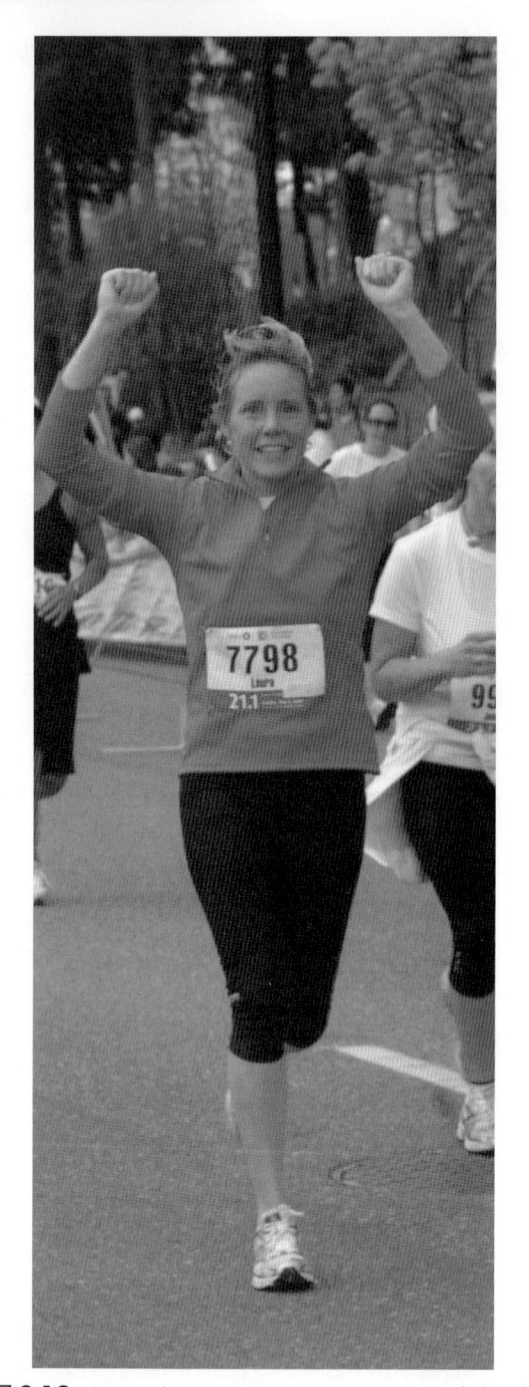

図 9.13　Laura はバンクーバー・ハーフマラソン完走に成功した

腰椎骨盤股関節複合体の障害に対する手技と手段

10

Diane Lee　Linda-Joy Lee

章の内容

はじめに・・・・・・・・・・・・277
障壁となるものへの対処：クリニカルパズル
の中心にいる人物の特性・・・・・・・279
阻害因子へのアプローチ：身体的機能障害・280
神経・筋膜系に対するリリース手技・・・・286
関節構成体に対するモビライゼーション手技
　・・・・・・・・・・・・・・・・308
内臓に対するリリース手技・・・・・・316
骨盤のアライメント修正を目的とした能動的
手技・・・・・・・・・・・・・・・316
おわりに・・・・・・・・・・・・317

はじめに

　患者の痛みや動作障害（つまり，機能とパフォーマンスに対する戦略が望ましくない）に対して治療を実施する際，多くはより良いパフォーマンスの遂行を妨げている阻害因子（身体的，認知的，もしくは情動的な因子）へ対処することから始める（図9.3を参照）．本章では，この目標を達成するために役立つ具体的な治療手技，手段や自主練習を解説していく（技術の獲得）．いつ，どのような患者に対してこの治療手技を用いるのかというクリニカルリーズニングについては，すでに第9章で詳説した．次の第11章では，治療プログラムのもう1つの重要な要素，つまり意味のある課題に基づいて新しい戦略をトレーニングする方法について焦点を当てる．

　この多方面にわたるアプローチを通して最も重要なことは，患者教育である．坐位姿勢の修正であろうが，患者の信念や価値観の修正であろうが，生活において，中で何らかの変化が必要であると患者自身が気づくために，まずセラピストが，なぜそれらの修正もしくは変化が必要であるのかを患者に説明しなければならない．通常評価終了時には，鍵となる複数の検査結果を基に，最も可能性の高い仮説が立案され，この仮説に従って治療を進めていく．治療プランの内容には，回復の妨げとなっている阻害因子（身体的，認知的，そして感情的）へのアプローチと，意味のある課題を再獲得する上で必要となる特定の機能障害へのアプローチが含まれる．

　治療を開始する前にはセラピスト自身の仮説，治療計画，そして患者のゴール達成までに必要と考えられる期間（予後予測）をしっかりと説明することも重要である．患者の質問には的確に回答し，必要があればセラピスト自身のホームページ（インタレスト・ボックス1）や，その他情報提供のためにさまざまな手段を用いるとよいだろう．

　このような患者とセラピストによる協調的な治療プログラムは良い結果につながりやすい．したがって，セラピストが提案した治療方針に対して患者がしっかりと受け入れていることを確認することも重要である．セラピストは患者が今どのように自身の問題点について理解しているのか，質問してみるとよいだろう．これは，セラピストの説明した仮説や治療プログラムを患者がどのように受けとめているかを知るには非常に良い方法である．患者がなぜ修正や変化が必要であるのかを理解していなければ，恐らくあまり積極的にそのプログラムに取り組むことなく，長期的治療が必要な場合にも根気強く継続する可能性は低いだろう．言い換えると，患者がしっかりと現状や自分自身の思考を理解し，集中して治

> **インタレスト・ボックス1**
> 統合システムモデルに関するウェブサイト
> www.discoverphysio.ca, www.dianelee.ca
> www.synergyphysio.ca

療に取り組むことを「受け入れ」ない限り，症状の回復に不可欠な神経ネットワークの再構築や望ましくない戦略を変化させることも難しいのである．セラピストはまず自分自身を患者のコーチや教育者であると認識し，患者の状態に変化を促す場合（関節の副運動，筋緊張，筋長，姿勢や動作などにおいて）のみ，自身の手技（徒手療法，ドライニードリング，電気治療）を提供するとよい．治療室には患者が学習しやすい環境を創り出し，常に患者自身が自分の身体に何が起こっているのか（もしくは，何が起こっていないのか）を把握できる状況にすることも重要である．患者が負荷や動作に対して自分の身体に生じるいつもと異なった反応を自覚し始めれば，それがただ何か違うと考えるだけでも，セラピストはすでに患者の回復を妨げる最も大きな障壁を取り除くことに成功したといえる．患者は自身の身体の中にこれまでとは異なった生き方を実感でき，一方セラピストはこれを意識させ続けなければならない．

治療を継続していく中で，患者が「前回の治療後2〜3日は調子が良かったけど，その後はまた以前の痛みが戻ってきた．だからあなたの治療はあまり効果がないのだと思う」と告げてきた場合，明らかに患者はこの治療プログラムの基本的な原則を理解していない．症状が回復するかどうかは患者次第であり，その責任もセラピストではなく患者自身にある．こういった発言にはおそらくこう答えるのが適切だろう．「おや，そうですか？ 2〜3日は調子が良かったのですよね？ ということは，私の治療は効果があったということだと思います．その調子の良かった数日間に行った何かしらの行動か動作が再び痛みを引き起こしてしまったのでしょう．少し話をしながら，その数日間にあなたがどういった動作を行っていたのか振り返ってみましょう．あなたが注意を払っていなかったことで症状をぶり返す原因となった動作がわかるはずです」．ね？ 良い返答でしょう？

Dianeの理学療法クリニック（http://www.dianelee.ca）のモットーは「知識，動き，そして気づきを通して自信をもつ」であり，Linda-Joyのクリニック（http://synergyphysio.ca）のモットーは，「より良く動き，より良く知覚し，より良い状態になる」である（図10.1）．患者自身が症状の改善に責任をもち，セラピストはその回復過程を通してガイド役となるべきである．時には，治療時間のすべてを「ただ話す」ことに費やす場合もあるかもしれないが，もしそれが今回復を妨げている阻害因子にアプローチすることになるのであれば，それは有益な時間となるだろう（Julie Kの症例報告，第9章を参照）．多くの臨床家は，患者の症状を改善するにはより多くの治療手技やエクササイズの提供が必要だと考えがちだが，われわれの経験では，少ないほうがより効果的である．

これから本章を読み進め，インターネット上のビデオクリップを見直すにあたって，能力ある臨床家になるということが必ずしも何百もの治療手技をもつということではないことを肝に銘じておいてほしい．臨床家として必要なことは，適切なタイミングに適切な治療手技を選択することであり，それらに関する優れた技術と，適切に患者を教育する能力が重要なのである（臨床的専門技能）．適切な治療を

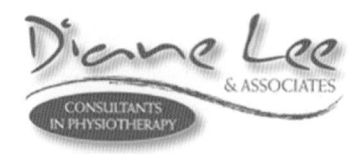

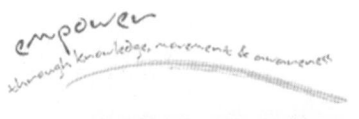

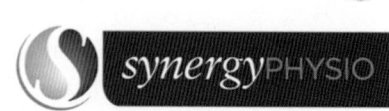

図10.1 Diane LeeとLinda-Joy Leeの理学療法クリニックにおけるモットーは，すべての治療プログラムの中に教育という側面を統合することである

行えば患者は「何か違う」，または「何か良い感じがする」と即時的に効果を実感し，気づくことが多い．それが，動きや姿勢に対してより良く知覚し，より良い状態になるための新たな戦略（より良く動くこと）の受け入れを可能とし，結果として患者に強力なモチベーションを与えることになる．

　阻害因子に対するアプローチについて触れる前に，「エクササイズ exercise」「トレーニング training」「練習 practice」そして「徒手療法 manual therapy」という言葉について考える必要がある．「エクササイズ」という言葉はいくつかの異なった意味を含むが，「スタビリティー stability」（第4章）という言葉に似ている．多くの場合において，それは，

> 健康や体調を維持，改善するための身体的努力を必要とする活動：エクササイズは心肺機能の改善に役立ち，準備運動なども含む（新オックスフォード米語辞典 New Oxford American Dictionary）．

という意味をもつ．

　この定義には，すべてのエクササイズには努力を必要とし，かつ「エクササイズをする」ための時間をあえて設けるという意味が含まれる．そして「エクササイズ」から機能的課題遂行へと発展させることの重要性について触れていない．もう1つの定義として（再び新オックスフォード米語辞典より），

> ある特定の分野や技術において，特別な目的のために行われる活動もしくはその過程：PR（広報活動）としてのエクササイズ

という意味がある．この定義では，神経ネットワークを再編して，新しく最適な動作を獲得するという目的に，より適った意味になる．このように「エクササイズ」という単語では誤った解釈をしてしまう可能性があるため，代わりに，本文では「トレーニング」や「練習」という言葉を用いることにした．「トレーニング」とは，

> 動詞：一定期間中に練習や指導を通して特別な技術，または振る舞いを教えること
> 形容詞：（**trained**；トレーニングを受けた）指導，もしくは練習の結果，（精神的，身体的側面において）能力の向上や発展を引き起こすこと

という意味をもつ．

　第7章でも触れたように神経ネットワークの再編には意識を集中させた上での膨大な量の練習が必要であり，「トレーニング」や「練習」という言葉のほうが，この状況をより正確に表現しているように思う．また「徒手療法」という言葉に関しては，その深さ，振動，速さにかかわらず，徒手で行うすべての治療手技を示すものとする．

障壁となるものへの対処：クリニカルパズルの中心にいる人物の特性

全身性要因

　全身性，もしくは非機械的要因が，疼痛機序の主要なドライバーとして現れることもある．このような場合には，かかりつけ医の介入や専門医へ照会し，適切に対応することが大切である．

障害の受け止め方（認知と情動）

　もし疼痛機序のドライバーとして精神的要因が強ければ，認知行動トレーニングに精通した専門家への照会が示唆される．しかし，疼痛と能力障害を引き起こしている精神的要因は，適切な治療環境とセラピストとの関係性が構築されていれば，たいていの場合において改善可能である（第9章）．患者が自身の考え，アイデアや感情を探究し，かつ表現するには，安全でリラックスできる環境が必要不可欠である（図10.2）．多くの場合，患者の信念やふるまいを変化させる大きなきっかけとなるのは，単に自身の考え方，信念や感情が創り出している障壁に

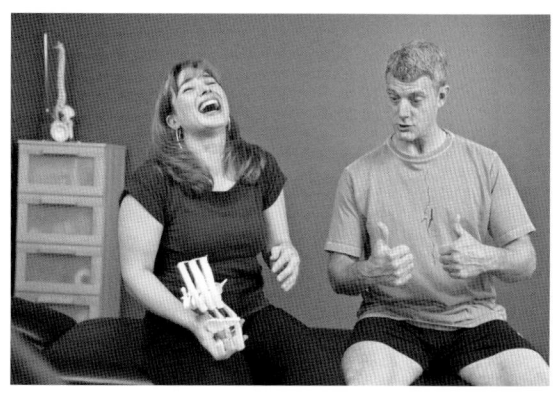

図10.2　リハビリテーションにおいて患者教育は強力な治療手段の1つである．逆に，セラピストが患者から学ぶことは山ほどある．どうか，患者の視点で彼らの経験を理解するチャンスを逃さないでほしい

気づくことである（その阻害因子をウイルスとして考える（Butler & Moseley 2003））．気づきは人に選択の余地と変化（新たな神経ネットワーク）をもたらす．第9章の繰り返しになるが，書籍 *Explain pain*（Bulter & Moseley 2003）（www.noigroup.com）と *Understand pain, live well again*（Pearson 2007）（www.lifeisnow.ca）は，患者に自身の痛みの経験を理解させる上で，セラピストにとって非常に有効な治療手段となる推薦すべき著作である．理学療法評価を通して的確な仮説を立て，またこの仮説によって立案された治療プログラムが予定した通りに疼痛を軽減し，機能を改善した場合には，これまで解決されなかった症状を解明して，ただちに認知的な障壁を打ち砕くことができる．

阻害因子へのアプローチ：身体的機能障害

　筋の緊張を軽減し，関節の動きを改善する手技は数多く存在する：関節モビライゼーション（グレード1，2，3），マニピュレーション（高速低振幅によるスラスト，もしくはグレード5），軟部組織リリース（筋膜リリース，カウンターストレイン，ポジショナルリリース，ファンクショナルテクニック，マッスルエナジー，トリガーポイントリリース），ドライニードリング，筋内刺激法（intramuscular stimulation；IMS）．こういった手技がなぜ効果をもたらすのか，明確な機序はわかっておらず，現在のところ，これらが脊髄レベルにおけるα運動ニューロンへの神経伝達に影響を及ぼしているか（図10.3）あるいは，大脳レベル（より高位中枢）からの神経伝達に影響を及ぼしている可能性が考えられている．

　過緊張の筋のリリースを目的とした軟部組織に対する手技は，特に目新しいわけではない．理学療法士も，その他の施術者も，筋の緊張を落とすために，ストレイン-カウンターストレイン，マッスルエナジー，ファンクショナル（ポジショナル）リリース，トリガーポイントテクニックといったものを長い間使用してきた．経験上，ただ単にこれらの手技を実施するだけでは短期的な効果しかみられないが，これらの手技を実施しながら患者の気づきを促すようイメージを併用すると，より長期的な効果と

なって現れるように感じている．患者の気づきがこういったリリース手技に統合されると，おそらく神経ネットワークの再形成をもたらし，それによって学習の要素として治療効果を上げるのだろうと考える．こういった手法や手技は気づきを用いたリリース release with awareness と呼ばれ（Lee & Lee 2004a），運動への意識づけが求められる．この方法を用いることで，最終的には患者自身が筋の過緊張状態をコントロールできるようになる．リリース効果を引き出す最も有効なイメージやキューが明確になったら，次の段階として，以下の内容に進む．

1. 特定の筋のストレッチ練習（気づきを用いたストレッチ stretch with awareness）
2. 特定の筋の賦活を目的としたトレーニング（第11章）
3. 患者にとって意味のある課題に関連した動作の練習（第12章）

　気づきを用いたリリース（もしくはストレッチ）が創り出す疼痛軽減や即時的な動きの改善は，患者に非常に大きな自信をもたせることにつながる．モーターコントロールの変様の結果あるいは過剰な神経伝達の結果として生じる筋の過緊張状態に対し，この手技であればいつでもどこでも臨床的に利用可能である．注意を集中させ，気づきを促すことで，高位中枢からの神経伝達の抑制を学習し，それが強化されることになるのだろうと考えている．関節可動性の改善を目的とした場合，まず始めに神経筋系の阻害因子を取り除くことで，実際の関節構成体に何が生じているのかを適切に評価することができる．表層にあって，関節に圧縮作用を加えている可能性のある筋が弛緩すれば，関節モビライゼーション手技（グレード4）は関節構成体，つまり関節，関節周囲靭帯や周囲筋膜の可動性改善に対して，より効果的に作用する．本章では以下の手技について，実際の方法を解説する（手技の習得）．

1. 気づきを用いたリリース
2. ドライニードリング
3. 関節モビライゼーション
4. 高速低振幅によるスラスト
5. 気づきを用いたストレッチ

　いくつかの手技（1，3，5）は本で学ぶことが可能だが，その他いくつか（2，4）は，患者への安全性という観点から，講習会に参加して認定を受ける

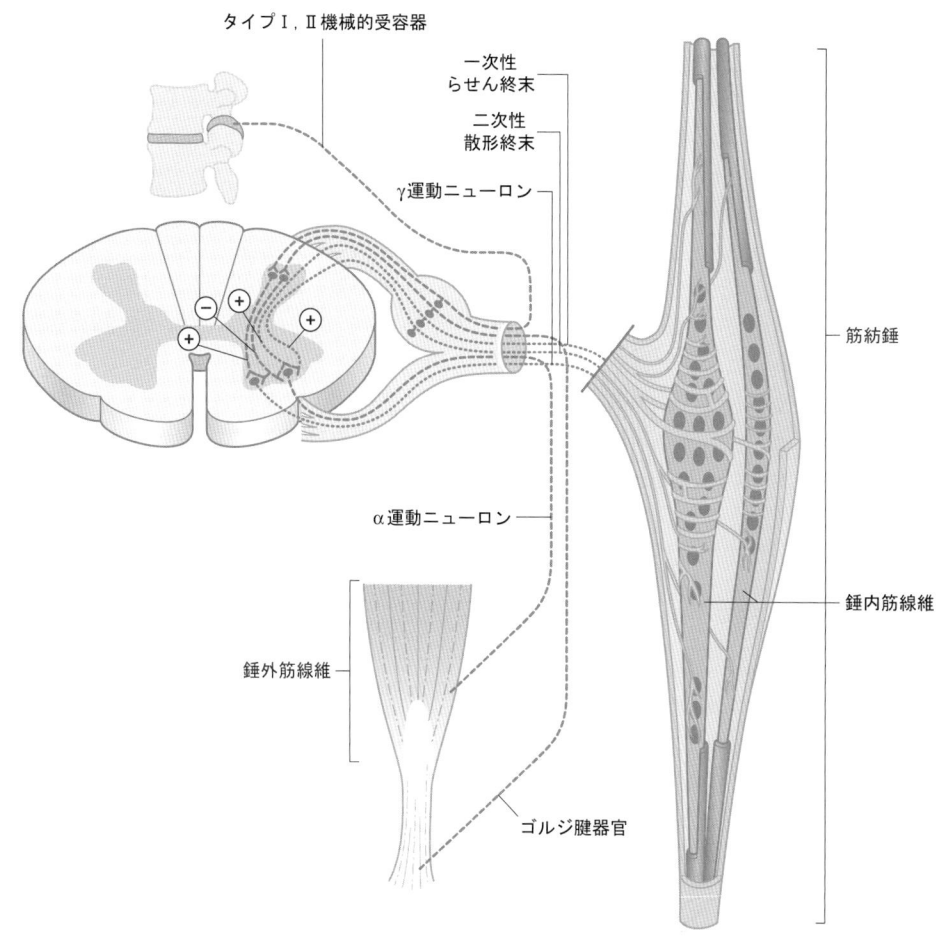

腰椎骨盤股関節複合体の障害に対する手技と手段　CHAPTER 10

図10.3　安静時筋緊張は，大脳，脊髄，末梢受容器を含む多くの神経系フィードバック機構によって影響を受け，制御されている．求心性の入力は，関節の位置変化，つまりそれに関連した筋，腱，筋膜からの入力の変化に影響を受ける．その結果，錘外筋線維への遠心性出力が減少すれば，必然的に筋緊張も低下する．これが，ポジショナルリリースと呼ばれるものである．イメージや気づきを加えることによって，高位中枢による錘外筋線維に向かう遠心性出力への下行性抑制を活性化することになり，安静時筋緊張の低下をさらに促すことができる．これら2つの手技の組み合わせは，筋緊張を低下させる上で非常に効果的であり，われわれはこれを「気づきを用いたリリース」（Lee & Lee 2004a）と呼んでいる

必要がある．手技について解説する前に，いくつかの基本原則について復習する．

気づきを用いたリリース手技の基本原則

　気づきを用いたリリースは，基本的にファンクショナルリリース，カウンターストレイン，ポジショナルリリース，トリガーポイントリリースなどの手技と同じ基本原則をもつ．気づきを伴うところが他の手技と異なる点であり，この要素こそが学習と記憶を司る中枢を含めた脳内の多重ネットワークを活性化させると考えている．神経ネットワークが再構築されることを治療目的とするのであれば，学習は治療手技の一部として外せない要素である．また，望ましくない筋の活動パターンをリリースすることは，その原因となっている不適切な神経ネットワークを「削除する」，もしくは「消去する」ことと捉えてよいだろう．気づきを用いたリリース手技の基本的原則を以下に挙げる．

1. 過緊張になった筋線維が短縮位となるように関節や筋の位置を調整する
   (a) 軽く圧をかけながら，過緊張筋の状態（筋線維特有の状態）を観察する

281

(b) 過緊張の筋の起始と停止が近づくように関節を動かす．過緊張の状態が周囲の共同筋や拮抗筋にまで及んでいる場合は，同時にそれらの筋も観察し，すべての筋緊張が落ちるような関節の肢位を探す

(c) さらにこの過緊張の筋線維を短縮位にするため，可能であれば触診している手で筋内の線維を近づける．これは（b）を施行する前でも後でもよい

2. 対象とする筋を短縮位に設定したら，実際に筋の緊張が落ちるまでしばらくの間その肢位を保持する．これは，過緊張の筋線維内の錘内筋を制御する一次性らせん終末からの求心性入力が減少し，関節，筋や筋膜に存在する機械受容器からの入力変化に対して脊髄が反応するのを待つためである．通常15〜20秒以内に筋緊張が低下する．リリース手技の中でもポジショナルリリースの要素が含まれる

3. 対象としている筋／筋線維の緊張の低下が感じられたら，さらにリリースを押し進めて柔軟性を高めるため，「緩めて解放する」よう言葉と徒手で誘導する．このときのキューは，筋緊張軽減に影響する脳の高位中枢部を活性化する目的で用いられる．言葉がけとしては，柔らかくする，溶かす，解放する，リラックスするなどをイメージさせることが多い．キューがうまく伝わった場合，筋の緊張がより低下し，圧縮されていた関節が緩み始める様子が感じられる．これがリリース手技の中の気づきの要素であり，通常，セラピスト，患者ともにはっきりとその影響を感じ取るだろう．患者には，「その通り，そう，上手です，そのままもっと緩めて」といったように肯定的なフィードバックを行い，患者自身で筋緊張を緩和するために必要なイメージや感覚の学習を促す．これによって，さらにリラックスするためにはどう考え，どうするのがよいかという気づきの高まりが生じる．これを習得すれば，他の活動時にも応用が可能となる．また，適切で肯定的なフィードバックは，神経の可塑性をも促す効果があると言われている（第9章を参照）

4. 筋が最大限に弛緩したら，次にその筋に対して他動的ストレッチを加える．直接的に筋線維束を伸張する（筋内手技 intramuscular technique）か，もしくは全可動域にわたって関節を動かすことで筋線維束を伸張する方向に動かす．筋の伸張を行うと同時に，その反応をしっかりと「傾聴 listen」して，再び筋緊張が高まらないようにする．この手技の2番目の目的は，筋内の筋膜の制限に働きかけることである

5. 最後に，患者に自主練習を指導し，どのように過緊張状態の筋をセルフリリースするのか，セラピストから学んだことを自身で続けて実施できるようにする．こういった練習は疼痛のコントロールと可動性維持に役立ち，通常は深部筋の再教育や動作練習を実施する前に行う

ドライニードリング手技における基本原則

疼痛部位へのドライニードリングは歴史的に多くの臨床家によって用いられてきたが，近年（1990年代）ではChan Gunn博士によってカナダの理学療法士たちに導入された（図10.4）(Gunn 1996)．ドライニードリングの先駆者であるGunn博士は，複数の筋骨格系症状を呈する労働者に対して治療を行う中で，その臨床経験を基盤とした神経根障害モデルを発展させた．そのモデルは，筋膜性トリガーポイントモデル（Simonsら1999）と区別するためIMS（intramuscular stimulation；筋内刺激法）と呼ばれた．

Gunn博士のモデルは，筋膜性疼痛は常に末梢神経障害か神経根障害の結果として生じるということが前提である．この仮説はCannonとRosenbluethの脱神経の法則（1949）の中でさらに発展を遂げ，以下のように述べられている．

> 神経支配下にある組織の機能と完全性は，神経インパルスのフリーフロー（free flow；自由な流れ）によるものである．この神経インパルスの流れが障害されたとき，骨格筋，平滑筋，脊髄ニューロン，交感神経節，両副腎，汗腺細胞や脳細胞を含む，神経支配下にあるすべての組織に萎縮，高度な易刺激性や超過敏といった症状を呈することになる．

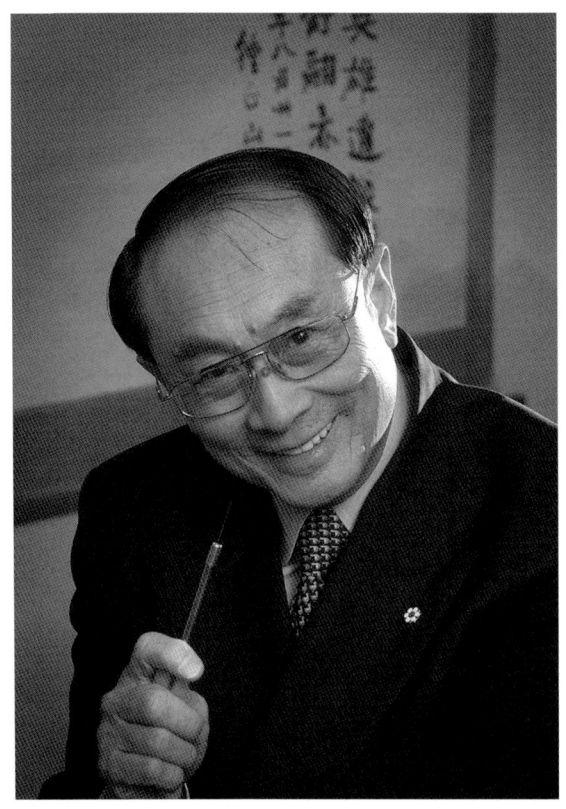

図10.4 Chan Gunn 博士，Intramuscular Stimulation（筋内刺激法）の開発者であり，Institute for the Study and Treatment of Pain（www.istop.org）の創設者

GunnIMSの方法に従って治療を行う際は常に，末梢部の筋肉内で過敏になっている運動点，もしくは筋腱移行部に対して実施すると同時に，その脊髄分節に対応した脊柱筋群（深部多裂筋を含む）に対してもドライニードリングを実施する．

筋膜性トリガーポイントモデルに従ってドライニードリングを実施する臨床家は，特に筋膜組織内で活発な状態にあるトリガーポイントを対象とする．Simonsら（1999）は，筋膜組織内のトリガーポイントは活発な状態（刺激のない状態でもその局所に疼痛を生じる，または関連痛を生じる）にあるか，潜伏状態（刺激があれば局所の疼痛，または関連痛を生じる）にあるかどちらかの状態を呈していると述べている．しかしながらそれ以上に，トリガーポイントの存在は，筋の活動パターンの変化や関節の可動制限などにも影響を及ぼすと考えられる．筋膜性トリガーポイントの機序に関しては，いまだ不明確な部分が多く残る．Shahら（2005）は，トリガーポイントの部分では侵害受容を調節する物質（例：ブラジキニン，サブスタンスP，インターロイキン-1など）の集中的な増加がみられ，ドライニードリングによって局所的な攣縮反応を引き起こした直後には，こういった化学物質の減少が顕著であると報告している．こういった仮説は山のように存在し，特にこの手技に関してさらに詳細が知りたければ，SimonsとDommerholt（2006），もしくはDommerholtら（2006）による2つの論文を参照してほしい．

われわれはクリニックにおけるセッションで，ドライニードリングやIMSを徒手によるリリース手技（特に気づきを用いたリリース）と併用し，また自主練習には気づきを用いたセルフリリースまたは気づきを用いたストレッチを利用すると，非常に効果的であることを実感している．われわれは通常，GunnIMSモデルと筋膜性トリガーポイントモデルの両方を用いている．末梢部の筋とその脊髄分節に対応した脊柱筋群（例：長内転筋と第2-3腰椎レベルの多裂筋表層）の両方に過緊張が認められた場合，その両部位に対して気づきを用いたリリース手技を用いて，その後に必要に応じてドライニードリングを実施する．活発化，もしくは潜伏状態のトリガーポイントが存在する末梢部の筋と，その脊髄分節に対応する脊柱筋群との症状が一致しない場合には，末梢部の筋に対してのみリリースとドライニードリングを実施する．臨床場面で実際にドライニードリングを実施する場合には通常，認定書が必要となり，Institute for the Study and Treatment of Pain（www.istop.org）はGnnIMSの資格認定を行っている．

特定の関節モビライゼーション手技における基本原則

筋が弛緩した状態になって初めて，その下に位置する関節本来の動きを評価することが可能となる．この段階にきて，関節運動のニュートラルゾーンが明確（筋膜性の影響や関節への圧縮を完全に除いた状態）になり，エラスティックゾーンを探ることで運動制限（エンドフィール）に対する特定のベクトルの質や方向がはっきりする．関節を捻挫して滑

膜炎を生じると，関節包が制限因子となりうる．このように，各関節における制限の特異的パターンは報告されている（Cyriax 1954）ものの，通常は，それぞれの関節においてさまざまなパターンがみられる．

関節包とそれに関連する靱帯由来の制限を生じている関節では，多方向へ制限するベクトルを認めることが多く，モビライゼーション実施時には一方向のみではなく，複数方向への施行が必要となる．関節内滑膜炎や関節包炎を呈していない関節においても制限を生じるが，その場合は特に，過緊張状態になっている筋によって長期的に関節が圧縮された結果として生じることが多い．どちらの状態も，特定のベクトルの抵抗感や抵抗を示す方向を評価することが重要であり，モビライゼーションを実施する際には，特にこのベクトルを対象として行うべきである．関節包の離開に加えて，特定の制限ベクトルを対象としたグレード4，または4+のモビライゼーション（抵抗を感じたところで持続的に維持）の実施は，関節包周囲組織に起因する制限を軽減する上で有効であり，われわれが好んで実施する手技である．その後，気づきを用いたセルフリリースか，または気づきを用いたストレッチを組み合わせて動かすことで，徒手療法で新たに獲得した可動域の維持を図る．

高速低振幅スラスト high acceleration, low amplitude thrust（HALAT）手技における基本原則

腰椎に対するマニピュレーションは疼痛軽減に効果的であることが実証されている（Assendelftら2003, Koesetら2001）．Flynnら（2002）は，初期の頃の予後予測ルール（CPR: clinical prediction rule）の中で，腰部マニピュレーションが適応となる症例を判断するために，以下に挙げる5つの要点を考慮するよう推奨した．

1. 現在生じている腰痛の発症からの期間が16日以内である
2. 腰部より末梢部の症状が膝を超えて遠位には及んでいない
3. 恐怖回避思考に関する質問票Fear-Avoidance Beliefs Questionnaire【訳注：腰痛患者に特異的な疼痛回避思考の評価尺度】の合計得点が19点以下である
4. 分節運動テストで，腰椎内に少なくとも一つは低可動性の分節部がある
5. 股関節内旋可動域が，少なくとも片側が35°以上ある

その後，Fritzら（2005）は上記の5項目のうち，2項目においてマニピュレーション効果との関連性が強いと考えた．その項目は症状の継続期間（1）と症状の範囲（2）であり，つまり，これら2項目のどちらかの条件が満たされている場合には，マニピュレーションの実施によって良い結果を生むと述べた．ではどのようなマニピュレーション手技を用いるのか．手技を用いる上で特別に考慮すべきことはあるのか．図10.5はFritzら（2005）から引用したもので，彼らが考案したマニピュレーション手技の一般的な様子を示している．しかしこれが，彼ら（Flynn, Childs, Fritz）と，脊柱に対するマニピュレーションはその効果や安全性を保障するために分節ごとに限局して施行されなければならないと考えるベテラン臨床家らとの間に激しい議論を巻き起こす結果となった（McLaughlin 2008, Pettman 2006）．ただエビデンスを基に言えることは，次の通りである．症状出現から16日以内であり，かつその痛みが膝より遠位に及んでいなければ，特定の

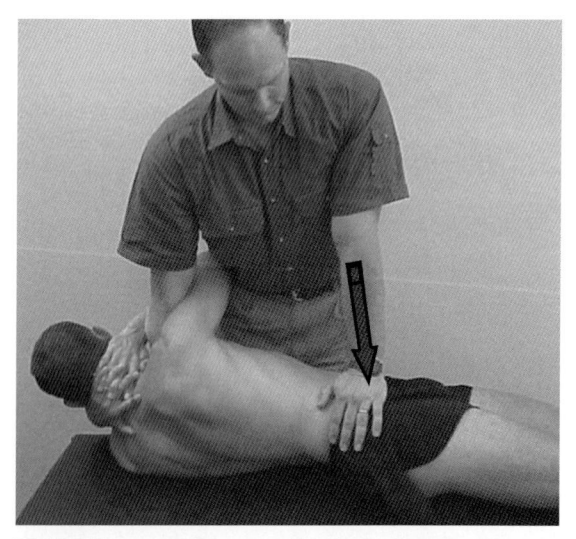

図10.5 この図はFritzら（2005）から転載したものである．どのような腰痛患者に対してマニピュレーションを実施するかという予後予測ルールを発展させる上で用いられた手技を示している．写真から，これが限局した関節を対象とした手技ではなく，施行することで複数の関節から「関節内轢音」を生じる可能性があることは明らかである．FritzらとBMC社の許可を得て転載, 2005

分節を対象としない腰椎部全体へのマニピュレーションが効果を示す可能性がある．逆に症状出現から16日以上経過していて，またその疼痛も膝を超えて遠位にわたるのであれば，前述のような手法では効果がないかもしれない．個人経営の理学療法クリニックに訪れる患者は疼痛発生から2週間以上経っているケースが大半であり，疼痛軽減・機能回復に腰部全体へのマニピュレーション手技よりも効果的な治療手技が多くあることから，この予後予測ルール（CPR）について，これ以上議論する必要もないだろう．

高速低振幅スラスト（HALAT）手技は多角的モデルプログラムの1つとして認識されており，この手技がどのように疼痛を軽減し，可動域を改善するのかについて，ここ10年から15年の間に非常に大きくパラダイムシフト【訳注：考え方・方法などが従来のものから別のものに置き換えられる重大な変化】した．過去に述べられていた生体力学的視点からの見解は，神経科学的視点からみた新しい見解によって塗り替えられつつある（Indahら1995, 1997, 1999, Kangら2002, Pickar 2002, Sungら2005）．世界的に有名な臨床家で，これらの手技の使用や教育に卓越しているPettmanは次のように述べている．

> 画像診断がこれほど進化しているにもかかわらず，脊椎の関節制限における真の力学的要因はまだ実証されていない．この結果から，マニピュレーションの治療学的基礎が力学的なものであるということが非常に疑わしくなり…「関節キャビテーション」【訳注：関節内に生じた小さな気泡がはじけて音が出ること】説の妥当性は低く，マニピュレーションの効果をあげるために必ずしも「関節内轢音」が必要なわけではないことも周知されている……．また，マニピュレーションの効果が基本的には神経生理学的反応によるものだと証明するエビデンスは山のように存在している．
>
> Pettman 2006

関節を対象とした手技が筋性の反応を生じることに関しては，スウェーデンの豚と猫を用いた研究によってさらに裏づけされた．スウェーデン豚の仙腸関節腹側に刺激を加えた場合，大殿筋と腰方形筋に反応がみられたことに対し，仙腸関節背側に刺激を加えた場合では，腰仙部の多裂筋に反応が認められた（Indahlら1999）．スウェーデン豚における腰椎椎間関節の関節包への刺激は，片側的に多裂筋深層の反応を引き起こしたが，椎間板への刺激は両側性の多裂筋の反応を喚起した（Indahlら1995）．またこの反応は，椎間関節に麻酔薬（リドカイン）を注射した際にはみられなかった．Sungら（2005）は猫の脊柱筋群に存在する筋紡錘とゴルジ腱器官から求心性の放電があることを発見し，また手技のスピードをHALATに近い状態にもっていくことで，同時にこれら受容器からのインパルスも増加したことを報告している．関節や筋は明らかに神経系を介してつながっており，1つの要素が他の機能に影響を与えるという可能性は大いにある．

実施される手技は限局した部位に対して実施されるべきか否か？　近年の科学的エビデンスからみると限局的である必要はないが，臨床経験からすると，部位を限局しなければならない場合もある．われわれの経験からすると，限局的にHALAT手技を実施する場合，加える力が少なくてすみ，そのため安全性が高い．HALAT手技は時としてリスクのある手技であり，不適切な使用や未熟な手技には，患者を傷つけることもある．そのため，著者としては限局的に実施することを推奨するが，それは力学的モデルを支持するということではなく，限局的な手技のほうがよりコントロールしやすく，安全であるからである．本章で紹介されている手技は部位を限局したものであり，最大の効果を引き出すために他の徒手的な手技，神経筋トレーニング，そして動作練習の中に組み合わせて実施されるべきである．

HALAT手技（マニピュレーション）の実施には，しっかりとした手技を練習し，認定を受けなければならない．カナダでは，カナダ理学療法士協会分科会のひとつであるカナダマニピュレーションセラピスト協会を通して，大学院で徒手療法とマニピュレーションのコースを学ぶことができる（www.manipulativetherapy.org）．理学療法分野でのHALAT手技に関する歴史，原理，実際の方法や論文を知りたい場合には，Pettman（2006, 2007）とParis（2000）の文献を参照してほしい．

気づきを用いたストレッチにおける基本原則

神経筋伝達における影響が改善され（神経系阻害因子へのアプローチにより），筋の伸張性が回復（神経系および筋膜系の阻害因子へのアプローチにより）したら，新しく獲得された筋緊張や伸張性を維

持するため，自主練習の指導へと進めていく．特定の筋を対象とした従来のストレッチ法は，複数筋とその間の筋膜連結を含んだ広範囲にわたる筋膜に対する「スリングストレッチ sling stretch」へと置き換えることができる．気づきを用いたリリース手技では，言葉でキューを与えることで筋の弛緩を促すようイメージさせるため，筋膜が伸張されると同時に神経系の緊張も低下する（気づきを用いたストレッチ）．また，セラピストの手を置く代わりに小さなリリースボールを用いることで，どの部位をリリースするのかという中枢神経系への求心性入力を促すことができる．ヨガストラップや壁を利用することで下肢を支えれば，対象としている筋群のスリングをリリース，もしくは伸張するよう意識を促すことも可能である．ここで用いられたリリース方法は，特定の深部筋トレーニング時（第11章）や，動作に関連したトレーニング時（第12章）にも応用される．そのためリハビリテーションの初期段階では，課題遂行中に選択的にスリングを伸張させ，それを「リラックスして緩める」ことが可能となるまで時間をかけて実施しなければならない．

神経・筋膜系に対するリリース手技

股関節を圧縮している筋に対する複合リリース手技

股関節周囲の複数筋群が過緊張となり，それらがまとまって大腿骨頭を中心から逸脱させるベクトルを生じることは珍しくない．このような筋群はそれぞれ個別にリリースするか，もしくは複合手技を用いて，ベクトル発生に関与している複数筋群を同時にリリースするのがよい．気づきを用いたリリース手技を実施しても依然として残存するような過緊張線維束に対しては，ドライニードリングも有効である．股関節深部筋群（内・外閉鎖筋，大腿方形筋，双子筋など）へのアプローチを実施するには，まず表層にある過緊張の筋をリリースする必要がある．これらの手技に関する実際のデモンストレーションは，第9章のビデオ MQ12, MQ14 と 10.1, 10.2 を参照されるとよい．

開始肢位——ポジショナルリリース：患者の下肢をしっかりと安定させた状態で，股関節／鼠径部の前後面，内外側面において，大腿骨頭が位置不良と

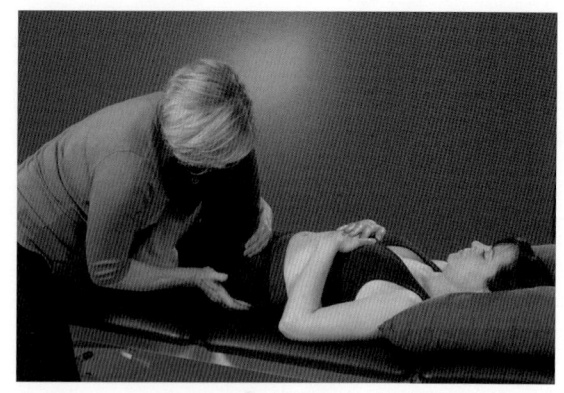

図 10.6 左の大腿筋膜張筋と中殿筋に対する複合リリース手技．大腿骨頭が関節の中心に位置するよう股関節を動かしながら，これら両筋の反応を確認する．この位置では通常，股関節周囲にある過緊張筋の安静時緊張が低下する．この複合リリース手技使用に関する詳細は本文を参照のこと

なっている原因の過緊張の筋を触診する（図10.6，10.7）．触診する筋としては，大腿直筋，大腿筋膜張筋，縫工筋，中殿筋，小殿筋，長・短内転筋群（恥骨筋，短内転筋，長内転筋，薄筋，大内転筋），腰筋，腸骨筋，梨状筋，大腿方形筋や上下双子筋が挙げられる．これらの筋（特に評価時に過緊張と判断された筋）の反応を観察しながら，徐々に大腿骨を屈曲／伸展，内転／外転，内旋／外旋方向に動かす．観察しているすべての筋の緊張が最小になる肢位を探し出す．その関節肢位を保持しながら，セラピストの手指でゆっくりと過緊張筋膜の起始と停止を近づけて，これらを短縮位にする（筋内短縮法 intramuscular shortening）（図10.8）．関節肢位と筋内短縮位を維持し，筋緊張の低下が感じられるのを待つ（ポジショナルリリース）．セラピストは筋がわずかずつ柔らかくなっていくのを感じるだろう．

気づきの付加——徒手的なキュー：大腿骨頭が中心に位置するよう，大腿骨に対して股関節後方へ軽い圧を加える．過緊張の筋を弛緩させ，大腿骨頭が後方に位置するような言葉によるキューを用いる．イメージを促す効果的なキューとして「この筋肉の中にゆっくりと私の指を沈み込ませるように意識してください，あなたの足が重くなったようなイメージをして脚をリラックスさせ，電柱が泥沼に沈んでいくように太腿をベッドに向かって沈ませてください，鼠径部や恥骨部周囲の筋を柔らかくするようにイメージしてください，七面鳥の骨【訳注：V字型の鳥の骨】のように恥骨部分を広げるようにイメー

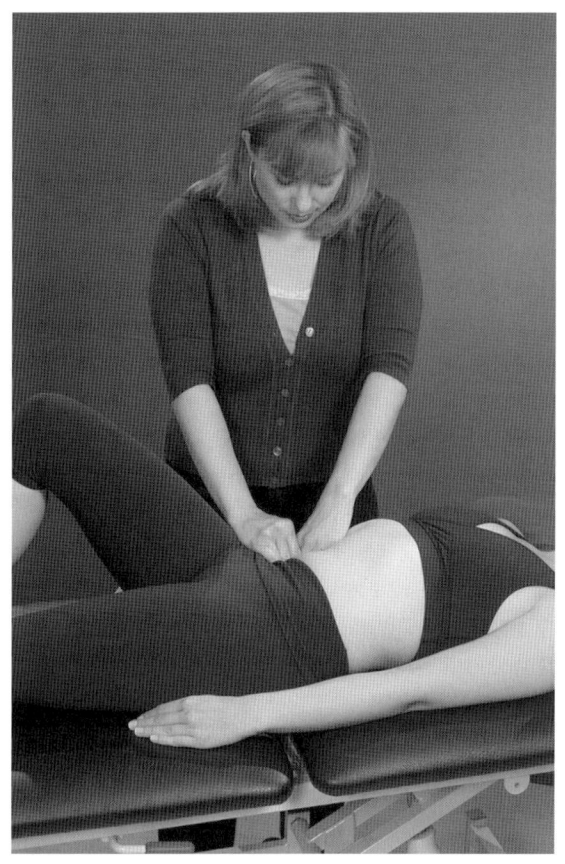

腰椎骨盤股関節複合体の障害に対する手技と手段 CHAPTER 10

図 10.7 腰筋の筋内リリース手技．第 2-4 腰椎間を前方から触診し，圧痛と過緊張状態を生じている腰筋をみつける．腰筋の真上には上行結腸と下行結腸が位置することを念頭に置き，腹部外側から正中に向かってセラピストの手指を進入させる．筋内手技を用いて筋を短縮させ，筋緊張が低下するのを待つ．またリリースを促す為に，「お腹の中に私の指を沈ませるようにイメージしてください」「背中をリラックスして長く伸ばすようにイメージしてみましょう」「脚が身体からどんどん離れていくようにイメージしてください」等といったリリースのきっかけとなるようなキューを用いる．筋の最大弛緩が得られれば，対象としている下肢を伸展させ，さらに筋線維の伸張を行う

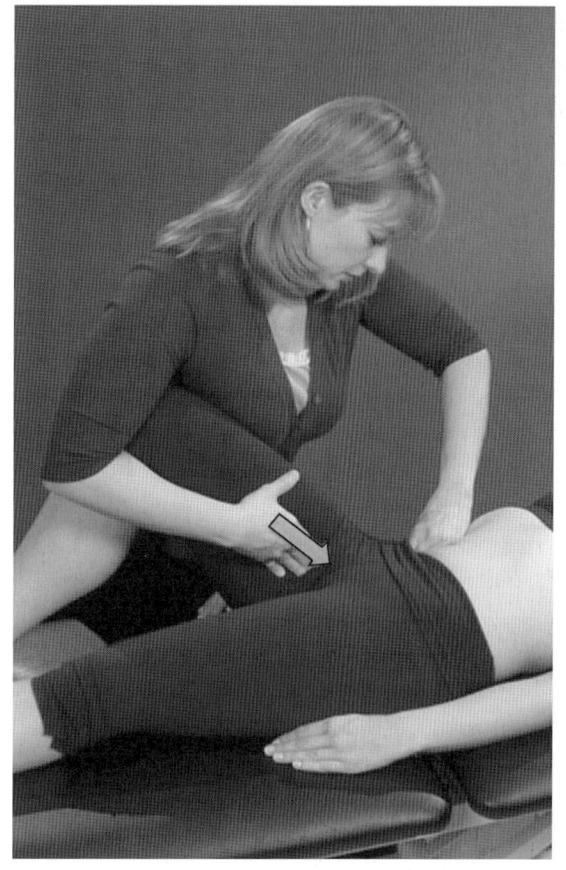

図 10.8 右の腰筋と短内転筋に対する気づきを用いたリリースおよびストレッチを複合した筋内リリース．これは 2 つの筋に対する同時リリースの方法を示した 1 例である．右股関節は腰筋と短内転筋が比較的弛緩する肢位にする（股関節屈曲，軽度外転位）．セラピストの左手は腰筋を触診し，右手は短内転筋を触診する．筋内手技を用いて内転筋を短縮位にもっていき（矢印），腰筋にはリリースのきっかけとなる言葉がけ（「筋肉の中に私の指を沈ませるようにイメージしてください」）を入れて両筋の緊張が低下するのを待つ．筋の最大弛緩が得られれば，他動，もしくは自動にて下肢を伸展させ筋線維の伸張をはかり，患者には腰筋と短内転筋の弛緩およびリラックスを続けるよう促す

ジしてください」などがある．筋の弛緩を促せるものであれば，どんな言葉でもイメージ方法でもよい．患者がこれらの筋をリリースできるようになれば，セラピストは股関節の圧縮消失，大腿骨頭の中心位置確保，周囲筋の弛緩を感じとれるだろう．セラピストは「その通り，上手ですよ」などの声かけを行うことで，患者の学習を促進するとよい．

　筋長の再獲得――リリース後に実施：神経系要素へのアプローチ後は，筋線維を徒手的に伸張し（筋膜の要素），全可動域を通して股関節を全可動範囲動かすことで周囲の過緊張の筋を伸張する（図10.9）．筋の弛緩やリリースを促すような言葉は引き続き使用し，筋の過緊張が再発しないよう継続して注意する．

　大腿骨頭位置の再評価：前述の手技がうまく作用していれば，大腿骨頭は関節の中心に位置し，股関節を他動的に運動させている間もその位置を保ったままとなるだろう（ただし，その深部にベクトルを生じるような過緊張の筋が残存しているとそうはならない．次章を参照）．新たに獲得した機能的可動

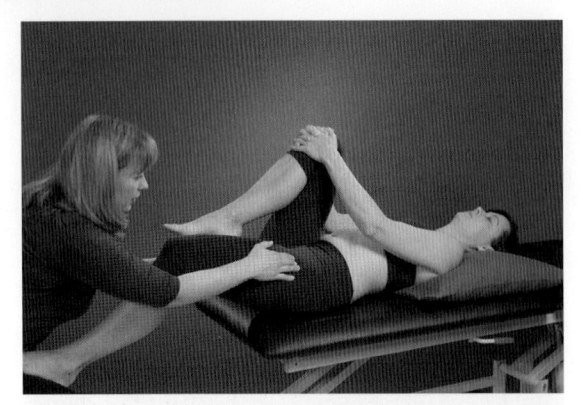

図10.9 外側広筋（VL：vastus lateralis）と大内転筋（AM：adductor magnus）に対する気づきを用いたリリースおよびストレッチの複合的筋内リリース．まずはじめにこの両筋がリラックスできる位置に股関節を置き，患者の足部をセラピストの大腿で支える．VLとAMの筋緊張を確認し，筋内手技を用いて過緊張の筋線維束を短縮させる（過緊張になっている筋線維の両端を互いに近づける），筋緊張が落ちるまでその位置を保持し，リリースを促す指示を加える．最大弛緩が得られれば，他動，もしくは自動にて股関節を伸展させながら筋線維の伸張をはかり，患者にはVLとAMの弛緩，リラックスを続けるよう促す

域を確認し，股関節の可動域制限に影響を及ぼすような筋緊張を依然として生じている場合には，気づきを用いたリリース手技を繰り返す．

ドライニードリング——残存する過緊張筋線維に対して：頑固な過緊張の筋に対しては，ドライニードリングやIMSを用いることも可能である．図10.10A〜Fは，ドライニードリングを用いて股関節周囲の表在筋をリリース，弛緩する際の針の挿入点を説明している．

自主練習：治療時の効果を維持させるため，患者は自宅でも練習を続けるよう指導を受ける．自主練習は，動作遂行時にこれまでとは異なった，新たな戦略を用いる上で必要不可欠で，このような筋群のリリース練習に時間を費やせば費やすほど，神経ネットワークの再構築がより速くなる（連続学習）ということを，患者に十分に理解させる必要がある．もし患者が，1日に何回「エクササイズを行う」必要があるのか，と聞いてきたら，この治療のコンセプトはまだ十分に理解されていないということになる．そのような場合には，この練習は新しい言語を学ぶようなものであり，実際にエクササイズ（筋力強化やコンディショニング）に取り組む前段階の練習であるということを理解させなければならない．

小さなリリースボールやヨガストラップの利用は，自主練習時に有用である．治療の際，筋の緊張を低下させるのに効果的であった言葉によるキューやイメージを思い浮かべながら，同時にボール（もしくは患者自身の手）で殿部や大腿部の過緊張の筋を軽く圧迫する（図10.11）．殿筋群のリリース時には，下肢を椅子の上に置いて支持することが多い．

自主練習として，大腿後面や内外側面の表在筋群をリリースし伸張する際には，背臥位でヨガストラップ，もしくは壁を利用して脚を支持した状態にする（図10.12A，B，ビデオ10.2，10.3 ）．大腿前面の表在筋群や腰筋の伸張には，背臥位（図10.13A）と腹臥位（図10.13B）の両体位が用いられる．実際には筋の弛緩を促すようなキューやイメージを思い浮かべながら，股関節／大腿骨／脛骨を動かして徐々に可動域を増加させていく（気づきを用いたストレッチ）．患者によっては，大腿骨頭や寛骨を自身で触診させ，これらの骨の位置が望ましくない動きをしないよう確認させるとよい（図10.13C）．セラピストはこの練習の目的とゴールを明確にし，患者のニーズに合わせてそれぞれに修正を加えていただきたい．

股関節を圧縮している深部筋に対するリリース手技

外閉鎖筋は非常に深部に存在するため，短内転筋群（恥骨筋と長短内転筋）がリリースされた場合にのみ触診が可能となる．具体的には，恥骨結節のすぐ外側で，恥骨筋と長内転筋の間である（図10.10F，第9章，ビデオCD9のChristyの症例報告を参照 ）．

開始肢位——ポジショナルリリース：股関節屈曲90°位をとり，患者の大腿部はセラピストの身体で支持する．恥骨筋と長内転筋の間で，優しく外閉鎖筋を触診する．外閉鎖筋が過緊張状態にあれば，触診により強い圧痛を生じることがあるだろう．筋にわずかな圧を加えながら，股関節を外旋／外転／屈曲／伸展方向にゆっくりと動かし，外閉鎖筋がやや弛緩する肢位を探し出す．この肢位を保持し，筋緊張が低下していくのを待つ（ポジショナルリリース）．セラピストは筋が柔らかくなっていくのを感じるだろう．

気づきの付加——徒手的なキュー：セラピストの手指が患者の鼠径部に沈み込むように，また股関節

腰椎骨盤股関節複合体の障害に対する手技と手段　CHAPTER 10

が骨盤から遠ざかっていくように意識させると同時に，筋へ軽い圧を加え，筋のリリースと弛緩を促す．患者がどのように筋をリラックスさせたらよいかわかったら，セラピストは股関節の圧の消失と外閉鎖筋の柔軟性増加を感じ取れる．セラピストは「その通り，上手ですよ」などの声かけを行うことで，患者の学習を促進するとよい．

　筋長の再獲得——リリース後に実施：神経系要素へのアプローチ後は，股関節内旋の最終域まで動かして外閉鎖筋を伸張する．筋の弛緩やリリースを促す言葉は引き続き利用し，外閉鎖筋の過緊張が再発しないよう継続して注意する．

　大腿骨頭位置の再評価：前述の手技がうまく作用していれば，大腿骨頭は関節の中心に位置し，股関節を他動的に運動させている間もその位置を保つことができる．

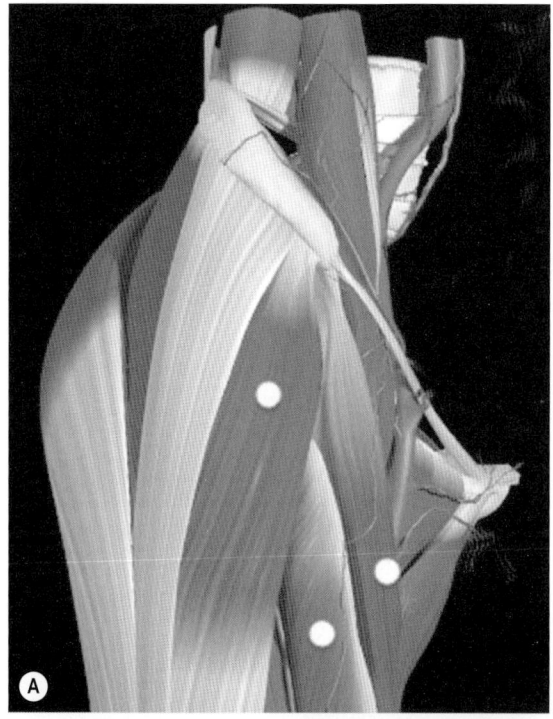

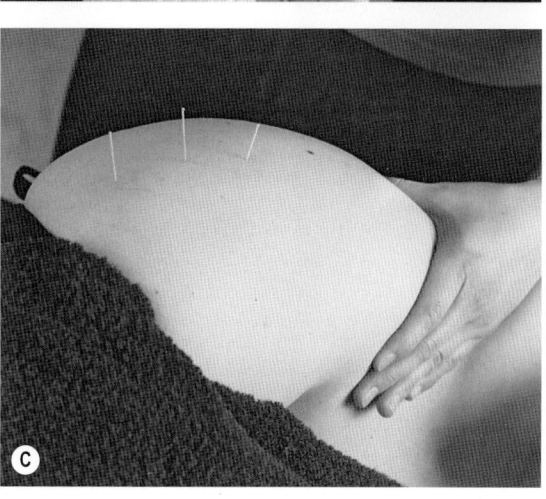

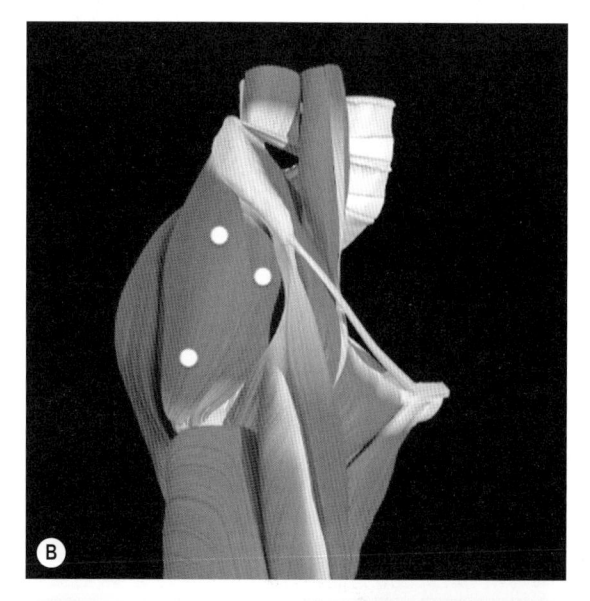

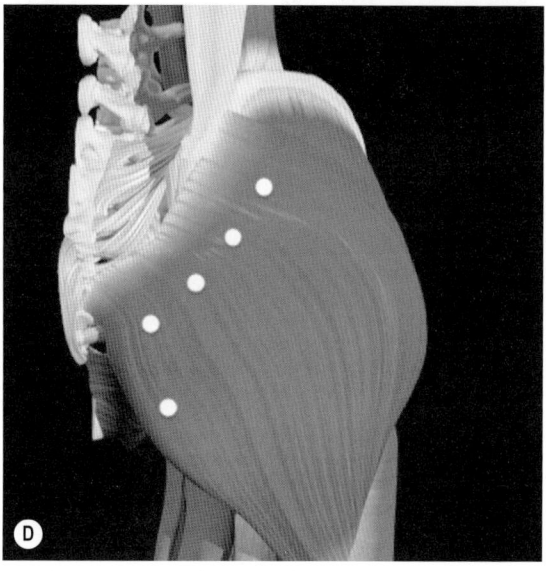

図 10.10　股関節周囲の表在筋リリースを目的としたIMS／ドライニードリング．針挿入部の参考点は，(A) 大腿筋膜張筋，(B) 小中殿筋，(C) 殿筋群である．(D) 表層筋膜の骨付着部や大殿筋の下内側縁で複数の圧痛点や過緊張状態がみられるのは一般的である．
→つづく

289

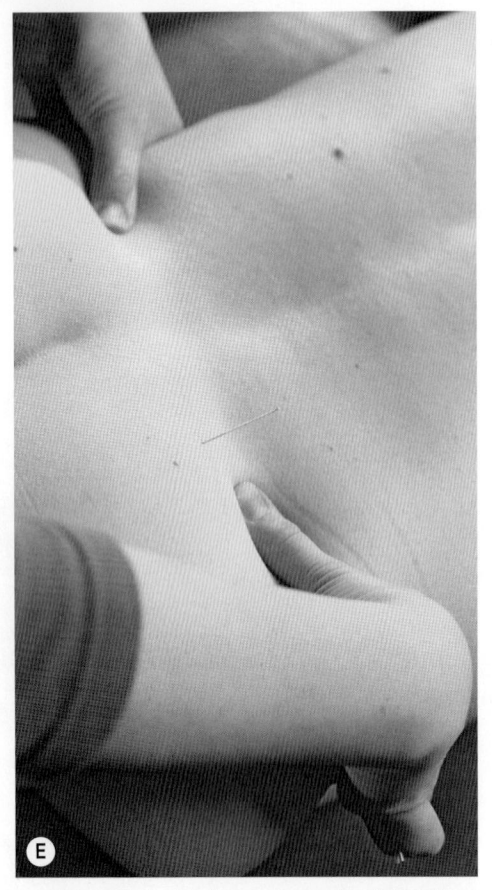

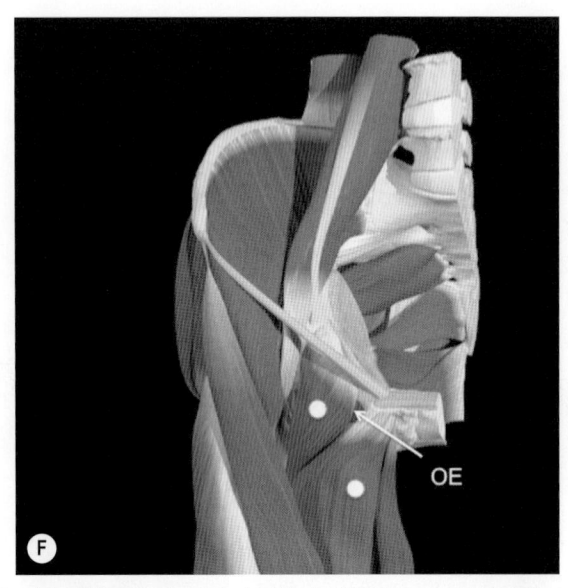

図 10.10 つづき　（E）大殿筋に対する実際の針挿入部の一例．（F）骨盤の後面，もしくは前面（鼠径部）に疼痛を生じている場合，短内転筋が過緊張になっていることが多い．この図は内転筋群に対する IMS ／ドライニードリングの際の針挿入部の参考点を示している．OE（obturator externus）＝ 外閉鎖筋．恥骨筋と長内転筋の間で外閉鎖筋を触診できる．この図の中で使用された解剖図は Primal Pictures 社提供（www.primalpictures.com）

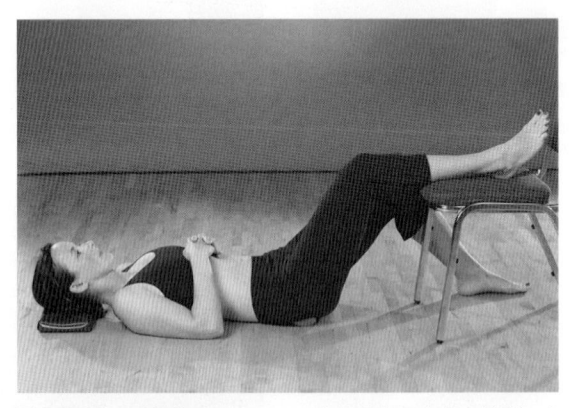

図 10.11　殿部後面のリリースを目的とした自主練習．自宅で練習を行う際，小さなリリースボールは殿筋群を弛緩させ，筋の緊張を低下させるのに有用である．図で示しているように，ボールを殿部の上外側に置く．下肢を椅子で支えた状態で，患者は「ボールの上にある筋肉を柔らかく，リラックスさせて」「溶けるように」「電柱が泥沼に沈んでいくように太ももを殿部後方に沈めて」と，筋の弛緩を促すような指示を思い浮かべる．ボールをより内側に置くことで梨状筋のリリースに，そしてより内下方に置くことで坐骨尾骨筋のリリースとなる

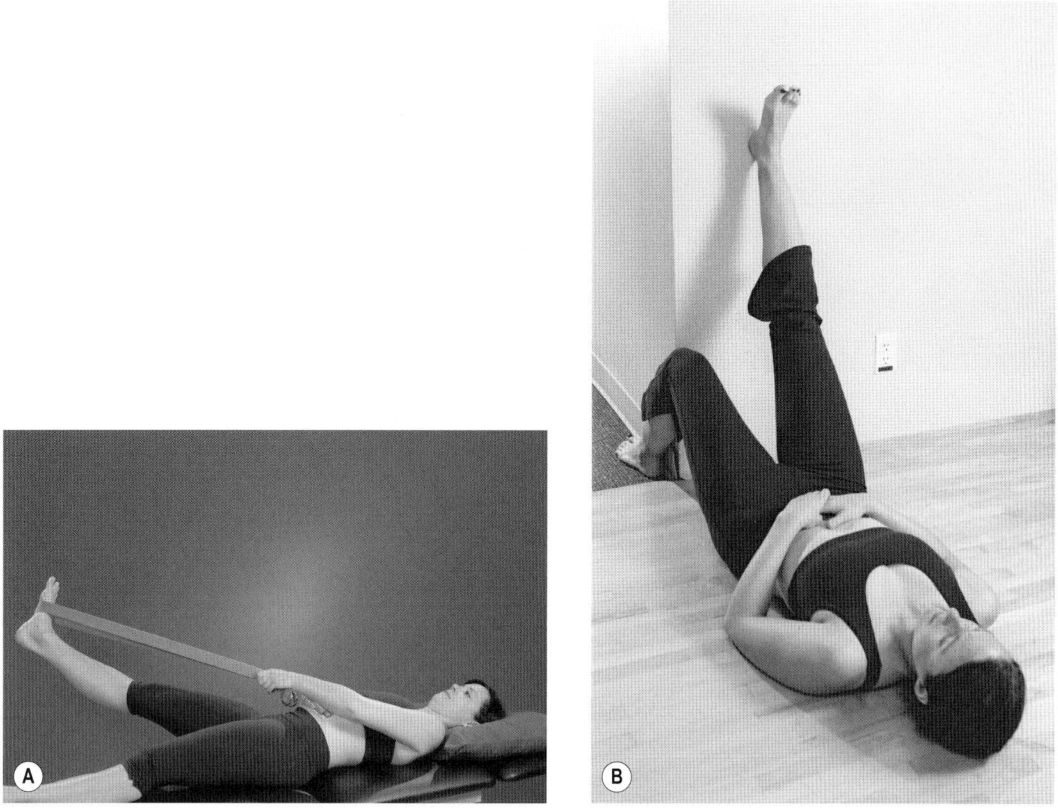

腰椎骨盤股関節複合体の障害に対する手技と手段　CHAPTER 10

図10.12　股関節表在筋のリリースを目的とした自主練習．（A）対象としている筋群に適度な伸張感を感じるまで右下肢を外転方向に伸張させる．患者はヨガストラップで脚を支えている．また，同時に腹壁の状態も確認して，腹部の深部および表在筋群の協調性の練習を合わせる（第11章）．腹部キャニスターの動きがコントロールされることによって，下肢が体幹から独立して運動していることを確かめながら行う．筋リリースを行うため，患者は対象筋の弛緩を促すような指示を思い浮かべ，さらに大腿骨頭と臼蓋の良好な位置を保ちながら，踵をできるだけ遠くに伸ばしていくよう意識する．この「遠くに伸ばしていく」指示は，表在筋をさらに弛緩させ，それによって可動域の改善がもたらされる．（B）下肢の重さを自身の上肢で支えきれない場合には，ヨガストラップの使用は難しい．そのような場合，ストラップの代わりに壁を利用するとよい．ただし，壁を利用した肢位は大腿後面筋（ハムストリングス）には有用であるが，股関節外転時の下肢のコントロールが容易でないことから，内転筋に対してはやや効果が薄れるだろう（ビデオ10.3）

　自主練習：患者は両膝立て背臥位をとり（練習の初期段階では股関節，膝関節が屈曲位で支持されることによって，股関節表在筋群のリラクゼーションを促すことができる），自分で外閉鎖筋の触診を行う．筋に軽い圧を加えながら，筋の弛緩を促すようなキューやイメージを思い浮かべ，筋がリラックスしている場合と，過緊張になっている場合での股関節への圧縮感の違いを感じるよう意識する．治療の際に背臥位と両膝立て背臥位での大腿骨頭の位置を確認させ，自主練習後にも自分でこの位置が確認できるよう指導する．患者自身がリリース手技をしっかりと獲得した上で，その手技をどのような状況下で用いるのか理解を促すことが重要である．

　内閉鎖筋 obturator internus（OI）もまた非常に深部に位置するため，ほぼ下部線維のみ外側方向から触診できる．この筋の過緊張は腹圧性尿失禁のある女性によくみられ，同時に肛門挙筋群の過緊張を伴っていることが多い．OIを3次元に捉えると，肛門挙筋への筋膜連結を介して左右の大転子を繋いでいる骨盤底の一部であると考えられる（図3.55Cを参照）（Lee & Lee 2007）．

　開始肢位——ポジショナルリリース：患者は両膝立て背臥位をとり，股関節と膝関節は長枕で支える．セラピストの一方の手は恥骨下枝か坐骨枝の内側面でOIの下部線維を触診する．もう一方の手は同側の膝関節を把持する．筋へ軽い圧を加えて筋緊張を確認し，次に膝関節を介してゆっくりと同側股関節を外旋位にもっていく．大腿骨に股関節後方へ向かって軽度圧を

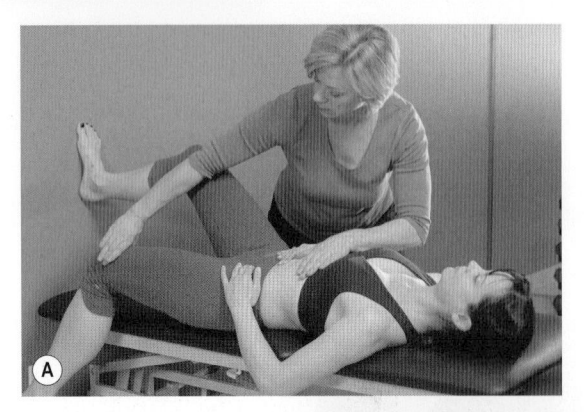

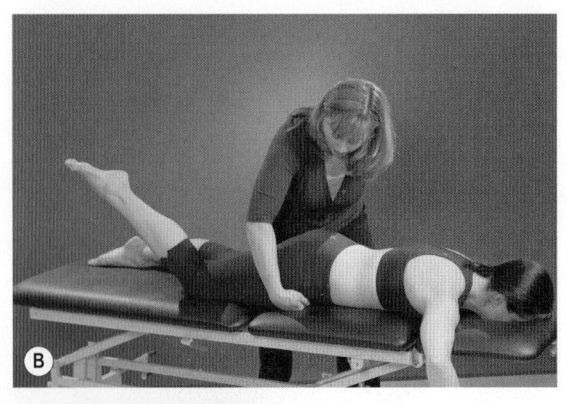

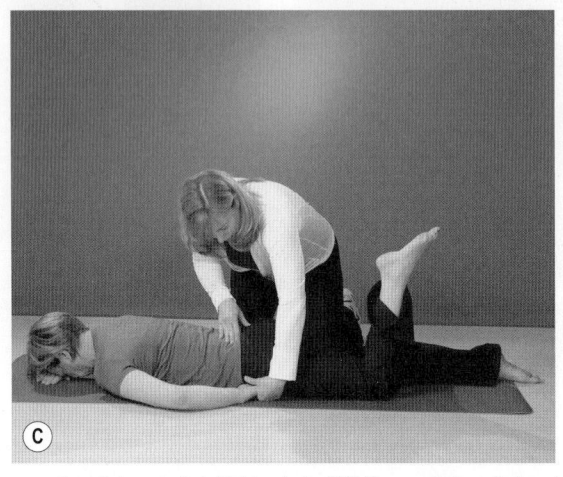

図 10.13 股関節表層筋のリリースを目的とした自主練習．(A) 背臥位で，患者は自身の左手で左の大腿骨頭を，右手で骨盤を触診し，骨頭位置が中心にあることと，骨盤が正中位に維持されていることを確認をする．確認を続けたまま，ゆっくりと左の股関節を伸展して，左股関節前面にある表層筋のリリースを行う．(B) 腹臥位の場合，患者が膝関節屈曲にて股関節前面の表層筋を伸張している間，セラピストが骨盤と大腿骨頭を触診し，IPT や大腿骨頭位置のずれ（前方移動，もしくは回旋）の有無を確認する．(A)，(B) ともに，口頭や徒手によるキューを利用して筋のリリースを促す．(C) 腹臥位では，適切な方法で運動が行われているかどうかを確認するため，患者は骨盤（傾斜，または捻れ）と大腿骨頭の位置を自分で触診することも可能である．この写真では，セラピストの右手で患者の左仙腸関節を触診し（アンロックの確認），患者には自身の左手で大腿骨頭を触診するよう指示している

加え，大腿骨頭が関節の中心に位置するよう促す．この肢位を維持し，筋の緊張が低下するのを待つ（ポジショナルリリース）．セラピストは筋が柔らかくなっていくのを感じるだろう．

気づきの付加――徒手的なキュー：「お尻の骨」が左右方向へ広がっていくように，また股関節が骨盤から遠ざかっていくように意識させると同時に，筋への軽い圧を加え，筋のリリースと弛緩を促す．患者がどのように筋をリラックスさせるかわかれば，セラピストは股関節の圧の消失と OI の柔軟性増加を感じとれる．

筋長の再獲得――リリース後に実施：神経系要素へのアプローチ後は，股関節内旋の最終域まで動かすことで筋を伸張する．筋の弛緩やリリースを促す言葉は引き続き利用し，OI の過緊張が再発しないよう継続して注意する．

大腿骨頭位置の再評価：前述の手技がうまく作用していれば，大腿骨頭は関節の中心に位置し，股関節を他動的に運動させている間もその位置を保つことができる．

自主練習：小さなリリースボールは OI の弛緩やリリースの際に有用である．背臥位で脚を椅子に乗せ，ボールは坐骨結節のすぐ内側に置く．患者は，治療の際に OI の弛緩に有効であったキューを思い浮かべ，練習時の大腿骨頭位置適切化と，練習後の股関節内旋可動域の改善を確認し，自身の練習が適

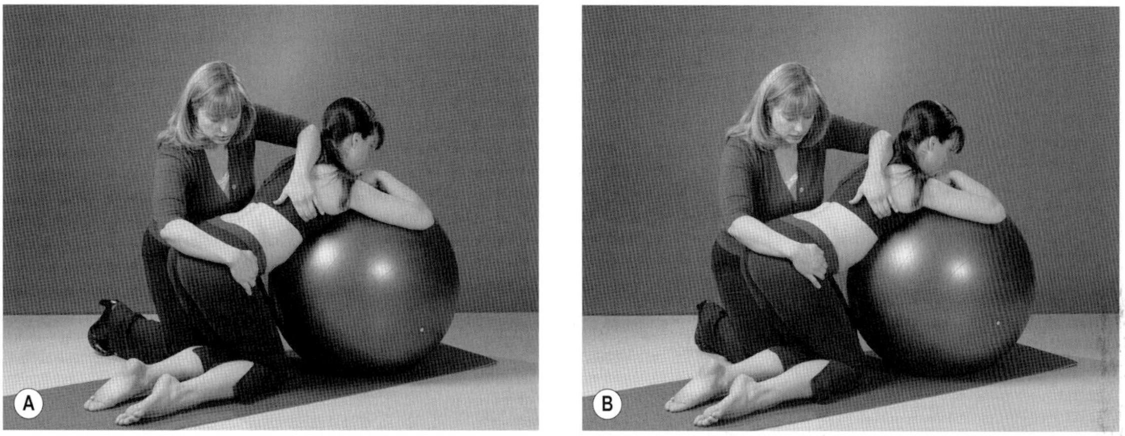

図 10.14 部分荷重位で股関節可動域維持を目的とした自主練習．(A) 大腿骨が骨盤の真下に位置するようにして（大腿骨頭を関節中心に位置），胸腰椎部は正中位に保つ．練習の難易度を低くするため，胸椎部はジムボール上で支持する．この肢位から，患者は対称的に両股関節を屈曲，または折り曲げるようにして（大腿骨頭が中心に保たれた状態で股関節を屈曲させる），ゆっくりと骨盤を後方へ引く．写真では，セラピストが右股関節の適切な屈曲運動と，胸椎から骨盤部にかけての正中位保持を確認している．(B) この練習の発展形として，患者は片側の股関節に体重を移動させ（つまり一方の股関節は外転し，もう一方は内転する）（図では左へ移動している），次に反対側へ移動させる．この方法で股関節におけるすべての回旋可動域を確認し，円滑な動きに対して抵抗感を感じる部位があれば，その動きの制限因子となっている筋に対してリリースを促すような指示やイメージを用いる

切であるかどうかを判断する．股関節周囲筋すべてがリリースされ，股関節の他動的屈曲／内転／外転と回旋の全可動域において大腿骨頭が中心位置に維持されるようになれば，自宅での練習として骨盤の側方傾斜運動（ジムボールの有無にかかわらず）が非常にお勧めである．（図 10.14A, B：ジムボールを用いたもの，ビデオ 12.18 を参照 ）．

仙腸関節を圧縮している筋に対するリリース手技

仙腸関節には，過緊張になることで関節面の圧縮や他動および自動運動両方の可動制限をもたらす筋が4つ存在する．各筋は（つくりだされる力は，筋膜の作用により，結果として一つになる），仙腸関節のさまざまな部位をそれぞれに圧縮する作用をもつ．

1. 坐骨尾骨筋は仙腸関節の関節下部を圧縮する作用をもち，寛骨と仙骨間での平行滑りを防いでいる．また寛骨に対して前方から後方へ anteroposterior（AP）の軽度な力が加わった際，寛骨を後方回旋させる軸をつくりだしている
2. 梨状筋は仙腸関節にある3つの部分すべてを圧縮する作用をもち，その全部位（上部，中部，そして下部）において平行滑りを防いでいる
3. 多裂筋の表層線維および
4. 脊柱起立筋は関節上部を圧縮する作用をもち，寛骨と仙骨間での平行滑りを防いでいる．また寛骨に対して AP 方向への軽度な力が加わった際，寛骨を前方回旋させる軸をつくりだしている

坐骨尾骨筋

開始肢位―ポジショナルリリース：患者は両膝を立てて背臥位をとり，股関節と膝関節は長枕で支えるとよい．セラピストの尾側の手の示指と中指で，尾骨のすぐ外側，かつ仙結節靱帯の下部弓状線維の下方にて坐骨尾骨筋を触診する（図 3.62B を参照）．仙骨の下外側角 inferior lateral angle（ILA）のすぐ下内側部でも坐骨尾骨筋を触診できる．触診したら，筋の圧痛点を探す．触診している手の手根骨部で坐骨結節の外側面を触診し，頭側にあるもう一方の手で腸骨を触診する（図 10.15）．筋に軽い圧を加えて筋緊張の状態を観察し，手根骨部で触診している坐骨を尾骨に向かって近づけるように動かす（筋の起始と停止を近づける）．ポジショナルリリースの効果を最大にするため，（腸骨側の手で）寛骨に軽度前方回旋を加えることも可能である．この関節肢位を維持し，筋の緊張が低下するのを待つ（ポジ

ショナルリリース）．筋緊張が低下すると，セラピストは筋が柔らかくなったように感じられるだろう．

気づきの付加——徒手的なキュー：筋への軽い圧を続け，筋のリリースと弛緩を促す．「お尻の骨」が左右方向へ広がっていくように，また尾骨が平らになるようにイメージさせると効果的であることが多い．患者がどのようにリラックスしたらよいかわかると，セラピストは骨盤の圧の軽減と坐骨尾骨筋の柔軟性増加が感じられるだろう．

筋長の再獲得——リリース後に実施：神経系要素へのアプローチ後は，寛骨を外転させることで筋を伸張する（坐骨を外側方向に引き，腸骨を内側方向に押す）．筋の弛緩やリリースを促すような言葉を引き続き利用し，坐骨尾骨筋の過緊張が再発しないよう観察を続ける．

仙腸関節の他動運動の再評価：前述の手技がうまく作用していれば，仙骨に対する寛骨の平行滑り運動が可能となる．また関節下部への圧縮も消失した状態となっている．仙腸関節の全可動域の再獲得には，さらに梨状筋と多裂筋表層線維のリリースが必要となる場合もある．

ドライニードリング——残存する過緊張の筋線維に対して：頑固な過緊張の筋に対しては，ドライニードリングやIMSを用いることも可能である．図10.16A, Bと第9章, ビデオCD9 は，ドライニードリングを用いて坐骨尾骨筋を弛緩およびリリースする際の針の挿入点を説明している．

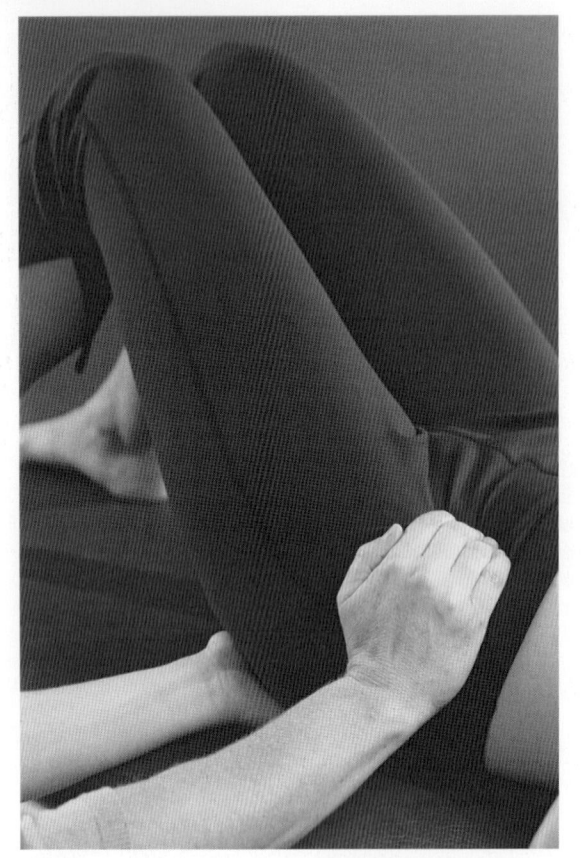

図10.15 気づきを用いたストレッチを組み合わせた，坐骨尾骨筋に対する意識下でのリリース手技．写真では，セラピストは左手の指で左坐骨尾骨筋を触診しながら，同時に同側の手根部で坐骨結節を尾骨方向に近づけている（筋線維の短縮）．セラピストの右手は腸骨を介して寛骨の運動を促している

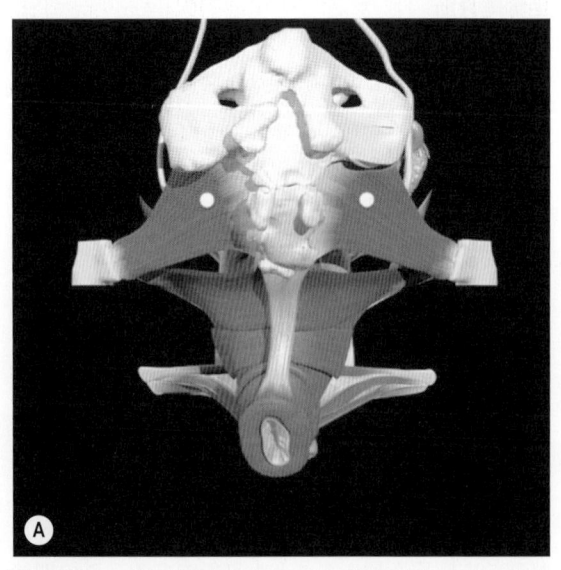

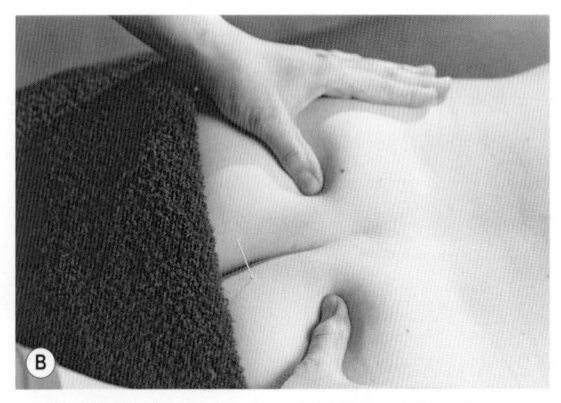

図10.16 仙腸関節を圧縮している筋に対するリリースIMS／ドライニードリング．（A）坐骨尾骨筋の針挿入部．Primal Pictures Ltd.（www.primalpictures.com）より．（B）坐骨尾骨筋の針挿入部

自主練習：小さなリリースボールは坐骨尾骨筋の弛緩やリリースの際に有用である．背臥位にて脚を椅子に乗せ，ボールは尾骨のすぐ外側，かつ圧痛と過緊張を生じている部位に置く．同時に，患者は治療時に坐骨尾骨筋の弛緩に有効であったキューを思い浮かべるとよい．

梨状筋

開始肢位——ポジショナルリリース：患者は両膝を立てて背臥位をとり，患者の脚はセラピストの身体で支える．一方の手で仙骨のすぐ外側，かつ仙結節靭帯の下部弓状線維の上方で梨状筋を触診し（図3.55A，3.62Aを参照），筋の圧痛点を探す．筋緊張を確認するために筋への軽い圧を加え，ポジショナルリリースが最大限となるよう，大腿骨をゆっくりと外旋／外転方向へ動かす（図10.17）．この筋は股関節屈曲60°を超えると回旋方向が変わると報告されている（Kapandji 1970）が，過緊張にある場合には股関節屈曲角度に関係なく，外旋筋として作用し続けるようにみえる．このことから筋を短縮させる場合，たいていは大腿骨を外旋させ，屈曲と外転の角度については症例に応じて変える．梨状筋の最大弛緩が得られるこの関節肢位を維持し，筋の緊張が低下するのを待つ（ポジショナルリリース）．筋緊張が低下すると，セラピストには筋が柔らかくなったように感じられるだろう．

気づきの付加——徒手的なキュー：筋への軽い圧を続け，筋のリリースと弛緩を促す．股関節部の圧を取り除く（外側へ広げるような）イメージは比較的効果が得られやすい．患者がどのようにリラックスすればよいかわかると，セラピストは骨盤と股関節の圧の軽減と，梨状筋の柔軟性増加が感じられるだろう．

筋長の再獲得——リリース後に実施：神経系要素へのアプローチ後は，大腿骨を内旋，屈曲，内転方向へ動かすことで筋を伸張する．筋の弛緩やリリースを促すような言葉を引き続き利用して，梨状筋の過緊張が再発しないよう観察を続ける．

仙腸関節の他動可動性の再評価：前述の手技がうまく作用していれば，仙骨に対する寛骨の平行滑り運動が可能となる．また関節全体への圧縮も消失した状態となっている．

ドライニードリング——残存する過緊張の筋線維に対して：頑固な過緊張の筋に対しては，ドライニードリングやIMSを用いることも可能である．図10.18とChristyの症例報告，第9章，ビデオCD9🖱は，ドライニードリングを用いて梨状筋を弛緩，リリースする際の要点を説明している．

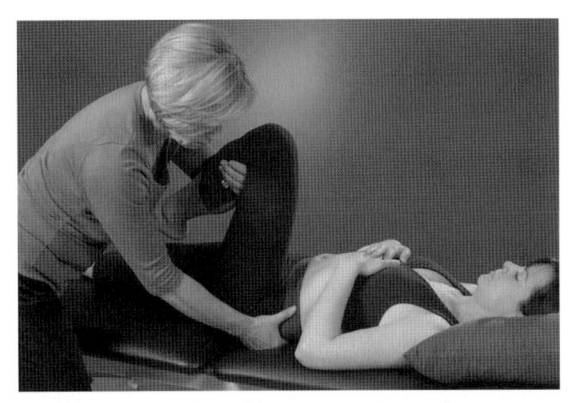

図10.17 梨状筋の気づきを用いたリリース手技．気づきを用いたストレッチを組み合わせている．セラピストの一方の手で梨状筋を触診し，もう一方の手は股関節を動かして筋の最大弛緩が得られる位置を探す．筋を柔らかく，溶けるように，ソケットの中に股関節がリラックスして沈んでいくように言葉がけをしてイメージさせ，セラピストが股関節と仙腸関節の圧の消失を感じれば，ゆっくりと股関節を屈曲／内転，内旋の方向に動かす．鼠径部痛の有無にかかわらず，股関節前面部のインピンジメントに注意する．これは，筋の過緊張が再発するサインである場合が多い

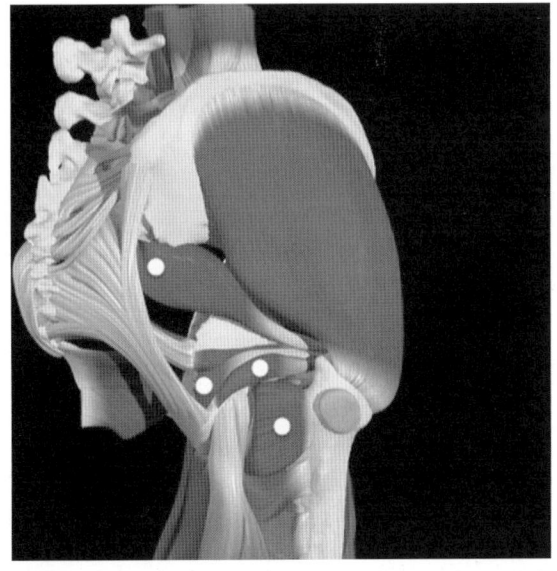

図10.18 股関節深部後面筋群リリースのためのIMS／ドライニードリングの際の針挿入部の参考点．梨状筋，内閉鎖筋，下双子筋と大腿方形筋．Primal Pictures社（www.primalpictures.com）提供

自主練習：小さなリリースボールは梨状筋の弛緩やリリースの際に有用である．背臥位にて下肢を壁か椅子で支え，ボールを梨状筋の圧痛部に置く．患者は，治療の際に筋弛緩に有効であった指示を思い浮かべ，股関節屈曲位での股関節内旋，内転の可動性改善を確認することによって，自主練習の有効性を判断する．

多裂筋表層線維

多裂筋表層線維 superficial fibers of multifidus (sMF)の過緊張は，腰椎の複数分節を圧縮すると同時に，仙腸関節上部にも圧縮を加える（図3.49参照）．これは単分節，もしくは複数分節における多裂筋深層線維の機能欠如によることが多い．sMF内の過緊張の筋線維束を触診し，それを一番上方（頭側）の腰椎分節までたどっていくと，上下方向に存在する過緊張の筋線維束の幅を確認できる．これから説明する手技の実演については，第9章，ビデオMQ13，10.4 を参照するとよい．

開始肢位——ポジショナルリリース：患者はリリースされる側を上にした側臥位をとり，過緊張となっている筋線維束（例：L2-仙腸関節）のすぐ一分節上（例：L1-2）のレベルまで胸椎を回旋させ，対象とする腰椎分節に手技が限局されるよう肢位をとる．患者の上側の腕にセラピストの頭側の腕を通して，患者の胸郭を固定しコントロールするとよい．患者の上側の股関節と膝関節は屈曲位とする．同側の足部は下方の膝関節後面に置く．多裂筋表層線維に存在する過緊張の筋線維束を触診し，圧痛部に手指を置く．胸郭と骨盤を介して腰椎を側屈することで筋線維を短縮し，過緊張筋線維の両端を互いに近づける（筋内短縮法）．この関節肢位を維持し，筋の緊張が低下するのを待つ（ポジショナルリリース）（図10.19）．筋緊張が低下すると，セラピストは筋が柔らかくなったように感じられるだろう．

気づきの付加——言葉やイメージによるキュー：多裂筋表層線維のリリースの際に効果的な言葉がけやイメージの方法は以下の通りである．「あなたの背中に私の指を沈み込ませるようにしてください，背中の骨をテーブルの方向にリラックスさせるようにするか，ハンモックのように背中の骨を丸くぶらんとさせてみましょう．骨盤と肋骨の間のスペース

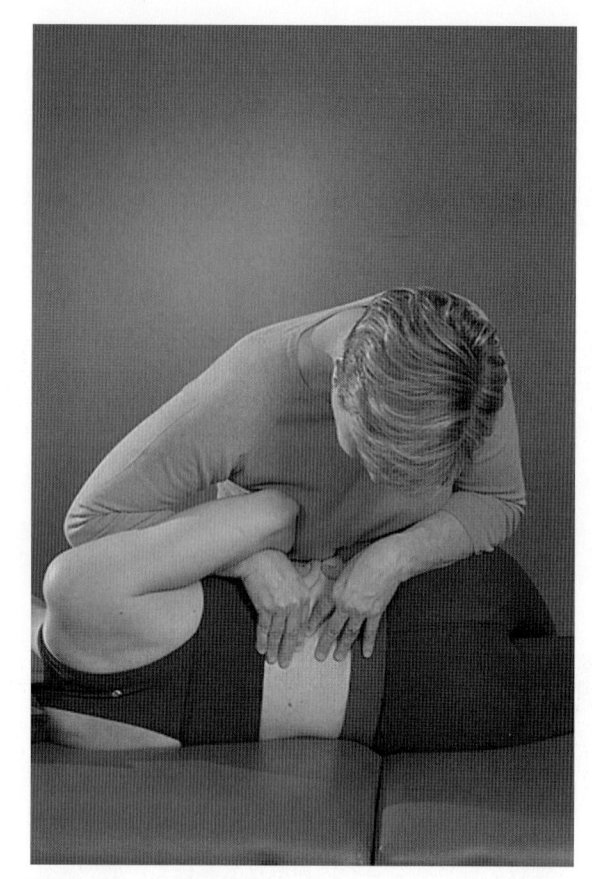

図10.19　多裂筋表層線維の気づきを用いたリリース手技．気づきを用いたストレッチを組み合わせている．腸骨稜を，対象とする棘突起方向に近づけることで，目的とする筋線維束を短縮させる．過緊張状態になっている部分を確認し，筋が柔らかくなるよう口頭指示，もしくは徒手的指示を加える．筋の最大弛緩が得られれば，筋内手技（セラピストの手指を用いて），もしくはポジショナルリリース（体幹の反対側側屈）にて筋線維束を伸張する

を広げるようにイメージしてみましょう」．患者自身がどのようにリラックスすればよいかわかると，セラピストは筋の柔軟性がさらに増加するのを感じるだろう．患者がリリース方法を学習する際，セラピストが適切に励ますことによって，その練習が重要であり，症状改善に有効であるという患者の認識を強化させることになる．

筋長の再獲得——リリース後に実施：神経系要素へのアプローチ後は，過緊張の筋を伸張させるよう全可動域を通して腰椎を動かし（反対側側屈），徒手的に筋線維を伸張する（筋内ストレッチ法．これは筋膜の要素への働きかけも含まれる）．筋の弛緩

やリリースを促すような言葉は引き続き利用して，筋線維の過緊張が再発しないよう観察を続ける．

仙腸関節と腰椎の他動運動の再評価：前述の手技がうまく作用していれば，仙骨に対する寛骨の平衡滑りが制限なく可能である．また他動運動テストでは，関節上部の圧縮が消失していると感じるだろう．事前に制限がみられた腰椎局所運動テストでは，関節での機能障害（この時点では容易に判断可能となっている）が存在しない限り，その動きは完全に改善されているはずである．またこの時点では仙腸関節全体の圧縮は消失しており，片足立ち課題の股関節を屈曲する非荷重側では，寛骨は仙骨に対して制限なく後方回旋が可能となり，L5 は非荷重側に回旋する．

ドライニードリング――残存する過緊張の筋線維束に対して：頑固な過緊張の筋に対しては，ドライニードリングや IMS を用いることも可能である．図 10.20A，B はドライニードリングを用いて多裂筋表層線維をリリースおよび弛緩する際の針の挿入点を説明している．

自主練習：四つ這い位，もしくは腹臥位でボールに乗り，腰椎屈曲と側屈方向への全可動域運動を行うことで，再獲得された多裂筋表層線維の筋長の維持をはかる（図 10.21A）．この自主練習は立位でも実施可能であり，腰椎と骨盤／股関節の分離運動を促通する（図 10.21B）．

腰椎を圧縮している多分節にわたる筋に対するリリース手技

多裂筋表層線維に加え，胸最長筋腰部線維，腰腸肋筋腰部線維と腰方形筋の過緊張は，腰椎（と仙腸関節の上部）を圧縮し，分節の動きを制限する．これらに対するリリース手技の原則は多裂筋表層線維のリリース時と同様で，対象としている筋／筋線維が短縮位されるよう腰椎を動かし，その筋の過緊張部の反応を観察する．リリース／弛緩を促すキューを与え，その反応を確認する．その後，最大伸張位まで筋を伸ばしていく．筋の伸張時に，複数の腰椎関節にて「関節内轢音」や「キャビテーション」を生じることも珍しくない．腰椎屈曲と側屈の他動運動が改善され，これらの筋がリリースされると，初めて腰椎の関節構成体に対する評価が可能となる（椎間関節の動き，第 8 章）．

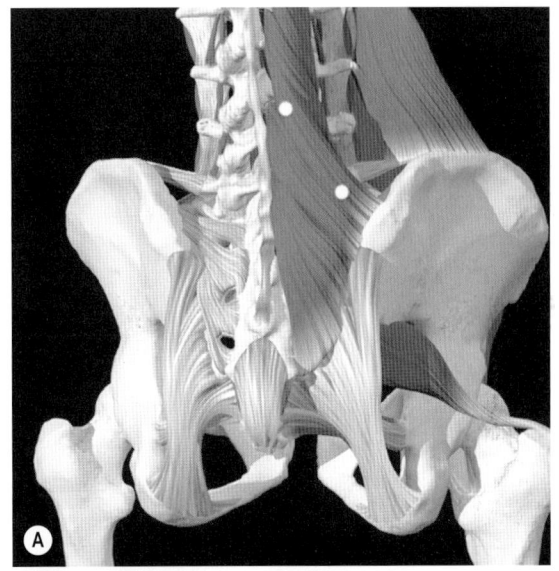

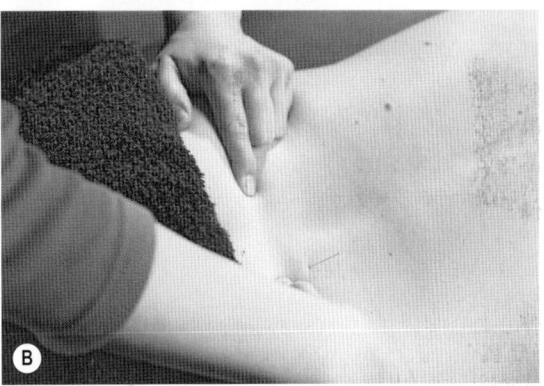

図 10.20　多裂筋表層線維（sMF）のリリースを目的とした IMS ／ドライニードリング．（A）sMF の IMS ／ドライニードリングの際の針挿入部の参考点．Primal Pictures Ltd.（www.primalpictures.com）より．（B）腰椎下部に対する針挿入点

胸郭と腹部を圧縮している表在筋に対するリリース手技

脊柱起立筋

脊柱起立筋で胸部に付着する線維（胸最長筋胸部線維と腰腸肋筋胸部線維）は，胸腰椎の後方関節への強力な圧縮要素となり，さらに胸腰筋膜を介することで仙腸関節をも圧縮する場合がある（図 3.48A を参照）．ダンサーに共通してみられる望ましくない姿勢は，脊柱起立筋の過活動の結果として二次的に生じる「バックグリッピング」である．胸郭は

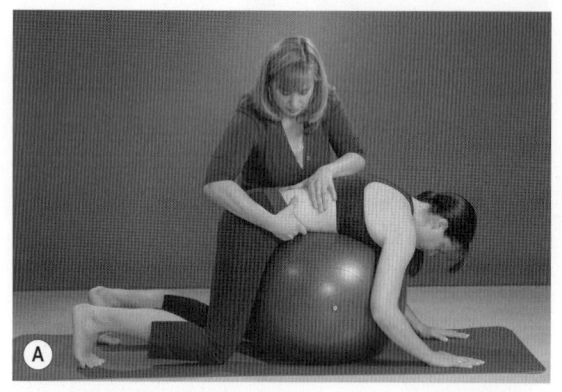

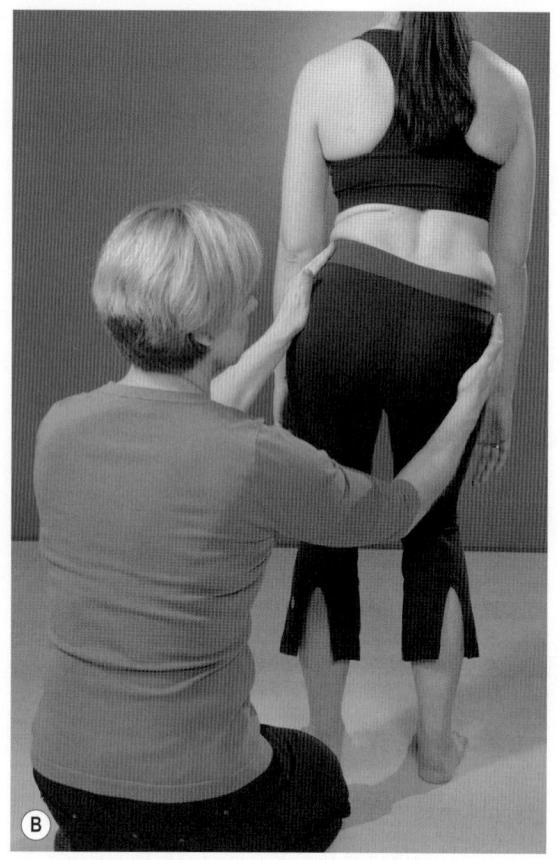

図 10.21 多裂筋表層線維のリリース効果維持を目的とした自主練習．(A) 患者はボール上腹臥位にて体幹部を支え，口頭指示と触刺激によって sMF の弛緩を促し腰椎を伸張する（例：「あなたの骨盤をボールにぶら下げて，力を抜くように意識してください」）．これは脊柱起立筋群のセルフリリースの際にも有効な肢位である．(B)「骨盤サルサ」は，骨盤の「開放」に役立ち，骨盤，股関節と腰椎の分離運動を学習する上でも良い運動である．この運動は，股関節内転／外転筋群と腰椎側屈筋群の伸張／弛緩が必要とされる．患者はハーフスクワットの姿勢をとる．このとき大腿骨骨頭が関節の中心に位置していることと，腰椎が正中位にあることを確認しておく．セラピストの手によって，骨盤の前後傾や回旋が入らない純粋な側屈を促し，患者にはそれに従うよう運動させる．この練習は硬く固定した姿勢や動きのパターンを克服する際に有用である

後傾（伸展）し，骨盤は前傾し，腰椎はその2つの領域の間で圧縮される（図10.22A，B）．これらの筋が片側にのみ過緊張を呈した場合，胸腰椎部に多分節にわたる長い弯曲と，骨盤内捻れを生じる（図10.22C）．この状況に骨盤内捻れのコントロール不良が加われば，骨盤のアンロックが起こる（胸郭がドライバーとなる骨盤の機能障害，Julie G の症例報告を参照 ）．胸部リングに関する特殊なリリース方法と分節制御の再獲得については本書の域を超えている（Lee 2003，Lee & Lee 2008b）が，腰椎骨盤股関節 lumbopelvic-hip（LPH）複合体の最適な機能回復のために，表層の脊柱起立筋群をどのようにリリースするのか把握しておくべきである．

高速低振幅リコイル手技【訳注：リコイル recoil とは，跳ね返す，反動の意】．開始肢位──ポジショナルリリース：患者は腹臥位をとり，胸郭の下に小さな潰れるボール（例：腹臥位用ボール，図10.23A）もしくは枕を置く．脊柱起立筋の過緊張部位を頭尾方向に触診し，セラピストの両手根骨部でこの線維束の両端をそれぞれ把持する．セラピストは指を交差させ，手関節を伸展位とし，肘関節は水平線上に位置するよう自身の姿勢を整える（図10.23B）．やさしく筋を圧迫し，「肋骨の層」に届いた位置で止める．両端の筋と肋骨を把持し，ゆっくりと両手を近づける（胸椎の側屈と過緊張筋線維の短縮）．

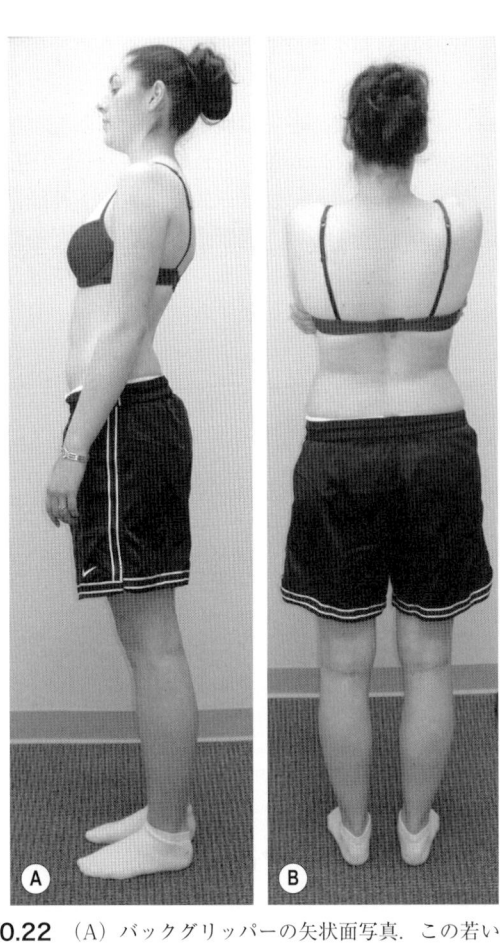

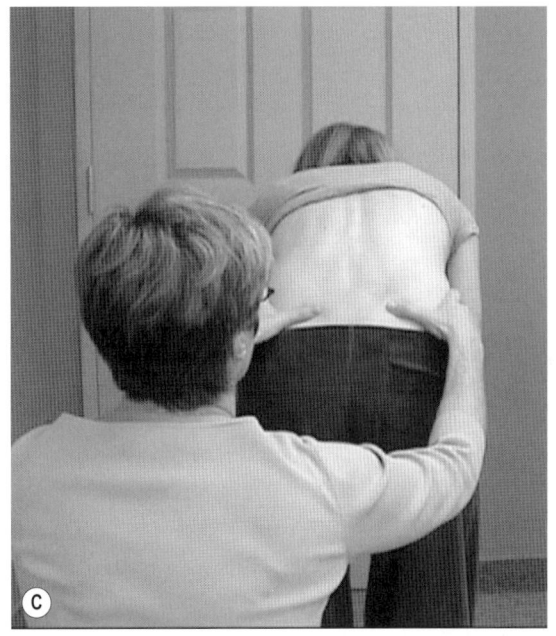

腰椎骨盤股関節複合体の障害に対する手技と手段　CHAPTER 10

図 **10.22**　(A) バックグリッパーの矢状面写真．この若い女性は立位の際，習慣的に脊柱起立筋を過剰に活動させている．腹壁は伸張し，腰椎は短縮し，胸郭は後方に傾いている．(B) 後方より観察すると，過伸展によるL3-4部での局所的な屈曲を生じていることがわかる．(C) この症例（第9章，Julie Kの症例報告を参照）は右の脊柱起立筋が過緊張となり弛緩することができないため，前屈時の遠心性伸張が困難となっている．その結果，制限を起こすベクトルによって，胸腰椎部での回旋性脊柱側弯と，骨盤内捻れを生じている

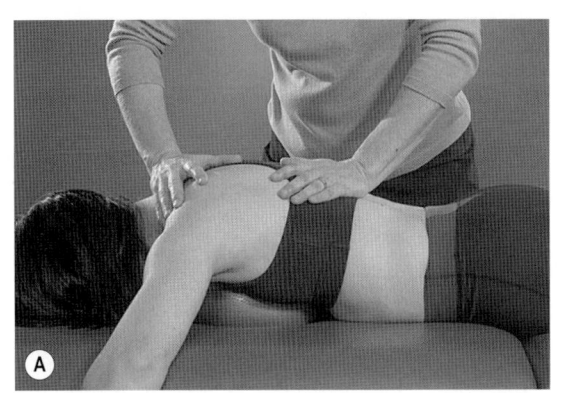

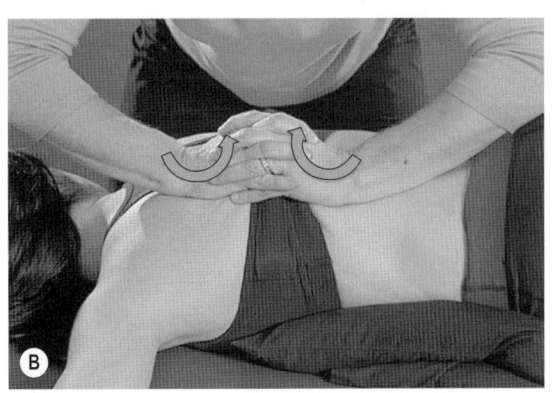

図 **10.23**　脊柱起立筋 (ES) 胸椎部リリースを目的とした高速低振幅リコイル手技．(A) 胸郭の下に柔らかい腹臥位用のボールを置くことで，骨盤に対して胸椎部がやや伸展位をとる．(SEの起始と停止を近づける)，また胸椎全体を屈曲位にすることで，患者に胸郭後方を「広げる」感覚を与える．(B) 別法として，腹臥位用ボールの代わりに枕を用いることで，胸椎を屈曲し腰椎に対してやや後傾させる．過緊張の筋線維束の頭尾側端をそれぞれセラピストの両手根部で把持し，指は互いに交差させる．後方から前方へ圧を加え，肋骨の層に届いた位置で止める（胸郭自体を前方に圧迫しない）．胸椎を側屈させ，ESを短縮させる．セラピストの肘が前腕のライン上に位置していることを確認し，手技中にそれ以上患者の胸郭を前方へ圧迫しないよう注意する．両手を素早く近づけ（両肩関節の内転），同時に胸郭から手を離す（矢印，ビデオ10.5の2部目を参照）．ES筋線維束に対する筋内ストレッチ法の直後にこの手技を用いる

気づきの付加——言葉によるキュー：胸郭を柔らかく，ボール／枕に任せて弛緩させ，胸郭からゆっくりと息を吐き出すように言葉で促す．

リコイル：最大短縮／リリースが得られれば，セラピストは素早く自身の肩関節を内転して両手を近づけ，そして胸郭から手を離す（Laura の症例報告，第9章，ビデオ LC13 とビデオ 10.5 を参照🖱）．この際，胸郭方向へ，つまり後方から前方へ押し込むような圧にならないよう注意する．筋の過緊張が両側性にみられた場合，反対側に対しても同様の手技を用いる．

ホールド／リラックス，もしくはマッスルエナジーテクニック——開始肢位：患者は両腕を軽く前で組んだ状態で台に座り，セラピストは過緊張の筋線維束の頭側端を触診する．動きが制限されている方向に向かって胸椎の側屈・回旋を加え，対象としている筋線維を伸張する（図 10.24）．急に，かつ制限を越えて動かし過ぎると，再び筋の緊張が増加するため注意する．抵抗を感じる位置まで動かしたら，患者にセラピストの方向，もしくは反対の方向にゆっくりと体幹を回旋するよう指示する．セラピストはその動きを妨げるようにして，その状態で軽い等尺性収縮を3秒から5秒間行う．患者が完全にリラックスした後，さらに胸椎の側屈／回旋を加え，筋線維の伸張をはかる．これを3，4回繰り返す．

筋長の再獲得——リリース後に実施：神経系要素へのアプローチ後は，過緊張となっていた筋線維や脊柱起立筋全体（筋膜要素）に対して，中等度の伸張強度にて徒手的に伸張する（図 10.25A，B）．

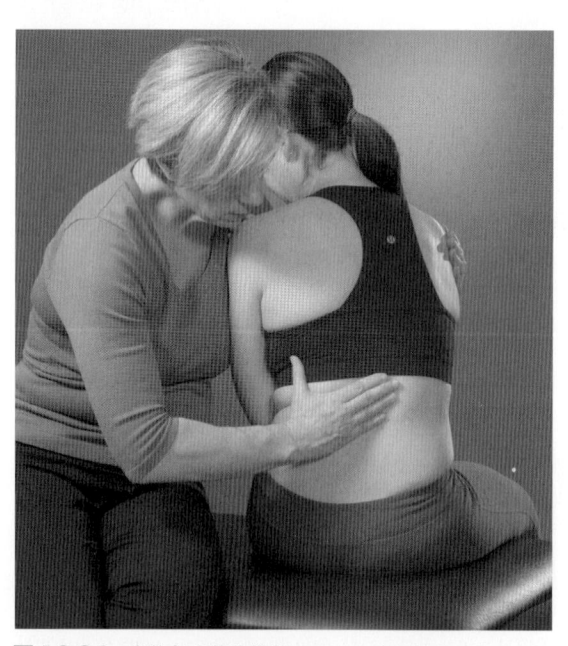

図 10.24 脊柱起立筋胸椎部リリースを目的としたマッスルエナジー手技．この手技は肢位を保ったまま収縮し，その後弛緩するという直接的な方法である．過緊張の筋が伸張されるような肢位に胸椎を位置させる．筋線維束の反応を確認しながら，患者の肩を介して回旋に対する抵抗をかける（セラピストの方向，もしくは反対方向）．3秒間等尺性に収縮させ，リラックスした後，さらに伸張する方向に胸椎部を動かす．これを3，4回繰り返す

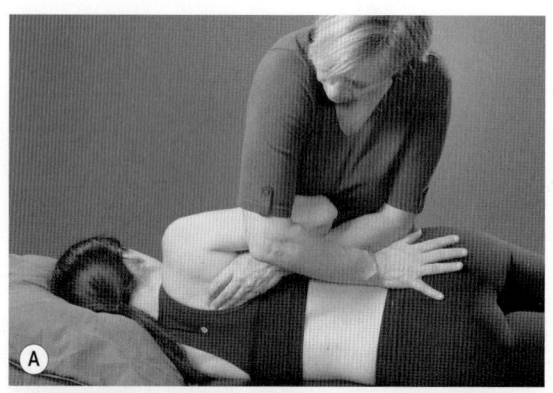

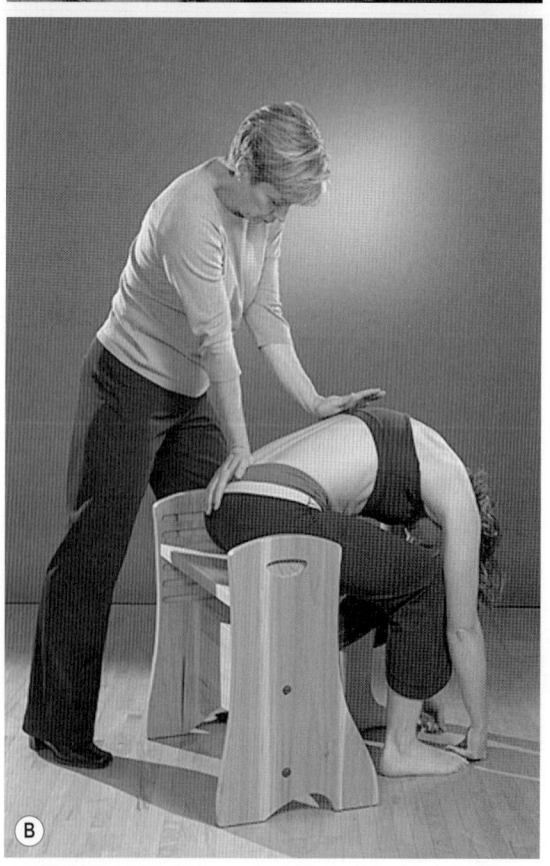

図 10.25 脊柱起立筋を対象としたストレッチ．筋線維のリリース後，（A）側臥位，もしくは（B）坐位にて筋膜を伸張する

胸郭と腰椎の他動運動と過緊張筋の再評価：前述の手技がうまく作用していれば，胸郭および腰椎の屈曲角度は増加し，反対側への側屈も改善されているだろう．呼吸時と体幹回旋時における胸郭の動きの自由度が増すことも重要である．

ドライニードリング――残存する過緊張の筋線維束に対して：頑固な過緊張筋に対しては，ドライニードリングやIMSを用いることも可能である．図10.26A，Bはドライニードリングを用いて脊柱起立筋を弛緩およびリリースする際の針の挿入点を説明している．セラピストがよほど表層解剖に長けていない限り，胸椎部のドライニードリングはすべて棘突起と横突起間で実施されるべきである．これらの手技に関する実際のデモンストレーションは，第9章，Julie Kの症例報告，ビデオJK8を参照されるとよい．

自主練習：呼吸練習は，チャイルドポーズまたはジムボール上腹臥位にて実施する（図10.27A〜C）．これはすでに獲得された筋膜の柔軟性を維持する上で有効である．患者には，リリースの対象となる胸郭／背部に「息を送り込む」よう言葉がけをする．理想的な横隔膜呼吸法と胸郭リリースの自主練習，もしくは指示の方法については第11章で説明する．

外腹斜筋

外腹斜筋 EO は強力に胸郭を圧迫する筋であり，第3章で述べた通り（図3.41参照），8つの下部肋骨（第5〜12肋骨）下縁から外側表面にそれぞれ付着する8つの筋尖をもち，それらはさらに前鋸筋と広背筋と連結している腹部最大の筋である．骨盤と胸郭間の力の伝達に最適でない戦略がみられる場合，この筋が過緊張となっていることも多い（例：チェストグリッピング）．外腹斜筋の過緊張があれば必ずなるという訳ではないが，腹圧性尿失禁を発症している女性でもこの筋の過緊張がよくみられる（第6章）．EOの中でも限局された筋線維束に過緊張を生じた場合，1つ，もしくは2つの胸部リングに限局して制限していることも多い．これは呼吸と横隔膜の機能に加えて，胸郭の回旋が求められるような課題に大きく影響する．

開始肢位――ポジショナルリリース：患者は股・膝関節を屈曲して背臥位をとり，セラピストはEOの特に過緊張となっている筋線維束を触診する（図10.28，Lauraの症例報告，第9章，ビデオLC13）．反対側の骨盤と過緊張の線維束が付着する肋骨を白線方向へ互いに斜めに近づけることで筋線維束を短縮させる．筋内手技 intramuscular technique で直接的に短縮させてもよい．この短縮肢位を維持し，筋の緊張が低下するのを待つ（ポジショナルリリース）．筋緊張が低下すると，セラピストは筋がさらに柔らかくなっていくのを感じるだろう．

気づきの付加――患者にきっかけとなるキューを

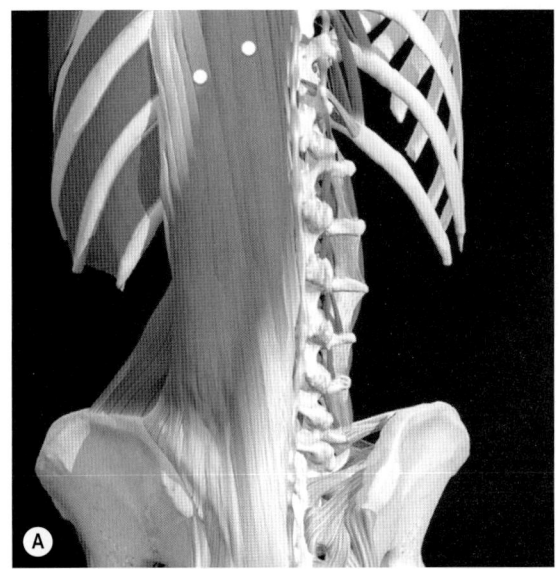

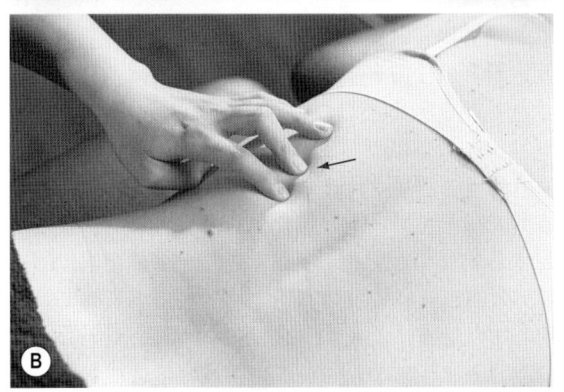

図10.26 脊柱起立筋胸椎部リリースのためのIMS／ドライニードリングの際の針挿入部の参考点．(A) Primal Pictures 社（www.primalpictures.com）提供．(B) 腰腸肋筋胸椎線維（脊柱起立筋の肋骨付着部）にドライニードリングを用いる場合は，胸腔を突き破らないよう，特に厳重な注意が必要である．一方の手で対象とする肋骨を挟む上下の肋間部を触診し，針がその肋骨に対して直行するよう確認する．胸最長筋胸部線維に対しては，胸椎横突起上をまっすぐに挿入させる

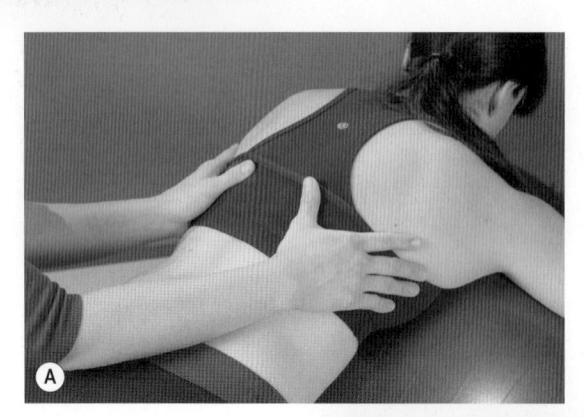

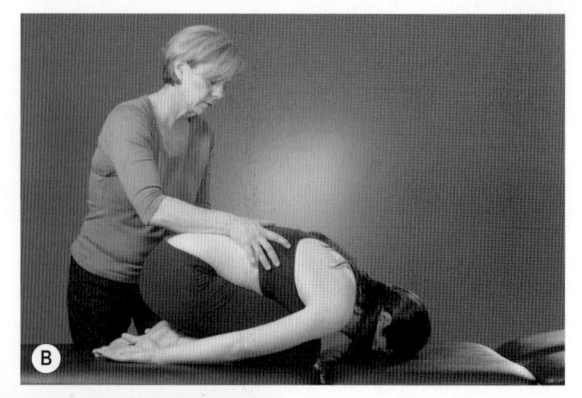

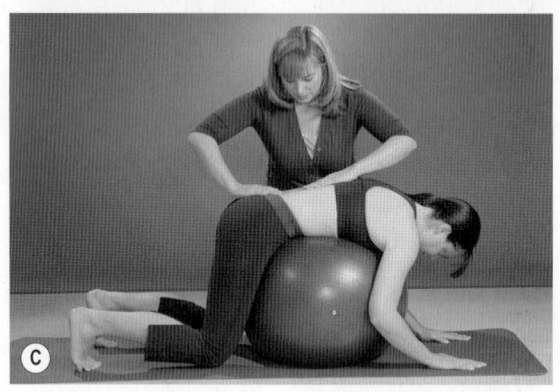

図 10.27 脊柱起立筋リリースを目的とした自主練習．(A) 患者はジムボール上腹臥位となり，セラピストが両手で徒手的指示を加え，自主練習の際に吸気で意識する場所を確認する．(B) 患者の股・膝関節屈曲の柔軟性が十分にあったら，ヨガのチャイルドポーズもまた背部を開き，伸張するには有効な肢位である．(C) ジムボールのような丸い物体上で腹臥位をとることは，過緊張となり柔軟性が低下した脊柱起立筋を伸張かつ弛緩させる場合に有効である．理想的なセルフリリースを促すため，事前の治療でリリースに有用であったキューを活用する

加える：「私の指をお腹に沈み込ませるようにしてください，胸郭を緩めて広げるようにしてみましょう」など言葉により促す．

筋長の再獲得――リリース後に実施：神経系要素へのアプローチ後は，関係する肋骨と白線の間の筋線維束を徒手的に伸張する（筋膜要素―筋内ストレッチ法）．筋の弛緩やリリースを促すような言葉は引き続き利用して，筋線維の過緊張が再発しないよう観察を続ける．この前斜方スリングの伸張はさらに反対側の内転筋（図10.29A―まずはじめにリリース指示を入れる）および下肢（図10.29B，C―スリング筋膜を完全伸張位までもっていく）も含めた形で応用できる．

胸郭と腰椎の他動運動と過緊張筋の再評価：前述した手技がうまく作用していれば，体幹（胸郭と腰椎）の回旋角度は改善し，胸骨下角は増大する．呼吸時と体幹回旋時の胸郭の動きの自由度が増すことも重要である．

自主練習：胸郭を両側性にリリースするためには，患者は背臥位（図10.30A），もしくは坐位をとる．胸郭の片側をリリースするためには，リリースされる側を上方とした側臥位をとる（図10.30B）．リリースの必要がある胸郭部分に「息を送り込む」よう患者に言葉がけをして，それまでの治療の際に有効だったイメージを統合する．患者には，骨盤に対する胸郭の回旋および並進運動を毎日頻繁に確認するよう伝え，安静の状態で増加している筋緊張に対しては呼吸によるリリースを用いるよう指導する．

リリース手技の別法：この手技は坐位でも実施可能である（図10.31）．上腹部，もしくは肋骨のライン上で過緊張となった筋線維束を触診し，短縮させて，筋緊張が低下するのを待つ．緊張の低下が感じられ始めたら，リリースのきっかけとなる言葉（「私の手の部分にある肋骨を柔らかくしてみてください，お腹の中に私の指を沈み込ませるようにしてみましょう」など）で促ししつつ，最後に胸郭の回

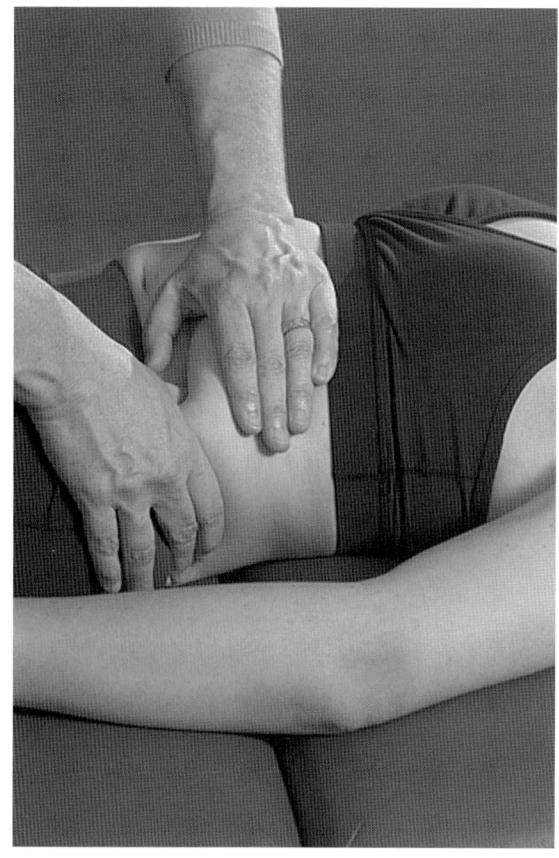

腰椎骨盤股関節複合体の障害に対する手技と手段　CHAPTER 10

図10.28 外腹斜筋に対する気づきを用いたリリース手技——背臥位．外腹斜筋の圧痛点を触診し，白線に向かって過緊張部の肋骨を近づけ，過緊張となっている筋線維束を短縮させる．リリースのきっかけとなる指示（「柔らかくして私の親指を筋肉の中に沈み込ませるようにしましょう」）を加え，その後白線から肋骨を遠ざける方向へ筋線維束を伸張／ストレッチする

旋を利用した過緊張部の筋膜ストレッチを実施する．

　気づきを用いたスリングストレッチの自主練習：ストラップか壁を利用して下肢を支える．スリング伸張の際には，これまで用いてきた個別筋リリースに対するキューを組み合わせて用いると有効であることが多い．例えば，足部から胸郭までの左前斜方スリングを伸張する方法として，患者は左手でストラップを持ち（図10.32），もしくは壁を利用して右下肢を支える体勢をとって，反対側の手で自身の右短内転筋群，もしくは左EOを触診する．まず始めに，患者は内転筋群とEOを柔らかく／弛緩させるようなイメージあるいは声かけを思い浮かべる．その後，この弛緩した状態と骨盤や胸郭のコントロー

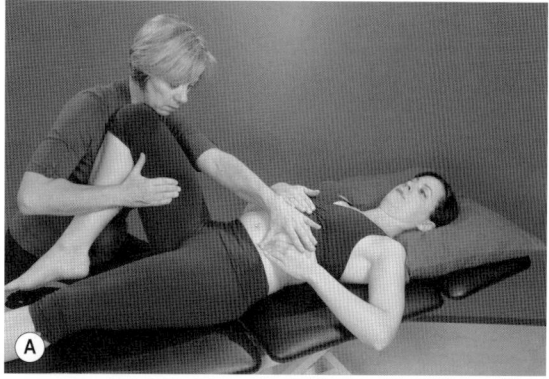

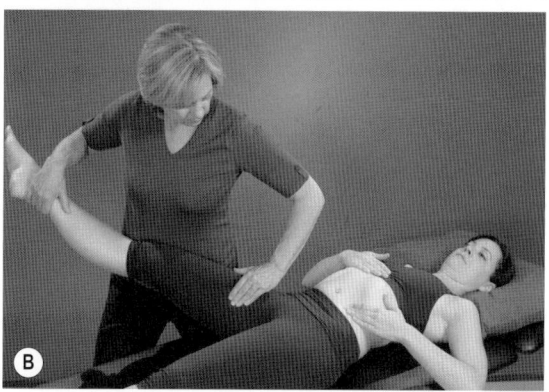

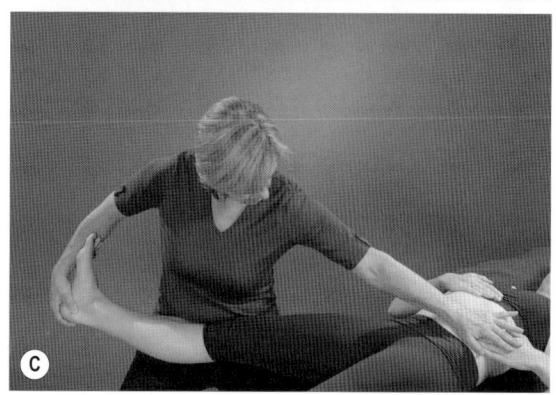

図10.29 前斜方スリング〔外腹斜筋（EO）と対側内転筋群〕に対する複合リリース．（A）EOと対側内転筋群が各々リリースされた後に，複合手技を使用する．EOと対側内転筋群の筋緊張を確認し，リリースのきっかけとなる指示を加え，その後（B）屈曲位にある股関節を外転させることでゆっくりとスリングを伸張する．写真では，患者は左EOの筋緊張を確認し，セラピストは対側内転筋群の筋緊張を確認している．（C）このスリングの筋膜を完全に伸張するには，足関節背屈，膝関節伸展，股関節外転，そして対側胸郭の拡張を含める

ルを保ちながら，右踵部をゆっくりと体幹から離れる方向に伸ばしていく．この際の声かけとしては，下肢の骨をマカロニの筒（筋肉）の中にあるヘアピンとしてイメージし，そのヘアピンが筒の中を下方向に滑っていくようにイメージさせると，さらに弛

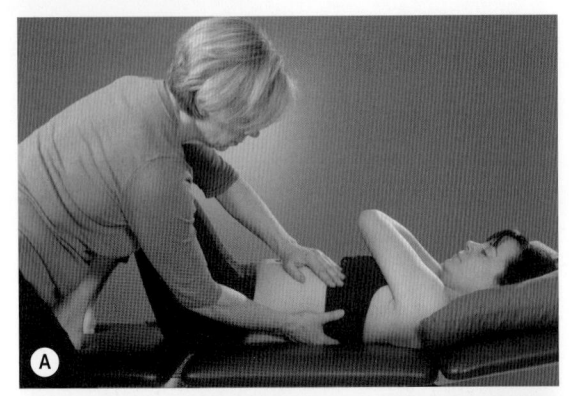

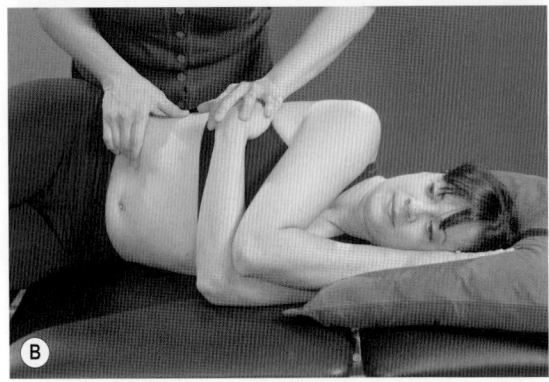

図 10.30　外腹斜筋のリリース／弛緩を目的とした呼吸を利用した自主練習．患者は（A）背臥位，もしくは（B）側臥位をとり，セラピストの手で徒手的指示を加えながら，自主練習時に吸気で意識する場所を確認する．胸郭を外側に拡張させるためには，外腹斜筋のリリース／弛緩が必要である

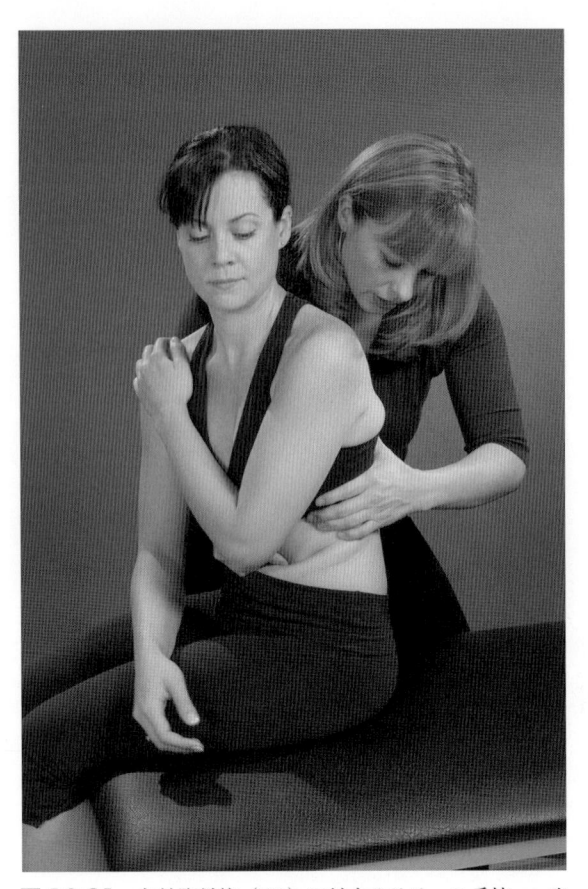

図 10.31　左外腹斜筋（EO）に対するリリース手技――坐位．写真は，このリリース手技の中でも筋膜伸張時を示している．セラピストは左外腹斜筋の筋線維束を固定し，特定の胸部リング（分節）を左へ回旋させることでその筋線維束を伸張する

緩と伸張が得られることが多い．下肢全体をより伸張させながら，緊張が高い部位や柔軟性が低下している胸郭部位に息を送り込ませる．これを3，4回繰り返す．

内腹斜筋

　内腹斜筋 IO の過緊張は，上内方に走る上中部線維と，下内方に走る下部線維（図3.40を参照）ともによくみられる現象である．ほぼ水平に走行する下部線維には筋内手技を使用し，上中部線維にはポジショナルリリースを用いて弛緩を図る．気づきを用いたリリースについては，すべての手技と組み合わせて利用する．

　内腹斜筋，下部線維――筋内リリース：患者は両股・膝関節を長枕で支えて背臥位となり，セラピストは過緊張となった IO 筋線維を内外方に触診する．IO の内側端を腸骨稜の方向に近づけ（起始に近づける），筋線維を短縮させ，その肢位を維持する．

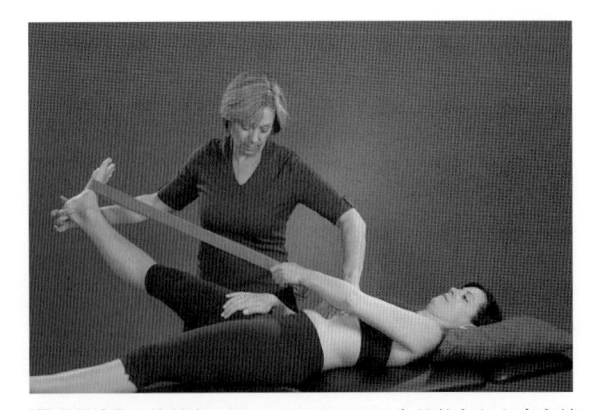

図 10.32　前斜方スリングのリリースを目的とした自主練習．写真は，ヨガストラップを使用して右脚を支えながら，右の内転筋群が適度に伸張される位置まで右脚を外転している．これは「リリース後における筋長の再獲得」手技（図10.29A〜C）の延長であり，自主練習用に若干変更している

腰椎骨盤股関節複合体の障害に対する手技と手段　CHAPTER 10

気づきの付加——言葉やイメージのキュー：筋の緊張が低下するのを待ち，その後「お腹を柔らかくしましょう」「腹壁に私の指を沈み込ませるようにしてください」などのキューで意識を高める．

筋長の再獲得——リリース後に実施：神経系要素へのアプローチ後は，筋線維束を徒手的に伸張する（筋膜要素）．

腹横筋分離収縮への声かけに対する反応を再評価：前述の手技がうまく作用していれば，必ずしも全症例ではないが，腹横筋分離収縮への声かけに対して反応が改善されていることが多い．

自主練習：深部筋システムに対するトレーニングを実施する（第11章）前に，自主練習を繰り返し行い，（もし過緊張であれば）内腹斜筋下部水平線維を弛緩させておく必要がある．触診，筋線維束の短縮，そしてイメージを通して，患者に自分自身でどのように過緊張筋線維を触診するのか，またリリース／弛緩した場合にはどのように感じるか理解を促す．IO線維はしっとりとしたスポンジケーキのような触感であり，決して古くなったブラウニーのようではない！（第8章）

内腹斜筋の上中部線維——ポジショナルリリース：内腹斜筋の上中部線維が過緊張になっていることはよくある．身体を丸くするような無意識下の課題，例えばカールアップ課題の際にこの筋が優位に働いていると，胸郭と胸骨下角は広がる傾向がある．腋下線上で腸骨稜と第9，10肋骨の中間辺りで，IOの上中部線維両方あるいはどちらか一方に圧痛点を見つけることが多い（図10.33A，B，ビデオ10.6）．これらの線維は下部肋骨を後方回旋させ，呼気と下部胸椎の反対側方向への回旋を制限する傾向がある．また同時に，骨盤内捻れも引き起こす可能性がある．

開始肢位——ポジショナルリリース：患者はリリースされる側を上方とした側臥位をとる．セラピストは患者の上腕に自身の頭側上肢をからませて胸郭を固定およびコントロールする．上方の股関節と膝関節は屈曲位とし，同側足部は下方の膝関節後面に置く．過緊張となっている筋線維束を触診し，胸郭を回旋／側屈させることで筋線維を短縮させる（図10.34）．この肢位を保持し，筋の緊張が低下するのを待つ（ポジショナルリリース）．この筋の緊張が低下してくると，セラピストは筋が柔らかくなっていくのを感じる．

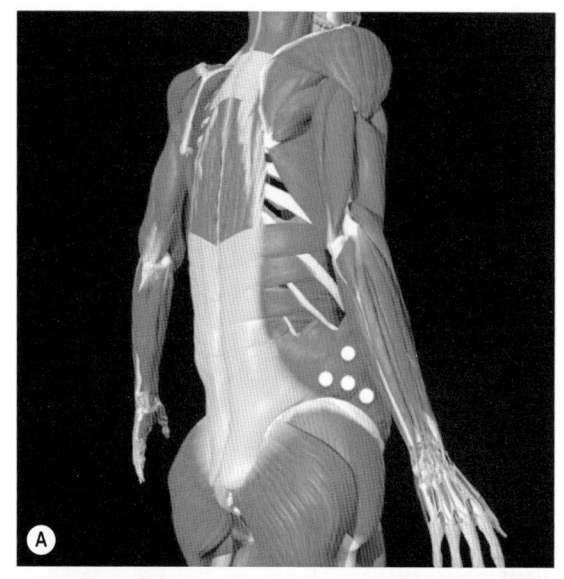

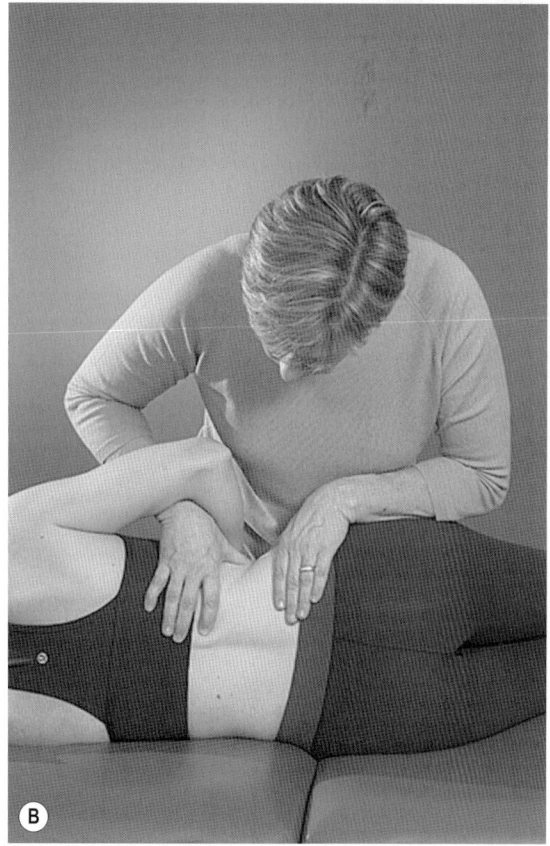

図 10.33　内腹斜筋における圧痛，過緊張部位．（A）内腹斜筋上中部線維に生じる一般的な圧痛，過緊張部位．Primal Pictures Ltd.（www.primalpictures.com）より．（B）内腹斜筋上中部線維における圧痛点の触診

305

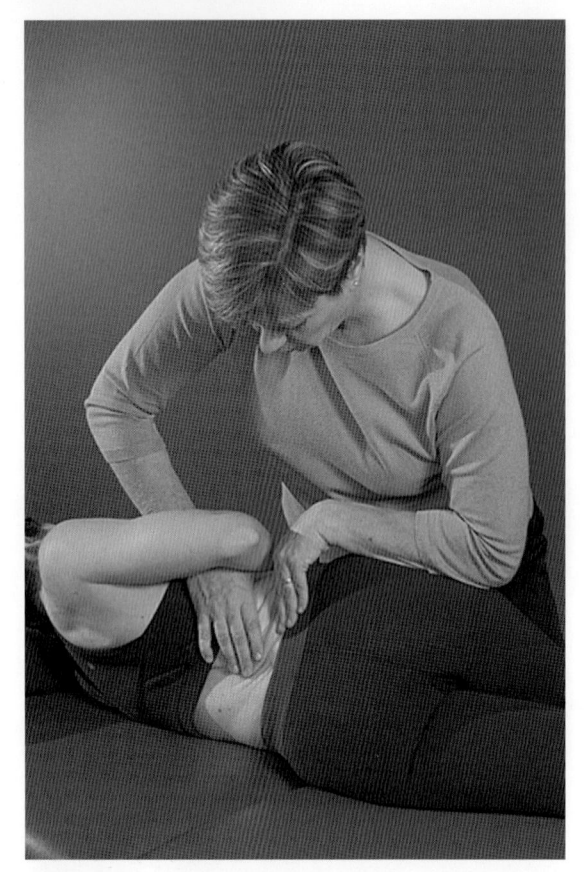

図10.34 内腹斜筋上中部線維に対する気づきを用いたリリース手技．気づきを用いたストレッチと組み合わせている．過緊張の部分を触診し，同側方向への側屈／回旋にて過緊張の筋線維束の起始と停止を近づけ，筋緊張の低下を待つ．リリースのきっかけとなる指示を加え，その後筋膜の完全伸張を行う（反対側への側屈／回旋）

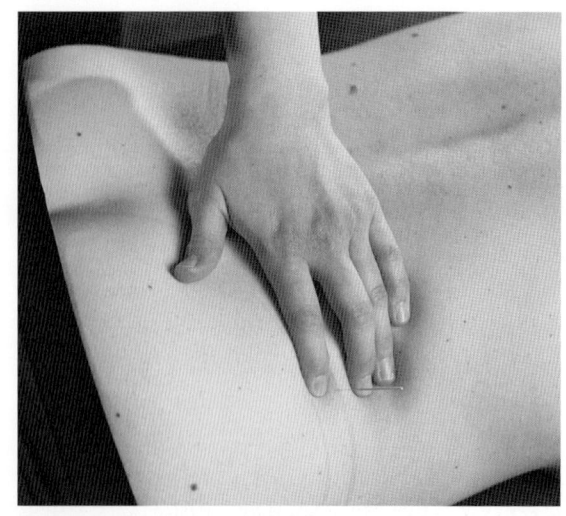

図10.35 内腹斜筋中部線維のリリースを目的としたIMS／ドライニードリング

気づきの付加――言葉やイメージのキュー：「ウエスト部分の筋肉を柔らかくしてください」「骨盤を後ろへ転がしてみましょう」「私の指をウエスト部分に沈み込ませてください」「私の手を置いている部分の肋骨をリラックスさせましょう」といった言葉がけをする．患者がリリース方法を学習する際，セラピストが適切に励ますことによって，この練習が重要であり，症状改善に有効であるという患者の認識を強く促す．

筋長の再獲得――リリース後に実施：神経系要素へのアプローチ後は，胸郭の反対側方向への回旋／側屈を加えることで，過緊張となっていた筋を伸張する．筋の弛緩やリリースを促すような言葉は引き続き利用して，筋線維束の過緊張が再発しないよう観察を続ける．

胸郭可動性の再評価：前述の手技がうまく作用していれば，反対側への回旋運動と呼気における下部胸郭の動きが改善しているだろう．

ドライニードリング――残存する過緊張の筋線維束に対して：頑固なIO過緊張に対しては，ドライニードリングやIMSを用いることも可能である．図10.35はドライニードリングを用いて内腹斜筋中部線維を弛緩およびリリースする際の針の挿入点を説明している．

自主練習：患者は両膝を立てて背臥位をとり，自身でウエスト部分の過緊張筋線維を触診し，その弛緩を促すような言葉がけやイメージを思い浮かべる．その後，両側の胸郭をしっかりとテーブルに接触させた状態で，ゆっくりと膝・骨盤を過緊張側に向けて回旋させる（図10.36）．患者にはIOの活動が再び増加していないか注意するよう促し，この運動中IOが完全に弛緩した状態となるよう指導する．EOとIO，もしくはどちらか一方のリリースを促すために，小さなボールを用いることも有効である（図10.37A，B）．腹部の圧痛，過緊張部に小さく柔らかいボールを当て，そのまま腹臥位をとる．患者は表在の腹筋群弛緩を目的とした気づきを用いたリリース手技の際に有効だったキューを思い浮か

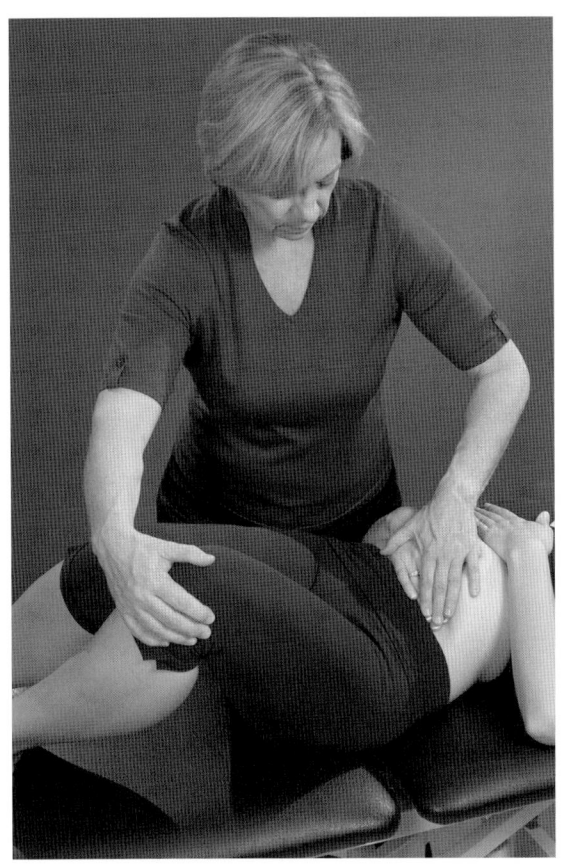

腰椎骨盤股関節複合体の障害に対する手技と手段　CHAPTER 10

図10.36　内腹斜筋中部線維のリリースを目的とした自主練習．胸郭に対して骨盤を回旋させ，触診している内腹斜筋を伸張する．回旋すると同時に，筋の弛緩／リリースに有効だった指示／イメージを活用する

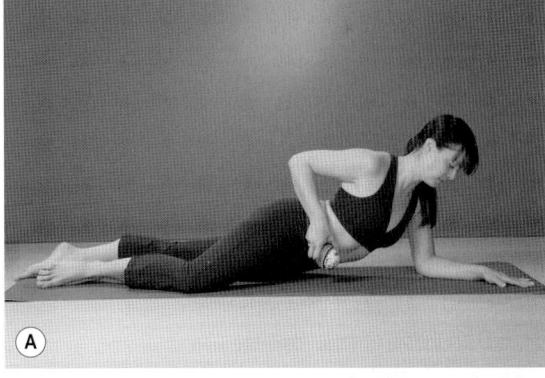

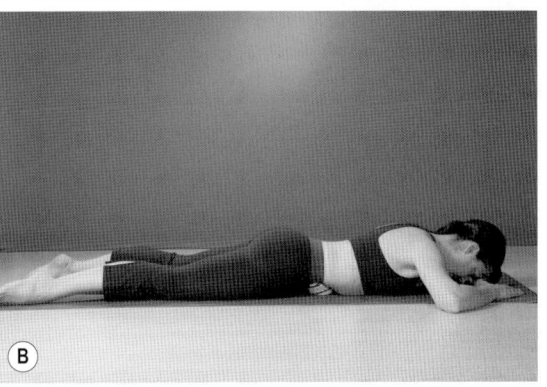

図10.37　表在腹筋群のリリースを目的とした自主練習——内外腹斜筋．自主練習にて表在の腹筋群を弛緩し，筋の緊張を低下させる際には，小さなリリースボールが有効である．患者は（A）この小さなボールを腹部前外側面（過緊張の筋線維束）に当て，そのまま（B）リラックスした肢位をとることで，ボールをゆっくりと沈み込ませる．弛緩／リリースを促すために，指示／イメージ，また呼吸を用いるとよい．この練習中，疼痛や腹壁の防御収縮を一切出現させてはならない

べる．腹筋群が弛緩されれば，この手技は腰筋に対する自己リリースとしても有用な方法となる．

腹直筋

　腹直筋は，カールアップなどの腹筋運動を運動プログラムの一部として繰り返し行っている場合に過緊張となっていることが多く，また恥骨結合部機能不全や疼痛があるときには，片側のみ過緊張となっていることが多い．こういった場合には，気づきを用いたストレッチ練習を実施した後，筋内手技にてリリースを行うのが最も効果的である．

　開始肢位——筋内リリース：患者は背臥位で両股・膝関節を長枕で支え，セラピストは頭尾方向に過緊張筋の線維束を触診する．頭尾側両端を近づけ，筋線維を短縮した肢位にて維持する．

　気づきの付加——言葉やイメージのキュー：筋の緊張が低下するのを待った後，「お腹を柔らかくしてください」「私の指を腹壁に沈み込ませてみましょう」「骨盤と胸郭の間の空間を広げましょう」といった指示を加え，患者に気づきを促す．

　筋長の再獲得——リリース後に実施：神経系要素へのアプローチ後は，筋線維束を徒手的に伸張する（筋膜要素）．

　自主練習：腹直筋が過緊張となり短縮している場合には，丸みを帯びたジムボール上で背臥位をとる（図10.38）か，もしくは腹臥位で上半身を起こした姿勢（骨盤は床面上に残っていて，上肢の力だけで胸部が持ち上げられている状態）で筋のリリース，

307

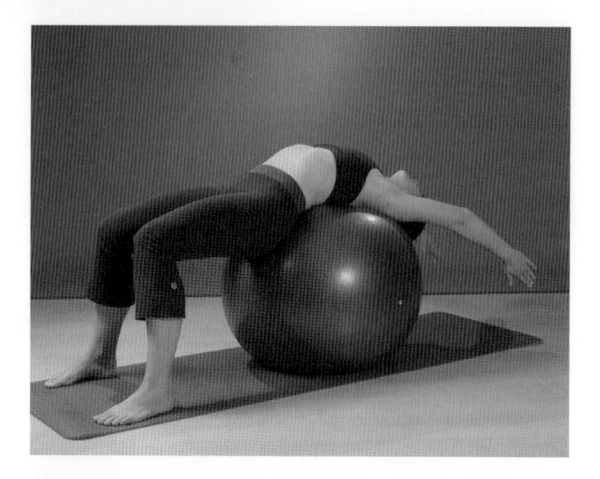

図10.38 腹壁部の伸張を目的とした自主練習．これはチェストグリッパーに有効な練習方法である．もしバランスをとることに問題があれば，ボールを壁と椅子の間に挟み，動かないよう安定させる．腹部／胸部前面を伸張する際，自身の上肢で頭頸部を支持してもよいし，また写真のように，両上肢を頭側へ挙上することで連続性のある筋膜スリング全体を伸張することもできる．練習の効果を挙げるため，リリースのきっかけとなる指示や呼吸法を併用する

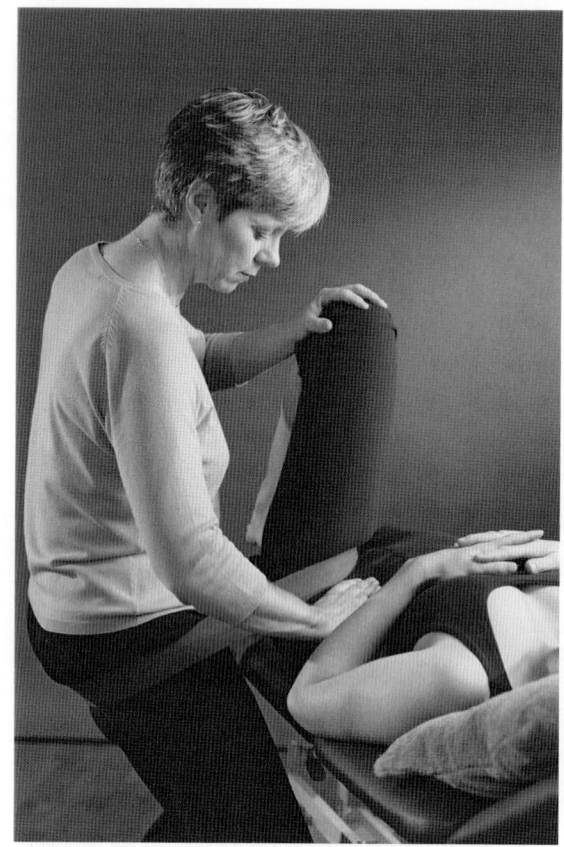

図10.39 硬く線維化した股関節に対する他動的モビライゼーション手技．限局した抵抗を示すベクトルに沿って手技を実施する際，モビライゼーションストラップは有効である．持続的なグレード4モビライゼーション手技は，線維化した関節包内に存在する癒着した結合組織に対して効果的である

伸張が可能である．この肢位で患者自身に過緊張部を触診させ，リリース／弛緩を促すイメージを思い浮かべてもらい，さらに胸部と腹壁中心を弛緩／伸張させるよう呼吸を促す．

関節構成体に対するモビライゼーション手技

硬く線維化した股関節に対するモビライゼーション手技

深部および表在における股関節周囲筋の過緊張は，実際の関節の状態をわかりづらいものにしてしまう．硬く，線維化した関節の「硬いエンドフィール」は，股関節周囲筋群がリリースされて初めて感じ取ることができる．関節離開による関節包の伸張は線維化した関節を動かす上で効果的な方法であり，問題となっている部分が限局的なものであればより効果的な結果を生む．この手技の実際については，Mikeの症例報告，第9章，ビデオMQ15を参照するとよい．

股関節外側への離開——開始肢位：患者は股・膝関節屈曲位で背臥位をとり，セラピストは自身の骨盤に回したモビライゼーションストラップを患者の大腿近位部に当てる（図10.39）．このストラップと患者の大腿部間にタオルを一枚挟んでおくと，患者に不快な感覚を与えることなく手技を行うことができる．一方の手で大腿骨頭を触診し，もう一方の手では患者の下肢を支える．

ベクトルモビライゼーション：抵抗感を感じる位置まで股関節を屈曲，内転，内旋させる（この際，疼痛が出現しないようにして，大腿骨頭は求心位を維持しておく）．この肢位で大腿骨を固定してモビライゼーションストラップの後方に少し体重をかけることで，外側への離開に対して最も抵抗を示すベクトルを探し出す．ベクトルを見つけたら，加えていた振幅を止め，結合組織がリリースされたと感じるまで，痛みが出現しない範囲で，持続的かつ強い外側への離開（グレード4）をこのベクトル線に沿っ

て加える．股関節のモビライゼーションは他の複合肢位（例：屈曲／外転／外旋，伸展／外転／内旋）においても実施可能で，実施上の要点は関節圧縮に関与しているベクトルすべてをリリースすることである．関節運動の抵抗に最も大きく影響しているベクトルを探し出し，機能的関節可動域の全方向において制限がないか確認する．手技を通して，大腿骨頭が関節の中心に位置していることを確認し（股関節前面を触診），緊張の増加した筋に対してはすぐにリリース手技を実施する．

動きを組み合わせたモビライゼーション（マリガンモビライゼーション，もしくはアクティブリリース手技としても知られている）：他動的手技によって結合組織がリリースされた後，動きを組み合わせた能動的なモビライゼーションが有効である．関節運動の抵抗に最も大きく影響しているベクトル線上での股関節外側への離開を維持したまま，患者自身に股関節をさまざまな複合運動方向へ自動運動させる．

股関節の機能的関節可動性の再評価：前述の手技がうまく作用していれば，大腿骨頭は中心にあって，増加した関節可動域全域を通してその中心位置の維持が可能となっている．股関節の機能的関節可動域（大腿骨頭が関節の中心に位置を維持する角度）を再評価し，必要があれば，モビライゼーション手技を繰り返す．

自主練習：新たに獲得した機能的関節可動域を，患者にとって意味のある課題（例：スクワット，ランジなど）と統合させ，自主練習を促す（ビデオ10.7 ，第12章を参照）．「骨盤サルサ」は，治療時に獲得した可動域を維持するにあたって，非常に優れた方法である（図10.21Cを参照）．四つ這い位，もしくはジムボール上で骨盤を後方に引く運動（図10.14A，Bを参照）もまた，関節可動域の維持や，股関節と骨盤帯における協調運動を改善する上で有効である．股関節の伸展運動を含む自主練習については，後述する．

硬く線維化した仙腸関節に対するモビライゼーション手技

仙腸関節の外傷性捻挫が適切に対処されなかった場合，硬化し線維化することが多く，本節ではそういった仙腸関節を対象としたモビライゼーション手技について説明する．外傷によって関節内滑膜炎が引き起こされると疼痛誘発テストのいくつかは陽性となり（第8章），この時点での治療目標は仙腸関節にかかる荷重を軽減させ，治癒を促す．仙腸関節はほとんどの肢位／姿勢で圧縮力がかかる状態となるため，実際仙腸関節の安静状態を確保することは難しい．臨床経験上，疼痛を伴う仙腸関節にとって最も快適な肢位は，疼痛側を上方とした側臥位で股・膝関節を枕で支えるものである．荷重位での活動，例えば歩行，立位や坐位は，始めの数日は最小限にすべきである．歩行時における杖の利用は骨盤への荷重軽減に役立つ．骨盤ベルトは仙腸関節を圧迫してしまうため，この時期の使用は疼痛を増悪する可能性がある．

疼痛と炎症症状が治まれば，仙腸関節の他動（図10.40），自動運動の練習を開始する．自主練習では，自身の膝関節を胸部に引き寄せることで，仙骨に対して寛骨を後方回旋させる（図10.41）．受傷後数週間，もしくは数ヵ月以上にわたって症状を訴えている場合には，仙腸関節が硬化し，線維化している可能性がある．寛骨が仙骨に対して前方へ回旋している場合が多く，垂直方向への負荷課題で仙腸関節のアンロックがみられることはない．反対側に比べて自動での後方回旋可動域が減少し，他動時にも同様の結果となる．また反対側と比較してニュートラルゾーンが減少し，エラスティックゾーンでのエンドフィールは硬くなる．このような場合には，疼痛部位の変化を訴える症例が多く，以前生じていた仙腸関節の部分から，可動性減のある部分を挟んだ上部

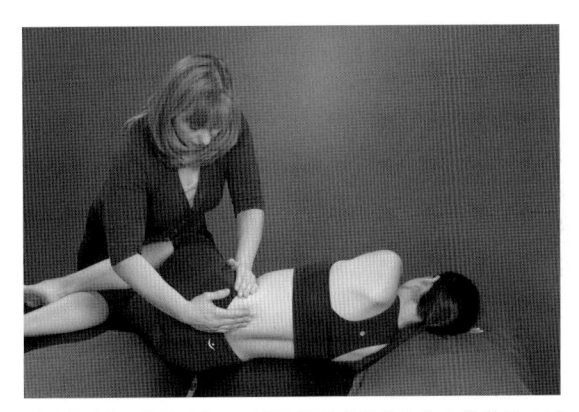

図10.40 仙腸関節の可動域維持を目的とした他動的モビライゼーション手技．写真では，セラピストが患者の左下肢を自身の腹部で支え，両手で左寛骨を固定している．両手の回旋運動を用いて，仙腸関節を全可動範囲（4〜6°）運動させる（寛骨を前方後方回旋させる）

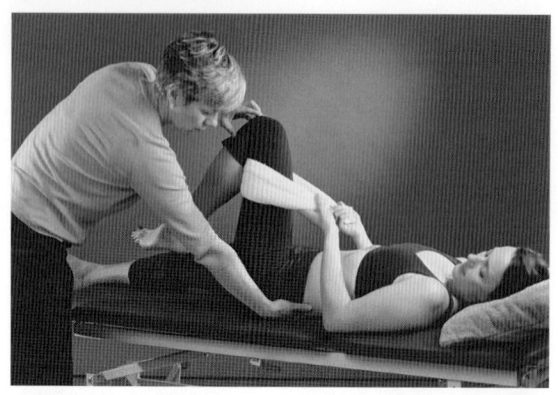

図10.41 炎症症状を呈している仙腸関節の関節可動域維持を目的とした自主練習．自宅で実施する際，患者は自身の手，もしくはタオルを用いて大腿部を支持し，抵抗感（最初の制限）を感じるところまで膝関節を胸部方向に動かす．その後ハムストリングスによる寛骨の後方回旋を促すため，ゆっくりとホールドリラックス手技を用いる．自主練習は全て疼痛のない範囲で実施する

または下部（腰部，鼠径部，反対側の骨盤）へと移行する．繰り返しになるが，関節運動の抵抗に最も大きく影響しているベクトルを分析し，その結果から実施される関節離開が最も適切なモビライゼーション手技となる．

仙腸関節の離開——開始肢位：患者は股・膝関節屈曲で背臥位をとり，セラピストは腸骨内側面と上後腸骨棘（PSIS）を触診する．もう一方の腕／手で大腿を支えながら股関節の屈曲と仙骨に対する寛骨の後方回旋を，両手で動きの抵抗感を感じる位置まで誘導する（図10.42）．さらに股関節内転と内旋を加え，同様に抵抗感を感じる位置で止める．この際，鼠径部に疼痛が出現するか大腿骨頭の前方移動がみられる場合には，仙腸関節に対するモビライゼーションを開始する前に，大腿骨頭の変位を引き起こしている股関節周囲過緊張筋に対してリリース手技を実施する必要がある．鼠径部のインピンジメント症状が出現せずに股関節の屈曲／内転／内旋ができた場合に，この手技を次段階へと進める．

ベクトルモビライゼーション：寛骨の後方回旋および股関節屈曲／内転／内旋（IR）に対する抵抗感を感じる位置を保った状態で，大腿骨長軸に沿って後外側，仙腸関節へ力を加え離開する．この力の方向を少しずつ変化させることで，関節運動の抵抗に最も大きく影響しているベクトルを探す．ベクトルを探し当てたら，加えていた振幅の代わりに持続

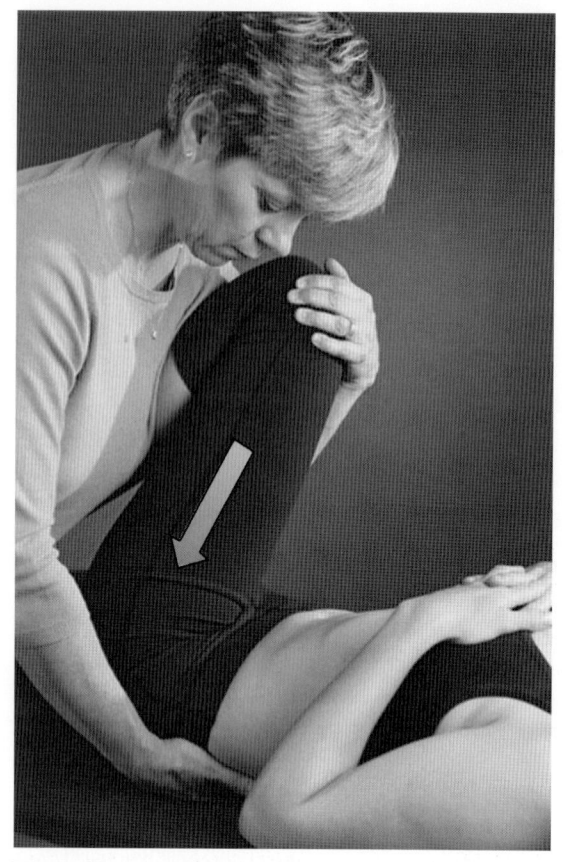

図10.42 硬く線維化した仙腸関節に対する他動モビライゼーション手技．仙腸関節が後方回旋に対して抵抗を感じる位置まで動かした後，大腿に軽度内転・内旋を加える．この状態で，仙腸関節の動きを制限しているベクトルを鑑別するため，さまざまな向きに対して後外側方向への力（矢印）を加えて関節運動の制限に最も影響を及ぼしているベクトルを探し出す．問題のベクトルを見つけたら，線維化した結合組織をリリースするため，持続したグレード4モビライゼーション手技を用いる

的牽引をかけ，結合組織がリリースされるのを待つ．結果，仙腸関節は後方へ離開される．リリースのきっかけとなる言葉をかけて（例：「あなたの脚を私が下へ押し込んだときに，お尻の骨を左右へ広げるようにしてみましょう」「お尻を柔らかくし背中をリラックスさせてください」），仙腸関節を後方から圧縮している可能性のある筋群（多裂筋表層線維，梨状筋と坐骨尾骨筋）を弛緩させておく．

仙腸関節の自動，他動運動の再評価：仙腸関節の可動域はごくわずかであるため，一度の治療で，全可動域の改善を図ることも可能である．前述の手技がうまく作用していれば，仙骨と寛骨間の前後方向

への他動的滑りは改善され，左右差も消失しているはずである．仙腸関節の場合，獲得された可動域を維持するための自主練習は，あまり必要でないことが多い．

仙腸関節に対するマニピュレーション（高速低振幅スラスト）手技

　仙腸関節のマニピュレーション手技にはさまざまな方法があり，用いる手技の選択はほとんどが生体力学的なパラダイムによって決定される．つまり寛骨が上方で固定されてしまっている場合（同様に寛骨の上方滑り，もしくは仙骨の下方滑りとしても知られている），推奨される手技は寛骨を下方に引く手技となる．寛骨が前方回旋位で固定されてしまっている場合には，寛骨の後方回旋が推奨され，後方回旋位で固定されている場合には，寛骨の前方回旋が推奨される．前版ではこの治療法を支持していたが，科学的根拠の発展と臨床経験の蓄積ともにパラダイムシフトが生じ，十分な技術で実施された離開のマニピュレーションは，これらすべての「位置的障害」を修正することが可能であるように思う．前述した通り，仙腸関節が弛緩する，もしくは固着するかどうかについては，臨床家の間でも，臨床家と研究家の間でも討議が続いている．では，仙腸関節を対象としたマニピュレーションやHALAT手技によってその可動域と機能を改善した症例について，どのように説明すればよいのだろうか（例：Julie Gの症例報告，第9章を参照）．Julieは複数回にわたって骨盤帯に直接的に外傷を負った既往があり（殿部からの転倒，自動車事故，下肢からの突然の垂直上向きの力），骨盤帯の3つの骨は非生理的配置を示し（左に対して右寛骨が前方回旋し，仙骨は右回旋位にあった），左の仙腸関節は強力に圧縮されていた（全く動きが触診されない状態）．ASLRテストでは，左下肢の挙上をより重く感じたが，結果は陰性であり，骨盤帯への圧も何の影響も示さなかった．しかし，左仙腸関節を対象とした1回のマニピュレーションがこれらの結果をすべて変えた（ビデオJG5）．この関節は単純に「亜脱臼していた」のか，「固着していた」のか，それともただ強力に圧縮されていただけなのか？

　このような症例において，マニピュレーション後に関節構成体の状態を再評価すると，靭帯や関節包にて制限されるべき締まりの肢位においても，依然として関節の動きが確認された．このことは関節構成体自体の機能障害が存在していることを示唆し，マニピュレーション施行以前の関節支持のための戦略が，複数筋を同時に収縮させるもので，結果として関節を非生理的配置に固めてしまうことになったのではないかと推察する．この特殊な状態についてはっきりとした機序は不明であるが，どういう理由であれ仙腸関節に対する高速低振幅スラストは関節の可動域改善に効果的であり，その手技を知る価値はある．

　仙腸関節後方への離開——高速低振幅スラスト——開始肢位：左仙腸関節に対して施術する場合，患者は右側臥位となり，上方の股・膝関節は屈曲，下方の下肢を伸展させる．セラピストはL5-S1間が完全に左回旋したと感じる位置まで胸腰椎を回旋させる．セラピストの頭側の手でL5と仙骨をしっかりと固定する．もう一方の前腕で，仙腸関節後面に隙間をつくるか後面が離開されるよう，骨盤帯を通る垂直軸周りに左寛骨を内旋させる（図10.43）．手技はS1，S2，もしくはS3の分節に限局され，関節運動の制限に最も影響を及ぼしているベクトルを探し出す．

　ベクトルマニピュレーション：左仙腸関節の後面を離開するため，この肢位から左寛骨を介して高速低頻度スラストを加える．関節はキャビテーション（ポキッという音や他の音）を生じないかもしれない．この手技が適切に実施されたら必ずこの音が鳴るというわけではない．

　仙腸関節の自動，他動関節運動の再評価：前述の手技がうまく作用していれば，仙腸関節の可動域は改善されているだろう．また，関節構成体，筋膜や

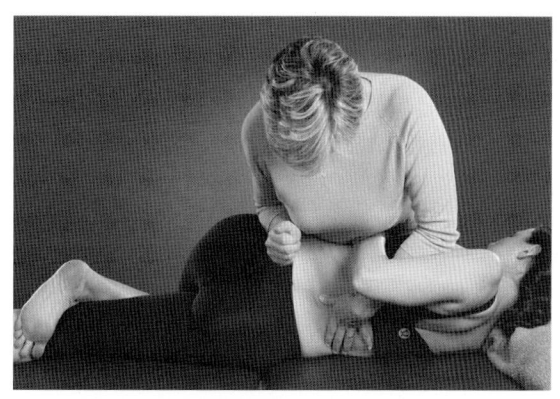

図10.43　仙腸関節に対するマニピュレーション手技（HALAT）（ビデオJG5を参照）

神経系要素が正常であるか確認するには，さらに評価を進める必要がある．自動 SLR テストは骨盤部に外部からの支えが必要かどうか，また必要であれば具体的にどの部位に骨盤ベルトを装着すればよいか決定する上で有効である（第 11 章）．

自主練習：引き続き行われる関節構成体，筋膜や神経系要素の評価結果により，自主練習が必要かどうか決定される．

硬く線維化した腰椎の関節に対するモビライゼーション手技

腰椎分節の外傷性捻挫が適切に対処されなかった場合，硬化し線維化することが多く，本節ではそういった分節的な腰椎可動性（椎間関節や椎間円板を含む）の回復を対象としたモビライゼーション手技について説明する．腰椎捻挫の急性期に安静をとることはあまり推奨されない．患者はできるだけいつも通りに動く／行動する必要がある．しかし，椎間関節の骨折が疑われる場合には（図 10.44A, B），多裂筋深層線維が抑制されている可能性が強く，こういった筋のトレーニングを実施するよりも骨自体の治癒を優先するべきである．疼痛を伴う腰部にとって最も快適な肢位は，両股・膝関節を軽く屈曲し，くさび型のクッションで支持した背臥位である．負荷に耐えられるまでに治癒が促進すれば，全可動域を通した愛護的可動域練習を進めていく（背臥位（図 10.45），もしくは四つ這い位での骨盤傾斜）．

疼痛が持続し，力の伝達の戦略が最適でなくなる（複数の体幹筋を同時収縮させ，腰部を硬く固定させる）と，関節自体も硬く固定されてしまう．これは，すでに前述のリリース手技を使って多分節にわたる背筋群を弛緩させるまで明らかにはならない．一分節に屈曲，または伸展方向に過可動性があり（屈曲，もしくは伸展ヒンジ）（図 4.13A, B を参照），その上下の分節に低可動性があることは多い．このような場合の治療上の目標は，腰椎にかかる負荷を分散することであり，低可動性の分節は可動性を改善し，過可動性の分節には動きのコントロールを指導する．ここで述べる手技は，硬く線維化した腰椎に対するモビライゼーション手技として有効である．

腰椎関節の離開──開始肢位：患者は両股・膝関節屈曲位で側臥位をとり，セラピストは対象とする分節より 1 つ上のレベルまで胸・腰椎を回旋させ，

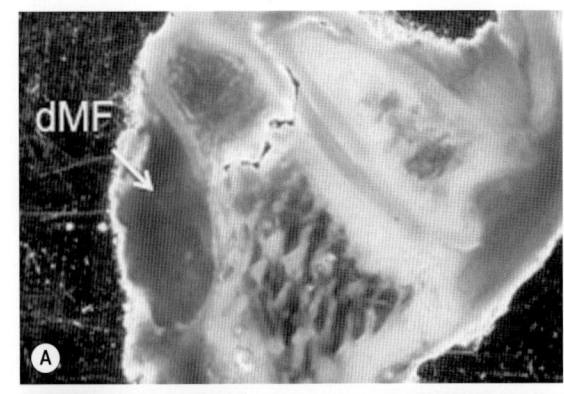

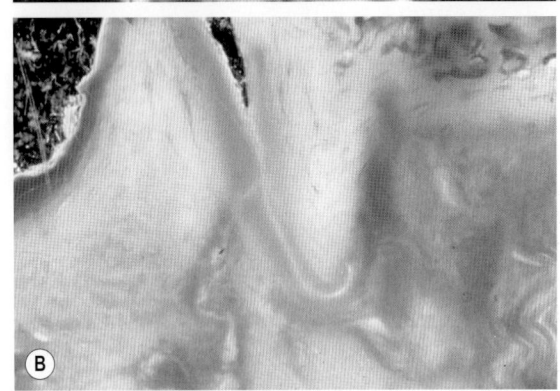

図 10.44　交通事故（MVAs; motor vehicle accidents）による腰椎椎間関節を含む明らかな骨折（Twomey ら 1989）．(A) この明確な断面図は 1992 年，香港で Twomey 博士と Diane の 2 人が基調講演の演者として大会に参加した後，Twomey 博士からいただいたものである．これは 1980 年代に Twomey 博士と Taylor 博士が発表した研究に用いられた解剖写真で，交通事故の後，レントゲン上では発見されなかった腰椎の骨折を示している．写真では，乳頭突起の剥離骨折がはっきりと写し出されており，その骨折線は関節にまで及んでいる．この部位は多裂筋深層線維の付着部であり，この筋の収縮によって骨折部をさらに離開してしまうことがわかる．これが，急性期において脳から多裂筋深層線維に抑制がかかる理由だと考えられる．(B) この断面写真もまた Twomey 博士からのギフトである．腰椎椎間関節の上関節突起部における関節内骨折を鮮明に写している

部位を限局する．対象とする分節より 1 つ下のレベルまで上方の股・膝・腰椎部を屈曲させ，同時に患者には下方の下肢を治療テーブルの端まで伸ばすよう指示する．その後，上方の足部を下方の膝窩部にあてがう．この時点でも依然，対象としている分節は正中位のままとなっているべきである．セラピストの頭側の腕で胸郭を固定し，尾側の腕と胸郭外側面を使って骨盤／下部腰椎を固定する．両手は対象とする分節を観察／触診するために自由にしておく．

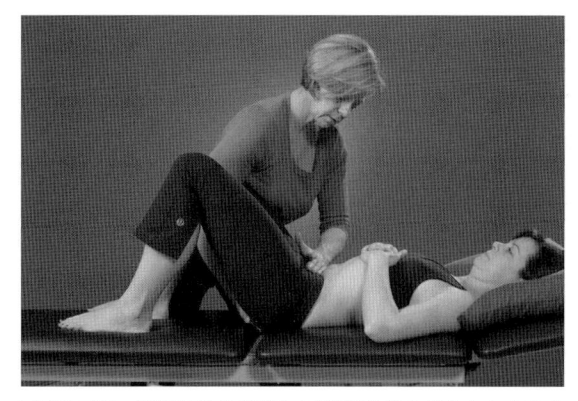

腰椎骨盤股関節複合体の障害に対する手技と手段　CHAPTER 10

図 10.45　腰部急性捻挫後に可動域維持を目的とした自主練習．骨盤を後傾することで下部腰椎を屈曲させ，骨盤を前傾することで下部腰椎を伸展させる．実施時には，疼痛のない範囲で行うよう指導しておく

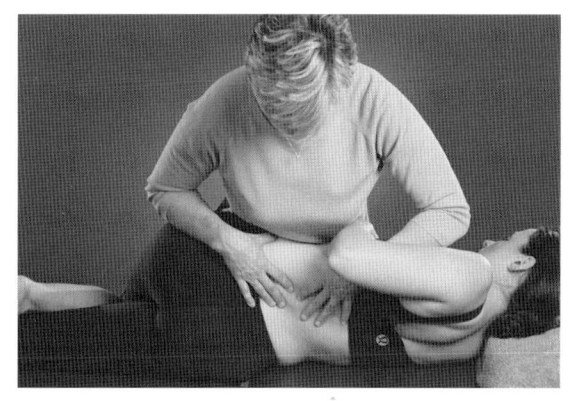

図 10.46　硬く線維化した腰椎関節に対する他動モビライゼーション手技．最適な治療は最も抵抗の強いベクトルに沿って腰部の3関節複合体を散らすことである．ベクトルを探し出したら，結合組織のリリースを感じるまでグレード4による持続的な力を加える．必要であれば，筋がリリースされるきっかけとなる口頭指示や徒手的指示を併用するとよい

ベクトルモビライゼーション：関節運動の制限に影響しているベクトルを，分節的に側屈／回旋／屈曲／伸展することで探し出す（図 10.46）．最も抵抗の強いベクトルを探し，持続的に力を加え，結合組織がリリースされるのを待つ．このベクトルがリリースされると，椎間関節も離開されることになる．必要であれば，このベクトル評価とモビライゼーション手技を繰り返す．リリースのきっかけとなる言葉や徒手的なキューを用いて，関節を圧縮する可能性のある筋群（多裂筋表層線維，胸最長筋腰部線維，腰腸肋筋腰部線維，腰方形筋）を弛緩させておく．筋膜性のベクトルが感じられた際には，軽いホールドリラックスを併用するとよい．

腰椎の他動関節運動の再評価：モビライゼーションを小さな振幅で，かつ1回実施すると，全可動域を十分に改善することができる．動作戦略が脊柱を硬くしてしまうものであれば，自動関節可動域は依然として制限された状態だろう．この場合，他動関節可動域が改善されてさえいれば，動きやコントロールの戦略を改善させることで前述の問題も解決されるだろう（第11，12章）．

自主練習：腰椎の可動域は以下の方法で維持を図る．

1. 背臥位（図 10.45）で骨盤を後傾，前傾，側屈させる
2. 立位（図 10.21Bを参照）で「骨盤サルサ」を実施する
3. 腰椎の可動域を必要とする課題動作を用いる（第12章）

ドイツで講習を開催したときに，DianeはEdwin Jaeger開発のサルサ椅子 Salsero-chair（図 10.47）の紹介を受けた．これが腰椎－骨盤帯の可動域と位置感覚の改善に有効であることを発見した．

腰椎部の関節に対するマニピュレーション（高速低振幅スラスト）手技

腰椎分節の動きがうまく制御されていないと，中等度の退行変性を生じている椎間関節（図 10.48A～C）は体幹屈曲や回旋時に引っかかりを生じ，動きがとれない状態になってしまうこともある（腰部の急性捻挫）．高速低振幅スラスト，もしくはマニピュレーション手技はこういった症状に有効であり，半月様組織の位置を修正すると考えられている．

腰椎椎間関節半月様組織の位置修復を目的とした離開を伴うHALAT――開始肢位：患者は両股・膝関節軽度屈曲した側臥位をとり，セラピストは対象とする分節より1つ上のレベルまで胸・腰椎を回旋させ，部位を限定する．対象とする分節より1つ下のレベルまで上方の股・膝・腰椎部を屈曲させ，同時に患者には下方の下肢を治療ベッドの端まで伸ばすよう指示する．その後，上方の足部を下方の膝窩部にあてがう．セラピストの頭側の腕で胸郭を固定し，尾側の腕と胸郭外側面で骨盤／下部腰椎を固定する．両手は対象とする分節を観察／触診できるよう自由にしておく．

ベクトルモビライゼーション：椎間関節の矢状面

313

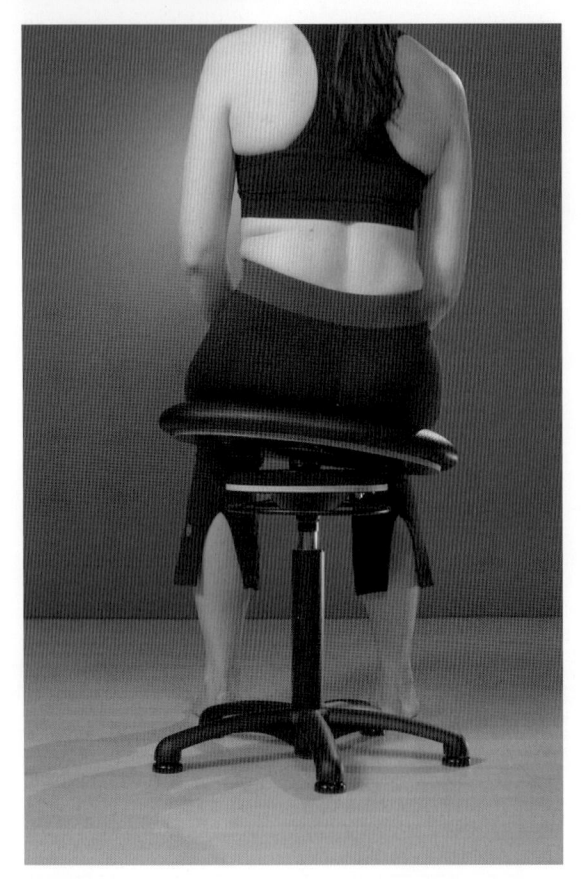

図10.47　Edwin Jaegerは，ダンスの際の怪我で腰椎椎間円板脱出を患い，自身のリハビリテーションのためにこの個性的なサルサチェアを開発した．多方向に不安定性をもつこの椅子上で，自分の中心位置を探すことは非常に難しい．ジムボール上での坐位とは異なり，時計方向や反時計方向にこの座面を回旋させるには，胸郭と腰椎の下に位置する骨盤の細やかな運動が必要となる．急性期や激しい疼痛を有する腰椎では症状を悪化させる可能性もあるが，治療の段階が急性期を過ぎて最適な動作を再獲得する時期に移行すれば，これは腰椎骨盤帯の可動域と固有受容感覚の改善にとって，非常に素晴らしい治療ツールとなる

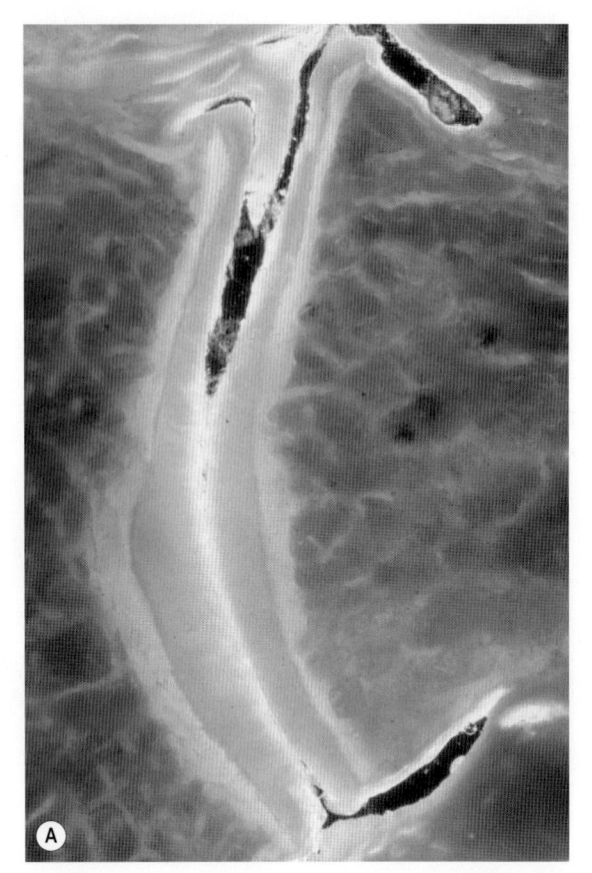

図10.48　(A) これは健康な椎間関節の前額断像である．関節内に半月様組織 meniscoid が含まれていることがわかる．この断面図は Twomey 博士からのギフトである．
→つづく

における接触部分を離開するため，水平面上で対象とした分節を回旋すると（図10.49）すぐ直後に硬い抵抗感を感じる．この肢位から，分節の軸回旋方向に早く（高速），小さな（低振幅）スラストをさらに加えることで関節面を離開する．臨床経験上，このような症状に対してこの手技を実施する際には，対象部位をしっかりと限定することが重要となる．

腰椎の他動関節可動域の再評価：前述の手技がうまく作用していれば，その分節における他動屈曲と側屈／回旋はすぐに改善されているだろう．このような症例では多裂筋深層線維に強い抑制がかかっており，再発防止のためにも再トレーニングが必要である（「覚醒」——第11章）．ここで，関節構成体，筋膜や神経系要素についてさらに評価を進めることが必要になる．

自主練習：引き続き行われる関節構成体，筋膜や神経系要素の評価結果により，自主練習が必要かどうか決定される．

神経筋膜のリリースを目的とした椎間関節の離開を伴う HALAT——開始肢位：患者は両股・膝関節軽度屈曲位の側臥位をとり，セラピストは対象とする分節より1つ上のレベルまで胸・腰椎を回旋させ，部位を限定する．対象とする分節より1つ下のレベルまで上方の股・膝・腰椎部を屈曲させ，同時に患者には下方の下肢を治療ベッド端まで伸ばすよう指示する．その後，上方の足部を下方の膝窩部にあてがう．セラピストの頭側の腕で胸郭を固定し，

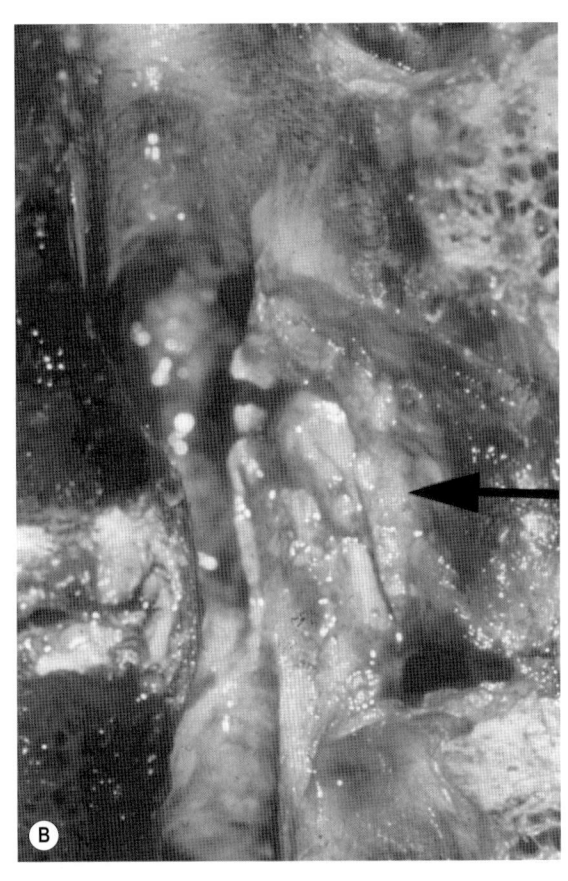

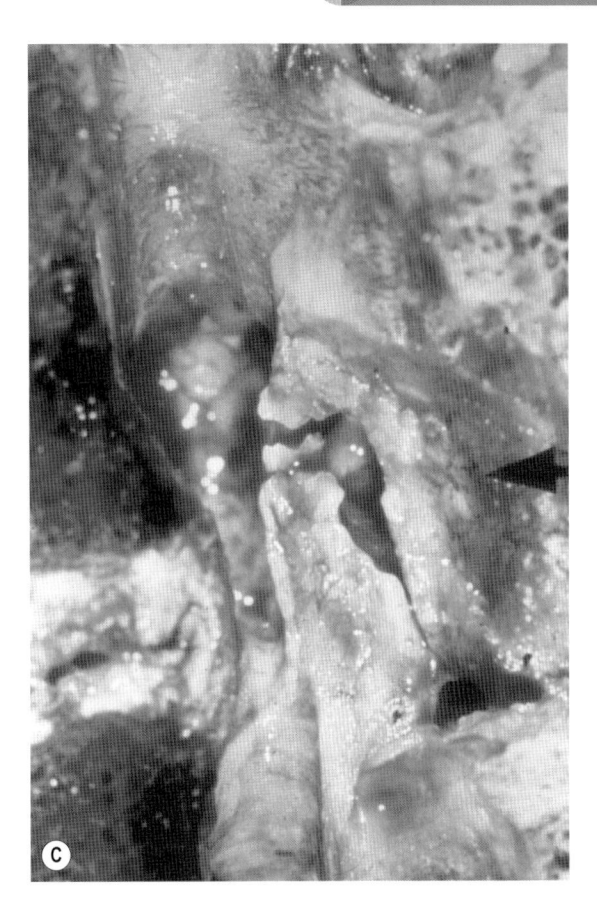

図 10.48 つづき　（B）退行変性とともに，この組織は肥厚し線維化を進め，時に関節の外に「引っかかり」を生じる．そうすると患者は屈曲かつ側方に変位した姿勢を呈するようになる．これは Kirkaldy-Willis ら（1978）から許可を得て引用した腰椎の矢状断像である．半月様組織が肥厚していることがわかる．（C）これは（B）と同じ断面像だが，半月様組織を取り除いたものである．関節表面に生じている退行変性がわかる

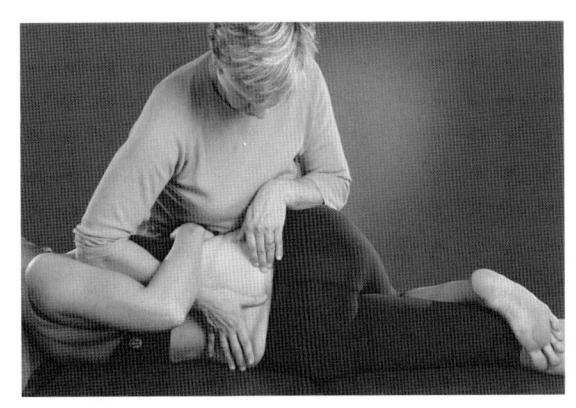

図 10.49　対象関節にしっかりと限局してマニピュレーション（HALAT）を実施することが，腰椎椎間関節の関節外に「引っかかった」半月様組織を解消するために非常に重要である

尾側の腕と胸郭外側面で骨盤／下部腰椎を固定する．両手は対象とする分節を観察／触診するために，自由にしておく．

ベクトルマニピュレーション：この肢位から，対象としている分節で最も強く抵抗を生じているベクトルの方向を探し出す（屈曲／伸展，側屈／回旋）．リリース／弛緩するよう患者にきっかけとなるキューをだす．関節がリリースされてきたと感じた瞬間に，ベクトル線上に沿って，早く（高速），小さな（低振幅）スラストを加える（図 10.50，Mike の症例報告，第 9 章，ビデオ MQ13 を参照）．この手技は広範囲に効果をもたらすかもしれないが（多分節的なリリース／可動域の増加），手技自体は対象を限定して行うものであり，キャビテーション（関節内軋音）を生じる場所も 1 関節のみである．

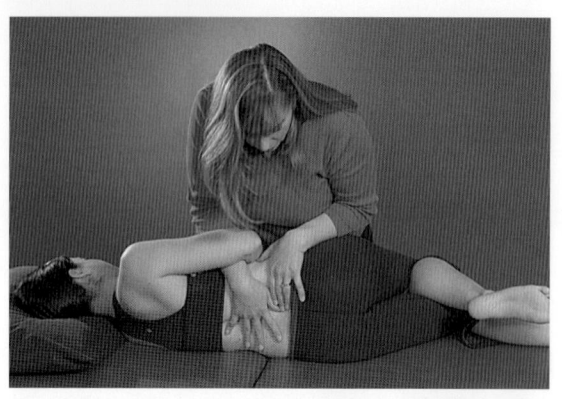

図10.50 椎間関節のリリースを目的とした関節マニピュレーション（HALAT）手技．対象関節にしっかりと限局して実施するという点で，図10.5に示している手技と比較するとその差は明確である

　腰椎の他動関節可動域の再評価：前述の手技がうまく作用していれば，すぐさまその分節における他動，自動の可動域改善がみられるだろう．常にそうとは限らないが，この手技は多裂筋表層線維，深層線維の安静時筋緊張を「正常化」させることが多く，言い換えると，sMFを抑制し，dMFを「覚醒」させる．脊柱へのマニピュレーションが腹横筋の「収縮能力を改善する」という報告もある（Gillら 2007）．

　自主練習：腰椎の可動域は以下の方法で維持を図る．

1. 背臥位（図10.45）で骨盤を後傾，前傾，側屈させる
2. 立位（図10.21Bを参照）で「骨盤サルサ」を実施する
3. サルサ椅子（図10.47）を用いる
4. 腰椎の可動域を必要とする課題動作を用いる（第12章）

内臓に対するリリース手技

　内臓系疾患を生じている場合には医学的介入が必要である．したがってセラピストは，非機械的な疼痛パターンと，内臓系疾患の指標を認識しておかなければならない．内臓由来の疼痛は反射的に腹部の深部筋を抑制する．そのため，姿勢や動作時における望ましい戦略を取り戻すには，この内臓疾患に対する治療が必要となる．内臓疾患に対する治療は理学療法の範疇ではなく，内臓の疾患が疑われる場合には，患者の担当医に照会するべきである．しかし臓器の炎症，手術や外傷の結果として，臓器間や，臓器と筋骨格系組織との間に可動性の低下を認めることも珍しくない．こういった制限が姿勢や動作時における戦略を変えてしまうことは十分に考えられ，これら症状に対する治療は理学療法の対象範囲内となる（Jenniferの症例報告，第9章を参照）が，方法に関しては一般的には教えられていない．Jean-Pierre Barralは内臓系機能障害に対する評価と治療において包括的なカリキュラムを確立しており，詳細に関してはBarral Instituteをご参照いただきたい（www.barralinstitute.com）．

骨盤のアライメント修正を目的とした能動的手技

　これから説明する手技は，深部筋のトレーニングを実施する以前に行うものであり，残存する骨盤内捻れを修正する上で効果的である（第11章）．背臥位の状態で，骨盤がIPTR（intrapelvic torsion right；右骨盤内捻れ）を呈していれば，単純にIPTL（intrapelvic torsion left；左骨盤内捻れ）の方向に手技／自主練習を加えるとよい．

　アライメント修正手技：患者は両股・膝関節屈曲位で背臥位をとる．患者がIPTRを呈している場合，セラピストの一方の中指と環指にて，PSISのすぐ内側に位置する左仙骨溝を触診する．左大腿を他動的に屈曲させ，抵抗感を感じる位置まで左寛骨の後方回旋させる．この肢位からセラピストはさらにゆっくりと屈曲方向に力を加え，患者にはこれに抵抗するよう伝える．この等尺性収縮を5秒間保持し，その後完全に弛緩させる．新たに制限を感じる位置まで左寛骨をさらに他動的に後方回旋させる．このホールドリラックスを3回繰り返し，骨盤内のアライメントを再評価する．

　自主練習：この手技はタオルを利用することで，自宅での自主練習として実施可能である（図10.41を参照）．左の寛骨後方回旋に制限を感じる位置まで左大腿骨を屈曲させる．その位置でタオルの抵抗に対してゆっくりと股関節伸筋群を収縮させる．5秒間持続的に収縮させ，その後完全に弛緩させる．さらに股関節屈曲角度を増やすことで，新たに制限を感じる位置まで寛骨を後方回旋させる．深部筋シ

ステムの分離したトレーニングを実施する前に，骨盤アライメントが正中位となっていることが重要である．

おわりに

本章では，LPH複合体に関連する数々の筋・関節のリリースを目的とした手技を説明してきた．人々は文化的，地理的因子に強く影響を受けるため，神経筋膜のリリースでは創造性に富み，患者に合った指示を入れることが大切である．また関節への手技ではその対象部位にしっかりと限局させることが重要である．患者自身がこれらのリリース手技を実施できるようになれば（気づきを用いたセルフリリース），神経ネットワークの再構築が始まる．本章で解説した手技を実施するだけで，患者の機能が改善されることもある（つまり，さまざまな課題において最適な戦略が選択され，疼痛が軽減する）．しかし，新たな神経ネットワークを構築し（新たな戦略構築のためのトレーニングを実施），各々の患者にとって意味のある課題に適応するよう筋力増強やコンディショニングを図るにはまだアプローチが必要となる場合が多い．次章では，LPH複合体に関する深部筋システムをどのように「覚醒」させるかについて話を進める．すべての組織がリリースされたにもかかわらず，依然として深部筋システムが抑制され障害された状態であれば，これらの手技が必要となる．最終章ではこれまでに説明したすべての手技をより応用したものへと統合し，機能，パフォーマンス，そして自主練習における全身の戦略改善を図る．

11 深部・表在筋システムの「覚醒」と協調のためのツールとテクニック

Linda-Joy Lee　Diane Lee

章の内容

はじめに・・・・・・・・・・・・・・・319
機能とパフォーマンスに対する新しい戦略獲得のための原則・・・・・・・・・・・319
仙腸関節のサポート：ベルトとテーピング・・324
腹部キャニスターの深部筋システム：トレーニングに最適な肢位を見つける・・・・・・325
腹部キャニスターの深部筋システム：「覚醒」と神経ネットワーク・・・・・・・・・330
腹部キャニスターの深部筋システム：共同活性化のための「コード・キュー」の発見・・・・・・・・・・・・・・・348
深部筋と表在筋システムの協調・・・・・351
股関節の深部筋と表在筋システム：協調活動のための神経ネットワークの「覚醒」と構築・・・・・・・・・・・・・・・358
どのタイミングでプロロセラピーに踏み切るべきか・・・・・・・・・・・・・361
まとめ——われわれの目指すところ・・・・361

はじめに

身体面，認知面，情動面の阻害因子が機能とパフォーマンスの戦略を望ましくないものにしてしまっている場合，それらが解放されて初めて，最適な戦略の構築される（図9.3参照）．新しい戦略構築の鍵となるのは，以下の2つの項目である．

1. 深部および表在筋システムの「覚醒」と協調
2. 患者にとって意味のある課題，ニーズ・目標に直結する新しい戦略に基づいた姿勢や動作の習得

本章では，まず腰椎骨盤股関節（LPH）複合体の深部と表在筋システムの「覚醒」と協調について論じる．続く第12章では，それらの作用を，リリースやアライメント調整（第10章）のきっかけとなる複合的なキューを併用しながら，より高度で複雑な課題へと統合させていく．まず第9章の治療計画を見直し，詳述する（ボックス11.1）.

機能とパフォーマンスに対する新しい戦略獲得のための原則

神経可塑性の最適化

新しい戦略のトレーニングは，脳神経科学と神経可塑性の原理原則を十分に重んじて実施する．第9章で述べた「同時発火するニューロンは結合する」という点を思い出してほしい．

新しい運動プログラムの構築には，以下の条件が必須となる．

1. 練習では毎回，集中し，気づきを促す
2. 量的にも集中して練習する．新しい神経ネットワークを構築する初期には，新しいネットワークを頻回に用いることが重要である
3. 課題に関連する感覚入力，促通，きっかけとなるキューの特定のパターンを有する．触覚を与える部位・タイミング，間隔はそれまで用いていた戦略に著しい変化をもたらすとともに新たな気づきを促し，実際の身体と仮想の身体をつなげる一助となる
4. 選択する課題自体が意味のあるものでなければならず，正のフィードバックで補強されるべきである

> **ボックス 11.1**
> **機能とパフォーマンスの新しい戦略を学習する際の原則**
> 1. 神経可塑性の最適化
> 2. 古い戦略からの脱却の強化
> 3. 患者教育
> 4. 深部筋システムの覚醒
> 5. 意味のある課題への姿勢および動作トレーニングの統合

あらゆる治療場面や自宅での実践で上記の鍵となる条件が満たされれば，神経可塑的変化を伴った新しい神経ネットワークを構築することができる．

古い戦略からの「脱却」を強化する

新しい脳地図を形成するためには，古い地図を用いないということが前提となる．最適でない戦略から脱却する過程（第10章）を読み，患者がこれまで用いていた筋，姿勢パターン・運動パターンから抜け出すために，どのような触覚や言葉による促通あるいはイメージが効果的であるか，すでに学んでいるはずである．新しい戦略が習得される過程では，セラピストが適切な言葉や触覚を選択し，きっかけを与え続けることが重要となる．

例えば，患者がバットグリッピング（図11.1）する傾向にある場合，坐位は非常に難しい課題である（長時間座った場合や仕事で座っている必要がある場合，痛みが増強する）．そのような場合，立った状態からどのように座るのか（スクワット）という機能的な動作が評価の鍵となる．患者がスクワットをしたときに，もしも片側の梨状筋と尾骨筋を弛緩できなかったら，骨盤内捻れを伴いながらしゃがむことになる．これは，結果として望ましくない戦略を生み出す（図11.2A）．この坐位戦略を修正するためには，きっかけとしてまず「坐骨の間を広げ，大腿を臼蓋に沈めるようにしてみましょう」というような「リリースと位置を修正するキュー」を与える．この直後に，「肛門と恥骨の内側をつないで，そのラインに沿って肛門を恥骨に近づけてみましょう（骨盤底）．そして次に，骨盤の前の2つの骨をつないで，お互いに近づけてみてください（腹横筋）」というような深部筋を「接続」するキューをだす．深部筋システムは共同して作用するべきであるということが実証されており，それぞれの筋が別々に活性化されるのではなく，共同して活性化することが重要である（第4章）．われわれは，まるで楽譜にメモを書き入れるように深部筋システムを構成する各筋を考慮し，われわれが「コード・キュー chord cue【訳注：与えると共鳴して，反応を促すことができる合図】の開発を促す．その際に患者自身がリリースやリラックスに何が必要か，どのようなタイミングで促通・接続することを意識しなければならないかという点に考えが及ぶと，スクワットその他の動作に良好な変化がもたらされる（リリース release，アライメント調整 align，接続 connect，動く move＝RACM）（図11.2B，C）．さらに，最適なアライメントや手技を保証しつつ（第12章）スクワットの動きを誘導するために，言葉や触覚を用いてきっかけとなる指示を提供する．このきっかけの与え方については，第9章の症例報告にて複数ご紹介しており，それらはオンラインで参照いただける．

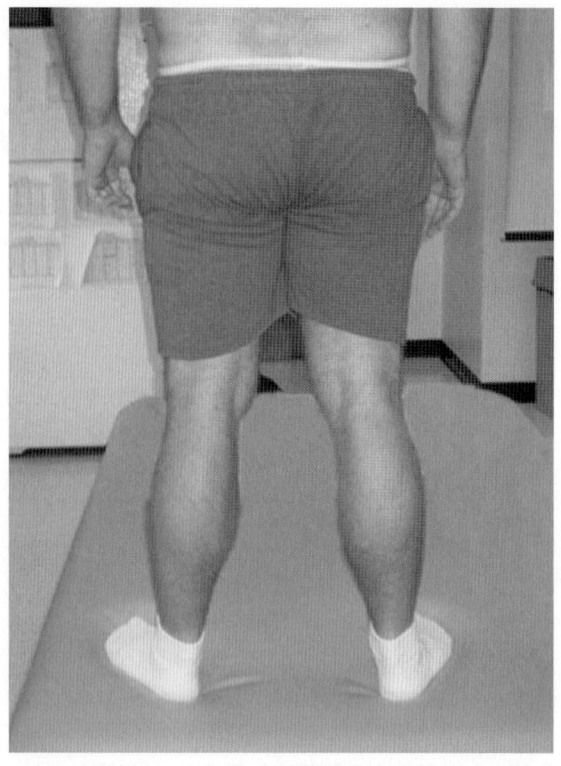

図11.1　バットグリッピングはウェアの後下方にできるひだで容易に見分けられる．これは，股関節深層外旋筋と骨盤底後方の筋の過剰収縮で生じている．バットグリッピングに伴って下肢が外旋位をとっていることが多い．習慣的な下肢の外旋に着目してほしい

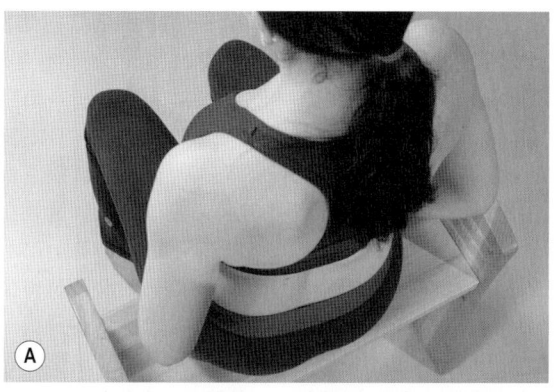

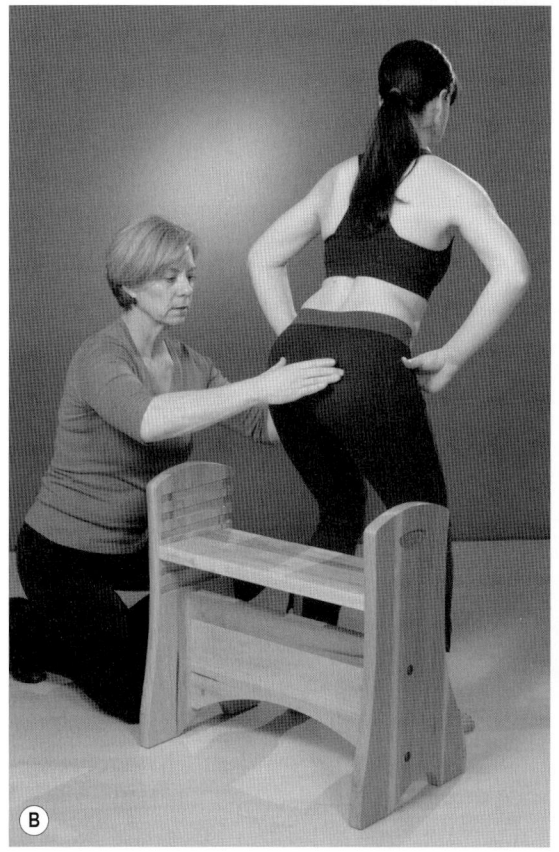

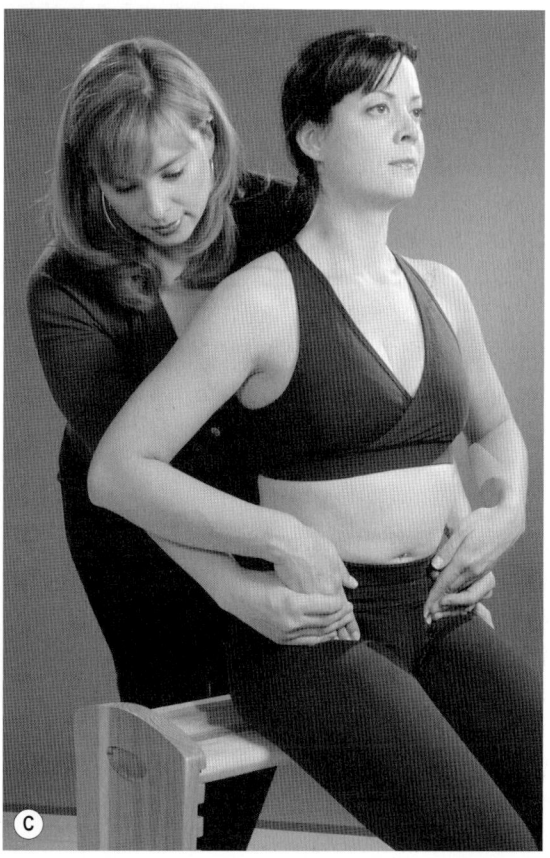

深部・表在筋システムの「覚醒」と協調のためのツールとテクニック　CHAPTER 11

図11.2　(A) 非対称的な座位姿勢．骨盤は水平面で回旋し，骨盤内捻れも呈しており，この坐位は望ましいものではない．立位から坐位へ移行するときにも同様の所見が認められる．(B) 立位から坐位へのトレーニング．梨状筋と坐骨尾骨筋をリリースするキューを与え，左の大腿骨頭を寛骨臼内に納め，かつ骨盤を大腿骨頭上で左右対称的に前傾させる．この戦略では，骨盤を中間位でスツールに達するのがよい．(C) セラピストは患者に，坐位で確実に大腿骨頭が寛骨臼内で中心位置をとる方法を指導する．

患者教育

　第9，10章で述べた通り，はじめから終わりまで患者と共同してつくり上げるこのプログラムを遂行する上で，患者教育は重要な構成要素の1つである．第10章で述べたように，「トレーニング」や「エクササイズ」という言葉の認識や理解は患者によってさまざまであるため，われわれは「練習・実践 practice」という言葉を用いることにした．新しい戦略の獲得には，ジムで指導されるような筋力，パワーまたは持久性についてのアプローチと関連がな

321

いと，患者に理解・納得させることが不可欠である．まず，セラピストは，われわれが最初にすべきことは姿勢と動作のために使う脳のプログラムを変更することであることを認識しなければならない．その後に強さ・パワー・持久性のために新しいプログラムを「エクササイズ」していく．

すなわち，動作がどのように実行されたかが重要であり，質的な要素を量で補うことはできない．プログラムというのは，エクササイズをすることではなくて，むしろ「自身の体の在り方を変化させること」であるという点を患者に認識させることが大切である．疼痛や損傷を伴う場合のモーターコントロールシステム（第4, 5章）で生じる変化について説明するとともに，1つの筋力が主な問題なのではなく，適切な筋が，適切なタイミングで，他の筋との適切な協調性をもって活性化しないことが問題であることを強調しておくことも有効である．協調性の不足や廃用によって筋力低下がみられた場合でも，まず正しい発火パターンと筋システムの共同活性化に焦点をあて，その後機能的動作における筋力や持久性にアプローチすることが望ましい．漸増的プログラムを実践することで，患者のゴールに関係する循環器系の持久力にも働きかけることができる．

本章でわれわれは，患者が最適なモーターコントロールの役割について実感し，理解できるよう，適切な活性化の共同パターンが出力に及ぼす影響について示すための負荷や努力感，抵抗テストの使用方法について解説する．これは「負荷課題に対する努力感の分析 load effort task analysis」と呼ばれる．異なる戦略を用いたときに患者が自身の体験により注意を集中させるほど，より早期に新しい神経ネットワークが構築されることになる．

明確化

セルフエクササイズの処方は，患者のニーズとゴールに直接関連性のあるものにすべきである．機能的課題をいくつかの要素に分解した動作にすることも，機能的パターンを構築する1つの方法である．あなたが処方したセルフエクササイズがニーズに合致しているか，もしくは症状を悪化させる運動に関係するものかどうか，患者と確認し合うとよい．また，最適でない戦略のドライバーとなっている，鍵となる機能障害に対処するために，治療プログラムの立案には以下の要素を考慮すべきである．

1. コントロール不良な分節や関節
2. コントロール不良の方向
3. 可動性が制限された領域やレベル
4. 優位または過剰な表在筋の活動
5. 不活性あるいは不適切な筋の動員
6. 特異的な筋長や強さの不均衡
7. 循環器系，負荷，可動性の要求や予測性のレベルのような目的とする課題の特性

どんなトレーニング課題においても，疼痛を発生している組織に影響を及ぼすかどうか，評価によって同定された鍵となる問題点を対象にしているかどうか，留意して実施する必要がある．

深部筋システムの「覚醒」

第4, 5章では，体幹の予測可能および予測不可能な動揺刺激に対し，腹部キャニスターの深部・表在筋システムが活性化（筋活動のタイミングと振幅）されるという最新のエビデンスを紹介した．健常者では，深部（TrA，PF，横隔膜）および表在（EO，IO，RA，ES）の筋システムはともに前もって負荷を予測し，動揺が生じる前に活動を増加させる現象がみられる．深部筋の活動が表在筋と異なる点は，動揺の方向に関係なく，負荷に先行して活動が増加する点である．深部および表在筋システムの活動のパターンは両方とも，LPH複合体の機能障害や疼痛を有する患者群では変化を生じており（第5章），機能とパフォーマンスを回復する上ではこれらの筋システムの最適な活動を回復することが重要であると考えられている．われわれの開催するコースではよく次のような質問を受ける．

1. 深部・表在筋システムの動員を最適化する手段は何か
2. クリニックで最適なパターンを獲得したら，それを維持するために1日に何回程度，またどのくらいの時間それを繰り返すべきか
3. この新しいパターンは，患者の機能的課題へ自動化して組み込まれるのか．またそれは本当に有効なのか

Tsao & Hodges（2007）は前述の疑問に取り組み，深部筋システムが体幹の動揺に対して方向特異性のない良好な活動状態を回復するには，処方さ

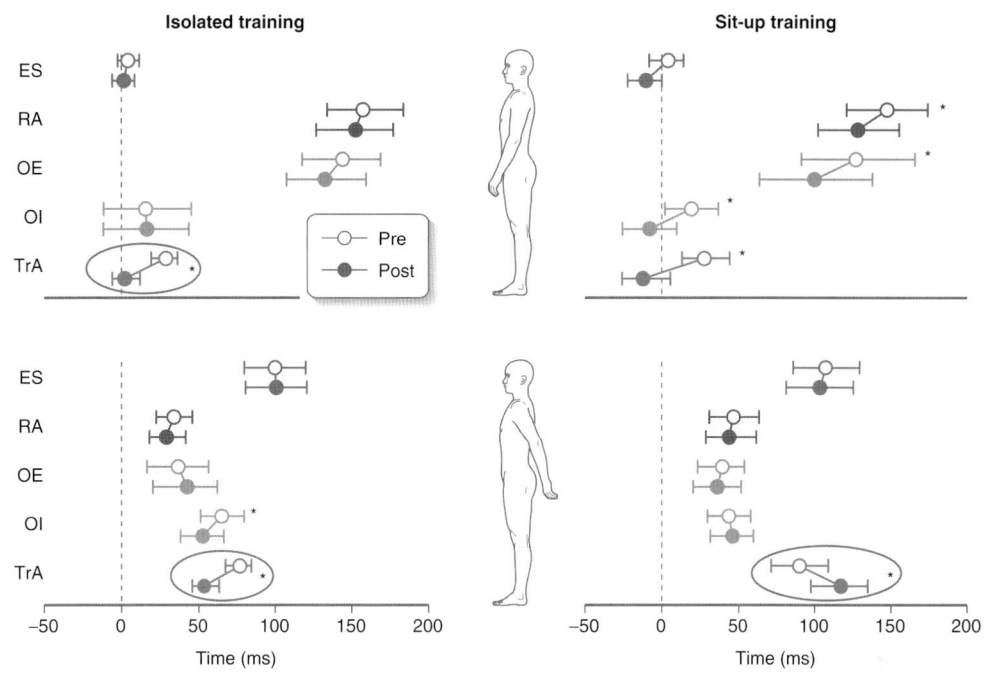

深部・表在筋システムの「覚醒」と協調のためのツールとテクニック　CHAPTER 11

図 11.3 これらのデータは，上肢の屈曲動作（上）と上肢の伸展動作（下）を課題としたときの TrA の分離収縮トレーニング（左）と起き上がりトレーニング（右）を実施したそれぞれの群の筋活動を示している．点線は三角筋の筋電図（EMG）の記録が開始された時点を示し，負の値は三角筋に対して EMG 活動が早期に認められたことを意味する．トレーニング前（○）とトレーニング後（●）の EMG 開始までの時間を 95％信頼区間で示す．分離収縮トレーニングを実施した群では，上肢のどちらの運動方向においてトレーニング後の TrA の早期活動がみられる．起き上がりトレーニング群では屈曲のときしか早期活動がみられない．Tsuo & Hodges 2007，Experimental Brain Reserch から許可を得て掲載

れるエクササイズの性質が問題であることを実証した．非特異的持続性腰痛を有し（LBP），かつ素早い上肢運動による体幹の動揺に対応して生じる TrA の収縮の遅延がみられる対象者について調査を実施した．1 つ目の群では TrA 分離収縮トレーニングを，2 つ目の群には起き上がり腹筋運動を処方した．TrA の分離収縮トレーニングは，超音波画像診断によるフィードバックを用いながら，表層の腹筋群と腹横筋の分離した最大実効値（以下，RMSmax）における 5％の収縮とした．またこのとき，呼吸を止めないように指示した．10 回の収縮（10 秒間収縮を維持）を 3 セット行い，各々のセットの間に 2 分の休息を挟んだ．

腹筋運動は両膝立て背臥位で行い，TrA の収縮が RMSmax の 5％の収縮になるまで行った．両群とも，反復回数およびセット数ともに同量を施行した．このトレーニングの直後，素早い上肢屈曲-伸展運動で TrA が活動するタイミングを再計測した（図 11.3）．TrA 分離収縮トレーニングを行った群は，体幹のすべての動揺の方向で TrA の早期活動開始が認められたが，腹筋運動を行った群は，上肢の屈曲運動で早期に腹筋群が動員され，上肢伸展時には TrA の収縮遅延が認められた．したがって，TrA 動員の方向特異性は起き上がり腹筋運動では回復せず，一方 TrA 分離収縮トレーニング群では改善が認められた．これらの結果から，多方向からの負荷に対する最適な動員の状態を獲得するためには，適切な運動処方が非常に重要であることが示唆された．実際には，TrA の分離収縮トレーニングと起き上がり腹筋運動は両方とも，体幹筋をコントロールする中枢神経系 central nervous system（CNS）に変化をもたらした．しかしながら，TrA 分離収縮トレーニング群で生じた変化は痛みのない集団における CNS のコントロールの様相と類似した結果を示しており，より望ましい結果を示した．

323

たった30回の反復にて神経ネットワークが再編できるというと、次は「効果はどのくらい持続するのか」という疑問が生じる。そのため次の段階として、Tsao & Hodges（2008）は、非特異的腰痛を有する9人を対象に、4回のおよびトレーニングのセッション（初回、2週、4週と6ヵ月）を実施した。TrAの分離収縮トレーニングは、初回および2週後のセッションで行われ、この練習を4週間1日に2回の頻度で継続するよう指導を行った。その4週の期間以降は、トレーニングを継続しなかった。この著者はトレーニングプロトコルについて81％が遵守し、また4週後と6ヵ月後両方の時点で患者特異的機能尺度（PSFS）および疼痛スコアで改善が認められたと報告し、以下のように結論づけた。

> 再発性LBP患者におけるTrAトレーニング（分離収縮）を4週間実施すると、フィードフォワードによる姿勢調節の長期的な改善が得られる。この結果は、トレーニングによる変化がトレーニングを中止したにもかかわらず6ヵ月間保たれていたことを示している。本研究結果は、個別的な随意収縮トレーニングの有効性に関する報告（O'Sullivanら 1997, Stugeら 2004）を裏づけるとともに、モーターコントロールの改善が腰痛の改善を示す根幹となるメカニズムである可能性を示唆している。今後の無作為対象化試験が待たれる。
>
> Tsao & Hodges 2008

臨床的にみて、すべての患者でTrAに焦点をおいたトレーニングが必要であるわけではない。TrA（あるいは他の深部筋）の活動の問題が真に主となる機能障害なのか、あるいはそれは二次的なもので、すなわち他の機能障害の結果（IOの活動が優位、胸郭の機能障害、感情の問題など）生じているだけであって、いったん治療すれば神経系が深部筋を適切に使えるようになるのか、注意深く判断する必要がある。評価では特定の深部筋の機能障害を探し出すことも要求される。また、すべての深部筋の協調的な収縮を促す指示（「コード・キュー chord cue」）を見つけ出す必要がある。これは、この段階ではまだ深部筋システムを表在筋システムと区別して活性化する分離収縮トレーニングとして位置づけられる。本章では深部筋システムの活性化のための「コード・キュー」を見つける方法を紹介するとともに、新しい神経ネットワークの基礎を構築する深部・表在筋システムのトレーニング、機能的課題へ移行するための重要な構成要素となる新しい戦略の習得についても解説する。

姿勢および動作トレーニング

意味のある姿勢や動作の新しい戦略の学習は、治療プログラムの初期に開始することが重要である。最適でない戦略から脱却するとすぐに、新たな姿勢や動作の戦略の構成要素を学習しやすい状況となる。例えば、一側殿筋群の過剰収縮が認められる場合、梨状筋と坐骨尾骨筋（リリースとアライメント調整――第10章）がリリースされるにつれて、骨盤と股関節を支持する新たな方法を学び（接続）、大腿骨頭を求心位に保った状態で対称的に、また均等に坐骨結節上に座る（動く move――第12章）ことを学習する（図11.2C）。この戦略によって、骨盤の最適なアライメントと股関節の中心化を容易にして、座位で出現する鼠径部や殿部の疼痛が軽減されることが多い。姿勢や動作課題のすべての構成要素をすぐに修正しなければならないわけでなない。新しい戦略の習得には、鍵となる2～3ヵ所のアライメント調整かコントロールの学習から介入する程度でよい。第12章では、姿勢や動作の新たな戦略をトレーニングする方法を詳しく紹介する。

仙腸関節のサポート：ベルトとテーピング

治療プロセスのある段階で、LPH複合体に対する仙腸関節ベルトによる外部からのサポートが有効となる場合がある。さまざまな種類がある中で、どのベルトやテーピングが有効なのか、どれが他より優れているのかは明確ではないものの、一般的なベルトを両側ASISのすぐ下に装着すると仙腸関節の安定化に有効であるという報告がある（Damenら：2002a, b）。市場には多くの仙腸関節ベルトが出回っており、ほとんどのものがある程度の圧を得ることができる（Vleeming, 1992a）。しかしながら、一般的なベルトでは圧の程度が大き過ぎたり、逆に小さ過ぎることが多く、また圧迫位置を厳密に調整する（両側前方、両側後方、片側前方、片側後方など）ことが難しい。そのためわれわれは、患者に合わせて骨盤帯の圧迫部位を変えることができる特許品、The Com-Pressorを開発するに至った（図11.4A）。

仙腸関節ベルト The Com-Pressorは、深部筋システムの「覚醒」と姿勢や動作の新たな戦略のトレーニングと併用して用いられるもので、機械的な

11.4B).仙腸関節に圧縮を加える場合,ベルトは両側 ASIS のすぐ下に位置するように装着するのがよい(Damen ら 2002b).また恥骨結合に圧を加える場合,大転子の直上に巻く必要がある(Vleeming ら 1992a).圧縮ストラップの装着位置は状態によってさまざまで,下肢自動伸展挙上テスト(第8章)によって装着が必要な部位を判断する(第8章).また,このストラップは圧縮を強めるために重ねて使用することもできる.まずは患者が抗重力位にあるとき(立位や坐位,その他の日常生活動作で)にいつでも,ベルトで骨盤がしっかりと支えられている状態をつくる.機能の回復に併せて,ストラップの緊張を緩めることで圧縮を弱めていき(ストラップの緊張を緩める),短時間(30 分程度)から開始し,最終的に外側からのサポートをすべて外せる状態にすべきである.

第9章(ビデオの CD11, JG9, JG12 参照)の症例報告で,具体的にこのベルトをどのように適用し,治療プログラムの一環として取り入れているか確認できる.骨盤の安定化のために,テーピングを使用することもある(第12章,ビデオ 12.13 参照).テーピングを使用する際の原則は,The Com-Pressor SI ベルトを使用するときと同様である.

腹部キャニスターの深部筋システム:トレーニングに最適な肢位を見つける

腹壁の筋の評価は,背臥位や膝立て背臥位(膝下には長枕を置く)など,容易に標準化でき,かつ評価の際には対称性と代償的戦略を観察することができる姿勢で行われる(第8章).しかしながら背臥位や膝立て背臥位は,患者に深部筋を活性化する方法を伝える肢位としては,適切ではないことが多い.Sapsford ら(2001)は,「腹部を凹ませる」方法(主に TrA と IO の活動の促通を目的とした課題)と「固める」方法(腹筋群を同時収縮させることを目的とした課題)という 2 つの腹部活性化方法の際の腰部骨盤帯のアライメントについて調査を実施した.その結果,腰部骨盤帯が中間位,および前傾位のときに TrA の活動が最も増大していたことが実証され骨盤が後傾して腰椎が屈曲すると,お腹を「凹ませる」および「固める」課題の両方で,EO の活動増加がみられた(図 11. 5A, B).この結果についてはわれわれの臨床場面における見解と一致している.す

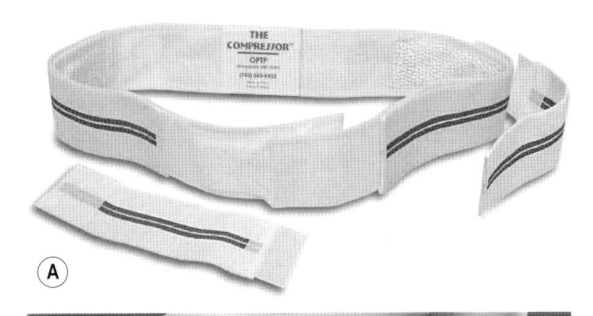

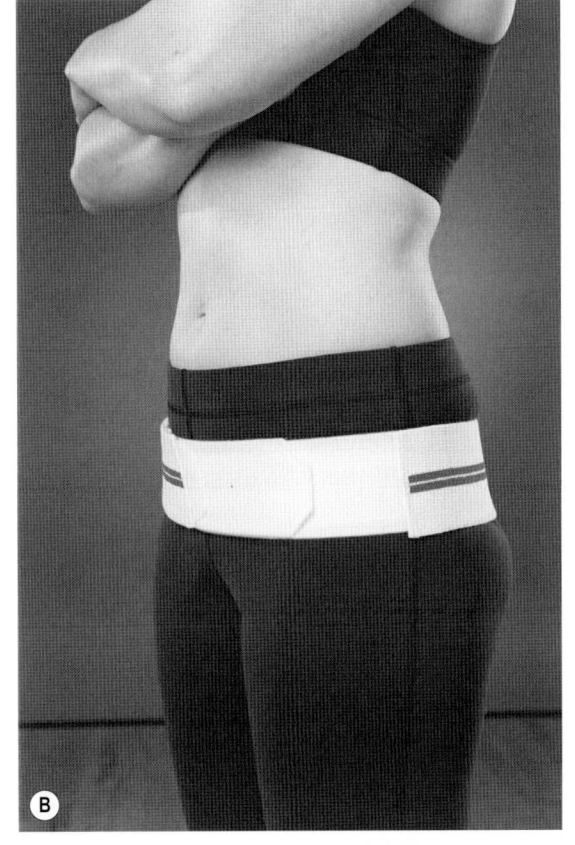

図 11.4 (A) The Com-pressor は骨盤帯の特定の面に対して圧を加えられるベルトで,特許を取得している(Lee DG 2002).(B) 圧縮ストラップにより骨盤の右前方および左後面を圧縮してサポートしている状態.ストラップの位置は,ASLR テストの結果によって判断する(第8章).

サポート作用だけでなく,どの筋が促通されるべきかを脳に気づかせる固有感覚入力の作用もあると考えられる.では,どうやって使用するのか.The Com-Pressor は,非常に強力な弾性ストラップの緊張を利用して骨盤を支持する.このストラップは,ベルト本体の上に装着する.ベルト本体は骨盤周囲に,皮膚上に直接装着するのが望ましい(図

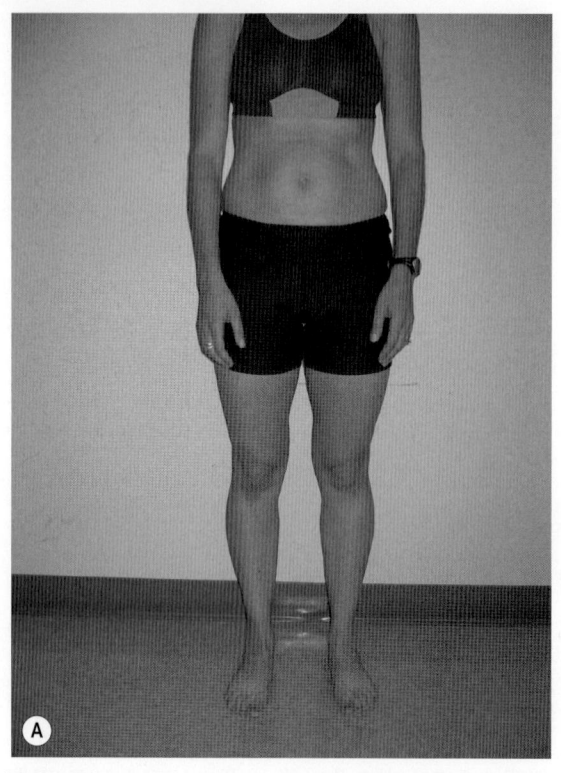

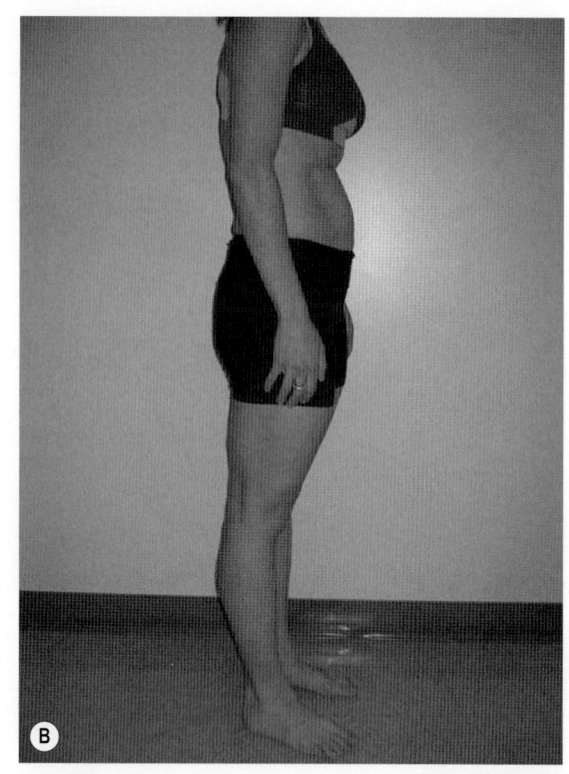

図11.5 チェストグリッパー．(A) 正面：腹部上部の引き込みと，腹筋下部の拡張／突出がみられる．(B) 側面：腹部の輪郭にこの戦略の影響がはっきりと見てとれる

なわち，深部筋の活性化を促すにはLPH複合体のアライメントを中間位にすることがベストであるということである．腰部骨盤帯の機能障害や疼痛を有する患者では特に，力の伝達の代償戦略としてバットグリッピング（図11.1参照）やチェストグリッピングを呈することが多い（図11.5A, B）．これらの活動パターンは，骨盤の後傾と腰椎屈曲を生じるとともに，股関節の締めつけにより大腿骨頭が中心から逸脱していることも多い．たいていの場合，背臥位や膝立て背臥位では筋を緩めることができず，関節を中間位にすることが難しい．そのため，最初に腰部骨盤帯のアライメントを修正せずに，深部筋（TrA，骨盤底，腰筋，多裂筋深層線維）の促通を試みても，セラピスト，患者ともにフラストレーションを感じかねない．したがって，この時点で患者が他動的にLPH複合体の中間位を取れるよう，まずすべての制限因子をリリースすることが鍵となる（第10章）．次に，患者が中間位を維持できる肢位で（側臥位，腹臥位，膝立て背臥位，背臥位）深部筋のトレー

ニングを開始する．われわれの経験では，LPH複合体の機能障害や疼痛を有する患者で，特にバットグリップやチェストグリップを示す場合では背臥位や膝立て背臥位ではかえって中間位の保持が困難であるため，側臥位，腹臥位のほうが深部筋システムのトレーニングに適していると考えている．

このように，LPH複合体の中間位を確保してから深部筋システムの練習を行う方法として，次の2つの方法がある．

1. LPH複合体を他動的に中間位とし，自宅でのセルフポジショニングの仕方とチェック方法を指導する（以下の側臥位，腹臥位参照）

2. 特に脊柱起立筋と多裂筋表層線維などの表在筋の過活動を伴わない運動課題を使ってLPH複合体の中間位を見つける（以下の膝立て背臥位，ロールアップ／ダウン参照）．
この体位でのアライメントを確認する方法を患者に指導する

われわれは臨床経験上，まずLPH複合体を中間

位とし，その後に深部筋の分離収縮を促すきっかけとなる指示を入れて活性化を図ると，より効果的・効率的であると考えている．たいていの場合，練習のために他動的にポジショニングする方法と，能動的に動かすことでLPH複合体の中間位を見つける方法の両方を治療プログラムに入れているが，はじめはこの2つの練習を別々に実践する場合もある．

例えば，骨盤後傾・腰椎屈曲膝立て背臥位をとる患者の場合，体幹や股関節の表在筋をリリース（第10章参照）するよう，膝立て背臥位のままロールアップ／ダウンの動きをすることでLPH複合体の中間位を見つけるよう指導することもできる．この練習と，患者自身やセラピストによるリリースの働きかけを同時に行うことで，患者のポジションは改善がみられるだろう．しかし，この練習や治療でLPH複合体の中間位を十分に獲得できない場合（腰椎屈曲，骨盤後傾位が若干残存する），その状態のまま深部筋システムを活性化するキューを与えてしまうとEO（表在筋システム）が優位に活動してしまう可能性がある．このような患者の場合，深部筋システムの分離収縮による活性化は異なるポジションで試みる．そのためには，患者が容易に中間位を見つけやすい肢位を選択すべきであり，その肢位では深部筋の最も素早い活動が確認できるだろう．骨盤後傾位の修正が困難な患者にとっては，代替肢位として側臥位と腹臥位が最も一般的である（以下参照）．

LPH複合体では，機能的可動域の全範囲にわたって深部筋システムによる最適なコントロールができる必要がある．したがって，治療プログラムを展開する中で，深部筋システムを活性化させつつLPH複合体が中間位とそこから逸脱した状態を行き来できる課題を用いるのがよい（第12章）．しかしながら，「発見」や「覚醒」の方法を脳に学習させ，深部筋システムを確実に分離収縮させる初期段階においては，LPH複合体の中間位で成功体験を促し神経系ネットワークの構築を図ることが先決である．

LPH複合体の中間位を取る練習の効果は他にもある．特に，中間位の保持を再教育するための能動的な運動は，患者自身が彼らの身体がどこにあって，どのように動けばよいか気づくことが可能となる．これによって，新たな動きの選択肢がつくられ，運動の戦略の幅が増えて，いずれ実施する動きのトレーニングへの備えになる（第12章）．

腰椎骨盤股関節の中間位：側臥位における他動的なポジショニング

患者とセラピストの肢位：患者は膝を屈曲して，セラピストと向き合うかたちで側臥位をとる．セラピストは患者の腰椎レベルに立ち，患者側へ身体を向ける．患者の頭側の手で，腰椎の弯曲を触診する．分節的な過屈曲あるいは過伸展が生じているレベルがないか，あるいは腰椎全体で屈曲あるいは伸展しているのか確認する．また，骨盤の肢位にも注意する．バットグリッパーは骨盤を後方回旋させ，大転子が過剰に圧迫されるような「締めつける」肢位をとることが多い．この肢位における表在筋システム（ES，sMF，EO，IO，股関節筋）の安静時筋緊張を確認する（ビデオMQ17参照）．

修正テクニック：もし骨盤を回旋して「締めつける」状態になっている場合，下側の大腿外側と骨盤側面に体重が均一にかかるよう，回旋を戻して中間位に修正する（図11.6A，B）．腰椎の弯曲を再確認し，下肢を屈伸させて腰椎分節間の肢位を修正する（図11.6C）．緩やかで均等な腰椎前弯が可能となったら，腰椎をその肢位に保ったまま下肢を治療ベッドに下ろす．そしてまた表在筋システムの安静時筋緊張の変化と，身体に対する足部の位置を確認する．多くの場合，足底が体幹と同じ面上にあると，腰部骨盤帯が中間位となっている．患者自身が自宅でもこの肢位を見つけられるように指導しなければならない．足底と背部を壁につけて横たわる姿勢をとる方法も有効である．患者自身に腰椎の弯曲を触診してもらい，いつもの側臥位と新たに学習した側臥位の違いを理解してもらう．また，患者がすべて自身で中間位を確実に見つけられるようにする．ヒップに対して極端にウエストが細い患者には，側臥位での学習はあまり適さない．しかしほとんどの患者では，深部筋システムのトレーニングを開始するには側臥位が最適な肢位である．

腰椎骨盤股関節の中間位：腹臥位における他動的なポジショニング

患者とセラピストのポジション：患者は腹臥位で，セラピストはその横に立つ．腰椎の弯曲に注意し，過屈曲あるいは過伸展が生じている分節がないか確認するとともに，大腿骨頭を触診して，前方変位の有無を確認する（図11.7）．このとき骨盤は中間位で，

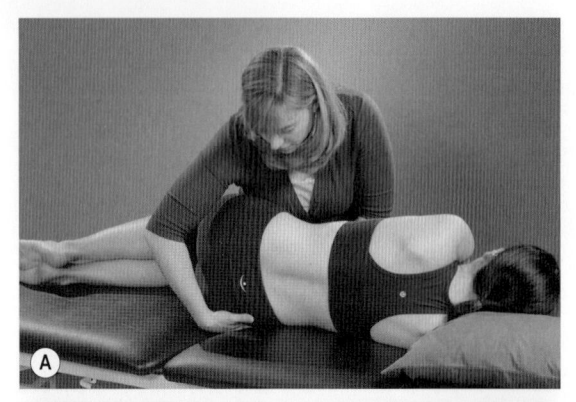

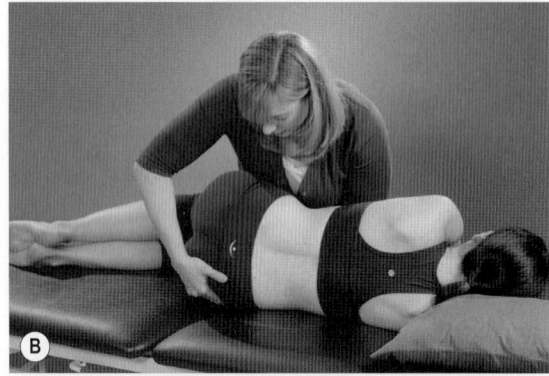

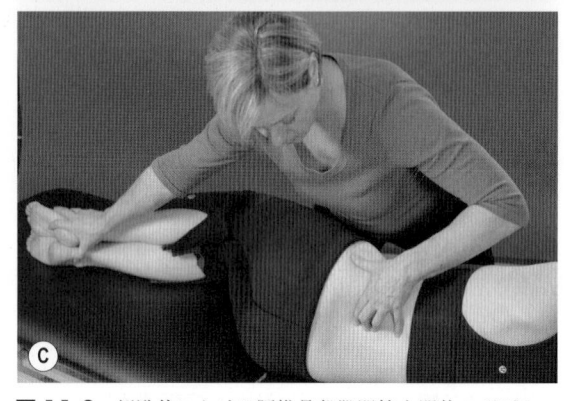

図 11.6 側臥位における腰椎骨盤股関節中間位のポジショニング：(A) バットグリッパーでは過剰な力が大転子にかかり，骨盤が習慣的に圧縮される．(B) LPH 複合体の中間位を確保するために最初に行う修正テクニック．(C) 腰椎全体で緩やかな前弯が確実につくられるように LPH 複合体の肢位を調整して中間位にする

腰椎の弯曲は均一であり，大腿骨頭は中心に位置している状態がよい．この肢位で表在筋システム（ES，sMF，EO，IO，股関節筋）の安静時筋緊張を確認し，側臥位時の緊張と比較する．

修正テクニック：LPH 複合体の過緊張を減じるよう，言葉や徒手的なキューを入れてもよい．また

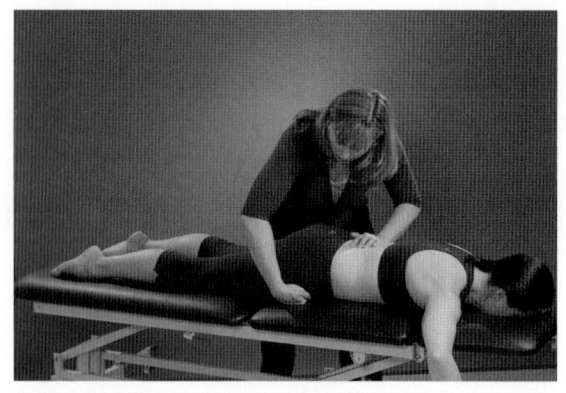

図 11.7 腹臥位における腰椎骨盤股関節中間位における他動的なポジショニング．本図の写真は，セラピストは腰椎前弯の程度と，右の大腿骨頭の位置を確認している．腹臥位で深部筋システムの分離収縮トレーニングを行う場合，腰椎の弯曲は均等で，かつ大腿骨頭が関節中心にあることが重要である

この肢位でさらにリラックスして中間位の獲得を促すのなら，続けて行う深部筋システムのトレーニングはこの肢位で行ってもよい．腹臥位は，強い表層腹筋群が発達したアスリートや，チェストグリッパーにはベストな姿勢であることが多い．腹部の皮膚が床面や治療ベッドに接触する感覚が，腹部を弛緩させるきっかけとなる．

腰椎骨盤股関節の中間位：自動運動による練習──膝立て背臥位におけるロールアップ／ダウン

患者とセラピストのポジション：患者は背臥位で，軽く股関節・膝関節を屈曲する．セラピストは患者の側に立つ．腰椎の下に一側の手を入れて複数の棘突起間を触診するよう指を広げ，安静位での各腰椎分節の状態を確認する．また胸郭を触診して，胸骨が挙上していないか，あるいは下部胸郭の下に隙間ができていないか注意して触診する（図 11.8）．セラピストは患者に自動運動の目的について理解してもらうため，この肢位で徒手的にフィードバックを行いながら，「あなたの腰の弯曲は非常に平坦か，もしくは弯曲が均一でない部分があります．今からその部分を修正していきましょう」というような内容を伝える．運動学習を促すため，患者の手は胸骨上部・下部にそれぞれ置き，セラピストの一側の手は片側の股関節を，もう一側の手は下腹部を触診する（図 11.9A）．ロールアップあるいはダウンを自動運動で実施し，動きを繰り返すにつれてセラピス

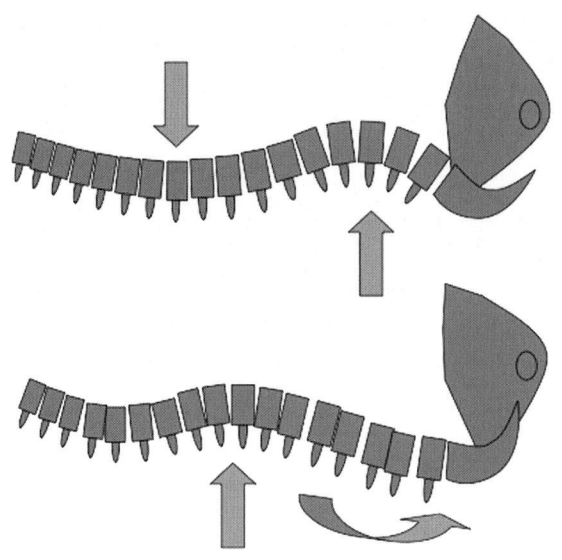

CHAPTER 11 深部・表在筋システムの「覚醒」と協調のためのツールとテクニック

図11.8 膝立て背臥位における腰椎骨盤股関節中間位での殿部挙上運動：上図――胸腰椎部と骨盤の理想的な中間位．下図――骨盤の後傾により，腰椎で起こるべき前弯が胸腰椎部で生じる．Dr. Paul Hodges より許可を得て転載

ボックス 11.2
膝立て背臥位でのブリッジ課題

手指によるキーポイントオブコントロール：前弯が強く，伸長されている部位に対し，指で触覚刺激を加える．
- 棘突起に沿って垂直方向セラピストの指を滑らせる
- 胸部の挙上を予防するため，「重さ」を感じ続けるように胸骨に手を置く
- 股関節前面のしわの部分を触診し，「折りたたみながら隙間をつくる」感覚で骨盤前傾を促す
- 表在筋の過活動と過剰固定を弱めるために，胸郭，骨盤，股関節に対する細かな「揺らし wiggle」を用いる

言葉や視覚によるキュー
- 「殿部の力を抜き，尾骨がベッドに近づくように坐骨同士を開いてください」
- 「腰の重さを感じ，ベッドに沈ませるように意識してみましょう」
- 「胸骨の下端から恥骨の間に，線を引くようにイメージして下さい．リリースされるときは，この線が長く延びるはずです．胸骨は動かないままにして，恥骨を前下方へ移動させるようにイメージしてみましょう」
- 「胸部を重く感じるように，背中の力を抜きましょう」

トは触診部位を変えて，最適な運動を実行するために必要な修正に応じて，いくつかのコントロールのキーポイントに接触して促通する．

修正テクニック――言葉や徒手による誘導：患者に，支持面に対して骨盤を後傾するか，あるいは腰椎を平坦に，または屈曲するよう指示する．次に足部で床面を押して下位胸椎の高さまで殿部を挙上し，脊柱に緩やかな C カーブをつくるよう意識させる（図11.9B）．殿部を挙上する高さは，脊椎を屈曲位に保つ能力によって決定する．脊椎の伸展が強い部位，脊柱起立筋の活動が生じる高さまでは挙上させない．次に，胸郭から順々に脊柱を治療テーブルへ下ろすよう伝える．胸郭自体は，胸椎の後弯を維持するために治療ベッド上に残ったままにして，椎骨の回旋を1分節ごとに解いていくようにする．いったん腰椎がベッド上でフラットになったら，今度は，患者に「尾骨を浮かせて，また戻す」あるいは腰部に小さい弯曲をつくるように伝える（図11.9C）．このときに前弯が生じる部位を観察し，また胸骨の挙上（胸椎の伸展）に注意して，過剰に前弯を生じる分節がないか確認する（例えばL3）．この運動のゴールは均等で緩やかな前弯を腰椎全体にわたってつくることである．リリースを促すようにセラピストによる言葉や徒手的なキューを毎回併用して，患者に数回運動を繰り返すよう伝える．患者に脊柱の伸展を強いることがないように気をつける．この自動運動は，胸部脊柱起立筋や多裂筋表層線維の強い収縮を引き起こし，過剰な圧により背部痛を増悪させるとともに深部筋の賦活を阻害する可能性がある．したがって，この課題を実行中，徒手的にコントロールする際のキーポイントと，さらに言葉や視覚によるキューの追加情報についてはボックス11.2を参照してほしい．

理想的な反応とは：この課題では，ロールアップするにしたがい，胸郭と腰椎の伸筋は弛緩して，L5/S1 から下部胸郭にかけて順に屈曲が生じなければならない．ロールダウンの最終域では，腰椎の前弯が戻ったときでも胸郭は屈曲位のままとなる．股関節の前面と後面の筋は相対的に弛緩し，大腿骨頭は中心の位置を保ち，骨盤は中間位へ戻るのがベストである．ここで患者が LPH 複合体の中間位を自身で獲得できて，かつ表在筋システムがリラックスしているのであれば，深部筋システムのトレーニングとしてこの肢位を用いるとよい．

その他考慮すべき事項：もし患者が殿筋群を弛緩させることができない場合，膝下に長枕を入れて下肢を支えた状態で，小さい範囲でロールアップ／ダウンを試してみるとよい．

329

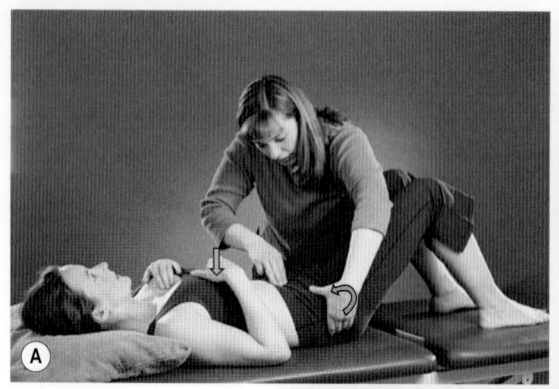

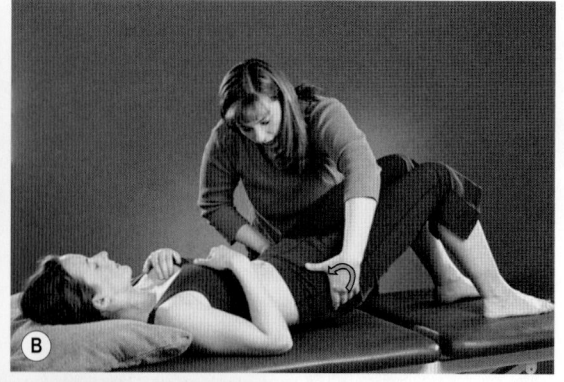

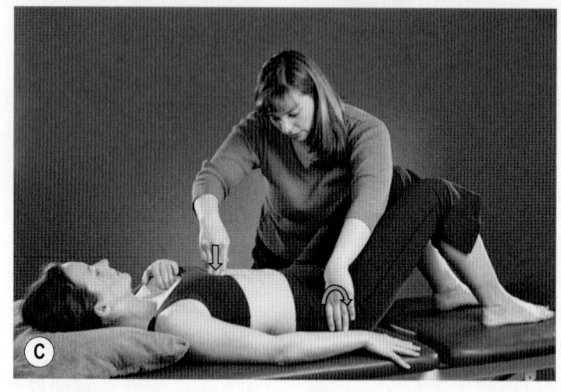

図11.9 膝立て背臥位における腰椎骨盤股関節中間位での自動運動の実践：(A) 患者は運動中，胸骨を触診して，胸郭の重さを感じ，リラックスするように心がける（垂直の矢印）．このとき胸骨を挙上しないように意識させる．セラピストは矢印の方向に骨盤を後傾・腰椎屈曲を促しながら，下腹部と股関節周囲をゆっくりと引き込むように指示する．(B) 股関節と骨盤を支持面から挙上し，上位腰椎・下位胸椎の屈曲運動を行う．殿部は脊柱の屈曲が維持できる範囲で挙上する．この写真では胸腰椎移行部が限界である．(C) 腰椎前弯方向へのリリース：セラピストは骨盤が前方回旋するように意識させるとともに，胸腰椎部の伸展を防ぐために胸骨下部から矢印の方向へ優しく圧迫する．セラピストの左手は，骨盤を前下方へ誘導しながら（曲線矢印），股関節前面をリリースするキューを出している．課題の反復過程で，セラピストは腰椎を触診して前弯を促通し，またロールアップ時は確実に多裂筋表層線維と脊柱起立筋をリラックスさせた状態にして，最終的に中間位へ戻る

上記の肢位のどちらが深部筋システムの「覚醒」に最適であるか判断する基準は次の通りである．

1. どちらの肢位がLPH複合体のニュートラルアライメントを保ちやすいか
2. 患者が望ましくない戦略において用いていた表在筋はどちらの肢位で弛緩されているか

腹部キャニスターの深部筋システム：「覚醒」と神経ネットワーク

深部および表在筋システムを最適に協調させるための新たな神経ネットワークを構築するには，最適な呼吸パターンを回復させることから始めるとよい（横隔膜のマルチタスキング機能の回復）（第4章）．

その次に，深部筋を分離収縮させ，その緊張状態を維持するトレーニングを指導して，最終的に呼吸と統合するように促す．正常に機能する状況下では深部筋は表在筋と協調的に作用するため，ある意味不自然な状態である．機能的な動作において深部と表在の両筋のシステムが作用するが，中枢神経系が深部筋システムと表在筋システムを個々にコントロールしていると考えられる（第4章）．LPH複合体の機能障害や痛みがある患者ではこの独立性が損なわれており，そのためモーターコントロールを変化させるには，深部筋システムを分けて学習させる必要がある．前述の通り，深部筋システムを分離してトレーニングするこのアプローチが，機能的に，これらの筋の運動コントロールに望ましい変化をもたらすことが実証されている（TsaoとHodges 2007, 2008）．また最近の研究においても，腰痛患者にお

けるTrAのコントロールが変化する根本的なメカニズムには運動皮質の再編成が関係していて（脳地図の変化）（Tsaoら2008），この地図はトレーニングによって変化するものであるということが証明されている（TsaoとHodges 2007, 2008）．

横隔膜

　横隔膜は体幹をコントロールするための腹圧増大に貢献する一方で，呼吸を維持するという多彩な機能を有する（第4章）．疼痛の有無にかかわらず，LPH複合体の機能障害を有する患者では，呼吸パターンの変容が認められ，呼吸と体幹のコントロール両方の効率性が損なわれるということがよくある．呼吸を最適な形に再教育することで，同時に複数の目的を達成できる．まず横隔膜の機能も改善させる．次に体幹と股関節の不要かつ過剰な表在筋活動が減少する．呼吸機能の練習は全身のリラクゼーションにつながり，認知面や情動面の阻害因子に対処する一助となる．呼吸は生存のために最も原始的な要素であり，体幹のコントロールの必要性については呼吸に続くものともいえる．最初に呼吸を再教育し，次の段階で残りの深部筋システムを，それから呼吸とともに深部と表在筋システムとの協調性を再獲得する．このようにさまざまな課題すべてに最適な呼吸パターンを組み合わせることで新しい神経ネットワークが再構築されるのである．

　最適な横隔膜呼吸では，胸郭と腹部の3次元変化を生じる（Detroyer 1989, Leeら2010）．LPH複合体の機能障害を有する患者では，疼痛の有無にかかわらず，側方および後側方への肋骨拡張が最も制限されていることが多い．その結果，腹部または胸部の上方のいずれかに過可動性が生じることもある（ビデオ11.1）．側方あるいは後側方への拡張制限にはいくつかの因子が関連している可能性がある．胸郭の関節可動域制限，脊柱起立筋胸部線維や下後鋸筋，腹斜筋群の過剰な緊張，呼吸周期中のこれらの表在筋の過剰な動員などが，主な理由として挙げられる．矢状面における脊椎のアライメント変化（スランプ vs 伸展姿勢）はまた，胸郭の3次元的形状変化に影響を及ぼすことがわかっている（Leeら，2010）．したがって，前述の通り，呼吸機能の再教育にはまず脊柱のアライメントの中間位を確保することが重要なのである．どんな関節の可動制限または筋の過緊張であっても，客観的に評価しなければならない．呼吸時の腹筋群の動員状態も評価すべきである（詳細は後述）．もし吸気で腹筋群が活性化してしまうと，胸郭の拡張は肺尖部に限局したものになる（ビデオ11.1）．背臥位でリラックスした状態では，呼気は受動的なものであり，表在筋の活動を必要としない．セラピストがTrAの分離した収縮を教える前に，前述のパターンを確認し，修正することが重要である．腹筋群の過剰な活動が持続していると，腹横筋の分離収縮を引き起こすことができない．さらにプログラムを進めるにあたり，前述のパターンを用いることで，腹壁の筋の動員に最適な戦略を捉えることができない．

肋骨の側方への拡張に対する観察と促通

　患者とセラピストの位置：患者は膝立て背臥位または背臥位となり，腹部・下部肋骨を含めLPH複合体を中間位にする．セラピストは患者の側に立つ．患者に触れる前に，数回の呼吸周期を通して胸部，胸郭の側方部分と腹部を観察する．胸郭の上部（肺尖部），胸郭側方下部外側（側方への肋骨の拡張）と腹部（腹部の上部と下部）における動きを観察して，最も動きが生じる領域を確認する．次に運動の詳細を見るため，胸郭下部の側方を触診して動きの対称性と大きさを確認する．また，呼気時の腹部筋の活動もチェックする．胸郭下部の側方に手を置いたままにして，吸気のときにその手のほうへ空気を送り込むよう，患者にイメージを与える（図11.10A）．後側方への拡張が最も制限されている場合，胸郭のさらに後方に手を置く．一側性に制限が認められた場合は，そちら側へ立つ．片側の手を胸郭の下後方に置いて，もう一方の手は同じレベルの胸郭前面を触診する（図11.10B）．

　修正テクニック——言葉や徒手による誘導：「息を吸うときに，私の手のほうへ空気を送るようイメージしてください」「胸郭を傘のようにイメージしてみましょう．息を吸ったときに傘の下の部分が広がります」というようなキューを出す．セラピストは呼気の最後に両手でゆっくり優しく胸郭に圧を加え，吸気の始めにわずかに圧を緩める（リコイルテクニックまたは肋骨スプリング）．セラピストは手を胸郭の拡張に追随させ，それから呼気終了時にもう一度圧を加える．片側に制限がある場合，脊柱起立筋に軽い圧を加え，息を吸ったときに後方に置

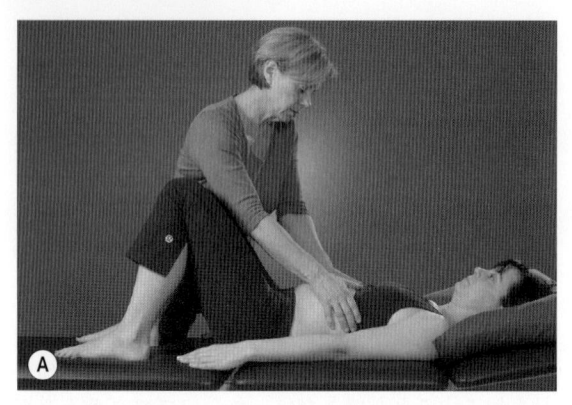

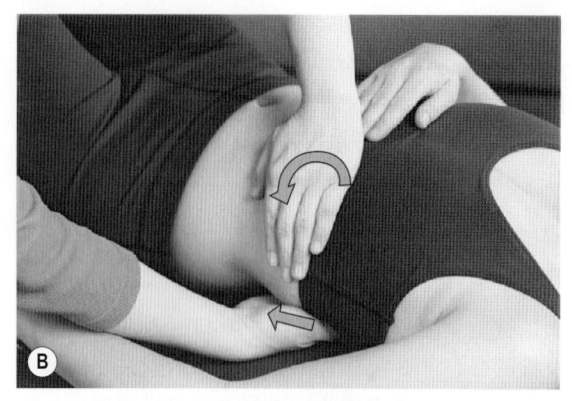

図 11.10　横隔膜．（A）背臥位における肋骨の側方拡張の観察と促通：セラピストによる用手接触により，吸気を意識すべき部位を認識させることができる．肋骨にスプリングさせることでさらに認識を促す．（B）片側の肋骨拡張制限を修正するための接触位置．吸気時に肋骨後方を外側に引き下げる（下側の矢印）．呼気で後外側への圧を胸郭の前面に加える（上側の矢印）．

いている手のほうへ空気を送り込むよう，側方へ肋骨を導くようにする．呼気のときに，前方に置いているセラピストの手で胸郭の重さを感じさせる（胸椎の屈曲を促す）ように後方へ圧を加える．

呼気の筋活動を調整するには，「息を吐くとき，空気を体の外に出して，お腹をリラックスさせましょう」「私があなたの体から空気をゆっくりと引き出しているようにイメージしてみましょう」「息を吐くときに，細く長くため息をついてください」「息を吐きながら胸郭と胸骨で治療テーブルの柔らかさを感じとりましょう」「息を吐きながら肋骨を私の手の中に沈み込ませてください」などの声かけを行う．患者が息を吐くときに，筋をリリースした状態を保つように胸郭を優しく小さく揺らしながら行うとよい．

応用／その他考慮すべき事項：患者は1日に2～3回，数分の間，呼吸パターンに注意して深呼吸を実践する．その際，患者は自身の手を胸郭にあて，セルフフィードバックを行う．あるいは，固有感覚を利用したフィードバックを行うために，下部肋骨に抵抗運動用のバンド（Thera-Band® など）を使用してもよい（図 11.11）．もしくは，柔軟性改善と肋骨の拡張を促すため，さらに柔らかいバンドを使用するとよい．この方法は，後側方への拡張の制限が著明な場合や脊柱起立筋の過活動，胸腰椎の過剰な伸展を示す患者に有効である．患者はさまざまな肢位で最適な呼吸パターンを用いることができる必要があり，そのため肢位を変えて評価を行う．後側

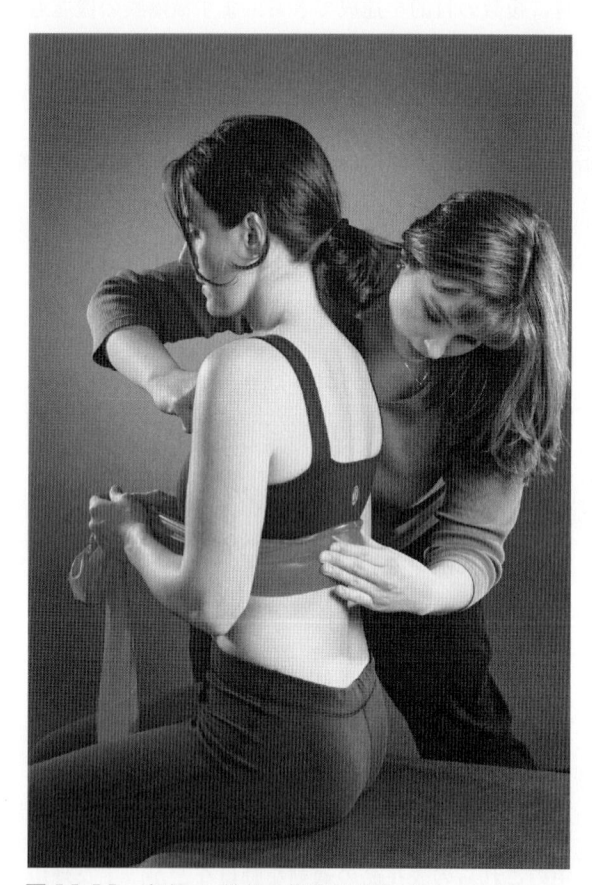

図 11.11　自宅での肋骨の後側方拡張のためのトレーニング．バンドを用いた抵抗運動によって，側方および後側方への拡張への固有感覚的なフィードバックがもたらされる．患者には呼吸時にバンドの方向に胸郭を開くようにイメージさせる。この症例に対しては，肋骨を後外側に開くように促している

方への肋骨の拡張を促すために，チャイルドポーズを利用してもよい（図10.27B 参照）．患者は，膝をついた状態で肘も床に置き，股関節は踵の上に置いて力を抜き，頭部も床面に預ける．この脊椎の屈曲は，胸郭の後方を拡張させ，脊柱起立筋の過剰な緊張をリリースしながら，同時に胸郭下部での過剰な腹式呼吸を抑制することができる．太った患者や妊娠女性など大きな腹部の患者の場合，背臥位での呼吸練習は難しく，側臥位に変更するとより楽に実施することができる．新しい呼吸パターンを自動化された戦略として組み込むためには，1日を通して，時間帯や姿勢，呼吸と併せて行う活動（坐位，立位，歩行等）を行い，患者自身が呼吸パターンを繰り返し意識することが必要である．

肋骨の後側方への拡張と脊柱起立筋のリリース

患者とセラピストの肢位：患者は，背臥位で両下肢をまっすぐにするか，もしくは膝立て背臥位となる（患者が楽な体勢であればよい）．セラピストは患者の側に立ち，胸郭の下に両手を入れて，胸部脊柱起立筋が過度に緊張を生じている部位を触診する．L2，胸腰椎移行部から中位・上位胸椎へと徐々に移行しながら，最も過緊張を生じている場所を探し出す．主に片側性に制限がある場合，図11.10Bに示すように一側の手掌を添える．

修正テクニック――言葉や徒手による誘導：前述のテクニックを使いながら，呼気に合わせて過度に緊張した筋に深く沈み込むような圧を加え，さらに以下のきっかけとなるようなキューを出す．「あなたの背中を床に垂らされたインクの染みだと想像してみましょう．床の上に染みがどんどん大きくなるようにイメージしてみましょう」．患者が息を吐くときに，セラピストは手掌全体で肋骨をまるで側方および後方へ広げるように意識しながら，指尖でトリガーポイントを圧迫する．胸郭の一側にアプローチする場合は，患者の呼気に合わせて胸郭の重さを感じさせるように前方の手で後方へ圧を加える．

その他の腹部深部筋

腹部キャニスターの他の深部筋（骨盤底，腹横筋と多裂筋深層線維）の評価として，無意識下で行う課題の分析（第8章）に加えて，ある言葉による誘導に対する反応の分析（第4章）が挙げられる．疼痛の有無にかかわらず，LPH 複合体に機能障害を有する患者には，目的とする筋を活性化するためには，それらの指示だけでは不十分な場合があり，次のような結果を引き起こす．

- 単独あるいは複数の筋の不活性
- 単独あるいは複数部位における非対称な活性化（反応のタイミング，量）
- 1つあるいは複数の深部筋における相動性活動 phasic activity
- 適切な活動は生じるが，共同収縮をした状態で適切な横隔膜呼吸ができない
- 上記の現象と複数の表在筋の過活動がともに生じる

これらの望ましくない活動パターンは，触診，観察および超音波画像（第8章）を用いることで明らかにできる．深部筋システムすべてが損なわれた場合，早急に対処しなければならない．しかし，深部筋システムのうちの1つあるいは複数で機能障害がみられた場合，セラピストは他の筋との共同性を促す（コード・キュー）前に，まずどの筋を覚醒させるか（ノート・キュー【訳注：コード・キューが共鳴させて複数の深部筋の収縮を同時に促すものであるのに対して，ノート・キューは個々の筋の収縮を狙って用いるキュー】）決定する必要がある．臨床的には，過緊張状態にあるすべての表在筋をリリースした状態で，ASLR テスト（第8章）で徒手的圧迫によって努力感に大きく変化がみられたら，まず深部筋のどれかをトレーニングするべきであると前述した．また，収縮を促す声かけへの反応でもこの筋の機能的不足（反応遅延あるいは欠如）を示すはずである．圧迫で最も良い反応がみられるパターンは，骨盤を通る力のバランスを取るために必要とされる合成ベクトルを表しているという点に留意する．これを念頭に他の所見（どの筋が過緊張か，どの筋の活性化が不十分か，どの関節が硬いか）について考えると，障害されている主な深部筋が確認できるようになる（まずどの筋が促通されるべきか）．治療セッションごとに ASLR テストと徒手的圧迫の影響を再評価して，過剰な圧の原因となるベクトルがリリースされたか，深部筋システムに機能的改善がみられているかなど，筋の反応の変化を確認することが重要である．

> **ボックス11.3**
> **深部筋システムのトレーニングに対するガイドライン**
> - 深部筋の対称的，かつ協調的な収縮を目指す
> - 最小限の収縮を促す
> - 表在筋システムを活性化させない
> - 可能な限りゆっくりと筋を収縮させるように促す
> - LPH複合体が最適な中間位を取れる肢位を選択する
> - 運動ではなく，イメージと意識の集中を用いる
> - 実際に行う代わりに，「考える」，「…したつもり」になることが重要である

深部筋システムのトレーニングにおける一般的なガイドライン

深部筋システムのトレーニング適用に関して，いくつか一般的なガイドラインがある（ボックス11.3参照）．

- 目標は，最適な呼吸パターンを維持しながら，深部筋（腹横筋，骨盤底，多裂筋深層線維）の対称的かつ共同的な収縮を得ることである
- 収縮の強度は最小限のものを目指し，具体的には10〜15% MVC（最大随意収縮）とする．患者には，単純に収縮を弱めるよう意識させると，理想的な強度が得られやすい
- 表在筋システムの収縮は起こらない
- 収縮に伴って，脊柱および骨盤の運動は生じない
- 患者に，できる限りゆっくりと，筋を収縮させるよう促す．収縮を促す声かけはゆっくりと行い，触覚によるキューもゆっくりと与え，適切な速さでの収縮を促す．これは，相動性の反応がみられた場合や表在筋システムの活動が生じた場合に修正を加える際のポイントである
- LPH複合体の中間位を取りやすい最良の肢位を選択し，表在筋がリラックスした状態にて，最適な呼吸パターンを促す
- 神経系ネットワークを再構築するために，実際の運動ではなく，「頭の中で考える」あるいは「……するつもり」などのイメージを用いる

骨盤底

エビデンスでは，腹筋群の活性化には骨盤底筋の収縮を伴い，逆でもまた同様であることが示唆されている（第4章参照）．しかし健常者ではそうであっても，LPH複合体の機能障害を有する患者では，疼痛の有無にかかわらず，腹横筋と骨盤底の共同収縮が常に得られるわけではない．骨盤底に対するキューを使って腹横筋が適切に反応したとしても，骨盤底に最適な収縮が得られたという断定はできない．深部筋に関する新しい神経系ネットワークを構築するためには，深部筋すべての共同収縮につながるキューとイメージを見つけることが必要である．評価で骨盤底の反応がみられない場合，非対称性や遅延が認められる場合は，特異的なトレーニングが必要である．骨盤底に過緊張を有する場合は，不適切な活性化をする原因が存在する場合がある．そのようなケースでは，骨盤底の正確な活性化パターンのトレーニングに入る前に，骨盤内診と治療（特定部位のリリース）を必要とする場合がある．超音波機器を用いて経腹法で膀胱の水平断および傍矢状断像を撮影すると，骨盤底筋の収縮によって膀胱壁を窪ませて食い込むような状態となってしまう（図8.86A〜C，8.87A〜C，ビデオ8.8，8.9参照🖱）．

会陰からのアプローチ（経会陰法）では，骨盤底の収縮は直腸肛門角が膀胱頸に向かって頭腹側に挙上するのが確認できる〔図8.89B（ビデオ8.10）参照🖱〕．超音波画像で収縮の欠如あるいはバルサルバ反応【訳注：バルサルバ法（声門を閉じて息こらえ）を実施したときの膀胱が恥骨結合より降下するという最適でない反応のこと．第8章参照】が確認されたら（図8.89C，ビデオ8.11，8.14参照🖱），患者に画面を示しながらさまざまなキューを用い，適切な反応を促すようにする（以下参照）（ビデオLC19🖱）．

骨盤底筋群の持続的な収縮を再教育する際，患者には，最終的には10秒間の収縮を10回，それを3セット繰り返せるようになることが目標ではあるが，正確に実行できる時間や回数は日によってばらつきがあることを理解してもらう必要がある．そのため，患者自身でトレーニングプロトコルの進め具合を決めてもよい．一部の腹圧性尿失禁患者では，持続的に骨盤底筋群を収縮させるトレーニングに加え，筋収縮のタイミングの習得や筋力強化および筋肥大（ビデオ11.2a，b参照🖱，Bøら1990）を目的としたトレーニングを必要とする場合がある一方，ここで提示しているものは，他の深部筋システムの筋群に連動して，骨盤底筋群のモーターコントロールや複数の機能障害にアプローチするよう考案されたものである．

骨盤底筋の機能を評価するには，腹壁の触診および観察と合わせて超音波画像を用いるとよい．臨床でよくみられる異常パターンに関しては，促通・修正キューの項にて後述する．

超音波画像──膀胱の凹み，挙上が認められない場合

超音波画像の傍矢状断像（図8.87B参照）および経会陰法の画像（図8.89A）では，膀胱は後下方で形状変化がみられず，また頭腹側への動きも認められない．呼吸周期に合わせてわずかな動きが観察できる場合もあるが，患者が尿道を締めるか，腟または精巣を持ち上げる，もしくは肛門を恥骨の内側へ引き寄せるように意識する場合には変化が認められない．

腹壁の触診：通常，腹壁における緊張の変化は認められない．触診すると，指が腹部に沈みこんでしまう．

観　察：骨盤底を活性化させるようにしたとき，あるいは呼気時に表層腹筋群が活動したときに呼吸を止めることがある．しかし，収縮を試みると表層腹筋群に活動はみられない．

修正テクニック──言葉による誘導：このような症例の場合，骨盤底の収縮をイメージすることと収縮を実行するための伝導路を有さない．収縮を得るためには，さまざまなキューを使い，その反応は超音波で確認する．言語的キューの例を挙げる．

- 「締めるという意識ではなく，タンポンを持ち上げるように意識してみてください」
- 男性では，「あなたが冷たい湖の中をゆっくりと歩いているとします．すると水があなたの内股を上ってきます……」
- 「恥骨と尾骨の間をつなぐ弦，左右の坐骨をつなぐ弦をイメージします．それを真ん中へ引き集めるようにイメージしてみましょう」
- あるいは，もし共同収縮を促通できる場合は，腹横筋や多裂筋深層線維に対するキュー（後述）を試してもよい
- 誤った呼吸パターンが認められる場合，まず正しい横隔膜呼吸を指導する．骨盤底筋の機能の回復には，横隔膜の機能と腹圧の調節が深く関与する

神経損傷（陰部神経およびS3とS4から肛門挙筋への神経），骨盤底筋の筋膜性連結の不足（第3

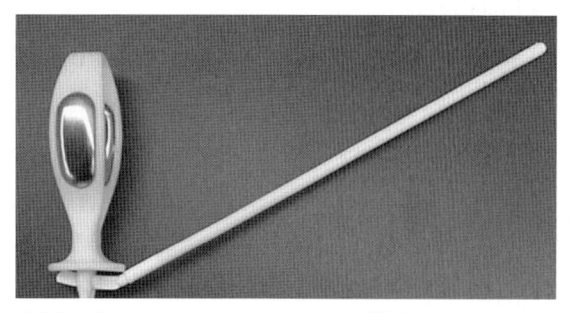

図11.12 The Pelvic Floor Educator™ (www.neenhealth.com)

章），または骨盤底筋の過緊張に起因して，前述の反応が認められない場合もある．ただし，画像上で動きが認められない場合でも，実際にはわずかな反応が生じている（すなわち筋活動が生じている）可能性もある．その筋活動量が超音波特性により，画像上で変化を見出せないだけかもしれないという点を念頭において評価に当たってほしい．このような状況下では，骨盤内診がより適切な検査方法となる．しかしながら，臨床的には超音波上明確な変化がない場合，それは筋活動として不十分な反応を意味しており，アプローチすべき状況であると考える．前述のキューを用いたり，呼吸パターンの修正が得られない場合，『The Pelvic Floor Educator』（www.neenhealth.com）のようなフィードバック機器を用いることもできる（図11.12）．この機器を用いることで，感覚および固有受容性フィードバックが得られ，患者自身が正しく収縮できているという確証をもって練習に臨むことができる．その後，1～2週のうちに超音波画像診断にて骨盤底機能の再評価を行う．それでも反応が認められない場合は，骨盤底に対して徒手的な評価を行う骨盤底専門のセラピストに照会する．

超音波画像──膀胱の凹みが認められず尾背側へのバルサルバ反応を生じる場合

膀胱の背側面の降下が経腹法による水平断像では，息みが生じたときの反応として観察される（図11.13A, B, ビデオ11.3a）．傍矢状断像で，膀胱の尾背側への移動がみられることがある（図11.13C, ビデオ11.3b）．この不適切な動きを観察するには，会陰側からの観察が最適である．恥骨結合に対する骨盤内組織の降下が明確に観察できる．ビデオ8.11はSUIおよび筋膜の健常性が保たれている未産婦がバルサルバ法を実施したときのも

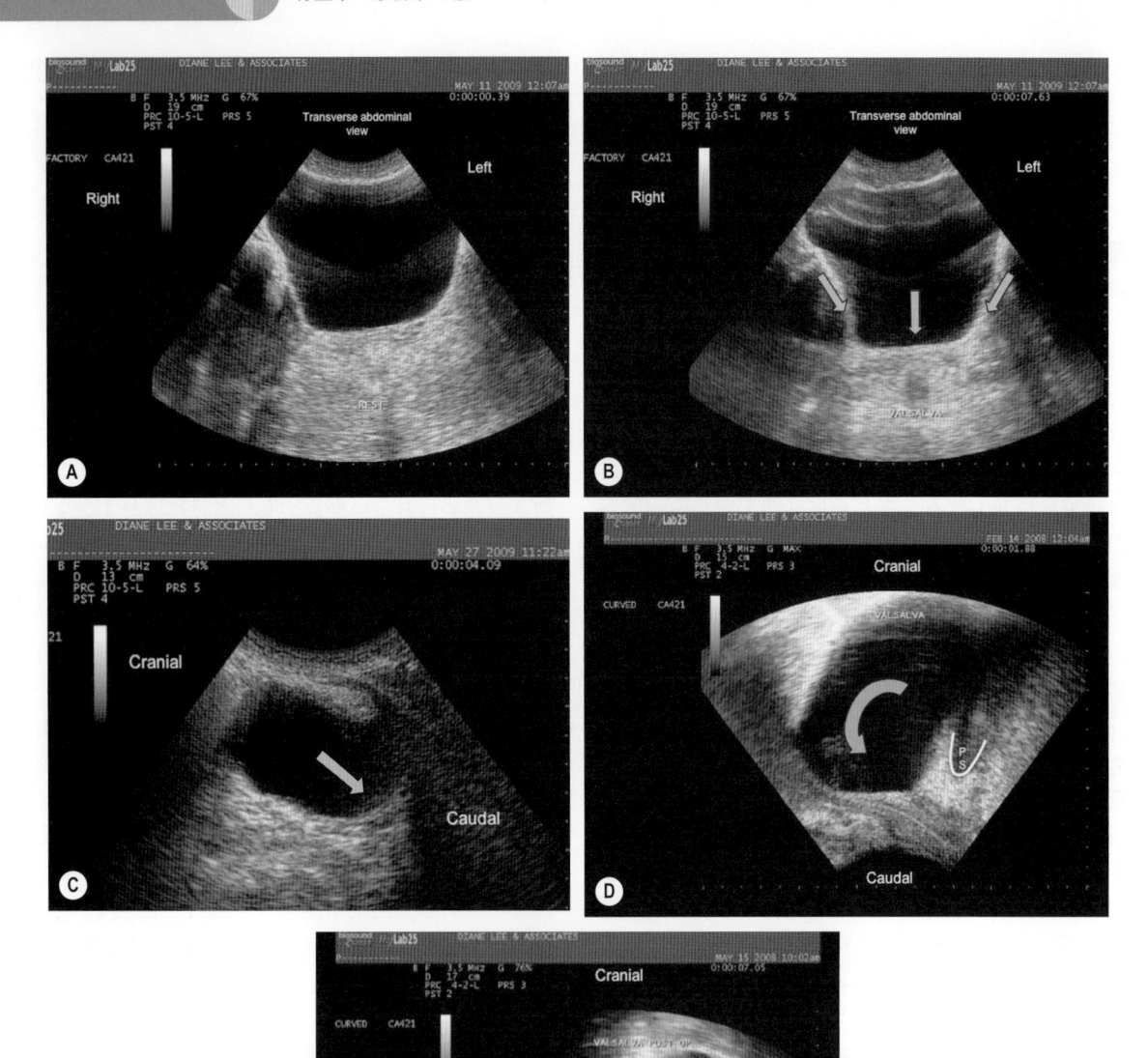

図11.13 骨盤底：超音波画像で膀胱の陥凹はみられず，尾背側への動き（バルサルバ反応）が認められた．息み課題は，膀胱の形状変化と尾背側への変位を生じる．（A）水平断像．膀胱の安静状態．（B）水平断像．（A）と同じ膀胱で息み課題のとき（ビデオ11.3a参照🖱）．（C）傍矢状断像．（A）（B）とは異なる膀胱での息み課題のとき（ビデオ11.3b参照）．（D）経会陰法の画像．この女性には骨盤底組織に著しい弛緩性が認められた（膀胱ヘルニア，腸ヘルニア，直腸脱）．息み課題で恥骨結合に対する膀胱の高さを確認してほしい（ビデオ11.3C参照🖱）（E）経会陰法の画像．この画像は（D）と同じ患者の骨盤底再建術後の骨盤底である（ビデオ11.3d参照🖱）．手術前後での劇的な変化がみてとれる

のである．一方，図11.13Dとビデオ11.3c🖱はSUIおよび筋膜組織に著しい緩みを呈する経産婦がバルサルバ法を実施したときの所見を示している．同じ女性で，骨盤底の再建術後の所見が図11.13Eとビデオ11.3d🖱である．

腹壁の触診：膨隆や過剰な緊張が特に恥骨上部で確認できる．この膨隆はゆっくり出現する場合もあるし，あるいは急に膨らむこともある．

観　察：表在腹筋群の過活動は，特に内外腹斜筋にて観察できることが多い．腹斜筋による屈曲モーメントに対して胸部脊柱起立筋が同時収縮して逆方向の作用を発揮しなければ胸郭の屈曲が生じる可能性がある．また，両側性に胸郭の狭小化に伴い，腹部の膨隆が認められる場合もある（図11.5A，B）．

修正テクニック—言葉による誘導：この状況における目標は，息みを引き起こしている表在筋の活動（第10章）（骨盤底の収縮を最大付近まで収縮する指示に対する望ましくない反応）を抑制してから，骨盤底筋の適切な挙上を学習することである．患者には画面を注視させ，収縮に伴う膀胱形状の変化と動きが生じる様子を説明する．呼気の際に腹部の筋の弛緩を意識させながら適切な呼吸ができるようキューを入れる．その後，腹部へ意識を向けるのを止めて，患者の大腿内側を触診しながら，若干変更を加えて同じキューを入れてもよい．言語的なキューの例として次のようなものがある．

- 「太腿の内側を骨盤底の前方まで引き上げるようにイメージしましょう．そして，そのまま骨盤底も引き上げるようにイメージしてください」
- 「骨盤底をいったん下げるようにして，そこからゆっくりと優しくタンポンを引き上げるようにイメージしてみましょう」
- 息みが認められる場合は，「収縮の速さを，これまでの10％くらいにしてみましょう」と収縮をゆっくりと行うように促す．また，もっと軽く収縮するように「これまでの10％くらいの感じで収縮するようにしてみましょう」と伝える
- 腹横筋や多裂筋深層線維に対するキューを試してもよい

初回は，挙上がみられず，あるいはわずかな収縮しか生じなくても，確実に息むことなく練習できるようにして，セッション後にもそのイメージをもち続けられるようにする．患者には腹部両側（ASIS のすぐ内側）を触診して，腹部の膨隆を確実に起こさないように指導する．もし膨隆が生じたらそれは息んでいることを意味する．以降のセッションで，挙上の要素を効果的な学習を促すことができるだろう．

超音波画像——バルサルバに伴う膀胱の凹みと挙上

膀胱壁に理想的な反応がみられるものの，その直後に膀胱が尾背側へ移動する（ビデオ11.4a，b🖱）．患者が緊張を維持しようとしているためにバルサルバ反応がゆっくりと生じている可能性がある．

腹壁の触診：TrAの収縮によって腹壁に一定の緊張が生じた後，膨隆や硬く過緊張させる状態が生じる．

観　察：表在筋，特に内外腹斜筋の収縮により下腹部が平坦化したり凹んだりする．腹斜筋による屈曲モーメントに抗する胸部脊柱起立筋の同時収縮がみられない場合，胸郭の屈曲が生じる可能性がある．下腹部の膨隆がたいていみられ，その場合同時に胸郭が狭小化している可能性がある．

修正テクニック：できる限りゆっくりとした収縮を意識するようにキューを与えるのが最も効果的である（前述の言葉によるキュー参照）．正確な神経ネットワークを有していたとしても，間違った息みによってそれが台無しになってしまう．患者に画面を観てもらい，息んで膀胱が尾背側へ押される前に収縮を止めるよう指導をするとよい．患者が自宅に帰って練習するまでに，画面を確認せずに息みの前に収縮を止める動作をできるようにすることが重要である．これによって確実に神経ネットワークが再構築され，正確な活動パターンに対するネットワークの学習が促される．また，バルサルバ反応が生じる前に，患者がどの程度収縮を持続することができるか把握することも重要である．この場合，骨盤底筋の収縮を分離して維持できる時間を測定する．過剰な活動をモニタリングするために，腹壁を触診することも患者に指導し，息まずに，可能な限り長く正しい収縮を持続する練習をするように伝える．

超音波画像——骨盤底収縮時間の延長を試みた際の緩徐なリリースと膀胱の凹みと挙上

膀胱壁の理想的な反応は観察されるものの，その後患者が収縮を維持しているつもりであるにもかかわらず患者が収縮を維持しようとしても，ゆっくりと安静状態に戻ってしまう（ビデオ11.2a，b🖱）．

腹壁の触診：TrAの収縮によって腹壁に一定の

緊張が生じるが，患者がその収縮を続けようとしてもゆっくり緩んでしまう．

観察：下腹部が平坦になったり凹みが生じたりするものの，収縮を持続しようとしてもそれが緩んでしまう．

修正テクニック：多くの場合，患者自身が収縮を維持しようと考えているにもかかわらず，超音波画像や腹部の触診ではそれができていないことが明確になる．このような場合，本当に収縮が得られているか，いつ緩みが始まったか，患者に気づかせることが鍵となる．患者には腹部の触診方法を指導し，画面を確認しながらこれらを指導し，その後画面を確認しなくても収縮を繰り返して新たな気づきを認識・再確認させる．

超音波画像——非対称性的な活動

非対称な活動（図11.14，ビデオ11.5）は，たいていの場合，特に患者に異常な反応を示す側に注意を集中させることにで修正される．しかしながら，非対称な活動（過緊張，神経損傷，筋膜の健全性の損失など）の根底に神経系や筋膜系の機能障害がある場合，骨盤底の内診・治療を専門とするセラピストへの照会を勧める．

腹横筋（TrA）

患者とセラピストの肢位

腹横筋トレーニングのための最初の肢位はLPH複合体のアライメントを中間位に維持できる能力によって変わってくる．オプションとして，側臥位，腹臥位，背臥位，膝立て背臥位などがある．最終的には，患者は立位を含むすべての肢位で腹横筋を活性化することができるようにならなければならないが，まずは最も収縮が容易な肢位から始めるほうが良い（ビデオCD12と12.14）．

修正テクニック——言葉や徒手による誘導

言葉によるキューによって表在筋システムの活動と分離させたTrAの活性化を促すことができる（ビデオ11.6）．骨盤底と腹横筋の共同収縮が可能で

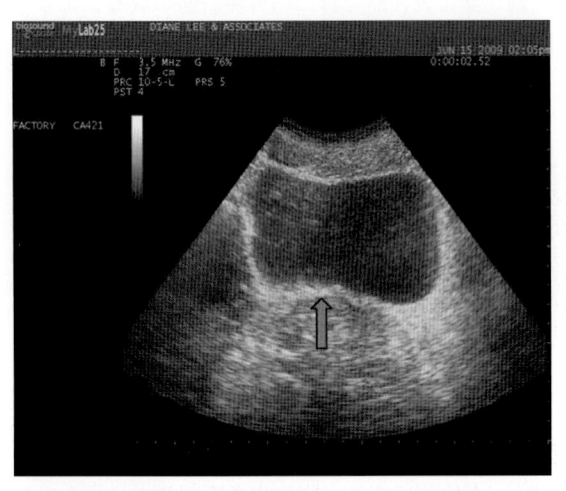

図11.14 骨盤底：超音波画像における対称的活動（ビデオ11.5参照）

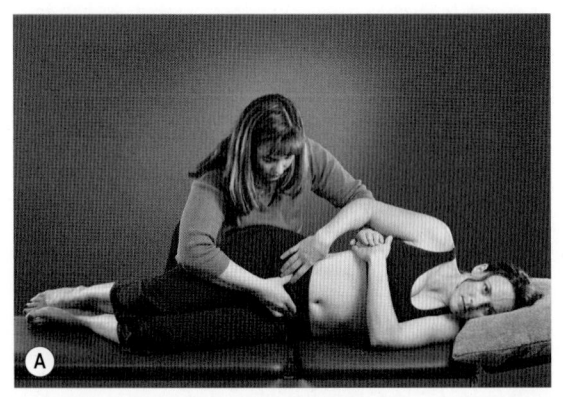

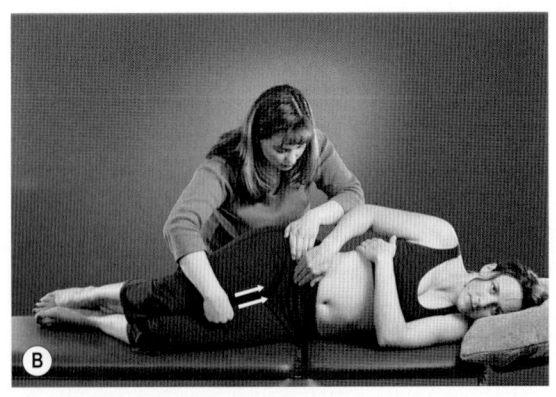

図11.15 側臥位における腹横筋の分離収縮の促通．（A）患者は左手で肋骨の側方拡張を触診するとともに，右手でTrAの収縮を確認している．同様にセラピストは用手接触によりTrAの促通を行う．患者は下側になっている下腹部（このケースの場合は左側）を引き上げるように意識すると気づきがもたらされやすい．TrAの収縮が非対称な患者の場合，活動が少ない側を下方にした側臥位で対称的な活性化を促すことができる．（B）患者は左手で肋骨の側方拡張を触診し，右手でTrAの収縮を確認している．セラピストは尾側の手で，両側の大腿内側に優しく圧を加え，収縮の確認のために腹横筋を確認している．指を少しだけ大腿に向かって滑らせつつ，キューを出す．「私の指から，太腿の内側を通って骨盤底の前側まで引き上げられるようなイメージをしてみましょう」．必要に応じてイメージを下腹部まで延長してもよい

深部・表在筋システムの「覚醒」と協調のためのツールとテクニック   CHAPTER 11

あれば（第8章），TrAの反応を促すためにまず骨盤底に対するキュー（尿道を締める，腟や精巣の挙上，恥骨の内側に向かって肛門を引き寄せる）を用いるとよい．しかしながら，多くの分娩後の女性では骨盤底の活動によってTrAの自動的な反応を引き出すのは難しく，他にもキューやイメージを追加しなければならないこともある．特に左右対称のTrAの活性化に着目する場合（新しい神経ネットワークの覚醒と再構築）次のキューを試すとよい．

- 「息を吸って．吐いて．次に，呼吸は止めずに，ゆっくりと，少しずつから私の指（もしくは掌）からお腹が離れるようにしてみましょう」（図11.15A）
- 「太腿の内側を骨盤底の前のほうへ向かってゆっくりと引き上げるようにします．そして，そのまま下腹部に置いている私の指のところまで引き上げてみましょう」（図11.15B，ビデオ11.7🖱）
- 「両側の骨盤の内側（ASIS）をつなぐようにイメージします．ゆっくりとそのラインに沿って骨盤をお互いに引き寄せるようにイメージしてみましょう」
- 「骨盤を開いてある本，寛骨をそのカバーであるとイメージしてみましょう．そっとカバーを閉じるように想像してみてください」
- 「お腹を恥骨から引き離すようにイメージしてみましょう」「軽く，ゆっくりと骨盤底を持ち上げるようにイメージしてみましょう」（女性は腟を持ち上げることをイメージできる．男性の場合，精巣を少し挙上するようにイメージさせる）
- 恥骨と両側の骨盤（ASIS）の間にハンモックが架かっているようにイメージしてください．そして，ゆっくりと優しく，下腹部を持ち上げてこのハンモックを引き上げてみましょう」

柔らかくゆったりとした言葉による誘導をしながら，感覚の手がかりを与えるために，セラピストの指を患者の腹部に若干沈み込ませ，上側方へ引いて（V字に）TrAの筋膜に緊張をつくる．恥骨の直上や，もしくは腹部上に手でカップをつくるように圧をかけ，触覚的な手がかりを与えてることもできる．素早い，相同性の反応ではなく，ゆっくりとした持続性の収縮を促すよう，ゆっくり組織の中に沈みこむ程度でよい．上腹部が過剰に活動する場合，患者の注意をそこから外させるよう，セラピストは両側の大腿上方内側を優しく圧をかけて，患者にはASISの触診を続けるよう伝える．また患者には腹部よりも下方から収縮が開始されるようにイメージを促す．

理想的な反応と異常反応

理想的な状態としては，触診している指の下で柔らかい緊張（膨隆するのではなく，シートを張るような）がゆっくりと広がる感じがわかるはずである．また，必要な収縮の強さはわずか10～15%であること忘れないようにしてほしい．患者が頑張って強く収縮したり，もしくは速い収縮を行う場合には，触診しているセラピストの指で膨隆が感知されるとともに，腹部から指を押し出されてしまう．これは内腹斜筋（IO）の活動の増加であり，正常もしくは予想される反応である．IOの似たような膨隆は，咳や頭部を床から持ち上げるときに確認できる．他筋と分離したTrAの収縮を行う場合は，骨盤や脊柱，上腹部で運動が生じてはならない．腹直筋（RA）と腹斜筋群は，弛緩状態にあることが重要である．外腹斜筋（EO）が過剰に活動すると，胸郭が下方に引き下げられてしまう．このような場合，胸郭をそっと小さく側方へ揺らしてみるとよい．この「揺らし」に対する抵抗感が強い場合，表在筋の過活動が胸郭を固めていて，同時にTrAの分離収縮が行えていないことを意味する．TrAの分離収縮があっても，胸郭の側方への揺らしは容易にできるはずである．

よくみられる異常な反応はここに述べた通りで，超音波画像（UI）で確認できるパターンに分類される．ここで注意しなければいけないのは，UIが触診と観察の補助手段であって，TrAの活性化に必須の機器ではないということである．しかしながら，TrAの機能不全を有する患者に対するフィードバックに非常に役立ち，客観的な評価法としては非常に有用な手段である．

超音波画像——TrAの動員がなくIOの代償でもない場合

画像：IOの超音波画像所見は次の通りである（図8.81C，ビデオ11.8🖱）．
- TrA層に増加（厚みの変化）がみられない
- TrAの内側筋膜の側方へのスライドがみられない
- IOの厚みが変化しない

339

触　診：触診の所見は以下の通りである.
- 下腹部は柔らかいままで，ASISのすぐ内側でも張力変化や収縮が認められない
- 深層の緊張ではなく，表層の緊張の変化が感じられる．これはEOの収縮に伴う変化で，触診部上を被うEOの筋膜によるものである．このとき超音波画像で，TrAに活動がないことを確認する．EOについても変化を認めない可能性があるが，EOの活動と厚みの変化の関係はまだ明らかになっていない（Hodgesら2003a）．EOの活動は下位肋骨の付着部で触診できる（図11.16）．EOの活動が過剰であるにもかかわらず，脊椎の動きが認められない場合は，脊柱起立筋の活動が過剰である可能性が高い．この場合，胸郭の揺らしテストでも制限が確認できるだろう

観　察：観察の所見は次の通りである．TrAの収縮がない場合，下腹部の平坦化や，引き込みは認められない．しかし，超音波像では観察できないパターンも存在する．代表的なパターンを以下に示す．
- EOの収縮 – 腹壁の動きは上腹部から生じ，胸郭付着部でEO線維の活動が確認できる．皮膚の横方向へのしわが複数臍直上にあって（図11.17A, B），同様に下部腹壁の横幅の増加（ウエストの増大）がみられる．肋骨の側方への拡張は，胸郭に対する他動的な揺らしテストで非常に硬い反応を示す（ビデオ11.9）．脊柱起立筋が弛緩している場合，胸腰椎移行部の屈曲と胸骨下角の狭小化が認められる
- 息こらえ – 上腹部は上方に移動し，引っ込めた状態となる（ビデオ11.10）．両側の脊柱起立筋に収縮が入る場合，肋骨下部が上方にめくれ上がるように位置することがある

修正テクニック：TrAを「覚醒」させ，対称的で共同的な収縮を促すために，以下のテクニックやキューを使うとよい.
- 肢位の変更：キューを加えてもTrAのみならず，他の腹部筋も反応しない場合，側臥位や腹臥位，四つ這い（あるいはボールに上半身を預けた膝立ち），どこかへ寄りかかった立位など，腹部に重力による牽引がより加わる肢位を選択するとよい（図11.18A, B）．感覚情報や固有受容入力を増やすと，望ましい変化が得られることが多い．主にEOの活動が優位なパターンを示す場合，まずLPH複合体の中間位が確保

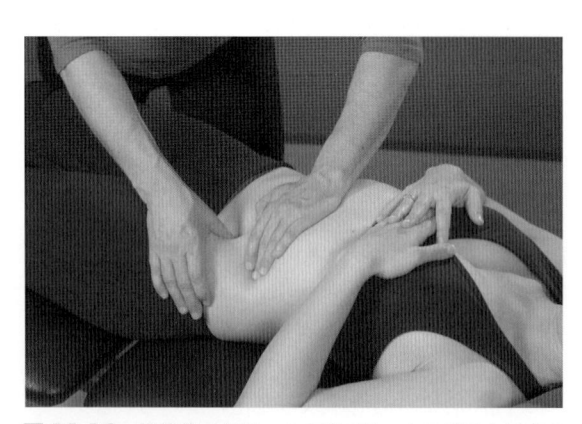

図11.16　腹横筋の促通．この例では，セラピストは左のTrAを触診し（触診の深度に注意），同時にEOとIOどちらの代償があるか上腹部を確認している（この触診の深度がTrAよりも表層である点に注目）

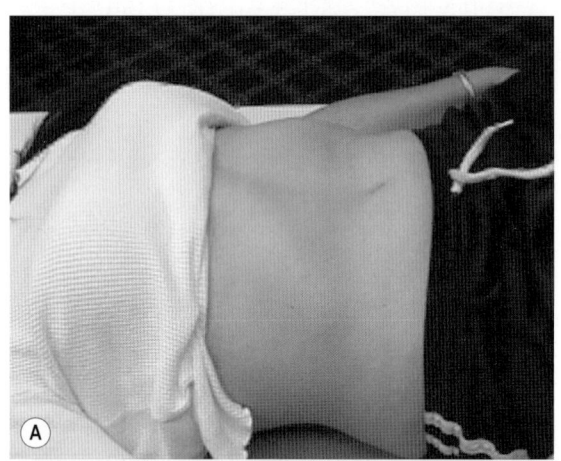

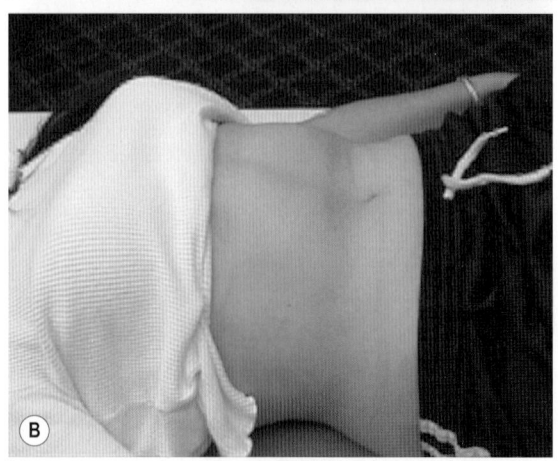

図11.17　TrAの分離収縮を促すキューに対するEOの反応（A）安静時の腹壁　（B）EOが活動したときの腹壁の形状．胸骨下角の狭小化と臍直上レベルでの水平なしわ，下腹部の拡張がみられる

いて，このときお腹を完全にリラックスさせます．呼吸は止めないようにしてください．触れている下腹部がそっと手から離れるように（他のイメージでもよい）イメージしてみましょう」．腹部に意識を向けないような言葉のキューでもよい．例えば，太腿内側から骨盤底に向かって伝わってくるイメージや，多裂筋深層線維の収縮を伴うようなものでもよい．

- 腹部筋の活動がみられない場合：触診を併用して，前述の中から言葉によるキューを試してみる．下腹部に対する気づきが高まるように意識を向ける

超音波画像──TrAの活動がなくIOによる代償がみられる場合（EOとRAの代償の有無にかかわらず）

　画　像：UIで確認できる特徴を以下に示す．

- IO層は，速い相同性の反応で厚みが増す場合と，ゆっくりと段階的に厚みが増加を示す場合がある（図11.19A）．このような場合，TrA層の厚みに変化は認められず，側方への滑走や側方に巻きつくような動きもみられない．TrA作用による筋膜の緊張が不足しているため，IOの内側端で内方への膨らみが観察されるかもしれない．患者にゆっくりと収縮するよう指示したときにも，ゆっくりとではあるものの同じパターンが生じる．ビデオ11.11aでは，最初にIOが収縮し（厚みが増すように内下方に膨隆する），次にTrAがわずかに収縮し（側方へ巻きつきながら厚みが増している），その後TrAは弛緩してIOの収縮は続いている様子が観察できる．場合によっては，活動していないTrAの上でIOが側方へ滑走していく様子がみられる（図11.19B，ビデオ11.11b🖱）

　触　診：触診では次の所見が確認できる．

- 急速な膨隆またはゆっくりとした圧や膨隆（緊張よりも）がASISのすぐ内側で感じられる（ビデオ11.12🖱）．EOやRAがIOと同時に動員されているかどうか判断するためには，下位肋骨（第8肋骨より下方レベル）と胸骨下部で比較するとよい（図11.16，ビデオ11.9参照🖱）

　観　察：以下の所見が観察できる．

- IOのみが両側性に活動すると，胸骨下角の拡張を生じる．痩せた者では，腸骨稜前方から肋骨まで上内方へ走行する上前部線維の触診およ

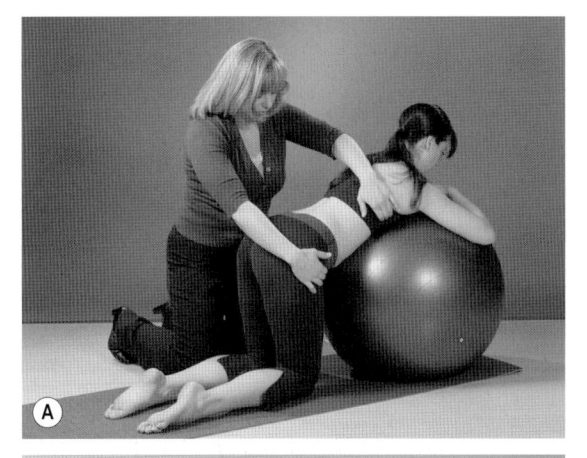

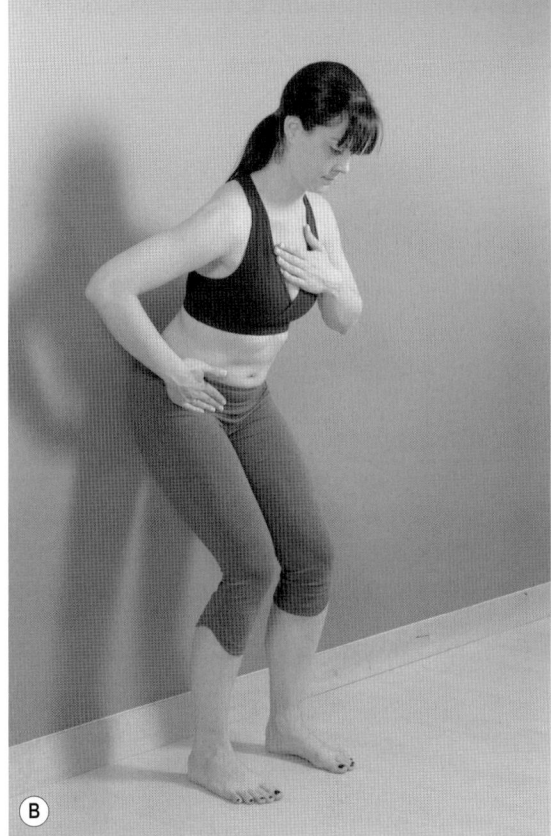

図11.18　腹横筋の促通．姿勢を替える．(A) 膝立ちでボールに上半身を預け，LPH複合体の中間位を確保する．この肢位でTrAの分離収縮トレーニングが可能である．(B) 立位で壁にもたれ，LPH複合体を中間位にすると，TrAのトレーニングを行いやすい

できているかどうか確認する．緊張を緩めるためには，側臥位または腹臥位が適当である

- EOが有意な場合：呼気時のEOの活動を確認し，以下のキューを加える．「息を吸って．吐

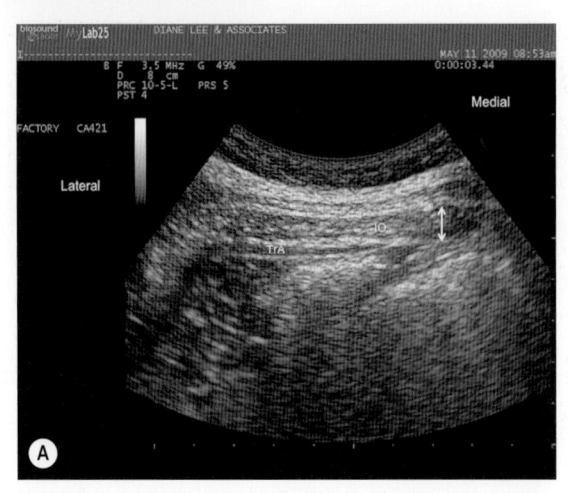

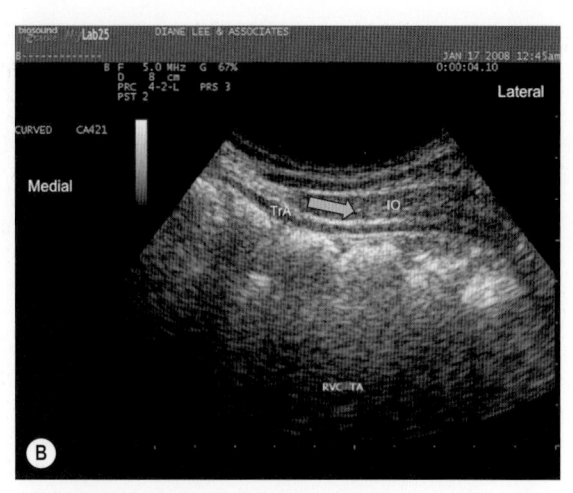

図 11.19 腹横筋の超音波画像 TrA の収縮は認められず，IO の代償が生じている．EO と RA の活動もみられない．(A) TrA の反応がない場合の IO の膨隆．(B) 時には，IO が活動していない TrA 上を側方へ滑る動きがみられる

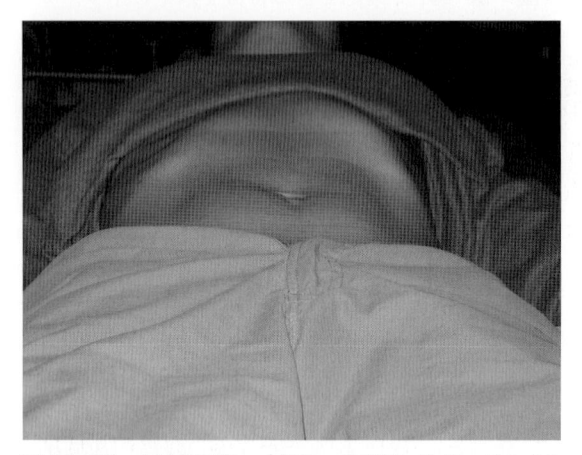

図 11.20 右外腹斜筋の一側性の過緊張．胸郭の側方変位と非対称性が確認できる

び視診が可能な場合がある．IO と EO の両方が活動している場合は，胸郭は硬くなり，肋骨の側方への拡張は制限され，一側下腹部の膨隆が観察されるだろう
- RA の活動は胸腰椎移行部の屈曲や骨盤の後傾斜につながる
- 脊柱起立筋の同時収縮によって胸腰椎移行部の屈曲の程度は減少するが，体幹は硬くなり，胸郭の「揺らし」が制限されることになる
- 機能不全の代償パターンが片側にある場合，収縮に伴って胸郭の外側変位が認められる（図 11.20）

修正テクニック：TrA を「覚醒」させ，対称的で共同的な収縮を促すために，以下のテクニックやキューを使うとよい．IO, EO, RA のリリースと抑制に関連する（第 10 章）．
- 患者肢位の変更：体幹が最もリラックスできる肢位を選択する．背臥位，膝立て背臥位（骨盤が後方傾斜しない範囲に膝を立てる），または腹臥位がよいかもしれない．脊柱起立筋が表層の腹筋群と同時に動員されている場合，腹臥位で枕を腹部の下に入れると弛緩しやすくなることがある
- はじめは言葉と徒手的なキューを使い，腹部から注意を反らす（太腿内側から伝わるイメージで骨盤底を活性化する（ビデオ 11.7），多裂筋深層線維を収縮させる）
- 呼気時の表在筋の活動を確認する．「吸って，吐いて，お腹の力を完全に抜きましょう．呼吸を止めないように，ゆっくりと骨盤底を持ち上がってくるように意識してください」などのキューを加える

超音波画像——TrA の分離収縮が困難な場合

　TrA が最初に働き，IO と他の腹筋群が続いて収縮する場合（段階的に生じる可能性がある），これは各筋が適切なタイミングで収縮していることを示す．しかし，表在筋システムの動員があまりに早急に生じる場合，TrA の収縮を得るために表在筋の活動を抑制する必要がある．

　画　像：UI では以下の現象が認められる（図 11.21A, 11.13 参照）．

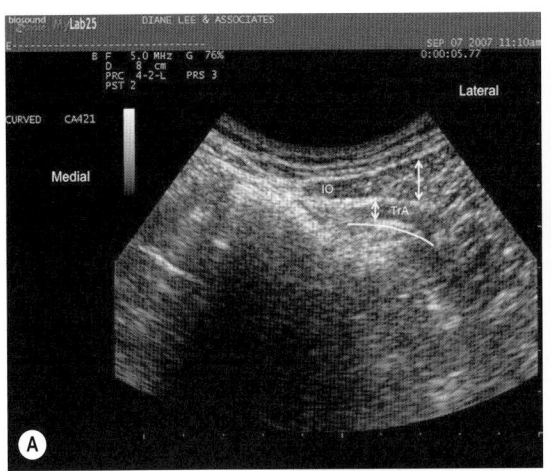

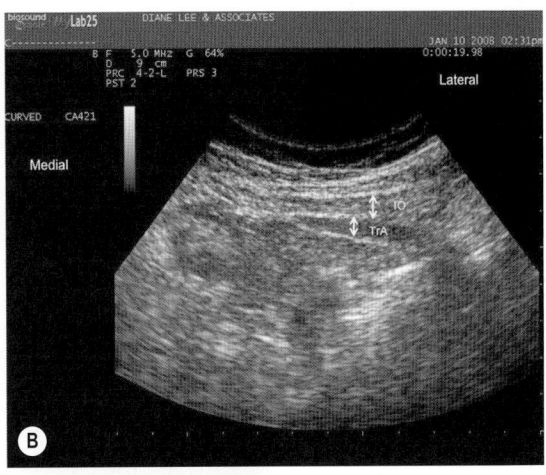

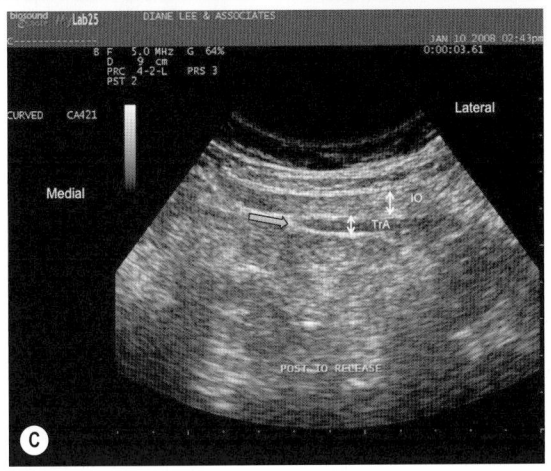

深部・表在筋システムの「覚醒」と協調のためのツールとテクニック　CHAPTER 11

図11.21　腹横筋の超音波画像──TrAが収縮している状態（分離はしていない）.（A）TrAの収縮に続いてIOが活動した状態. IOの内側端が円錐状になっている（図11.19Aのように, 膨らんでいない）.（B）TrAとIOの同時収縮.（C）腹横筋の活動に続いてIOの活動が生じている. これは（B）と同じ患者にIOリリース直後（イメージを用いてから12分後）オンラインでビデオ11.14a, bを確認してほしい. これらの2つのビデオクリップは, 深部筋システムのトレーニングを行う前に, 表在筋システムの過緊張をリリースする重要性を示している

- TrA層は厚みが増加するとともに, 内側筋膜を引きながら外側へ滑走する. 続いて, IO層の厚みが増大する. TrAが収縮によって筋膜が緊張しているため, IOの正中寄り内側端が内方（TrA側）へ膨隆したり形状がはっきりしないということはない（TrAの収縮がなくIOが収縮したときと比べて）

触　診：以下のような所見がみられる.

- ASISのすぐ内側で, 急速またはゆっくりとした膨隆が生じ, 続いて深層で張力が感じられる. IOが急速に収縮する場合, 最初に生じるべき深層の緊張を感じるのが難しくなる

IOと一緒にEOとRAのどちらが動員されたか明確にするために, 下位肋骨（第8肋骨より下位レベルで, 図11.22, ビデオ11.9）と胸骨の下方を触診して判断する.

観　察：観察では, 以下の所見が確認できる.

- 表層腹筋群の活動のサインとして, 下腹部が徐々に平坦になるか, 凹む（前項で述べた）

修正テクニック：対称的で共同的な収縮を促すために, 以下のテクニックやキューを使うとよい.

- よりゆっくりとした収縮を促す. 最初に実施した速さの50％から開始し, 次にその50％, さらにまた半分と展開していく
- 小さい収縮から促していく. 最初に収縮させた量の50％程度から始めて, 次にその50％,

343

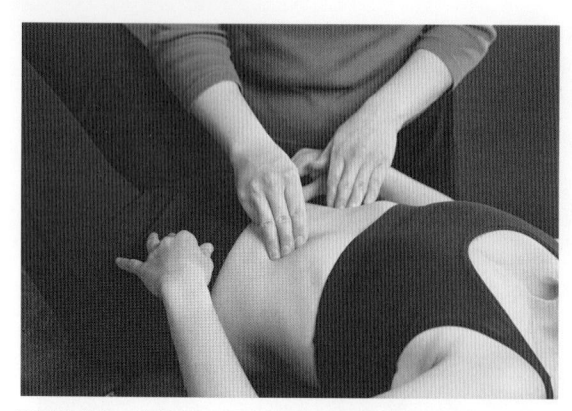

図 11.22 腹横筋と外腹斜筋の触診のポイント．患者はASISの内下方を触診し，TrAの収縮を両側で確認する．セラピストは，下部肋骨前面の付着部でEOの代償反応を確認している

なおIOの活動は残存しているものの，TrAの収縮後にみられるようになっている

触　診：触診では，以下の所見が認められる．

- ASISのすぐ内側で，急速な，またはゆっくりとした圧や膨隆を感じるこの状況では，膨隆が触診の主な所見となるため，その深層でTrAが活性化しているかどうか判断することは困難である．
- EOやRAがIOと同時に活動しているかどうか判断するためには，下位肋骨（第8肋骨より下方レベル図11.22）と胸骨下部の触診する

観　察：観察では以下の所見がみられる

- 腹部の表在筋活動の徴候はどの筋が活動を生じるか，観察で確認できる（上記参照）

修正テクニック：対称的かつ分離収縮を促すために，次のテクニックやキューを用いるとよい．

- 深部筋システムをトレーニングを試みる前に，徒手的なリリースで表在筋システムの活動を弱めておく必要がある（第10章）
- 腹壁の筋群が最大限弛緩する肢位を選択する
- よりゆっくりとした収縮を促す．最初の収縮の50％の速さで始めて，さらにその50％と続けていく
- 患者に10〜15％MVC程度の収縮で良いことを思い出してもらい，そのためには収縮をするというよりも，収縮をイメージするほうがよい
- はじめは言葉と徒手的なキューを使い，腹部から注意を反らす（太腿内側から伝わるイメージで骨盤底を活性化する，多裂筋深層線維を収縮させる）（前述参照）
- 呼気時の表在筋活動を確認する．「吸って，吐いて，ここでお腹をリラックスさせましょう．そのまま呼吸は止めずに，骨盤底をそっと持ち上げるようにしてみましょう」とキューを加える

さらにそれより努力の程度を減らしていく．患者には10〜15％MVC程度の収縮でよいことを思い出してもらい，収縮をするという意識よりも収縮をイメージするという方向性で進める

- スピードを遅くしたり力を入れる量を弱めたりしてもなお表在筋の活動が優位な場合，表在筋の活動が低下するような肢位をいくつか試すとよい
- 患者に超音波の画面を注視させる．表在筋（特にIO）の活動を生じる前に，収縮を止めるように指示する．いったんこれが習得できれば，新しい収縮様式を身体内に採り入れるよう画面を観ずに収縮するように促す

TrAとIOが同時に活動する（EOとRAの収縮の有無に関係なく）がみられる場合，収縮タイミングが間違っていることを意味する．

画　像：UIでは，以下の所見が認められる

- TrA層は厚みを増し，かつ内側筋膜を緊張させつつ側方に滑走しているが，同時にIO層の厚みの増加もみられる（図11.21B，ビデオ11.14a参照）．TrAの分離収縮が観察されても側方への滑走が認められないこともあり，TrAの収縮の程度によって内側の筋膜の連結部が不明瞭になることもあり，同時にTrAとIO層の内方への動きが認められる．図11.21Cとビデオ11.14bは，同じ患者でIOをリリース（第10章）した直後のTrAとIOを示している．

超音波画像——非対称的なパターンの場合

TrAの左右非対称な活動はよくみられるもので，多裂筋深層線維，骨盤底の非対称な活動と関連している．一側が理想的な反応をもたらし，対側が異常反応を示す，もしくは両側が異常でも異なった反応を示す場合，いずれにおいても，非対称的な反応に

深部・表在筋システムの「覚醒」と協調のためのツールとテクニック　CHAPTER 11

なる．非対称性の修正には，前述のファシリテーション・テクニック（コード・キュー）を組み合わせる必要がある．多くの場合，活性化を試みるときに，患者に機能不全を生じている側にやや意識を集中させるとうまく修正できる．深部筋システムの非対称性にアプローチするときに用いるコード・キューについては，共同収縮トレーニングのところで後述する．

超音波画像──過緊張の場合

ときどき，TrA の活動が増大している様子が超音波画像で確認される．これは呼吸サイクルと連動していることが多い（安静時にも TrA の厚みがあり，巻きつくような状態になっており，呼気でさらにその状態が増強される）．TrA の最適な活性化を回復させるには，胸郭を治療対象として，「覚醒」とは逆に TrA への神経作用を減じることが必要になることがある．第 3 章で述べたように，TrA が T6-L1 の前枝の支配を受けることを思い出してほしい．臨床的に，TrA が最適に機能するためには胸郭の機能と密接な結びつきがあると考えられるが，本書の枠を超えるため，詳細については触れない（www.discoverphysio.ca）．

多裂筋深層線維

患者とセラピストの肢位

表在筋，特に脊柱起立筋，股関節深層外旋筋と坐骨尾骨筋がリラックスした状態で，最適な LPH 複合体の中間位をとれる肢位を選択する．腹臥位は，左右で対称的な活動ができているか比較するために有用な肢位である．一方，多裂筋の覚醒を促すにはかなり難しい肢位でもある．多くの患者にとって，側臥位は自分で筋を触診することが容易で，かつ LPH 複合体を中間位にしてリラックスしやすい肢位である．背臥位，膝立て背臥位は，一部の患者に有効である．萎縮を生じているレベルの腰椎棘突起，仙骨のすぐ側方で多裂筋を両側とも触診する．下位腰椎および仙椎部では外側の筋膨隆はより多裂筋表層線維の筋で構成されているため，深層線維の活動をモニタリングするためには，脊椎のすぐ近くを触れる必要がある．機能不全を生じている部位を見つけ出す方法（「筋肉の柔らかい部分を探してみてください」）と，指を筋に沈み込ませる感覚を患者に伝える（図 11.23）．

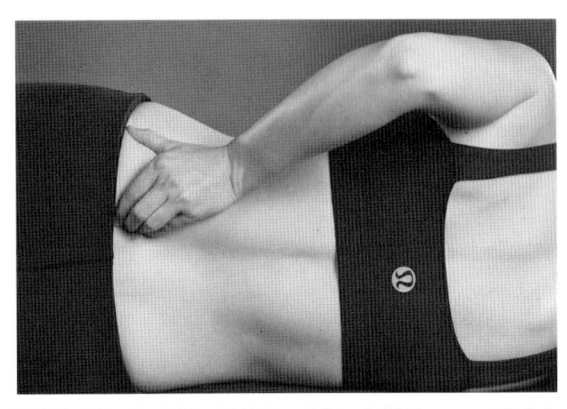

図 11.23　多裂筋深層線維の促通：側臥位で LPH 複合体を中間位にして，多裂筋深層線維を触診している．この肢位では分離収縮のトレーニングを始めやすい

修正テクニック──言葉や徒手による誘導

言葉によるキューによって多裂筋の深層線維の活性化が容易になることがある．椎骨／脊椎が「吊り下げられている」イメージは，多裂筋深層線維の収縮を促通する上で最も効果的である（ビデオ 11.15）．さまざまな表現を用いてよいが，脊椎が両側からピンと張った紐やワイヤーで吊り下げられなければならない中央にある支柱であるという概念が一般的である．ワイヤーの緊張は，左右で等しく保たれなければならない．どちらか一側の多裂筋深層線維の活動が不十分であったら，ワイヤーの連続性が欠如したと考えることができ，同側で脊椎の回旋と崩れを生じる．脊柱を支えるためのワイヤーに沿って垂直に力が上るところをイメージすると，「懸垂」の感覚を捉えるのに役立つ．それぞれの症例において，機能不全を生じているレベルで多裂筋深層線維を触診する．ここがワイヤーの付着部である．ワイヤーのもう一端である付着部または起始部は一律に決めるべきではなく，最終的に多裂筋深層線維が最も反応を示すイメージを選択する．セラピストの触診による圧のタイミングは，イメージに合致した感覚をつくり，また筋がどの程度の速度で収縮しなければならないかフィードバックを与えることにもなる．指を多裂筋に沈み込ませて，「持ち上げられた」あるいは「吊り下げられた」感覚を促すように頭方への圧を加える．ワイヤーの下方付着部は，ASIS のすぐ内側（図 11.24A），恥骨上方，もしくは太腿内側から骨盤底を通ってつながるようなイメージを用いる（図 11.24B）．触覚によるフィードバックは，前方の触診から開始し，それから多裂筋の触診点へ移動する．

345

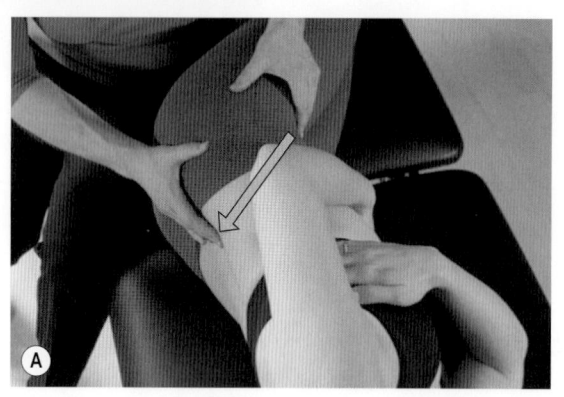

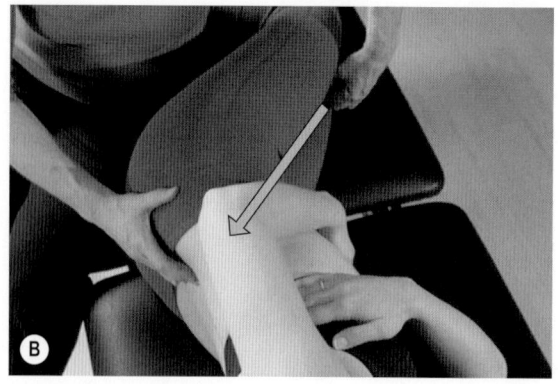

図11.24 多裂筋深層線維の促通．患者に以下のイメージを伝える：「緊張したワイヤーや紐で脊柱を吊るしていると想像してみましょう．あなたの体の前面から体の中を通って斜め上の私の指のところまで意識を向けます．息を吸って，吐いて，そしてゆっくりと，ここ（前方の触診部位に指で圧を加える）からここの指（多裂筋に圧を加える）まで，ワイヤーでつないでみましょう」．前方部分のオプションとして次のようなものがある．(A) セラピストは手指と親指をASISのすぐ内側にそれぞれ沈め，同時に患者はASISから触診している腰部左側（写真の例）まで斜め上内方にワイヤーでつなぐようにイメージする．このイメージを両側に用いることができる．(B) 骨盤底へワイヤーでつなぐキューは，患者の左右太腿の内側から始めてもよい

- 「恥骨の内側から背骨のこの部位に向かって紐が張られているのをイメージしてください」．この部位がどこであるか明確にわかるように，優しく圧を加える．「このラインに沿って，この背骨を頭のほうへ徐々に吊り上げる，もしくは持ち上げるようにイメージしてみましょう」
- 「鼠径部または太もも内側から背骨のこの部位に向かって，紐を張るようにイメージしてみましょう」．「この部位」がどこかわかるように，優しく圧を加える
- S1のレベルの線維では，「あなたの骨盤（PSIS両側）のこの2つの骨を紐でつなぐイメージをしてください．それらを同時に，均等に引き上げる力をイメージしてみてください」という声かけでもよい
- 腹横筋または骨盤底に対するキューを試して，多裂筋深層線維と共同的な収縮反応が得られるかどうかを確かめる

理想的反応と異常な反応

　多裂筋深層線維の理想的な反応は，筋がゆっくりと硬くなっていくときに（図11.25），深部の膨隆と触診している指の部分の凹みとして感じ取れるだろう．急速な収縮は，多裂筋表層線維，腰部脊柱起立筋の活性化を生じ，セラピストが触診している指は急速に押し返される．胸部脊柱起立筋が収縮している場合も，急速な表層の緊張の増加が感じられる．

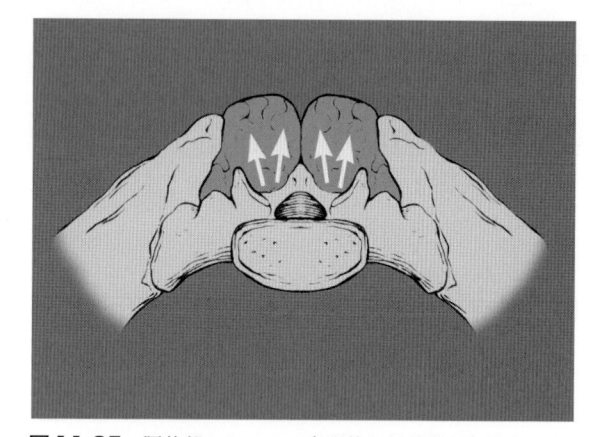

図11.25 腰仙部のレベルで多裂筋深層線維が収縮すると，表層に位置する胸腰筋膜の緊張が上がり，後方に拡張・膨隆する．この収縮によって，筋自体の硬さの増大に加え，筋膜の緊張が増加したような感覚が得られる

　脊柱起立筋の共同腱は腰部多裂筋を被うように存在しており（図3.48参照），この筋の活動によって，筋がよく発達している場合は特に，腱の緊張が変化する．患者には，多裂筋が弛緩していると簡単に指を筋に沈み込ませることができ（熟れたバナナのように柔らかい），多裂筋深層線維が収縮しているときと比較して指導する（筋に指を沈み込ませるのがより硬くなる）ことが重要である．このとき骨盤や脊椎の動きは伴わず，また腹部表在筋や股関節筋の活動も生じるべきではない．TrAとの共同収縮は好ましいものである．

　よくみられる異常な反応は，超音波画像でみられ

るパターンによって分類される．ただし，UIが触診と観察を補助するものに過ぎず，深部筋システムを評価・トレーニングするために必須の道具ではないことを理解していただきたい．実際に，UIは研究で多用されているにもかかわらず，トレーニングの場合には，触診と観察のほうが感受性が高いと臨床的に実感している．第8章で述べたように，時には，dMFの過緊張が存在しており，それが適切な機能や言葉によるキューに対する反応を妨げていることもある．dMFのリリースは，トレーニング前に実施する．そのツールとしてはIMSが有効である．

超音波画像――深層もしくは表層の多裂筋両方の動員がみられない場合

画　像：超音波画像では以下の所見が観察される（図8.91B参照）．
- 筋層の厚みの変化は，超音波画像では明確にはわからない

触　診：触診に関して，以下の所見が確認できる．
- 多裂筋は柔らかいままで，緊張が感じられない
- あるいは，表在筋の急速な緊張があった場合，それは胸部脊柱起立筋の腱の張力を感じとっている可能性がある
- 腹部の触診では，TrAの収縮が明確な場合と収縮がない場合がある．
- 代償で使っている筋の活動も感じられる

観　察：観察によって，以下のことがわかる．
- 骨盤後傾，腰椎屈曲に加えて，呼吸を止める現象がよく観察される．これは，患者がセラピストの指を押し返す反応として現れる．また，腹部を固める傾向もよくみられる
- 胸部の脊柱起立筋の活動が過剰であると，緊張は対称，非対称にかかわらず，胸椎付着部まで及んでいることがわかるだろう．また，腹筋群の同時収縮がない限り，脊椎の伸展を生じる

修正テクニック：いくつかのファシリテーションテクニックを試してみるとよい．
- 患者自身が筋をしっかりと認識できるまで，さまざまなイメージを試す．腰椎の屈曲が起こっている場合，「筋を膨隆させる」よりは，むしろ「吊り下げる」もしくは「持ち上げる」感覚を強調するようなキューを用いるほうが効果的である
- 骨盤底の後方（坐骨尾骨筋）と股関節後方筋の過緊張の存在を確認する．バットグリッピングを生じていると，多裂筋の活性化が抑制される．多裂筋の促通テクニックを行う前に，患者の肢位を変えるか，リリーステクニックを用いて上記筋の緊張を減弱させておく必要がある
- 胸部の脊柱起立筋の活動が過剰である場合，腹臥位のような脊柱起立筋が最大限リラックスする肢位を選択する
- 呼吸のタイプを確認して，息を止めてしまわないことを確認する．呼気を利用して脊柱起立筋のリラックスを促す

超音波画像――多裂筋深層線維の動員がなく表層線維が活性化している場合

画　像：UIでは以下のように見える．
- 多裂筋深層線維の厚みは変化がない．表層線維は厚みが増大する（急速な相同性の反応）

触　診：触診では次のように感じられる．
- 深層線維の収縮が認められずに指が筋から急に押し出される
- 触診した部位の外側で多裂筋の急速な収縮が感じられる．ただし，内側の触診部位（深層線維）では柔らかいままで活性化していない

観　察：観察について，次の所見が確認できる．
- 腹筋の活動を伴わずに多裂筋表層線維が活動すると，腰椎の前弯が増加する．腹部筋の収縮を伴う場合は，腰椎の弯曲に変化は生じない

修正テクニック：いくつかのファシリテーションテクニックを試してみるとよい．
- 多裂筋深層線維のトレーニングを試みる前に，徒手的リリースやその他のテクニックを用いて表層の感度や緊張を低下させる（第10章）
- 患者は筋をしっかりと認識できるまで，いくつかのイメージを試してみる．伸展運動を促すイメージ（「実際には動かないで，背中を反るようにイメージしましょう」など）は避けるようにする．これらのイメージは表層線維の動員を促す傾向にあるからである
- 呼吸パターンをチェックして，息を止めていないことを確認する．呼気を利用して脊柱起立筋，多裂筋表層線維の弛緩を促す
- 多裂筋表層線維が最も弛緩しやすい肢位を選択する．腹臥位で腹部の下に枕を挟むと効果的である

347

超音波画像－多裂筋深層および表層線維の相動性収縮

画　像：UIで次のように見える．
- 表層・深層線維の厚みが同時に，かつ急速に変化し，相動性反応がみられる（ビデオ 8.18, 8.19）

触　診：触診では，以下のような所見が認められる．
- 急速な収縮の前に深層の緊張が触診で確認できず，筋から指が押し出される

観　察：観察では次のことが観察できる．
- 多裂筋が腹部筋の同時収縮を伴わずに活性化すると，腰椎前弯が顕著となる．腹部筋が同時収縮すると，腰椎の弯曲に変化は生じない

修正テクニック：いくつかのファシリテーションテクニックを試してみるとよい．
- 表層線維と深層線維の分離収縮を促す前に，徒手によるリリーステクニック，もしくは他の方法を用いて，表層線維の緊張と感度を減弱させる
- 非常にゆっくりと，過剰な努力をしない収縮を促す．多くの場合，繰り返し，速度と過剰努力を低下させることで，まず多裂筋の深層線維の緊張が増加するよう活性化のパターンを変更することができる．超音波画像や徒手的なキューを用いて，過剰な収縮が生じる時点（大きな膨隆を生じる前）で患者に指導を行う
- 患者が筋をしっかりと認識できるよう，さまざまなイメージを用いる．表層線維の動員を生じる傾向を示すため，伸展運動を促すイメージは避ける（例えば，「実際には動かさずに，背中を反らすようにイメージしてみましょう」
- 呼吸パターンをチェックし，呼吸を止めるような反応がないことを確認する．脊柱起立筋，多裂筋表層線維の弛緩を促すために，呼気を利用する

超音波画像――多裂筋深層線維の直後に表層線維が活動する場合（タイミングは正しいが分離していない）

これは比較的良好な動員パターンである．しかし，多裂筋表層線維の収縮が過剰もしくは相動性にならないように調整が必要である．超音波画像，触診と観察の所見については深層線維と表層線維が同時収縮する場合と類似している．しかしながら，表層線維の活動が重複して始まる前に，深層線維の収縮が超音波上，あるいは触診で確認できる．速度と過剰

努力を弱めるために用いるキューは，表層線維の活動を減少させるために効果的であり，したがって深層線維の収縮を優先して生じさせやすくなる．

腹部キャニスターの深部筋システム：共同活性化のための「コード・キュー」の発見

深部筋システムを構成する複数の筋では，活動のタイミングに非対称性が認められることが多い．同側もしくは対側の多裂筋表層線維における過剰な活動に関連して，一側の深層線維の動員が不十分になることがある．この現象は，表在筋をリリースしたにもかかわらず生じるかもしれない．このような場合，脳が多裂筋表層線維を優先的に活性化してしまうと考えるべきであろう．TrAのどちらか一側の反応が欠如していたり，一側でみられる反応が最適であってももう一側でタイミングの遅延やIOやEOの代償反応があったら，適切な同時収縮ができない場合がある．骨盤底が非対称的に活動する場合，一側あるいは両側のTrAの対称的な収縮が得られないこともある．同じ患者で，左のTrAと右のdMFが抑制されたり，収縮が得られなかったりすることもある．または左のTrAと左のdMFは抑制されたり，収縮が不足したりして，骨盤底と十分な共同収縮を行えない場合もある．筋の活性化パターンの組み合わせは，非常に多岐にわたる．このような状況下では，深部筋群の共同活性化を回復するために，前述のファシリテーションテクニックを組み合わせて用いることが必要となる．これらを解決するきっかけとなるものを，われわれは「コード・キュー」と呼んでいる．

最終的には，対称的な姿勢や課題での言葉による誘導に対して，正常な呼吸パターン（横隔膜の適切な調整）を継続した状態で過剰な努力をせずに，深部筋システム（骨盤底，TrA，多裂筋深層線維）を対称的に収縮するという反応を引き出すことが目標となる．

深部筋システムに対するコード・キューを見つける臨床例

TrAやdMFの非対称的な活性化

患者が非対称的な収縮（左TrAが右TrAや左dMFが収縮する前に活動する，このとき右dMF

は活動しない）を呈する場合，機能障害の側により意識を向けられるように，言葉によるキューとイメージを換えていく．例えば，左のTrAをより活性化するために，患者に「本の左側のカバーだけを閉じる」（正中線に向かって左のASISを近づける）ように意識させる．左dMFを活性化して，sMFを弛緩させるためには，まず患者に「背中の力を抜いて，背骨をベッドのほうへ沈み込ませるように」意識を促し，「左の鼠径部から左骨盤を通って腰部のこの骨まで紐を張るようにイメージしましょう（多裂筋が不活性となっている側に，触覚によるフィードバックを与えながら），そして少しずつこのラインに沿って紐を緊張させるようにして，そのまま腰の骨を頭のほうへ吊り上げるようにしてみましょう」というキューを出す．

　場合によっては，対称的な収縮を促すために最初に両側の収縮を促すキューを出し，それから反応の乏しい側に「もう少し」（「本の左側のカバーを閉じるようなイメージで」「左のASISをさらに中心に引き込むように意識して」「あなたの腰の右側にまで紐を引き寄せて」）と伝える．その他の場合，機能障害の側にのみキューを与えるとベストな結果がもたらされる（「少しだけお腹の左側を引き込むように意識して」「左のASISだけを中心に引き寄せて」「腰の右側まで紐をつなげるように意識して」）．患者自身は片側の収縮についてのみ考えているものの，触診しているセラピストは両側性の活動がもたらされていることを確認する．たいていの場合，機能障害側の表在筋の活動を弱め，かつ分離した深部筋システムがより正確なものになるよう，このキューは両側に対するものへと展開していく必要がある（ビデオJG11）．

TrAやdMFの非対称な活性化

　腹部キャニスターの前方と後方，つまりTrAとdMFの両方に非対称性が認められた場合，まず先に述べたキューを用いる．そうすると各筋を活性化するための神経系ネットワークは構築されていることになるため，次のステップでは，それらをうまく組み合わせる．dMFの収縮に対する紐を張るイメージによってTrAとの共同収縮が得られることがある．もし得られない場合，吊り下げるキューでdMFを賦活し，それから骨盤底や腹部キャニスターを通るイメージにつなげてTrAと連動させる（ビ

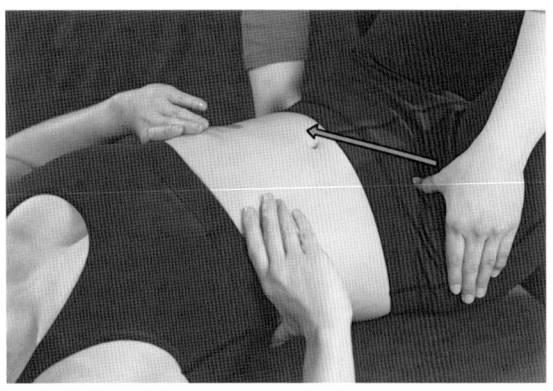

図11.26 深部筋システムの非対称性を修正するためのキュー．セラピストは言葉によるキューを出すときに，深く圧を加える．この例では左の母指でTrAを触診し，右手（体幹の下方）で多裂筋深層線維を触診している．矢印は斜めに吊り上げるキューの方向を示している．患者はこの収縮を保ちながら，胸郭を触診して適切な呼吸パターンを意識する

デオLC15，MQ17）．斜めに横切るラインや紐を用いたキューは，TrAとdMF両方の活動非対称性を改善に有効である（ビデオ11.16）．この患者には「右のASISから私の指で触れている左の腰まで紐をつなぐようにイメージしましょう」と伝える（図11.26）．表在筋のリリースを行った後に，ASLRで骨盤に非対称的に圧迫を加えて挙上が容易となる場合，これらのような非対称のキューを与えることで深部筋システムの共同収縮が即座に改善することも多い（この場合，「ノート」キューを実践する必要性はない）．

骨盤底・TrA・dMF

　骨盤底とTrAの共同収縮を促す場合，以下のキューを試すとよい「肛門と恥骨の内側をワイヤーでつなぎ，このラインを徐々に緊張させていきましょう．柔らかく緊張を維持したまま，次は両方の股関節（両側のASIS）をつなぎます．もしくは骨盤を本のカバーを見立てて，それを閉じるように意識してみましょう」．キューは必要に応じて一側のみに使用しても良い．dMFを加えてPFとつなぐイメージをして，恥骨の内側から骨盤に向かって緊張を維持させる．それから本を閉じるイメージを用いて，TrAの活性を促す．

構築した神経系ネットワークの強化と深部筋システムの共同収縮の促通

　深部筋システムの共同収縮を促すことができるコード・キューやイメージの組み合わせがいったん同定されたら，患者が通常の呼吸を維持しつつ，それらの筋を持続的に共同収縮させる時間を延ばすように練習を進める（ビデオ MQ17 🖱）．深部筋システムの作用が低下し，元のパターンに戻ってしまう場合に，いかにして患者自身が気づくことができるかが重要となる．われわれはこれを患者を教育する際に，「負荷課題に対する努力感の分析」を用いる．これまでに，深部筋システムの同時活性化に最も有効であったコード・キューだけでなく，分離収縮のトレーニングに最適な肢位（側臥位，腹臥位，背臥位，膝立て背臥位）がわかっている．そのいずれかの肢位で，まず「何も考えないように」指示し，側臥位であれば膝を上げ始めるときに（11.27A 図），腹臥位であれば膝を屈曲する（図 11.27B），股関節を伸展する（ビデオ MQ17 🖱），膝立て背臥位の場合は足を浮かせる（11.27C 図），背臥位の場合は下肢を挙上する（ビデオ 11.16 🖱）などの課題を実施するときに，必要となる努力感について意識させる．続いて，深部筋を予備的に収縮させた状態で，より良い戦略で（すなわち RACM= リリース Release，アライメント調整 Align，接続 Connect，動く Move を実践した状態で．ビデオ CD10 参照🖱）もう一度課題を実施するよう伝える．この 2 つの戦略の間で痛みの状態や課題実施に必要となる努力感に違いがあったかどうか，患者に問診を行う．より良好な戦略を用いたときには，患者とセラピストが両者とも容易に効果の差を実感できるはずである．2 つの異なる戦略において抵抗に対する強さの違いを実感させるために，下肢に抵抗を与えることがある（図 11.28A，B，ビデオ LC16，MQ17 🖱）．このデモンストレーションは，トレーニングの効果を患者に実感させる上で非常に効果的である．

　患者には，自宅で練習を行う際に，定期的に負荷課題に対する努力感を意識して，わずかな変化に注意するよう伝える．新しい神経系ネットワークが標準の戦略になる（より自動化された状態）につれて，そのような評価をしなくても深部筋システムが機能しているかどうか認識できるようになる．つまり，望ましくない戦略に逆戻りしたときに，それを感じ

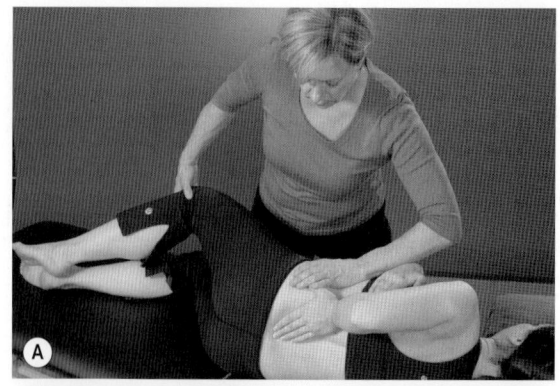

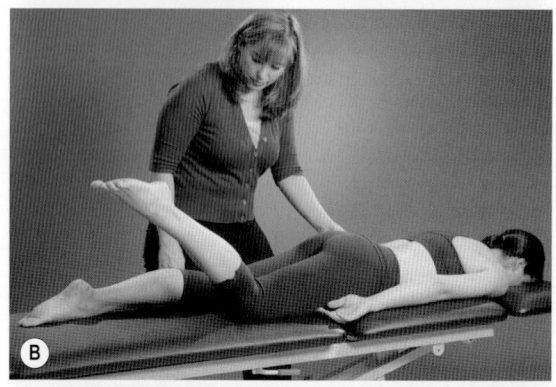

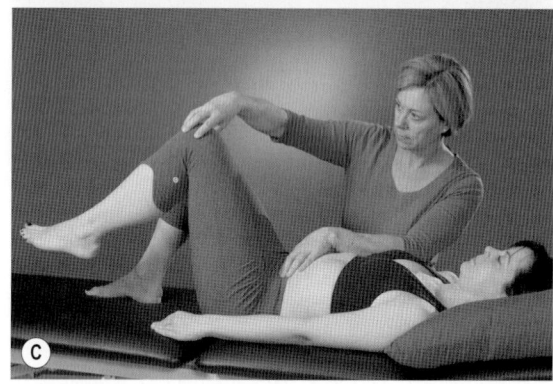

図 11.27　深部筋システムの共同収縮に対して，新しく構築した神経ネットワークを強化する．リリース，アライメント調整，接続，動く（Release, Align, Connect, Move = RACM）．LPH 複合体を中間位にして，何らかの支えが LPH 複合体を中間位にして，何らかの支えがある状態をつくり，患者には特に何も考えさせないようにして負荷をかけていく．（A）側臥位で膝を挙上，（B）腹臥位で膝関節屈曲，（C）膝立て背臥位で足部の挙上を試す．次にリリース，アライメント調整，接続のためにキュー／イメージを用いて同じ課題を繰り返す中で，課題実行に対する努力感や痛みの状態に違いがあるかどうか確認する（負荷課題における努力感テスト）．戦略が最適である場合，課題遂行に努力の必要はなく，かつ痛みも生じない

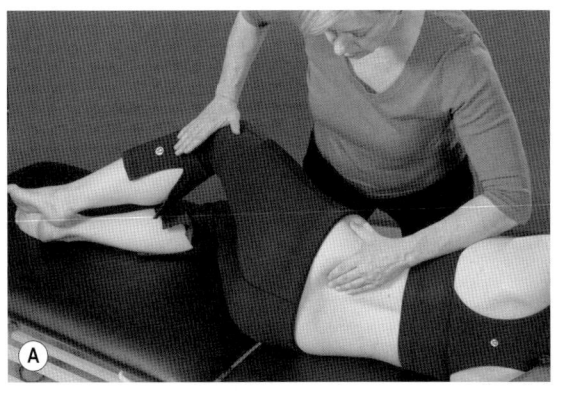

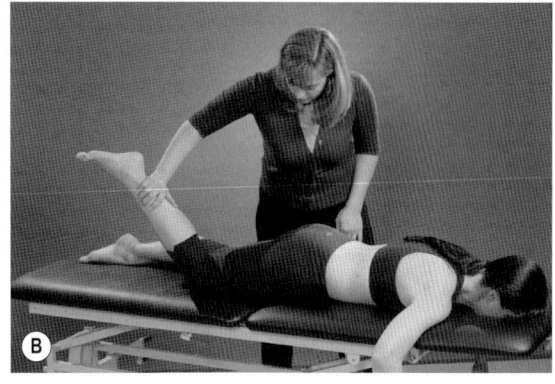

深部・表在筋システムの「覚醒」と協調のためのツールとテクニック CHAPTER 11

図11.28 最適な戦略の確認．最適な戦略をさらに強化するために，（A）側臥位であれば股関節外旋・外転運動に，（B）腹臥位であれば膝関節屈曲運動にの抵抗を加え，そのときの強さを比較する（患者には何も考えさせない場合とRACMを実行した場合）．この2つの戦略間で抵抗に対する強さ（パフォーマンス）に顕著な違いを示すことは多く，イメージ／キューが，機能に向けて新しく，かつより望ましい神経ネットワークを構築するために役立つことを，患者とセラピスト双方が再確認できる

取れる内部感覚が開発されるのである．患者には，1日ごとを基準として自身のプログラムを確認し，10秒保持を10回繰り返すのを3セット（各セット間を2分間空ける）（Tsao & Hodges 2007）程度を実施するようプログラムを前進させることを徹底的に教育する．各セッションの収縮回数と時間はそのときにどの程度正確に実行するかによってさまざまである．患者には，より実践的なセッションとは，繰り返す回数は少ない（例えば5秒間保持を5回反復，それを1日に10回）ほうが，1セッションにつき多くの反復練習を行うよりも効果的であることを忘れないように伝える．支えのある肢位で深部筋システムを共同収縮するスキルを習得するにしたがい，より身体を起こした状態で，さらなる課題をプログラムに加える．これらは予備的な活動であり，最終的には患者にとって意味のある課題に組み込んでいく必要があることを，患者に確実に理解してもらう．納得して，このプロトコルにきちんと従うことができる患者は，7～10日以内に抗重力位で行うような，より機能的な課題をこなすことができるようになると考えている．

深部筋と表在筋システムの協調

機能的運動を行うためには，深部・表在筋システムの協調が不可欠である．本節では，多重課題（第12章）で最適な戦略を回復するため，基盤となる神経系ネットワークの構築をさらに向上させるトレーニングを紹介する．この段階でのリハビリテーションでは，深部筋システムの共同収縮を表在筋システムの活性化を必要とする課題に結びつけることが目標となる．課題は，脚が動く方向や外力のかかる方向（体重，抵抗運動用バンド，プーリー）によって，腰椎，骨盤，股関節で屈曲，伸展，回旋のコントロールが要求されるようにデザインする．体を起こした姿勢や下肢の運動を伴う場合，表在の筋の活動と関連する筋膜スリングが必要となる．それぞれを発達させるためには，まず動きを制御することに集中するべきである．疼痛の有無にかかわらず，LPH複合体に機能障害のある患者では，体幹の運動から股関節運動を分離することが必要となることが多い．最初に近位関節のコントロールを習得することに焦点を当て，機能的パターンの中で残りの遠位関節の動きが加わるように進める．動きのコントロールをマスターするにつれて，機能的パターンの中に筋を強化するための抵抗運動を加えていく．プログラムは，コントロールが損なわれている方向と領域（仙腸関節なのか，腰椎なのかなど）に焦点を絞って，特定したものをデザインすることが重要である．患者が実行困難となるような複雑過ぎる課題は避けるべきである．

表在筋システムが，深部筋システムの予備収縮を伴って適切なタイミングで活性化されると，結果として生じる運動は適切なアライメントで，かつ流れるような動き（美しい動き）となる．コントロール不良であった分節を触診すると，コントロールされていることが明白になるだろう（骨盤のアンロックなし，大腿骨頭の関節内中心位置の保持，腰椎のヒ

ンジ運動なし）．体幹に対する四肢の相対的な肢位，骨盤に対する胸郭の肢位を観察すると，身体全体が力を均等に分担し，かつ伝達する肢位になっているといった具合に，運動連鎖においてすべての関節でアライメントが維持されていることがわかるだろう．この身体全体のアライメントは，深部および表在筋システムの適切な長さ，強さとタイミングがあって維持されるものである．不安定面上で，バランスを要求がされ，かつ予測可能あるいは不可能な活動を課題として，それを実行する際の質をチェックすると，長い時間に渡って過剰な表在筋の活動（最低限固めるのみ）させることや体幹を固める状態をつくらなくても，姿勢平衡のコントロールに関する問題点が明らかになるだろう．

新しい課題や動作を実践するごとに，セラピストは，力の伝達をうまく行えない分節や部位を評価し，問題となる部位を同定することが重要である．これにより深部筋システムが新たな運動や新しい負荷環境の中で機能的に作用し続けているかどうか明らかにすることができる．触診のポイントを以下に示す．

- 骨盤帯の検査として，影響が生じている側の寛骨と仙骨を触診し，下肢へ負荷がかかったときに寛骨の前方回旋（あるいは片側骨盤のアンロック）が生じないことを確認する（図8.18参照）
- 腰椎の検査として，関節突起または棘突起間を触診し，関連性のある方向（屈曲，牽引，回旋，ヒンジ）のコントロール不良を確認する（図8.24D参照）
- 股関節の検査として，寛骨と大腿骨大転子を触診し，大腿骨頭の前方変位や回旋のコントロール不良を確認する（図8.19B参照）

四肢の運動を含む課題を実施するときは，運動連鎖にかかわるそれぞれの関節を触診または観察して，最適な運動軸のコントロールや肢位を維持できているか評価する．骨盤に対する胸郭の肢位については，前後（矢状面），側方（前額面），回旋（水平面）で確認する（図8.31Bを参照）．大腿骨頭は，内外旋，内外転，屈伸のコントロールを失わずに関節内で中心位置を保持しているべきである（図8.30C，ビデオ11.17参照）．膝は過剰な回旋や内外転（外反や内反へ移行）を生じるべきではないし，また足部は過度に回外，回内してはならない（図8.21）．閉鎖運動連鎖では，膝関節の膝蓋骨の中心がしっかりと第2趾の延長線上になければならない（図8.20）．触覚のキューやイメージ，固有受容感覚の入力（例えば抵抗運動バンド，テープまたは他の道具で）を利用してアライメントの変位を修正することで，下肢の筋膜のスリングに加えて深部筋および表在筋システムの適切な要素が活性化され，全身の動きのコントロールにつながる．

腹部キャニスターの表在筋システムと，下肢の筋膜スリングが加わった場合，臨床家は「表在筋と筋膜スリングの活動はどの程度で過剰と判断するのか？」と疑問に思うかもしれない．それは，加わった力をコントロールできる程度の活動で必要十分である．過剰な活性化は関節に強い圧を生じさせることがあるため，回避すべきである．したがって，臨床家は付加的な筋活動が適切なのか，過剰なのか，同定しなければならない．個々の患者ごとに，それぞれ特定の表在筋が過活動のパターンを示すことが多いが，このパターンは，各評価に用いる検査と，治療計画の一部として過活動の筋をリリースする過程で明確となる．課題を応用するにしたがって，特にこれらの筋群を触診，観察することで，臨床家はどの程度の活動が存在するか，把握できるようになる．多くの場合，患側と健側の活動の対称性を見ることで明らかになる．患者には，自宅での実践に向けて，特定の筋と代償パターンをモニタリングする方法を指導する．

最適な戦略のためのチェックポイント――過剰固定の回避

われわれの目標は，リハビリテーション・プロセスを通じて，機能とパフォーマンスの最適な戦略を回復すること，過剰に緊張して固める運動戦略を減弱させること，そしてコントロールを伴った動きの流動性をつくりだすことである．痛みの有無にかかわらず，LPH複合体の機能障害を有する患者が新たな戦略をトレーニングする際は，表在筋システムの過活動と関連する筋膜スリングを十分に観察する．なぜなら，それは胸郭の可動性，肋骨の側方拡張，脊柱と股関節の可動性を低下させる恐れがあるからである．運動の実践中やトレーニング間に，過剰な筋活動をモニタリングするテクニックを以下に紹介する．これを「過剰固定に対するチェックポイント」と呼ぶ（ボックス11.4，ビデオ12.17）．

ボックス 11.4
過剰固定に対するチェックポイント
- 胸郭の揺らし
- 呼吸パターン
- 股関節の内外旋
- 足指のテスト

ボックス 11.5
深部・表在筋システムを協調させるための基本原理
- リリース，アライメント調整，接続，動き（RACM）
- 低負荷で運動をコントロールした状態でコード・キューによる接続を維持する
- 持久性向上のために，10秒保持を10×3セット行う
- 分節／関節のコントロール不良および表在筋の過活動に注意する．最適な戦略を獲得するために，チェックポイントを使用する
- 安定した支持面から不安定な状況へと難度を進める
- 意味のある課題から分解した要素を使ってエクササイズを考える

胸郭の揺らし rib cage wiggle

両側肋骨の外側面に手を置く（ビデオ LC13 ）．一方の手で優しく側方への並進運動を促し，他方の手で反対側に並進運動が生じることを確認する．左右に何度か繰り返し揺らして，加えた力に対する抵抗感を捉える．わずかな力を加えるだけで側方への動きが出現し，しかも対称的でなければならない．この側方への副運動の低下は，可動制限と表在筋群の過活動を示唆している．

呼吸パターン

呼吸時の胸郭を観察する．過剰な表在筋の活動がある場合，両側または片側に胸郭の拡張の望ましくないパターンが確認される．肋骨の側方への拡張と過剰な上部胸郭の拡張，腹部の筋の過剰活動が認められる（ビデオ 11.1 ）．

股関節の内旋／外旋

股関節の内旋，外旋可動域の減少は，股関節部をまたいで走行する筋の過活動を示す徴候の1つである．深部筋システムが共同収縮しているときには，股関節の運動性は変わらない．したがって，多くの課題で股関節の表在筋が過剰に活性化されていないことを確かめるために，股関節の回旋運動が利用される．この検査は背臥位，膝立て背臥位，坐位，サポートされた立位，その他機能的肢位で容易に行うことができる．セラピストは，軽く患者の下腿を握って，優しく他動的に股関節を内旋，外旋方向に動かしてみる．あるいは，患者が股関節内外旋方向へ自動運動を行うことでセルフチェックも可能である．われわれはこれを「チキン・ダンス」と呼んでいる．

足指のテスト toe wiggle

プログラムが体を起こした荷重位へと進むにつれ，下肢のアライメント，筋膜スリングの活性化を考慮しなければならない．足趾を屈曲位で握っている状態は下腿の筋膜スリングが不均衡になっていることを示唆する．足趾の緊張を修正するときに，「足指をリラックスさせておいて」，「足趾をぴくぴく動かしてみて」と患者に伝える．

深部筋・表在筋システムの協調性における基本原則（ボックス 11.5）

- リリース，アライメント調整，接続，動き（RACM）——患者がリラックス，リリースあるいは習慣的な古い戦略から脱却するのに効果的であったイメージやキューを用いて（第10章），LPH複合体の中間位をつくり，次にそれぞれの課題を実践する最初に，それまでに効果がみられた「コード・キュー」（第11章）を使って深部筋システムの共同収縮を促す
- 最初，患者は各筋の収縮の後にいったんそれらの筋をリラックスさせる必要があるかもしれない．しかしながら，もともと用いていた望ましくない代償戦略が観察されない限りは深部筋システムの共同収縮を維持できる状態を目指す．1つのRACMの流れを繰り返せるようになる回数は，コントロールが改善するに従って増加する
- はじめは低負荷から始め，運動のコントロールに焦点をおく
- 持久性向上のためには，高頻度の反復を目指す（集中的な練習は神経系ネットワークの再編のために必須である）．患者が効果的に深部および表在筋システムを活性化して動きをコントロールできる最大の回数から反復回数を開始し（時には3〜5回程度），10回を3セットまで増やす．このときセット間は2分空けて休む
- 初期段階では，速い粗大運動を回避し，適切な，意味のある課題をトレーニングする

- 課題遂行時，特に新たな応用課題を行うときには，活性化する必要がある深部筋システムと，関節運動（腰椎分節，仙腸関節，恥骨結合，股関節）を触診し，モニタリングする．深部筋システムが活動を休止しないこと，またコントロール不良の徴候がないことを確認する（事前評価で見つける）
- 呼吸パターンのモニタリング（肋骨の側方拡張と腹部の膨張がみられる），過緊張状態の確認を通して（最適な戦略のチェックポイント－過剰固定の回避を参照），表在筋システムの過活動をチェックする
- 課題遂行時，LPH複合体の中間位をコントロールできない場合，それを維持できるように言葉や徒手的なキューを用いる
- 支持面を安定した状態から不安定な状態へと徐々に移行して，固有感覚の入力を増やし，不意な動揺刺激に備えるようにする
- 可能な限り早期に，日々の機能的活動（意味のある課題）へ，深部筋システムの共同収縮を組み込む．機能的な課題をいくつかに構成要素に分解し，それらの各要素を練習する
- 1つの筋の強化ではなく，共同収縮と位置や動きの制御に集中するとよい
- 仕事やスポーツで，高負荷かつ急速な活動が要求される場合はリハビリテーションの後期ではそれらにも取り組む．まずは低負荷で低速のコントロールを確実にして，高速かつ高負荷の活動は運動プログラムの一部でのみ実施する．低負荷での課題は，すべての課題で確実に最適な戦略を実行すべく，並行して進める

深部・表在筋システムの協調

本項で扱う課題練習はすべて，LPH複合体の中間位で深部および表在筋システムを協調する最適な戦略を身につけ，学習する（持久力と筋力）ことを目指す．このトレーニングの原則に関してはボックス11.5にまとめた．LPH複合体の中間位を確実に維持するため，課題時の胸郭と骨盤の相対的肢位，骨盤内および股関節の肢位に加えて，脊柱の弯曲をチェックする（コントロール不良な分節を含めて）．運動は求心性，遠心性の相を問わず，ゆっくりと行うべきである．

主に2種類の課題が用いられる．つまり，体幹から上肢を分離してコントロールするものと下肢を分離してコントロールするものである．この課題の練習は深部筋システムの共同収縮のトレーニングが基盤となるもので，リハビリテーションの次の段階，すなわち意味のある課題，機能とパフォーマンスの新たな戦略を構築する段階への準備となる（第12章参照）．以下の課題すべてを患者それぞれに用いるわけではないことを予め述べておく．多くの場合，同時に全身にわたる戦略をさらにトレーニングしながら，1点だけ次の段階へと進める（第12章）．一般的なガイドラインでは，患者のコード・キューの実践が最も容易であった肢位（側臥位，腹臥位，背臥位，膝立て背臥位）を選択する．それからさらに難易度を上げるために上肢または下肢の運動や負荷を用いる．

評価では，コントロール不良な関節を触診し，課題遂行中に制御できているかどうか確認する．骨盤と胸郭間の変位を観察することで，表在筋システムの活性化のための最適な戦略を用いることができるかどうか判定できる．表在筋システムに対する言葉やイメージによる誘導は，最適なアライメントやコントロールを維持するために有効である．これらの課題では胸椎〜骨盤帯のコントロールを目的として，以下のキューを用いるとよい．

- 胸郭の伸展，右回旋を認める場合，以下のキューを用いる．「課題を行う間，右側の胸郭下方部分を左ASISにつなぎ，そのままにしましょう」
- 屈曲と胸郭の右回旋が認められる場合，言葉によるキューを用いる．「胸郭の左後方を右骨盤（あるいはPSIS）とつなぐラインをイメージしましょう．このラインを課題中は維持したままにしましょう」
- 骨盤に左回旋が認められる場合，以下のように指示する．「右のASISにピンが刺さっていて，それが骨盤右側をベッド上に落ちないように支えているとイメージしましょう．脚を動かしたときにもそれがまだ維持されているようにします」

これらのキューは，深部筋システムの共同収縮を促すために用いられるコード・キューであり，上肢もしくは下肢の運動に負荷が増大した場合，適切な筋膜スリングの活動が持続できるように用いる．

体幹と上肢の分離——背臥位または膝立て背臥位

患者の肢位：膝立て背臥位．LPH複合体は中間位とする．肩関節を90°屈曲して，手を肩関節の真上に位置させる．

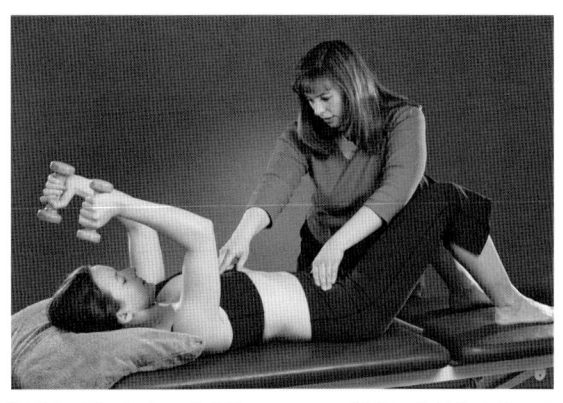

深部・表在筋システムの「覚醒」と協調のためのツールとテクニック CHAPTER 11

図 11.29 深部・表在筋システムの協調：体幹と上肢の分離－背臥位．膝立て背臥位で上腕三頭筋のプレス運動を行う（伸展の制御）．胸椎後弯を維持するためのキューとして，また胸腰椎を伸展して中間位を損なわないように胸骨に軽い圧を加えながら，腹横筋の持続的な活動を確認する

指　示：深部筋システムの共同収縮を促すためのキューを与える．機能障害を生じているレベルで腹横筋，多裂筋を触診し，以下のキューにて活性化を促す．上肢のさまざまな運動を行わせつつ，患者には，呼吸を止めず，またLPH複合体の中間位を保つように伝える．

(a) 上腕三頭筋の収縮（図11.29）（伸展のコントロール）：肘を屈曲し，手を頭の方へ近づけ，そこから肘を伸展する（上腕三頭筋のプレス運動）．肩は屈曲も伸展もせず，位置を保つようにして，動きを生じるのは肘関節のみとする

(b) 頭部より上方での屈曲（伸展のコントロール）：腕をまっすぐに伸ばしたまま屈曲方向へ挙げる．この運動で腰椎の前弯をうまくコントロールするには広背筋の十分な筋長が必要となる．この課題は90°屈曲位ではなく，体側に上肢を置いた位置から始めてもよい

(c) 一側上肢の水平外転（回旋のコントロール）：上肢が水平外転にある状態から，腕をまっすぐに保ったまま，水平外転しながら体側に腕を下ろす．確実にニュートラルな状態で実施できているかどうか，機能不全を生じている領域（腰椎，仙腸関節）を触診・確認する

応用／その他考慮すべき事項：ハーフロールや不安定な支持面に乗って実施する．

手に負荷を加えると，脊柱に対する難易度を上げることになり，また上肢筋力強化にもなる．

体幹と下肢の分離——膝立て背臥位

下肢への負荷課題やその応用について，多くの著者が報告している（Hall & Brody 1999, Richardsonら 1999, Sahrmann 2001）．疼痛の有無にかかわらず，LPH複合体に機能障害を有する患者に効果的であるとわれわれが考えている修正例をいくつか挙げる．

患者の肢位：平坦な支持面上での膝立て背臥位．LPH複合体はニュートラルな状態とする．

指　示：深部筋システムの共同収縮を促すキューを与える．機能障害を生じているレベルにて腹横筋，多裂筋を触診し，活動を確認する．下肢の運動を行わせながら，患者にはLPH複合体を中間位に保ち，呼吸を止めないように伝える．これらの課題中，寛骨臼内で大腿骨頭を中心に保てない場合は，まだ下肢への負荷運動を行う状況にないと判断する．その代わり「覚醒」を促すトレーニングを行い，股関節の深部筋システムの戦略（後述参照）を構築する．その後に以下の課題を行う．

(a) 踵部のスライド（伸展／回旋と屈曲／回旋）：足部が支持面上で容易にスライドできることを確認する．（患者に靴下を）履いてもらう．一側の踵骨をゆっくりと体幹から離す方向にスライドさせる．LPH複合体の中間位を保ったまま，できる限り下肢を伸展するように伝える．コントロール不良な分節を触診して，腰椎や骨盤で回旋が生じていないことを確認する．このときは伸展と回旋のコントロールを課すことになる．下肢を屈曲位に戻す際には，屈曲と回旋のコントロールを課すことができる．前述のスライド課題を開始する肢位としては，膝立て背臥位が最も容易である．難易度を上げるには，伸展位からスライドを開始する．この課題は，一側の下肢のスライドから交互にスライドさせる形へ発展させてもよい（一側下肢のみ動かすことから始め，次に一側を屈曲で対側は伸展，さらに両下肢を同時に動かす）

(b) 膝屈曲位での股関節運動（回旋の制御）（ビデオ JG12, JG13）：膝立て背臥位から，一側膝をゆっくりと外側に倒し，股関節外転・外旋を行う（図11.30A）．反対側の下肢は動かさない．注意深く大腿骨頭を観察・触診し，患者が殿筋群を過剰収縮させて大

355

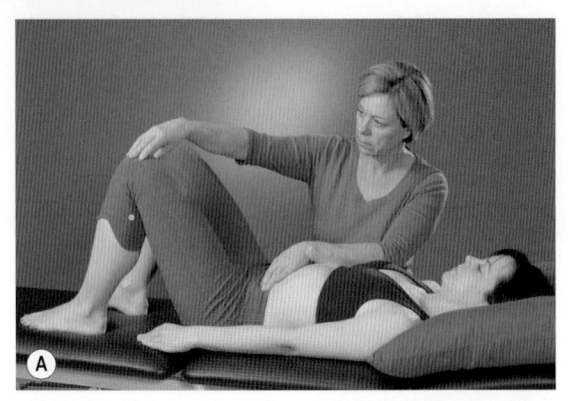

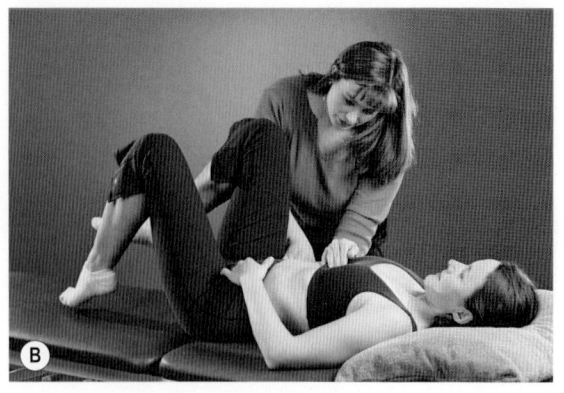

図 11.30　深部・表在筋システムの協調：体幹と下肢の分離．（A）膝立て背臥位から，膝を外側へ広げる（回旋の制御）．セラピストは腰椎の棘突起間か骨盤のどちらかを触診し，膝がゆっくりと外方向へ開いても（股関節の外転外旋）LPH 複合体が中間位を確実に保つように促す．（B）膝立て背臥位．股関節 90°屈曲位からの脚下げ．この写真では，セラピストは右側の TrA と dMF を触診し，患者は左側の TrA と胸骨を触診している．足部を治療ベッドに向けて降ろすにつれて，LPH 複合体の中間位の保持が難しくなり，骨盤前傾・腰椎伸展の動きが生じやすくなる．胸骨に置いた患者自身の手で胸腰椎の伸展をしないように注意を促す

腿骨頭を前方へ押し出してないか確認する．両側 ASIS や腰椎棘突起間を触診し，骨盤，腰椎での回旋コントロールをチェックする．動かさない側の下肢を伸展位にすると，さらに難度を上げることができる

(c) 股関節 90°からの踵下げ（伸展のコントロール）：開始肢位として，患者は大腿骨頭が中心位を保ったまま股関節 90°屈曲位を取らなければならない．患者はまずリリースとアライメント調整を行い，さらに深部筋システムに対するイメージをしてから，膝関節 90°屈曲位で膝が股関節の直上に来るように挙上する．腰部骨盤帯が中間位の状態のままであるかどうか，腰椎前弯の程度で確認する．患者には呼吸を止めないよう促しつつ，足部が支持面床に接地するまで（もしくは LPH 複合体のコントロールが損なわれない限界まで）膝関節の屈曲角度を保ちながらゆっくりと踵を 1 フィート下ろすように伝える（図 11.30B）．それから足部を支持面または床から挙上し，股関節 90°屈曲位に戻す．この課題は，足部を降ろしながら，下肢を伸展させることで負荷を増強することができる（レバーアームの増加により）．これは，股関節中心部をコントロールする腹部キャニスターの深部筋と腰筋の協調トレーニングになるとともに，背臥位や坐位で足部を床から挙上する動作を含む課題に対する準備にもなる（股関節の深部筋システムに対する「覚醒」とより良い戦略の構築に関する後述を参照のこと）

応用／その他考慮すべき事項：ハーフロールやその他の不安定な支持面上で実施する．最初はわずかしか下肢を動かすことができないかもしれない．コントロールの能力が改善されるにつれ，下肢の運動範囲は拡大する．自宅での実践する際に患者自身によるモニタリングが可能となるよう，制御が不十分な場合にはどのような感覚になるか伝えておく．患者自身が最適な戦略を用いていることを実感するために，負荷課題に対する努力感をチェックするとよい．練習中，胸郭や股関節を過剰に硬くしていないかチェックする（胸郭の揺らしや，呼吸時の肋骨の側方拡張，股関節の内外旋）．筋が発達している患者にとっては，支持面から下肢の重量に抗して挙上し，そこから再び下肢を降ろして完全伸展位ことに戻す課題は非常に難度が高くなる．また背臥位，膝立て背臥位での負荷の増大は，これらの肢位が骨盤をコントロールするには最も難度の高いものとなるため，痛みの有無にかかわらず，骨盤帯に機能障害を有する患者にとっては非常に難しい．このような場合，背臥位で下肢による負荷を増やす前に，坐位や立位で支えのある状態のような体を起こした肢位での課題を追加することもできる（第 12 章）．

体幹と下肢の分離運動——側臥位

患者の肢位：側臥位でLPH複合体を中間位とする．

指　示：深部筋システムの共同収縮を促通するキューを出す．フィードバックを与え，また活動を確認するために，TrAとdMFを触診する．患者には呼吸を止めないように伝え，さまざまな下肢の運動を実行しつつLPH複合体を中間位に保つよう指示する．大腿骨頭が寛骨臼内で中心に保てない場合，体幹と下肢との分離運動を行う時期ではないと判断する．代わりに股関節の深部筋システムを「覚醒」させ，より良い戦略を構築するトレーニングが必要である（後述参照）．

クラム（回旋のコントロール）：患者の足部を対側の足部上に置いたまま，上側の膝を天井方向へ挙上するように指示する．腰椎や骨盤に回旋運動が生じないことを確認し，コントロール不良な部位を触診する．この間，大腿骨のみ動く形となる．腰椎と骨盤は，中間位を保持する（図11.31A）．

応用／その他考慮すべき事項：一番高い位置まで膝を挙上し，さらに同側の足部を挙上することで負荷を増大させることができる（図11.31B）．膝を足関節よりも高く挙げて，股関節の外転・外旋位を保つようにする．この課題中，腰部骨盤帯は中間位を保つように意識させる．さらなる応用編としては，股関節を外転／外旋したまま，下肢を伸ばす方法がある（図11.31C）．その後，ゆっくりと膝を屈曲し，開始肢位に戻す．コントロール能力が改善されるにつれ，下肢をより大きく動かすことができるようになる．患者自身によるモニタリングができて，かつ自宅で難易度を上げていけるよう，患者にはコントロールが損なわれたときにどのような感覚になるか伝えておく．また，練習中に負荷課題に対する努力感をチェックして，自身が最適な戦略を用いているか確認することを忘れさせないようにする．胸郭を過剰固定していないか（胸郭の揺らし），呼吸時の胸郭の側方拡張を確認する．

体幹と下肢の分離運動——腹臥位

患者の肢位：腹臥位で，LPH複合体を中間位とする．正しいアライメントを確保するため，腹部または胸部の下に枕やタオルを入れるとよい．

指　示：深部筋システムの共同収縮を促通するために言葉による誘導を行う．TrAとdMFを触診して，活動を確認し，またフィードバックを与える．

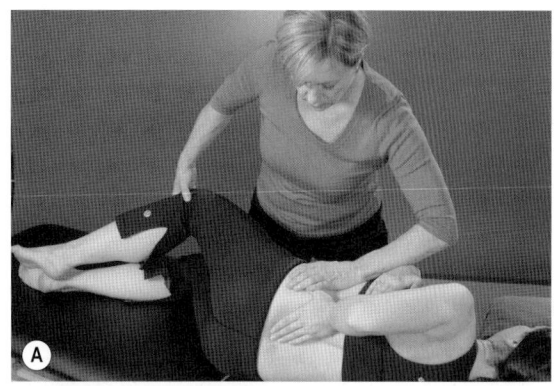

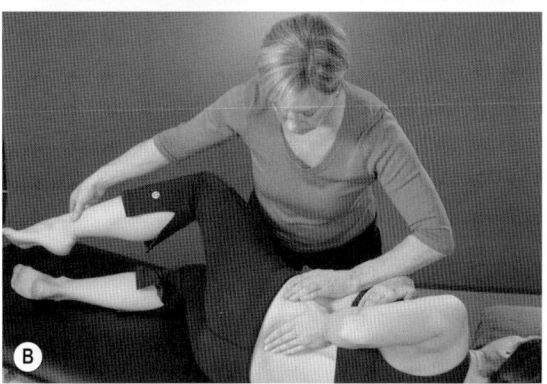

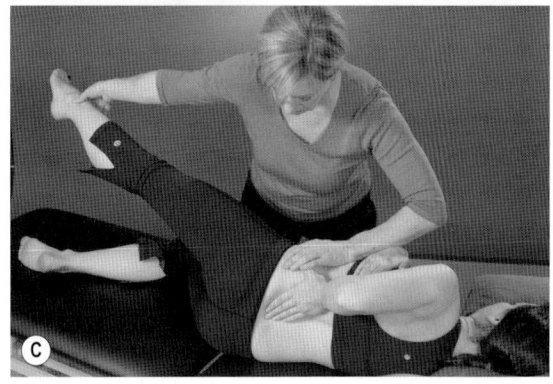

図11.31　深部および表在筋システムの協調：側臥位における体幹と上肢の分離．（A）クラム．この写真では，患者はdMFを触診し，セラピストは左のクラムでRACMを実行しながら骨盤をモニタリングしている（LPH複合体を中間位に保ちつつ，膝を上方へ持ち上げる）．セラピストはこの課題で最適な戦略が用いられているか評価するために制御不良な関節／分節を触診する．（B）患者がこの課題を10回×10秒にて3セット施行できたら，同じ姿勢から足部を挙上させることによって，さらに負荷を増強することができる．（C）続いて，腰部骨盤帯が中間位を保ち，また股関節外転／外旋位を保ったまま，さらに下肢を伸展・挙上させることで難易度を増すことができる．30回反復すると，かなり高負荷な運動となる

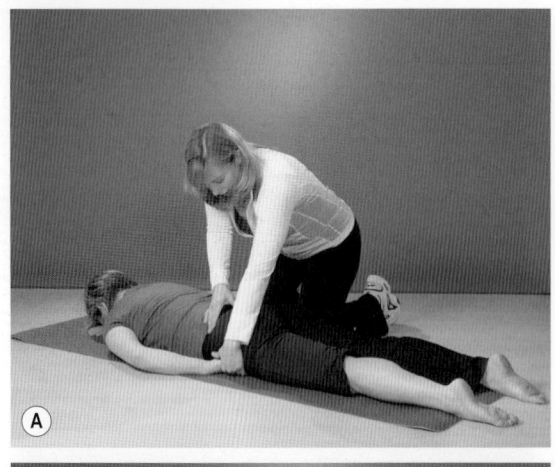

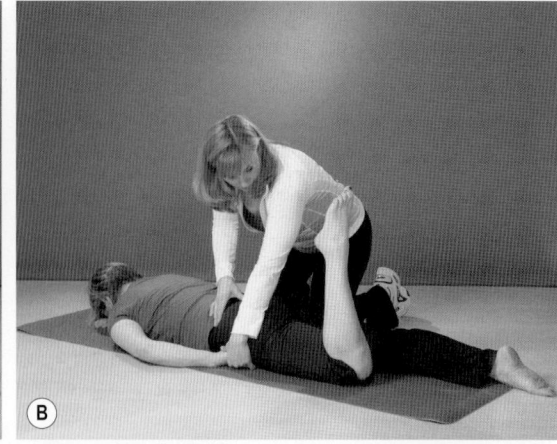

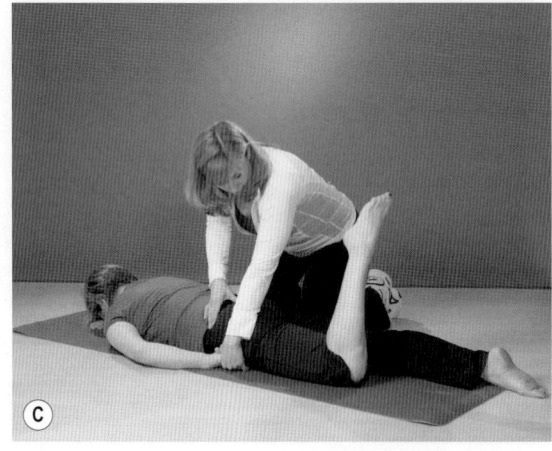

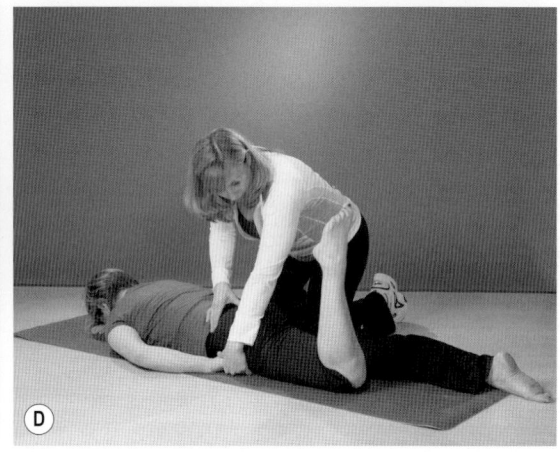

図 11.32 深部・表在筋システムの協調．腹臥位での体幹と上肢の分離．(A) この写真の例では，患者は自身の左大腿骨頭を触診し，セラピストは骨盤をモニタリングしている．(B) 患者はリリース，接続キューをイメージし，同側の膝を屈曲する．課題中，大腿骨頭は寛骨臼内の中心に保ち，また仙腸関節はコントロールされた状態でなければならない．矢状面での運動が可能となったら，回旋運動を試してみる．(C) 大腿骨外旋．(D) 大腿骨内旋．

足部を挙上し，膝を90°まで屈曲し，支持面まで下ろす動きを患者に伝える（図11.32A, B）．反対側でも行う．

応用／その他考慮すべき事項：腰椎で回旋が生じていないか確認するため，コントロール不良な分節を触診する．骨盤のアンロックも確認する．練習中，股関節のコントロールが不良となっていないか，大腿骨頭を触診して確認する．この課題は，患者自身で次のように難度を上げることができる．

(a) 骨盤内のコントロールと大腿骨頭を中心位置に保ったまま股関節を外旋させる（図11.32C）
(b) 骨盤内のコントロールと大腿骨頭を中心位置に保ったまま股関節を内旋させる（図11.32D）
(c) 膝伸展位で股関節を伸展する（図11.33A～C）．これは，下肢を完全伸展して床から挙上する動作を伴うエクササイズの準備としても役立つ

股関節の深部筋と表在筋システム：協調活動のための神経ネットワークの「覚醒」と構築

股関節周囲筋を最適に協調するための新たな神経ネットワークを構築するには，負荷に対して備える戦略を指導するところから始める．著者の知る限りでは，運動の開始前にどの股関節筋が活性化されるべきか，まだ明らかにはされていない．しかし，どんな課題においても，大腿骨頭を中心に保てること

域をでないものの，閉鎖筋や双子筋のような深部筋が共同収縮しないということではないように考えている．要は，結果として生じる戦略が確実に大腿骨頭を中心に保ち，股間節を望ましい方向に動かすことができるようになることである．

臨床的には，われわれは表在筋の過剰な緊張状態をすべて（あるいは相対的に）リリースすると，「股関節に対するキュー」は腰部骨盤帯の「コード・キュー」と一緒に用いることができ，引き続き体幹と下肢の分離運動のトレーニングを開始することができると実感している．

最適な「股関節キュー」の発見

患者とセラピストの肢位

股関節の表在筋，特に大腿筋膜張筋，大腿直筋，縫工筋，短内転筋群が最もリラックスできる肢位を選択する．一般的に，膝立て背臥位で両足もしくは片足を何かで支えるか，壁で支持するとよい（図11.34A）．一側は腸腰筋を触診し，他側で過活動を示す股関節表在筋を触診する．あるいは，鼠径部にて大腿骨頭の位置をモニタリングする．側臥位や腹臥位のほうがLPH複合体の中間位保持が容易である場合，一側で大腿骨頭を，他側で過活動を示す股関節表在筋を触診する．選択した肢位で，腸腰筋や大腿骨頭を触診する方法を患者に指導する．

修正テクニック——言葉や徒手による誘導

言葉によるキューとイメージにより，腸腰筋の収縮を促すことができる．負荷課題における努力感を確認することで，股関節に負荷がかかったときの最適な戦略を促すためのキューが下肢を動かす努力感を減らすのに有効であるかどうか，確認することができる．

- 「大転子（触診により，部位を脳に認識させる）と大腿骨頸部を介して骨盤の中心深くまで紐（ワイヤー）が伸びているのをイメージしてください．大腿骨が股関節のソケットに優しくはめるように意識しながら，紐を緊張させます」
- 「鼠径部の内側（小転子の位置）から骨盤の中を通って，腰の中程まで紐が伸びているのをイメージしましょう．紐を股関節まで優しく引っ張り，次にそっと椎骨を引き上げるように意識してみてください」この紐は大腿骨の遠位に用いてもよい

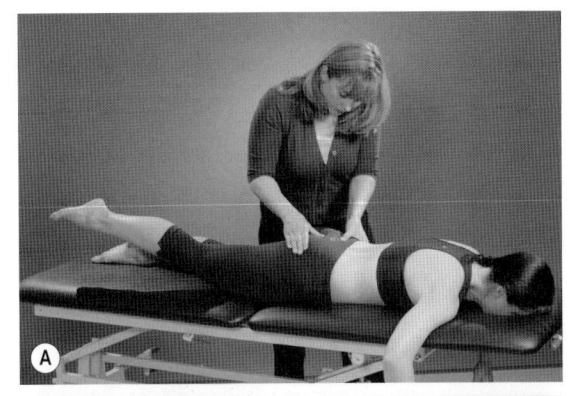

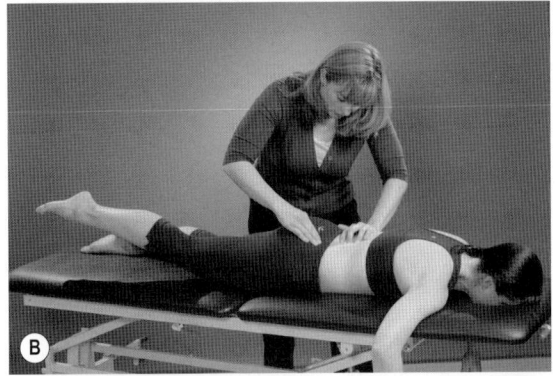

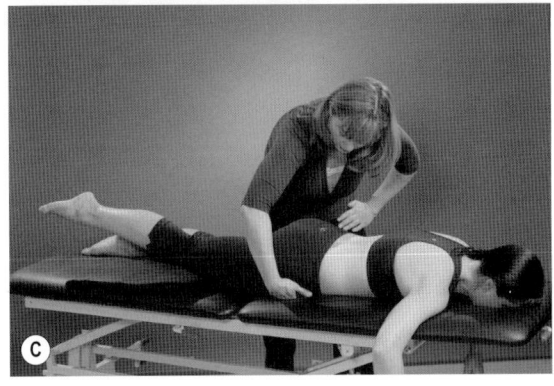

図11.33 深部・表在筋システムの協調：腹臥位における体幹と下肢の分離．（A）腹臥位での股関節伸展．腹臥位で膝屈曲位から開始する．セラピストは左の仙腸関節が最適な状態（アンロックを生じていない状態）であることを確認している．（B）右の仙腸関節と腰椎のさまざまな分節をモニタリングしている．（C）大腿骨頭が適切な位置にあるかどうかモニタリングしている．課題中大腿骨頭を中心に保ち，両側の仙腸関節のアンロックや骨盤と腰椎の回旋あるいは傾斜／伸展／側屈が生じてはならない

が重要であると考えている．股関節表層の屈筋，内転筋と分離して腸腰筋を収縮するようにキューを出すと，股関節を通る力の伝達不良を呈するほとんどの患者は，体幹と股関節を分離させた最適な戦略で課題を実行することが可能である．これは，推測の

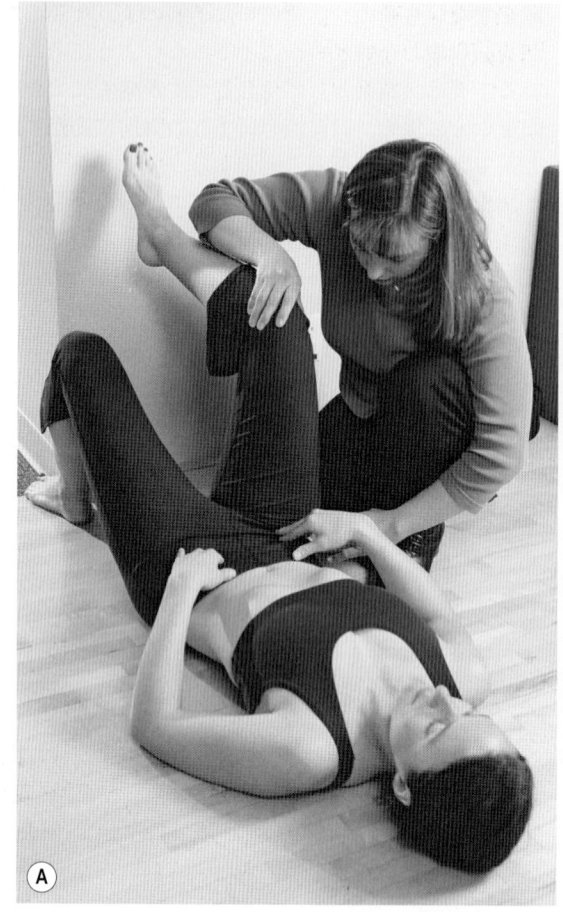

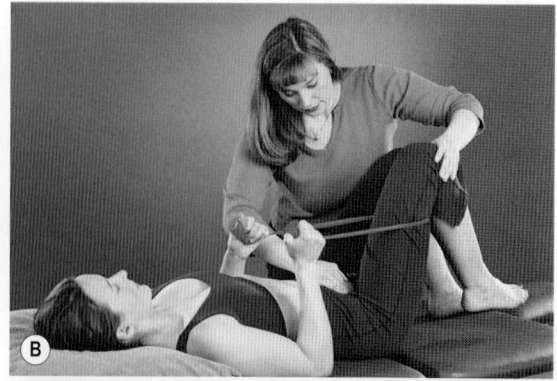

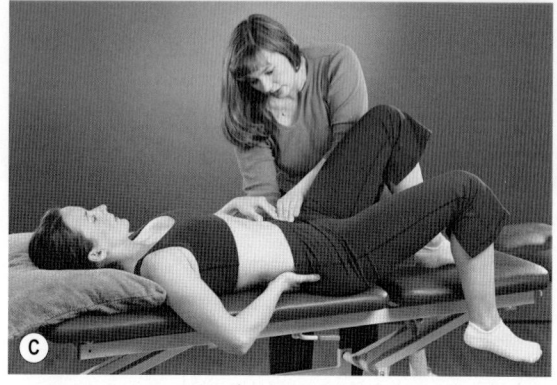

図11.34 股関節の深部と表在筋の協調に向けた「覚醒」と新たな神経ネットワークの構築．(A) 最適なキューの発見．セラピストは大腿筋膜張筋，大腿直筋と縫工筋を触診し，患者は鼡径部前面を触診する．患者の左手はTrAを触診する．いくつかの言葉によるキューを試し（本文参照），負荷課題における努力感をチェックして股関節屈筋群の適切な動員を促すための最高のキュー／戦略を確認する．(B) 抵抗運動用のバンドは非常に有効であり，負荷量を減少させることができる．この写真では，セラピストは課題中，両側のTrAを触診し，深部筋システムの動員をモニタリングしている．最適な戦略を確実に実行するために，大腿骨頭を触診してもよい．(C) 難度を上げる．セラピストが腰部骨盤帯のアライメントをモニタリングしている間，患者は左のTrAと右の多裂筋を触診して共同収縮を確認している．下肢が外側に移動するにつれ，表在の股関節屈筋はやや活動が増大するが，股関節の過剰固定を生じてはならない

- 「自分の脚がバービー人形の脚だとします．誰かがその脚を骨盤から外そうとしているところをイメージしてみましょう．長軸方向の力にそっと抵抗してみましょう」

理想的な反応と異常な反応

セラピストが腰筋を触診できる場合，優位な活動を示した股関節表在筋は反応せずに，腰筋が徐々にゆっくりと硬くなるのを確認してほしい．この収縮はまた，超音波でも見ることができる（ビデオ 8.20）．患者には，「股関節に対するキュー」を実行しながら，腰部骨盤帯に対する「コード・キュー」を追加し，足部を挙上（膝立て背臥位なら）するよう指示する（ビデオ 11.18a，b）．このとき患者の肢位が側臥位なら膝を挙上し，腹臥位なら膝を曲げるように指示する．中には，最初に腰部骨盤帯に対する「コード・キュー」を使い，その後に「股関節に対するキュー」を使用することが必要となることもある（ビデオ 11.19）．課題遂行時，腰部骨盤帯は中間位を保ち，また大腿骨頭も関

節の中心に維持していることが重要で，患者およびセラピスト両方で課題遂行時の努力感の変化を確認する．

体幹と下肢の分離——さらなる股関節コントロールの促通

患者の肢位：膝立て背臥位でLPH複合体を中間位にする．足は壁で支え，股関節を約70〜80°屈曲させる．

指　示：腰部骨盤帯における深部筋システムの共同収縮を促すイメージをさせ，股関節に負荷がかかったときに最適な戦略を促すキューを見つけたら，それと組み合わせる（コード・キューの組み合わせ）．患者に呼吸を止めないように伝え，ゆっくりと壁から足を離すように指示する（図11.34A）．足部を壁から離すときに，まず足関節底屈（踵の挙上）をさせて段階を踏んでもよい．触診で腰部骨盤帯が中間位であること，大腿骨頭が関節の中心にあることを確認する．この課題は，患者が壁から遠く離れるほどレバーアームが長くなり，難易度が上がる．もし，負荷が大き過ぎる場合（例えば下肢長が長い，非常に筋が発達している），前述の内容を進める前に硬めのセラバンドで，下肢を部分的に支えてもよい（図11.34B）．最終的には，足部が治療ベッドよりも低い位置に下げて股関節を完全伸展できるように，ベッドの端で課題を実行するとよい（図11.34C）．

応用／その他考慮すべき事項：ハーフロールや不安定な支持面上で同様の過程で進める．最初は，小さい可動範囲しか下肢を動かすことができないが，コントロール能が改善するにつれて，徐々に動かせる範囲が増大する．この課題を患者自身がモニタリングして，自宅にて実践できるようになるために，うまくコントロールできないときどのような感覚を伴うのか患者に指導する（負荷課題に対する努力感テスト）．必ず胸郭と股関節の過剰固定を確認し，表在筋の過活動を防ぐために呼吸時の肋骨側方拡張をモニタリングする．筋が発達した患者では，特に床から下肢の重量を持ち上げ，また完全伸展位まで下肢を下ろすことは非常に難しい課題となる．このような場合，背臥位での高負荷の課題の前に，坐位や立位で支えのある状態のような体を起こした状態でできる課題をプログラムに加えるとよい（第12章）．

どのタイミングでプロロセラピーに踏み切るべきか

関節系のコントロール要素の完全性が損なわれていて（関節系機能障害），神経系および筋膜系による代償的な圧迫作用が十分でなく，負荷状況下で関節をコントロールすることができないことがある．そのような場合，プロロセラピー prorotherapy（Cusiら2010，Dorman 1994，1997）の適応が示唆される．筋膜系および神経系が良好に機能しているとき，深部筋システムの共同収縮で関節の剛性を高め，ニュートラルゾーンを縮小しなければならない．筋膜系および神経系が健常に機能するにもかかわらず，ニュートラルゾーン内で動きを制御できない場合，保存療法が功を奏すことはおそらくない．これはプロロセラピーの適応となる最も重要な指標である（ビデオ11.20）．

プロロセラピーでは，機能障害のある関節の関節包や靱帯に炎症反応を引き起こす刺激溶液を注入する．線維芽細胞 fibroblast は炎症を起こした組織に浸潤し，コラーゲンを生成し，関節包／靱帯の剛性を増大させる．一般的に2〜6週ごとに関節包／靱帯に注入し，3〜6度行う．この過程におけるセラピストの役割は，関節の過可動性を抑えるためのサポーターまたはテーピングを行い，最適なアライメントを維持することである．プロロセラピーは痛みを伴うため，セラピストはこの過程で情動面のサポートに備える必要がある．いったん筋膜系および神経系の作用によってニュートラルゾーンに好影響がみられたら（関節の滑りが深部筋システムの共同収縮により減少する），関節系の制限要素が回復したことを示しており，今度は適切な運動コントロールと動作トレーニングを実行する段階に移る．

まとめ——われわれの目指すところ

この時点で患者は以下のことが可能となっていなければならない．

1. 第10章で解説したキュー，イメージ，手段を用いて，以前の古い戦略から脱却できている（リリース・位置調整）
2. 膝立て背臥位，背臥位，側臥位，腹臥位それ

361

ぞれでLPH複合体のアライメントを中間位に保持できる
3. 腹部キャニスターおよび股関節の深部筋システムに接続できる（接続）
4. 体幹や骨盤の動きから分離させて上肢や下肢を動かし（動く）（LPH複合体の中間位を維持したまま），その負荷を用いて深部および表在筋システムを協調させることができる新しい神経ネットワークが構築されたら，それを機能に取り込み，すべての課題を意味のあるものにして，患者が自身の身体でどう活かすか本当に変化するときが到来したといえる

　今までの基礎的な段階を踏むことを怠れば，これ以降のプログラムが極端に難しい課題に感じられ，また実際に実施するのは難しいであろう．機能運動トレーニングは新しい神経ネットワークを強化し，さらなる構築を促す．それでは，最終章に進もう！プログラムの最後のピース，これまでのすべてを総動員し，クリニカルパズルの解決につながるピースを学習しよう．

姿勢と運動に対する新しい戦略の練習

12

Linda-Joy Lee

章の内容

- はじめに・・・・・・・・・・・・・・・363
- 応用評価・・・・・・・・・・・・・・・365
  - 全身に作用するドライバーを見つける・・・365
  - 全身にわたる意味のある課題の分析・・・・370
  - 支持基底面上における身体重心（身体正中化テスト）・・・・・・・・・・・・・・374
- 新しい戦略を促通する手段とテクニック・・・・・・・・・・・・・・・・・・・376
  - 気づきを増やす・・・・・・・・・・・376
  - 成功を褒める・・・・・・・・・・・・378
  - 課題分析をトレーニング活動に変換する・・379
  - 動作の構成要素を考案するための一般的な原則・・・・・・・・・・・・・・・・・381
  - 最適な戦略の促通やきっかけを与えるためのキーポイント・・・・・・・・・・・384
- 静的課題における戦略の練習・・・・・・386
  - 立位姿勢・・・・・・・・・・・・・387
  - 坐位姿勢・・・・・・・・・・・・・388
  - 課題特異的な姿勢・・・・・・・・・393
- 動的課題における戦略の練習——機能性およびスポーツ特異性・・・・・・・・・・394
  - 機能獲得に向けた発展・・・・・・・394
- まとめ・・・・・・・・・・・・・・・401

はじめに

統合システムモデルに基づいた治療の最終的な目標は，機能やパフォーマンスに対する戦略，すなわち，患者の身体を用いた生活のしかた，動き方，感じ方を変化させることである．これは，変化に対する責任の所在が患者にあるという点で，「患者を治療する」という視点とは全く異なる視点である．セラピストは徒手的な手段や教育的な技能，個人的知識などの組み合わせを用いて，患者が機能やパフォーマンスに対する新しい戦略を学習し，練習するための選択肢や機会をつくる必要がある．これまでと異なる身体の感じ方をつくりだしたり維持したりできるのは患者自身のみである．したがって日常において新しい戦略を最終的に選択するかどうかは患者次第なのである．機能やパフォーマンスの新しい戦略の指導は，変化に対する神経系の許容能（神経可塑性の芸術と科学）に依存するところが大きい．神経の可塑性は，ヒトという存在に身体と情動両方の領域における変化に対応する驚くべき潜在能力をもたらすのである．仕事やスポーツへの段階的な復帰の過程では，特定の筋の強さや循環器系の耐容能が変化し，改善がみられるものの，それらについて重きをおくわけではない．しかしながら，もし強さやパワー，持久力，循環器系の能力が最適な運動パターンの中で発達していくのであれば，それらは意味のある目標として大いに役立つことになる．動作のトレーニングの質と量の重要性に関しては今述べた通りである．しかし，患者が行っている習慣化かつ自動化され，すでに確立されている姿勢や運動の戦略に関して，われわれはどのようにしてその変化を促すことができるのだろうか．

変化を促通する方法の一般的な原則については，第9章で述べた（統合されたエビデンスに基づくプ

ログラムのための治療原則を参照).できる限り多くの障壁(阻害因子)を取り除き,古い神経ネットワークを消去し,姿勢や運動の新しい戦略を獲得するための制限のない状態をつくることが不可欠である(具体的な手技については第10章に記載した).いずれの治療セッションにおいても,新しい戦略の学習に最も適したタイミングは,阻害因子に対処した直後である.このように,治療の時間配分を計画するとき,少なくとも10〜15分は新しい姿勢と運動の戦略を練習する時間を設ける必要がある(すなわち,それぞれの練習課題を最低15回は行う).そうでなければ,阻害因子を取り除くことでできたチャンスを逃してしまうことになる.身体の神経マトリックスへの入力を変化させる言葉を使ったキューや励まし,徒手的なフィードバックや促通,さらには適切な環境などを提供することによって新しいネットワークをすぐに学習し始めれば,徒手的治療の効果はもっと長く持続する(図7.9参照).患者が自身の身体で新しい経験をすることによって,新しい肯定的な信念や感情が生まれ,中枢性疼痛のドライバーを変化させることになる.患者に自分の身体をコントロールする感覚をもたせることは,恐れや不安を軽減し,ストレスに関連した出力への影響を弱めるだろう.これらの要素のすべては,神経マトリックスにフィードバックされ,治癒に対してより良い生理的機能をもたらし,さらに進化することもある.計画的かつ集中したトレーニング(最適に課題を遂行するために,セラピストが1対1でフィードバックやキューを出す)を実施することで,患者は新しい地図を確立し,また正確さや自信を手に入れる.そうすることで,患者が治療を終えてその後の生活時間を過ごすときに新たな戦略を使い続けることができるようになるのである.

第4章や第7章を見て,われわれが定義する「機能やパフォーマンスに対する最適な戦略」が人間の動作の特徴を質的にも量的にも幅広く包括していることを思い出してほしい.すなわち,最適な戦略とは,痛みがなく,エネルギー効率がよく,脊柱や骨盤の安定性を備え,非常にしっかりとしていて,患者の目標や価値観すべてを実現させることができるものである.また,最適な戦略は「滑らかflow」,「容易さease」,「優雅さgrace」などの経験にもつながる.多くの患者は自分たちの身体を,欲求不満や痛み,失望感の源であるように感じている.したがっ

てわれわれは,患者が自身の身体を存分に享受できるよう,彼らの身体経験を自由かつ動きやすいものに変換することを目指す.

機能のための新しい戦略をつくる過程の中で,深部筋システムの機能不全に対処し,深部筋と表在筋を協調させる特別なトレーニング課題を用いる.これについては第11章に記載している.本章では,戦略や意味のある課題の分析をさらに発展させ(応用評価),そして,身体全体を統合させた運動を必要とする機能的課題に向けて,新しい姿勢と運動の戦略を学習するための詳しい原則と技術を提供する.患者には,自宅での運動内容の目的は基礎的なものを積み重ねることであり,それには新たな神経ネットワークを使う必要があること,そして実践する内容は,機能に向けた新たな戦略を獲得する上で必要となる構成要素のスキルであるという点を説明する.このように,これらの基礎を構成する要素は,同時に日常生活のあらゆる活動に組み込まれており,また意味のある課題を構成する要素であることが非常に重要である.これは,決まりきったエクササイズとは全く異なり,また通常の生活とは無縁でエクササイズ以外の活動のときには忘れてしまうようなものでもない.機能やパフォーマンスに対する新しい戦略を上手に練習するためには,新しい戦略が十分に統合され,パズルの中心の人物の一部となるまで,気づきと意識的な練習が必要となる.

第11章の内容を思い出してほしい.患者は以下のことができるようになっていなければならない.

1. 第10章にあったキュー／イメージ／道具を使用して,患者の古い戦略をリリースすること(リリース,アライメント調整)
2. 膝立て背臥位や背臥位,側臥位,腹臥位において,LPH複合体の中間位を見つけること
3. 腹部キャニスターや股関節の深部筋システムの作用を連結すること(接続)
4. 体幹や骨盤の運動とは分離し,上肢と下肢による運動負荷を用いて(LPH複合体の中間位は保持したまま)深部筋と表在筋のシステムを統合すること(動く)

この段階では,これらの新しい神経ネットワークを意味のある課題の中に統合していくことになる.特定のテクニックや機能に関する展開を論じる前に,さらにいくつかの評価方法について考える必要がある.

応用評価

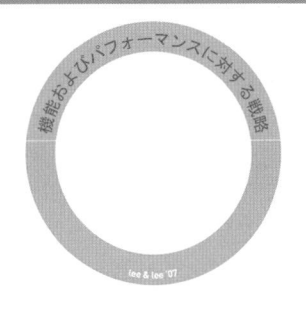

全身に作用するドライバーを見つける

　長時間の姿勢保持にしろダイナミックな活動にしろ，どのような機能的課題においても，身体すべての領域は統合されていなければいけない．患者が機能的な制限を伴った状態で，腰部や骨盤帯，もしくは股関節に痛みがある場合，セラピストは，痛みと機能不全を駆動している因子（ドライバー）が腰椎骨盤股関節（LPH）複合体に内在するのか外在するのか，判断しなければならない．この決定をするためには，機能的課題におけるLPH複合体の機能評価（第8章を参照）だけでは常に十分であるというわけではない．セラピストは，力の伝達不良（FLT＝ある課題において要求されるアライメントやバイオメカニクス，もしくはコントロールが最適でない）が身体のほかの部位に存在するかどうかについても決定し，またLPH複合体とこれらのほかの部位のFLTがある領域（その領域は痛みがあるかもしれないし，ないかもしれない）との相互作用についても評価しなければならない．これは，全身の機能においてどのように身体全体が関係し，お互いに影響し合っているのか，セラピストが決定する非常に重要な過程である．身体すべての部位を関連づけて考察することにより，患者の傷害歴や痛みの経験をさらに推論し説明することが可能になる．特に，潜行性に痛みが発症した場合，身体内（また身体と心の相互作用）の共同作用（および共同作用の障害）に関してそのように統合して理解することで，患者の「私の腰部／足部／肩／股関節の痛みの原因は何ですか」という疑問の解決に役立つことがある．身体の各領域間の相互作用を分析することで，以下のことを明らかにできる．

- どの機能障害が現在の臨床所見に関係しているのか，また関係していないのか
- どれが代償作用として生じているものか（どの治療が問題を解決することになるか，またはそうでないか）
- 最適ではないが組織修復の過程としてはどれが妥当か，もしくは組織の被刺激性 irritability のレベルはどうか（例えば，痛みのある組織を免荷すること）
- どれが LPH 複合体の機能不全を引き起こしているのか（すなわちその根本的な原因）

　人間は絶えず変化する生き物であるため，回復過程においてドライバーも変化しうるという点に注意する必要がある（第9章のJulie GやLouiseの症例報告参照）．

　「ドライバーの発見」に関する原則は第8章に詳述しており（図8.1，ボックス8.1 参照），第9章では症例報告を通して解説している．身体の他の領域に対する特別な評価テクニックについては本書の枠を超えているため詳しくは触れない．しかしながら，全身の機能に関してより複雑な課題分析をするにあたり，統合システムモデルにおける「ドライバーの発見」と同様の原則が必要となるため，ここでその原則を再確認しておく．さらに，運動様式の変化を促通するという観点から，「ドライバー」を治療するということがその手段であり，新しい神経ネットワークを構築することが重要となる．

　患者のストーリーは以下のことを知るための手がかりとなる．

- 現在の疼痛体験の発症機序（第7章参照）
- 患者にとって意味のある機能的姿勢や動作（意味のある課題）．それらが患者の痛みの経験と関連している，あるいはパフォーマンスの制限があるもの
- 泌尿婦人科や呼吸器，姿勢平衡（バランス）など他のシステムの問題

　身体全体の戦略において主要なドライバーとなるものは，これらの問題すべてに関与するということを心に留めておいてほしい．つまり主要なドライバーを治療することは，すべての問題に対して確実に影響を与えるはずである．もしそうでなければ，他に根本的な機能障害があって，そちらに対処すべきである．客観的評価として，意味のある課題に最も関連する戦略を分析する上で鍵となるスクリーニング課題（片脚立ち動作，スクワット，腹臥位での膝屈曲（PKB）など）を用いる．第8章で述べたように，前述した戦略分析テストは，自動化された

戦略を分析するスクリーニング課題すべてを網羅しているわけではない．特定の戦略を評価するには，患者の話の中で明らかになったことに基づいて考案する．それぞれのスクリーニング課題は以下のことを実施する．

1. 運動連鎖の中でFLTのあるすべての領域を確認する．最適でないアライメントやバイオメカニクス，またはコントロールについて評価する（評価した領域は問診から推測した仮説に基づき，通常，頭からつま先までの間に複数存在する）
   (a) 関連性のある姿勢（立位姿勢，坐位姿勢，模擬的な仕事の姿勢やスポーツの姿勢）で確認する
   (b) 関連性のある運動課題（前屈，片脚立ち動作，腹臥位で膝屈曲など）で確認する（図12.1A〜D）

2. 現在の戦略への関与するレベルを評価する
   (a) まず立位で確認し，それから意味のある課題と関連する肢位を評価する．伝達不良のある領域に対してアライメントを徒手的に修正してみる（もし必要ならばリリースのためのキューを用いる）．そして，身体のどの領域がより修正に対して抵抗するか決定する（骨盤/股関節，胸郭，足部）．修正に対して最も抵抗を示す領域が現時点での主要なドライバーとなる部位であることが多く，最適な機能を回復するためにリリースや新しい戦略のトレーニングが必要となる（Louiseの症例報告参照，第9章，ビデオLL14，ビデオ12.1 🖱）．
   (b) もし力の伝達不良のある領域を修正できなければ，その理由を判断するため

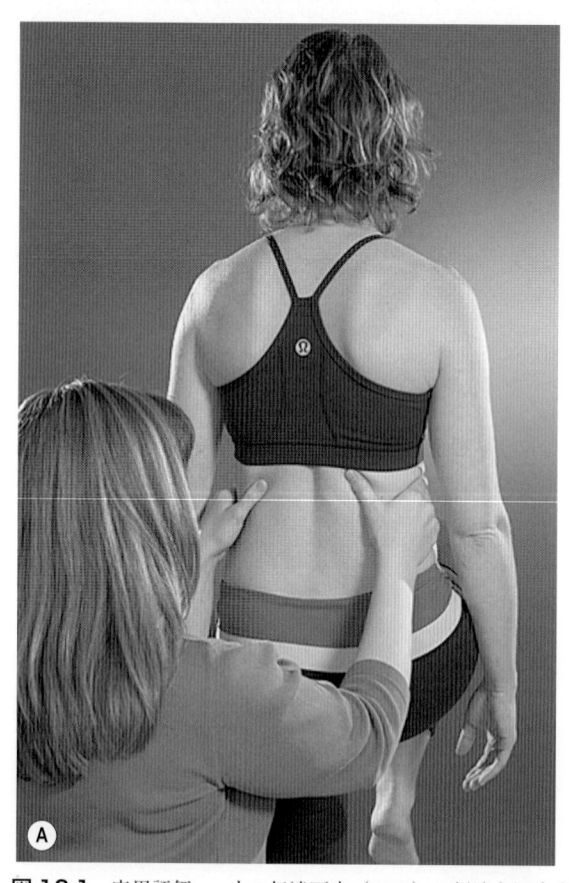

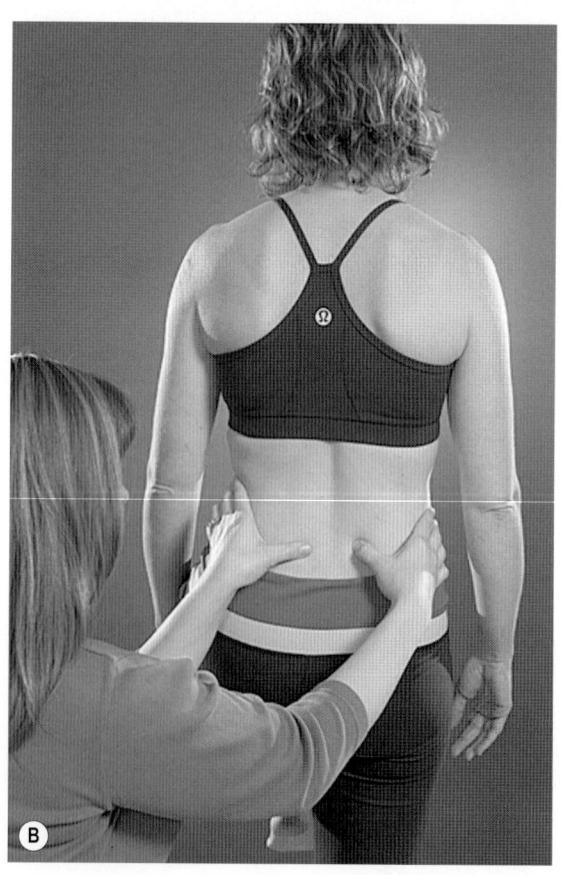

図12.1 応用評価——力の伝達不良（FLT）の領域を同定する．(A) この写真では，セラピストは患者が片脚立ち課題を行うときに胸部リングを触診し，特定のリングでの力の伝達不良の有無を観察している（この課題で胸部リングの並進運動や回転運動は生じるべきではない）．(B) セラピストは同じ課題のときのL4を触診し，L4-5のFLTの有無を確認している．

→つづく

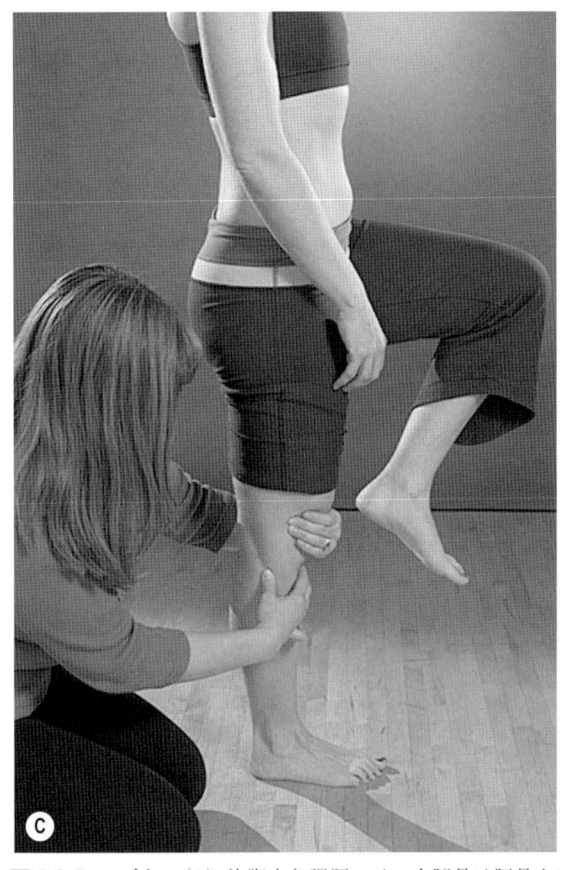

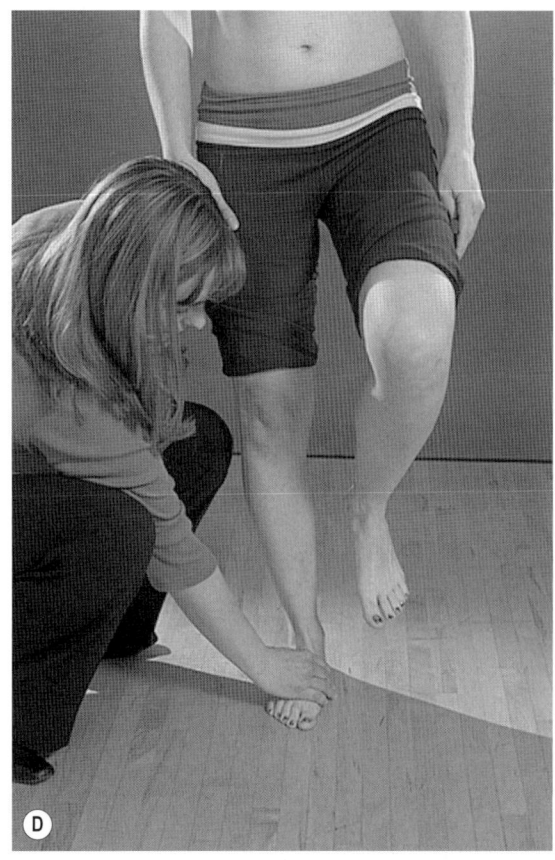

姿勢と運動に対する新しい戦略の練習　CHAPTER 12

図 12.1 つづき　(C) 片脚立ち課題では，大腿骨は脛骨上に載った状態になっているべきである．写真では，セラピストはこの課題中の FLT の有無を確認するために大腿脛骨関節を触診している（この関節で並進運動や回旋は生じるべきではない）．(D) 足部における力の伝達の最適でない戦略が，腰部や骨盤帯の痛みや機能障害に先行して生じることがよくある．最適なピラミッド形を足部に維持できているかどうか，セラピストは触診し，もし足部が「崩れる」ことがあれば，具体的に足部のどの関節または部位を評価すべきか確認する

にさらなる評価が必要である．さらなる評価とは，何をリリースするのかを意味する（第 10 章）．その後，課題を再評価して，どのようにしてこの領域が痛みの経験や身体全体の戦略に関連しているのかを決定する

3. FLT のある領域間での相対的タイミングを確認する．すなわち，課題中にどの関節が最も早いタイミングで FLT を示すのかを決定する．なぜならば，その関節が主要なドライバーである可能性が高いからである（図 12.2A，B，ビデオ 12.2a，b ）

4. FLT のある領域でより適切なバイオメカニクスが実現するため，言葉によるキューや徒手的な修正を用いて（同時に），その修正が与える影響を評価する

(a) ROM（関節可動域）（ビデオ 12.3a，b，LC26 ）
(b) 抵抗テストに対する出力（ビデオ 12.4，MQ5 ）
(c) 連鎖の中での他関節における FLT（足部と骨盤，胸郭と骨盤，頸部と骨盤などを比較する）（ビデオ 12.5，12.6，LL14 ）
(d) 課題中の痛みの状態（ビデオ 12.7 ）
(e) 動くための努力／容易に動くという患者の経験（ビデオ 12.8，JG22 ）
(f) 呼吸，泌尿婦人科，平衡などのほかのシステムの機能

ドライバーが修正されると，これらの所見に多大なる影響を与えることになる．つまり，ドライバーを修正するということは，FLT が確認された他の

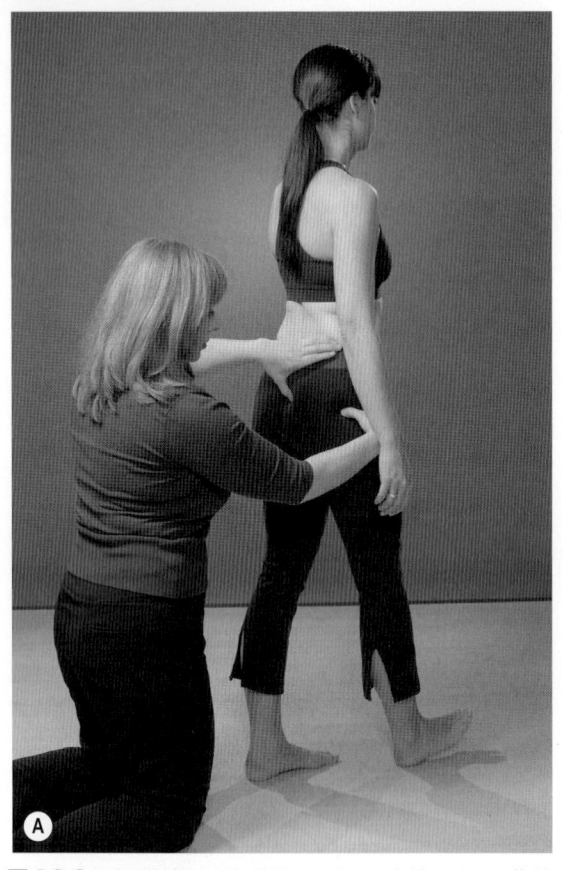

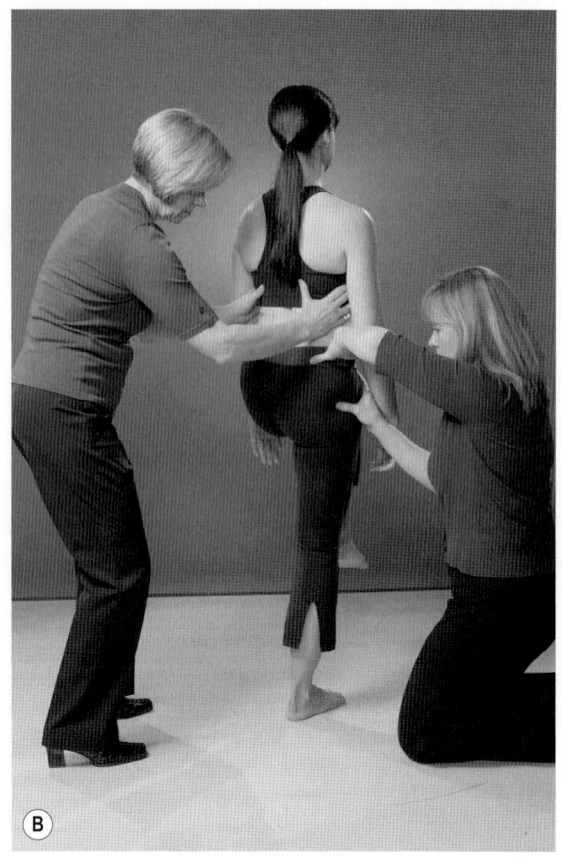

図12.2 応用評価——主要なドライバーを見つける．複数の関節／領域で望ましくない力の伝達が生じているとき，意味のある課題における主要なドライバー（ほかの関節や領域に最も大きな影響を与えている部位）を必ず見つけなければならない．(A) この例では，意味のある課題は前方へのステップである．セラピストは左手（左の親指で右の下外側角を，ほかの指で右の寛骨を触診）で右仙腸関節を，右手で大腿骨（股関節）を確認している．患者が前方にステップしたとき，セラピストはどちらの関節で（仙腸関節と股関節）最初に力の伝達不良が生じるか（すなわち，最適なバイオメカニクスと戦略で力の伝達がなされていない）を確認する．(B) ここでは2人のセラピストが，右片脚立ち課題で仙腸関節のFLTにおける主要なドライバーを同定するために同時に評価している．左側のセラピストは胸部リングを確認し，右側のセラピストは（右寛骨を介して）仙腸関節と右股関節の両方を確認している．3つすべての関節でFLTが生じていることはよくあることで，最初にFLTが確認された部位が主要なドライバーであると同定される．徒手または言葉によるキューを用いて主要なドライバーの修正を促したときに，すべての関節で修正が生じているか，確認する

領域の力の伝達を改善し，最適なものにするはずである．

一部では，バイオメカニクスの所見（すなわち関節のFLT）を用いたこの方法は，機械的疼痛にのみかかわる単なるバイオメカニクス的アプローチと解釈されるかもしれない．しかしながら，第9章の症例報告でも解説している通り，望ましくない戦略は機械的疼痛にも非機械的疼痛にも関連していて，統合システムモデルに基づいた治療は急性期であれ慢性期であれ，複数の要因によって引き起こされた疼痛をもつ患者に効果的である．これは，このアプローチが意味のある課題の機械的な特徴や，パズルの中心の人物にどのように関係するかを検討するだけでなく，その課題の認知面や感情面にも対処しているからである．FLTのある領域の修正を促す方法は多数ある．例えば，股関節後方の筋をリリースする言葉のキューを用いることや，胸郭の第9リングが浮遊しているようなイメージを与えること，否定的な（怒り）感情の状態に対して肯定的な（喜び）感情を引き出すこと，異なる文脈の環境をイメージさせること（レース時ではなく，トレーニングをイメージして自転車に乗る）など，その方法は幅広く存在する．

さらに，第4章の内容を踏まえて安定とパフォー

マンスに関して考えてみたい．バイオメカニクスの所見やFLTの観察は，課題中の安定性（運動学，運動力学，あるいはコントロールの障害にかかわらず，望ましい軌道を維持すること）に深くかかわる（Hodges & Cholewicki 2007）．しかし，課題の分析において着目すべきほかの所見もある．機能やパフォーマンスの評価には，運動の質を反映した変数に加えて，速度や正確性のようなほかの測定可能な変数も含めなければならない．これらの主観的な特徴により，観察者はあるパフォーマンスがほかのものより良好であるように見える一方で，両者とも速度も正確性も同じレベルで行えているかもしれない．あるパフォーマンスがより「滑らか」もしくは「容易」，「優雅」に見えたとき，それが観察したときの情動状態によって左右されるということをわれわれは直感的にはわかっている．しかし，「美しい運動」とわれわれが呼ぶようなこれらの最適な機能の質的側面を科学ではまだ測定できないのも事実である（図12.3）．

「ドライバーを見つける」ための前述の方法（p. 365）の中でも，FLTの修正とこれらの質的側面の関係については，同じ課題を実施したときに必要となる筋活動量の減少（より効率的）や筋出力の増加（b）のような所見で確認できるが，最もはっきりと認識できる項目は患者が課題を実行したときの努力の程度とその経験値（e）である．応用課題分析や全身の機能やパフォーマンスを検討する中で，全身の戦略における主観的で質的な構成要素に加えて，客観的なバイオメカニクスの所見を評価する．これは，鍵となるドライバーに対して治療前後に実施する．また，さまざまな声かけや徒手的修正を患者に試しつつ患者に課題実行時の感覚を問いかけることで患者の注意を引きつけ，患者自身に気づきを促しながら行う（第9章，Mikeの症例報告，ビデオMQ5，Louiseの症例報告，ビデオLL18参照 🖱）．客観的に評価することは難しいがわれわれの経験では，一番主要なドライバーを修正すると，代謝消費が最小になり，すべてのシステムの効率性や協調性が最大となることを実感している．患者は自分の身体が楽になったことを感じ，増加したエネルギーや経験していた疲労感が弱まっていることに驚く．このように運動連鎖に働きかけ，（FLTの領域に対処することによって）より良い戦略を促す言葉や徒手による誘導をしたときに，患者はセラピストにこう言うかもしれない「とっても楽です．私と一緒に歩いてくれませんか？」．セラピストはこの言葉で，最も問題となっているドライバーを見つけたことを認識できる．患者が意味のある課題を再現するときに，これらのテクニックを適用してドライバーを修正すると，「わぁ！」という感動の反応が得られるはずである．

では，意味のある課題の分析にはどのようなものがあるのだろうか．

図12.3 応用評価——主要なドライバーを見つける．美しい運動には，ときに，最適なバイオメカニクス以上のことが求められる

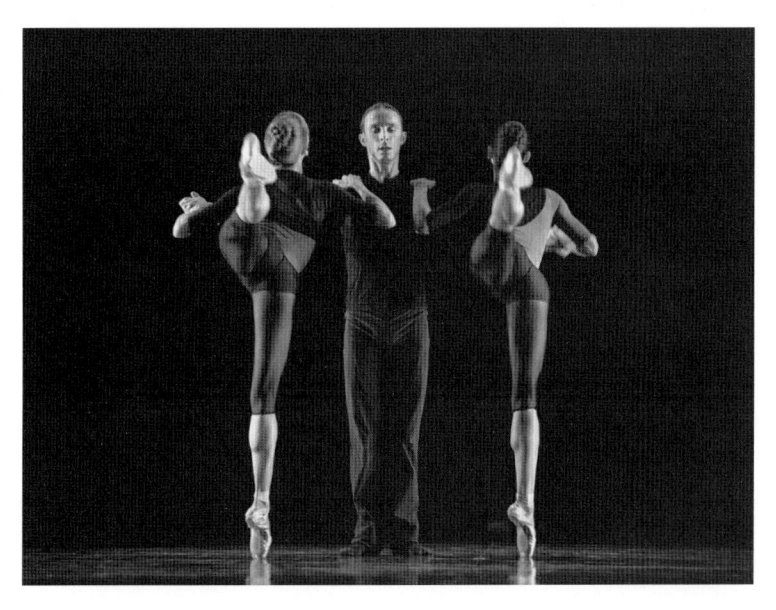

全身にわたる意味のある課題の分析

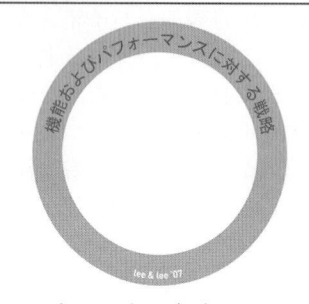

ドライバーがどこかという点についていったん仮説を立案したら，次のステップとして，意味のある課題と非常に近いかたちの課題を実行してその仮説を検証する．課題の複雑さ次第で，このステップはすでに評価した身体全体のスクリーニング課題に対して単に負荷を加えるだけでよいかもしれない（例えば，デッドリフトの分析をしたケース．ビデオ12.3a 参照）．多くの場合，意味のある課題は複合的見地から身体全体のスクリーニング課題よりも複雑であるため，意味のある課題の分析ではできる限り多くの構成要素や側面を再現することを狙う．セラピストから見たら，より複雑な課題を評価すること（コントロールが必要な関節を増やす，より高い負荷をかける，支持基底面を狭くする，予測性を減らすなど）をくどいと感じるかもしれないが，より単純化した関連性のある運動課題でコントロール不良や望ましくない動きが観察された場合，評価の早い段階で意味のある課題を分析する必要がある．

その理由としては，以下のようなことが挙げられる．まず，もしセラピストが本当にドライバーを同定したなら，それを修正することで症状悪化や目的と関連した課題で用いる戦略に良い影響を与え，セラピストの仮説を支持し，さらに確証をもたらしてくれる．ドライバーの修正は，複数のシステムでみられる徴候すべてに良い影響を与えるはずである．例えば，もしある課題で骨盤帯痛が生じる患者が，同時に切迫性尿失禁や呼吸の困難さの訴えがあれば，ドライバーの修正によってこれらの症状は改善するはずであり，あるいはこれらの症状に関連のある機能障害も改善するはずである（例えば，骨盤底筋を収縮させる能力）．もしドライバーを修正したときにそれらの症状がさらに悪化したら，それは代償的な要素を修正したということであり，ドライバーは他に存在する可能性を意味している．このように，意味のある課題の分析は，セラピストの仮説検証により多くの情報をもたらすのである（確証 confirmation あるいは棄却 rejection，第9章）．

次に，意味のある課題の分析は，患者の経験や患者の問題に対するセラピストの理解の認識に影響する．患者の問題となる経験や問題を引き起こしている原因にセラピスト評価がどう関連しているのか，患者が理解するのにも役立つ．これは，患者の賛同を得て医療従事者に対する信頼を獲得し，治療プログラムを確実に行ってもらうために重要である．また，セラピストにとっては片脚立ち（OLS）課題において力を伝達する能力が「走る」という能力と関係するということは当然のことかもしれないが，患者にとっては当たり前ではないかもしれない．そのような場合，ランニングという患者の目標にとっては，前方ステップ課題のほうがより意味をもつことになる（第9章，Louise の症例報告，ビデオ LL14 参照）．もし OLS においていくつかの領域でFLT が確認されたら，前方ステップの課題においても同じ領域でFLT が見つかる可能性が高いということに留意していただきたい．なぜならば，両方の課題とも LPH 複合体を通して垂直方向の力を伝達するという点で非常に関連する課題だからである．しかしながら，例えば歩行が意味のある課題であったとして，胸椎骨盤間の回旋や，股関節，膝関節，足部の運動などを前方ステップ動作で再現したとしても，厳密にいえば，両課題ではバイオメカニクスの要素がかなり異なる部分が多く存在する．そのため，意味のある課題をより確実に再現するまで患者の痛みや能力障害を引き起こす主要な機能障害が明らかにならない可能性もある．これは，機械的，認知的，情動的，もしくは文脈上の要因によるものかもしれない．例えば，患者のストーリーが，前屈姿勢で上肢を使う課題中の腰痛や動きにくさにかかわるものである場合，スクリーニング検査として前屈動作だけを用いても主要なドライバーを明らかにできないかもしれない．しかしながら，前屈姿勢をしながら，悪化する特定の上肢の運動をさまざまな可動範囲や負荷量，負荷の方向で実施することで（押す，引く，屈曲する），関連性のあるFLT の領域をより具体的に明確にできる（ビデオ 12.3a と 12.5 における課題特性や鍵となるドライバーについて共通点と相違点を確認してほしい）．関連する姿勢で上肢の抵抗運動を組み合わせることによって，コントロール不良のある分節の高位や方向に関して具体

姿勢と運動に対する新しい戦略の練習　CHAPTER 12

だけ痛みが誘発されると訴えた．この活動は，体幹の側屈が必要であったため，立位における体幹側屈運動でコントロール不良な部位を確認したが痛みは誘発されず，この動作に関して何ら困難さを訴えなかった．症状が増悪する課題を評価しなければ，彼の症状と関連する側屈動作中にある領域でFLTが観察されたという仮説は弱いものとなっただろう．しかしながら，症状が増悪する動作である片手で逆立ちしながら下半身を側屈させる動作を実際に行うと，同様のコントロール不良が増幅され，FLTが明確になった．FLTの生じる領域と，症状を示す課題とが結びついただけでなく，この過程は役者にとっても意味があり，回復の可能性を示すものとなっている（ビデオ 12.9）．

　循環器系や神経筋の疲労が，戦略を望ましくないものへ，あるいは痛みと関連する戦略へと変化させる要因として関与している状況では，評価をする前に患者に適切なやり方でシステムに負荷をかけることを要求しなければならないこともある．例えば，ランナーで45分間までのランニングでは問題が生じないケースでは，45分間実際に走ってもらい，その直後の戦略を開始時の安静状態と比較したり，より疲労度が増したりした段階で評価するほうが，主要なドライバーを見つけやすくなる可能性が高い．

　患者の意味の捉え方や心理社会的な特徴によっても，課題実行時に選択する戦略が影響を受ける（第5, 7章参照）．もし意味の捉え方（信念，期待，動機，態度など；第9章参照），もしくは情動面の状況が望ましくない戦略に密接に関係している場合，意味のある課題の分析において，これらの側面を再現しようとすることも大切である．繰り返して言うが，意味のある課題を分析することによって鍵となる情報が提供される．そのため，この分析は初回，あるいは2回目の予約までに遂行しなければならない．

　最後に，意味のある課題を厳密に再現する運動課題で戦略を評価することは，それぞれの患者用の治療プログラムをデザインする根拠を提供もたらす．これについては，本章で後述する．目標と関連した機能的課題におけるすべての側面（バイオメカニクス，環境，社会，情動）を再現することは通常難しいかもしれないが，この難題に対して創造に富んだアプローチをすることで，鍵となる側面を再現でき

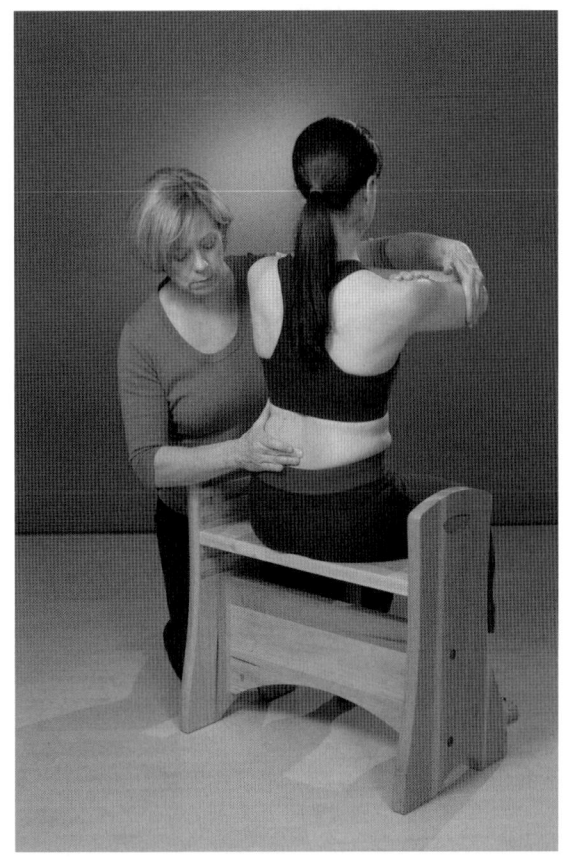

図 12.4　応用評価──全身にわたる意味のある課題の評価．坐位において特定の領域（この写真ではL4-5）のコントロールを評価するため挙上した上肢に負荷を加える．負荷は状態に応じていろいろな方向（屈曲，伸展，回旋）に加え，分節の反応を確認する．患者が坐位で上肢に対して負荷がかかった状況に困難さを訴えたら，このテストを実施すべきである（物語的推論と仮説の立案）．もし負荷が加わったとき（特定の方向を確認）に最適な機能を維持できない分節があれば，この所見は，意味のある課題においてL4-5が主要なドライバーであるという仮説を立証するものとなる（演繹的思考）．しかしながら，もし上肢を介して体幹へ負荷が加わったときにL4-5で特に問題が生じなければ，この意味のある課題においてL4-5は主要なドライバーではなく，さらにほかの部位の評価を継続することが必要となる

的な情報がもたらされるのである（図12.4，Lauraの症例報告，第9章，ビデオ LC12参照）．

　このように，より複雑な課題の分析は，患者の症状に実際，最も関連しながらも症状出現部位とは異なる領域のFLTを明らかにするかもしれないし，あるいは痛みを誘発させることになるかもしれず，患者にとって非常に重要なことである．例えば，シルク・ドゥ・ソレイユの役者が，片手で逆立ちしながらいろいろな方向に脚を何度も大きく開くときに

371

ることがよくある．実行が難しい課題や症状を増悪させる活動について患者から導き出された情報が具体的であればあるほど，再現する上で鍵となる特徴を同定することがより容易になる．例えば，患者が「私は今現在，負傷のためヨガをできない」と言えば，尋ねるべき質問は「ほかのポーズと比べてやりにくい特定のポーズはありますか？」となる．そして課題特異的な分析は，それらの特定のポーズに焦点を当てることになる（図12.5）．もし患者が「走ることができない」と言えば，以下の質問が課題のシミュレーションを容易にするために重要である．

(a) 歩行周期のどの部分で痛みがあるか／困難か
(b) 上り坂，もしくは下り坂を走ったときにさらに困難になるか
(c) その問題が出現するまでどれくらい走ることができるか

これらを尋ねることで，患者はその状況に関係する細かい事柄や直接関連性のある環境について考え，意識を向けるようになる．

時には，痛みを増悪させる機械的ストレスの要因にかかわっている特徴を見つけ出すことができない患者もいる．例えば，患者は仕事で座っているときの痛みを訴えているが，「あるときは大丈夫だけれども，あるときは痛い」ということもある．この場合，「その痛みは注意や集中を必要とするような特別な作業で強くなりますか」というように，その状況に関してさらに尋ねる必要がある．人々が，精神的に集中している状態やストレスがかかっている環境では，全く同じ課題（机に向かって座る）に対しても異なるモーターコントロールの戦略を用いていることは珍しくない．

意味のある課題について主要なバイオメカニクス的，心理社会的また文脈上の特徴がいったん同定されたら，その課題は構成している要素に分解され，評価を進める際にそれらの重要な特徴を再現する構成要素が用いられる．トレッドミルやウィンドトレーナー（図12.6A～C），段差やエクササイズマットのような道具だけでなく，運動に適切な空間が意味のある課題の分析を促進させるために役に立つ視覚化やイメージを異なる環境や状況をシミュレーションするために用いることもある．例えば，精鋭のマウンテンバイクのレーサーが，試合のときにだけに生じる腰痛を抱えていたことがある．彼は練習で乗車しているときには，レースよりも長時間乗っていても痛みを感じなかった．彼の力の伝達不良の領域を明確にし，問題の原因に対する仮説を立てるために単純な課題のスクリーニングテストが実施された．ウィンドトレーナーでの評価でコントロール不良な点がいくつか明らかになったが，彼がレースの状況について語ったときにそれらがより顕著になり，レース中と同じような精神的集中をしたときに彼の戦略に変化が生じた．ウィンドトレーナーに乗車し，レースと同じ思考に入った状態でドライバーの修正が行われ，それによって，彼はマウンテンバイクの「レース」という課題中の身体的戦略が変化

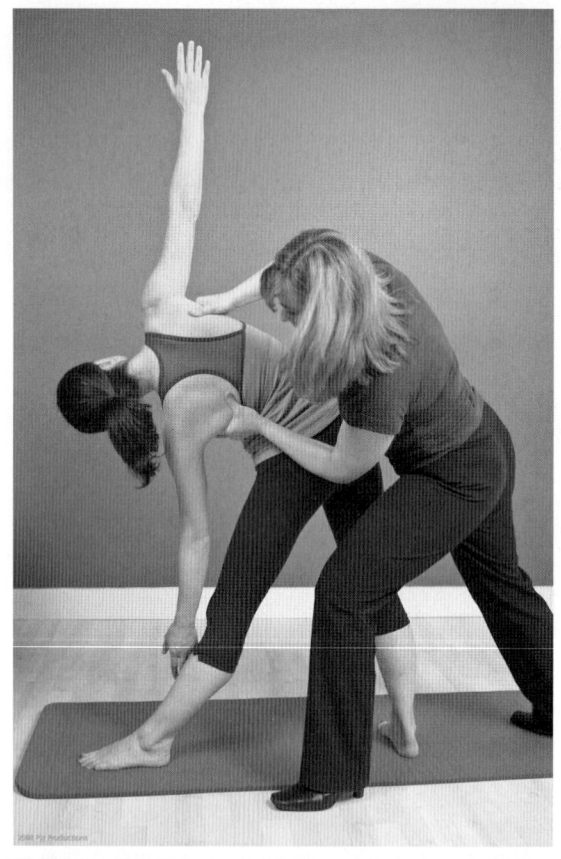

図12.5 応用評価――全身にわたる意味のある課題の評価．患者はヨガの練習でトライアングルポーズを行うときに左方向への動きにやりにくさ感じる（痛みはない）と訴えた．ここでは，セラピストはこの意味のある課題中の胸部リングを確認しているが，ほかの腰椎の分節や骨盤・下肢の関節の反応を確認することもでき，さまざまな分節／領域での力の伝達不良（FLT）を判断するために前述した原則，すなわちそれぞれの部位でFLTが生じるタイミングを注意深く確認することで，この全身的な意味のある課題における主要なドライバーを決定できる

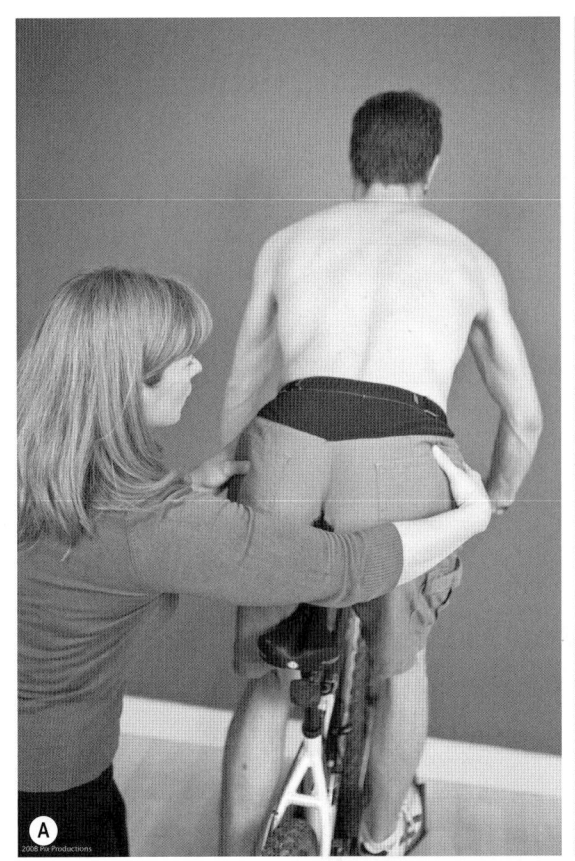

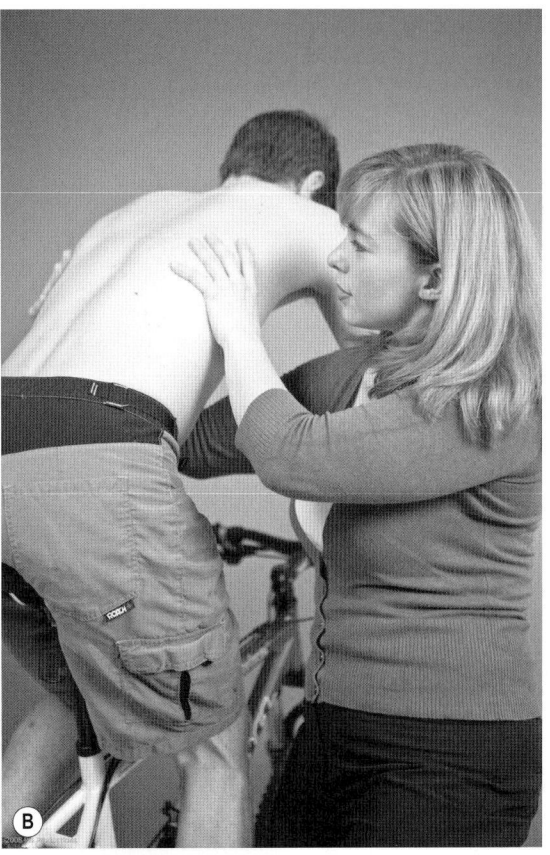

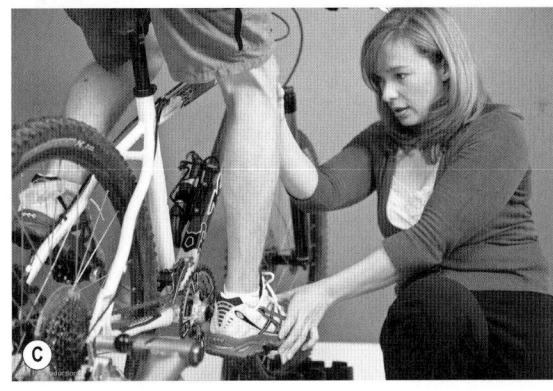

図 12.6 応用評価――全身にわたる意味のある課題の評価．このマウンテンバイクに乗る人（ランニングも行っている）は，サイクリングで増悪する腰痛に悩んでいた．ランニングでは増悪はみられないとのことだった．この全身的な課題における主要なドライバーを決定するために，患者が意味のある課題を実行中，つまり彼が自転車に乗ってサイクリングしている状態で用いる戦略を評価する必要がある．ここでは，セラピストは患者の（A）股関節，（B）胸郭，（C）膝と足部を確認している．特に，共同収縮している表在筋の活動に加え領域／分節での姿勢，可動性，コントロールに注意する

したことを自身の身体で経験した．戦略の変化は以下のようなものであった．

1. 腰部の筋の緊張が減少した（痛みとの関連性あり）
2. 下肢の努力感の減少と出力の増加の感覚（機能やパフォーマンスと関連性あり）

前述した基礎的なスクリーニング課題の分析と同じく，意味のある課題を分析する中で，FLTの問題のうち症状を誘発する特定の部位が同定される．それは，LPH領域に内在する（図12.7A）かもしれないし，外在する（図12.7B）かもしれない．多くの場合，セラピストは患者と一緒に動くことが必

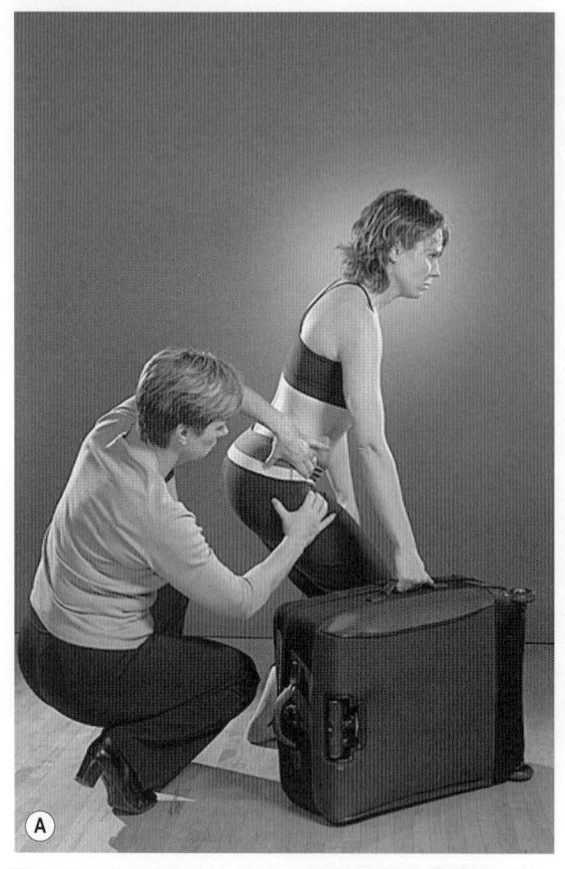

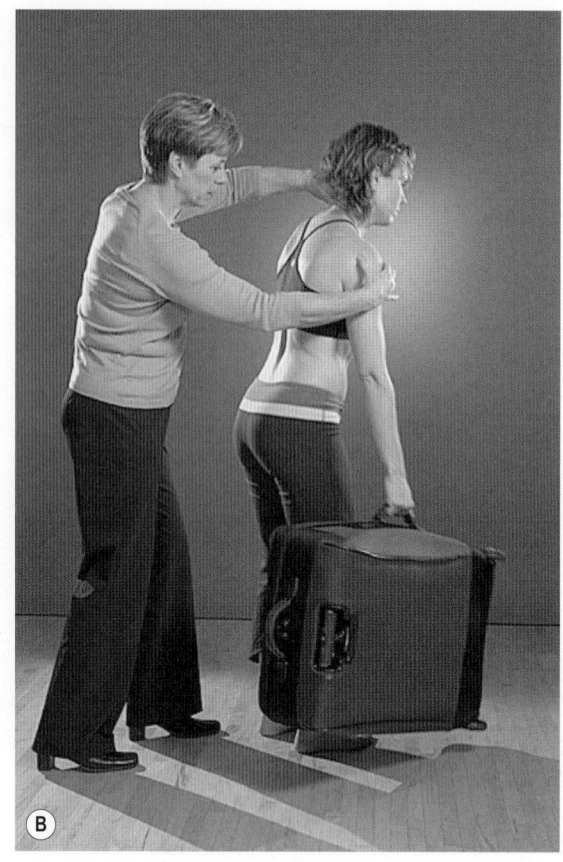

図12.7 応用評価——全身にわたる意味のある課題．片方で重い荷物（スーツケースなど）をもつためには，全身の関節／領域の機能が最適な戦略を取っている必要がある．（A）課題は最適なスクワットから始める．課題開始時ですでに力の伝達不良がみられることがよくあるため，ここでは，セラピストは負荷を加える前に（大腿骨を介して）右股関節と（寛骨を介して）右仙腸関節を確認している．（B）この課題の場合，頸椎と肩甲上腕関節（足趾までのほかのすべての関節も含む！）のコントロールが要求される．これらの関節のコントロールが望ましくない戦略を取っていると過剰なストレスが生じ，最終的に主要なドライバーと離れた領域に痛みが生じる可能性がある．被害者は大声で泣き，犯人は静かで目立たないようにしている——犯人を探せ！

要で，患者のパターンや姿勢平衡を変えることがないよう，優しく触診し，かつ特異的な現象を感じ，評価するよう注意しなければならない．身体内でのFLTや望ましくない戦略の同定は，以下のような問題のある領域や関節を同定することをも含んでいることを思い出してほしい．

1. コントロール不良（特定の方向を含む）
2. 可動制限（あるいは優位な活動を示す表在筋，もしくは筋のスリングを同定することを含む）
3. 筋の活動性の低下や不適切な筋の動員

全身にわたる意味のある課題の分析で得た所見は，患者の問題やストーリー（パフォーマンスの目標や痛みの経験）と関連性があり，特異性の低いスクリーニング課題から得た所見やほかの評価の所見とは対照的である（ビデオ12.10，12.11）．

支持基底面上における身体重心（身体正中化テスト）

支持基底面 base of support（BOS）に対して身体重心 center of mass（COM）がどこに位置しているかという正確な感覚は，あらゆる状況で姿勢平衡を維持するために重要であり，転倒予防という観点から，運動能力を最大限に発揮するという観点に至るまで，すべての人々のすべての目的に直接的に関連する．COMがBOSの中心にあるかどうか（すべての方向／面）という知覚は，「身体中心の感覚 sense of body center」といわれるものである．身体中心の感覚は，静的または動的課題で評価される．立位姿勢で，セラピストは患者のすぐ後ろに立ち，患者の骨盤（仙骨）の中心に自身を置く．そして，

姿勢と運動に対する新しい戦略の練習　CHAPTER 12

寛骨にそれぞれ手を置く．仙骨の中心を通る垂線をイメージして，これを患者のCOM（S2のすぐ前方）の基準線として考える．このCOMの基準線の位置と患者の足部の中点の位置を確認する．骨盤は，前額面上で両足の中心にあるか，骨盤が両足の間（BOS）の中心点に対して習慣的にどこに位置しているかを決定するため，前方，後方，側方へ骨盤を小さく動かし，続いていつもの姿勢に戻るよう患者に促す．このときに生じる骨盤内捻れ（IPT）や水平面上の骨盤の回旋にも注意する（ビデオ12.12，LL9，Louiseの症例報告，第9章，ビデオLC1，LC2参照）．

患者の動的な身体の正中感覚を測定するために，患者にランジを側方や前方，もしくは後方に行うように指示する．意味のある課題次第で，動く方向や角度を調整する．サイドランジは，左右差を測定するために最初に行われることが多い．セラピストは課題を実演し，患者には彼らの体幹が両足の中心で均等に支持されるように伝える．セラピストは，身体が足に対してどこに位置しているのか，体幹が両足の中心にあるかどうかを観察する（図12.8A，B，Louiseの症例報告，第9章，ビデオLL10参照）．もし患者が左右ともにこの課題をうまく行えたら，視覚システムがどの程度この課題の正確性に貢献しているか判断するために，閉眼してテストを繰り返す．

多くの患者は身体の正中感覚が変化しており，患者が中心だと思っている場所は明らかに中心ではなく，仮想身体virtual body（COMがBOS上でいつ，どこで中心に位置するかという現在の表象）が実際の身体real bodyと合っていない．不正確な身体の正中感覚は患者にはよく観察され，以下のことに関与している．

1. 不均等な荷重の分配
2. 関節にかかる力の変化（剪断，捻れ，圧縮，関節軸の変化）
3. 予期せぬ外乱から正確に回復する能力や望ましい運動軌跡を保つ能力の欠如
4. 転倒
5. ある関節の損傷／再損傷の素因
6. 運動効率の低下
7. 最適でないパフォーマンス

このように，身体の正中感覚はリハビリテーションの過程の中である時期，特に仕事やスポーツへの復帰を考えているときに評価することが重要である．場合によっては，患者のストーリー次第で身体

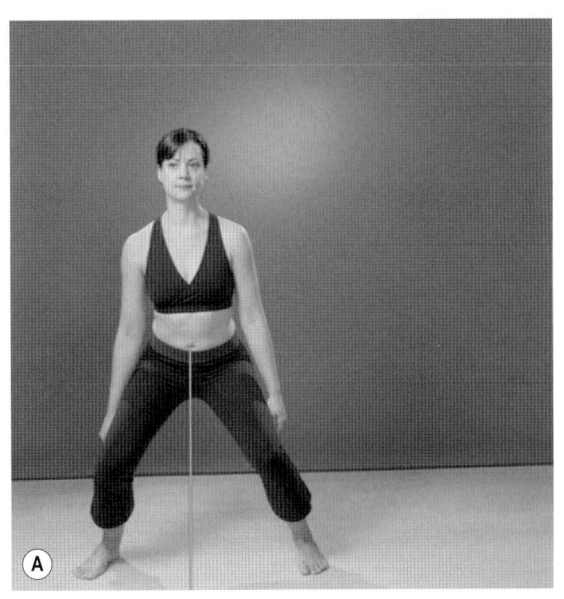

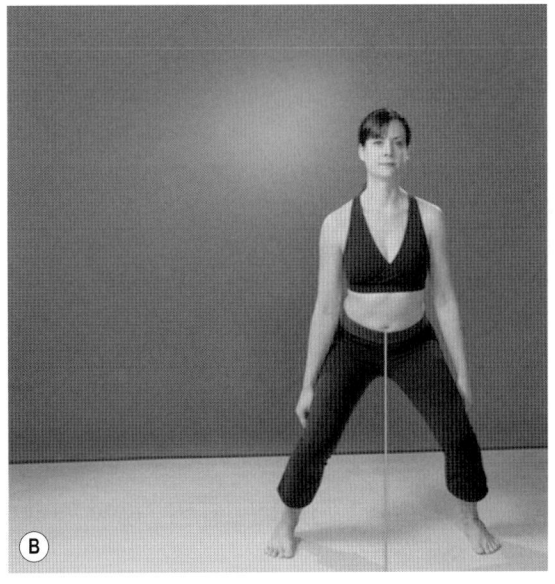

図12.8　応用評価——支持基底面上での身体重心（身体正中化テスト）．（A）この症例は右へサイドランジをするとき，（右側の）足部に対して身体がどこに位置しているか着目してほしい．（B）同じ症例が左へサイドランジをするとき，支持基底面上で身体が正中に位置しており，より良好なかたちで動作できている

375

中心の感覚のテストを初回評価に実施するべきである．例えば，ダンサーはターンをするときに自分の中心を取り続けることが難しいと訴えることが多い．一方ほかの患者では，ある機能的課題で「中心からずれた」という感覚の言葉を用いることや，いつも一定の方向に転倒したり，ある運動（バックハンドとフォアハンド）でいつも一定方向に「過剰修正」したりすることがある．これらのストーリーはすべて，身体の正中感覚が変化し，不正確であることを示唆している．仮想身体と実際の身体における正中感覚を一致させるトレーニングテクニックについては後述する（ランジとそのバリエーション参照）．

新しい戦略を促通する手段とテクニック

気づきを増やす

第9章（統合されたエビデンスに基づいたプログラムの治療原則，意味のある課題に基づいた新しい戦略の練習）と第11章（機能とパフォーマンスに対する新しい戦略を練習するための原則）で詳述したように，「意識を集中する」，「細心の注意をはらう」ということは，可塑性に向けてコントロールシステムを作動させるため，また長期的に持続する新しい脳地図を構築するために必要な条件である．また，「感覚入力が皮質の再構築の形式を決定すること」や「知覚学習や皮質の可塑性は注意を向けた感覚特性に特異的である」ということも知られている（Moucha & Kilgard 2006）．同様に，姿勢や運動の練習中に注意や内受容感覚，感覚入力を増やすことは，気づきを増やすことにも貢献する．気づきを増やすための手段はたくさんある．言葉によるキューや励ましと合わせて用手接触の場所やタイミング（徒手的促通）を変えることは，課題を遂行するために用いられる戦略を大きく変化させることにつながる．徒手的促通でより良い戦略を獲得できるようコントロールのキーポイントを決めて，患者にセルフチェックできるように指導する（図12.9A～C，12.10A～C）．患者それぞれに合った言葉や徒手によるキューは非常に効果的であり，ここまでにすでに定義されているはずである（第10章，第11章）．すべての姿勢や運動の練習に共通することは，患者は，機能的動作を行っている間に用いることができる「接続」を促すキュー（特に深部や表在のスリングに関するもの）と同様に，「リリース，アライメント調整」を促すキューをもつべきであるという点である（第9章，Lauraの症例報告参照，ビデオLC16, Louise, LL17 🖱）．問題を引き起こしている主要な機能障害に対処するキューを繰り返すことで，脳地図は強化される．

求心性の入力を増やすために，セラバンド（図12.11A，B）やボール（図12.12），ベルト，テーピング（図9.4B, 9.5，ビデオ12.13参照 🖱）などほかの手段も動作の練習に採り入れるとよい．パフォーマンスに関するフィードバックは，回転性のディスク（ビデオ12.14 🖱）や超音波画像（第10章），鏡，表面筋電図（EMG）のようなバイオフィードバックの手段で強化することもできる．画像やビデオを用いて視覚的に望ましくない戦略を患者に示し，続けて新しい戦略を見せることで気づきを増やすことができ，また視覚的にも変化が可能であることを示すことができる．古い戦略で動いたときと新しい戦略で動いたときを比べて，努力感や体の中の感覚（内受容感覚）の違いを感じるよう尋ねることで内的な気づきを強化することにもなる（ビデオ12.15, 12.16 🖱）．もし患者がある方向への動きや片側への荷重に対して良い戦略を用いていれば，鏡やキューを利用し，参考となるこの「良い」戦略で起こっている事柄に内受容感覚に集中させ，それをほかの運動方向や対側への荷重における戦略を改善するために用いることもできる．このような練習の仕方は，脳内のミラーニューロンにとって利点があり，最適な戦略が用いられている側と望ましくない戦略が用いられている側で交互動作を行うことで促通される．

同様に，視覚化やイメージは脳内での特定のパターンを活性化し，新しい脳地図の構築や長期的な維持を強化する．例えば，もしアスリートが同じ課題を上手にハイレベルで行っているビデオ映像を入手することができれば，患者はビデオを見ながら同じ課題を行っているところをイメージできるだろう．身体的な技術トレーニングをグループで続けた場合，イメージせずに単にビデオを見ているグループあるいはビデオのパフォーマンスを見ないグループに比べて，ビデオイメージを用いたグループはパフォーマンスや正確性が大いに改善したということ

が報告されている（Orlick 2008）．患者がビデオ映像を利用することができない状況でも，患者がやりたいことを痛みなく，自由に，力強く，容易に自分自身がやっていることを数分間イメージし，それを1日に数回行うと患者の回復過程に影響を与える．Terry Orlickは彼の著書 In pursuit of excellent の中でこのイメージ過程について以下のように記述している．

あなたの最終的な目標は，あなたが実際にパフォーマンスしているときに用いる感覚を利用して，理想的なパフォーマンスを再体験もしくは事前に体験することである．イメージの中でスキルを完璧にこなすときは，単に視覚的なものだけでなく感覚を思い出すようにする．その感覚が鮮やかで正確であればあるほど，またイメージの中で効果的にパフォーマンスしていればいるほど，実際の場面でイメージを再現するチャンスがより大きくなる．毎日練習すると，イメージする技術が大きく改善し，夜見た夢を現実のもののように感じることと同じく，イメージしたパフォーマンスが実際のもののように感じるだろう．

最適な運動が身体内で行われる感覚へとつながるよう意識を集中させ，これがMelzackの身体の神経マトリックスや痛みの経験（第7章）とどのように関連しているのか，新しい戦略に対する情動面や認知面の阻害因子にどのように影響しているのかを考えてほしい．内受容感覚をつなげることは，すべては気づきを増やすこと次第である．患者の目標がランニングを再開することであったり，痛みのない状態で子どもを抱っこして移動することであったり，もしくはオリンピックで金メダルを勝ち取ることであったりするかもしれない．ゴールがどういう

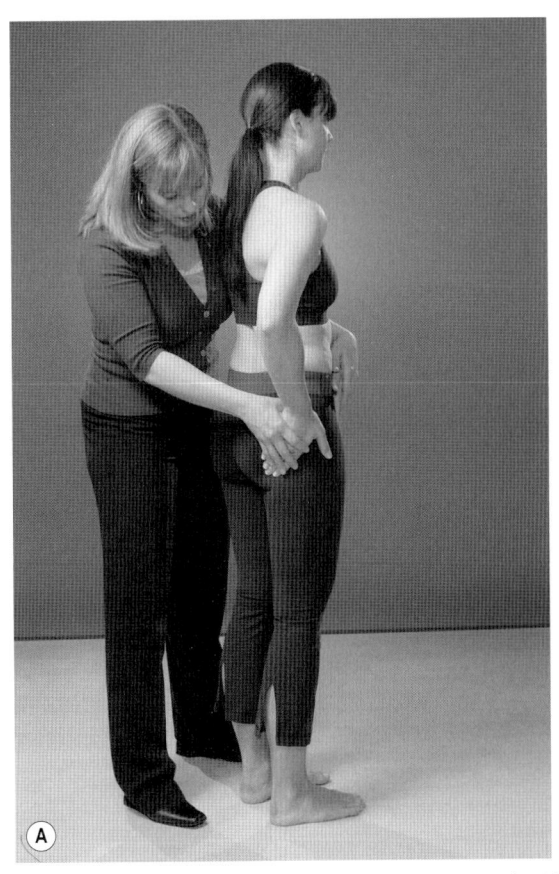

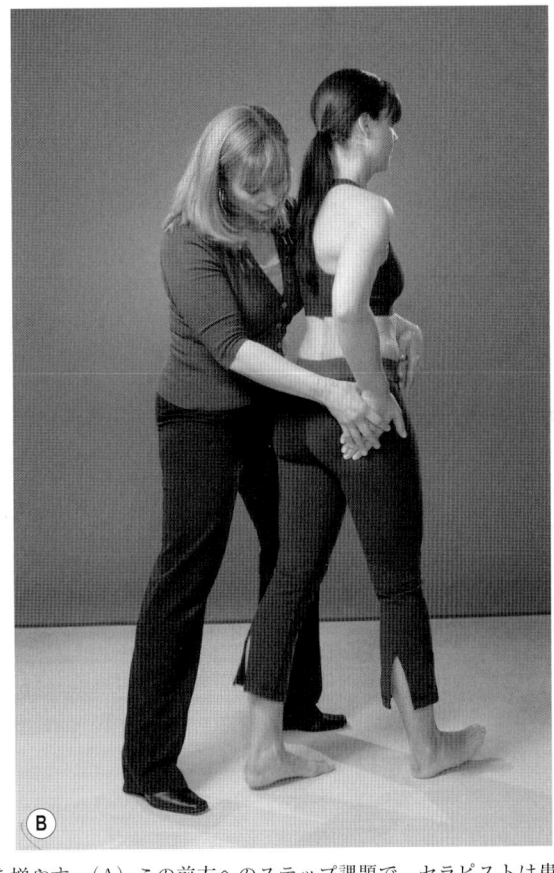

図12.9 新しい戦略を促通する手段とテクニック——気づきを増やす．(A)この前方へのステップ課題で，セラピストは患者に股関節の表層筋（前方と後方）の活動と大腿骨頭の位置を確認する方法を指導している．古い戦略のリリースを確認するために，立位姿勢で触覚や言葉によるキュー（イメージや視覚化を含む）を用いる．患者は，股関節表層筋の活動が増加しないことを確かめながら，最良な「接続のためのキュー」を覚える（リリースと連結）．(B)そして，前方へのステップ課題を行う．筋と大腿骨頭の位置を課題中継続して確認し，特に負荷が増えるときに注意する．

→つづく

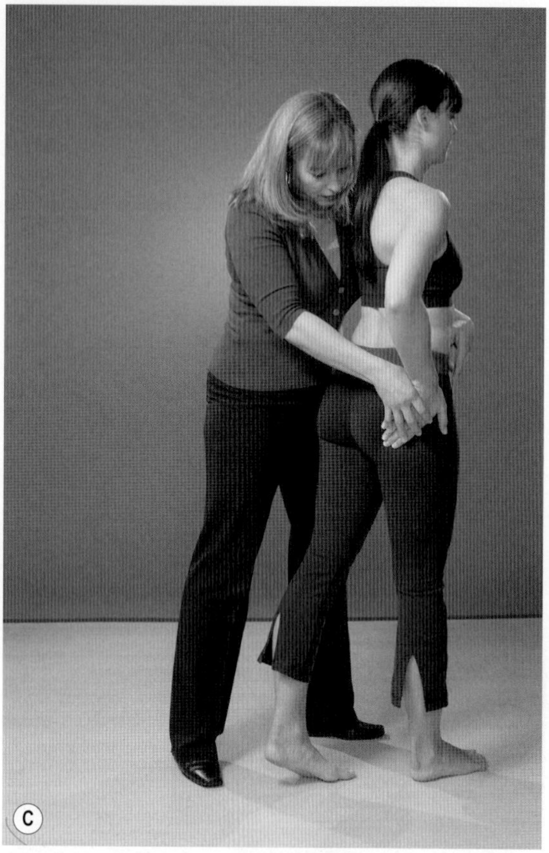

図12.9 つづき （C）課題の最終段階では，右下肢に十分荷重し（左踵を挙上する），股関節を十分に伸展する．これはこの課題で問題となる相であることが多く，患者にパフォーマンスに対する患者自身の戦略を確認する方法を示しておくことが絶対に必要である

ボックス 12.1
気づきを増やす

患者が意味のある課題を実行中，言葉や徒手的なキューを使って，動きの質に関して集中できるように促す．

はじめに——古い，望ましくない戦略を用いる

次に——（最初はセラピストが促しながら）新しい戦略を用いる

以下のような言葉を用いる

「この動きをあなたの身体がどう感じるか，意識してみましょう．例えば努力感，楽な領域，保持するのに張力を感じる領域，運動に対する抵抗感などに注意してみてください」

さまざまな領域に感覚を入力するのと併せて，さまざまな単語や言葉によるキューを組み合わせて，最良の戦略を促す組み合わせを探す．

「このパターンをもう一度実行できるように，自分の身体でこの新しい戦略をどう感じているか，覚えましょう」と患者を励ます．

ものであれ，気づきを増やすことで機能やパフォーマンスに対する新しい戦略を促通することに大いに影響を与えることが可能なのである（ボックス12.1）．

成功を褒める

注意，報酬，新規性は，ドーパミンやアセチルコリンのような神経伝達物質の放出を増加させることにより可塑性を高めることが知られている（Mahnckeら2006）．正のフィードバックは，神経調節機能を高める「報酬」の1つとして考えられる．また，自信を増すことにもつながる．興味深いことに，「違う，それをしてはならない，間違っている」と言う代わりに，「その通り，上手です．よいですね」というような声かけを行うと，患者が良い反応を示

すことをわれわれは実感している．患者が最適な戦略を行っていない場合，間違ったやり方をしていることを繰り返し患者に伝えるよりも「ちょっと待って，何か違うことに挑戦してみましょう」と言うほうがよい．セラピストが練習課題をデザインするのだから，患者が最適なレベルで成功を成し遂げることができるかどうかは，セラピスト次第なのである．患者がすべきでないことを教えること（例えば，今のあなたの目標は右殿部をグリッピングせずに骨盤の関節をコントロールすることであり，したがって，もし右殿部のグリッピングを感じたら，そのときは止まって休憩すると伝える）は重要ではあるものの，運動中に負の手がかりを与えるより，患者が課題を練習する前に説明したほうがより効果的である．

さらに，新しい戦略をうまく実行できたときには，それが患者にこれまでと異なる多くの利点をもたらすことやリハビリテーションの過程で達成したパフォーマンスの改善を強調して褒めるべきである．古い戦略と新しい戦略を比較する中で，患者に以下のことに気づいてもらう．

- 痛みの軽減
- 動くときの努力感の減少
- 強さ／パワーの増加
- 可動域の拡大
- より良い戦略を用いたとき，運動の滑らかさを感じる／より容易になる

姿勢と運動に対する新しい戦略の練習　CHAPTER 12

課題分析をトレーニング活動に変換する

　セラピストはよく「仙腸関節のコントロール不良な患者や恥骨結合の痛みがある患者，再発するハムストリングス損傷の患者などに最も良いエクササイズは何か」ということを知りたがる．リハビリテーションプログラムにはいくつかの共通した特徴や「エクササイズ」があるが，われわれが考える統合システムモデルでは，最も良いプログラムとは，痛みのドライバーとなっている基本的な機能障害に基づき，それぞれの患者に合わせて特別に仕立て上げるものであるということを本書の読者にはご理解いただけていると思う．個々人に向けてつくられたプログラムは課題の種類を最少にして，結果を最大限に引き出しながら適合性を強化する．それぞれの練習課題には目標が定められており，それぞれ処方された具体的な理由がある．

　第10章と第11章で要点を述べた治療のテクニックを踏まえて，より複雑な姿勢や運動課題の練習を行うには，段階を踏む必要がある．テクニックや介入方法の組み合わせ（例えば，信念や感情的な阻害因子に対処するような教育と徒手的手技，鍼治療など）が，最適でない戦略を取り除くことになる．練習は，古い戦略から開放された状態を強化するものである．すなわち，患者は鍼治療や徒手的治療の手技（気づきを用いたセルフリリース，気づきを用いたストレッチ）の効果を維持しながら，ある筋をなるべく使わず，緊張を低下させる方法という運動スキルを練習し，獲得する．特定の深部筋システム

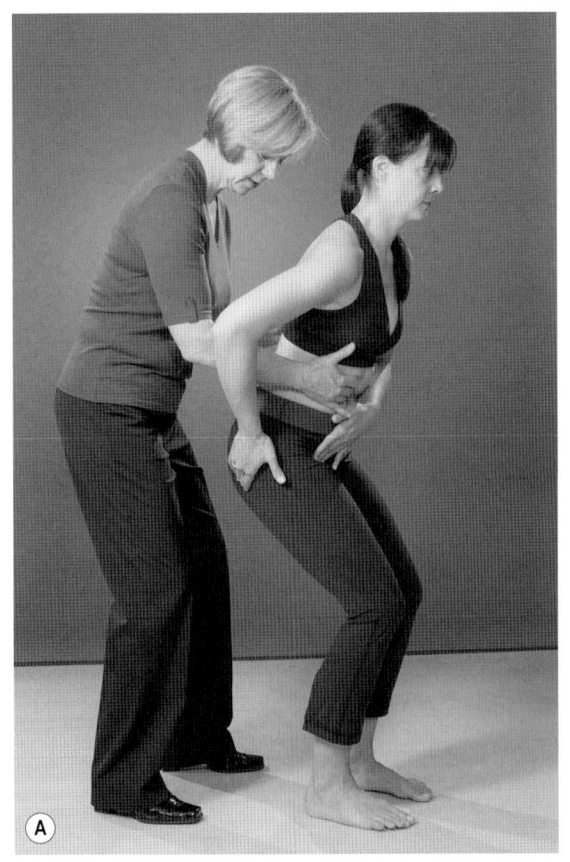

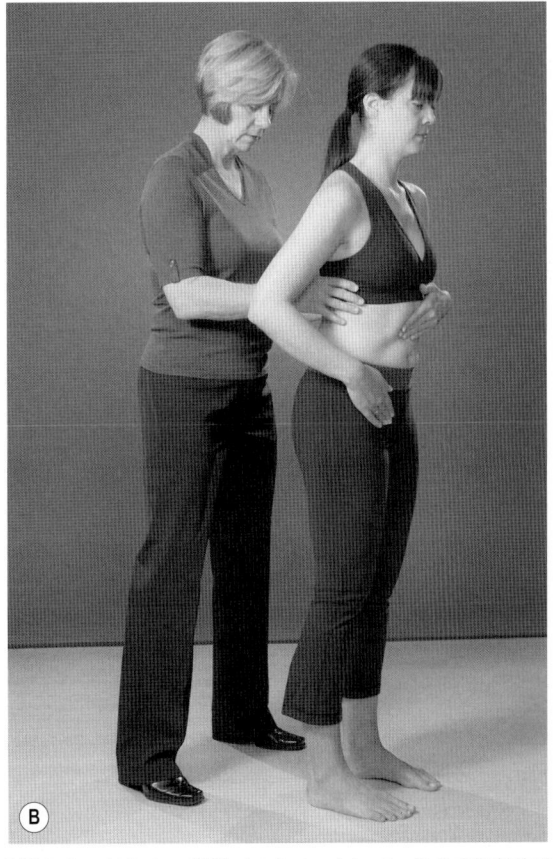

図 12.10　新しい戦略を促通する手段とテクニック——気づきを増やす．（A）この課題（スクワット）で，患者は殿部後面と股関節前面のしわを触診している．これは，股関節前面と後面の筋を自身でリリースする徒手的なキューとなり，またスクワットにおける股関節屈曲の最適な戦略を確実に実行しやすくなる（股関節が折り畳まれる状態を感じる）．同時にセラピストは，表在の腹筋群や背筋群の「グリッピング」や過活動が生じないように，これらの筋に対し，言葉がけや徒手的な誘導を行う．（B）患者の気づきが改善するにつれ，ある領域に必要な触覚の入力を減らす（例えばこの症例は，運動や股関節の制御の最適な戦略を確実に実行するために股関節後面の筋へ徒手的なキューをもはや使わないで済む状態であるが，股関節前面の筋への触覚による手がかりはまだ必要である）．前方腹壁の徒手的なキューは引き続き実行する．　→つづく

379

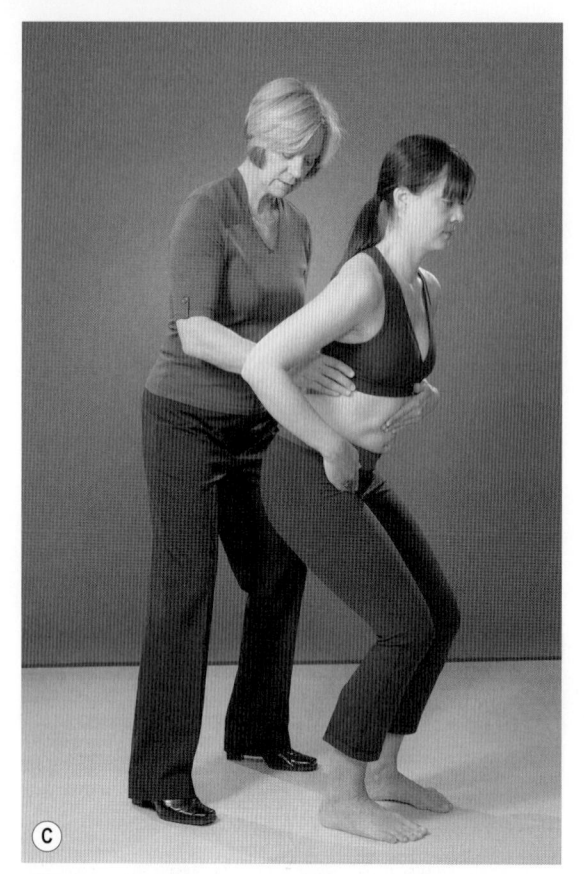

図12.10 つづき （C）セラピストは，症例がスクワット開始から，ただ胸郭と表在する背筋表層群を確認しているだけである．最終的には，セラピストは言葉や徒手的なキューを使わないようにして，患者が選択した戦略のすべてのコントロールを行う

を覚醒させる練習は，深部筋システムの「コード」を動員する際の知覚や自信，容易さを高めることを目的として練習し，体幹－下肢の分離，体幹－上肢の分離，深部筋と表在筋の協調性を含めた直接関連性のあるエクササイズへと統合される．これらの鍵となる神経筋コントロールのスキル，すなわち特定の筋活動パターンのリリース方法とほかの筋活動パターンの動員方法（RACM——リリースする Release，アライメント調整する Align，接続する Connect，動く Move）は，意味のある課題と最も関連するかたちへ機能的に展開させていく中で用いられる．特定の筋をリリースするエクササイズは，患者が意味のある課題と関連する特定の肢位や姿勢で複数の筋を同時にリリースするように練習する「スリングエクササイズ」へと発展する．これ

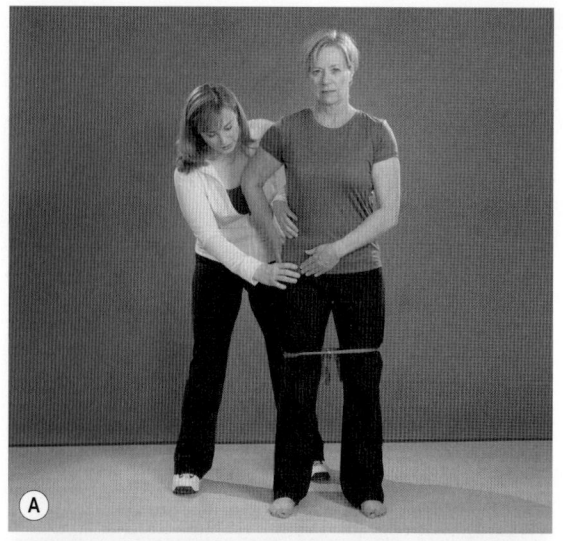

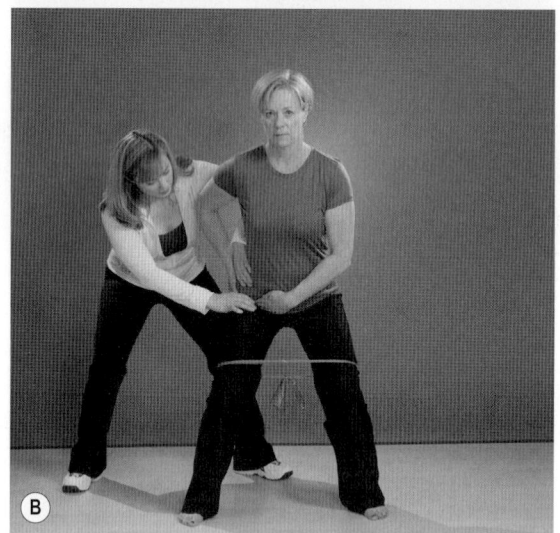

図12.11 新しい戦略を促通する手段とテクニック——気づきを増やす．セラバンドは課題遂行中の気づきを改善したり，感覚入力を増やしたりするのに有用である．（A）立位姿勢において，セラバンドを大腿骨遠位部に巻く．患者はセラバンドによる内転方向の力に軽く抵抗するようにする．キーポイント（仙腸関節，股関節，特定の筋）を確認しながら，患者はリリースや連結するためのキューを利用する．（B）下肢の最適なアライメントを維持しながら課題（スクワット）を行う

は，動的課題における戦略の練習——機能性およびスポーツ特異性の項目で述べる．

最初の体幹－下肢もしくは体幹－上肢の分離エクササイズは，より複雑な運動へと置き換えられる．患者を意味のある課題に戻す最も効果的な方法は，複雑で機能的な仕事やスポーツの動作を構成要素に

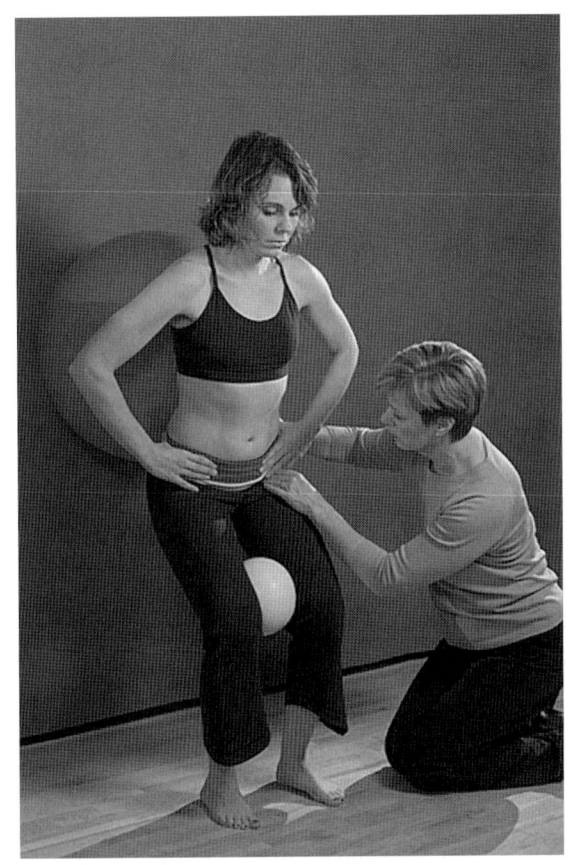

図 12.12 新しい戦略を促通する手段とテクニック――気づきを増やす．大腿内側部の間に挟んでいる小さなボールは，スクワット時に下肢が外旋方向へ動くことに対する感覚入力を増やし，特定の気づきを改善するために用いるとよい

創造的に分解することである．これらの動作の構成要素は患者にとって意味があり，課題特有の作法で神経系や筋骨格系を動員したり負荷をかけたりする練習を実施しながら，目標と関連した課題の成功体験へと導くことができる．

動作の構成要素を考案するための一般的原則

　原則に関しては，第 11 章の深部および表在筋システム――協調活動の中で概略を述べた．また意味のある課題動作の構成要素に展開したときの課題練習の要点についてはボックス 11.5 に要約した．動作の構成要素のパターンで動きながら，（必要であれば）特定の表在筋を連結したり動員したりするイメージを促す言葉によるキューや用手接触を使って，深部筋システムのコードを表在筋と協調させる（図 12.13A，B）．表在筋が深部筋と協調して相乗的に活動するとき，結果として生じる動作は最適なアライメントと滑らかな動きとなる．コントロール不良であった分節を触診すると，課題にかかわる必要な動作をしながらも，その関節がニュートラルゾーン内でコントロールされていることがはっきりとわかるはずである．

　運動連鎖におけるすべての関節のアライメントや周囲の筋活動は，負荷の分担やスムーズな力の伝達を促進する．また，身体全体のアライメントは，表在スリング系のバランスのとれた長さや強さ，タイミングによって保たれている．

　考案した新たな練習課題を試すとき，セラピストはその課題が表在筋を過剰に使用せずに実行できるかどうかを判断するため，固定に対するチェックポイント（ボックス 11.4，ビデオ 12.17）を確認する．課題中の負荷は，意味のある課題を再現するときに必要に応じて，あるいは特定の筋膜系の出力障害があるときに用いる．固有感覚の課題（例えば，不安定板）には，新しい戦略のパターンの自動化を強化するよう課題に予測不可能な条件を加えてもよい．意味のある課題に予測できないような外乱の要素が含まれていれば，それは不可欠な要素となる（図 12.14）．視覚入力を減少させるために閉眼させることも，固有感覚情報の使用や自動的な動員を強化することになる．逆に，戦略を評価したり練習したりするためにさまざまな脅威レベルや感情的文脈を再現するため，視覚情報を利用することもできる．速度が速かったり瞬間的な運動特性をもつ課題は，通常プログラムの最終段階で行われる．一般的に，脊柱の中間位を維持するような課題から胸郭と骨盤を分離して反対方向へ動かす運動や脊柱の屈曲/伸展方向への運動へと進み，より難度の高いコントロールとスキルが要求されるものへと展開する．

エクササイズの数は？

　プログラムに含まれる課題の数は少なく（5〜7つ）保つことが重要で，セッションごとにリストに新しい運動を追加するのではなく，過去の運動の構成要素をより応用した練習課題に置き換えるようにする．これは練習に必要な時間を一定に保つためであり，また練習中に目新しさを保ち，神経の可塑性を強化するためでもある．

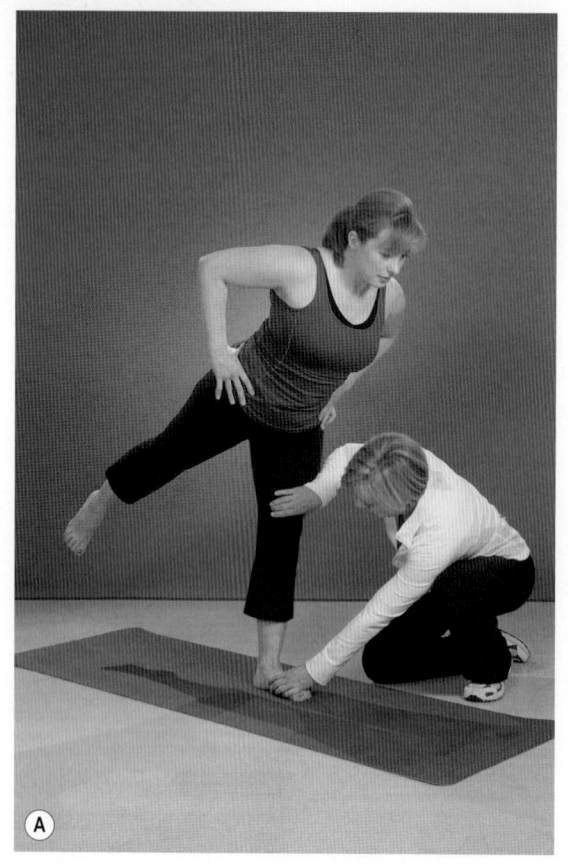

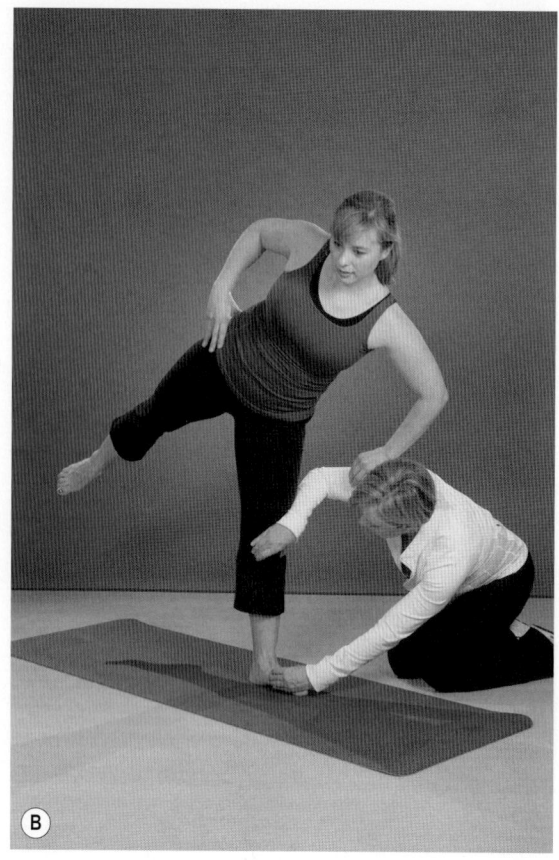

図 12.13 新しい戦略を促通する手段とテクニック——運動の構成要素をデザインする．機能的課題において下肢とLPHを統合するとき，筋膜スリングの機能障害が明らかになる（不十分な活動や不十分な伸張性）．これらの筋膜スリングの共同作用を促すため，患者が意味のある課題を行うときにセラピストは触覚や徒手や言葉によるキューを用いる．ここでは，患者はアラベスクの最初の相を行っている．彼女はLPH領域に対してリリースしたり連結したりするためのキューを使っている．そこでセラピストは，以下のように，彼女にキュー（タッチ，言葉，イメージ）を出し，反応を確認している．(A) 足部の内側と太ももの内側を連結する．それによって内転筋やその他の下肢筋の活動を促し，彼女が課題中，内側の神経筋膜スリングで全体的に支える．課題中，もしこの神経筋膜スリングの一部に不十分な活動が認められれば，このキューを用いるとよい．(B) この肢位から，荷重している下肢上で体幹を回旋させようとしている（体幹と下肢の分離）．セラピストは支えながら，膝と足部を確認して，最適なバイオメカニクスや戦略，つまり美しい運動を確実にするために，必要に応じてリリースのためのキューを与える

反復回数は？

クリニックで，（最適な戦略で）最低でも5～7回実施できるようにする．これが練習課題の最適なレベル（難しすぎない）と見なしている．反復回数をそれ以上増やす権限を患者に委ねることで患者の自己効力感を高める．目標は，適切な内的感覚を感じながら動きつつ，努力感をあまり感じない状態で容易に20～30回反復することである．患者には望ましくない戦略（たいてい特定の領域のグリッピングでわかる）に注意することと，固定に対するチェックポイントおよび運動時の努力感（負荷課題における努力感テスト）について確認するよう指導を行う．

また，課題実行にあたり，質を保てなくなったら，関連するシステムが疲労を生じていて，その日の練習としては十分であるという点も患者に理解してもらう．さらに，さまざまな理由により1回の練習で可能な反復回数が変わるという点を忘れないよう患者に促す．最も重要なことは，より多くの回数を反復できるように全体的に進歩することである．新しい課題を追加する場合，もし患者が課題に関連する運動のうちコントロール不良な方向へ2～3回以上正しく反復することができないなら，コントロールできる方向への運動で自信と成功感を高め，2～3回のコントロール不良な方向への運動と交互に行う

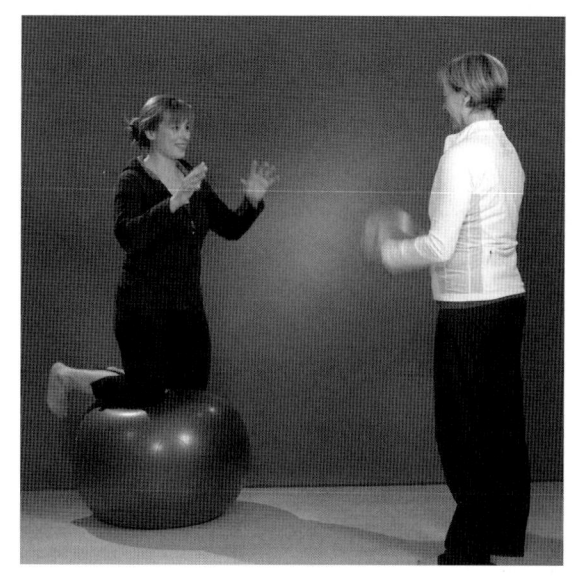

姿勢と運動に対する新しい戦略の練習　CHAPTER 12

図 12.14　新しい戦略を促通する手段とテクニック――運動の構成要素をデザインする．技能が改善したら，新しい戦略を自動化するために楽しくて挑戦的なやり方を考える

（ビデオ 12.8）．全反復回数を通して意味のある方向へ実施できるようになるまで，コントロール不良な方向への反復回数を徐々に増やしていく．

パターンの自動化を促通する

　意味のある課題に固有感覚の課題（例：不安定板）を加えることは，新しい戦略の自動化を促す1つの方法である．患者に最適な戦略の実行方法を「考えさせる」（課題について認知的な状態にある）より，最適な戦略の「感覚」を理解する（内部知覚に気づく）ように促すことが，機能やパフォーマンスに対する最適な戦略を自動化させる有力な方法であるとわれわれは感じている．いったん患者が最適な課題がどのような感覚か気づいたら，患者は日常生活においていつでもその感覚を見つけることができる．運動課題中に患者に閉眼してもらい「感覚」に集中させると，感覚入力への依存を高め，その感覚をよく理解するようになる．さらに，視覚情報が利用できない状況に対する準備にもなる（例えば，視界が悪い中でのスキー）．

いつフィールドへ出るか

　症例によっては，スポーツ活動や仕事に復帰するための最終確認と完全統合に向けてフィールド上でセッションをする必要がある．レクリエーションレベルでアイスホッケーを楽しむ患者がいた．彼はL5／S1の脊椎すべり症であった．最適でない戦略（一側のバットグリッピングとチェストグリッピング）をリリースし，多裂筋深層線維をコネクトして，次に仕事中や日常生活でもそのキューを取り入れるよう指導した（RACM）．この治療プログラムの後，L5／S1分節をコントロール可能となり，第1趾の痺れが和らいだ．しかしながら彼は，十分に自分の身体に注意を払うことができないスケートリンク上や試合中にこれらのスキルを統合するやり方がわからなかった．そのため，氷上でセッションを実施し，彼が以前に練習した主要な神経地図のすべてを強化するだけでなく，スケーティングやシューティングを行いながらこれらのスキルを適応させるということにかかわる新しい構成要素を練習した．氷上での初回セッションで，彼がすぐに昔の戦略（バットグリッピングとチェストグリッピング）に戻ってしまうことが判明した．しかしながら，徒手的なキューと彼のスキルを氷上の環境に統合させるよう実施したセッションの後，彼は古い戦略をリリースし，敏捷性とパフォーマンスが高まる新しい戦略を用いることができるようになった．これにより，彼は時折症状が再発するだけでホッケーをすることができるようになった．ここまでに述べたスキルをフィールド環境やほかの実生活中ですべて使うことによって，素晴らしい成果が得られるのである（ビデオ 12.19）．

　本章ではエクササイズを進歩させるためのさまざまな選択肢を記載するが，これがすべてではなく，いくつかの共通の例であり，臨床では応用エクササイズの多くは特定の課題分析から考案されるべきであるということを覚えておいてほしい．

　意味のある課題によっては，再現するために高い創造性が必要となる．先入観を捨てて，課題の再現に取り組むと，実はそれが実現可能であるとわかるだろう．例えば，飛行機やパラシュートなしにスカイダイビングの課題を再現することはできないと思うかもしれない．しかし，患者の疼痛を増悪させるスカイダイビング中の肢位や身体への力，運動を考えることによって，主要な構成要素を再現することができる（ビデオ 12.20a）．Amanda のリハビリテーションにおけるこの段階では，再現した課題でかかる負荷は非常に大きく，彼女はコントロールできなかった．正しい戦略を学習するために課題を

383

いくつかの構成要素に分けて練習した．この練習課題「ウォールランディング」（ビデオ12.20b）はスカイダイビングのようには見えないかもしれないが，再現した活動に基づいているため，患者には意味のある課題と非常に関連していると理解が得られていた．

最適な戦略の促通やきっかけを与えるためのキーポイント

最適でない戦略や新しい戦略への阻害因子が効果的に対処され（第10章），新しい神経ネットワークが構築されたら（第11章），次は身体をコントロールするキーポイントへ優しい徒手的な圧を加える，あるいは触覚的フィードバックを用いる．この段階まできたら，その程度の刺激で姿勢や運動のための新しい最適な戦略を「想起」させ，「強化」することが可能である．セラピストと患者の手を置く位置は多数の組み合わせが可能である（例えば，図12.9，12.10，12.11，12.13）．患者が初めて自分で確認しながら練習を行う場合，学習期間中はフィードバックを与えて誘導するために患者の手の上にセラピストの手を重ねることが最良である（図12.9）．続いて，患者が自分の手で感じるべきことやチェックすべきことを学ぶときは，セラピストはほかの領域のアライメントやコントロールを確認し促通するために手を移動させるとよい（図12.10）．LPH領域における機能のための最適な戦略を統合するにあたり，よく用いられるコントロールのキーポイントは以下の通りである．

1. 恥骨結合と胸骨角——これらの点は垂直に並ぶべきであり，骨盤が胸郭の下に位置していることを示す指標であることを患者に伝える（図12.15A，B）
2. 上部胸骨もしくは下部胸骨，これは脊柱のどこがカーブしているか，またはどこのコントロールが促通されるべきかによって変わる．

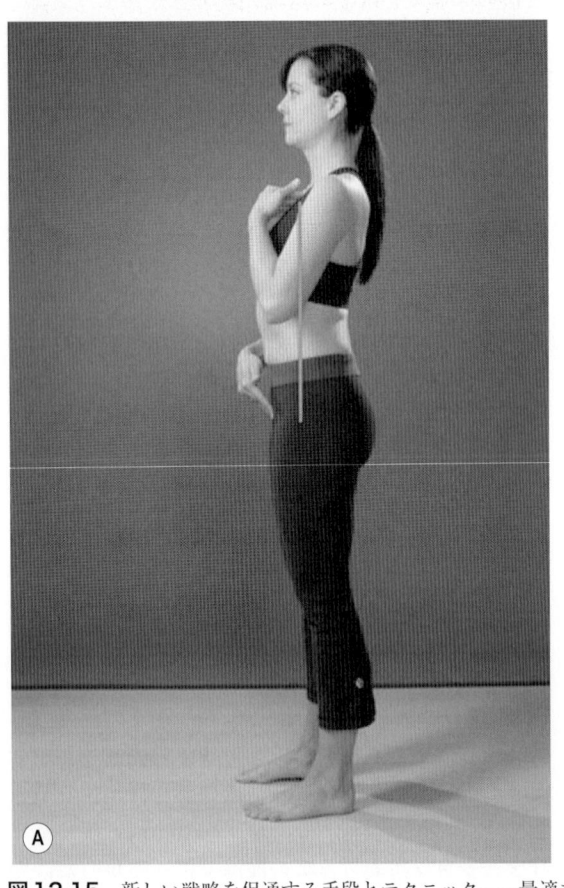

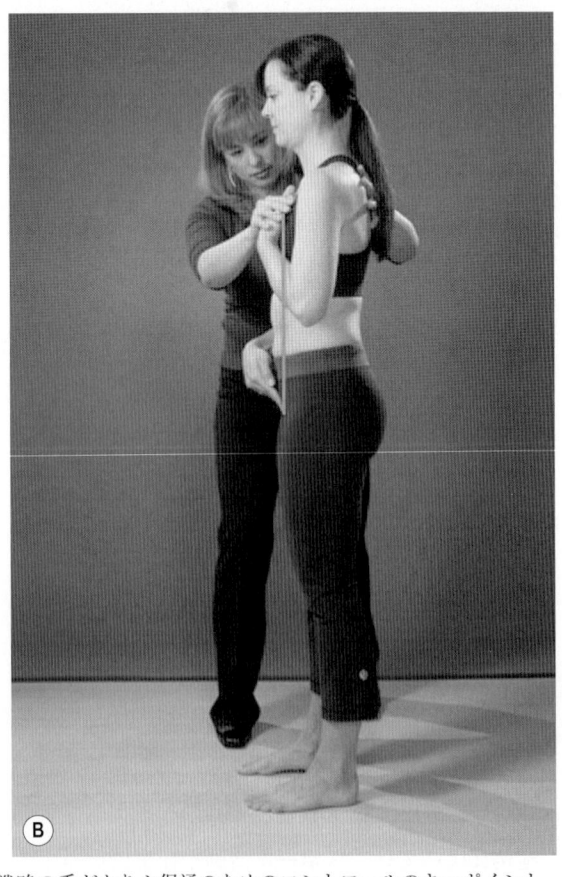

図12.15 新しい戦略を促通する手段とテクニック——最適な戦略の手がかりや促通のためのコントロールのキーポイント．(A)制御のための2つのキーポイント——胸骨角と恥骨結合をみると，骨盤上の胸郭の位置は適切ではないということがわかる．(B) セラピストは言葉や徒手的なキューを使って，患者により良いアライメントと戦略の見つけ方を示している

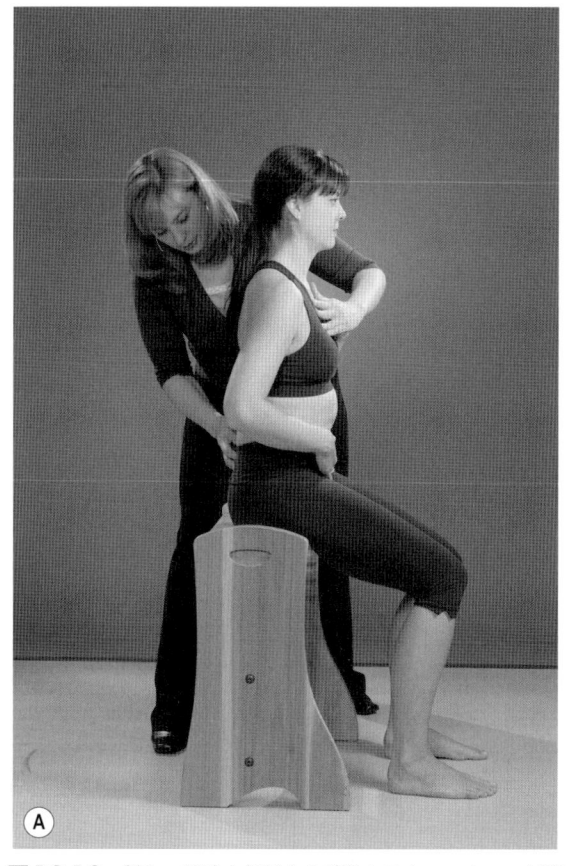

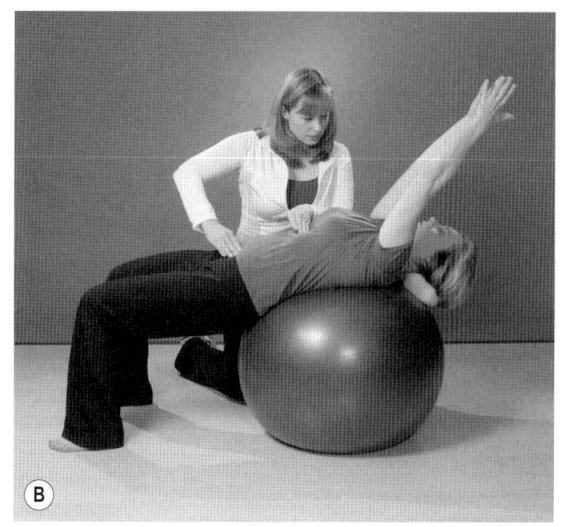

姿勢と運動に対する新しい戦略の練習　CHAPTER 12

図12.16　新しい戦略を促通する手段とテクニック——最適な戦略の手がかりや促通のためのコントロールのキーポイント．（A）坐位において，セラピストは胸郭上部を介して徒手的なキューを与えている．キューが脊柱や骨盤のアライメント・戦略に与える影響を確認する．患者は，内受容感覚と運動感覚（患者の手）を介して，言葉や徒手によるキューの効果に気づく．（B）この課題では，両上肢を挙上しているときに胸郭と骨盤の間で最適なアライメントを維持しているか確かめるため，胸骨下部と恥骨結合を確認している

胸郭の前方回旋／屈曲，後方回旋／伸展，圧縮や伸張を促すように，胸骨の前面や胸郭の後方に上向きあるいは下向きの圧を加える（図12.16A，B）

3. 胸郭全体を後方，前方，鉛直方向へ誘導するよう，下位胸郭の前外側か後外側に触れる（図12.10B，C）
4. 鼡径靱帯の中央，股関節のしわに沿って，坐骨結節内側面の下，大転子周囲，もしくは腸骨稜などの股関節周囲のポイントを組み合わせる．これらは両側触診したときと比べて一側の触診でベストな戦略をつくれるかどうかで決定する（図12.7，12.9，12.10，12.11，12.12）
5. 棘突起間，もしくは腰椎の棘突起（複数もしくは1つの分節）．これは特定の制御をイメージする手がかりや徒手的に「伸張」や「吊られている」という感覚をつくるか，もしくは必要なときに腰椎前弯の増大や減少を促すために用いる（図12.17）
6. 活動を増減させる必要がある特定の筋の筋腹．これらの筋は，より複雑な課題を評価したりトレーニングエクササイズとして追加したりするときに活動の変化がみられる可能性がある（図12.18）

いずれの課題を練習するときも，セラピストは，その課題に求められる新しい戦略を最も促通する徒手的なコントロールのキーポイントと合わせて，その患者に有効な言葉によるキューやイメージを見つけることを目指す．言葉によるキューについては，第10章や第11章でもさまざまな例を提示しており，さらに後述もする．しかし，有効なイメージは患者

385

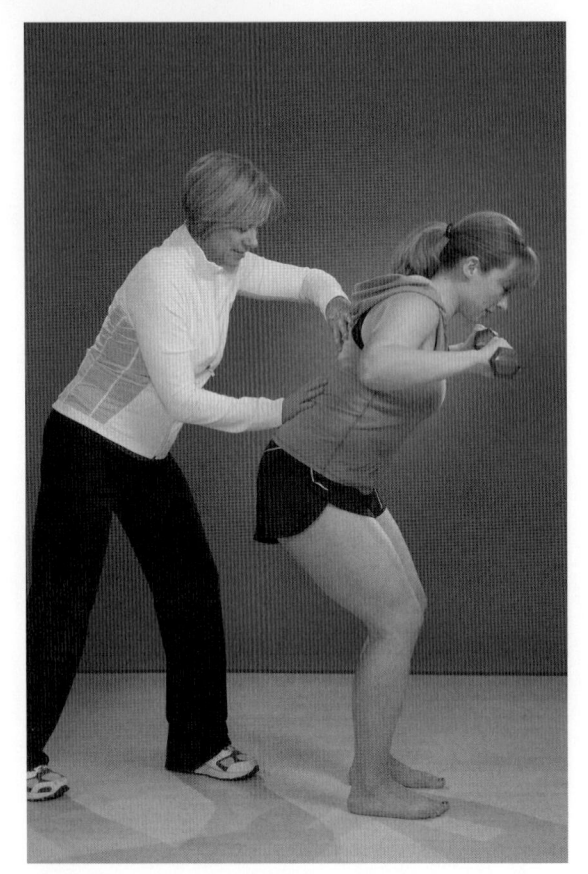

図12.17 新しい戦略を促通する手段とテクニック——最適な戦略の手がかりや促通のためのコントロールのキーポイント．負荷をかけたこのスクワット課題で，セラピストは，選択された戦略が課題中確実に力を伝達しているか胸郭と腰椎を確認している．必要に応じてある分節や領域に対して触覚を与える言葉によるキュー（例えば，「L4 が上方から吊られている，胸郭のリングを開く，胸骨上部あたりの胸部を柔らかくする」など）

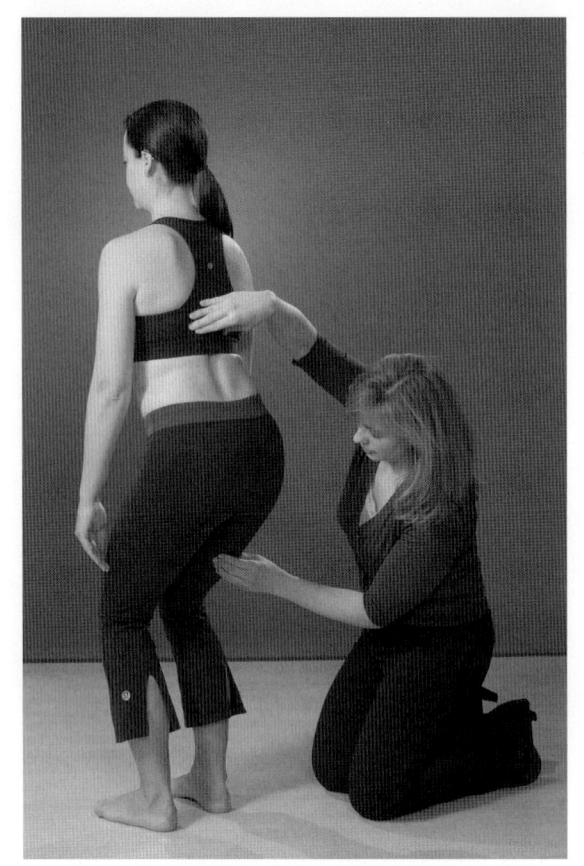

図12.18 新しい戦略を促通する手段とテクニック．最適な戦略の手がかりや促通のためのコントロールのキーポイント．徒手や言葉によるキューは表在筋の活動を増減させるために用いる．表在筋が連結やリリースのためのコントロールのキーポイントになる．この写真は，習慣的な「バックグリッパー」である症例のスクワット課題を示している．セラピストは脊柱起立筋とハムストリングスを確認している．彼女は，全体の神経筋膜スリングの中で力を分散させバランスをとるために，（深部筋システムへのキューに加えて）脊柱起立筋をリリースしハムストリングスを連結させるためのキューを与えられている

ごとに異なり，文化やほかの状況によっても影響を受けるということに注意しなければならない．したがってセラピストは，さまざまなそれぞれの対象者に有効なものを見つけるまで言葉によるキューを試すことが必要不可欠である．

静的課題における戦略の練習

　第4章で記載した，日常生活の機能の中では静的な課題はほとんどないという点を思い出してほしい．「静的」な姿勢は常に動いている必要があり，呼吸や潜在的な外乱を弱めるように作用している．体幹筋の過剰な同時収縮（つまり，過剰固定）は，

姿勢平衡（バランス）や呼吸機能のようなほかのシステムに悪影響を与えることになる．このように，患者は理想的なアライメントをしていても，そのアライメントを成し遂げるために有害で望ましくない戦略を用いている可能性もある．さまざまな姿勢における力の伝達に最適なアライメントを患者に指導する一方で，患者がそのアライメントを獲得し，維持するために取っているアライメントと戦略両方を評価し，手がかりを与え，修正する必要があることを心に留めておいてほしい．いずれの姿勢においても過剰な表在筋の活動があるかどうかを判断するた

めには，固定に対するチェックポイントが重要な指標となる．

　さらに，姿勢について，常に継続する1つの肢位（すなわち1つの選択肢）として考えるより，立位や坐位の姿勢について，動き始める場所，もしくは戻る場所として考えるほうが良い．つまり，最適なアライメントの回復や脊柱の中間位を再構築する目的は，選択肢を取り戻すことにある．一般的に，痛みや姿勢の保持にかかわる機能障害をもつ患者は，1つの決まった姿勢を継続していて，ほかの姿勢を取らない傾向（すなわち選択肢の消失）にある（Dankaertsら 2006）．実際，最適な姿勢戦略を指導することはおそらく過敏な組織への負担や圧を減少させ，脊柱を介した負荷配分を改善することによって痛みを軽減させることになる．また，姿勢の練習が新たな運動の選択肢のための手段や課題継続中さまざまな戦略を用いるための手段をもたらす可能性も大いにある．

　脊柱の中間位は，「正常な」脊柱カーブがあり，胸郭が骨盤上の中央に位置しているアライメントと定義される．関連のある課題（坐位，立位，四つ這い位など）で脊柱の中間位を練習する場合は，同じ脊柱の中間位を取ることが求められる．その肢位とは，自然な骨盤傾斜（左右 ASIS と恥骨結合が同じ前額面上にある）を伴って均一な弯曲があること，腰椎前弯，胸椎後弯，頸椎前弯があることである．それぞれのレベルでの増大や減少に注意する必要がある．弯曲の異常に加え，弯曲の増大や減少に注意する必要がある．よくみられる所見は，上位腰椎レベル，胸腰椎移行部，下位胸椎で過剰な前弯がある一方で，骨盤後傾を伴った下位腰椎での前弯の消失（L4-L5，L5-S1が屈曲位）である（図5.6）．脊椎すべり症の患者では，過剰な前方滑りが生じているレベルの上位と下位で前弯の減少，もしくは分節屈曲位を呈していることが多い．最適なアライメントと戦略を練習するためには，前述したコントロールのキーポイントと，評価で決定した領域に対する言葉によるキューや特定の分節への用手接触を併用する．読者はすでに RACM（リリース，アライメント調整，接続，動く）という言葉に慣れ親しんでいる．姿勢課題の修正においては，これらの要素のうち最初の3つ，すなわちリリース，アライメント調整，接続に注意を向ける．患者は，交互に「リリースと肢位の修正（アライメント調整）」を考えることができ，それによって古い戦略を捨て，新たな戦略とともに新たなアライメントを見つけることに意識が向く．

立位姿勢

　一般的に，胸郭の下にある骨盤のアライメントを整えずに脊柱のカーブを修正することは難しい．立位姿勢の修正は，まず患者に胸骨角と恥骨結合の関係を自己認識する方法を指導することから始める．骨盤の前方変位というよくみられるパターンは，患者に対して「胸郭の下に骨盤をもってくる」もしくは「骨盤を足の上にもってくる」ように伝えることで修正される（図 12.15A，B）．もし一側の大腿骨頭が前方に位置していれば，その股関節へ向けたキューを出して，股関節の位置が修正されたことで骨盤の水平面上の回旋や IPT に生じた影響を評価する．さまざまな言葉や徒手的なキューを試みて，最良な組み合わせを見つける．その目的は，以下のことを促すことである．

- 骨盤が胸郭の下まで後方へ移動するとき，バットグリッピングがリリースされる
- 大腿骨頭の求心位確保（骨盤も同時に大腿骨上でより垂直位になる）
- 骨盤中間位（わずかな前傾）と緩やかで均一な腰椎前弯の回復
- 水平面での骨盤の回旋や骨盤内捻れ（IPT）の修正
- 胸骨角と恥骨結合の点が鉛直線上にあり，胸郭と骨盤帯の間での回旋がなく，頸椎の前弯が平坦にならずに胸郭上に頭部があるアライメント

立位姿勢の修正のためのその他の重要な要素として，患者の身体重心（COM）が支持基底面（BOS）のどこに位置しているのかという点がある．最適なアライメントや戦略のための主要な阻害因子が取り除かれていれば，BOS 上で COM の位置を修正することが比較的容易になり，患者が自身でこれらの位置を見つける方法を教えることも容易になる．BOS 上で COM の位置を修正するときは，患者の寛骨に触れて誘導する．この課題では，患者の骨盤が BOS 内のどこに位置しているのか患者に教えるために鏡を使用してもよい．BOS 上の重心の位置を動的な場面で再教育することは，いったんスクワットやランジが完全に行うことができるようになってから行う（後述）．

いったん胸郭－骨盤－足部の矢状面のアライメントやBOS上でのCOMの位置へ介入すると，今度は最適な脊柱のカーブを回復するために，細かい領域や特定の分節に修正を必要とするかもしれない．これらについては，次項の坐位姿勢，ステップ2－脊柱の肢位を整えるのところで詳述する．いったん患者が最初の姿勢を修正する要素を練習し，組み入れる機会ができたら，これらの手がかりをすぐに与えるかもしれないし，次のセッションで与えるかもしれない．リハビリテーション過程の段階次第である．

新しい姿勢に対する阻害因子が適切に対処されている限り（第10章），一般的に患者がこの改善した姿勢アライメントの獲得を難しいと感じることや，「大変な仕事」と感じることはないはずである．もし新しい姿勢には努力を要すると患者が報告したら，まだそれを妨げている何かが残っているということであり，特定の神経筋系や関節系のベクトル（抵抗感）の評価をして，それらをリリースする必要がある．最適なアライメントを手に入れるために最適な戦略が用いられていることを確認してほしい．いったん鍵となる徒手的または言葉によるイメージキューが決まったら，練習を反復する中で徐々に徒手的な補助を減らしながら，患者が姿勢練習を自身で1日に何度でも1人でできると自信をもてるように，自己触診および自己修正できるように促す．

坐位姿勢

疼痛の有無にかかわらず，LPH複合体に機能障害がある多くの患者は，坐位保持にかかわる課題で困難さを訴える．したがって，坐位での患者の戦略や姿勢アライメントがどのように彼らの抱えている問題と関連しているのか（第8章）判断する評価を実施しなければならない．坐位における骨盤と大腿骨頭の位置についてはよく，患者がどのように立位から坐位へ動いているのか（すなわち患者がどのようにスクワットし座っているのか）という点と関連づけて検討される．例えば，もし立位から坐位へ動くときに右の股関節をグリッピングする戦略を使って大腿骨頭の前方変位が生じていれば，これは結果として，骨盤内の左捻れと水平面上の骨盤の左回旋が生じ，坐位姿勢でもすべて観察されることが多い（図8.32B）．腰椎や胸椎のカーブの修正は，骨盤底や股関節に起因する捻れが改善されるまで実施できない．したがって，坐位戦略の修正は，通常，患者に立位から坐位への動き方（後述するスクワットを参照）を指導することと併せて，座ったときの肢位を評価し，修正する方法の指導も含んでいる．本項では，坐位における戦略の修正と練習について説明する．

ステップ1——最適なピラミッドの底面を整える

患者とセラピストの肢位：患者は椅子に座る．セラピストは股関節の「バットグリッピング」がある側で患者のそばで立位か膝立ち姿勢になる．片側の手は坐骨結節の下に置き，もう一方の手は腸骨稜に合わせて置く．

修正テクニック——言葉および徒手による誘導：患者に大腿骨頭の前面の触診の仕方を指導する．大腿骨頭の位置をセルフチェックできるよう，股関節の折り目部分に手を置いて両側で同じように「溝」があることを確認させる（図12.19A）．次に，患者にセラピストから離れる方向にわずかに体を傾けるよう伝え，片側の殿部が免荷された状態をつくる．そのとき坐骨結節を外側後方へ持ち上げながら引っ張り，患者が座面にゆっくりと殿部を戻すときに腸骨稜にわずかに内側方向の反力を加える（図12.19B，C）．「殿部を降ろすとき，降ろしていく側の坐骨が後方に広がり，股関節の前面がリラックスして曲がるようにイメージしましょう」などのキューを用いる．新しい坐位姿勢において，患者は前方に同じような溝があるか大腿骨頭の位置を再確認する．2つの坐位骨結節の間で均等な荷重がかかるようになったことを感じるはずである（図12.19D）．最適なピラミッドの底面は，脊柱の残りのアライメントを修正するための広く安定した土台を提供する．

理想的な反応：新しい坐位姿勢では，骨盤は水平面上で回旋しておらず，腸骨稜の高さも左右に同じになっているのがよい．最初の坐位姿勢（修正前）と比較して，腰椎の側屈や回旋のカーブは目立たなくなるか，完全に修正される．患側の股関節前面や後面の筋は，対側股関節の筋に比べて筋緊張が柔らかいか，より均等な状態にあり，大腿骨頭が臼蓋窩のより後方に位置するようになる（股関節前方により深い溝ができる）．

応用／その他考慮すべき事項：患者には，坐位での機能的課題を練習するために，自分で「ピラミッドの底面を整える」方法を指導する．患者が片側の殿部から体重を免荷し，その後戻すときに，自身の

姿勢と運動に対する新しい戦略の練習　CHAPTER 12

坐骨と同側の手で坐骨結節を「外側，後方」に引く．坐骨結節の位置を左右均等にするために，患者はこの運動を何度か繰り返し行う必要があるかもしれない．徒手を用いた自身での修正をせずに患者が「広いピラミッドの底面」の姿勢を確認できることを最終的な目標とし，必要に応じて関連のある LPH 領域の筋に対して気づきを用いたセルフリリースを併用する．股関節屈曲制限のある患者では，骨盤を中間位にして大腿骨頭上で前傾できるように，最初は高い椅子もしくはスツールに座るようにするとよい．

ステップ 2──脊柱の肢位を整える

患者とセラピストの肢位：患者は最適なピラミッドの底面（前述）で椅子もしくはボールに座る．もし患者が一側もしくは両側の股関節屈曲制限をもっていれば，大腿骨頭上で骨盤を前傾できるように（腰椎のニュートラルな前弯もつくるために）座面を高くする．セラピストは患者の横で立位か膝立ち位になる．手を置く位置は，どの高位で脊柱の修正が必要かによって変える（前述した最適な戦略の促通やきっかけを与えるための制御のキーポイントを参照，図 12.16，12.17）．言葉によるキューを与えながら，セラピストは理想的なカーブをつくるためのコントロールのキーポイントを用いて，患者にアライメントの修正の感覚と気づきがもたらされるようにする．胸椎の後弯を促すため，胸骨上に置いた手で下後方への圧を加える（図 12.20A）．過剰な後弯を修正するためには，両手で両側から胸郭を持ち上げてゆっくりと牽引するか，過剰なカーブの高さで上方かつわずかに前方へ圧を加える．フラットな腰椎を修正するためには，腰部に置いている指でわずかに前上方へ押し，「持ち上げられている」感覚となだらかな前弯をつくる（図 12.20A）．1 つもしくは 2 つの分節での過剰な腰椎前弯に対しては，屈曲

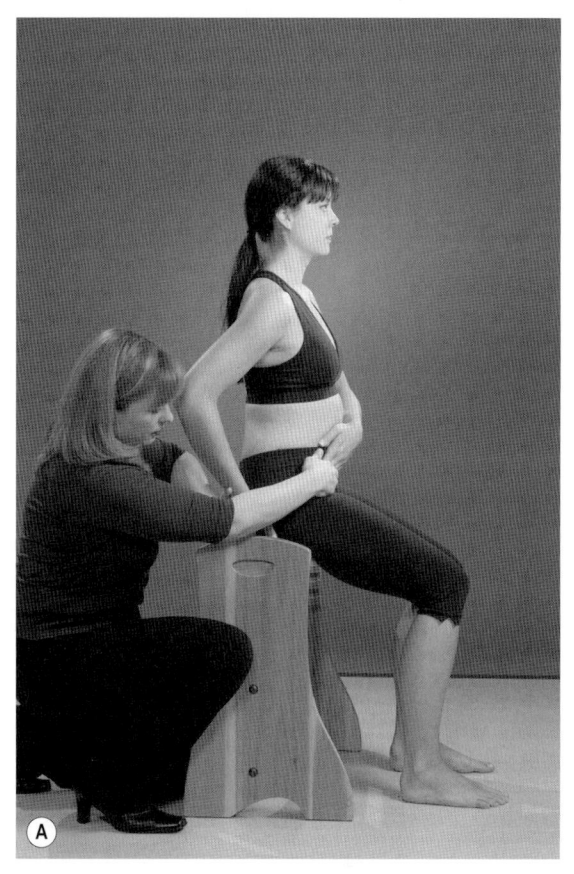

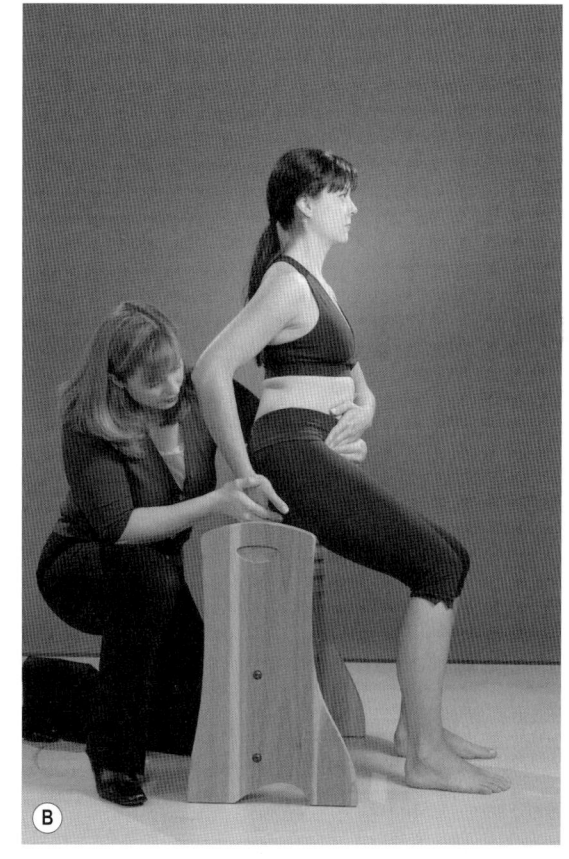

図 12.19　静的課題における戦略の練習──坐位．（A）坐位での最適な戦略を練習するために，患者はまず前方で大腿骨頭を確認する場所と坐骨結節（坐骨）の場所について指導を受ける．（B）その後で，患者は坐骨が開いていく様子（股関節後方と殿部の筋のリリース）と股関節を折り畳む（大腿骨頭のセンタリング）イメージをしながら，望ましくない戦略がみられる側を挙上し，坐骨を「外側後方へ」引き上げる．
→つづく

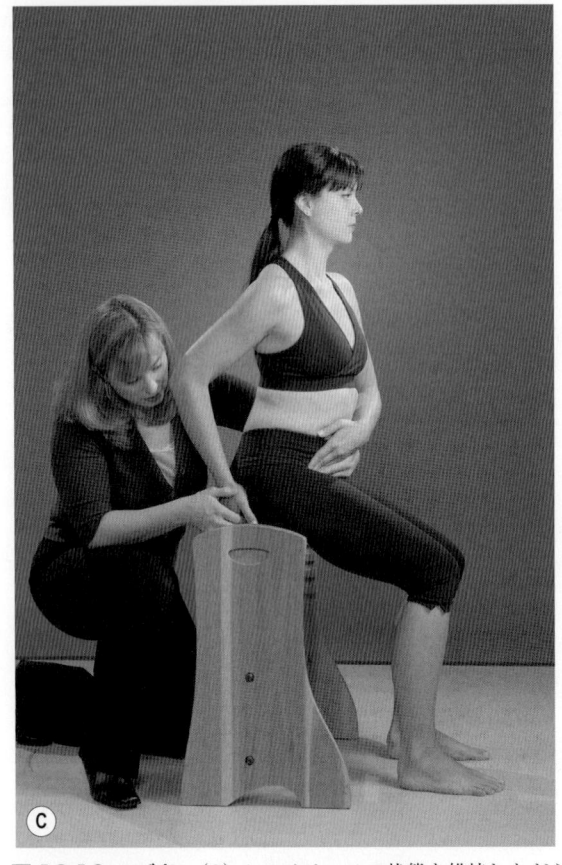

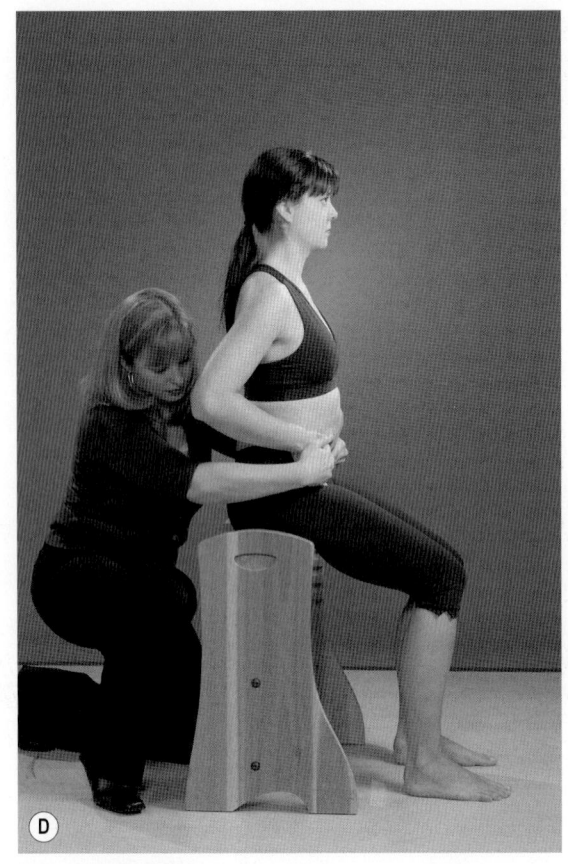

図12.19つづき （C）このリリースの状態を維持しながら，患者は元の坐位姿勢に戻る．（D）そして，左右両方の大腿骨頭の位置を再度確認する．患者は，左右対称に座っていることを感じるはずである

位になっている上位もしくは下位のレベルでの前弯を促し，次に過伸展している分節で指を広げ鉛直方向の圧を加えることによってカーブを「伸張する」あるいは「伸ばす」ように意識させる．最初に胸椎のカーブを修正し，それから腰椎を修正，最後に頭部/頸部の位置を修正する．

修正テクニック―言葉による誘導：胸椎後弯が減少している領域に対して（通常，過剰な脊柱起立筋の活動を伴う．例えばバックグリッピング），

- 「胸を下げましょう」もしくは「手の下でずっしり重くなるようにしてみましょう」
- 「胸を下げながら，肩甲骨の間で背中が開いていくようにイメージしましょう」
- 「胸がずっしり重くなるように感じながら，胸骨と臍の距離が短くなるようにイメージしてください」

胸椎後弯が増加している領域に対して，

- 「（カーブが増加しているレベルを触診して）背中に糸が付いているようにイメージしてください．その糸が上にゆっくりと引っ張られていくことを想像してみましょう」
- 「まるで椎体が1mm上に浮くように椎骨同士のスペースをわずかに広げるよう想像してみてください」
- 「胸骨が徐々に持ち上げられているようにイメージしましょう」

腰椎前弯の減少（腰椎屈曲位）に対して，

- 「尾骨に糸がついていて，誰かがその糸を上方へゆっくり引き上げているようにイメージしてください」
- 「尾骨から背が伸びるようにしてみましょう」
- 「私（セラピスト）の指のところから脊柱を伸ばして，骨の間のスペースをつくるようにしましょう．それを続けながら，骨盤が前に傾くようにします」
- 「骨盤がお椀であると想像してみてください．

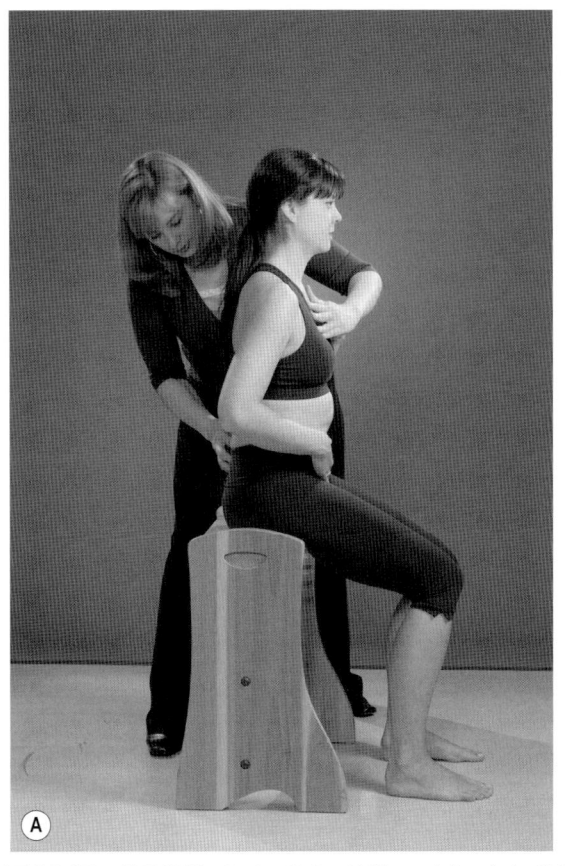

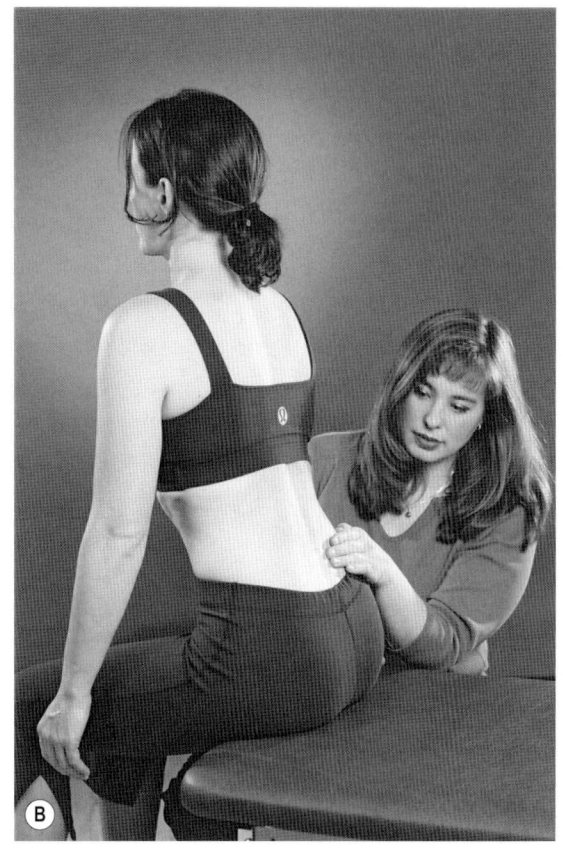

姿勢と運動に対する新しい戦略の練習 　CHAPTER 12

図 12.20 静的課題における戦略の練習——坐位．（A）脊柱中間位での坐位姿勢獲得に向けて，患者とセラピストは脊柱の肢位を設定している．（B）脊柱屈曲と股関節屈曲を分離する練習は，坐位から立位へ移行する最適な戦略へと発展させるために重要である

坐骨の間を広げながら，そのお椀が前方に傾くようにイメージしてみましょう」
- 「殿部を広げ，股関節を屈曲しましょう」
- 「骨盤を前方に倒しながら，骨盤の下でボールが転がるようにしてみましょう」

腰椎前弯の増加に対して（1つもしくは複数の分節で過剰に伸展した腰椎），
- 「リラックスして背中が丸くなるようにしましょう．そこから背が伸びるようにしながら腰が長くなるように想像してみましょう」
- 「背中を反るというよりも，脊柱が適度なカーブを保ったまま長く高くなるようにイメージしましょう」

理想的な反応：腰椎前弯は，脊柱起立筋の収縮によって努力性につくるのではなく，最適なカーブができるようにリリースを用いるべきである．坐位が真っすぐな姿勢のとき，脊柱起立筋やその他の表在筋にある程度の筋緊張はあるものの，それは左右対称で過剰な活動は示さないはずである．胸郭と骨盤の間での固定（骨盤から胸郭を分離できない）は，過剰な脊柱起立筋の活動があることを示している（筋緊張を触診して胸郭の側方への可動性を確認する，第 11 章の「胸郭の揺らし」を参照）．いったん胸椎のカーブが修正されたら，腰椎前弯が促されてしまうのを避けるため，胸骨側の手は上方や前方に動かすべきではない（すなわち，腰椎前弯をつくるときに胸椎後弯はそのまま保つようにすべきである）．目標は，適度な胸椎後弯と適度な腰椎前弯，適度な頸椎の前弯をつくることである．また，1つもしくは2つの分節で過剰な屈曲や伸展が残っていないかどうか，触診と視診で確認する．患者の体重は，坐骨結節上（最適なピラミッドの底面）で均等に中心に位置しており，恥骨と両 ASIS は同一面上にあり，胸骨角と恥骨結合は同一鉛直線上にあるの

391

がよい．もし胸郭が骨盤に対して前方もしくは後方に変位していれば（すなわち，胸骨角が恥骨結合に対して前方もしくは後方に位置している），胸椎骨盤のアライメントを学習し修正するための患者の触診のポイントとして，これら2点を用いる．骨盤が胸郭の下に移動するときに正しい胸郭の位置を維持するため，もしくは胸郭が骨盤上に移動するときに最適なピラミッドの底面を維持するために，セラピストは上記の制御のポイントを組み合わせて使う．

応用／その他考慮すべき事項：呼吸を用いて最適な弯曲を促してもよい．深く呼吸し，以下の空間に十分空気が満たされるようにキューを出す．

- 肩甲骨の間（もし胸郭中位レベルが伸展傾向であれば）
- 胸骨の下（もし胸郭中位レベルが屈曲傾向であれば）
- 下位肋骨の間
    - 後方（もし伸展傾向であれば）
    - 前方（もし屈曲傾向であれば）

もし回旋や側屈のカーブが観察されたら，通常は回旋／側屈が修正される前に，矢状面上のカーブが修正され，バックグリッピング戦略が減少するようにする必要がある．これらのカーブの存在は，胸郭の評価を行う必要性を示している．なぜならば，胸郭は体幹の回旋運動の中心だからである．回旋や側屈の非対称性は，表在の体幹筋，特に胸郭と骨盤をつないでいる筋の神経筋系のバランスの不均衡と関連しているという点に注意する．肩甲骨の位置，肩甲骨−胸椎間の筋や肩甲骨−頸椎間の筋の筋バランスの関係も，胸椎−骨盤間のアライメントに影響する．胸郭の評価や治療は本書の範疇を超えるが，いくつか簡単な修正テクニックがあるので，それらを紹介する．

修正テクニックには以下のものが含まれる．

- 回旋／側屈のあるレベルにおいて両側で胸郭を触診（外側の腋窩中央線上）し，胸郭を優しく牽引しながら徒手的に非対称性を修正する（患者がリラックスするようになる）．これは「胸部リング」の修正として知られている（Lee & Lee 2008b）
- 脊柱／肋骨の位置の修正を補助するために徒手的に肩甲骨を支えるか，テーピングを用いる．「下がった」肩甲骨（下制・下方回旋している）は，同側への胸椎・腰椎の側屈に関与する

- 患者に自分で非対称性を修正するためのイメージを提供するため，「右側前面の胸郭を広げましょう」「右側の胸郭と骨盤の間のスペースを大きくするか，伸ばすようにイメージしましょう」というような言葉によるキューを与える
- 非対称な脊柱の肢位に関与している筋の緊張を落とすために，一側で肋骨の側方拡張が大きくなるような呼吸を促す（第11章参照）．脊柱が非対称な場合，肋骨の側方拡張や呼吸パターンも非対称なはずである

いったん脊柱の中間位が促されると，患者はその新しい姿勢を維持しながら普通に呼吸するように促される．呼吸時の脊柱の肢位変化を観察する（肺尖呼吸 apical breathing は胸腰椎部（T11−12−L1）に過剰な伸展を引き起こすことが多い）．そして，呼吸と姿勢制御を統合するために，呼吸パターンの再教育を用いる（第11章）．呼吸に合わせて体幹や下肢の肢位はわずかに変位する（第4章）が，これらは過剰に生じてはならず，また高レベルでの粗大筋の活動や姿勢の過剰固定を引き起こす結果を生じてはならない．股関節の内外旋の可動域を確認する．もし患者が股関節を自動的に動かすことができなかったり，他動での回旋が制限されていたら，これは粗大筋の過活動やバットグリッピング（固定のチェックポイント参照）を意味している．

患者の意味のある課題に脊柱屈曲と股関節屈曲の分離が重要な意味をもつなら，最適な坐位姿勢から発展形として「体幹を前方に傾ける運動」の練習を行う．患者は，坐位で最適なアライメントと戦略を見つけるために適切な手がかりを用いて（リリース，アライメント調整，接続），両側で股関節前面のしわを触診する．脊柱を中間位に保ったまま，股関節上で体幹を前方にもっていくようにして股関節を曲げるよう患者に指導する（動く）（図12.20B）．脊柱中間位を保つことができる範囲内で運動を行うようにする．最初はわずかな範囲で運動を始め，徐々に範囲を広げていく．この課題は，立位へと発展させることもできる（Sahrmann 2001）．

「ペルビックロック pelvic rock」は，LPHの中間位を練習するために用いることができる．患者はボールか椅子に座り，骨盤を前傾もしくは後傾させ，「この2つの位置の中間で心地よい位置」に戻るよう指導される．特別な徒手的あるいは言葉によるキューを与えずに行う場合，この種の運動には注

姿勢と運動に対する新しい戦略の練習　CHAPTER 12

意しなければならない．（疼痛の有無にかかわらず）腰椎骨盤の機能障害がある人々にとって，「心地よい」肢位が，制限を避けるか，すでに過剰に運動する領域を動かしている，あるいはコントロール不良な領域での運動になっていることがある．これを真の脊柱中間位と捉えてはならない．この課題中，セラピストは分節の触診や代償パターンを確認することが必要である．しかしながら，問題のある領域の修正を行えば，ペルビックロックは胸椎骨盤の分離運動を指導する有効な方法であり，身体重心が両坐骨の間でどこに位置しているのかという気づきを促すことができる．骨盤を後傾させるとき，患者は身体重心が坐骨の後方に位置していることに気づくことができ，骨盤を前傾させるとき，身体重心は坐骨の前方に位置していることに気づくことができる．目標は，身体の重心を両坐骨を結んだ線上に載せることで，これを自分で運動を練習するときに患者のセルフチェックとして用いることもできる．

課題特異的な姿勢

立位や坐位で新しい姿勢アライメントや戦略を練習するための原則やテクニックは，持続的なものであれ動的なものであれ，仕事やスポーツにかかわる課題で求められる，どんな姿勢にも適応できる．動的な課題の場合，もし開始姿勢のアライメントや戦略が最適でなかったら，動作の開始やその後の運動パターンは望ましくないものになる．したがって，姿勢アライメントのための新しい戦略を練習する場合は，いやおうなしに複雑な課題を運動の構成要素に分解すべきである．例えばゴルファーの場合，「アドレス」の姿勢【訳注：ボールに対する足とクラブの構え】について戦略やアライメントを評価することが必要である．この時点では，水平面上の骨盤の回旋やIPTが生じているべきではなく，また両側の大腿骨頭とも臼蓋窩内で求心位にあるべきである．体幹は股関節から対称的に屈曲する．この「ウェイターのお辞儀」の動きは，患者がすぐにゴルフを再現する動作ができない場合，意味のある課題における運動の構成要素として良いものである．しかしながら，もし意味のある課題（ボールへのアドレス）を再現することができて，患者がその課題を実践することができるのであれば，ウェイターのお辞儀よりも課題特異的な練習を用いたほうが治療としてはずっと効果的なものになるだろう．

漕艇 rowing では，動作中1つの姿勢を保っているわけではないが，基本的な姿勢は坐位である．この特異的な坐位姿勢を再現することが，意味のある課題における最適な戦略を練習するために，求められる．座面に座っているとき，両側の股関節は対称的で臼蓋窩内で関節の中心位置にあり，骨盤も左右へのIPTも回旋も生じているべきではない．骨盤底面や股関節が非対称なアライメントをとっていたら，動作中回旋を生じたりコントロールに影響を与えたりすることになる（ビデオ12.15）．四つ這い位やボール上での腹臥位は，這う動作を要求する仕事や水泳のようなスポーツにおける最適な姿勢戦略を練習するために有効な姿勢である（図12.21）．これらの姿勢で脊柱の中間位を取る練習は体幹と股関節の運動の分離性が必要で，股関節の動きを伴いながらLPH複合体の関節の制御が必要となる活動に向けて効果的な基礎的な運動の構成要素の練習課題となる（第11章，ビデオ12.18）．スクワットやほかの直立位での課題が困難であれば，四つ這い位やボール上での腹臥位／膝立ち位を用いるとよい．

前述の通り，すべての姿勢の再教育において，古い戦略と比べて新しい姿勢戦略を自分自身の身体でどのように感じているのかという点に患者の注意や気づきを向けなければならない．これは内受容感覚を鍛え，正の強化を行い，仮想の身体と実際の身体のアライメントの再統合に役立ち，患者が日常生活

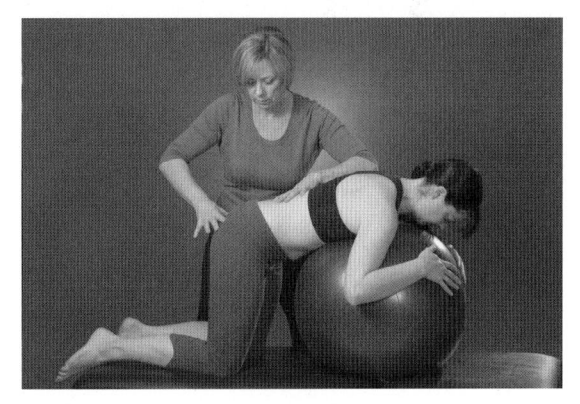

図 12.21 静的課題における戦略の練習——ボール上での腹臥位．ボールは，四つ這い位の課題でLPH領域の最適な戦略を練習するときに脊柱中間位で胸郭を支えるために有効な道具である．ここでは，セラピストは坐骨尾骨筋をリリースするための徒手的なキューを与え（例えば「坐骨を横に広げるように」などの言葉によるキューを与えることもできる），腰椎に緩やかなカーブが保たれていることを確認している

で自分の身体に新たな環境を見出す責任をもつことを強化する．

動的課題における戦略の練習──機能性およびスポーツ特異性

プログラムのこの時点で，セラピストは以下のことをすでに確認しているはずである．

- 患者が古い戦略をリリースする方法と，その部位を意識するために最も効果的で鍵となる感覚や言葉によるキューはどれか
- 対象の関節に最良な分節コントロールをもたらす鍵となるイメージはどれか（連結するための手がかり）
- 意味のある姿勢の最適なアライメントや戦略を最も促すコントロールのキーポイントはどこか
- （患者自身で行うとき）どのセルフキュー self-cue（触診やイメージ）がリリースや深部筋システムの作用を連結し，意味のある姿勢において運動連鎖上関係する関節のアライメントを整えるために最良な戦略を生み出すか
- 意味のある課題において，練習で再現する必要がある主な特徴（予測性，負荷，耐久性，スピード，敏捷性，弛緩した力のレベルなど）

まとめると，この情報はセラピストに，意味のある課題の再現や練習で最適な戦略を促通するために必要となる手段を提供する．前述したように，より複雑な意味のある課題については，その構成要素を練習から治療プログラムのできる限り早期に始める．次項は，課題を練習する際に共通する記述である．つまり，これまでに述べた原則を再度まとめているものであり，完全なリストになっているわけではない．読者は，レシピや標準的な「運動プログラム」を用いるより，患者の意味のある目標から発想した，重要な練習課題をデザインするように努めなければならない．

機能獲得に向けた発展

すべての人が座る，立つ，歩くという動作ができなければならないとして，それがたとえ姿勢練習の開始要素（戦略とアライメント両方）と同じくらい単純であったとしても，治療プログラムのできる限り早い段階で身体を起立させた状態での課題を取り入れる．（前述した）立位姿勢は直立位における課題の始まりの肢位である．一般的に，スクワットは，深部および表在筋の共同活性化を練習するためにまた必要に応じて筋肥大や持久性向上をもたらすために，プログラムの早い段階で取り入れられる．スクワットはまた，患者に最適な坐位姿勢の開始動作を指導するためにも用いられる．本書で多くの方法を説明してきたように，LPH の機能障害のある人々は，片脚立ち課題（時の運動連鎖において，1つあるいは複数の領域で力の伝達不良を示すことがよくある（片脚立ち課題，第8章）．したがって，両脚支持から単脚支持へと練習課題を発展させることは，歩行やランニングの最適な戦略を練習するために必要な次のステップとなる．これらの目標を達成するためには，ランジや前方ステップ，後方ステップの組み合わせや動的な BOS 上での COM の再教育を利用するとよい．

スクワット
課題の指導

患者の肢位：患者を新しい戦略を使った最適な姿勢で立たせる（必要であれば，適切なリリースやアライメントの調整，接続のための手がかりを与える）．立位姿勢の戦略や姿勢を修正するとき，胸郭から足部まで「固定に対するチェックポイント」をすべて用いることが重要である．

運動の指導：スクワット動作をデモンストレーションする．このとき，股関節が後方に移動し，同時に体幹が前方へ傾斜することから始まることを強調する．体重は足部の中心に位置したまま（前方の足趾や後方の踵の上，内側や外側に移動するべきではない．つまり最適な足部の三角形構造が維持されるべきである）で，また，脊柱も中間位を維持するべきである．もし患者がスクワット中に脊柱を屈曲もしくは伸展させたら，胸骨角と恥骨結合を制御のためのキーポイントに用いて，「この2点を同じ距離に保ちながら動くようにしましょう」と手がかりを与える．セラピストは，力の伝達不良に関連する関節を触診して，最適な関節軸を逸脱していないか確認するとよい．必要に応じて，リリースもしくは動員のために交互に特定の筋を触診する（図12.10 参照）．開始肢位に戻る間，股関節を伸展するときに「バットグリッピング」を確認し，生じていたら修正する．

課題に関して考慮すべき事項

 もし支えがない立位でのスクワットが患者にとって難しければ，壁に寄りかかって行うか，壁につけたボールに寄りかかって行うこともできる．股関節屈曲および体幹前傾のパターンを実行できているか確認する．ボールは腰椎前弯を支えるべきで，胸郭中間位でみられる後弯を邪魔するようにしてはならない．スクワットの実行中，腰椎前弯は保たれたまま，股関節はボールの下へ向かって後方に移動するように動くのがよい（図 12.12 参照）．

 スクワットの深さは運動のコントロール次第で変えるが，通常，膝90°屈曲位よりも下まで行うことはない（スポーツや仕事で要求されない限り）．深いスクワットでは，最終域で腰椎は屈曲し，骨盤は後傾することになる．しかし，骨盤内捻れやどちらか一側の骨盤でのアンロックは生じてならない．

 スクワット課題を導入し始めの頃は，固有感覚入力を増やすために下腿のまわりに抵抗性のあるエクササイズバンドを巻くこともある．これは中殿筋後部線維を促すことにもなる．患者は，課題中わずかな努力（5％程度）でバンドの圧を保つように指示を受ける．このとき股関節の外旋や膝・足関節のアライメントの変化は生じてはならないが，中殿筋後部線維の活動が増加したことは触診で確認できるだろう（図 12.11 参照）．この状態からバンドを外し，患者には中殿筋による制御を維持するよう促すかたちで運動を展開する．股関節外旋が生じないように，大腿の内側で小さいボールを挟んでもよい（図 12.12 参照）．

 患者の上肢の肢位は，課題のパフォーマンス修正のために触覚によるフィードバックが必要となる部位によって異なる．実際，多裂筋や腹横筋を触診する必要があるかもしれない．または，股関節の折り目の触診によって，体幹の前方屈曲や股関節の運動軸保持を促すことになるかもしれない．運動パターンがより自動化されたら，上肢の位置は，再現する意味のある課題の内容によって変わり，胸郭の回旋と統合する場合もある．

応　用

 どのように練習を展開するにしても，意味のある課題に沿ってデザインすることを忘れないようにしてほしい．スクワットは「スリングスクワット」へと発展させ，足部の制御も組み合わせることができる．患者はまずスクワットをして，母趾球と小趾球で立つところまで踵を持ち上げる（図 12.22A, B）．次に足部を上げた状態のまま膝関節と股関節を伸展させて身体を起こした状態となり，最後に踵を下ろして開始肢位に戻る．この課題を逆の順番で実施して，遠心性制御にチャレンジしてもよい．

 スプリットスクワットは，片側での体重支持が必要となるランジへ発展する中途段階となるものである．これは，股関節をさまざまに可動させながら，大腿骨頭を中心に維持したままでの股関節でのコントロールや深部と表在の股関節周囲筋のパターン化を練習できる優れた方法である．セラバンドの抵抗により，回旋のコントロールを取り入れてもよい（図 12.23A〜C）．歩行で要求される胸郭と骨盤の逆回旋を練習するための構成要素として，反対側の上肢を振る動作や骨盤上での胸郭の回旋を加えることもできる（以下参照）．

前方ステップ，後方ステップ，後ろ向き歩行

 これらの課題は，練習の展開において歩行周期の要素を再現する．しかしながら，歩行周期のうち患者にとって問題となっている時期によって（意味のある課題），練習で選択的に指導される構成要素が異なってくる．患者がリリースや接続に注意を向けるよう重要な筋を触診する（内転筋，外腹斜筋筋膜，多裂筋深層線維，中殿筋後部線維，腹横筋など）．まず，足を前後に開いた立位で体重を前後に移動させる．次のステップとして，鍵となる領域にコントロールのためのキューをだしながら，体重を前方へ移動した最終段階で後方の踵を床から持ち上げて，前方の一側に荷重する．続いて，後方ステップを行う．体重を後方へ移動し，最後に前方の足を床から持ち上げる．単脚支持に自信がつき，最適な戦略を獲得したら，立位姿勢から前方（遊脚相）（図 12.9A, B 参照）や後方へステップする練習を追加する．後方へ歩くことは中枢神経系がこれまであまり行ったことがない目新しい課題であるため，古い習慣を壊し，新しい戦略を練習し固定化させるための有効な方法である．触覚によるフィードバックが必要ないときには腕の振りを追加する．ステップの幅は，機能的なストライド長になるまで徐々に長くする．この練習の最初の段階では，体重が前方や後方に移動したときに脊柱の中間位を維持することを

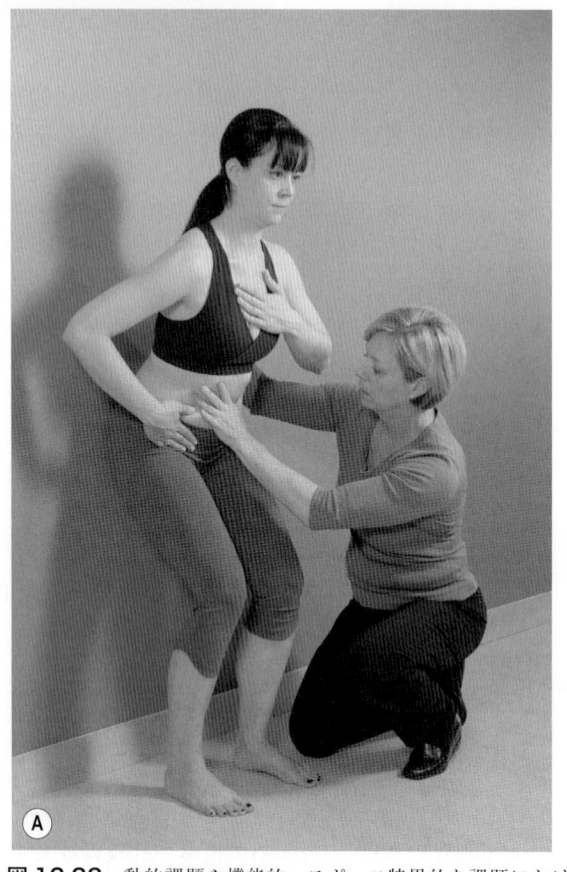

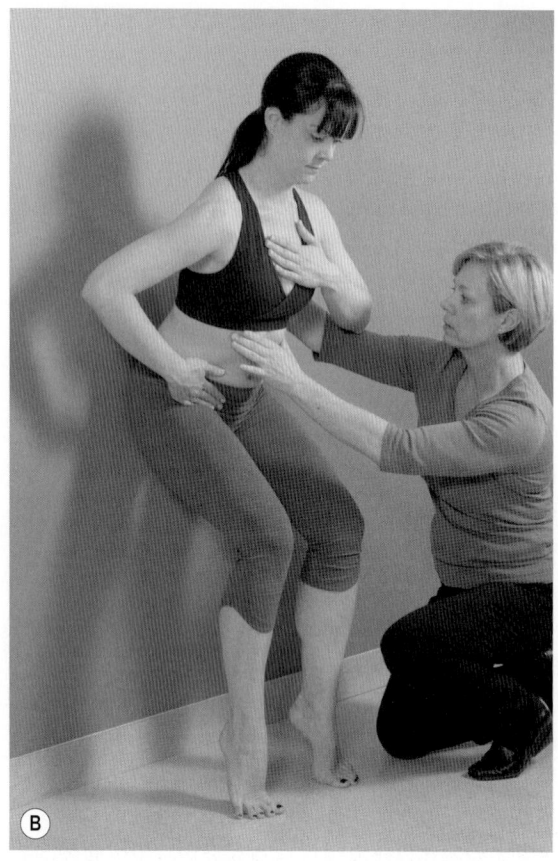

図12.22 動的課題や機能的，スポーツ特異的な課題における戦略の練習――スリングスクワット．スリングスクワットはスクワット課題を発展させたもので，下肢の運動連鎖における多くの関節の制御と協調性が要求される．（A）患者はコントロールのためのキーポイントである胸骨角と右股関節を確認している．彼女は脊柱起立筋をグリップして胸郭を後方傾斜させる傾向（バックグリップ）があるので，彼女がスクワット肢位になるとき，セラピストは後方の背筋群，前方の下位胸郭，腹壁を確認している．（B）スリングスクワット―スクワット肢位から患者は，その他の運動連鎖のコントロールやアライメント／姿勢を崩さずに足関節を底屈させ両足の母趾球と小趾球上に荷重するように指導を受ける

目指す．しかし，この運動で歩行をより詳しく再現するなら，展開としては，反対方向への胸郭−骨盤の回旋をつけ加えて実施させる（図12.24A，B）．

機能的に展開した運動が加わった場合に，連結した筋膜スリングにおいて新たに望ましくない力のベクトル（抵抗）が現れることがよくある．例えば，前方へのステップの段階で，患者は踵接地時，後方の脚に最適な戦略を阻害し，制限を生み出す緊張を訴えるかもしれない．この時点で，いったん練習は中止してその制限因子を取り除かなければならない（図12.25A〜D）．その後，前方ステップ課題の踵接地を再評価して，取り除いた影響を確認する．このように，意味のある課題の新しい戦略を促すため，練習プログラムに併せて徒手的な介入を行う．

ランジとそのバリエーション
課題の指導

患者の肢位：患者は最適な姿勢戦略で立位をとり，最適なパフォーマンスを促すためにリリースもしくは接続すべき筋を触診し，意識を向ける．セラピストは，力の伝達不良がある領域（仙骨と寛骨，腰椎，股関節など）を触診し，機能やパフォーマンスに最良の戦略を促すために必要なさまざまな触診のポイントを用いる．

課題の指導：患者に，一側を前方へステップして，踵から接地するよう伝える．このとき，荷重が後ろ足の母趾球へ伝わるように，後ろ足の踵が床から浮かせる．左右均等に体重をかけたまま，両脚の間に身体が沈んでいくように両膝を曲げるよう指示

する．このとき，前方の膝は足関節と鉛直線上に並んでいるようにする．股関節を屈曲するときは，両股関節を折り目で屈曲し，腰椎骨盤中間位を維持するようにキューを出す．患者は，前方の踵で後方へ押して脚を後ろへ戻しながら，股関節と膝関節を伸展して，開始肢位の立位へ戻る．このとき，立位姿勢は中間位とする．

課題の応用とその他考慮すべき事項

ランジの深さは，患者のコントロール次第でさまざまに設定することができる．骨盤の側方傾斜や過剰な回旋に注意する．前方へステップするとき，支持している脚（後方の脚）を観察する．後ろ脚で仙腸関節での力の伝達不良（アンロッキング）と中殿筋活動の減少がよくみられ，また動きに対して土台が不安定であるため，ヒップハイク（骨盤の側方傾斜）や骨盤の回旋のような股関節の代償戦略が反対側の脚で生じることが多い．この課題の導入時に，感覚入力を増やすために下腿部に抵抗性のあるエクササイズバンドをつける．患者の上肢の位置は，運動のパフォーマンス修正に触覚フィードバックが必要な部位次第である．運動がより自動化されれば，触覚フィードバックをやめて，患者には脚を動かすときに腕を振るように伝える．前方や斜めへのランジでは，反対側の上肢を振るパターンを用いて反対方向への胸郭-骨盤の回旋を促すようにする．

エクササイズを発展させる方法については患者が求める機能次第である．ニーリフトランジ knee lift lunge からウォーキングランジへと発展させることもできる．基本的なランジは，両脚の間に身体を沈み込ませるというところまで行う．ニーリフトランジではここで，両脚を揃えるために前方の脚で後方へ押す代わりに，後方の脚を持ち上げて股関節

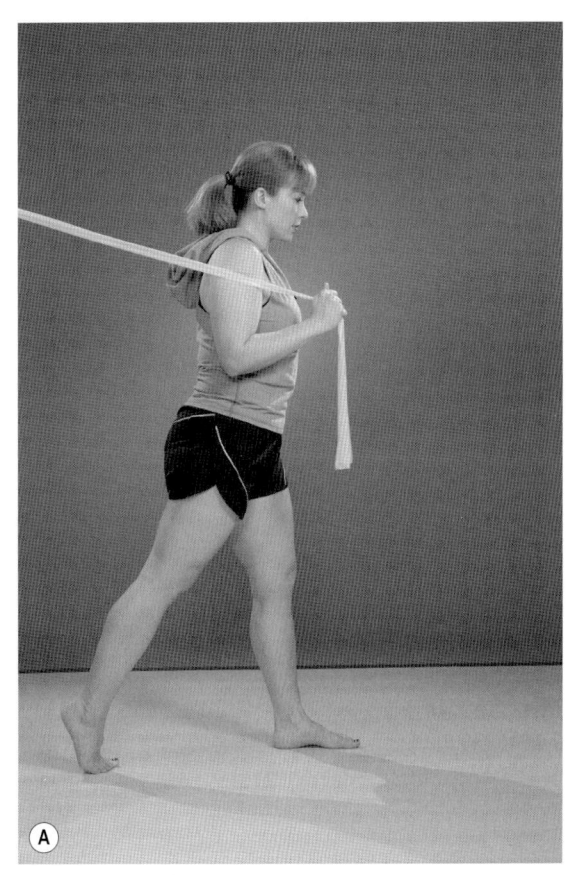

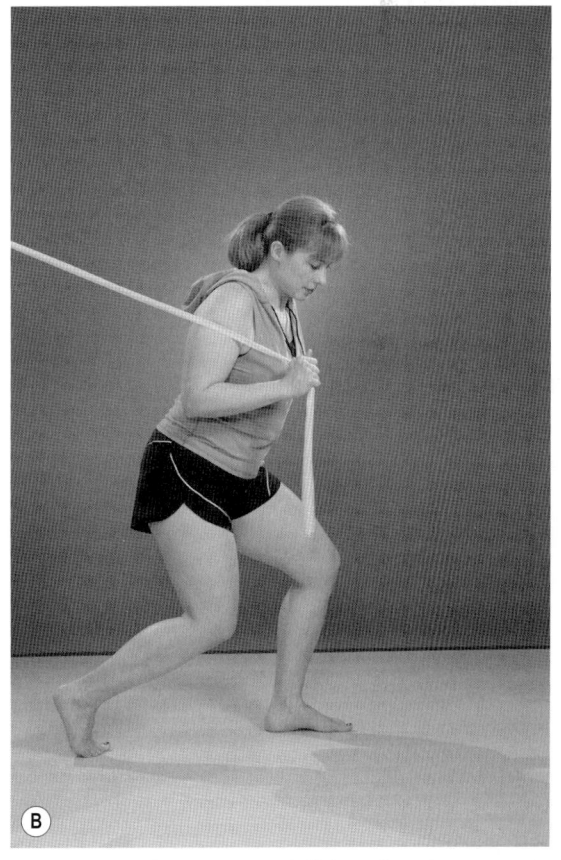

図12.23 動的課題や機能的，スポーツ特異的な課題における戦略の練習——回旋コントロールを伴うスプリットスクワット．(A) この課題はストライド肢位で始まる．全身が最適なアライメントにある状態から動作が開始されるように確認する．運動の準備のために，必要に応じてリリースや連結するための手がかりを用いる．(B) この症例は，スプリットスクワットを行うときに胸郭骨盤での回旋コントロールが破綻している（胸郭が右回旋している）． →つづく

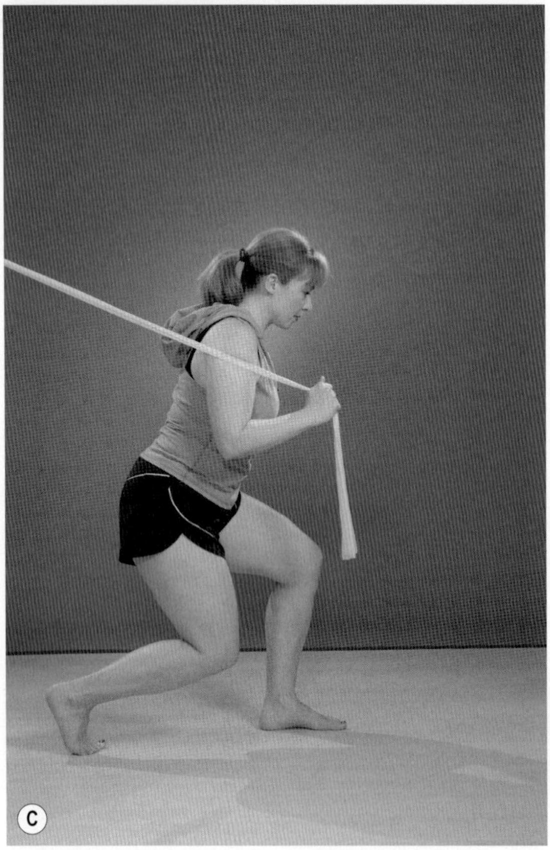

図12.23 つづき （C）この状態のほうがよい——LJ，上出来！

と膝関節を前方に屈曲させながら（前方の脚での単脚支持），身体を前方の脚に向かって動かす．この最終肢位は，片脚立ち課題に似ており，バランスを制御して数秒間その姿勢を保持する．開始肢位に戻るために，体重をかけていない後方の脚で後方へのステップを行う．課題は反対側でも実施する．さらに課題を発展させるには，最後の後方へのステップを省き，患者が1回ずつのランジで前方へ動くように交互にニーリフトランジを連続して行う．これがウォーキングランジである．1回ずつのウォーキングランジの間で患者が膝を持ち上げたときに短時間「姿勢を保持する」ことで，運動練習に固有感覚にかかわる課題を付加する．セラピストはそのタイミングで固定のチェックポイントを確認する．

後方ランジ——足部の母趾球が接地するように一側の脚を伸展させ，前方スクワットと同じ姿勢でスクワット動作を行う．しかし，課題開始時は異なる筋のパターンが要求される．後方ランジは片脚立ち側の大殿筋の遠心性収縮の制御の練習に有効である．

サイドランジもしくは斜め方向へのランジ——踏み出す足を側方へ動かし，体重が両脚に均等になるようにしてスクワットを行う．交互に，踏み出す足を前斜め方向や後斜め方向へ動かす．両脚に体重が均等にのった状態で足を接地する方法を患者に指導するには，足を着地するときの姿勢を修正する．この姿勢の再教育は，「身体の正中感覚」に関する気づきを修正し，より促通することになり，仮想の身体中心を実際の身体中心と一致させることにも役立つ．それらは，多くの場合，患者のもつLPHの機能障害を変化させる（Louiseの症例報告，第9章，ビデオLL19参照 🖱）．身体中心に対する気づきのための練習は，自動的な反応を増加させるためにさまざまな速度で行われる．患者が思っている身体の位置に対して実際に身体がどこにあるか認識するために鏡は有効な手段となりうる．

抵抗性のあるエクササイズバンドを用いたランジ——エクササイズバンドを患者の肩の高さで後方に固定する．患者は片手でバンドを肩の高さにしてもって立つ（肘を曲げる）．リリースやアラインメントの調整，接続に関する手がかりに意識を向けつつ，一側のバンドの抵抗に抗しながら動的ランジを行う．ランジは，バンドを持った上肢と同側もしくは反対側の脚を動かして実施する．どちらの場合でも，回旋する力が体幹に加わる．患者には，運動中，脊柱の中間位を保つよう指導する．

体幹回旋を伴うランジ——この課題は，全身の運動連鎖を用いた運動中に胸郭と骨盤の間での逆回旋を取り入れるものである．患者は下肢でランジを行い，同時にエクササイズバンドに抗して体幹を回旋させる．例えば右脚でランジをした場合，患者の右肩の前上方にバンドを固定する．患者は左手を身体を交差するように挙上してそのバンドをもつ．患者には，右足を前方に踏み出してランジを行い，次に左脚でのランジに移行するために，右脚を伸ばして左股関節と膝関節を持ち上げて屈曲させるよう伝える．右脚を伸ばしながら，左手でバンドを左股関節の方向に身体の前方を斜めに引き下げ（斜め方向の伸展と外転），胸郭を左に回旋させる．歩行パターンを再現するように全体としての身体の動きの方向が前方へ向くよう（ウォーキングランジのように）に注意する．

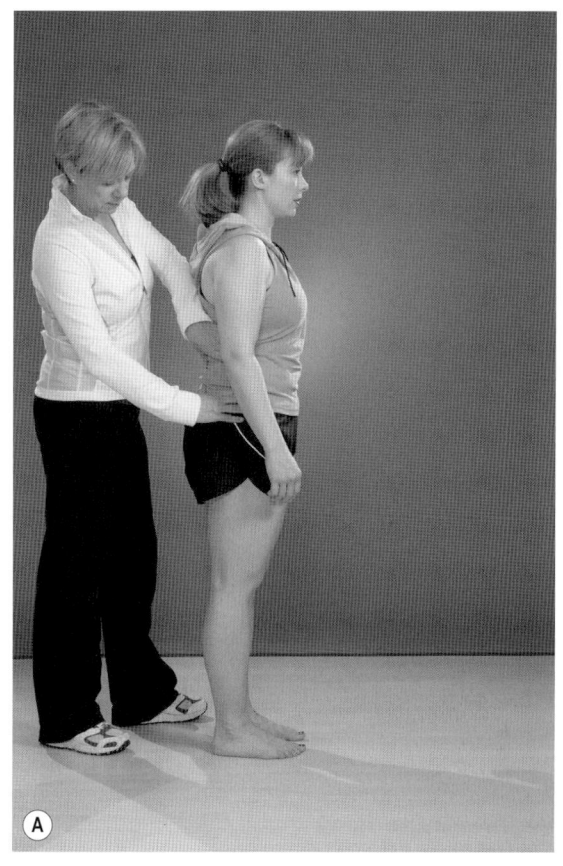

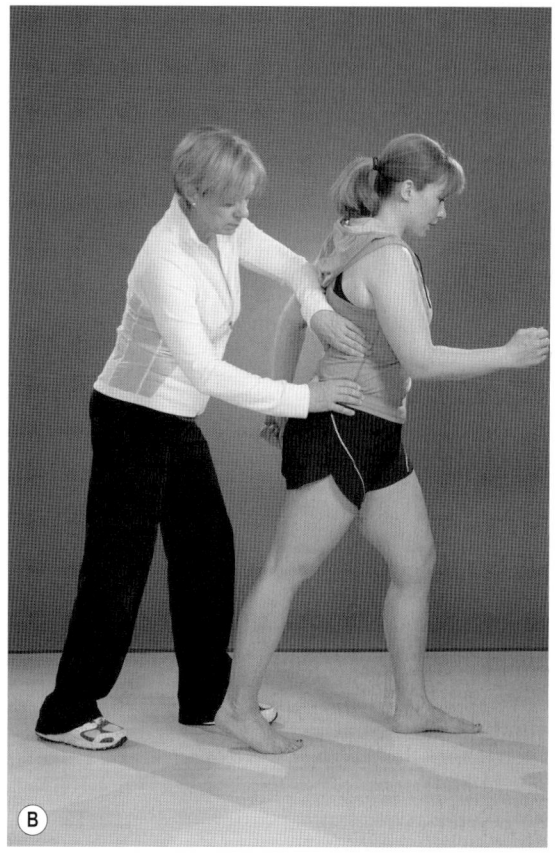

図12.24 動的課題や機能的，スポーツ特異的な課題における戦略の練習——歩行．（A）この写真でセラピストは，歩行中の胸郭と骨盤の分離を行うために徒手や言葉によるキューを与えている．腹部表層筋の過活動のリリースを狙っている．（B）「前方にステップするときに下位胸郭の間のスペースを広げるようにしてみましょう」などの言葉がけをする．また，正の強化として成功したときに忘れずに褒めるようにする

その他の応用形

　確かに，意味のある課題を最適にパフォーマンスするために身体の深部筋と表在筋の機能を統合する練習に使える運動課題は多数存在する．ステップ昇降の課題（図12.26）は，患者の目標に階段昇降やハイキング活動におけるパフォーマンスが含まれていれば，追加されることになる．また，片脚スクワットは，さらに負荷を上げ片脚でのコントロールに取り組むために使われ，両脚でのスクワットと同じパターン（股関節屈曲，体幹前傾）で実施されるべきである（図12.27）．もしハムストリングスの遠心性収縮の練習のような特定の筋の練習が特定の機能障害に対して必要なら，セラバンドを用いるのも1つの方法である．

　回旋や，回旋のコントロールがほとんどの機能的課題において重要な構成要素であるので，胸郭のスクリーニング（Lee & Lee 2008b）は，多くの場合，患者を完全に最適な機能とパフォーマンスに復帰させるために必要となる．脊柱を中間位に保ちながら四肢の運動を行う課題練習する際には，胸郭とLPH複合体での回旋の課題を取り入れる．初歩的な練習課題は，第11章に紹介している．身体を起立させて回旋を負荷する課題へ展開するときには，具体的な意味のある課題を考慮してデザインしなければいけない．斜めに引っ張る方向に抵抗をかける活動は，体幹の回旋と上肢を統合する．あるいは，図12.28A，Bで示す通り，壁にボールをつけた状態を利用して回旋コントロールや胸郭骨盤を下位と分離する練習をすることもできる．BOSU®のような道具は速さや敏捷性の練習を促し，またパターンの自動化に向けた固有感覚入力を高める課題にも使える（図12.29）．もしパワーやスピードが必要とされていれば，ランジは交互にプライオメトリックジャンプ plyometric jump として応用することがあ

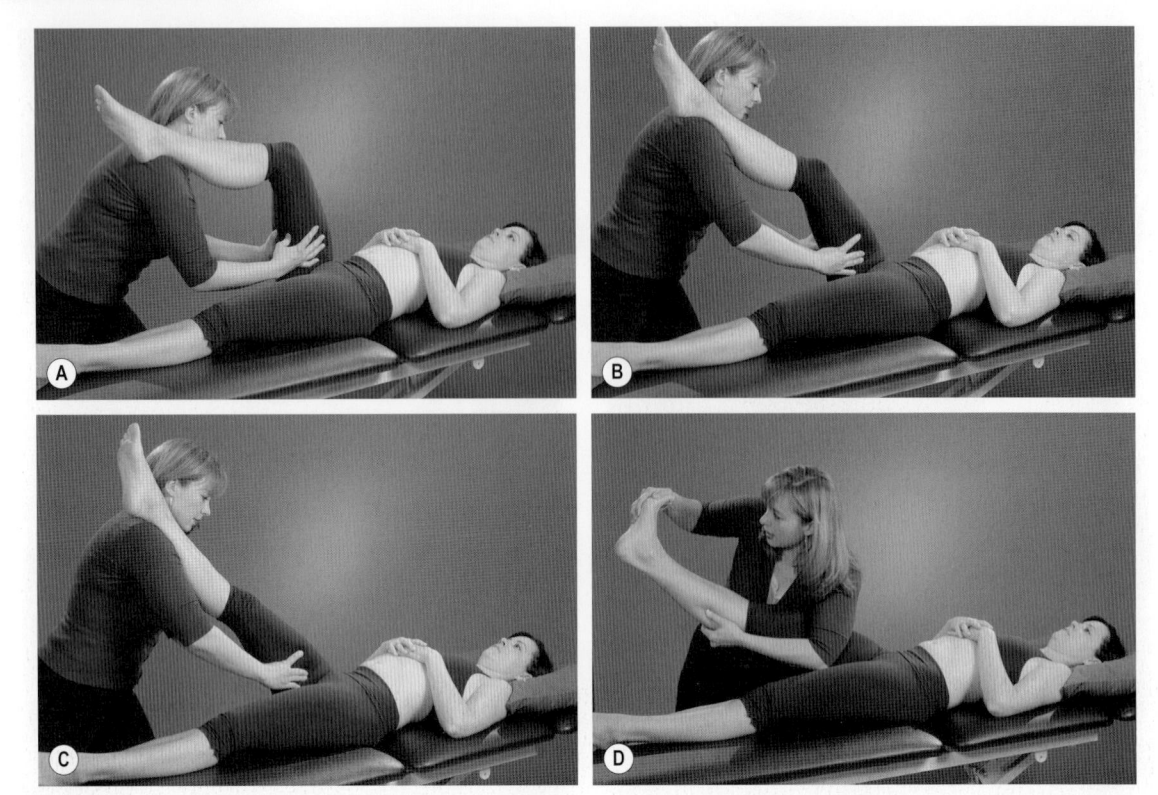

図12.25 後方縦走スリングに対する組み合わせた神経筋膜リリースのテクニック．(A) セラピストはハムストリングスの筋緊張を確認し，気づきを用いたリリースのキューを与える．(B) 筋緊張が低下したら，必要に応じて筋膜のストレッチを筋内組織まで適応させて，膝関節をさらに伸展させる．(C) 目的は，踵接地のために十分に股関節屈曲した状態で膝関節を完全伸展させることである．(D)「スリングストレッチ」は，腓腹筋／ヒラメ筋や足底／足趾を構成しているものを伸張することで完全にアプローチしたことになる

る．スピードの方向を急に変える能力を要するスポーツの場合，8の字やジグザグの練習のようなさまざまなドリルやパターンを考案する．スピードトレーニング中は，固定に対するチェックポイント（股関節内旋／外旋，胸郭を揺らすなど）を素早く徒手的に検査するために一連の流れの間の異なるタイミングで患者の動作を止めて，過剰固定する戦略となっていないか確認する．これは，多くの異なる活動やシミュレーションの中で実施する．

ランナーに対する構成要素

願わくは，ここまでの段階で読者は，それぞれの患者のための練習プログラムが非常に個別性があることに気づいていると思う．しかしながら，共通のパターンも存在する．例えば，歩行のプッシュオフのときに痛みや困難さ（例えば力の減少）を感じているランナーの場合，セラピストは以下のことを患者ができるかどうか評価するべきである．

1. 股関節や下肢の前面の筋膜スリングの伸長性がある
2. （深部および表在筋の協調した活動が要求される）股関節伸展一側の骨盤の制御（仙腸関節でのアンロックがない）や大腿骨頭を中心に保つことができる
3. 胸郭と骨盤を逆方向への回旋ができるように分離する
4. 回外した足部のピラミッドから第1列を介してプッシュオフする

もしこれが患者にとって意味のある課題であれば，体幹や股関節の深部および表在筋を連動させる最初の練習は腹臥位での膝屈曲運動（図11.32A～D）に始まり，その後に腹臥位での股関節伸展運動（図11.33A～C）を行うというように，腹臥位での体幹と下肢の分離運動が含まれるだろう．練習の発展方法として，ランジ肢位でのリリースや大腿骨頭のアライメントを整えることになるかもしれない．

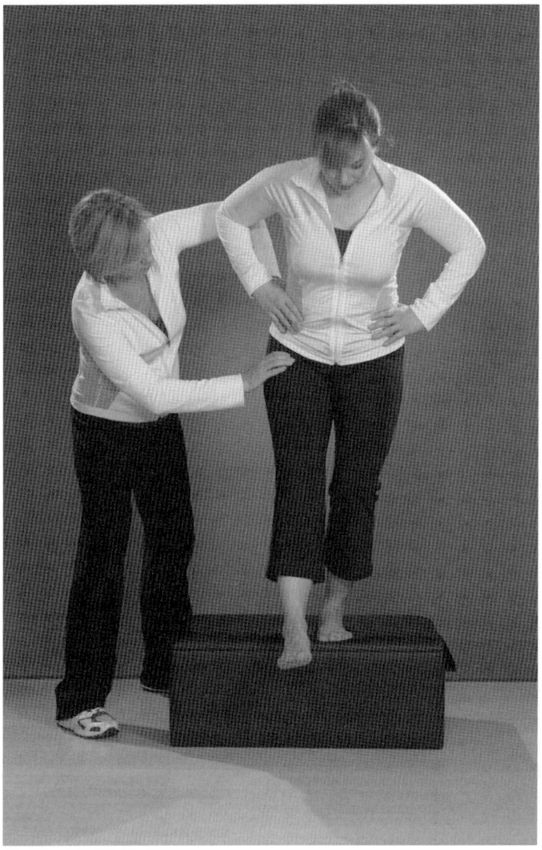

姿勢と運動に対する新しい戦略の練習　　CHAPTER 12

図 12.26 動的課題や機能的，スポーツ特異的な課題における戦略の練習——段差昇降．これは，階段昇降時に症状が悪化するような患者にとって意味のある課題である．患者とセラピストは，力の伝達不良のある領域において関連性のあるコントロールのキーポイントを確認し，段差を昇ったり降りたりする．必要に応じて，事前に適切なリリースや連結するためのキューを与える

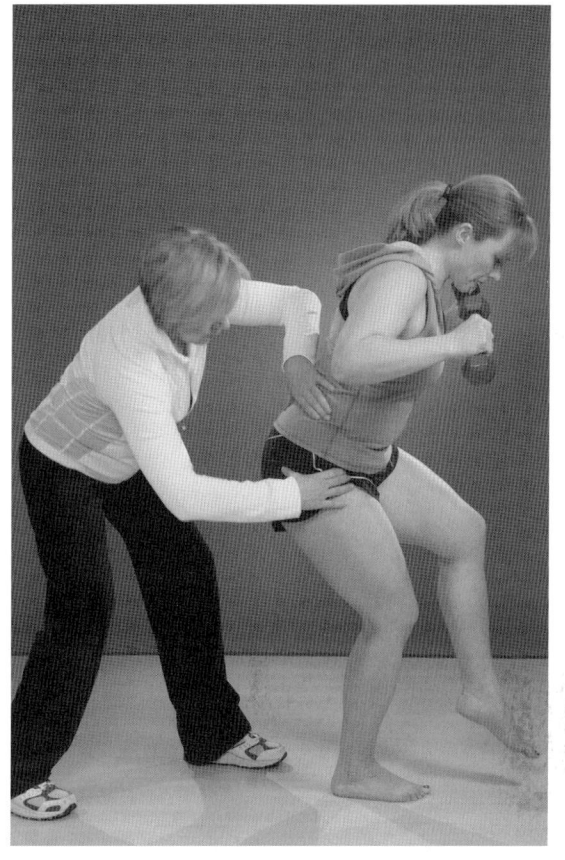

図 12.27 動的課題や機能的，スポーツ特異的な課題における戦略の練習——片脚スクワット．この負荷をかけた片脚スクワットで，セラピストは最適な戦略が課題中に維持できているかを確認するため，右仙腸関節と右股関節を確認している

これは，この課題が複数の前方スリングの伸張が必要となるものだからである（図12.30）．機能的課題の姿勢で気づきを用いたリリースとして行うかもしれないし，別々のテクニックとして実施するかもしれない．もし特定の筋膜の制限があれば，これらのベクトルを対象としてフォームローラーやリリースボールを用いてもよい（図12.31A～C）．歩行周期中の特定の時期（このケースの場合は立脚中期からプッシュオフ）を練習して手がかりを与えるために，フィードバックや用手接触を用いると最適なパターンを促すことにつながる（図12.32A～D）．胸郭と骨盤を中間位に保つことから始まり，胸郭と骨盤の反対方向への回旋を加えるスローウォーキングランジのような練習まで展開してプログラムの中に組み込む（ビデオ12.21）．患者はそれぞれの練習課題における内受容感覚や気づきを練習しながら，走っているときの身体内での感覚と連結させることができるようにセラピストが誘導する．もしランニングで痛みが誘発されなければ，患者は通常のランニングの練習方法を続けてもよいが，患者の戦略がリハビリテーションプログラムの過程で絶えず変化が生まれる状態を目指す．

まとめ

Diane Lee & Linda-Joy Lee

さて，ここが第12章の，そして『骨盤帯第4版』の最終項になる．この第4版は，前版とどこが違うのだろうか．われわれは，セラピストが実践や経

401

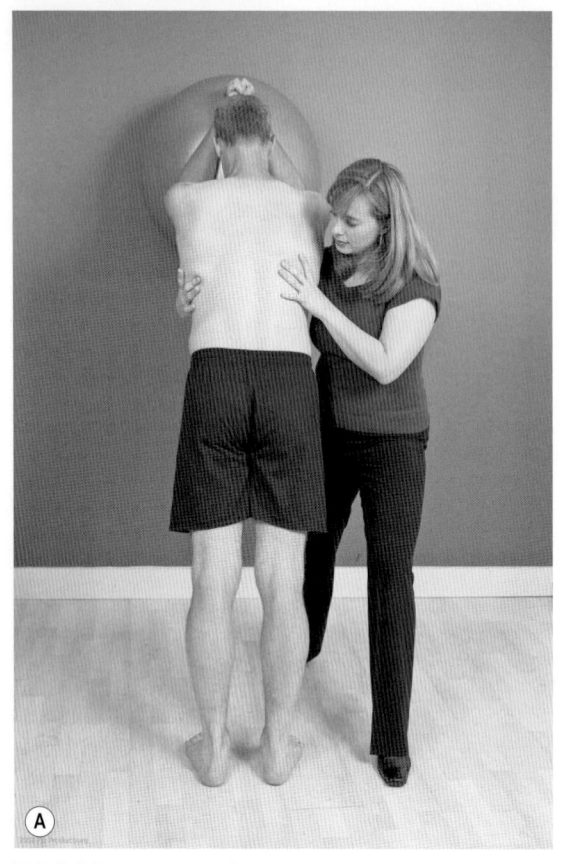

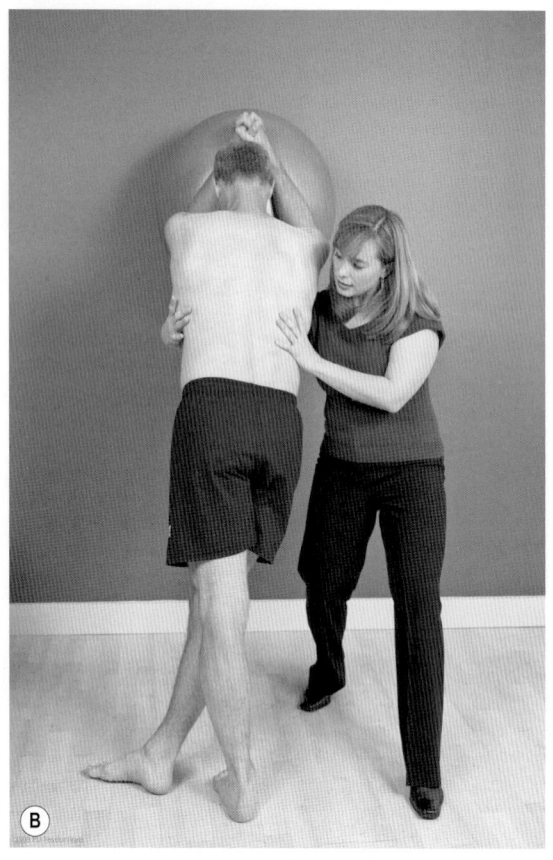

図12.28 動的課題や機能的，スポーツ特異的な課題における戦略の練習——直立位での回旋課題．これは，胸郭から腰椎骨盤と下肢の回旋を分離することを学習するための優れた課題である．（A）開始肢位．（B）ここでは，セラピストは胸郭骨盤の分離を確認している

験，有効な研究エビデンスの考察からどのように知識を獲得すればよいかということを説明してきた．また，われわれは今回，新たなモデル，統合システムモデルを紹介している．このモデルは，われわれの臨床経験，有効なエビデンスの考察，個人的な人生経験などを組み合わせて考案されたものである．われわれはこのモデルを，われわれの知識のすべて（命題的知識，非命題的知識，個人的知識）を体系化するための枠組みとして用いており，すべての患者に適用する．したがって，患者それぞれに唯一無二のクリニカルパズルがある．オンライン上で紹介している複数の症例や臨床例は，それぞれに独自性を示しており，効果的な治療としてどのような多角的なアプローチが必要であるか，つまり，感覚的側面（自身の身体をどう感じているか），認知的側面（自身の身体で起こっていることをどう捉えるか），情動的側面（自身の身体で起こっていることをどう

感じるか）という患者の経験の3つの側面すべてを考慮したアプローチを例証している．それぞれの側面は回復の妨げにもなりうるし，回復を促通する要因にもなりうるため，パズルを解決するためには，治療プログラムでそれぞれの側面に対して取り組まなければならない．それぞれの経験を説明する最も可能性の高い仮説を立証するため，クリニカルリーズニング（批判的思考，仮説の発展，内省的な実践）を進めながら，それぞれのシステム（関節系，神経系，筋膜系，内臓系）に対する具体的なテストを実施し，関連する機能障害を発見して治療へとつなげる．その方法については本書に記載している．

Sackettら（2000）の定義によれば，われわれは，統合システムモデルがエビデンスに基づいたアプローチであると非常に強く考えている．患者の価値観（思考，感覚，期待）を中心に考え，施術者の専門知識と有効な研究エビデンスを合わせて，最適な

姿勢と運動に対する新しい戦略の練習　CHAPTER 12

評価と治療介入の意思決定に統合する．治療原則は，神経可塑性の最適化や変化を最も促す方法を説明する神経科学のエビデンスと致しており，重要な構成要素としては（主要な阻害因子を）リリースする，アライメント調整する（負荷／姿勢戦略を変えるために姿勢／肢位を修正する），接続する（新しい神経筋の戦略のために脳を再編する），動く（患者の意味のある課題に従って姿勢課題や運動（もしくは運動のための構成要素）を選択する）というものである．われわれの経験では，痛みの有無にかかわらずLPHの機能障害をもった患者のためのガイドラインや予測尺度，レシピというものはなく，また長期的にみても多角的なアプローチがより効果的であると感じている．1つの構成要素に対する治療的介入（リリース，アライメント調整，接続する，動く，もしくは1つの治療モダリティ）によって一時的な機能や痛みの改善は得られるものの，患者が本当に求めているのは長期的な解決である．患者が自身の機能障害もしくは痛みの経験が何によって引き起こされているのかを理解し，拙劣な戦略を助長してい

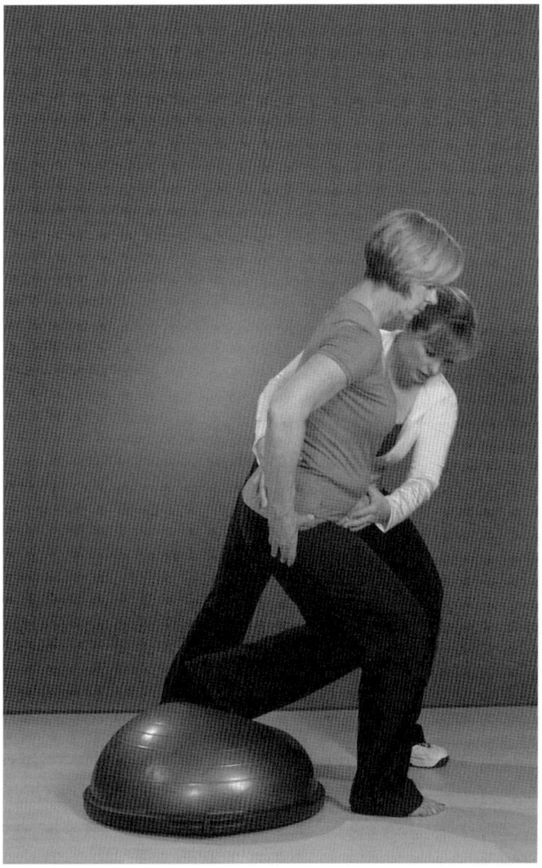

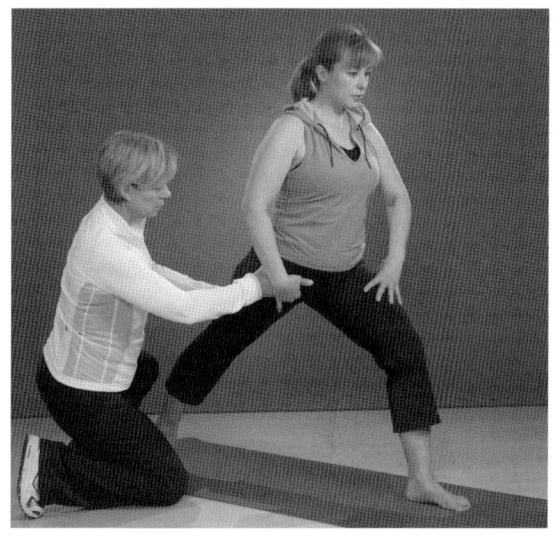

図 12.30　動的課題や機能的，スポーツ特異的な課題における戦略の練習——ランナーのための構成要素‐機能的な肢位での気づきを用いたリリース‐ランジ．セラピストはこのランジ中，徒手や言葉，イメージを使ったキューを使って，制御しながら前方筋膜スリングをリリースしている．これによって，大腿骨の最適な運動軸で股関節が完全伸展することを阻害している部分にアプローチしている

図 12.29　動的課題や機能的，スポーツ特異的な課題における戦略の練習——BOSU®を用いた降段．わぁWow，とっても上手，Diane！　たくさん指導があったからね．この課題はとっても難しかった

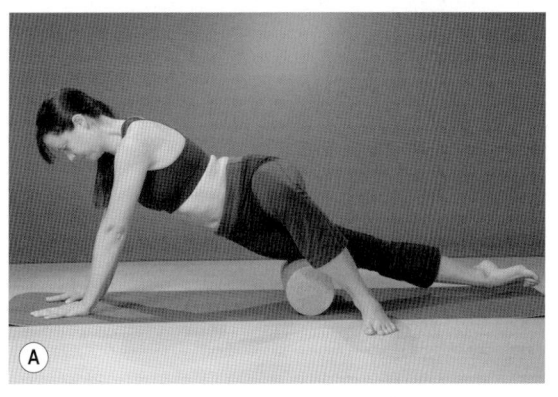

図 12.31　動的課題や機能的，スポーツ特異的な課題における戦略の練習——ランナーのための構成要素．フォームローラーは，特定のベクトルをターゲットにするには有効な道具である．これによって，課題の最適な戦略を阻害している筋膜のバリアへアプローチできる．（A）この写真で，患者は大腿前面の筋のリリースを補助するためにフォームローラーを用いている．

→つづく

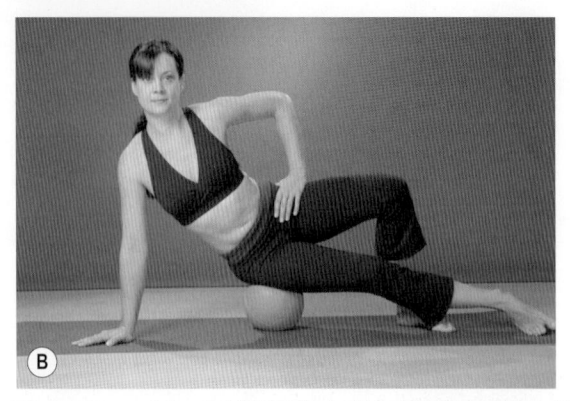

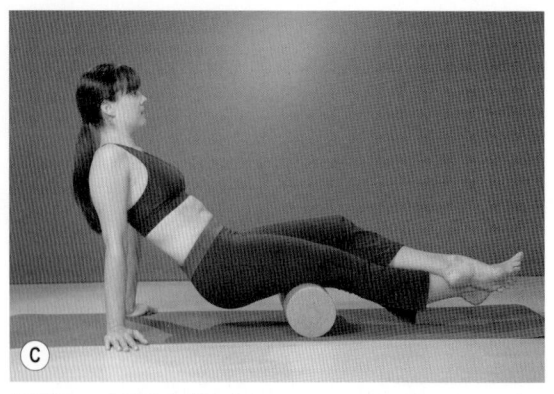

図 12.31 つづき (B)股関節後面の筋が大腿前面の筋と一緒に過緊張かつ筋膜的な制限を生じていることは多い．ここでは，股関節後面筋のリリースを促すためにボディーローリングボールを用いている．(C) ハムストリングスの筋の癒着があれば，最適な動員を再構築する前にリリースする必要がある．フォームローラーはこの課題でも役立つ

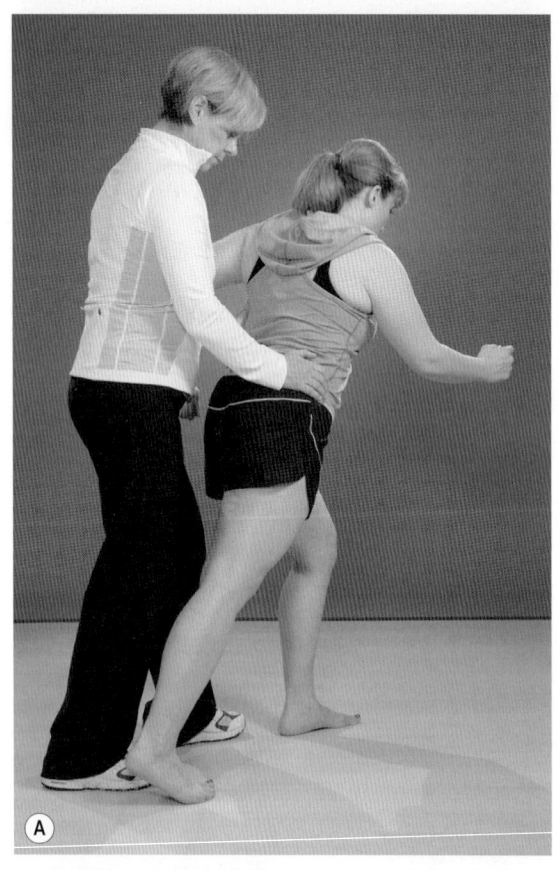

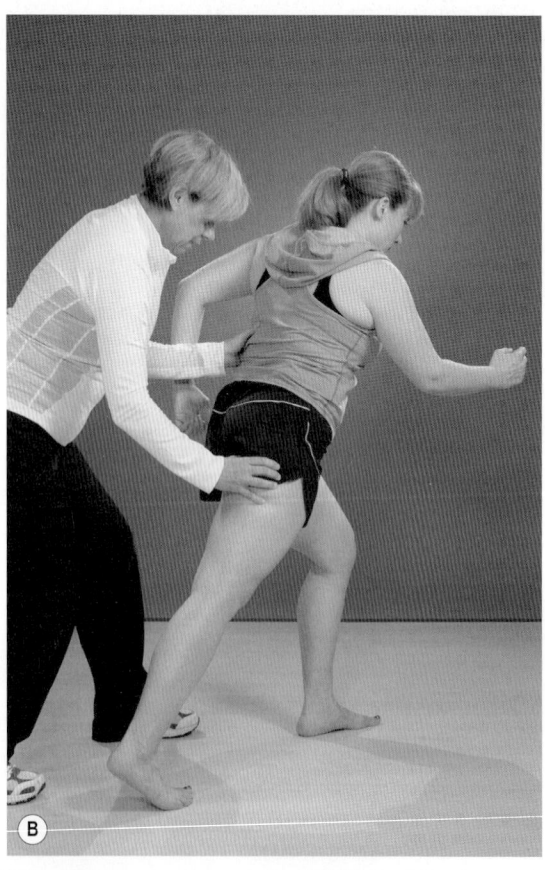

図 12.32 動的課題や機能的，スポーツ特異的な課題における戦略の練習——ランナーのための構成要素．(A) プッシュオフのための最適な戦略の練習．ここでは，セラピストは胸郭と骨盤を確認しながら，患者にこの課題において力の伝達不良のある特定の領域に対して関連するリリースや連結するためのキューを意識させている．(B) 左の腹壁や坐骨尾骨筋に対する徒手や言葉によるキュー．例えば「右の坐骨を広げながら，胸郭を広げ，私の手の中に呼吸を入れるようにしましょう」など．

→つづく

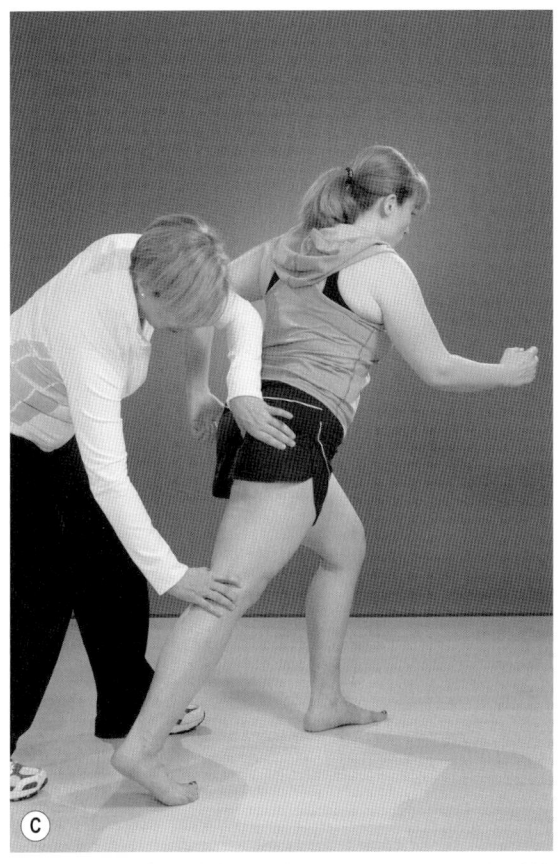

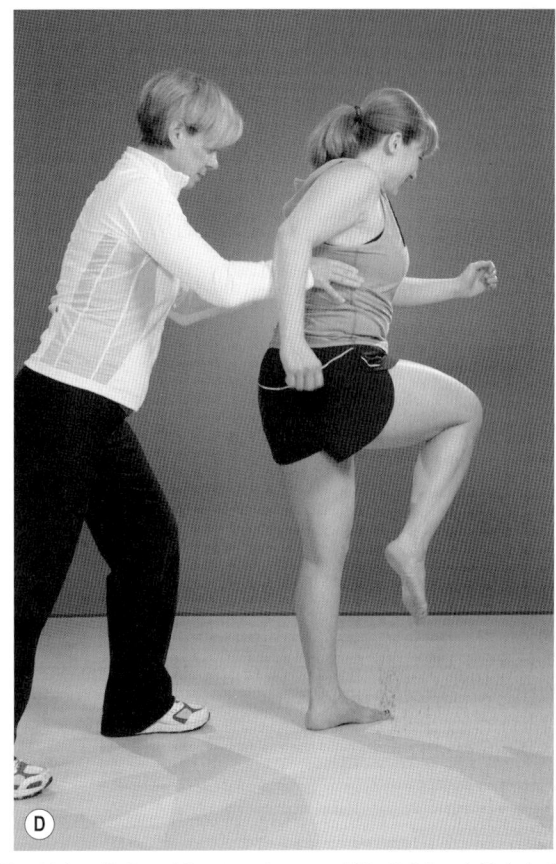

姿勢と運動に対する新しい戦略の練習　　CHAPTER 12

図12.32 つづき　（C）右の内側ハムストリングスと坐骨尾骨筋に対する徒手や言葉によるキュー．例えば「右の坐骨を広げましょう．それを忘れずに保ったまま，この膝の後ろ（適切な点をさす）から坐骨までワイヤーをつなぐようにイメージしてみましょう」など．（D）あなたはリリースして，アライメントを整え，接続できています．さあ，動き出しましょう！

る背景や状況に気づき，どのようにしてそれらの戦略を変化させて自分の身体にとってより最適な戦略で動くことができるかということを会得できるようになることを目指している（知識，運動，気づきを通した理解）．このように，患者がより良く動き，より良く感じ，より良くなることをわれわれは望んでいる．

われわれのウェブサイト（www.discoverphysio.ca）に是非アクセスして，われわれの道をフォローしたり，コースに参加したり，われわれが提供するオンライン教育に参加してみてほしい．そして何よりも，このアプローチを楽しみ，あなたの臨床経験が創造的に，また内省的なものになることを願う．理学療法．発見！！！

文献

Abe, I., Haranda, Y., Oinuma, K., et al., 2000. Acetabular labrum: abnormal findings at MR imaging in asymptomatic hips. Radiology 216 (2), 576.

Abitbol, M.M., 1995. Energy storage in the vertebral column. In: Vleeming, A., Mooney, V., Dorman, T., Snijders, C. (Eds.), Second interdisciplinary world congress on low back pain: the integrated function of the lumbar spine and sacroiliac joint, Part 1. San Diego, California, p. 257.

Abitbol, M.M., 1997. Quadrupedalism, bipedalism, and human pregnancy. In: Vleeming, A., Mooney, V., Dorman, T., Snijders, C., Stoeckart, R. (Eds.), Movement, stability and low back pain. Churchill Livingstone, Edinburgh, p. 395.

Abrams, P., Cardozo, L., Fall, M., et al., 2002. The standardization of terminology of lower urinary tract function: report from the standardization sub-committee of the International Continence Society. Neurourol. Urodyn. 21, 167.

Acland, R.D., 2004. Acland's DVD atlas of human anatomy. DVD 3: The trunk. Lippincott Williams & Wilkins, Baltimore.

Adams, J.C., 1973. Outline of orthopaedics, seventh ed. Churchill Livingstone, Edinburgh.

Adams, M.A., McMillan, D.W., Green, T.P., et al., 1996. Sustained loading generates stress concentrations in lumbar intervertebral discs. Spine 21, 434.

Albee, F.H., 1909. A study of the anatomy and the clinical importance of the sacroiliac joint. J. Am. Med. Assoc. 53, 1273.

Albert, H., Godskesen, M., Westergaard, J., 2000. Evaluation of clinical tests used in classification procedures in pregnancy-related pelvic joint pain. Eur. Spine J 9, 161.

Albert, H.B., Godskesen, M., Westergaard, J.G., 2002. Incidence of four syndromes of pregnancy-related pelvic joint pain. Spine 27, 2831.

Allen, R.E., Hosker, G.L., Smith, A.R.B., Warrell, D.W., 1990. Pelvic floor damage and childbirth: a neurophysiological study. Br. J. Obstet. Gynaecol. 97, 770.

Anda, S., Svenningsen, S., Dale, L.G., et al., 1986. The acetabular sector angle of the adult hip determined by computed tomography. Acta Radiol. Diagn. 27 (4), 443.

Andersson, E.A., Grundstrom, H., Thorstensson, A., 2002. Diverging intramuscular activity patterns in back and abdominal muscles during trunk rotation. Spine 27 (6), E152.

Andersson, E., Oddsson, L., Grundstrom, H., et al., 1995. The role of the psoas and iliacus muscles for stability and movement of the lumbar spine, pelvis and hip. Scand. J. Med. Sci. Sports 5 (1), 10.

Arab, M.A., Abdollahi, I., Joghataei, M.T., et al., 2009. A Inter- and intra-examiner reliability of single and composites of selected motion palpation and pain provocation tests for sacroiliac joint. Man. Ther. 14, 213.

Arendt-Nielsen, L., Graven-Nielsen, T., Svarrer, H., et al., 1996. The influence of low back pain on muscle activity and coordination during gait: a clinical and experimental study. Pain 64 (2), 231.

Aruin, A.S., Latash, M.L., 1995. Directional specificity of postural muscles in feed-forward postural reactions during fast voluntary arm movements. Exp. Brain Res. 103 (2), 323.

Ashton-Miller, J.A., DeLancey, J.O.L., 2007. Functional anatomy of the female pelvic floor. Ann. N. Y. Acad. Sci. 1101, 266.

Ashton-Miller, J.A., DeLancey, J.O.L., 2009. On the biomechanics of vaginal birth and common sequelae. Annu. Rev. Biomed. Eng. 11, 163.

Ashton-Miller, J.A., Howard, D., DeLancey, J.O.L., 2001. The functional anatomy of the female pelvic floor and stress continence control system. Scand. J. Urol. Nephrol. Suppl. 207, 1–7.

Askar, O.M., 1977. Surgical anatomy of the aponeurotic expansions of the anterior abdominal wall. Ann. R. Coll. Surg. Engl. 59, 313.

Assendelft, W.J., Morton, S.C., Yu, E.I., et al., 2003. Spinal manipulative therapy for low back pain: a meta-analysis of effectiveness relative to other therapies. Ann. Intern. Med. 138, 871–881.

Austin, A.B., Souza, R.B., Meyer, J.L., et al., 2008. Identification of abnormal hip motion associated with acetabular labral pathology. J. Orthop. Sports Phys. Ther. 38 (9), 558.

Axer, H., von Keyserlingk, D.G., Prescher, A., 2000. Collagen fibers in linea alba and rectus sheaths. II. Variability and biomechancial aspects. J. Surg. Res. 96, 239.

Axer, H., von Keyserlingk, D.G., Prescher, A., 2001. Collagen fibers in linea alba and rectus sheaths. I.

General scheme and morphological aspects. J. Surg. Res. 96, 127–134.

Barbic, M., Kralj, B., Cor, A., 2003. Compliance of the bladder neck supporting structures: importance of activity pattern of levator ani muscle and content of elastic fibers of endopelvic fascia. Neurourol. Urodyn. 22, 269.

Barker, P.J., 2005. Applied anatomy and biomechanics of the lumbar fascia: implications for segmental control. PhD thesis. University of Melbourne, Australia.

Barker, P.J., Briggs, C.A., 1999. Attachments of the posterior layer of the lumbar fascia. Spine 24 (17), 1757.

Barker, P.J., Briggs, C.A., 2007. Anatomy and biomechanics of the lumbar fasciae: implication for lumbopelvic control and clinical practice. In: Vleeming, A., Mooney, V., Stoeckart, R. (Eds.), Movement, stability and lumbopelvic pain, second ed. Elsevier, Edinburgh, p. 63.

Barker, P.J., Briggs, C.A., Bogeski, G., 2004. Tensile transmission across the lumbar fasciae in unembalmed cadavers: effects of tension to various muscular attachments. Spine 29 (2), 129.

Barker, P.J., Guggenheimer, K.T., Grkovic, I., et al., 2006. Effects of tensioning the lumbar fascia on segmental stiffness during flexion and extension. Spine 31 (4), 397.

Barral, J.P., 1993. Urogenital manipulation. Eastland Press, Seattle.

Basmajian, J.V., Deluca, C.J., 1985. Muscles alive: their functions revealed by electromyography. Williams & Wilkins, Baltimore.

Beales, D.J., O'Sullivan, P.B., Briffa, N.K., 2008. Motor control patterns during active straight leg raise in pain-free subjects. Spine 34 (1), E1.

Beattie, P., Nelson, R., 2006. Clinical prediction rules: what are they and what do they tell us? Aust. J. Physiother. 52 (3), 157.

Belenkii, V., Gurfinkel, V.S., Paltsev, Y., 1967. Elements of control of voluntary movements. Biofizika 12, 135.

Bellamy, N., Park, W., Rooney, P.J., 1983. What do we know about the sacroiliac joint? Semin. Arthritis Rheum. 12, 282.

Bergmark, A., 1989. Stability of the lumbar spine. A study in mechanical engineering. Acta Orthop. Scand. 230 (60), 20.

Bernard, T.N., Kirkaldy-Willis, W.H., 1987. Recognizing specific characteristics of nonspecific low back pain. Clin. Orthop. 217, 266.

Bø, K., 2003. Pelvic floor muscle strength and response to pelvic floor muscle training for stress urinary incontinence. Neurourol. Urodyn. 22, 654.

Bø, K., Borgen, J.S., 2001. Prevalence of stress and urge urinary incontinence in elite athletes and controls. M.ed. Sci. Sports Exerc. 33 (11), 1797.

Bø, K., Hagen, R.H., Dvarstein, B., et al., 1990. Pelvic floor muscle exercise for the treatment of female stress urinary incontinence: III Effects of two different degrees of pelvic floor muscle exercises. Neurourol. Urodyn. 9, 489.

Bø, K., Lilleas, F., Talseth, T., 2001. Dynamic MRI of the pelvic floor muscles in an upright sitting position. Neurourol. Urodyn. 20, 167.

Bø, K., Stein, R., 1994. Needle EMG registration of striated urethral wall and pelvic floor muscle activity patterns during cough, Valsalva, abdominal, hip adductor, and gluteal muscles contractions in nulliparous healthy females. Neurourol. Urodyn. 13, 35.

Bogduk, N.L.T., 1983. The innervation of the lumbar spine. Spine 8, 286.

Bogduk, N.L.T., 1997. Clinical anatomy of the lumbar spine and sacrum, third ed. Churchill Livingstone, New York.

Bogduk, N., Pearcy, M., Hadfield, G., 1992. Anatomy and biomechanics of psoas major. Clin. Biomech. 7, 109–119.

Boissonault, J.S., Blaschak, M.J., 1988. Incidence of diastasis recti abdominis during the childbearing year. Phys. Ther. 68 (7), 1082.

Boissonnault, W.G. (Ed.), 1995. Examination in physical therapy practice: screening for medical disease. Churchill Livingstone, New York.

Bonica, J.J., 1953. The management of pain. Lea & Febiger, Philadelphia.

Bouisset, S., Zattara, M., 1981. A sequence of postural adjustments precedes voluntary movement. Neurosci. Lett. 22, 263.

Bowen, V., Cassidy, J.D., 1981. Macroscopic and microscopic anatomy of the sacroiliac joint from embryonic life until the eighth decade. Spine 6, 620.

Boxer, S., Jones, S., 1997. Intra-rater reliability of rectus abdominis diastasis measurement using dial calipers. Aust. J. Physiother. 43 (2), 109.

Bradlay, K.C., 1985. The posterior primary rami of segmental nerves. In: Glasgow, E.F., Twomey, L.T., Scull, E.R., Kleynhans, A.M. (Eds.), Aspects of manipulative therapy, second ed. Churchill Livingstone, Melbourne, p. 59.

Brooke, R., 1924. The sacro-iliac joint. J. Anat. 58, 299.

Brooke, R., 1930. The pelvic joints during and after parturition and pregnancy. The Practitioner, London, p. 307.

Brown, S.H.M., McGill, S.M., 2009. Transmission of muscularly generated force and stiffness between layers of the rat abdominal wall. Spine 34 (2), E70.

Brukner, P., Khan, K., 2007. Clinical sports medicine, second ed. McGraw-Hill, Sydney, Australia.

Bump, R.C., Hurt, G.W., Fantl, J.A., et al., 1991. Assessment of Kegal pelvic muscle exercise performance after brief verbal instruction. Am. J. Obstet. Gynecol. 165, 322.

Burnett, S., Della Roca, G., Prather, H., et al., 2006. Clinical presentation of patients with tears of the acetabular labrum. J. Bone Joint Surg. Am. 88 (7), 1448.

Butler, D.S., 2000. The sensitive nervous system. NOI Group Publications, Adelaide, Australia.

Butler, D.S., Moseley, G.L., 2003. Explain pain. NOI Group Publications, Adelaide, Australia.

Buyruk, H.M., Guler-Uysal, F., Lotgering, F.K., 2002. The prognostic value of asymmetric laxity of the sacroiliac joints in pregnancy-related pelvic pain. Spine 27 (24), 2820.

Buyruk, H.M., Snijders, C.J., Vleeming, A., et al., 1995b. The measurements of sacroiliac joint stiffness with colour Doppler imaging: a study on healthy subjects. Eur. J. Radiol. 21, 117.

Buyruk, H.M., Stam, H.J., Snijders, C.J., et al., 1995a. The use of colour Doppler imaging for the assessment of sacroiliac joint stiffness: a study on embalmed human pelvises. Eur. J. Radiol. 21, 112.

Buyruk, H.M., Stam, H.J., Snijders, C.J., 1999. Measurement of sacroiliac joint stiffness in peripartum pelvic pain patients with Doppler imaging of vibrations (DIV). Eur. J. Obstet. Gynecol. Reprod. Biol. 83 (2), 159.

Cannon, W.B., Rosenblueth, A., 1949. The supersensitivity of denervated structures: a law of denervation. Macmillan, New York.

Carey, T.S., Garrett, J.M., Jackman, A., Hadler, N., 1999. Recurrence and care seeking after acute back pain: results of a long-term follow-up study. North Carolina Back Pain Project. Med. Care 37 (2), 17.

Carmichael, J.P., 1987. Inter- and intra-examiner reliability of palpation for sacroiliac joint dysfunction. Journal of Manipulative Physical Therapy 10 (4), 164.

Chamberlain, W.E., 1930. The symphysis pubis in the Roentgen examination of the sacroiliac joint. AJR. Am. J. Roentgenol. 24, 621.

Cholewicki, J., Crisco, J., Oxland, T.R., et al., 1996. Effect of posture and structure on three-dimensional coupled rotations in the lumbar spine. A biomechanical analysis. Spine 21 (21), 2421.

Cholewicki, J., McGill, S.M., 1996. Mechanical stability of the in vivo lumbar spine: implications for injury and chronic low back pain. Clin Biomech. 11, 1–15.

Cholewicki, J., McGill, S.M., Norman, R.W., 1991. Lumbar spine loading during the lifting of extremely heavy weights. Med. Sci. Sports Exerc. 23, 1179.

Cholewicki, J., Panjabi, M.M., Khachatryan, A., 1997. Stabilizing function of trunk flexor-extensor muscles around a neutral spine posture. Spine 22 (19), 2207.

Cholewicki, J., Van Vliet, J.J., 2002. Relative contribution of trunk muscles to the stability of the lumbar spine during isometric exertions. Clin. Biomech. (Bristol, Avon) 17, 99.

Chow, D.H.K., Luk, D.K., Leong, J.C.Y., et al., 1989. Torsional stability of the lumbosacral junctions. Significance of the iliolumbar ligament. Spine 1989 (14), 611.

Cleland, J.A., Noteboom, T.A., Whitman, J.M., et al., 2008. A primer on selected aspects of evidence-based practice relating to questions of treatment, Part 1: asking questions, finding evidence, and determining validity. J. Orthop. Sports Phys. Ther. 38 (8), 476.

Cochrane, A.L., 1972. Effectiveness and efficiency. Random reflections on health services. Nuffield Provincial Hospitals Trust, London. Reprinted in 1989 in association with the BMJ, Reprinted in 1999 for Nuffield Trust by the Royal Society of Medicine Press, London (ISBN 1-85315-394-X).

Colachis, S.C., Worden, R.E., Bechtol, C.O., et al., 1963. Movement of the sacroiliac joint in the adult male: a preliminary report. Arch. Phys. Med. Rehabil. 44, 490.

Coldron, Y., Stokes, M.J., Newham, D.J., et al., 2008. Postpartum characteristics of rectus abdominis on ultrasound imaging. Man. Ther. 13, 112.

Constantinou, C.E., Govan, D.E., 1982. Spatial distribution and timing of transmitted and reflexly generated urethral pressures in healthy women. J. Urol. 127, 964.

Cook, C., 2008. Potential pitfalls of clinical prediction rules. Journal of Manual and Manipulative Therapy 16 (2), 69.

Coste, J., Paolaggi, J.B., Spira, A., 1992. Classification of nonspecific low back pain, I: psychological involvement in low back pain. Spine 17, 1028.

Cowan, S.M., Schache, A.G., Brukner, P., et al., 2004. Delayed onset of transversus abdominis in long-standing groin pain. M.ed. Sci. Sports Exerc. 36 (12), 2042.

Cresswell, A., 1993. Responses of intra-abdominal pressure and abdominal muscle activity during dynamic loading in man. Eur. J. Appl. Physiol. 66, 315.

Cresswell, A., Grundstrom, H., Thorstensson, A., 1992. Observations on intra-abdominal pressure and patterns of abdominal intra-muscular activity in man. Acta Physiol. Scand. 144, 409.

Crisco, J.J., Panjabi, M.M., 1991. The intersegmental and multisegmental muscles of the lumbar spine: a biomechanical model comparing lateral stabilizing potential. Spine 16 (7), 793.

Crisco, J.J., Panjabi, M.M., 1992. Euler stability of the human ligamentous lumbar spine. Part 1: theory. Clin. Biomech. 7, 19.

Crisco, J.J., Panjabi, M.M., Yamamoto, I., Oxland, T.R., 1992. Euler stability of the human ligamentous lumbar spine: Part II experiment. Clin. Biomech. (Briston, Avon) 7, 27.

Crock, H.V., 1980. An atlas of the arterial supply of the head and neck of the femur in man. Clin. Orthop. Relat. Res. 152, 17.

Cundiff, G.W., 2004. The pathophysiology of stress urinary incontinence: a historical perspective. Rev. Urol. 6 (Suppl 3), S10.

Cundiff, G.W., Fenner, D., 2004. Evaluation and treatment of women with rectocele: focus on associated defecatory and sexual dysfunction. Obstet. Gynecol. 104 (6), 1403.

Cusi, M., Saunders, J., Hungerford, B., et al., 2010. The use of prolotherapy in the sacroiliac joint. Br. J. Sports Med. 44 (2), 100.

Cyriax, J., 1954. Textbook of orthopaedic medicine. Cassell, London.

Damen, L., Buyruk, H.M., Guler-Uysal, F., 2001. Pelvic pain during pregnancy is associated with asymmetric laxity of the sacroiliac joints. Acta Obstet. Gynecol. Scand. 80, 1019.

Damen, L., Mens, J.M.A., Snijders, C.J., 2002a. The mechanical effects of a pelvic belt in patients with pregnancy-related pelvic pain. PhD thesis, Erasmus University, Rotterdam, The Netherlands.

Damen, L., Spoor, C.W., Snijders, C.J., 2002b. Does a pelvic belt influence sacroiliac joint laxity? Clin. Biomech. (Bristol, Avon) 17 (7), 495.

Damen, L., Stijnen, T., Roebroeck, M.E., et al., 2002c. Reliability of sacroiliac joint laxity measurement with Doppler imaging of vibrations. Ultrasound Med. Biol. 28, 407.

Dangaria, T., Naesh, O., 1998. Changes in cross-sectional area of psoas major muscle in unilateral sciatic caused by disc herniation. Spine 23 (8), 928.

Dankaerts, W., O'sullivan, P., Burnett, A., Straker, L., 2006. Difference in sitting postures are associated with nonspecific chronic low back pain disorders when patients are subclassified. Spine 31 (6), 698.

Danneels, L.A., Vanderstraeten, G.G., Cambier, D.C., et al., 2000. Imaging of trunk muscles in chronic low back pain patients and healthy control subjects. Eur. Spine J. 9, 266.

Dar, G., Khamis, S., Peleg, S., et al., 2008. Sacroiliac joint fusion and the implications for manual therapy diagnosis and treatment. Man. Ther. 13, 155.

David, M., 2005. The slow down diet: eating for pleasure, energy and weight loss. Healing Arts Press, Vermont, USA.

de Groot, M., Pool-Goudzwaard, A.L., Spoor, C.W., 2008. The active straight leg raising test (ASLR) in pregnant women: differences in muscle activity and force between patients and healthy subjects. Man. Ther. 13 (1), 68.

Deindl, F.M., Vodusek, D.B., Hesse, U., et al., 1993. Activity patterns of pubococcygeal muscles in nulliparous continent women. Br. J. Urol. 72, 46.

Deindl, F.M., Vodusek, D.B., Hesse, U., 1994. Pelvic floor activity patterns: comparison of nulliparous continent and parous urinary stress incontinent women. A kinesiological EMG study. Br. J. Urol. 73, 413.

DeLancey, J.O.L., 1994. Structural support of the urethra as it relates to stress urinary incontinence: the hammock hypothesis. Am. J. Obstet. Gynecol. 170 (6), 1713.

DeLancey, J.O.L., 2002. Fascial and muscular abnormalities in women with urethral hypermobility and anterior vaginal wall prolapse. Am. J. Obstet. Gynecol. 187 (1), 93.

DeLancey, J.O.L., 2005. The hidden epidemic of pelvic floor dysfunction: achievable goals for improved prevention and treatment. Am. J. Obstet. Gynecol. 192, 1488.

DeLancey, J.O.L., Kearney, Q., Chou, et al., 2003. The appearance of levator ani muscle abnormalities in magnetic resonance images after vaginal delivery. Obstet. Gynecol. 101 (1), 46.

DeLancey, J.O.L., Morgan, D.M., Fenner, D.E., et al., 2007. Comparison of levator ani muscle defects and function in women with and without pelvic organ prolapse. Obstet. Gynecol. 109, 295.

Delitto, A., Erhard, R.E., Bowling, R.W., 1995. A treatment-based classification approach to low back syndrome: identifying and staging patients for conservative treatment. Phys. Ther. 75, 470.

DeRosa, C., 2001. Functional anatomy of the lumbar spine and sacroiliac joint. In: Proceedings from the 4th Interdisciplinary World Congress on Low Back and Pelvic Pain, Montreal, Canada.

DeTroyer, A.D., 1989. The mechanism of the inspiratory expansion of the rib cage. J. Lab. Clin. Med. 114 (2), 97.

Dietz, H.P., Clarke, B., 2005. Prevalence of rectocele in young nulliparous women. Aust. N. Z. J. Obstet. Gynaecol. 45 (5), 391.

Dietz, H.P., Korda, A., 2005. Which bowel symptoms are most strongly associated with a true rectocele? Aust. N. Z. J. Obstet. Gynaecol. 45 (6), 505.

Dietz, H.P., Lanzarone, V., 2005. Levator trauma after vaginal delivery. Obstet. Gynecol. 106 (4), 707.

Dietz, H.P., Shek, C., 2007. Levator avulsion and grading of pelvic floor muscle strength. Int. Urogynecol. J. Pelvic Floor Dysfunct. Nov 13 – epub ahead of print.

Dietz, H.P., Shek, C., 2008. Validity and reproducibility of the digital detection of levator trauma. Int. Urogynecol. J. Pelvic Floor Dysfunct. 19 (8), 1097.

Dietz, H.P., Simpson, J.M., 2007. Does delayed child-bearing increase the risk of levator injury in labour. Aust. N. Z. J. Obstet. Gynaecol. 47 (6), 491.

Dietz, H.P., Steensma, 2005. Posterior compartment prolapse on two-dimension and three-dimensional pelvic floor ultrasound: the distinction between true rectocele, perineal hypermobility and enterocele. Ultrasound Obstet. Gynecol. 26, 73.

Dietz, H.P., Steensma, A.B., 2006. The prevalence of major abnormalities of the levator ani in urogynaecological patients. Br. J. Obstet. Gynecol. 113, 225.

Dietz, H.P., Steensma, A.B., 2006. The role of childbirth in the aetiology of rectocele. Br. J. Obstet. Gynecol. 113, 264.

Dietz, H.P., Hyland, G., Hay-Smith, J., 2006. The assessment of levator trauma: a comparison between palpation and 4D pelvis floor ultrasound. Neurourol. Urodyn. 25, 424.

Dijkstra, P.F., Vleeming, A., Stoeckart, R., 1989. Complex motion tomography of the sacroiliac joint. An anatomical and roentgenological study. Rofo 150 (6), 635.

Doidge, N., 2007. The brain that changes itself. Stories of personal triumph from the frontiers of brain science. Penguin Books, New York.

Dommerholt, J., Myoral del Moral, O., Gröbli, C., 2006. Trigger point dry needling. Journal of Manual and Manipulative Therapy 14 (4), E70.

DonTigny, R.L., 1985. Function and pathomechanics of the sacroiliac joint: a review. Phys. Ther. 65, 35.

DonTigny, R.L., 1990. Anterior dysfunction of the sacroiliac joint as a major factor in the etiology of idiopathic low back pain syndrome. Phys. Ther. 70, 250.

DonTigny, R.L., 1997. Mechanics and treatment of the sacroiliac joint. In: Vleeming, A., Mooney, V., Dorman, T., Snijders, C., Stoeckart, R. (Eds.), Movement, stability and low back pain. Churchill Livingstone, Edinburgh, p. 461.

Dorman, T., 1994. Failure of self bracing at the sacroiliac joint: the slipping clutch syndrome. J. Orthop. Med. 16, 49.

Dorman, T., 1997. Pelvic mechanics and prolotherapy. In: Vleeming, A., Mooney, V., Dorman, T., Snijders, C., Stoeckart, R. (Eds.), Movement, stability and low back pain. Churchill Livingstone, Edinburgh, p. 501.

Dreyfuss, P., Michaelsen, M., Pauza, D., McLarty, J., Bogduk, N., 1996. The value of history and physical examination in diagnosing sacroiliac joint pain. Spine 21, 2594.

Edwards, I., Jones, M.A., 2007. Clinical reasoning and expert practice. In: Jensen, G.M., Gwyer, J., Hack, L.M., Shepard, K.F. (Eds.), Expertise in physical therapy practice, second ed, Saunders Elsevier, St Louis.

Egund, N., Olsson, T.H., Schmid, H., 1978. Movements in the sacro-iliac joints demonstrated with Roentgen stereophotogrammetry. Acta Radiol. 19, 833.

Encyclopcedia Britannica, 1981. Fifteenth ed. vol. 7. William Benton, Chicago.

Ericsson, K.A., Smith, 1991. Towards a general theory of expertise: prospects and limits. Cambridge University Press, New York.

Fabry, G., 1997. Normal and abnormal torsional development of the lower extremities. Acta Orthop. Belg. 63 (4), 229.

Faflia, C.P., Prassopoulos, P.K., Daskalogiannaki, M.E., et al., 1998. Variations in the appearance of the normal sacroiliac joint on pelvic CT. Clin. Radiol. 53 (10), 742.

Falvey, E.C., Franklyn-Miller, A., McCrory, P.R., 2009. The groin triangle: a patho-anatomical approach to the diagnosis of chronic groin pain in athletes. Br. J. Sports Med. 43, 213.

Fantl, J.A., Newman, D.K., Colling, J., et al., 1996. Managing acute and chronic urinary incontinence.

clinical practice guideline, no. 2. US Department of Health and Human Services, Rockville, MD.

Farfan, H.F., 1973. Mechanical disorders of the low back. Lea & Febiger, Philadelphia.

Farfan, H.F., 1978. The biomechanical advantage of lordosis and hip extension for upright activity. Spine 3, 336.

Flynn, T., Fritz, J., Whitman, J., et al., 2002. A clinical prediction rule for classifying patients with low back pain who demonstrate short term improvement with spinal manipulation. Spine 27, 2835.

Fortin, J.D., Dwyer, A., West, S., Pier, J., 1994a. Sacroiliac joint pain referral patterns upon application of a new injection/arthrography technique. I: Asymptomatic volunteers. Spine 19 (13), 1475.

Fortin, J.D., Dwyer, A., Aprill, C., et al., 1994b. Sacroiliac joint pain referral patterns. II: Clinical evaluation. Spine 19 (13), 1483.

Fortin, J.D., Kissling, R.O., O'Connor, B.L., Vilensky, J.A., 1999. Sacroiliac joint innervation and pain. Am. J. Orthop. 28 (12), 687.

Freeman, M.A.R., Wyke, B.D., 1967. The innervation of the knee joint: an anatomical and histological study in the cat. J. Anat. 101, 505.

Fritz, J.M., 2009. Clinical prediction rules in physical therapy: coming of age? J. Orthop. Sports Phys. Ther. 39 (3), 159.

Fritz, J.M., Childs, J.D., Flynn, T.W. 2005. Pragmatic application of a clinical prediction rule in primary care to identify patients with low back pain with a good prognosis following a brief spinal manipulation intervention. BMC Fam. Pract. 6, 29.

Fritz, J.M., Cleland, J.A., Childs, J.D., 2007. Subgrouping patients with low back pain: evolution of a classification approach to physical therapy. J. Orthop. Sports Phys. Ther. 37 (6), 290.

Fryette, H.H., 1954. Principles of osteopathic technique. American Academy of Osteopathy, Colorado.

Gamble, J.G., Simmons, S.C., Freedman, M., 1986. The symphysis pubis. Anatomic and pathologic considerations. Clin. Orthop. Relat. Res. (203), 261.

Gandevia, S.C., 1992. Some central and peripheral factors affecting human motorneuronal output in neuromuscular fatigue. Sports Med. 13 (2), 93.

Ganz, R., Parvizi, J., Beck, M., et al., 2003. Femoroacetabular impingement: a cause for osteoarthritis of the hip. Clin. Orthop. Relat. Res. 417, 112.

Gerlach, U.J., Lierse, W., 1992. Functional construction of the sacroiliac ligamentous apparatus. Acta Anat. (Basel) 144, 97.

Gibbons, S., Comerford, M., Emerson, P., 2002. Rehabilitation of the stability function of psoas major. Orthopaedic Division Review Jan/Feb, 9.

Gifford, L., 1998. Pain, the tissues and the nervous system: a conceptual model. Physiotherapy 84 (1), 27.

Gill, N.W., Teyhen, D.S., Lee, I.E., 2007. Improved contraction of the transversus abdominis immediately following spinal manipulation: a case study using real-time ultrasound imaging. Man. Ther. 12 (3), 280–285.

Gilmore, J., 1998. Groin pain in the soccer athlete: fact, fiction and treatment. Clin. Sports Med. 17, 787.

Gilmore, K.L., 1986. Biomechanics of the lumbar motion segment. In: Grieve, G.P. (Ed.), Modern manual therapy of the vertebral column. Churchill Livingstone, Edinburgh, p. 103.

Gladwell, M.B., 2005. The power of thinking without thinking. Little, Brown and Company, New York.

Goldthwait, J.E., Osgood, R.B., 1905. A consideration of the pelvic articulations from an anatomical, pathological and clinical standpoint. Boston Medical and Surgical Journal 152, 593.

Gombatto, S.P., Collins, D.R., Sahrmann, S.A., Engsberg, J.R., Van Dillen, L.R., 2007. Patterns of lumbar region movement during trunk lateral bending in 2 subgroups of people with low back pain. Phys. Ther. 87 (4), 441.

Goodall, J., 1979. Life and death at Gombe. National Geographic 155 (5), 59.

Gracovetsky, S., 1997. Linking the spinal engine with the legs: a theory of human gait. In: Vleeming, A., Mooney, V., Dorman, T., Snijders, C., Stoeckart, R. (Eds.), Movement, stability and low back pain. Churchill Livingstone, Edinburgh, p. 243.

Gracovetsky, S., Farfan, H.F., 1986. The optimum spine. Spine 11, 543.

Gracovetsky, S., Farfan, H.F., Lamy, C., 1981. The mechanism of the lumbar spine. Spine 6, 249.

Gracovetsky, S., Farfan, H., Helluer, C., 1985. The abdominal mechanism. Spine 10, 317.

Gräßel, D., Prescher, A., Fitzek, S., von Keyserlingk, D.G., Axer, H., 2005. Anisotropy of human linea alba: a biomechanical study. J. Surg. Res. 124, 118.

Greenman, P.E., 1990. Clinical aspects of sacroiliac function in walking. Journal of Manual Medicine 5, 125.

Greenman, P.E., 1997. Clinical aspects of the sacroiliac joint in walking. In: Vleeming, A., Mooney, V., Dorman, T., Snijders, C., Stoeckart, R. (Eds.), Movement, stability and low back pain. Churchill Livingstone, Edinburgh, p. 235.

Grenier, S.G., McGill, S.M., 2007. Quantification of lumbar stability by using 2 different abdominal activation strategies. Arch. Phys. Med. Rehabil. 88, 54.

Grieve, G.P., 1981. Common vertebral joint problems. Churchill Livingstone, Edinburgh.

Grieve, G.P., 1986. Modern manual therapy of the vertebral column. Churchill Livingstone, Edinburgh.

Grob, K.R., Neuhuber, W.L., Kissling, R.O., 1995. Innervation of the sacroiliac joint of the human. Z. Rheumatol. 54, 117.

Gunn, C.C., 1996. The Gunn approach to the treatment of chronic pain. Intramuscular stimulation for myofascial pain of radicolopathic origin. Churchill Livingstone, New York.

Gutke, A., Ostgaard, H.C., Oberg, B., 2007. Predicting persistent pregnancy-related lumbopelvic pain. In: Proceedings from the Sixth Interdisciplinary World Congress on Low Back and Pelvic Pain, 6.

Guyatt, G., Cairns, J., Churchill, D., et al., 1992. ['Evidence-Based Medicine Working Group'] Evidence-based medicine. A new approach to teaching the practice of medicine. J. Am. Med. Assoc. 268, 2420.

Hagen, R., 1974. Pelvic girdle relaxation from an orthopaedic point of view. Acta Orthop. Scand. 45, 550.

Hall, C.M., Brody, L.T., 1999. Therapeutic exercise – moving toward function. Lippincott/Williams & Wilkins, Philadelphia.

Hanson, P., Sonesson, B., 1994. The anatomy of the iliolumbar ligament. Arch. Phys. Med. Rehabil. 75, 1245.

Hebb, D.O., 1949. The organization of behavior: a neuropsychological theory. John Wiley & Sons, New York.

Herzog, W., Read, L., Conway, P.J.W., Shaw, L.D., McEwen, M.C., 1989. Reliability of motion palpation procedures to detect sacroiliac joint fixations. Journal of Manipulative and Physical Therapy 12 (2), 86.

Hewitt, J.D., Glisson, R.R., Guilak, F., Parker Vail, T., 2002. The mechanical properties of the human hip capsule ligaments. J. Arthroplasty 17 (1), 82.

Hides, J.A., Richardson, C.A., Jull, G.A., 1995a. Magnetic resonance imaging and ultrasonography of the lumbar multifidus muscle; comparison of two different modalities. Spine 20 (1), 54.

Hides, J.A., Richardson, C.A., Jull, G.A., 1996. Multifidus recovery is not automatic following resolution of acute first episode low back pain. Spine 21 (23), 2763.

Hides, J.A., Stokes, M.J., Saide, M., Jull, G.A., Cooper, D.H., 1994. Evidence of lumbar multifidus muscles wasting ipsilateral to symptoms in patients with acute/ subacute low back pain. Spine 19 (2), 165.

Hides, J., Gilmore, C., Stanton, W., Bohlscheid, E., 2008. Multifidus size and symmetry among chronic LBP and healthy asymptomatic subjects. Man. Ther. 13 (1), 43.

Higgs, J., 2004. Educational theory and principles related to learning clinical reasoning. In: Jones, M.A., Rivett, D.A. (Eds.), Clinical reasoning for manual therapists. Elsevier, Edinburgh.

Higgs J., Jones, M., 2000. Clinical reasoning in the health professions. In: Higgs, J., Jones, M.P. (Eds.), Clinical reasoning in the health professions, second ed. Butterworth-Heinemann, Oxford, p. 3.

Higgs, J., Titchen, A., 1995. Propositional, professional and personal knowledge in clinical reasoning. In.: Higgs, J., Jones, M. (Eds.), Clinical reasoning in the health professions, second ed. Butterworth-Heinemann, Oxford, p. 129.

Hilton, P., Stanton S.L., 1983. Urethral pressure measurement by micro-transducer: the results in symptom-free women and in those with genuine stress incontinence. Br. J. Obstet. Gynaecol. 90, 919.

Hodges, P.W., 1997. Feedforward contraction of transversus abdominis is not influenced by the direction of arm movement. Exp. Brain Res. 114, 362.

Hodges, P.W., 2001. Changes in motor planning of feedforward postural responses of the trunk muscles in low back pain. Exp. Brain Res. 141, 261.

Hodges, P.W., 2003. Neuromechanical control of the spine. PhD thesis, Karolinska Institutet, Stockholm, Sweden.

Hodges, P.W., 2005. Why do exercise interventions work for low back pain? In: Proceedings of the Second International Conference on Movement Dysfunction, Pain & Performance: Evidence & Effect. Edinburgh.

Hodges, P.W., Butler, J.E., McKenzie, D.K., Gandevia, S.C., 1997. Contraction of the human diaphragm during rapid postural adjustments. J. Physiol. 505 (2), 539.

Hodges, P.W., Cholewicki, J.J., 2007. Functional control of the spine. In: Vleeming, A., Mooney, V., Stoeckart, R. (Eds.), Movement, stability and lumbopelvic pain, second ed. churchill Livingstone, Edinburgh, p. 489.

Hodges, P.W., Cresswell, A.G., Daggfeldt, K., et al., 2000. Three dimensional preparatory trunk motion precedes asymmetrical upper limb movement. Gait Posture 11, 92.

Hodges, P.W., Cresswell, A.G., Daggfeldt, K., Thorstensson, A., 2001a. In vivo measurement of the effect of intra-abdominal pressure on the human spine. J. Biomech. 34, 347.

Hodges, P.W., Cresswell, A.G., Thorstensson, A., 1999. Preparatory trunk motion accompanies rapid upper limb movement. Exp. Brain Res. 124, 69.

Hodges, P.W., Cresswell, A.G., Thorstensson, A., 2001b. Perturbed upper limb movements cause short-latency postural responses in trunk muscles. Exp. Brain Res. 138, 243.

Hodges, P.W., Eriksson, A.E.M., Shirley, D., Gandevia, S.C., 2005. Intra-abdominal pressure increases stiffness of the lumbar spine. J. Biomech. 38, 1873.

Hodges, P.W., Ferreira, P.H., Ferreira, M.L., 2009. Lumbar spine: treatment of instability and disorders of movement control. In: Magee, D.J., Zachazewski, J.E., Quillen, W.S. (Eds.), Pathology and intervention in musculoskeletal rehabilitation. Saunders Elsevier, St Louis, p. 389.

Hodges, P.W., Gandevia, S.C., 2000a. Changes in intra-abdominal pressure during postural and respiratory activation of the human diaphragm. J. Appl. Physiol. 89, 967.

Hodges, P.W., Gandevia, S.C., 2000b. Activation of the human diaphragm during a repetitive postural task. J. Physiol. 522 (1), 165.

Hodges, P.W., Heinjnen, I., Gandevia, S.C., 2001c. Postural activity of the diaphragm is reduced in humans when respiratory demand increases. J. Physiol. 537 (3), 999.

Hodges, P.W., Holm, A.K., Hansson, T., et al., 2006. Rapid atrophy of the lumbar multifidus follows experimental disc or nerve root injury. Spine 31 (25), 2926.

Hodges, P.W., Kaigle Holm, A., Holm, S., et al., 2003a. Intervertebral stiffness of the spine is increased by evoked contraction of transversus abdominis and the diaphragm: in vivo porcine studies. Spine 28 (23), 2594.

Hodges, P.W., Moseley, G.L., 2003. Pain and motor control of the lumbopelvic region: effect and possible mechanisms. J. Electromyogr. Kinesiol. 13, 361.

Hodges, P.W., Moseley, G.L., Bagrielsson, A., 2003b. Experimental muscle pain changes feedforward postural responses of the trunk muscles. Exp. Brain Res. 151, 262.

Hodges, P.W., Richardson, C.A., 1996. Inefficient muscular stabilization of the lumbar spine associated with low back pain: a motor control evaluation of transversus abdominis. Spine 21 (22), 2640.

Hodges, P.W., Richardson, C.A., 1997. Contraction of the abdominal muscles associated with movement of the lower limb. Phys. Ther. 77, 132.

Hodges, P.W., Sapsford, R., Pengel, L.H.M., 2007. Postural and respiratory functions of the pelvic floor muscles. Neurourol. Urodyn. 26 (3), 362.

Howard, D., Miller, J.M., DeLancey, J.O.L., et al., 2000. Differential effects of cough, Valsalva, and continence status on vesical neck movement. Obstet. Gynecol. 95 (4), 535.

Hungerford, B., Gilleard, W., Hodges, P., 2003. Evidence of altered lumbopelvic muscle recruitment in the presence of sacroiliac joint pain. Spine 28 (14), 1593.

Hungerford, B., Gilleard, W., Lee, D., 2004. Alteration of pelvic bone motion determined in subjects with posterior pelvic pain using skin markers. Clin. Biomech. (Bristol, Avon) (19), 456.

Hungerford, B., Gilleard, W., Moran, M., et al., 2007. Evaluation of the reliability of therapists to palpate intra-pelvic motion using the stork test on the support side. J. Phys. Ther. 87 (7), 879.

Hunt, D., Clohisy, J., Prather, H., 2007. Acetabular labral tears of the hip in women. Phys. Med. Rehabil. Clin. N. Am. 18, 497.

Indahl, A., Kaigle, A.M., Reikeras, O., et al., 1997. Interaction between the porcine lumbar intervertebral disc, zygapophysial joints, and paraspinal muscles. Spine 22 (24), 2834.

Indahl, A., Kaigle, A., Reikeras, O., et al., 1995. Electromyographic response of the porcine multifidus musculature after nerve stimulation. Spine 20 (24), 2652.

Indahl, A., Kaigle, A., Reikeras, O., et al., 1999. Sacroiliac joint involvement in activation of the porcine spinal and gluteal musculature. J. Spinal Disord. 12 (4), 325.

Inman, V.T., Ralston, H.J., Todd, F., 1981. Human walking. Williams & Wilkins, Baltimore.

Intolo, P., Milosavljevic, S., Baxter, D.G., et al., 2009. The effect of age on lumbar range of motion: a systematic review. Man. Ther. 14 (6), 596.

Jacob, H.A.C., Kissling, R.O., 1995. The mobility of the sacroiliac joints in healthy volunteers between 20 and 50 years of age. Clin. Biomech. (Bristol, Avon) 10 (7), 352.

Janda, V., 1978. Muscles, central nervous motor regulation and back problems. In: Korr, I. (Ed.), The neurobiologic mechanisms in manipulative therapy. Plenum Press, London, p. 27.

Janda, V., 1986. Muscle weakness and inhibition (pseudoparesis) in back pain syndromes. In: Grieve, G.P. (Ed.), Modern manual therapy of the vertebral column. Churchill Livingstone, Edinburgh, p. 197.

Jarcho, J., 1929. Value of Walcher position in contracted pelvis with special reference to its effect on true conjugate diameter. Surg. Gynecol. Obstet. 49, 854.

Jensen, G.M., Gwyer, J., Hack, L.M., Shepard, K.F., 2007. Expertise in physical therapy practice, second ed. Saunders, St Louis.

Jones, M.A., Rivett, D., 2004. Introduction to clinical reasoning. In: Jones, M.A., Rivett, D.A. (Eds.), Clinical reasoning for manual therapists. Elsevier, Edinburgh, p. 3.

Kaigle, A.M., Wessberg, P., Hansson, T.H., 1998. Muscular and kinematic behavior of the lumbar spine during flexion-extension. J. Spinal Disord. 11 (2), 163.

Kampen, W.U., Tillmann, B., 1998. Age- related changes in the articular cartilage of human sacroiliac joint. Anat. Embryol. (Berlin) 198 (6), 505.

Kang, C.H., Shin, M.J., Kim, S.M., et al., 2007. MRI of paraspinal muscles in lumbar degenerative kyphosis patients and control patients with chronic low back pain. Clin. Radiol. 62 (5), 479.

Kang, Y.M., Choi, W.S., Pickar, J.G., 2002. Electrophysiologic evidence for an intersegmental reflex pathway between lumbar paraspinal tissues. Spine 27 (3), E56.

Kapandji, I.A., 1970. The physiology of the joints II: the lower limb, second ed. Churchill Livingstone, Edinburgh.

Kapandji, I.A., 1974. The physiology of the joints III: the trunk and vertebral column, second ed. Churchill Livingstone, Edinburgh.

Kassarjian, A., Brisson, M., Palmer, W.E., 2007. Femoroacetabular impingement. Eur. J. Radiol. 63, 29.

Kavcic, N., Grenier, S., McGill, S.M., 2004. Determining the stabilizing role of individual torso muscles during rehabilitation exercises. Spine 29 (11), 1254.

Keagy, R.D., Brumlik, J., 1966. Direct electromyography of the psoas major muscle in man. J. Bone Joint Surg. 48A, 1377.

Kendall, F.P., Kendall McCreary, E., Provance, P.G., 1993. Muscles testing and function, fourth ed. Williams & Wilkins, Baltimore.

Kerry, R., 2009. Clinical reasoning in combined movement theory. In: McCarthy, C. (Ed.), Combined movement theory: rational mobilization and manipulation of the vertebral column. Elsevier (in press).

Kerry, R., Maddocks, M., Mumford, S., 2008. Philosophy of science and physiotherapy: an insight into practice. Physiother. Theory Pract. 24 (6), 1.

Kirkaldy-Willis, W.H. (Ed.), 1983. Managing low back pain. Churchill Livingstone, New York.

Kirkaldy-Willis, W.H., Hill, R.J., 1979. A more precise diagnosis for low back pain. Spine 4, 102.

Kirkaldy-Willis, W.H., Wedge, J.H., Yong-Hing, K., et al., 1978. Pathology and pathogenesis of lumbar spondylosis and stenosis. Spine 3, 319.

Kjaer, P., Bendix, T., Sorensen, J.S., et al., 2007. Are MRI-defined fat infiltrations in the multifidus muscles associated with low back pain? BCM Med. 5, 2.

Knox, 2002. The functional anatomy of the thoracolumbar fascia and associated muscles and ligaments. Masters Thesis. Unviersity of Otago, Dunedin, New Zealand.

Koes, B.W., van Tulder, M.W., Ostelo, R., et al., 2001. Clinical guidelines for the management of low back pain in primary care: an international comparison. Spine 26, 2504.

Kristiansson, P., 1997. S-Relaxin and pelvic pain in pregnant women. In: Vleeming, A., Mooney, V., Dorman, T., Snijders, C., Stoeckart, R. (Eds.), Movement, stability and low back pain. Churchill Livingstone, Edinburgh, p. 421.

Kunduracioglu, B., Yilmaz, C., Yorubulut, M., Kudas, S., 2007. Magnetic resonance findings of osteitis pubis. J. Magn. Reson. Imaging 25, 535.

Laslett, M., Aprill, C.H., McDonald, B., et al., 2005. Diagnosis of sacroiliac joint pain: validity of individual provocation tests and composites of tests. Man. Ther. 10, 207.

Laslett, M., Williams, W., 1994. The reliability of selected pain provocation tests for sacroiliac joint pathology. Spine 19 (11), 1243.

Lavignolle, B., Vital, J.M., Senegas, J., et al., 1983. An approach to the functional anatomy of the sacroiliac joints in vivo. Anat. Clin. 5, 169.

Lawrence, J.S., Bremner, J.M., Bier, F., 1966. Osteoarthrosis: prevalence in the population and relationship between symptoms and X-ray changes. Ann. Rheum. Dis. 25, 1.

Lawson, T.L., Foley, W.D., Carrera, G.F., Berland, L.L., 1982. The sacroiliac joints: anatomic, plain roentgenographic, and computed tomographic analysis. J. Comput. Assist. Tomogr. 6 (2), 307.

Leboeuf-Yde, C., Lauritsen, J.M., Lauritzen, T., 1997. Why has the search for causes of low back pain largely been inconclusive? Spine 22 (8), 877.

Lee, D.G., 1992. Intra-articular versus extra-articular dysfunction of the sacroiliac joint – a method of differentiation. In: IFOMT Proceedings, 5th international conference. Vail, Colorado, p. 69.

Lee, D.G., 1993. Biomechanics of the thorax: a clinical model of in vivo function. Journal of Manual and Manipulative Therapy 1, 13.

Lee, D.G., 1999. The pelvic girdle, second ed. Churchill Livingstone, Edinburgh.

Lee, D.G., 2002. The Com-Pressor. Available online at: www.dianelee.ca or www.optp.com.

Lee, D.G., 2003. The thorax – an integrated approach. Diane G. Lee Physiotherapist Corporation, Surrey, Canada. Available online at: www.dianelee.ca. www.discoverphysio.ca.

Lee, D.G., 2004. The pelvic girdle, third ed. Churchill Livingstone, Edinburgh.

Lee, D.G., 2006. Foreword. In: Morris, C.E. (Ed.), Low back syndromes. Integrated clinical management. McGraw-Hill, New York, p. xvii.

Lee, D.G., 2007a. The evolution of myths and facts regarding function and dysfunction of the pelvic girdle. In: Vleeming, A., Mooney, V., Stoeckart, R. (Eds.), Movement, stability and lumbopelvic pain: integration of research and therapy, second ed. Churchill Livinstone, Edinburgh.

Lee, D.G., 2007b. Clinical expertise in evidence-based practice for pelvic girdle pain – show me the patient! In: Proceedings from the Sixth Interdisciplinary World Congress on Low Back and Pelvic Pain, Barcelona, November, p. 27.

Lee, D.G., Lee, L.J., 2004a. An integrated approach to the assessment and treatment of the lumbopelvic-hip region. Available online at www.discoverphysio.ca. www.dianelee.ca.

Lee, D.G., Lee, L.J., 2004b. Stress urinary incontinence – a consequence of failed load transfer through the pelvis? In: Proceedings from the 5th Interdisciplinary World Congress on Low Back and Pelvic Pain, Melbourne, Australia, p. 138.

Lee, D.G., Lee, L.J., 2006. Postpartum health for moms – restoring form and function after pregnancy. Available online at www.discoverphysio.ca.

Lee, D.G., Lee, L.J., 2007. Bridging the gap: the role of the pelvic floor in musculoskeletal and urogynecological function. In: Proceedings of the World Physical Therapy Conference, Vancouver, Canada.

Lee, D.G., Lee, L.J., 2008a. Integrated, multimodal approach to the treatment of pelvic girdle pain and dysfunction. In: Magee, D.J., Zachazewski, J.E., Quillen, W.S. (Eds.), Pathology and intervention in musculoskeletal rehabilitation. Elsevier, Saunders, p. 473.

Lee, D.G., Lee, L.J., McLaughlin, L.M., 2008a. Stability, continence and breathing: the role of fascia following pregnancy and delivery. Journal of Bodywork and Movement Therapies 12, 333.

Lee, D.G., Vleeming, A., 1998. Impaired load transfer through the pelvic girdle – a new model of altered neutral zone function. In: Proceedings from the 3rd Interdisciplinary World Congress on Low Back and Pelvic Pain. Vienna, Austria.

Lee, D.G., Vleeming, A., 2004. The management of pelvic joint pain and dysfunction. In: Boyling, J.D., Jull, G. (Eds.), Grieve's modern manual therapy. The vertebral column, third ed. Elsevier, Churchill Livingstone, p. 495.

Lee, D.G., Vleeming, A., 2007. An integrated therapeutic approach to the treatment of pelvic girdle pain. In: Vleeming, A., Mooney, V., Stoeckart, R. (Eds.), Movement, stability and lumbopelvic pain, second ed. Elsevier, Edinburgh, p. 621.

Lee, L.J., 2003. Restoring force closure/motor control of the thorax. In: Lee, D. (Ed.), The thorax – an integrated approach. Available online at www.dianelee.ca.

Lee, L.J., Chang, A.T., Coppieters, M.W., Hodges, P.W., 2010. Changes in sitting posture induce multiplanar changes in chest wall shape and motion with breathing. Respir. Physiol. Neurobiol. 170 (3), 236.

Lee, L.J., Coppieters, M.W., Hodges, P.W., 2009. Anticipatory postural adjustments to arm movement reveal complex control of paraspinal muscles in the thorax. J. Electromyogr. Kinesiol. 19 (1), 46.

Lee, L.J., Lee, D.L., 2008b. Integrated, multimodal approach to the thoracic spine and ribs. In: Magee, D.J., Zachazewski, J.E., Quillen, W.S. (Eds.), Pathology and intervention in musculoskeletal rehabilitation. Saunders, Elsevier, p. 306.

Lee, M.W.L., McPhee, R.W., Stringer, M.D., 2008b. An evidence- based approach to human dermatomes. Clin. Anat. 21, 363.

Leffler, K.S., Thompson, J.R., Cundiff, G.W., et al., 2001. Attachment of the rectovaginal septum to the pelvic sidewall. Am. J. Obstet. Gynecol. 185 (1), 41.

Leong, J.C.Y., Luk, D.K., Chow, D.H.K., Woo, C.W., 1987. The biomechanical functions of the iliolumbar ligament in maintaining stability of the lumbosacral junction. Spine 12, 669.

Lesher, J.M., Dreyfuss, P., Hager, N., 2008. Hip joint pain referral patterns: a descriptive study. Pain Med. 9 (1), 22.

Levin, S.M., 1997. A different approach to the mechanics of the human pelvis: tensegrity. In: Vleeming, A., Mooney, V., Dorman, T., Snijders, C., Stoeckart, R. (Eds.), Movement, stability and low back pain. Churchill Livingstone, Edinburgh, p. 157.

Loeser, J.D., Treede, R., 2008. The Kyoto protocol of IASP basic pain terminology. Pain 137, 477.

Lovejoy, C.O., 2007. Evolution of the human lumbopelvic region and its relationship to some clinical deficits of the spine and pelvis. In: Vleeming, A., Mooney, V., Stoeckart, R. (Eds.), Movement, stability and lumbopelvic pain, second ed. Churchill Livingstone, Edinburgh, p. 141.

Lovett, R.W., 1903. A contribution to the study of the mechanics of the spine. Am. J. Anat. 2, 457.

Lucas, D., Bresler, B., 1961. Stability of the ligamentous spine. In: Technical report no. 40. Biomechanics Laboratory, University of California, San Francisco.

Luk, K.D.K., Ho, H.C., Leong, J.C.Y., 1986. The iliolumbar ligament: a study of its anatomy, development and clinical significance. J. Bone Joint Surg. 68B, 197.

Lund, P.J., Drupinski, E.A., Brooks, W.J., 1996. Ultrasound evaluation of sacroiliac motion in normal volunteers. Acad. Radiol. 3, 192.

Lynch, F.W., 1920. The pelvic articulations during pregnancy, labor, and the puerperium. Surg. Gynecol. Obstet. 30, 575.

MacConaill, M.A., Basmajian, J.V., 1977. Muscles and movements; a basis for human kinesiology, second ed. Krieger, New York.

MacDonald, D.A., Moseley, G.L., Hodges, P.W., 2006. The lumbar multifidus: does the evidence support clinical beliefs? Man. Ther. 11 (4), 254.

MacDonald, D., Moseley, G.L., Hodges, P.W., 2009. Why do some patients keep hurting their back? Evidence of ongoing back muscle dysfunction during remission from recurrent back pain. Pain 142 (3), 183.

MacDonald, G.R., Hunt, T.E., 1951. Sacro-iliac joint observations on the gross and histological changes in the various age groups. Can. Med. Assoc. J. 66, 157.

MacIntosh, J.E., Bogduk, N., 1991. The attachments of the lumbar erector spinae. Spine 16 (7), 783.

MacNab, I., 1977. Backache. Williams & Wilkins, Baltimore.

Magee, D.J., Zachazewski, J.E., Quillen, W.S., 2007. Scientific foundations and principles of practice in musculoskeletal rehabilitation. Saunders Elsevier, St Louis.

Magee, D.J., Zachazewski, J.E., Quillen, W.S., 2009. Pathology and intervention in musculoskeletal rehabilitation. Saunders Elsevier, St Louis.

Magora, A., Schwartz, A., 1976. Relation between the low back pain syndrome and x-ray findings 1. Degenerative osteoarthritis. Scand. J. Rehabil. Med. 8, 115.

Magnusson, M.L., Aleksiev, A., Wilder, D.G., et al., 1996. Unexpected load and asymmetric posture as etiologic factors in low back pain. European Spine Society – the AcroMed Prize for Spinal Research 1995. Eur. Spine J. 5 (1), 23.

Mahncke, H.W., Bronstone, A., Merzinich, M.M., 2006. Brain plasticity and functional losses in the aged: scientific bases for a novel intervention. Prog. Brain Res. 157, 81.

Maigne, J.Y., 1997. Lateral dynamic X- rays in the sitting position and coccygeal discography in common coccydynia. In: Vleeming, A., Mooney, V., Dorman, T., Snijders, C., Stoeckart, R. (Eds.), Movement, stability and low back pain. Churchill Livingstone, Edinburgh, p. 385.

Maigne, J.Y., Aivaliklis, A., Pfefer, F., 1996. Results of sacroiliac joint double block and value of sacroiliac pain provocation tests in 54 patients with low back pain. Spine 21, 1889.

Marin Valladolid, J.A., Saudedo Ortiz, J. A., Orozco, C.F., et al., 2004. Variation of intraabdominal pressure caused by abdominoplasty in healthy women. Rev. Gastroenterol. Mex. 69 (3), 156.

Marnach, M.L., Ramin, K.D., Ramsey, P.S., et al., 2003. Characterization of the relationship between joint laxity and maternal hormones in pregnancy. Obstet. Gynecol. 101 (2), 331.

Masani, K., Sin, V.W., Vette, A.H., et al., 2009. Postural reactions of the trunk muscles to multi-directional perturbations in sitting. Clin. Biomech. (Bristol, Avon) 24 (2), 176.

Mason, J.B., 2001. Acetabular labrum tears. Diagnosis and treatment. Clin. Sports Med. 20, 779.

McCarthy, J., Nable, P., Alusio, F.V., et al., 2003. Anatomy, pathologic features and treatment of acetabular labral tears. Clin. Orthop. Relat. Res. 403, 38.

McGill, S., 2002. Low back disorders – evidence-based prevention and rehabilitation. Human Kinetics, Canada.

McGill, S.M., Cholewicki, J.J., 2001. Biomechanical basis for stability: an explanation to enhance clinical utility. J. Orthop. Sports Phys. Ther. 31, 96.

McGill, S.M., Stuart, M., 2004. Linking latest knowledge of injury mechanisms and spine function to the prevention of low back disorders. J. Electromyogr. Kinesiol. 14 (1), 43.

McGill, S.M., Grenier, S., Kavcic, N., et al., 2003. Coordination of muscle activity to assure stability of the lumbar spine. J. Electromyogr. Kinesiol. 13, 353.

McKenzie, R.A., 1981. The lumbar spine: mechanical diagnosis and therapy. Spinal Publications, Wellington, New Zealand.

McLain, R.F., Pickar, J.G., 1998. Mechanoreceptor endings in human thoracic and lumbar facet joints. Spine 23 (2), 168.

McLauchlan, G.J., Gardner, D.L., 2002. Sacral and iliac articular cartilage thickness and cellularity: relationship to subchondral bone end-plate thickness and cencellous bone density. Rheumatology 41, 375.

McLaughlin, L.M., 2008. The role of focused manipulation in back pain. Presented at: North American Institute of Orthopaedic Manipulative Therapy Symposium on Spinal Manipulation, Portland, OR.

McNeill, A.R., 1997. Elasticity in human and animal backs. In: Vleeming, A., Mooney, V., Dorman, T., Snijders, C., Stoeckart, R. (Eds.), Movement, stability and low back pain. Churchill Livingstone, Edinburgh, p. 227.

Meijne, W., van Neerbos, K., Aufdemkampe, G., et al., 1999. Intraexaminer and interexaminer reliability of the Gillet test. J. Manipulative Physiol. Ther. 22 (1), 4.

Meisenbach, R.O., 1911. Sacro-iliac relaxation; with analysis of eighty-four cases. Surg. Gynecol. Obstet. 12, 411.

Melzack, R., 2001. Pain and the neuromatrix in the brain. J. Dent. Educ. 65 (12), 1378.

Melzack, R., 2005. Evolution of the neuromatrix theory of pain. The Prithvi Raj Lecture: Presented at the third World Congress of World Institute of Pain, Barcelona, 2004. Pain Pract. 5 (2), 85.

Melzack, R., Wall, P.D., 1965. Pain mechanisms: a new theory. Science 150, 971.

Mens, J.M.A., Vleeming, A., Snijders, C.J., Koes, B.J., Stam, H.J., 2001. Reliability and validity of the active straight leg raise test in posterior pelvic pain since pregnancy. Spine 26 (10), 1167.

Mens, J.M.A., Vleeming, A., Snijders, C.J., Stam, H.J., Ginai, A.Z., 1999. The active straight leg raising test and mobility of the pelvic joints. Eur. Spine J. 8, 468.

Mens, J.M., Vleeming, A., Snijders, C.J., Koes, B.W., Stam, H.J., 2002. Validity of the active straight leg raise test for measuring disease severity in patients with posterior pelvic pain after pregnancy. Spine 27 (2), 196.

Merskey, H., Bogduk, N. (Eds.), 1994. Classification of chronic pain: descriptions of chronic pain syndromes and definitions of pain terms, second ed. Prepared by the Task Force on Taxonomy of the International Association for the Study of Pain. IASP Press, Seattle, USA.

Merzenich, M., Wright, B., Jenkins, W., et al., 1996. Cortical plasticity underlying perceptual, motor, and cognitive skill development: implications for neurorehabilitation. Cold Spring Harb. Symp. Quant. Biol. 61, 1–8.

Meyer, G.H., 1878. Der Mechanismus der Symphysis sacroiliaca. Archiv für Anatomie und Physiologie 1, 1.

Mezirow, J., 1990. Fostering critical reflection in adulthood: a guide to transformative and emancipator learning. Jossey-Bass, San Francisco.

Miller, J.A.A., Schultz, A.B., Andersson, G.B.J., 1987. Load- displacement behavior of sacro-iliac joints. J. Orthop. Res. 5, 92.

Miller, W.R., Rollnick, S., 2002. Motivational interviewing: preparing people for change, second ed. Guilford Press, New York.

Mixter, W.J., Barr, J.S., 1934. Rupture of intervertebral disc with involvement of the spinal cord. N. Engl. J. Med. 211, 210.

Mok, N.W., Brauer, S.G., Hodges, P.W., 2007. Failure to use movement in postural strategies leads to increased spinal displacement in low back pain. Spine 32 (19), E537.

Mørkved, S., Salvesen, K.A., Bø, K., et al., 2004. Pelvic floor muscle strength and thickness in continent and incontinent nulliparous pregnant women. Int. Urogynecol. J. Pelvic Floor Dysfunct. 15, 384.

Morris, D.M., Taub, E., Mark, V.W., 2006. Constraint-induced movement therapy: characterizing the intervention protocol. Eura. Medicophys. 42 (3), 257.

Moseley, G.L., 2002. Combined physiotherapy and education is efficacious for chronic low back pain. Aust. J. Physiother. 48, 297.

Moseley, G.L., 2003a. A pain neuromatrix approach to patients with chronic pain. Man. Ther. 8 (3), 130.

Moseley, G.L., 2003b. Unraveling the barriers to reconceptualization of the problem in chronic pain: the actual and perceived ability of patients and health professionals to understand the neurophysiology. J. Pain 4 (4), 184.

Moseley, G.L., 2007a. Motor control in chronic pain: new idea for effective intervention. In: Vleeming, A., Mooney, V., Stoeckart, R. (Eds.), Movement, stability and lumbopelvic pain, second ed. Elsevier, Edinburgh, p. 513.

Moseley, G.L., 2007b. Reconceptualising pain according to modern pain science. Phys. Ther. Rev. 12, 169.

Moseley, G.L., Hodges, P.W., 2004. Are the changes in postural control associated with low back pain caused by pain interference? Clin. J. Pain 21 (4), 323.

Moseley, G.L., Hodges, P.W., 2005. Chronic pain and motor control. In: Jull, G., Boyling, J. (Eds.), Grieve's modern manual therapy. The vertebral column. Churchill Livingstone, Edinburgh, p. 215.

Moseley, G.L., Hodges, P.W., Gandevia, S.C., 2002. Deep and superficial fibers of the lumbar multifidus muscle are differentially active during voluntary arm movements. Spine 27 (2), E29.

Moseley, G.L., Hodges, P.W., Gandevia, S.C., 2003. External perturbation of the trunk in standing humans differentially activates components of the medial back muscles. J. Physiol. 547 (2), 581.

Moucha, R., Kilgard, M.P., 2006. Cortical plasticity and rehabilitation. Prog. Brain Res. 157, 111.

Myers, T.W., 2001. Anatomy trains. Churchill Livingstone, Edinburgh.

Nachemson, A., 1999. Back pain; delimiting the problem in the next millennium. Int. J. Law Psychiatry 22 (5-6), 473.

Nelson, H., Jurmain, R., 1985. Introduction to physical anthropology, third ed. West Publishing, St Paul.

Neumann, P., Gill, V., 2002. Pelvic floor and abdominal muscle interaction: EMG activity and intra-abdmominal pressure. Int. Urogynecol. J. 13, 125.

Nygaard, I.E., Thompson, F.L., Svengalis, S.L., et al., 1994. Urinary incontinence in elite nulliparous athletes. Obstet. Gynecol. 84 (2), 183.

Orlick, T., 2008. In pursuit of excellence, fourth ed. Human Kinetics, Champaign, IL.

O'Sullivan, P., 2000. Lumbar segmental "instability": clinical presentation and specific stabilizing exercise management. Man. Ther. 5 (1), 2.

O'Sullivan, P., 2005. Diagnosis and classification of chronic low back pain disorders: maladaptive movement and motor control impairments as underlying mechanism. Man. Ther. 10 (4), 242.

O'Sullivan, P.B., Beales, D., Beetham, J. A., et al., 2002. Altered motor control strategies in subjects with sacroiliac joint pain during the active straight leg raise test. Spine 27 (1), E1.

O'Sullivan, P., Beales, D., 2007. Diagnosis and classification of pelvic girdle pain disorders – Part 1: a mechanism based approach within a biopsychosocial framework. Man. Ther. 12, 86.

Ostgaard, H.C., 1997. Lumbar back and posterior pelvic pain in pregnancy. In: Vleeming, A., Mooney, V., Dorman, T., Snijders, C., Stoeckart, R. (Eds.), Movement, stability and low back pain. Churchill Livingstone, Edinburgh, p. 411.

Ostgaard, H.C., 2007. What is pelvic girdle pain? In: Vleeming, A., Mooney, V., Stoeckart, R. (Eds.), Movement, stability and lumbopelvic pain, second ed. Elsevier, Edinburgh, p. 353.

Ostgaard, H.C., Andersson, G.B.J., Karisson, K., 1991. Prevalence of back pain in pregnancy. Spine 16, 49.

Ostgaard, H.C., Andersson, 1992. Postpartum low back pain. Spine 17 (1), 53.

Ostgaard, H.C., Zetherstrom, G., Roos-Hansson, E., 1994. The posterior pelvic pain provocation test in pregnant women. Eur. Spine J. 3, 258.

Panjabi, M.M., 1992a. The stabilizing system of the spine. Part I: function, dysfunction, adaptation, and enhancement. J. Spinal Disord. 5 (4), 383.

Panjabi, M.M., 1992b. The stabilizing system of the spine. Part II. Neutral zone and instability hypothesis. J. Spinal Disord. 5 (4), 390.

Panjabi, M.M., 2006. A hypothesis of chronic back pain: ligament subfailure injuries lead to muscle control dysfunction. Eur. Spine J. 15, 668.

Paris, S., 2000. A history of manipulative therapy through the ages and up to the current controversy in the United States Journal of Manual and Manipulative Therapy 8, 2.

Paterson, I., 1957. The torn acetabular labrum: a block to reduction of a dislocated hip. J. Bone Joint Surg. Br. 39, 306.

Pearcy, M., Tibrewal, S.B., 1984. Axial rotation and lateral bending in the normal lumbar spine measured by three-dimensional radiography. Spine 9, 582.

Pearson, N., 2007. Understand pain, live well again. Available online at www.lifeisnow.ca.

Pel, J.J.M., Spoor, C.W., Pool-Goudzwaard, A.L., et al., 2008. Biomechanical analysis of reducing sacroiliac joint shear load by optimization of pelvic muscle and ligament forces. Ann. Biomed. Eng. 36 (3), 415.

Peng, Q., Jones, R., Constantinou, C.E., 2006. 2D Ultrasound image processing in identifying responses of urogenital structures to pelvic floor muscle activity. Ann. Biomed. Eng. 34 (3), 477.

Peng, Q., Jones, R., Shishido, K., et al., 2007. Ultrasound evaluation of dynamic responses of female pelvic floor muscles. Ultrasound Med. Biol. 33 (3), 342.

Pengel, L.H., Herbert, R.D., Maher, C.G., et al., 2003. Acute low back pain: systematic review of its prognosis. Br. Med. J. 327, 323.

Peschers, U.M., Ganger, G., Schaer, G. N., et al., 2001. Bladder neck mobility in continent nulliparous women. Br. J. Obstet. Gynaecol. 108, 320.

Pettman, E., 2006. Manipulative thrust techniques: an evidence-based approach. Aphema Publishing, Abbotsford, Canada.

Pettman, E., 2007. A history of manipulative therapy. Journal of Manual and Manipulative Therapy 15 (3), 165.

Pickar, J.G., 2002. Neurophysiological effects of spinal manipulation. Spine 2 (5), 357.

Pickering, M., Jones, J.F.X., 2002. The diaphragm: two physiological muscles in one. J. Anat. 201, 305.

Pitkin, H.C., Pheasant, H.C., 1936. Sacroarthrogenetic telalagia II. A study of sacral mobility. J. Bone Joint Surg. 18, 365.

Pool-Goudzwaard, A., Hoek van Dijke, G., Mulder, P., et al., 2003. The iliolumbar ligament: its influence on stability of the sacroiliac joint. Clin. Biomech. (Bristol, Avon) 18 (2), 99.

Pool-Goudzwaard, A., Hoek van Dijke, G., van Gurp, M., et al., 2004. Contribution of pelvic floor muscles to stiffness of the pelvic ring. Clin. Biomech. (Bristol, Avon) 19, 564.

Pool-Goudzwaard, A., Kleinrensink, G., Snijders, C.J., et al., 2001. The sacroiliac part of the iliolumbar ligament. J. Anat. 199, 457.

Pool-Goudzwaard, A., Slieker ten Hove, M.C., Vierhout, M.E., et al., 2005. Relations between pregnancy- related low back pain, pelvic floor activity and pelvic floor dysfunction. Int. Urogynecol. J. Pelvic Floor Dysfunct. 16 (6), 468.

Popper, K., 1980. The logic of scientific discovery, fourth ed. Routledge, London.

Porterfield, J.A., DeRosa, C., 1998. Mechanical low back pain. Perspective in functional anatomy. W B Saunders, Philadelphia.

Potter, N.A., Rothstein, J., 1985. Intertester reliability for selected clinical tests of the sacroiliac joint. Phys. Ther. 65 (11), 1671.

Primal Pictures, 2003. Interactive pelvis and perineum. Available online at www.primalpictures.com.

Puhakka, K.B., Melsen, F., Jurik, A.G., et al., 2004. MR imaging of the normal sacroiliac joint with correlation to histology. Skeletal Radiol. 33, 15.

Radebold, A., Cholewicki, J., Panjabi, M.M., et al., 2000. Muscle response pattern to sudden trunk loading in healthy individuals and in patients with chronic low back pain. Spine 25 (8), 947.

Radebold, A., Cholewicki, J., Polzhofer, G.K., et al., 2001. Impaired postural control of the lumbar spine is associated with delayed muscle response times in patients with chronic idiopathic low back pain. Spine 26 (7), 724.

Rath, A.M., Attali, P., Dumas, J.L., et al., 1996. The abdominal linea alba: an anatomo-radiologic and biomechanical study. Surg. Radiol. Anat. 18, 281.

Reeves, N.P., Cholewicki, J., Milner, T.E., 2005. Muscle reflex classification of low-back pain. J. Electromyogr. Kinesiol. 15 (1), 53.

Reeves, N.P., Everding, V.Q., Cholewicki, J., Morrisette, D.C., 2006. The effects of trunk stiffness on postural control during unstable seated balance. Exp. Brain Res. 174 (4), 694.

Reeves, N.P., Narendra, K.S., Cholewicki, J., 2007. Spine stability: the six blind men and the elephant. Clin. Biomech. (Bristol, Avon) 22 (3), 266.

Reikeras, O., Bjerkrein, I., Kolbenstvedt, A., 1983. Anteversion of the acetabulum and femoral neck in normals and in patients with osteoarthritis of the hip. Acta Orthop. Scand. 54 (1), 18.

Reilly, J., Yong-Hing, K., MacKay, R.W., et al., 1978. Pathological anatomy of the lumbar spine. In: Helfet, A.J., Gruebel-Lee, D.M. (Eds.), Disorders of the lumbar spine. J B Lippincott, Philadelphia.

Resnick, D., Niwayama, G., Goergen, T.G., 1975. Degenerative disease of the sacroiliac joint. J. Invest. Radiol. 10, 608.

Retzky, S.S., Rogers, R.M., 1995. Urinary incontinence in women. Clin. Symp. 47 (3), 2.

Richardson, C.A., Jull, G.A., Hodges, P.W., Hides, J.A., 1999. Therapeutic exercise for spinal segmental stabilization in low back pain –

scientific basis and clinical approach. Churchill Livingstone, Edinburgh.

Richardson, C.A., Snijders, C.J., Hides, J.A., et al., 2002. The relationship between the transversely oriented abdominal muscles, sacroiliac joint mechanics and low back pain. Spine 27 (4), 399.

Riddle, D.L., 1998. Classification and low back pain: a review of the literature and critical analysis of selected systems. Phys. Ther. 78, 708.

Rivett, D.A., Jones, M.A., 2004. Improving clinical reasoning in manual therapy. In: Jones, M.A., Rivett, D. (Eds.), Clinical reasoning for manual therapists. Elsevier, Edinburgh, p. 403.

Rizk, N.N., 1980. A new description of the anterior abdominal wall in man and mammals. J. Anat. 131, 373.

Robinson, H.S., Brox, J.I., Robinson, R., et al., 2007. The reliability of selected motion- and pain provocation tests for the sacroiliac joint. Man. Ther. 12 (1), 72.

Robinson, P., Barron, D.A., Parsons, W., et al., 2004. Adductor-related groin pain in athletes: correlation of MR imaging with clinical findings. Skeletal Radiol. 33, 451.

Rodman, P.S., McHenry, M., 1980. Bioenergetics and the origin of hominid bipedalism. Am. J. Phys. Anthropol. 52, 103.

Rodriguez, C., Miguel, A., Lima, H., Heinrichs, K., 2001. Osteitis pubis sydrome in the professional soccer athlete: a case report. J. Athl. Train. 36, 437.

Rohen, J.W., Yokochi, C., 1983. Color atlas of anatomy, a photographic study of the human body. F K Schattauer, Stuttgart/Igaku-Shoin, Tokyo.

Romer, A.S., 1959. A shorter version of the vertebrate body. W B Saunders, Philadelphia.

Rost, C.C., Jacqueline, J., Kaiser, A., et al., 2004. Pelvic pain during pregnancy, a descriptive study of sign and symptoms of 870 patients in primary care. Spine 29 (22), 2567.

Rothman, R.H., Simeone, F.A., 1975. Spine, vol. IV. W B Saunders, London.

Rousseau, M.A., Bradford, D.S., Hadi, T.M., Pedersen, K.L., Lotz, J.C., 2006. The instant axis of rotation influences facet forces at L5-S1 during flexion/ extension and lateral bending. Eur. Spine J. 15 (3), 299.

Rowinski, M.J., 1985. Afferent neurobiology of the joint. In: Gould, J.A., Davies, J.D. (Eds.), Orthopaedic and sports physical therapy. C V Mosby, St Louis, p. 50.

Sackett, D.L., Straus, S., Richardson, W.S., Rosenberg, R.B., 2000. Evidence-based medicine. How to practice and teach EBM. Elsevier Science, New York.

Sahrmann, S., 2001. Diagnosis and treatment of movement impaired syndromes. Mosby, St Louis.

Sahrmann, S.A., 1988. Diagnosis by the physical therapist – a prerequisite for treatment. Phys. Ther. 68 (11), 1703.

Sakamoto, N., Yamashita, T., Minaki, Y., et al., 1999. Mechanoreceptors in the sacroiliac joint. Trans. Orthop. Res. Soc. 24, 988.

Sapsford, R.R., Hodges, P.W., 2001. Contraction of the pelvic floor muscles during abdominal maneuvers. Arch. Phys. Med. Rehabil. 82, 1081.

Sapsford, R.R., Hodges, P.W., Richardson, C.A., et al., 2001. Co-activation of the abdominal and pelvic floor muscles during voluntary exercises. Neurourol. Urodyn. 20, 31.

Sapsford, R.R., Richardson, C.A., Maher, C.F., et al., 2008. Pelvic floor muscle activity in different sitting postures in continent and incontinent women. Arch. Phys. Med. Rehabil. 89, 1741.

Sashin, D., 1930. A critical analysis of the anatomy and the pathologic changes of the sacro-iliac joints. J. Bone Joint Surg. 12, 891.

Saunders, S., Rath, D., Hodges, P., 2004a. Postural and respiratory activation of the trunk muscles changes with mode and speed of locomotion. Gait Posture 20, 280.

Saunders, S.W., Coppieters, M., Magarey, M., Hodges, P.W., 2004b. Low back pain and associated changes in abdominal muscle activation during human locomotion. In: Australian conference of science and medicine in sport: hot topics from the red centre. Sports Medicine, Alice Springs, Australia.

Saunders, S., Schache, A., Rath, D., et al., 2005. Changes in three dimensional lumbo-pelvic kinematics and trunk muscle activity with speed and mode of locomotion. Clin. Biomech. 20, 784.

Schleip, R., 2008. The nature of fascia: latest news from connective tissue research. DVD available at wwwinfof asciaresearchcom.

Schleip, R., Klingler, W., Lehmann-Horn, F., 2005. Active fascial contractility: fascia may be able to contract in a smooth muscle-like manner and thereby influence musculoskeletal dynamics. Med. Hypotheses 65 (2), 273.

Schunke, G.B., 1938. The anatomy and development of the sacro-iliac joint in man. Anat. Rec. 72, 313.

Schwarzer, A.C., Aprill, C.N., Bogduk, N., 1995. The sacroiliac joint in chronic low back pain. Spine 20, 31.

Shacklock, M., 2005. Clinical neurodynamics. Elsevier, Edinburgh.

Shah, J.P., Phillips, T.M., Danoff, J. V., Gerber, L.H., 2005. An in vivo micro- analytical technique for measuring the local biochemical milieu of human skeletal muscle. J. Appl. Physiol. 99, 1980.

Shibata, Y., Shirai, Y., Miyamoto, M., 2002. The aging process in the sacroiliac joint: helical computed tomography analysis. J. Orthop. Sci. 7 (1), 12.

Shindle, M.K., Ranawat, A.S., Kelly, B.T., 2006. Diagnosis and management of traumatic and atraumatic hip instability in the athletic patient. Clin. Sports Med. 25, 309.

Siebenrock, K.A., Schoeniger, R., Ganz, R., 2003. Anerior femoro- acetabular impingement due to acetabular retroversion. Treatment with periacetabular osteotomy. J. Bone Joint Surg. Am. 85–A (2), 278.

Simons, D.G., Travell, J.G., Simons, L.S., 1999. Travell and Simons' myofascial pain and dysfunction: the trigger point manual, vol. 1, second ed. Williams & Wilkins, Baltimore, MD.

Simons, D.G., Dommerholt, J., 2006. Myofascial trigger points and myofascial pain syndrome: a critical review of recent literature. Journal of Manual and Manipulative Therapy 14 (4), E124.

Singleton, M.C., LeVeau, B.F., 1975. The hip joint: structure, stability, and stress. Phys. Ther. 55, 957.

Sjodahl, J., Kvist, J., Gutke, A., Oberg, B., 2009. The postural response of the pelvic floor muscles during limb movements: a methodological electromyography study in parous women without lumbopelvic pain. Clin. Biomech. (Bristol, Avon 24 (2), 183.

Smidt, G.L., 1995. Sacroiliac kinematics for reciprocal straddle positions. In: Vleeming, A., Mooney, V., Dorman, T., Snijders, C. (Eds.), Second interdisciplinary world congress on low back pain: the integrated function of the lumbar spine and sacroiliac joint, part 2. San Diego, California, p. 695.

Smith, M.D., Coppieters, M.W., Hodges, P.W., 2007a. Postural activity of the pelvic floor muscles is delayed during rapid arm movements in women with stress urinary incontinence. Int. Urogynecol. J. Pelvic Floor Dysfunct. 18 (8), 901.

Smith, M.D., Coppieters, M.W., Hodges, P.W., 2007b. Postural response of the pelvic floor and abdominal muscles in women with and without incontinence. Neurourol. Urodyn. 26 (3), 377.

Smith, M.D., Russell, A., Hodges, P.W., 2006. Disorders of breathing and continence have a stronger association with back pain than obesity and physical activity. Aust. J. Physiother. 52, 11.

Smith, M.D., Russell, A., Hodges, P.W., 2008. Is there a relationship between parity, pregnancy, back pain and incontinence? Int. Urogynecol. J. Pelvic Floor Dysfunct. 19 (2), 205.

Snijders, C.J., Vleeming, A., Stoeckart, R., 1993a. Transfer of lumbosacral load to iliac bones and legs. 1: Biomechanics of self-bracing of the sacroiliac joints and its significance for treatment and exercise. Clin. Biomech. (Bristol, Avon) 8, 285.

Snijders, C.J., Vleeming, A., Stoeckart, R., 1993b. Transfer of lumbosacral load to iliac bones and legs. 2: Loading of the sacroiliac joints when lifting in a stooped posture. Clin. Biomech. (Bristol, Avon) 8, 295.

Soderberg, G.L., Barr, J.O., 1983. Muscular function in chronic low-back dysfunction. Spine 8, 79–85.

Solonen, K.A., 1957. The sacro-iliac joint in the light of anatomical roentgenological and clinical studies. Acta Orthop. Scand. Suppl. 26.

Spitznagle, T.M., Leong, F.C., Van Dillen, 2007. Prevalence of diastasis recti abdominis in a urogynecological patient population. Int. Urogynecol. J. Pelvic Floor Dysfunct. 18 (3), 321.

Standring, S., 2008. Gray's anatomy, fortieth ed. Elsevier, Edinburgh.

Stein, P.L., Rowe, B.M., 1982. Physical anthropology, third ed. McGraw-Hill, New York.

Stokes, I.A.F., 1986. Three-dimensional biplanar radiography of the lumbar spine. In: Grieve, G.P. (Ed.), Modern manual therapy of the vertebral column. Churchill Livingstone, Edinburgh, p. 576.

Stuge, B., Lærum, E., Kirkesola, G., Vøllestad, N., 2004. The efficacy of a treatment program focusing on specific stabilizing exercises for pelvic girdle pain after pregnancy. Spine 29 (4), 351.

Sturesson, B., 1999. Load and movement of the sacroiliac joint. PhD thesis. Lund University, Sweden.

Sturesson, B., Selvik, G., Uden, A., 1989. Movements of the sacroiliac joints: a Roentgen stereophotogrammetric analysis. Spine 14 (2), 162.

Sturesson, B., Uden, A., Vleeming, A., 2000. A radiosteriometric analysis of movements of the sacroiliac joints during the standing hip flexion test. Spine 25 (3), 364.

Sunderland, S., 1978. Traumatized nerves, roots and ganglia: musculoskeletal factors and neuropathological consequences. In: Korr, (Ed.), The neurobiologic mechanisms in manipulative therapy. Plenum Press, London, p. 137.

Sung, P.S., Kang, Y., Pickar, J.G., 2005. Effect of spinal manipulation duration on low threshold mechanoreceptors in lumbar paraspinal muscles: a preliminary report. Spine 30 (1), 115.

Swindler, D.R., Wood, C.D., 1982. An atlas of primate gross anatomy: baboon, chimpanzee, and man. Robert E Krieger, Florida.

Tanzer, M., Noiseux, N., 2004. Osseous abnormalities and early osteoarthritis: the role of hip impingement. Clin. Orthop. Relat. Res. 170.

Taylor, J.R., Twomey, L.T., 1986. Age changes in lumbar zygapophyseal joints: observations on structure and function. Spine 11 (7), 739.

Taylor, J.T., Twomey, L.T., 1992. Structure and function of lumbar zygapophyseal (facet) joints: a review. J. Orthop. Med. 14 (3), 71.

Taylor, J.T., Twomey, L.T., Corker, M., 1990. Bone and soft tissue injuries in post-mortem lumbar spines. Paraplegia 28, 119.

Thind, P., Lose, G., Jorgensen, L., et al., 1991. Urethral pressure increment preceding and following bladder pressure elevation during stress episode in healthy and stress incontinent women. Neurourol. Urodyn. 10, 177.

Thompson, J.A., O'sullivan, P.B., Briffa, N.K., et al., 2006. Altered muscle activation patterns in symptomatic women during pelvic floor muscle contraction and Valsalva manoeuvre. Neurourol. Urodyn. 25, 268.

Tonnis, D., Heinecke, A., 1999. Decreased acetabular anteversion and femur neck antetorsion cause pain and arthrosis. 1: statistics and clinical sequelae. Z. Orthop. Ihre Grenzgeb. 137 (2), 153.

Toranto, I.R., 1988. Resolution of back pain with the wide abdominal rectus plication abdominoplasty. Plast. Reconstr. Surge. 81 (5), 777.

Torgerson, W.R., Dotter, W.E., 1976. Comparative roentgenographic study of the asymptomatic and symptomatic lumbar spine. J. Bone Joint Surg. 58A, 850.

Torry, M.R., Schenker, M.L., Martin, H.D., et al., 2006. Neuromuscular hip biomechanics and pathology in the athlete. Clin. Sports Med. 25, 179.

Trotter, M., 1937. Accessory sacro-iliac articulations. Am. J. Phys. Anthropol. 22, 247.

Tsao, H., Hodges, P.W., 2007. Immediate changes in feedforward postural adjustments following voluntary motor training. Exp. Brain Res. 181 (4), 537.

Tsao, H., Hodges, P.W., 2008. Persistence of improvements in postural strategies following motor control training in people with recurrent low back pain. J. Electromyogr. Kinesiol. 18 (4), 559.

Tsao, H., Galea, M.P., Hodges, P.W., 2008. Reorganization of the motor cortex is associated with postural control deficits in recurrent low back pain. Brain 131 (8), 2161.

Tuttle, R.H. (Ed.), 1975. Primate functional morphology. Mouton, The Hague.

Twomey, L.T., Taylor, J.R., 1985. A quantitative study of the role of the posterior vertebral elements in sagittal movements of the lumbar vertebral column. In: Glasgow, E.F., Twomey, L.T., Scull, E.R., Kleynhans, A.M. (Eds.), Aspects of manipulative therapy, second ed. Churchill Livingstone, Melbourne, p. 34.

Twomey, L.T., Taylor, J.R., Taylor, M.M., 1989. Unsuspected damage to lumbar zygapophyseal (facet) joints after motor-vehicle accidents. Med. J. Aust. 151, 210.

Uhtoff, H.K., 1993. Prenatal development of the iliolumbar ligament. J. Bone Joint Surg. Br. 75, 93.

Urquhart, D.M., Barker, P.J., Hodges, P.W., et al., 2005. Rergional morphology of transversus abdominis, and obliquus internus and externus abdominis. Clin. Biomech. (Bristol, Avon) 20 (3), 233.

Urquhart, D.M., Hodges, P.W., 2007. Clinical anatomy of the anterolateral abdominal muscles. In: Vleeming, A., Mooney, V., Stoeckart, R. (Eds.), Movement, stability and lumbopelvic pain, second ed. Elsevier, Edinburgh, p. 75.

van Dieen, J.H., 2007. Low-back pain and motor behavior: contingent adaptations, a common goal. In: Proceedings from the Sixth Interdisciplinary World Congress on Low Back and Pelvic Pain. Barcelona, November 7–10, p. 3.

van Dieen, J.H., Cholewicki, J., Radebold, A., 2003a. Trunk muscle recruitment patterns in patients with low back pain enhance the stability of the lumbar spine. Spine 28, 834.

van Dieen, J.H., de Looze, M.P., 1999. Directionality of anticipatory activation of trunk muscles in a lifting task depends on load knowledge. Exp. Brain Res. 128, 397.

van Dieen, J.H., Selen, L.P.J., Cholewicki, J., 2003b. Trunk muscle activation in low-back pain patients, an analysis of the literature. J. Electromyogr. Kinesiol. 13, 333.

van Wingerden, J.P., Vleeming, A., Snijders, C.J., et al., 1993. A functional-anatomical approach to the spine-pelvis mechanism: interaction between the biceps femoris muscle and the sacrotuberous ligament. Eur. Spine J. 2, 140.

van Wingerden, J.P., Vleeming, A., Buyruk, H.M., et al., 2004. Stabilization of the sacroiliac joint in vivo: verification of muscular contribution to force closure of the pelvis. Eur. Spine J. 13 (3), 199.

Verrall, G.M., Slovotinek, J.P., Fon, G.T., 2001. Incidence of pubic bone marrow oedema in Australian rules football players: relation to groin pain. Br. J. Sports Med. 35, 28.

Vicenzino, G., Twomey, L., 1993. Sideflexion induced lumbar spine conjunct rotation and its influencing factors. Aust. Physiother. 39 (4), 299.

Vilensky, J.A., O'Connor, B.L., Fortin, J.D., et al., 2002. Histologic analysis of neural elements in the human sacroiliac joint. Spine 27 (11), 1202.

Vincent-Smith, B., Gibbons, P., 1999. Inter-examiner and intra-examiner reliability of the standing flexion test. Man. Ther. 4 (2), 87.

Vlaeyen, J.W.S., Linton, S.J., 2000. Fear-avoidance and its consequences in chronic musculoskeletal pain: a state of the art. Pain 85, 317.

Vlaeyen, J.W.S., Vancleef, L.M.G., 2007. Behavioral analysis, fear of movement/ (re)injury, and cognitive-behavioral management of chronic low back pain. In: Vleeming, A., Mooney, V., Stoeckart, R. (Eds.), Movement, stability and lumbopelvic pain, second ed. Elsevier, Edinburgh, p. 475.

Vleeming, A., Albert, H.B., Ostgaard, H.C., et al., 2007. European guidelines for the diagnosis and treatment of pelvic girdle pain. In: Vleeming, A., Mooney, V., Stoeckart, R. (Eds.), Movement, stability and lumbopelvic pain, second ed. Elsevier, Edinburgh, p. 465.

Vleeming, A., Albert, H.B., Ostgaard, H.C., et al., 2008. European guidelines for the diagnosis and treatment of pelvic girdle pain. Eur. Spine J. 17 (6), 794.

Vleeming, A., Buyruk, H., Stoeckart, R., et al., 1992a. An integrated therapy for peripartum pelvic instability: a study of the biomechanical effects of pelvic belts. Am. J. Obstet. Gynecol. 166 (4), 1243.

Vleeming, A., de Vries, H.J., Mens, J.M., et al., 2002. Possible role of the long dorsal sacroiliac ligament in women with peripartum pelvic pain. Acta Obstet. Gynecol. Scand. 81 (5), 430.

Vleeming, A., Mooney, V., Dorman, T., Snijders, C., Stoeckart, R. (Eds.), 1997. Movement, stability and low back pain, the essential role of the pelvis. Churchill Livingstone, Edinburgh.

Vleeming, A., Mooney, V., Snijders, C., et al., 1992b. First interdisciplinary world congress on low back pain and its relation to the sacroiliac joint. San Diego, California.

Vleeming, A., Mooney, V., Stoeckart, R. (Eds.), 2007. Movement, stability and lumbopelvic pain, second ed. Elsevier.

Vleeming, A., Pool-Goudzwaard, A.L., Hammudoghlu, D., et al., 1996. The function of the long dorsal sacroiliac ligament: its implication for understanding low back pain. Spine 21 (5), 556.

Vleeming, A., Pool-Goudzwaard, A.L., Stoeckart, R., et al., 1995a. The posterior layer of the thoracolumbar fascia: its function in load transfer from spine to legs. Spine 20, 753.

Vleeming, A., Snijders, C.J., Stoeckart, R., et al., 1995b. A new light on low back pain. In: Proceedings from the 2nd interdisciplinary world congress on low back pain. San Diego, California.

Vleeming, A., Stoeckart, R., 2007. The role of the pelvic girdle in coupling the spine and the legs: a clinical-anatomical perspective on pelvic stability. In: Vleeming, A., Mooney, V., Stoeckart, R. (Eds.), Movement, stability and lumbopelvic pain, second ed. Elsevier, Edinburgh, p. 113.

Vleeming, A., Stoeckart, R., Snijders, C. J., 1989a. The sacrotuberous ligament: a conceptual approach to its dynamic role in stabilizing the sacroiliac joint. Clin. Biomech. (Bristol, Avon) 4, 201.

Vleeming, A., Stoeckart, R., Volkers, A. C.W., Snijders, C.J., 1990a. Relation between form and function in the sacroiliac joint. 1: Clinical anatomical aspects. Spine 15 (2), 130.

Vleeming, A., van Wingerden, J.P., Dijkstra, P.F., et al., 1992c. Mobility in the SI-joints in old people: a kinematic and radiologic study. Clin. Biomech. (Bristol, Avon) 7, 170.

Vleeming, A., van Wingerden, J.P., Snijders, C.J., et al., 1989b. Load application to the sacrotuberous ligament: influences on sacroiliac joint mechanics. Clin. Biomech. (Bristol, Avon) 4, 204.

Vleeming, A., Volkers, A.C.W., Snijders, C.J., Stoeckart, R., 1990b. Relation between form and function in the sacroiliac joint. 2: Biomechanical aspects. Spine 15 (2), 133.

Vogt, L., Pfeifer, K., Banzer, W., 2003. Neuromuscular control of walking with chronic low-back pain. Man. Ther. 8, 21.

Waddell, G., 2004. The back pain revolution, second ed. Churchill Livingstone, Edinburgh.

Walheim, G.G., Selvik, G., 1984. Mobility of the pubic symphysis. Clin. Orthop. Relat. Res. 191, 129.

Walker, J.M., 1984. Age changes in the sacroiliac joint. In: Proceedings of the 5th International Federation of Orthopaedic Manipulative Therapists, Vancouver, p. 250.

Walker, J.M., 1986. Age-related differences in the human sacroiliac joint: a histological study; implications for therapy. J. Orthop. Sports Phys. Ther. 7, 325.

Weisl, H., 1954. The articular surfaces of the sacro-iliac joint and their relation to the movements of the sacrum. Acta Anat. (Basel) 22, 1.

Weisl, H., 1955. The movements of the sacro-iliac joint. Acta Anat. (Basel) 23, 80.

White, A.A., Panjabi, M.M., 1978. The basic kinematics of the human spine. Spine 3, 12.

WHO Constitution, 1978. www.who.int/governance/eb/constitution/en/index.html.

Wilder, D.G., Pope, M.H., Frymoyer, J.W., 1980. The functional topography of the sacroiliac joint. Spine 5, 575.

Willard, F.H., 1997. The muscular, ligamentous and neural structure of the low back and its relation to back pain. In: Vleeming, A., Mooney, V., Dorman, T., Snijders, C., Stoeckart, R. (Eds.), Movement, stability and low back pain. Churchill Livingstone, Edinburgh, p. 3.

Willard, F.H., 2007. The muscular, ligamentous and neural structure of the low back and its relation to back pain. In: Vleeming, A., Mooney, V., Stoeckart, R. (Eds.), Movement, stability and lumbopelvic pain, second ed. Churchill Livingstone, Edinburgh, p. 5.

Williams, P.L., 1995. Gray's anatomy, thirtyeighth ed. Churchill Livingstone, New York.

Wilson, P.D., Herbison, P., Glazener, C., McGee, M., MacArthur, C., 2002. Obstetric practice and urinary incontinence 5-7 years after delivery. ICS Proceedings Neurourology and Urodynamics 21 (4), 284.

Wright, A., 2002. Neurophysiology of pain and pain modulation. In: Strong, J., Unruh, M.A., Wright, A., Baxter, G.D. (Eds.), Pain: a textbook for therapists. Churchill Livingstone, Edinburgh.

Wu, W.H., Meijer, O.G., Uegaki, K., et al., 2004. Pregnancy-related pelvic girdle pain (PPP), I: Terminology, clinical presentation, and prevalence. Eur. Spine J. 13 (7), 575.

Wurdinger, S., Humbsch, K., Reichenback, J.R., et al., 2002. MRI of the pelvic ring joints postpartum: normal and pathological findings. J. Magn. Reson. Imaging 15 (3), 324.

Wurff, P., Hagmeijer, R., Meyne, W., 2000. Clinical tests of the sacroiliac joint. A systematic methodological review: part 1: reliability. Man. Ther. 5 (1), 30.

Wyke, B.D., 1981. The neurology of joints: a review of general principles. Clin. Rheum. Dis. 7, 223.

Yahia, L., Rhalmi, S., Newman, N., Isler, M., 1992. Sensory innervation of human thoracolumbar fascia. An immunohistochemical study. Acta Orthop. Scand. 63 (2), 196.

Yamamoto, I., Panjabi, M.M., Oxland, T.R., et al., 1990. The role of the iliolumbar ligament in the lumbosacral junction. Spine 15, 1138.

Young, J., 1940. Relaxation of the pelvic joints in pregnancy: pelvic arthropathy of pregnancy. J. Obstet. Gynecol. 47, 493.

Young, J.Z., 1981. The life of vertebrates, third ed. Clarendon Press, Oxford.

索　引

欧文索引

AM　288
ATFP　38, 133, 136
ASIS　13
ASLR　97, 137, 201, 204, 268
BFM　22
BOS　374
CNS　48, 50, 70-78, 86, 152
COM　374
Cover-Roll　264
Cyriax　95, 144
DIV 法　58, 68
dMF　203, 347-349
DRA　127, 129
EBP　148, 249
EMG　75, 133, 138, 376
EO　28, 29
ES　32, 33, 74
FLT　173, 174, 175, 365, 370-374
IAP　28
IFOMT　145
IO　28, 74

Kaltenborn　144
Mackenzie　144
Maitland　144
Mu　21, 32
OE　76, 290, 323
OI　76, 291, 292, 323
OLS　191, 209
Oxford grading scale　130
PSIS　13, 20, 21
Postpartum Health for Moms program（ママのための産後の健康プログラム）　140
PRPGP　125
RA　234
RACM　320, 350, 353
sMF（多裂筋表層線維）　203, 296
STL　22
SUI　131, 265, 266
The Com-Pressor　263, 324
TrA　268-273, 323-326, 338-349
UI　126
VL　288

和文索引

■あ

アセチルコリン　41, 261, 378
圧縮，腰椎　54, 55, 56
アブダクティブ推論　251

■い

痛みのドライバー　148
痛みのメカニズム　148
意味のある運動課題　82

■う

ウィメンズヘルスに関するオーストラリア縦断調査　126
後ろ向き歩行　395
美しい動き　70, 80, 81, 86, 351

■え

エクササイズの数　381
エビデンスに基づいた実践（EBP）　144, 148, 249
エビデンスに基づいたプログラムの治療原則　376
エラスティックゾーン　51

■お

オイラーモデル　47
横隔膜　77, 242, 243, 331
オックスフォード段階づけスケール　130

■か

解釈的推論　251, 253, 268, 269
外腹斜筋（EO）　28, 29, 301
　──の過活動　201
　──の過緊張　301
　──のリリース　304
外閉鎖筋（OE）　41, 288, 289, 290, 291
下肢自動伸展挙上（ASLR）　201, 203, 268
下肢帯　82
仮説演繹的　249
仮説指向的　249
片脚立ち課題　113, 114, 184, 186, 187, 188, 366, 367, 368, 394
課題分析　173, 198, 204, 226, 379
感覚異常（障害）　170, 245
感覚刺激　261
感覚受容器　41, 42, 48
寛骨臼　7, 16
　──唇断裂　95, 119-121
患者教育　148, 256, 277, 279, 320, 321
関節運動のニュートラルゾーン　51, 103, 104
関節系障害　259
関節線維症　259
椎間関節　88, 91-93, 313
　──のリリース　316
関節軟骨変性　121

422

索　引

■き
気づき　137，260，278，280
　──を用いたリリース　119，270，280，281，283
帰納的推論　250
客観的所見　249
急性疼痛　100，103，152
急に「ロックされた」腰部　103
教育，患者の　254，255，256，262，277，278，279，320，321，350
胸骨角　177
強直性脊椎炎　19，87，88，94，95，109，247，257
胸腰筋膜　20，21
距骨　177，181，185
筋電図（記録法）（EMG）　75，133，136，376
筋紡錘　42
筋膜スリング　78，79，86

■く
グリッピング　378，379，382
クリニカルパズル　163-167，171，174，177，182，184，185，188，192，194，198，204，205，226，227，230，252，253，254，257，258，265-269，271，279，402

■け
経会陰法　236，334
ケーゲル体操　265
血液供給　16，23，27
腱障害　166

■こ
高速低振幅スラスト（HALAT）　104，116，270，284，285，311，313，314，315
後屈　83，84
後方傾斜　57
肛門挙筋　130，131，133，135，136
呼吸　392
　──パターン　331-335，347-349，353，392
国際疼痛学会　150
コクラン共同計画　145
言葉によるキューに対する深部筋システムの反応　270
骨運動学的な動き　64，66
骨盤アライメント　263，317
骨盤筋膜腱弓（ATFP）　38，130，132，133，135，136
骨盤内筋膜　38，77，127，130，133，135，166，236，237，273，274
骨盤内運動　57
骨盤内臓器　134
骨盤のサルサ運動（骨盤サルサ）　193，298，309
コード・キュー　320，324，333，345，348，350，353，354，359，360，361
コミュニケーション手段　258
ゴルジ体　33，42
コントロールシステム　133-135
コンピューター軸位断層撮影（CTスキャン技術）　246

■さ
坐骨大腿靭帯　26，67，68，226
坐骨尾骨筋　39，69，109
産後の健康プログラム　129，140
産後の骨盤コントロール障害　265

■し
視覚化　246，372，376
軸回旋　55，56，57
支持基底面（BOS）　374
膝屈曲位での股関節運動　355
持続性疼痛　104，107
自由神経終末　42
集中した状況下，坐位　193
主観的所見　249
上後腸骨棘（PSIS）　13，20，60，310
上前腸骨棘（ASIS）　13，23，113，177，192，263
情動状態　253，258，369
上腕三頭筋のプレス運動　355
ジレテスト　184
侵害受容器性疼痛　216，217
神経学　41
神経学的伝導の状態　107
身体重心（COM）　374
深部筋システム　75，325，330，348，351，357
　──の覚醒　263，270，322
　──の反応，言葉によるキューに対する　270
心理社会的な概念　154

■す
錐体筋　29
睡眠　171
スクリーニング課題　175，365
スクワット　185，189-194，268，298，374，379，380
筋内刺激法（IMS）　280，282，283，289，290，294，295，297，301
スリング　68，78，80
スリングスクワット　187，194，395，396

■せ
静的課題　386
正のフィードバック　319，378
生物医学的な痛みのモデル　149
世界保健総会　159
脊柱　6，7，8
脊柱起立筋（群）（ES）　6，32，33，68，74，97
切迫性尿失禁（UUI）　134，164，370
セラバンド　361，376，380，395，399
線維束　21，26
仙結節靭帯（STL）　20-22，216，217
宣言的知識　143
仙骨　6
前斜走スリング　78
仙腸関節（SIJ）　1，5-8，11，12，13，15-23，109，110，111，112
先天性奇形　94
先天的な異常，腰仙椎移行部　247

423

索 引

前方の圧迫　217
前方の離開　217

■そ
側屈，腰椎　52
鼡径三角　99

■た
代償的戦略　259，325
大腿筋膜張筋　41，78，286，289
大腿骨　16
大腿骨弓状靭帯　26
大腿骨頭　85，117
大腿二頭筋（BFM）　21，22
大転子　26，36，117
大内転筋（AM），複合リリース　286，288
大腰筋　7，40
他動的なポジショニング　327，328
多裂筋（Mu）　20，21，23，31，32
多裂筋深層線維（dMF）　203，345
　――，触診　240
　――，促通　345，346
　――，超音波画像　240，241

■ち
チェストグリッピング　301，326，383
力の伝達不良（FLT）　160，161，175，365，372，374
恥骨結合　5，7，8，15，23，24
恥骨大腿靭帯　26
恥骨直腸筋　36，37
恥骨尾骨筋　36，37
恥骨膀胱筋　37，130
中枢神経系（CNS）　41，48，50，70-78，86，152
超音波画像　174，229
　――，骨盤底　235，236，237，238，239，336，338
　――，骨盤内臓器　271
　――，前方正中腹部筋膜　232，234
　――，腹壁　230，231，232
　――，腹横筋（TrA）　231，271，340，341，342，343
　――，腰筋　243，244
腸骨筋　36，39
腸腰靭帯　20，21，22
直腸腟筋膜　38，130
治療計画　160，166，251，253，276

■つ
椎間円板　10，57

■て
テンセグリティーモデル　80，207

■と
動機づけ面接法　258
統合システム　159
疼痛誘発テスト　171，212
ドーパミン　378
ドップラー振動法（DIV）　58，68

ドライニードリング　170，278，280，282，283，286，288，289，290，294，295，297，301，306
ドライバー　87，148，151
　――，痛みの　148，150
トランクグリップ　97，98
トリガーポイント　118，210，211，282，283，333
トレンデレンブルグ歩行　6，176

■な
内腹斜筋（IO）　27，28，74
内閉鎖筋（OI）　36-39，78，291

■に
ニュートラルゾーン　51，68，103
尿失禁（UI）　125，126，134
　――，腹圧性　127，130-139，265，334
　――，有病率　126
尿生殖裂孔　37
尿道括約筋による閉鎖機構　135
尿道を支えるハンモック　136
妊娠に関連した骨盤帯痛（PRPGP）　125
認知的側面　164，253，254，402

■の
能動システム　127，129，135

■は
バイオメカニクス　82，83，173，175
背筋群　97，101，312
白線　29，30，31，127-129，233，234，268，272
パチーニ小体　33，42
バックグリッピング　190，297，390，392
バットグリッピング　182，187，192，263，320，326，347，383，387，388，394
バラル・インスティテュート　134
反射検査　245

■ひ
比較解剖学　6
尾骨　8，11
　――間関節　23
皮膚知覚帯　104

■ふ
フォースクロージャー
　――，股関節　65
　――，仙腸関節　157
　――理論　68
フォームクロージャー
　――，股関節　65
　――，靭帯　67
　――，腰椎　51
　――理論　50
腹圧性尿失禁（SUI）　127，130-139，265
腹臥位，膝屈曲　194，196，198，199
腹直筋（RA）　28，29，234，235，307
　――離開（DRA）　127，129，234
　――鞘　29，30

424

索　引

■ふ
腹部キャニスター　35, 69, 74, 76, 227
腹壁　291, 299, 305, 307, 308
腹腔内圧（IAP）　28
プロロセラピー　107, 361

■へ
ベクトルマニピュレーション　311
ベクトルモビライゼーション　308, 310, 313
ペルテス病　95, 96

■ほ
膀胱　136, 265, 335-337
歩行　97
ポジショニング，他動的な　327, 328

■ま
末梢性疼痛　88, 94, 95
ママのための産後の健康（Postpartum Health for Moms）プログラム　129, 140
慢性疼痛　150, 154, 258

■も
盲人と象　43, 44, 45
モーターコントロール　70
物語的推論　249

■や
薬理学　159

■よ
腰仙椎移行部　22
腰椎の圧縮　54, 55, 56
腰部障害　46

■ら
ライター病　247
ランジ　196, 375, 396

■り
力学的診断および治療（MDT）　156
梨状筋　295
立位姿勢　101, 103, 108, 109, 110, 116, 118, 120, 121, 177, 178, 265, 266, 272, 377, 380, 387
リフティング　86
リリース手技　286, 288, 293-297, 316
臨床所見　99
クリニカルリーズニング　82, 144, 158, 161, 198
　──，関節系の受動的な制限要素の障害　221
　──，椎間関節の線維化　219
　──，仙腸関節　210, 212, 213, 214, 217
　──，多裂筋　241
　──，股関節　222, 226
　──，腹部筋膜　235
　──，腹壁　232
　──，腰椎　222
　──，臨床的専門技能　82, 148, 163, 249

■る
ルフィニ小体　33, 42

■れ
歴史的見地　148

■ろ
ロールアップ／ダウン　328

骨盤帯　原著第4版──臨床の専門的技能とリサーチの統合
The Pelvic Girdle Fourth Edition ── An Integration of Clinical Expertise and Research

2013年1月20日　原著第4版第1版第1刷発行
2017年6月25日　原著第4版第1版第2刷発行

原　著　者：Diane Lee
監　訳　者：石井　美和子
監　修　者：今村　安秀
発　行　人：布川　　治
発　行　所：エルゼビア・ジャパン株式会社
　　　　　　〒106-0044　東京都港区東麻布1-9-15　東麻布1丁目ビル
　　　　　　電話（03）3589-5024（編集）　（03）3589-5290（営業）
　　　　　　URL http://www.elsevierjapan.com/

発　売　元：医歯薬出版株式会社
　　　　　　〒113-8612　東京都文京区本駒込1-7-10
　　　　　　電話（03）5395-7628（編集）
　　　　　　電話（03）5395-7616　FAX（03）5395-8563（販売）
　　　　　　URL http://www.ishiyaku.co.jp/
　　　　　　郵便振替番号 00190-5-13816

組　　　版：Toppan Best-Set Premedia Ltd.
印刷・製本：小宮山印刷工業株式会社

© 2013 Elsevier Japan K.K.
本書の複製権・翻訳権・上映権・譲渡権・公衆送信権（送信可能化権を含む）はエルゼビア・ジャパン株式会社が保有します．
JCOPY〈（社）出版者著作権管理機構 委託出版物〉
本書の無断複写は著作権法上での例外を除き禁じられています．複写される場合は，そのつど事前に，（社）出版者著作権管理機構
（電話 03-3513-6969，FAX 03-3513-6979，e-mail：info@jcopy.or.jp）の許諾を得てください．

落丁・乱丁はお取り替え致します．　　　　　　　　　　　　　　　　　　　Printed and bound in Japan.
ISBN978-4-263-21413-8